高级卫生专业技术资格考试用书

麻醉学习题集

（含解析）（第2版）

（副主任医师/主任医师）

主　编　周　峰
副主编　田嘉欣
编　者　(按姓氏笔画排序)
于　瑶　田嘉欣　何业伟　周　峰　夏　天
焦裕霞

中国协和医科大学出版社
北　京

图书在版编目（CIP）数据

麻醉学习题集：含解析／周峰主编．—2 版．—北京：中国协和医科大学出版社，2023. 7
（高级卫生专业技术资格考试用书）
ISBN 978－7－5679－2157－3

Ⅰ．①麻… Ⅱ．①周… Ⅲ．①麻醉学－资格考试－习题集 Ⅳ．①R614－44

中国国家版本馆 CIP 数据核字（2023）第 026036 号

高级卫生专业技术资格考试用书
麻醉学习题集（含解析）（第 2 版）

主　　编：周　峰
责任编辑：刘　婷　张仟姗
封面设计：邱晓俐
责任校对：张　麓
责任印制：张　岱

出版发行：**中国协和医科大学出版社**
（北京市东城区东单三条 9 号　邮编 100730　电话 010－65260431）
网　　址：www. pumcp. com
经　　销：新华书店总店北京发行所
印　　刷：三河市龙大印装有限公司

开　　本：787mm×1092mm　1/16
印　　张：43. 5
字　　数：940 千字
版　　次：2023 年 7 月第 2 版
印　　次：2023 年 7 月第 1 次印刷
定　　价：188. 00 元

ISBN 978－7－5679－2157－3

前言

为进一步深化卫生专业技术职称改革工作，不断完善卫生专业技术职务聘任制，根据中共中央组织部、人事部、卫生部《关于深化卫生事业单位人事制度改革的实施意见》（人发〔2000〕31号）文件精神和国家有关职称改革的规定，人事部下发《关于加强卫生专业技术职务评聘工作的通知》（人发〔2000〕114号），高级卫生专业技术资格采取考试和评审结合的办法取得。为了更好地帮助广大考生复习备考，编者根据多年的临床实践，结合考试的实际情况，编写了这本《麻醉学习题集（含解析）》（第2版）。

本书涵盖高级卫生专业技术资格考试的所有相关内容及考试题型。全书共六章，内容包括麻醉相关解剖生理基础、麻醉药理学、危重病医学、疼痛医学、麻醉技术与监测、疾病与麻醉。题型包括A1型题、A2型题、A3/A4型题、B型题、X型题、案例分析题。

本书第1版出版后，受到广大读者的一致好评，也帮助众多考生顺利通过了高级卫生专业技术资格考试。为了更好地服务读者，提升图书品质，出版了第2版图书。本书在第1版的基础上，补充了详尽的解析，以帮助考生理解及记忆。同时对上一版中存在的不足与疏漏之处进行了修订与补充。

本书实用性强，可用于考前复习和自测，以便考生顺利通过考试。

尽管力臻完善，但书中难免存在疏漏和不足之处，敬请广大读者批评指正，以便进一步修正。

编　者

2023年5月

目 录

第一章　麻醉相关解剖生理基础

一 A1 型题

1. 神经细胞静息电位形成的机制是

A. K^+ 平衡电位

B. Ca^{2+} 平衡电位

C. Na^+ 平衡电位

D. Cl^- 平衡电位

E. Mg^{2+}、K^+、Na^+ 的平衡电位

2. 多觉型感受器的传入纤维属于

A. A_β 类

B. A_δ 类

C. A_α 类

D. C 类

E. A_γ 类

3. 关于肺泡表面活性物质，下列叙述错误的是

A. 保持大小肺泡容积相对稳定

B. 降低肺泡表面张力，降低肺顺应性

C. 由Ⅱ型细胞合成、贮存和释放

D. 肺泡表面活性物质是一种脂蛋白复合物

E. 减少肺间质和肺泡内组织液生成

4. 血 Na^+ 浓度降低、血 K^+ 浓度升高可以引起

A. 血管升压素释放增加

B. 血管升压素和醛固酮分泌均增加

C. 醛固酮分泌增加

D. 血管升压素释放减少

E. 醛固酮分泌减少

5. 维持基本正常的呼吸节律主要依靠

A. 延髓

B. 延髓与脑桥

C. 大脑皮质

D. 脑桥

E. 延髓与大脑皮质

6. 心室肌有效不应期的长短主要取决于

A. 动作电位 0 期去极的速度

B. 钠-钾泵的功能

C. 动作电位 2 期的长短

D. 动作电位 3 期的长短

E. 阈电位水平的高低

7. 关于冠脉循环的解剖生理特点，下列叙述错误的是

A. 毛细血管丰富，与心肌纤维数的比例为 1∶1

B. 各冠状动脉之间有吻合支存在

C. 心室腔内存在腔血管

D. 心肌血流分布均匀

E. 血流丰富，60~80ml/(100g·min)

8. 下列肝脏的生理功能中，与临床麻醉无关的是

A. 血液贮存和血液净化

B. 胆红素代谢

C. 碳水化合物代谢

D. 蛋白质代谢

E. 生物转化作用

9. 关于下丘脑，下列叙述错误的是

A. 下丘脑神经内分泌细胞分泌的激素发挥作用后会失活

B. 下丘脑通过垂体调节某些激素的合成与分泌活动属于分级调节

C. 下丘脑中有体温调节中枢、水平衡调节中枢和呼吸中枢

D. 下丘脑产生的某种兴奋传递至大脑皮质可以使人产生渴觉

E. 在水平衡调节过程中，下丘脑的渗透压感受器可感受细胞外液渗透压的变化

10. 临床中，最常用于测量肾小球滤过率的是

A. 碘锐特

B. 内生肌酐清除率

C. 尿素

D. 菊粉清除率

E. 葡萄糖

11. 对内分泌功能影响最大的麻醉药是

A. 乙醚

B. 恩氟烷

C. 丙泊酚

D. 硫喷妥钠

E. 氧化亚氮

12. 关于低温对机体循环系统的影响，下列叙述错误的是

A. 抑制窦房结功能

B. 心率减慢

C. 心输出量增加

D. 减慢传导

E. 心肌氧耗减少

13. 引起孕妇解剖和生理变化的主要原因是

A. 代谢率增高

B. 呼吸功能增强

C. 子宫增大和雌、孕激素分泌增加

D. 心功能增强

E. 钠、水潴留

14. 关于孕妇循环系统的变化，下列叙述错误的是

A. 外周血管阻力降低

B. 血容量增加

C. 心率加快

D. 下腔静脉回流量增加

E. 心输出量增加

15. 关于妊娠期内分泌功能的变化，下列叙述错误的是
A. 肾素-血管紧张素-醛固酮系统功能增强
B. 孕酮可引起排钠利尿及肾小球滤过率增高
C. 肾上腺皮质激素功能亢进
D. 甲状旁腺激素增加，临床上出现低钙血症
E. 血胰岛素浓度随妊娠进展而降低，因而并存糖尿病孕妇的症状往往加重
16. 关于妊娠合并外科疾病时是否能够施行麻醉和手术，下列叙述错误的是
A. 必须考虑孕妇和胎儿的安全性
B. 妊娠初 3 个月施行手术易导致胎儿畸形或流产，应尽量避免
C. 择期手术可在 4 个月以后施行
D. 妊娠 4~6 个月是手术治疗的最佳时机，必要时可施行限期手术
E. 急症手术在麻醉时充分供氧，循环稳定的情况下才能施行手术
17. 关于妊娠期母体血流动力学改变，下列叙述正确的是
A. 心输出量增加　　B. 心输出量不变
C. 心输出量减少　　D. 心率不变
E. 血压不变
18. 关于内分泌系统，下列叙述正确的是
A. 内分泌腺体及其产生激素的总称
B. 激素通过血液循环转运至靶细胞发挥作用
C. 腺体分泌物通过导管进入血液
D. 内分泌系统是内分泌腺体和分散存在于机体各处的内分泌组织及细胞构成的一个总的系统
E. 内分泌系统是除外分泌腺以外的所有腺体构成的系统
19. 关于婴幼儿循环变化特点，下列叙述正确的是
A. 左室顺应性较高
B. 婴幼儿心脏代偿能力强
C. 心功能曲线右移
D. 心肌组织的收缩性相对成人强
E. 麻醉期间心率减慢常导致心输出量减少
20. 关于小儿神经系统发育，下列叙述正确的是
A. 交感神经系统在出生后 4~6 周发育完全
B. 出生时脊髓末端在 L_3 水平
C. 副交感神经系统在出生时发育不完全
D. 新生儿对疼痛性刺激无生理及生化反应

E. 神经髓鞘在 3 岁时发育仍不完全

21. 关于小儿生理，下列叙述错误的是

A. 体表面积大，易发生低体温

B. 细胞外液占体重的 30%

C. 在出生 20 周后肾小球滤过和肾小管功能基本成熟

D. 吞咽与呼吸的协调能力在出生后 4~5 个月发育完全

E. 低氧或二氧化碳蓄积使呼吸中枢兴奋

22. 关于老年人的心脏改变，下列叙述正确的是

A. 心室顺应性增加

B. 心律失常发生率不随年龄变化

C. 心房颤动对心输出量的影响不明显

D. 心室壁变厚

E. 传导系统中弹性纤维及胶原纤维减少

23. 下列选项中，不属于老年心血管系统生理性改变的是

A. 窦性心律下降

B. 心脏收缩舒张功能降低

C. 对 β 受体激动药的反应也降低

D. 心输出量对应激性刺激的反应显著下降

E. 收缩期血压下降

24. 关于老年人麻醉，下列叙述错误的是

A. 老年人心输出量较年轻人减少 30%~50%

B. 口咽部软组织松弛，容易发生舌后坠

C. 用东莨菪碱替代阿托品作为术前药

D. 硬膜外阻滞较脊椎麻醉（脊麻）常用

E. 动脉血氧分压随年龄的增长而降低

25. 关于老年患者对于硫喷妥钠、麻醉性镇痛药、地西泮 3 种药物的反应，下列叙述不正确的是

A. 硫喷妥钠敏感性增加

B. 麻醉性镇痛药敏感性增加

C. 地西泮敏感性增加

D. 麻醉性镇痛药不敏感

E. 3 种药物敏感性均增加

26. 醛固酮作用于远曲小管的集合管可以促进

A. K^+ 的重吸收和 Na^+ 重吸收

B. Na^+ 的重吸收和 K^+ 分泌

C. Na^+ 的重吸收和葡萄糖的重吸收

D. K^+ 的重吸收

E. Na^+ 的重吸收

27. 关于激素作用的原理，下列叙述错误的是

A. 激素为第一信使

B. 环磷酸腺苷（cAMP）为第二信使

C. 激素必须与受体结合才能够起作用
D. 激素是通过酶发挥生理效应的
E. 类固醇激素的作用较含氮激素快

28. 关于激素作用的特异性，下列叙述错误的是
A. 激素可以作用于全身所有组织细胞
B. 有的作用于靶腺
C. 有选择性地作用于某些器官、腺体细胞
D. 有的广泛影响细胞代谢
E. 有的只与胞膜或胞质受体结合发挥作用

29. 奎尼丁可通过抑制下列哪种通道，使心肌兴奋性降低
A. 钙通道
B. 氯通道
C. 镁通道
D. 钾通道
E. 钠通道

30. 关于肝功能异常与麻醉的关系，下列叙述错误的是
A. 肝功能异常使麻醉难度增加
B. 肝功能异常使麻醉和手术成为禁忌
C. 可能发生凝血机制障碍
D. 可影响某些麻醉药物的代谢
E. 麻醉前准备中应注意对肝功能的维护和改善

31. 肝功能障碍的患者，全身麻醉药初量应当适当减少，是由于
A. 肝药酶缺乏
B. 胆汁淤积
C. 肝肾综合征
D. 低蛋白血症
E. 肝血流量减少

32. 血中的浓度变化最可以判断应激强度的激素是
A. 生长激素
B. 胰高血糖素
C. 胰岛素
D. 血浆皮质酮
E. 血浆皮质醇

33. 有对抗醛固酮作用的保钾利尿药是
A. 氨苯蝶啶
B. 螺内酯
C. 氢氯噻嗪
D. 呋塞米
E. 乙酰唑胺

34. 下列激素反馈系统中，只有正反馈的是
A. 下丘脑–垂体–性腺轴
B. 肾素–血管紧张素–醛固酮系统
C. 下丘脑–垂体–肾上腺皮质轴
D. 下丘脑–垂体–甲状腺轴
E. 甲状旁腺素–血钙

35. 关于降钙素对骨骼的作用，下列叙述正确的是
A. 灭活骨细胞膜的腺苷酸环化酶
B. 促进由骨骼游离钙离子

C. 促进由骨骼游离磷离子
D. 抑制由骨骼游离钙离子
E. 抑制由骨骼游离镁离子

36. 下列选项中，影响降钙素分泌的主要因素是
A. 血镁浓度
B. 血钙浓度
C. 血钠浓度
D. 血磷浓度
E. 血钾浓度

37. 仰卧位低血压综合征是由于增大的子宫压迫
A. 下腔静脉
B. 髂内静脉
C. 髂外静脉
D. 子宫静脉
E. 髂总静脉

38. 下列选项中，能够引起肾素分泌增加的因素是
A. 肾动脉低血压、肾小管远端低钠
B. 肾动脉高血压、肾小管近端高钠
C. 肾动脉高血压、肾小管远端高钠
D. 肾动脉低血压、肾小管近端高钠
E. 肾动脉压与肾素分泌无关

39. 下列电信号中，具有“全或无”特征的电信号是
A. 感受器电位
B. 抑制性突触后电位
C. 终板电位
D. 兴奋性突触后电位
E. 锋电位

40. 下丘脑的主要功能是
A. 皮质下重要的运动中枢
B. 皮质下较高级的副交感中枢
C. 调节内脏活动的较高级中枢
D. 皮质下较高级的交感中枢
E. 内脏、内分泌和躯体运动的整合

41. 判断组织兴奋性高低最常用的指标是
A. 刺激频率
B. 刺激强度
C. 动作电位
D. 阈强度
E. 阈电位

42. 下列选项中，哪种机制使得血中激素浓度极低，但生理作用非常明显
A. 激素随血液分布全身
B. 激素的半衰期非常长
C. 激素的特异性很高
D. 细胞内存在高效能的生物放大系统
E. 激素与受体结合的时间非常长

43. 关于糖皮质激素的作用，下列叙述错误的是
A. 促进糖异生，脂肪呈向心性分布，血中胆固醇升高
B. 肾小球滤过率升高
C. 胃内酸度降低，胃蛋白酶生成减少

D. 抗原抗体反应受到抑制，浆细胞、淋巴细胞受到破坏，故抗体减少

E. 部分患者可出现类固醇性糖尿病

44. 关于糖皮质激素的功能，下列叙述错误的是

A. 抑制机体对有害刺激的应激性

B. 增加心输出量及小动脉对儿茶酚胺的敏感性，有利于抗休克治疗

C. 增加肾血流量，有轻度排 K^+ 保 Na^+ 作用

D. 促进糖异生和蛋白质、脂肪分解，增加糖原贮存

E. 减少周围血中的淋巴细胞

45. 关于麻醉对内分泌的影响，下列叙述错误的是

A. 低温使垂体–肾上腺皮质应激反应受到抑制

B. 全身麻醉对内分泌的影响较椎管内阻滞麻醉显著

C. 肌松药对内分泌系统活性影响显著

D. 麻醉对内分泌功能的影响一般较手术小

E. 吗啡可促进血管升压素的分泌，有抗利尿作用

46. 麻醉状态下出现的脑电图波形是

A. α 波　　B. β 波

C. γ 波　　D. θ 波

E. δ 波

47. 特异性投射系统的主要功能是

A. 引起特异性感觉并激发大脑皮质发出神经冲动

B. 维持觉醒

C. 调节内脏功能

D. 协调肌紧张

E. 维持和改变大脑皮质的兴奋状态

48. 神经系统对内分泌功能的影响，主要表现在

A. 交感神经兴奋使肾上腺皮质激素及儿茶酚胺分泌减少

B. 内分泌功能正常与否不影响神经系统的功能

C. 高级神经活动与下丘脑–垂体–内分泌腺的反馈性调节

D. 下丘脑–垂体–胰腺之间的反馈性调节

E. 中枢神经递质多巴胺参与盐皮质激素的释放或抑制

49. 下列生理过程中，属于负反馈调节的是

A. 排尿反射　　B. 压力感受器反射

C. 分娩　　D. 血液凝固

E. 以上均错

50. 关于自主神经系统，下列叙述正确的是
A. 高级中枢在大脑和小脑
B. 交感神经纤维发自 $T_{1\sim12}$脊髓侧角
C. 由交感神经系统和副交感神经系统构成
D. 由中枢神经和外周神经系统构成
E. 自主神经系统控制着机体内的随意运动

51. 骶部副交感神经起始于脊髓 $S_{2\sim4}$的
A. 灰质前角细胞
B. 灰质后角细胞
C. 灰质侧角细胞
D. 白质前索
E. 白质后索

52. 当交感神经抑制时，下列叙述正确的是
A. 分泌胰岛素
B. 脂肪降解增加
C. 分泌肾素
D. 输注去甲肾上腺素可引起心动过速
E. 糖异生增加

53. 交感神经系统活动加强时，不会产生的结果是
A. 瞳孔扩大
B. 心脏血管收缩
C. 糖原分解减少
D. 支气管扩张
E. 汗腺分泌增加

54. 下列情况下，使心输出量增加的是
A. 心率减低至 50 次/分
B. 心率增加到 120 次/分
C. 大动脉血压升高
D. 心室舒张末期血液充盈量减少
E. 心肌收缩力减弱

55. 保证运动器官血液供应的重要机制是
A. 血压升高
B. 循环血管增加
C. 各器官血流量的重新分配
D. 静脉回流量增加
E. 心输出量增加

56. 神经细胞动作电位的幅度接近于
A. K^+平衡电位
B. Na^+平衡电位
C. 静息电位绝对值与 Na^+平衡电位之和
D. 静息电位绝对值与局部电位之和
E. 静息电位绝对值与 Na^+平衡电位之差

57. 下列因素中，不能使心输出量减少的是
A. 迷走神经传出纤维兴奋
B. 切断支配心脏的交感神经

C. 颈动脉窦内压力升高
D. 增加心室舒张末期容积
E. 缺氧、酸中毒

58. 与体循环相比，符合肺循环特点的是
A. 肺循环压力低
B. 阻力高
C. 脉压相对小
D. 每分钟流量大
E. 无交感神经分布

59. 冠状动脉灌注压具有自动调节功能，其范围是
A. 冠状动脉灌注压 75~165mmHg
B. 冠状动脉灌注压 60~150mmHg
C. 冠状动脉灌注压 40~105mmHg
D. 冠状动脉灌注压 100~180mmHg
E. 冠状动脉灌注压 55~135mmHg

60. 交感缩血管神经纤维分布最多的部位是
A. 脑动脉
B. 骨骼肌血管
C. 冠状动脉
D. 内脏血管
E. 皮肤血管

61. 心肌在整个收缩期内，不再接受刺激而产生扩布性兴奋的原因是
A. 膜电位绝对值太高
B. 阈电位绝对值太高
C. 刺激强度不够
D. 兴奋性正处于有效不应期
E. 兴奋性正处于相对不应期

62. 心肌收缩力增强时，静脉回心血量增加的原因是
A. 动脉血压升高
B. 心收缩期房内压降低
C. 心舒张期室内压降低
D. 血流速度加快
E. 毛细血管压降低，组织液重吸收增多

63. 与体循环相比，肺循环
A. 血压大于体循环
B. 血流阻力小于体循环
C. 血流阻力大于体循环
D. 易受重力影响
E. 不易受重力影响

64. 关于直捷通路，下列叙述正确的是
A. 直捷通路又名动静脉通路
B. 管壁平滑肌纤维茂密
C. 与真毛细血管汇合成微静脉
D. 管壁较真毛细血管细
E. 直捷通路具有良好的交换功能

65. 下列选项中，不属于冠状动脉循环调节因素的是
A. 主动脉舒张压
B. 主动脉平均压
C. 左心室舒张期末压
D. 心肌内局部代谢产物
E. 心率变化

66. 关于血流动力学，下列叙述错误的是
   A. 血液是一种非牛顿流体
   B. 血细胞比容在40%~45%时，对流体本身影响不大
   C. 血细胞比容在40%~45%时，血液黏度变化不大
   D. 血管口径增加2倍，血流量增加16倍
   E. 血管口径增加1倍，血流量增加16倍
67. 肾素释放的原因是
   A. 血清 K^+ 浓度降低
   B. 血容量增多
   C. 动脉血压升高
   D. 交感神经兴奋
   E. 血清 Na^+ 浓度升高
68. 下列因素中，能够使脉压增大的是
   A. 大动脉管壁的弹性减弱
   B. 心率加快
   C. 交感神经系统兴奋
   D. 血管升压素水平增高
   E. 外周阻力增大
69. 下列情况中，窦房结细胞具有兴奋性的是
   A. 钙通道处于备用状态
   B. 钾通道处于备用状态
   C. 钠通道处于激活状态
   D. 钙通道处于激活状态
   E. 钠通道处于失活状态
70. 心动周期中，决定心室血液充盈的主要原因是
   A. 胸腔负压吸引
   B. 腹腔的负压作用
   C. 心室舒张的抽吸作用
   D. 心房收缩的挤压作用
   E. 地心引力作用
71. 关于射血分数（EF），下列叙述错误的是
   A. 射血分数是心室舒张末期容积（EDV）和收缩末期容积（ESV）之差与ESV的比值
   B. 射血分数是心室舒张末期容积（EDV）和收缩末期容积（ESV）之差与EDV的比值
   C. 射血分数可以结合其他心功能指标，精确地进行心功能分级
   D. 成人正常的左室射血分数（LVEF）为（60.0±7.0）%，右室射血分数（RVEF）为（48.0±6.0）%
   E. 静态 LVEF<50%，RVEF<40% 即为心室功能降低
72. 关于心室射血分数，下列叙述错误的是
   A. 正常成人射血分数是60%~70%
   B. 射血分数为每搏量除以心室舒张末期容积
   C. 扩张型心肌病患者射血分数降低

D. 如果射血分数低于40%表明心肌收缩性严重不良

E. 射血分数为每搏量除以左室等容收缩期容量

73. 心交感神经张力降低可以发生于下列哪种情况

A. 运动
B. 血容量减少
C. 血压降低
D. 情绪激动
E. 由直立位变平卧位

74. 下列选项中，可以使射血分数增大的因素是

A. 儿茶酚胺分泌减少
B. 交感神经兴奋
C. 心迷走神经兴奋
D. 前负荷减少
E. 左心室壁运动异常

75. 为了反映心室肌的后负荷，临床上常测定的指标是

A. 左室舒张末压（LVEDP）
B. 心室内压力
C. 中心静脉压
D. 大动脉压力
E. 胸膜腔内压力

76. 关于心肌收缩性，下列叙述错误的是

A. 心肌收缩性不受其他心输因素的影响
B. 心肌收缩性与心肌顺应性无关
C. 心肌收缩性与细胞内 Ca^{2+} 浓度有关
D. 单位时间内心室压力的变化速度可反映心肌的收缩性
E. 心室压力–容积环可以作为反映心肌收缩性的指标

77. 当吸入气中 CO_2 含量增加超过20%时

A. 肺通气量不增加
B. 肺通气量增加3~4倍
C. 肺通气量增加5~6倍
D. 肺通气量增加8~10倍
E. 对呼吸中枢有麻醉作用

78. 正常心室功能曲线不出现降支的主要原因是

A. 心肌的伸展性较小，静息张力较大
B. 心肌的贮备能量较多
C. 心肌收缩的潜在能力较大
D. 心肌的伸展性较大
E. 心肌的静息张力较小

79. 在心动周期中，室内压升高速度最快的时期是

A. 减慢射血期
B. 快速射血期
C. 快速充盈期
D. 等容收缩期
E. 心房收缩期

80. 窦房结能成为心脏正常起搏点的原因主要是

A. 0期去极化速度快
B. 复极化时程较短

C. 最大复极电位水平低
D. 4期自动去极化速度快
E. 阈电位与静息电位差距较小

81. 下列选项中，与心室肌细胞快钠通道不符的是
A. 在去极化到 -40mV 时被激活
B. 激活和失活的速度都很快
C. 有激活、失活、备用三种状态
D. 可以被河鲀毒素所阻断
E. 选择性强，只有 Na^+ 可通过

82. 下列选项中，决定心肌自律性高低的因素是
A. 动作电位1相复极速度
B. 动作电位2相除极速度
C. 动作电位3相除极速度
D. 动作电位4相去极速度
E. 最大复极电位水平

83. 下列选项中，影响心肌收缩能力的主要因素是
A. 肌钙蛋白的数量
B. 心肌的初长度
C. 粗、细肌丝的重叠程度
D. 横桥连接的数目
E. 兴奋-收缩耦联的生理、生化反应

84. 自主神经对下列哪种器官的作用是非拮抗性的
A. 小肠平滑肌
B. 唾液腺
C. 支气管平滑肌
D. 虹膜平滑肌
E. 心肌

85. 下列选项中，能够使冠脉血流量减少的因素是
A. 主动脉压在60~150mmHg范围内升高
B. 左室舒张末压下降
C. 血乳酸增多
D. 二氧化碳蓄积
E. 产生腺苷酸增加

86. 肌肉运动时使肌肉的血流量增加的主要原因是
A. 动脉血压升高
B. 肌肉收缩时，局部代谢产物增多
C. 相邻不活动的肌肉血管收缩
D. 毛细血管主动舒张
E. 交感缩血管纤维紧张性活动减弱

87. 房室延搁的生理意义是
A. 心室肌不会产生完全强直收缩
B. 增强心肌收缩力
C. 心室肌不应期缩短
D. 使心房、心室顺序收缩
E. 心室肌不应期延长

88. 副交感神经对体循环影响最为明显的是
A. 动脉血压
B. 心肌收缩力
C. 外周血管阻力
D. 心率
E. 以上都不是

89. 窦性心动过速时，心动周期中缩短最明显的是
A. 快速充盈期
B. 等容收缩期
C. 减慢射血期
D. 减慢充盈期
E. 快速射血期
90. 可以使心输出量增加的因素是
A. 瓣膜功能异常
B. 心率加快，超过 180 次/分
C. 左心室壁运动异常
D. 心肌收缩力增强
E. 迷走神经兴奋
91. 关于微动脉，下列叙述错误的是
A. 在调节动脉血压中起主要作用
B. 在调节器官血流量中起主要作用
C. 收缩时组织液的生成量减少
D. 其管壁平滑肌的张力主要是受局部代谢产物调节
E. 其管壁厚度与管腔直径的比值较中动脉的大
92. 心肌不会产生强直收缩，其原因主要是
A. 冲动起源于窦房结
B. 房室结可限制传导速度
C. 心肌的有效不应期很长
D. 心肌有自律性
E. 心肌的有效不应期具有可变性
93. 关于心交感神经，下列叙述正确的是
A. 其节前纤维支持窦房结、房室结、房室束
B. 其节后纤维为胆碱能纤维
C. 其节后纤维释放的神经递质为肾上腺素
D. 其节前纤维起于 $C_4 \sim T_4$ 灰质侧角神经
E. 其节前纤维为胆碱能纤维
94. 影响毛细血管前括约肌活动的主要因素是
A. 肾上腺髓质释放的肾上腺素
B. 交感神经末梢释放的去甲肾上腺素
C. 交感舒血管纤维释放的乙酰胆碱
D. 球旁细胞释放的肾素
E. 组织局部代谢产物
95. 关于交感神经对心脏的作用，下列叙述错误的是
A. 对心脏有紧张性作用
B. 使心率加快
C. 使冠脉血流量增加
D. 使房室传导加快
E. 使心肌长度-张力关系曲线右移
96. 关于颈动脉体和主动脉体化学感受器反射，下列叙述正确的是
A. 颈动脉体位于颈总动脉起始部

B. 主动脉体传入神经随膈神经传入

C. 主动脉体的传入神经纤维随舌咽神经传入

D. H^+浓度增高则引起小体传入神经抑制

E. PCO_2 升高可引起小体传入神经兴奋

97. 肝可以合成的血浆蛋白是

A. 白蛋白和纤维蛋白原
B. 白蛋白和球蛋白
C. 球蛋白和纤维蛋白原
D. 球蛋白和凝血酶原
E. 白蛋白和全部凝血因子

98. 下列因素中，能够使肾血流量增加的是

A. 大失血
B. 高度紧张
C. 剧烈运动
D. 静卧
E. 疼痛

99. 当颈动脉窦和主动脉弓压力感受器的传入冲动减少时，可能引起

A. 心迷走神经传出冲动增加
B. 心交感神经传出冲动增加
C. 心率加快，心输出量减少
D. 交感缩血管神经传出冲动减少
E. 血管舒张，外周阻力减少，动脉血压降低

100. 下列选项中，可以使微循环的阻力增加的是

A. 血钾浓度增加
B. 血 pH 降低
C. 血液中腺苷浓度增加
D. 二氧化碳蓄积
E. 血氧分压升高

101. 关于心交感神经，下列叙述错误的是

A. 起源于 $T_{1\sim5}$ 脊髓灰质侧角神经元
B. 提高心肌兴奋性和收缩性
C. 与星状神经节形成突触联系
D. 节前神经纤维释放去甲肾上腺素
E. 支配窦房结、房室结、房室束和心房、心室肌

102. 关于肺循环，下列叙述正确的是

A. 肺循环属于高压系统
B. 左心循环血量与右心大致相等
C. 支气管静脉血液最终回到右心房
D. 运动时肺动脉压明显增高
E. 成人肺循环血容量占总血容量的 15%~20%

103. 具有维持基础血压和对血压起调节作用的交感节前神经元起自

A. 海马内室旁核
B. 脑桥
C. 尾状核
D. 延髓前中部
E. 延髓前外侧

104. 主动脉弓压力感受器的传入神经为

A. 迷走神经
B. 滑车神经

C. 三叉神经
D. 副神经
E. 舌咽神经

105. 甲状旁腺激素对血液中钙磷浓度的调节作用主要表现为
A. 降低血钙浓度，升高血磷浓度
B. 升高血钙、血磷浓度
C. 升高血钙浓度，降低血磷浓度
D. 升高血钙浓度，不影响血磷浓度
E. 降低血钙浓度，不影响血磷浓度

106. 关于通气/血流比值，下列叙述错误的是
A. 通气/血流比值是每分钟肺泡通气量与肺血流量之间的比值，正确值为0.84
B. 通气/血流比值减小，意味着生理无效腔增大
C. 肺尖部通气/血流比值可达3
D. 肺下部部分血液得不到充分气体交换，通气/血流比值减小
E. 肺动脉栓塞时，通气/血流比值增大

107. 下列选项中，最接近正常人在安静状态下每分钟需氧量的是
A. 250ml
B. 300ml
C. 400ml
D. 500ml
E. 600ml

108. 能够使抗利尿激素分泌增加的主要因素是
A. 肾小管液晶体渗透压降低
B. 血浆胶体渗透压升高
C. 血浆晶体渗透压降低
D. 血浆晶体渗透压升高
E. 肾小管液晶体渗透压升高

109. 关于功能余气量的生物学意义，下列叙述正确的是
A. 缓冲肺泡内气体的分压
B. 减少呼气相对肺泡内气体交换的影响
C. 促进肺内 PO_2 迅速升高
D. 促使肺内 PCO_2 迅速下降
E. 功能余气量减少时不易形成动静脉分流

110. 在自主呼吸吸气末，与肺内压最接近的是
A. 小于呼吸终末压
B. 大于呼气终末压
C. 大气压
D. 胸腔内压
E. 肺毛细血管静水压

111. 关于气道闭合，下列叙述错误的是
A. 气道闭合主要发生在肺下部
B. 老年人正常呼吸时就有气道闭合
C. 任何相对减少功能余气量（FRC）或相对增加闭合容量均易引起肺不张
D. 当闭合气量小于潮气量时，平静呼吸过程中气道即闭合
E. 当肺容量减少至FRC时，0.5~0.9mm小气道趋于闭合

112. 胎盘最重要的作用是
A. 分泌人绒毛膜促性腺激素
B. 充当胎儿的肺
C. 促进胎儿的血液循环
D. 充当胎儿的内分泌器官
E. 分泌孕激素和雌激素
113. 关于功能余气量，下列叙述错误的是
A. 病理情况下，FRC 增加时，减少肺换气效益
B. 稳定肺泡内气体分压
C. 病理情况下，FRC 减少时，易形成动静脉分流
D. 由于 FRC 作用，吸气时肺内动脉血氧分压（PaO_2）、肺内二氧化碳分压（$PaCO_2$）都不会升得太高
E. FRC 大小取决于肺组织和胸廓的弹性平衡
114. 当功能余气量相对减少或闭合容积相对增加时，均易导致
A. 肺过度膨胀
B. 血流量小于体循环
C. 血流量不易受重力影响
D. 血流量易受重力影响
E. 血流量大于体循环
115. 正常人进行深呼吸而使每分通气量增加 2 倍时，机体将发生的变化是
A. 肺泡通气量也必定增加 2 倍
B. 肺泡氧气分压增加 2 倍
C. 动脉血氧饱和度将增加 2 倍
D. 动脉血氧饱和度将增加 10%
E. 每分钟肺泡通气量增加不到 2 倍
116. 关于气体的肺扩散容量，下列叙述正确的是
A. 每平方米体表面积每分钟在肺部扩散的容量
B. 每分钟在肺部扩散的总量
C. 基础情况下，每分钟在肺部扩散的总量
D. 在 1mmHg 分压差的情况下，每分钟在肺部扩散的总量
E. 每分钟由血液向组织扩散的气体总量
117. 下列选项中，影响气道阻力最重要的因素是
A. 气流形式
B. 呼吸时相
C. 呼吸道口径
D. 呼吸道长度
E. 气流速度
118. 在生理状态下呼吸中枢的兴奋性依赖于
A. 血浆 H^+ 浓度
B. 迷走神经的传入冲动
C. 高 O_2 浓度
D. 正常浓度的 CO_2
E. 低浓度的 CO_2

119. 关于胸膜腔，下列叙述正确的是
A. 由壁胸膜移行围成
B. 胸膜腔可简称为胸腔
C. 腔内有肺
D. 左右胸膜腔相通
E. 腔内呈负压

120. 血液二氧化碳分压（PCO_2）升高对呼吸的主要调节机制是
A. 刺激颈动脉体化学感受器
B. 刺激主动脉体化学感受器
C. 刺激中枢化学感受器
D. 直接刺激中枢呼吸敏感性神经元
E. 刺激心肺感受器

121. 关于氧在血液中运输交换的情况，下列叙述正确的是
A. 血液二氧化碳分压增高有助于血液运输氧气
B. 血液中红细胞数量增多，氧容量一定增加
C. 血液与组织进行气体交换时，化学结合的氧首先进入组织
D. 氧分压增高血氧容量也增加
E. 血液与组织或肺泡进行气体交换时，首先交换的是物理溶解的氧

122. 下列选项中，与肺顺应性降低无关的是
A. 肺血流
B. 深吸气
C. 肺不张
D. 表面活性物减少
E. 肺纤维化

123. 下列选项中，维持胸膜腔负压的必要条件是
A. 胸廓畸形
B. 肺内压低于大气压
C. 胸膜腔密闭
D. 吸气肌收缩
E. 呼气肌收缩

124. 肺泡内侧支呼吸是通过以下哪种解剖结构进行的
A. 肺泡毛细血管腔
B. 细支气管小支
C. 肺泡孔（Kohn 孔）
D. 动静脉短路
E. 肺动脉血管

125. 副交感神经的作用不包括
A. 促进排便
B. 脑血管收缩
C. 心率减慢
D. 促进排尿
E. 瞳孔缩小

126. 关于 P_{50} 的叙述，错误的是
A. 氧解离曲线右移 P_{50} 增大
B. 多次输入库存血时 P_{50} 降低
C. pH 升高时 P_{50} 降低
D. 温度增高使 P_{50} 降低
E. P_{50} 增大，O_2 与 Hb 亲和力减弱

127. 关于闭合容量（CC）与闭合容积（CV），下列叙述错误的是
A. CC 和 CV 值相等
B. 正常年轻人 CV 大约是肺活量的 10%
C. 随年龄增长，CV 逐渐增加
D. 45 岁以上患者仰卧位时，CV 可达肺活量的 40%
E. 气道病患者的 CC/肺活量的变化早于 CV/肺活量的变化

128. 决定心输出量的两个主要因素是
A. 心率和每搏量
B. 呼吸方式和心率
C. 静脉回心血量和每搏量
D. 周围组织需氧量和回心血量
E. 血容量和外周血管阻力

129. 对肺泡气体分压起缓冲作用的肺容量是
A. 余气量
B. 补吸气量
C. 功能余气量
D. 潮气量
E. 补呼气量

130. 调节呼吸道平滑肌舒缩的生理因素是
A. 体重
B. 白细胞计数
C. 年龄
D. 神经和体液因子
E. 自身分泌的黏液

131. 关于神经纤维，下列叙述错误的是
A. 神经纤维主要指轴突而言，具有传导信息的功能
B. 具有传导信息的功能
C. 只要神经不被切断，就不会发生传导阻滞
D. 传导速度最慢的是 C 类纤维
E. 根据纤维直径和来源分 Ⅰ 、Ⅱ 、Ⅲ 和Ⅳ类

132. 维持婴幼儿心输出量最主要的因素是
A. 心室舒张末期容积
B. 心室收缩末期容积
C. 心肌收缩力
D. 心率
E. 外周阻力

133. 阑尾根部的体表投影位于
A. 两侧髂结节连线的中、右 1/3 交点
B. 两侧髂前下棘连线的中、右 1/3 交点
C. 脐与右髂前上棘连线的中、外 1/3 交点
D. 两侧髂前上棘连线的中点
E. 脐与左髂前下棘连线的中、外 1/3 交点

134. 激素的“允许作用”指的是
A. 使其他激素能够分泌入血
B. 使其他激素在靶细胞上能够产生效应
C. 使靶细胞内遗传物质能够诱导新的蛋白质合成
D. 使其他激素在靶细胞上产生的效应增强
E. 使靶细胞的生理活动能够启动

135. 关于甲状腺激素，下列叙述错误的是
A. 对于中枢神经系统的发育和功能具有一定的影响
B. 维持机体正常的生长发育
C. 促进细胞氧化，增加热产生
D. 甲状腺激素主要成分为三碘甲腺原氨酸（T_3）与四碘甲腺原氨酸（T_4）
E. 甲状腺激素常简称为甲状腺素

136. 胆固醇在体内代谢的主要去路是
A. 转变成胆汁酸
B. 转变成性激素
C. 转变成维生素
D. 转变成类固醇激素
E. 在肠道胆固醇受到细菌作用，生成粪固醇排出

137. 交感神经节后纤维的递质是
A. 乙酰胆碱
B. 多巴胺
C. 5-羟色胺
D. 去甲肾上腺素
E. 去甲肾上腺素或乙酰胆碱

138. 对于肝病患者，使用与白蛋白结合的麻醉药时剂量要
A. 增加
B. 先增加后减少
C. 不变
D. 先减少后增加
E. 减少

139. 关于真毛细血管的特点，下列叙述错误的是
A. 管壁很薄
B. 血流缓慢
C. 管壁的通透性大
D. 周期性收缩和舒张
E. 管壁内皮细胞有胞饮功能

140. 在生理条件下，合成血红素的限速步骤主要是合成
A. 线状四吡咯
B. 卟胆原
C. 尿卟啉原Ⅲ
D. 尿卟啉原Ⅸ
E. 尿 δ-氨基-γ-酮戊酸（ALA）

二 A2 型题

1. 患者，男，74岁。高血压、冠心病、心绞痛病史10年。近来常感胸闷和“心脏乱跳”。早晨起床后突发意识不清，无口吐白沫，四肢抽搐。查体：瞳孔散大固定，血压测不到，心率为0，大动脉搏动消失。心电图检查呈一条直线。首先应考虑的是
A. 无脉电活动（PEA）
B. 心搏骤停
C. 肺栓塞
D. 张力性气胸
E. 心包积液

2. 患者，男，32岁。左侧胸部呼吸运动减弱，气管左移，最可能的原因是
A. 左肺不张
B. 左侧血气胸
C. 右侧肺不张
D. 右侧血气胸
E. 张力性气胸

3. 患者，女，83岁。冠状动脉手术后收住ICU。置入肺动脉导管测得数据如下：中心静脉压（CVP）5mmHg，心输出量（CO）4.0L/min，平均动脉压（MAP）90mmHg，肺动脉平均压（PAP）20mmHg，肺动脉楔压（PAWP）12mmHg，心率90次/分。计算该患者的肺血管阻力（PVR）是
A. 40（dyne·s）/cm^5
B. 80（dyne·s）/cm^5
C. 100（dyne·s）/cm^5
D. 160（dyne·s）/cm^5
E. 200（dyne·s）/cm^5

4. 患者，男，62岁。在进行择期腹主动脉瘤修复术后，送往ICU。患者生命体征平稳，但需输注硝普钠10μg/(kg·min)，维持收缩压低于110mmHg。在以呼吸频率为12次/分、吸入气氧浓度（FiO_2）为0.60的控制通气情况下经皮动脉血氧饱和度（SpO_2）为98%。3天之后，脉搏血氧饱和度监测仪显示患者的SpO_2降低至85%。胸部X线片和体格检查结果均明显变化。下列选项中，最有可能解释这种低氧现象的是
A. 氰化物毒性
B. 硫氰酸盐的毒性
C. 高铁血红蛋白症
D. 硫代硫酸盐的毒性
E. 乳酸酸中毒

5. 患者，男，69岁。在全麻下行腹主动脉瘤修补手术，置入肺动脉导管。在主动脉阻断前混合静脉血氧饱和度（$S_{\bar{v}}O_2$）从75%降至60%。下列选项中，不可以解释这种$S_{\bar{v}}O_2$下降情况的是
A. 低血容量
B. 出血
C. 充血性心力衰竭
D. 脓毒血症
E. 低心输出量

6. 患者，男，42岁。被消防队员救出时意识消失，且吸入0.1%的CO较长时间。其呼吸频

率为 42 次/分，但并未发绀。CO 通过下列哪个机制增加患者的每分钟通气量

A. 使血红蛋白氧解离曲线左移

B. 增加 CO_2 的产生

C. 导致乳酸酸中毒

D. 硫代硫酸盐的毒性

E. 降低 PaO_2

7. 患者，男，44 岁。过度通气 48 小时致使 $PaCO_2$ 达到 24mmHg。此时HCO_3^-值会是（正常 HCO_3^- 值为 24mEq/L）

A. 8mEq/L

B. 10mEq/L

C. 12mEq/L

D. 14mEq/L

E. 16mEq/L

8. 患者，男，44 岁，吸入 100% 氧气时 PaO_2 与 PaO_2 的差值为 240mmHg，该患者在肺部未经氧合的那部分分流量（即肺内分流）占心输出量的百分比是

A. 8%

B. 10%

C. 12%

D. 17%

E. 20%

9. 患者，女，29 岁，体重 72kg。溃疡性结肠炎，在全麻下行结肠切除术及回肠造口术。患者行机械通气，参数设置如下：每分钟通气量（V_E）5000ml，呼吸 10 次/分。如果 V_E 不变，当呼吸由 10 次/分升至 20 次/分时，肺泡通气量（V_A）将

A. 增加 500ml

B. 增加 1000ml

C. 减少 800ml

D. 减少 1200ml

E. 减少 1500ml

10. 患儿，11 月龄，体重 10kg。若要将血细胞比容（HCT）从 20% 提高至 28%，需要 HCT 为 60% 的浓缩红细胞（PRBC）多少

A. 55ml

B. 105ml

C. 155ml

D. 200ml

E. 250ml

11. 患儿，11 月龄，体重 10kg。术前血细胞比容（HCT）为 36%，可接受的最低血细胞比容为 25%，其最大允许失血量（MABL）为

A. 110ml

B. 220ml

C. 259ml

D. 350ml

E. 信息不完善，无法计算

12. 患儿，男，8 岁。机动车事故后急诊入院，即送手术室拟行剖腹探查手术。因为患儿已经出现“意识模糊而没有烦躁”，因此并未使用任何镇静或镇痛药物。患儿心动过速，远端脉搏细数且四肢厥冷。虽然输注了 500ml 液体，但患儿尿量极少。这名患儿失血量

约为全身血容量的

A. <20%
B. 25%
C. 45%
D. 50%
E. 55%

13. 患儿，女，6岁，体重20kg。拟行扁桃体切除术，全麻诱导后发生无脉性室性心动过速。麻醉医师实施气管插管，给予100%氧气并进行胸外按压。使用双相波形除颤器首次电击的能量水平为

A. 20J
B. 40J
C. 55J
D. 60J
E. 80J

14. 患儿，3岁，体重14kg。拟行足畸形矫治手术，下列选项中最适合该患者的是

A. 5%葡萄糖溶液
B. 10%葡萄糖溶液
C. 生理盐水
D. 乳酸林格液
E. 5%葡萄糖复合0.45%生理盐水溶液

15. 患儿，10月龄。择期行左侧睾丸鞘膜积液手术，全身麻醉采用异氟烷、氧化亚氮、氧气和芬太尼。有效和合理预防低体温的方法不包括

A. 手术床上放置红外线加热设备
B. 手术间预热
C. 四肢软布辅料包裹，头部布帽覆盖
D. Mapleson D呼吸回路下低流量通气［如50ml/(kg·min)］
E. 加热毯覆盖手术床

16. 患儿，5岁。全麻下行斜视手术，突然出现窦性心动过缓及间歇性室性逸搏，但血流动力学稳定。治疗该心律失常的恰当方法是

A. 告诉外科医生停止牵拉眼部肌肉
B. 告诉外科医生实施球后阻滞
C. 减少挥发性麻醉药的深度
D. 给予阿托品
E. 给予肾上腺素

17. 患儿，3岁。2岁时行肾母细胞瘤切除术，术后为防止肿瘤转移接受阿霉素和环磷酰胺治疗。患儿拟置入希克曼（Hickman）导管行持续化疗。与该患儿化疗相关的麻醉问题不包括

A. 血小板减少症
B. 贫血
C. 心脏抑制
D. 肺纤维化
E. 血浆胆碱酯酶的抑制作用

18. 产妇，28岁。因宫缩乏力直接经子宫肌层注射15-甲基-$PGF_{2\alpha}$，可能出现的副作用包括

A. 恶心
B. 支气管痉挛

C. 低氧血症　　D. 呕吐

E. 以上都是

19. 患者，女，23 岁。孕 1 产 1，硬膜外阻滞下经阴道分娩 3.62kg 的婴儿后，体温 38.2℃，白细胞计数为 15×10^9/L。最恰当的处理方式是

A. 使用镇静药　　B. 开始使用抗生素

C. 通过面罩自主呼吸 100% 的氧气　　D. 继续观察

E. 进行血培养

20. 患儿，男，13 岁。使用 0.5% 异氟烷、50% N_2O、芬太尼麻醉，行脊柱侧弯矫形术。术中行躯体感觉诱发电位（SEP）监测。刺激从胫骨后神经传导至大脑皮质的过程中与下列哪个结构无关

A. 皮层脊髓束　　B. 内侧丘系

C. 内囊　　D. 脑干

E. 对侧躯体感觉皮质

21. 患者，75 岁。拟开颅行巨大星形细胞瘤切除术。使用异氟烷麻醉，动脉血气显示 $PaCO_2$ 为 30mmHg。此时该患者的全脑血流量约为

A. 25ml/(100g · min)　　B. 30ml/(100g · min)

C. 40ml/(100g · min)　　D. 50ml/(100g · min)

E. 60ml/(100g · min)

三 A3/A4 型题

（1~3 题共用题干）

患儿，男，3 岁。右颈胸肿物 1 月余，诊断为右中纵隔、右颈淋巴管肿物，择期行肿物切除术。

1. 麻醉医生术前准备不适宜的选项是

A. 术前 2 小时禁食　　B. 术前肌内注射阿托品

C. 了解配血情况　　D. 访视患儿，与家长交代麻醉情况

E. 备皮

2. 麻醉医师术中不易观察到

A. 神经损伤　　B. 缺氧

C. 出血　　D. 血容量

E. 胸膜破裂

3. 手术中影响不大的组织是

A. 动脉　　B. 神经

C. 静脉
D. 胸导管
E. 胸膜

（4～6 题共用题干）

患者，男，28 岁。诊断为有机磷中毒。有机磷中毒会造成患者自主神经系统功能紊乱。

4. 有机磷中毒主要致病机制是
A. 单胺氧化酶活性被抑制
B. 去甲肾上腺素蓄积
C. 乙酰胆碱蓄积
D. 儿茶酚胺蓄积
E. 多巴胺蓄积

5. 副交感神经功能亢进的症状不包括
A. 流泪
B. 瞳孔散大
C. 出汗
D. 气道分泌物增多
E. 恶心、呕吐

6. 使用阿托品治疗可有效缓解症状，但不包括
A. 解除平滑肌痉挛
B. 抑制支气管分泌
C. 保持呼吸道通畅
D. 瞳孔散大
E. 肌肉纤维颤动

（7～9 题共用题干）

孕妇，28 岁，妊娠 30 周。妊娠期由于呼吸道毛细血管扩张，鼻、咽喉、支气管黏膜充血，使鼻通气不畅。妊娠末期舌体变大，口腔相对变小。

7. 气管内插管时，最需要注意的问题是
A. 准备好吸引器
B. 气道梗死性窒息
C. 经口插管暴露困难
D. 需要在气管导管上涂润滑剂
E. 损伤牙齿

8. 气管内插管时，其次需要注意的问题是
A. 分泌物增多
B. 容易引起反流和误吸
C. 面罩通气困难
D. 插管容易出血
E. 易诱发哮喘

9. 气管内插管时，还需要注意的问题是
A. 加大吸氧流量
B. 经鼻插管困难
C. 麻醉诱导时容易发生缺氧
D. 禁用琥珀胆碱
E. 易诱发支气管痉挛

(10~12 题共用题干)

孕妇，24 岁，妊娠 37 周。查体：血压 100/60mmHg，颈外静脉略有充盈，双肺呼吸音清，无啰音，心率 96 次/分，律齐，心尖区可闻及 2~3/6 级收缩期吹风样杂音，收缩期第一心音高调或分裂。血气分析：pH 7.405，$PaCO_2$ 32mmHg，PaO_2 92mmHg，HCO_3^- 16mmol/L。血肌酐（Scr）130μmol/L，血白细胞（WBC）12×10^9/L，纤维蛋白原（Fg）5~6g/L。血中碱性磷酸酶（ALP）增高 1 倍，乳酸脱氢酶（LDH）、天门冬酸氨基转移酶（AST）、丙氨酸氨基转移酶（ALT）均略升高。

10. 据上述分析，初步诊断可能是

A. 肝功能异常
B. 急性感染性疾病
C. 肾功能不全
D. 心脏瓣膜病
E. 呼吸性碱中毒

11. 应当采取的措施是

A. 保肝治疗
B. 明确肾功能不全的原因
C. 防血栓形成措施
D. 询问心脏病病史
E. 抗感染治疗

12. 如果需要剖宫产，正确的麻醉处理是

A. 首选全身麻醉
B. 椎管内麻醉药量要比常规减少 1/3
C. 不能使用肌肉松弛药
D. 平卧时应向右倾斜 15°
E. 为高危血栓发生者，术后开始抗凝治疗

四 B 型题

(1~3 题共用备选答案)

A. 低钾血症
B. 高钾血症
C. 高钠血症
D. 高钙血症
E. 低钠血症

1. P 波低平，QRS 波增宽，T 波高尖的是
2. ST 段压低，T 波低平，U 波增高的是
3. PR 间期正常或增加，QT 间期缩短的是

(4~5 题共用备选答案)

A. 增高
B. 降低
C. 不变
D. 兴奋
E. 抑制

4. 低温对窦房结的直接作用是
5. 低温时，脑血流量将

五 X 型题

1. 下列选项中，与小儿呼吸系统生理相符的是
   A. 通过增加呼吸频率来增加通气量
   B. 咽喉狭窄，声门裂高
   C. 主要经鼻呼吸
   D. 呼吸方式为胸式呼吸，肺活量大
   E. 头大，颈短，舌大
2. 小儿气道的解剖特点是
   A. 气道最狭窄处是声门
   B. 喉头位于第 3~4 颈椎前方
   C. 会厌软骨较小
   D. 口腔小、舌相对较大
   E. 鼻孔大小约与上呼吸道最狭窄处相等
3. 使中心静脉压升高的因素有
   A. 右心室射血功能减弱
   B. 容量血管收缩
   C. 输血或输液过多、过快
   D. 因微动脉舒张而使外周静脉压升高
   E. 骨骼肌的活动减少
4. 肾脏的内分泌功能障碍表现为
   A. 分泌肾素下降
   B. 分泌前列腺素 E_2（PGE_2）下降
   C. 分泌促红细胞生成素下降
   D. 肾上腺皮质激素分泌下降
   E. 血管紧张素Ⅱ产生下降
5. 下列选项中，说法正确的是
   A. 肾上腺素刺激胰岛素分泌
   B. 麻醉方法中以全麻对内分泌功能影响最大
   C. 血浆晶体渗透压升高可刺激血管升压素的分泌
   D. 全身麻醉药中，吸入麻醉药比静脉麻醉药对内分泌功能影响小
   E. 儿茶酚胺增强糖原分解并促进糖异生
6. 下列选项中，属于中枢抑制性递质的是
   A. 乙酰胆碱
   B. 甘氨酸
   C. 谷氨酸
   D. 门冬氨酸
   E. γ-氨基丁酸（GABA）
7. 副交感神经的作用包括
   A. 促进排便
   B. 促进排尿
   C. 增加出汗
   D. 瞳孔散大

E. 瞳孔缩小

8. 使心肌收缩性减弱的因素包括

A. 交感神经抑制药
B. 副交感神经兴奋药
C. 抗心律失常药
D. 胰高血糖素
E. β 受体阻断药

9. 关于肾血流量的自身调节，正确的是

A. 动脉血压升高时，入球小动脉口径变小
B. 无论动脉血压升高或降低，肾血流量都能保持相对恒定
C. 动脉血压在 80~180mmHg 范围内波动时，肾血流量能保持相对恒定
D. 与动脉血压对入球小动脉的牵张刺激有关
E. 只涉及皮质血流

10. 与心室的收缩功能有关的因素包括

A. 心肌收缩性
B. 后负荷
C. 前负荷
D. 顺应性
E. 协调性

11. 妊娠引起的消化系统变化不包括

A. 胃肠蠕动减少
B. 胃液分泌增加
C. 胃下垂
D. 贲门括约肌松弛
E. 肝血流增加

12. 妊娠引起的呼吸系统变化包括

A. 口腔、气道黏膜充血
B. 潮气量增加
C. 呼吸频率减慢
D. 舌体变大
E. 膈肌下降

13. 关于孕期肺容量变化，下列叙述正确的是

A. 功能余气量降低 20%
B. 补吸气量降低
C. 肺总量保持不变
D. 补呼气量增加
E. 闭合气量增加

14. 关于妊娠对肾功能的影响，下列叙述错误的是

A. 肾血流量降低
B. 血尿素氮和肌酐下降
C. 肾小球滤过率增加
D. 肾糖阈升高
E. 血尿酸增加

15. 妊娠引起的血液系统变化包括

A. 血小板减少

B. 血细胞比容（HCT）下降，血红蛋白升高

C. 红细胞沉降率加快

D. 纤维蛋白原减少

E. 白细胞增多

16. 妊娠引起的机体代谢变化包括

A. 血糖易较正常偏低　　B. 血脂增高

C. 体液量增加　　D. 耗氧量减低

E. 体温下降

17. 关于孕妇的内分泌系统改变的叙述，错误的是

A. 血清甲状腺激素水平降低　　B. 对抗胰岛素功能，血糖升高

C. 肾上腺皮质激素处于亢进状态　　D. 腺垂体无改变

E. 肾素－血管紧张素－醛固酮系统功能降低

18. 药物经胎盘转运至胎儿的主要影响因素包括

A. 弥散速度与胎盘膜两侧的物质浓度差成反比

B. 分子量小通过量多

C. 脂溶性高的药物通过量多

D. 与胎盘的血流量、交换面积成反比

E. 电离度强的药物难通过胎盘

19. 老年人呼吸系统的特点主要包括

A. 胸壁顺应性增加　　B. 对声门刺激的反应性降低

C. 二氧化碳和低氧的通气反应增加　　D. 解剖无效腔和肺泡无效腔增加

E. 肺泡表面积下降

20. 老年人神经系统的改变不包括

A. 神经元的葡萄糖利用增强　　B. 神经元数量减少

C. 脑脊液量增加　　D. 脑血流减少

E. 硬膜外间隙变宽

21. 老年人消化系统的变化主要包括

A. 肠蠕动增加　　B. 胃肠血流减少

C. 肝细胞减少　　D. 结肠平滑肌收缩力降低

E. 唾液及胃液分泌增加

22. 老年人心脏传导系统的变化主要包括

A. 房室传导加快　　B. 出现淀粉样浸润

C. 胶原纤维和脂肪组织增加　　D. 胶原纤维和脂肪组织减少

E. 窦房结起搏细胞减少

23. 孕激素介导的生理变化包括

A. 平滑肌松弛　B. 全身血管扩张

C. 支气管扩张　D. 输尿管扩张

E. 胃肠道运动加快

24. 老年人肾的变化主要包括

A. 肾小球滤过率下降　B. 血清肌酐升高

C. 肾血流量下降　D. 肾重量减轻

E. 保钠能力增强

25. 老年人内分泌功能的改变主要包括

A. 糖耐量增加

B. 甲状腺激素正常

C. 糖皮质激素分泌不良

D. 下丘脑和垂体对激素负反馈调节的能力低

E. 神经垂体重量减轻

26. 老年人神经系统的变化特点主要包括

A. 脑脊液量减少　B. 合成神经递质的酶类减少

C. 脑血管阻力减低　D. 神经元利用葡萄糖能力上升

E. 脑神经元数量减少

27. 老年人中枢神经系统解剖上的改变主要包括

A. 脑沟增宽　B. 脑重量减轻

C. 脑体积缩小　D. 脑脊液增加

E. 脑神经变性

28. 老年人血管系统的变化主要包括

A. 收缩压升高

B. 血浆中去甲肾上腺素水平随年龄的增长而降低

C. 主动脉球部钙化

D. 舒张压下降明显

E. 动脉壁硬化

29. 老年人机体成分和麻醉药物的代谢特点主要包括

A. 肌肉质量减少　B. 水溶性药物分布容积增加

C. 体液总量减少　D. 脂溶性药物分布容积增加

E. 脂肪组织增加

30. 老年人药效增强的主要原因包括
A. 作用部位受体数目减少
B. 作用部位受体数目增多
C. 受体与药物的结合力增强
D. 受体与药物的反应性增强
E. 对药物的敏感性降低

31. 老年人自主神经系统的改变主要包括
A. 各种神经反射迟钝
B. 自主神经系统的自我调控能力差
C. 神经递质受体的敏感性下降
D. 神经纤维传导速度减慢
E. 压力反射较灵敏

32. 关于胰岛激素的生理功能，下列叙述正确的是
A. 胰高血糖素促进糖原分解、抑制糖异生
B. 胰岛素促进脂肪和蛋白分解及利用
C. 胰岛素抑制葡萄糖转变为脂肪
D. 胰岛素促进脂肪合成和脂肪贮存，减少脂肪分解
E. 胰岛素促进糖的贮存和利用

33. 糖皮质激素对其生成和释放具有抑制作用的化学介质是
A. 白三烯
B. 前列腺素
C. 5-羟色胺
D. 缓激肽
E. 肾上腺素

34. 下列选项中，由腺垂体分泌的激素是
A. 催乳素
B. 生长抑素
C. 生长激素
D. 缩宫素
E. 精氨酸加压素

35. 甲状旁腺激素的作用主要包括
A. 动员骨钙入血
B. 促进肾小管对 Ca^{2+} 的重吸收，使尿钙减少
C. 抑制肾小管对磷酸盐的重吸收，降低血磷
D. 抑制肾小管对 Ca^{2+} 的重吸收，使尿钙增加
E. 抑制 $1,25-(OH)_2D_3$ 的生成

36. 可以兴奋交感神经系统的激素包括
A. 甲状腺素
B. 生长激素
C. 醛固酮
D. 儿茶酚胺
E. 促黄体生成素

37. 下列激素中，无靶腺的是
A. 生长激素（GH）
B. 催乳素（PRL）

C. 促黑素（MSH）　　D. 促甲状腺激素（TSH）
E. 促肾上腺皮质激素（ACTH）

38. 肾上腺皮质分泌的激素不包括
A. 皮质醇和皮质酮　　B. 促肾上腺皮质激素（ACTH）
C. 醛固酮　　D. 去甲肾上腺素
E. 脱氢表雄酮

39. 具有升高血糖作用的激素是
A. 甲状腺激素　　B. 肾上腺素
C. 生长激素　　D. 胰岛素
E. 糖皮质激素

40. 促进醛固酮分泌的因素不包括
A. 低血钠　　B. 血管紧张素Ⅱ
C. 高血钾　　D. 甲状腺功能亢进
E. 高血压

41. 内源性儿茶酚胺不包括
A. 多巴胺　　B. 肾上腺素
C. 异丙肾上腺素　　D. 去氧肾上腺素
E. 去甲肾上腺素

42. 全麻药降低兴奋性递质受体敏感性的可能机制是
A. 直接作用于通道蛋白，致使通道开放的时间缩短
B. 可以进入开放的离子通道，阻塞离子通过
C. 受体发生脱敏现象，使某些递质与受体亲和力增高
D. 受体敏感降低，使某些递质与受体亲和力降低
E. 受体发生形变，使某些递质不易与受体结合

43. 关于全麻药对突触传递的影响，下列叙述错误的是
A. 增强抑制性中间神经元的兴奋性　　B. 增强兴奋性突触的传递
C. 抑制抑制性突触的传递　　D. 增强抑制性突触的传递
E. 抑制兴奋性突触的传递

44. 关于肾上腺素能受体，下列叙述正确的是
A. 中枢和外周均有肾上腺素能受体
B. 心肌上存在 α 和 β 受体，α 受体作用较明显
C. 受体不仅仅存在于突触后膜，也存在于突触前膜
D. 普萘洛尔可以消除去甲肾上腺素的升压效应
E. 能与儿茶酚胺结合产生生理效应

45. 下列选项中，属于兴奋性氨基酸递质的是

A. 谷氨酸
B. 多巴胺
C. 氨基丁酸
D. 甘氨酸
E. 门冬氨酸

46. 关于妊娠期间母体血液系统的变化，错误的是

A. 血细胞比容不变
B. 血小板减少
C. 凝血因子Ⅹ的活性降低
D. 红细胞沉降率减慢
E. 血容量的增加以血浆为主

47. 关于心迷走神经，下列叙述正确的是

A. 其节前纤维起源于延髓
B. 与心内神经节形成突触联系
C. 节前神经纤维递质为去甲肾上腺素
D. 节前神经纤维递质为乙酰胆碱
E. 节后神经纤维递质为乙酰胆碱

48. 关于自主神经系统，下列叙述正确的是

A. 交感神经系统主司休息状态；副交感神经主要拮抗交感神经的作用，主司应激状态
B. 交感神经系统的神经纤维发自 $T_1 \sim L_2$ 脊髓侧角
C. 第二级神经元的胞体位于神经节内，称作节前神经元
D. 第一级神经元的胞体在脑内的灰质或脊髓
E. 副交感神经系统由Ⅲ、Ⅶ、Ⅸ、Ⅹ脑神经和骶髓的 $S_{2\sim4}$ 构成

49. 机体中大多数器官既受交感神经系统又受副交感神经系统的支配，其结果可以产生

A. 相加作用
B. 叠加作用
C. 协同作用
D. 互补作用
E. 拮抗作用

50. 迷走神经的生理功能包括

A. 使支气管平滑肌收缩
B. 使胃液、胰液分泌
C. 使心跳减慢、心房收缩减弱
D. 促进胃肠运动
E. 使逼尿肌舒张、括约肌收缩

51. 外周神经中以乙酰胆碱作为神经递质的部位包括

A. 所有副交感神经节后纤维末梢
B. 所有自主神经节前纤维末梢
C. 躯体运动神经末梢
D. 小部分交感神经节后纤维末梢
E. 所有交感神经节后纤维末梢

52. 关于突触，下列叙述正确的是

A. 两个神经元之间在结构上最紧密连接的部位，称突触
B. 兴奋经过突触时速度变小，有时间延搁
C. 突触部位具有不易疲劳性

D. 神经元之间信息传递的主要方式为突触传递
E. 兴奋经过突触时速度加快，无时间延搁

53. 下列关于血液凝固的叙述，正确的是
A. 参与血液凝固的 12 种因子都是由肝脏合成的
B. FⅢ是血液凝固不可缺少的
C. FⅡ、FⅦ、FⅨ、FⅩ是维生素 K 依赖因子
D. Ⅻ因子是血液凝固的启动因子
E. 参与血液凝固的 12 种因子都是蛋白质

54. 下列关于气管的叙述，正确的是
A. 气管软骨呈 C 形
B. 由气管软骨、平滑肌和结缔组织构成
C. 气管切开常选择第 2~4 气管软骨环处施行
D. 上接环状软骨
E. 气管软骨一般由 16~20 个气管软骨环组成

55. 下列选项中，不属于外周血管阻力升高的原因是
A. 心房利钠尿多肽分泌增多
B. 交感缩血管纤维兴奋
C. 交感胆碱能纤维兴奋
D. 心迷走神经兴奋
E. 血管紧张素Ⅱ增多

56. 下列选项中，属于导致冠状血流减少的因素的是
A. 主动脉舒张压下降
B. 平均动脉压下降
C. 主动脉舒张压升高
D. 左室舒张末压升高
E. 肺动脉舒张压下降

57. 冠脉血流的特点包括
A. 冠脉扩张可以满足心肌对氧的需求
B. 心率过快（180 次/分）时冠脉血流量减少
C. 冠脉血流丰富
D. 舒张压增高时，冠脉血流量减少
E. 心室收缩时，左冠脉血流量减少

58. 孕妇易发生反流的原因主要有
A. 疼痛
B. 胃排空延迟
C. 食管下段括约肌松弛
D. 高血压
E. 腹内压增加

59. 下列选项中，引起血管舒张的神经机制是
A. 副交感舒血管神经兴奋
B. 交感舒血管神经兴奋

C. 交感舒血管神经抑制
D. 轴突反射
E. 交感缩血管神经兴奋

60. 下列关于肝血流量的叙述，错误的有
A. 肝血流量与肝血流阻力成正比
B. 肝血流量与肝灌注压成反比
C. 在收缩压≥80mmHg 时，通过自身调节机制可使肝血流量维持不变
D. 硬膜外隙高位阻滞可以增加肝血流量
E. 正压通气可以增加肝血流量

61. 心室肌动作电位平台期的长短决定了
A. 相对不应期的长短
B. 超常期的长短
C. 绝对不应期的长短
D. 动作电位时间的长短
E. 有效不应期的长短

62. 下列关于恶性高热的叙述，正确的是
A. 恶性高热具有家族遗传性
B. 恶性高热是一种代谢亢进危象
C. 恶性高热的死亡率很高
D. 麻醉用药中的异氟烷和琥珀胆碱是其最常见诱因
E. 患者可出现全身肌肉强直性收缩

63. 在生理状态下，能够使冠脉血流量增多的因素有
A. 降低动脉血压
B. 增加外周阻力
C. 加快心率
D. 增强心肌代谢活动
E. 交感神经兴奋

64. 关于冠状动脉循环，下列叙述正确的是
A. 起源于主动脉根部瓣膜附近的主动脉窦
B. 收缩期对左心室的冠状动脉循环非常重要
C. 窦房结血液供应：60% 来自右冠状动脉，40% 来自左冠状动脉左旋支
D. 左冠状动脉分出前降支和左回旋支
E. 冠状动脉循环最终回流至左心房

65. 可以明显增加肺动脉压力的因素包括
A. 补充血容量
B. 缺氧
C. 高血压
D. 高碳酸血症
E. 呼吸

66. 影响心输出量的主要因素是
A. 血容量
B. 心率

C. 呼吸方式
D. 体位
E. 每搏量

67. 微循环的调节通过
A. 收缩压
B. 交感和副交感神经
C. 舒张压
D. 心率
E. 肾素、血管紧张素、前列腺素和缓激肽

68. 关于心神经丛，叙述正确的是
A. 属于交感神经丛
B. 属于副交感神经丛
C. 分成心深丛和心浅丛两部分
D. 心深丛位于气管分叉处前方
E. 出自颈部神经节

69. 参与心血管功能调节的中枢包括
A. 脊髓
B. 延髓
C. 蓝斑核
D. 中脑和下丘脑
E. 大脑皮质

70. 关于心肌收缩性，下列叙述正确的是
A. 是单位前负荷下的每搏量
B. 与心肌细胞内钙离子浓度和心肌顺应性有关
C. 受到心输出量的影响
D. 是心肌固有的变力特性
E. 可以用单位时间内心室收缩压的变化速率（dP/dt）来反映

71. 肝血流的特点主要有
A. 肝动脉含氧量比门静脉高
B. 有贮血作用
C. 肝动脉压高，约 100mmHg，而门静脉压低，约 7mmHg
D. 肝接受肝动脉和门静脉双重血供，后者比前者少
E. 任何原因引起肝动脉或门静脉血流减少时，均可加重肝细胞损害

72. 影响心肌氧耗的主要因素是
A. 血容量
B. 心室内压
C. 心肌收缩力
D. 心率
E. 冠状动脉灌注压

73. 决定和影响心室肌兴奋性的因素包括
A. Na^+ 通道所处状态
B. K^+ 通道的状态
C. 静息电位水平
D. 阈电位水平
E. 钠泵的状态

74. 关于心脏后负荷，下列叙述正确的是
A. 前负荷可影响后负荷
B. 左心室射血时，心肌壁所面临的阻力
C. 心率可影响后负荷
D. 体循环阻力（SVR）反映后负荷大小
E. 与心功能曲线直接有关

75. 关于心脏前负荷，下列叙述错误的是
A. 是舒张末期心肌纤维长度
B. 受冠状动脉血流量影响
C. 常以左室舒张末压（LVEDP）表示
D. 受心室顺应性的影响
E. 不影响心输出量

76. 关于每搏量，下列叙述正确的是
A. 决定血压的形成
B. 每搏量乘以心率就是心输出量
C. 平均为5~6L/min
D. 是心室舒张末期容积与收缩末期容积之差
E. 是心室收缩末期容积与舒张末期容积之差

77. NO具有多种心血管作用，下列叙述正确的是
A. 抗血小板与血细胞的黏附
B. 抗血小板聚集
C. 抗血管平滑肌的增生
D. 舒张血管平滑肌
E. 强心作用

78. 关于兴奋性突触后电位，下列叙述正确的是
A. 突触后膜对 Ca^{2+} 通透性较高
B. 总是会引起动作电位的发生
C. 重复刺激下可发生时间总和
D. 突触后膜对 Na^{+} 通透性较高
E. 兴奋性突触后电位是突触前神经冲动引起的全或无反应

79. 心室处于充盈状态的心动周期是
A. 快速充盈期
B. 缓慢充盈期
C. 等容收缩期
D. 等容舒张期
E. 缓慢射血期

80. 下列选项中，正常成人冠脉循环的特点包括
A. 血流量约为心输出量的5%
B. 冠状动脉灌注主要在收缩期
C. 收缩期左心室冠状血流中断
D. 冠状动脉灌注主要在舒张期
E. 心率加快则冠状血流增加

81. 影响每搏量的因素包括
A. 心率
B. 心肌收缩性

C. 后负荷　　D. 前负荷
E. 左心室壁运动功能

82. 关于静脉心脏反射，下列叙述正确的是
A. 反射感受器位于右心房壁和腔静脉血管壁内膜下
B. 当静脉回心血量增加时，静脉扩张可有效地兴奋传入心迷走神经受体，反射性心率增快
C. 当静脉回心血量减少时，通过心迷走神经受体使心率增快
D. 当右心房和中心静脉压升高时，反射性心率减慢
E. 当静脉回心血量减少，反射性心率减慢

83. 调节动脉血压的因素包括
A. 压力感受器反射　　B. 化学感受器反射
C. 肾-体液控制系统　　D. 肾素-血管紧张素-醛固酮系统
E. 眼心反射

84. 主要决定心肌氧耗的因素是
A. 心肌收缩力　　B. 前负荷
C. 后负荷　　D. 心率
E. 心律

85. 下列关于仰卧位低血压综合征的叙述，正确的是
A. 临床表现为低血压、面色苍白、恶心、呕吐等
B. 可见于妊娠末期的孕妇
C. 妊娠中期也可能出现
D. 由仰卧位改为侧卧位时，症状即消除
E. 对胎儿的生长发育影响不大

86. 关于血液的叙述，错误的是
A. 饮水后血容量不变
B. 由晶体物质溶液、血浆蛋白、血细胞三种成分组成
C. 主要功能是完成体内物质运输以确保机体新陈代谢的正常进行
D. 如果已知血浆容量和血红蛋白浓度，就可计算出血液容量
E. 其容量约占体重 10%

87. 关于正常血管系统压力的叙述，正确的是
A. 大动脉降压幅度较中小动脉大
B. 微动脉是血压降低最显著的部位
C. 平均动脉压超过总胶体渗透压，则能充分保证组织、器官的灌流量

D. 应用扩血管药使血压下降，组织血流量必然减少

E. 在毛细血管前平均压通常降至 32mmHg

88. 关于血浆，下列叙述正确的是

A. 血浆是从凝固的血液中分离出来的液体

B. 血浆中不含 Ca^{2+} 和其他电解质

C. 加入 Ca^{2+} 后血浆可以再凝固

D. 血浆中含有纤维蛋白原

E. 血浆中不含红细胞

89. 关于血量，下列叙述错误的是

A. 血量是指循环血量而言

B. 血量是指储存血量而言

C. 一次失血在全身血量 10% 以下时，没有明显影响

D. 少量失血时，血中水分和电解质在 1~2 小时内补充即可

E. 失血 15%，血中水分和电解质在 1~2 小时内补充即可

90. 下列选项中，对血浆黏稠度有影响的因素是

A. 血糖水平

B. 血浆纤维蛋白原水平

C. 红细胞

D. 血浆球蛋白水平

E. 白蛋白水平

91. 可以使心输出量增多的因素是

A. 主动脉舒张压升高

B. 左室舒张末容积增大

C. 肺动脉平均压升高

D. 心率加快

E. 心室肌初长度增加

92. 下列关于胆红素代谢的叙述，正确的是

A. 体内胆红素 80% 以上来自衰老红细胞中血红蛋白的分解

B. 游离胆红素又称间接胆红素

C. 未与葡糖醛酸结合的胆红素，称为游离胆红素

D. 游离胆红素可以经肾排出

E. 尿液中含有胆红素，即反映血清结合胆红素浓度增高

93. 关于第二信号系统，下列叙述正确的是

A. 第二信号系统属于抽象信号系统

B. 第二信号系统属于具体信号系统

C. 人区别于动物的主要特征

D. 在第一信号的基础上逐渐形成的

E. 第二信号系统与第一信号系统无关

94. 下列选项中，属于第二信使的是

A. Ca^{2+}
B. 血液中的激素
C. 三磷酸腺苷（ATP）
D. 环腺苷酸（cAMP）
E. 环鸟苷酸（cGMP）

95. 大脑皮质可对呼吸作用进行调节，表现为

A. 人的语言活动
B. 呼吸的深度和频率在一定范围内可以随意控制
C. 许多呼吸反应可以建立条件反射
D. 在动物实验中，将大脑皮质切除后节律性呼吸即消失
E. 呼吸的深度和频率不能随意控制

96. 下列选项中，吸气时的生理变化包括

A. 胸膜腔内压增大
B. 肺内压增大
C. 肺容积增大
D. 静脉回流量减少
E. 肺泡单位面积表面活性物质含量减少

97. 关于体位对呼吸生理的影响，正确的是

A. 清醒侧卧位，下侧肺通气量 < 上侧肺通气量
B. 清醒侧卧位，下侧肺血液量 > 上侧肺血液量
C. 全麻侧卧位，正压通气时，上侧肺通气比下侧肺通气好
D. 全麻侧卧位，正压通气时，上侧肺灌流比下侧肺差
E. 全麻侧卧位时肺功能余气量无明显减少

98. 关于妊娠期间母体的生理变化对麻醉影响的叙述，错误的是

A. 气管插管不受影响
B. 对硬膜外导管的置入无影响
C. 椎管内麻醉时，局部麻醉药（局麻药）的用量要增加
D. 出现反流、误吸的危险性增高
E. 进行呼吸功能监测时，应关注腹式呼吸的变化

99. 对于颈部表面解剖的叙述，错误的是

A. 颈动脉结节为第 7 颈椎横突前结节
B. 甲状软骨上缘的高度约平第 6 颈椎上缘
C. 环状软骨弓平第 6 颈椎，可作为计数气管环的标志
D. 舌骨平对第 5 颈椎椎间盘平面
E. 锁骨上小窝是指两侧锁骨内侧端之间的凹陷

100. 老年人呼吸功能降低的主要原因包括

A. 胸壁僵硬
B. 呼吸肌力变弱
C. 功能余气量增加
D. 闭合气量增加
E. 肺弹性回缩力下降

101. 肺表面活性物质减少时可导致

A. 肺弹性阻力增大
B. 肺顺应性变小
C. 肺泡表面张力降低
D. 小肺泡内压大于大肺泡内压
E. 肺不易扩张

102. 关于肺牵张反射，下列叙述正确的是

A. 在成人安静时，并不参与对呼吸深度的调节，仅在病理条件下发挥作用
B. 其传入纤维在迷走神经中上行入脑
C. 其感受器位于支气管和细支气管平滑肌层
D. 其作用在于使吸气及时地转入呼气
E. 其感受器位于肺泡表面

103. 关于气管、支气管，下列叙述正确的是

A. 副交感神经兴奋可以抑制黏膜腺体的分泌
B. 气管于 T_5、T_6 之间分叉为左、右支气管
C. 吸入麻醉药氟烷能促进黏膜纤毛的运动
D. 受压 50~70cmH_2O 即可引起气管的萎陷
E. 左支气管较右支气管短、粗，与气管长轴的角度小

104. 使肺的静态顺应性降低的因素包括

A. 肺水肿
B. 肺不张
C. 肥胖
D. 肺气肿
E. 胸廓成形术后

105. 肺组织结构破坏（肺终末交换单位受损）后的肺水肿发生机制为

A. 主要与肺泡毛细血管膜的损害有关
B. 常见于原发性损害，如肺挫裂伤
C. 血浆胶体渗透压降低
D. 肺淋巴液循环障碍
E. 继发性损害，如急性呼吸窘迫综合征（ARDS）

106. 脊髓丘脑束传导功能包括

A. 位置觉
B. 触觉
C. 温度觉
D. 痛觉
E. 内脏感觉

107. 与疼痛信号整合有关的中枢结构包括

A. 脊髓背根节
B. 脊髓后角

C. 大脑皮质　　D. 丘脑

E. 伤害性感受器

108. 引起左心室后负荷增加的最主要因素不包括

A. 体循环高压　　B. 肺循环高压

C. 左向右分流的先心病　　D. 主动脉瓣关闭不全

E. 血容量增加

109. 关于肺顺应性，下列叙述正确的是

A. 肺顺应性是指单位肺压改变时所引起的肺容量变化

B. 肺顺应性又可以分为静态肺顺应性和动态肺顺应性

C. 静态肺顺应性降低常见于肺实质损害

D. 肺顺应性可以指导机械通气模式的调整

E. 肺顺应性能够定量判断呼吸困难的程度

六 案例分析题

（1~6 题共用题干）

与成年人比较，小儿生理和解剖有其特点，对麻醉药物的药效和代谢反应也与成人有很大程度的不同。

1. 关于小儿循环系统的特点，下列叙述正确的是

A. 心脏对后负荷增加耐受性好　　B. 心肌收缩性差

C. 心输出量依赖心率变化　　D. 心室顺应性高

E. 每搏量少　　F. 心室顺应性低

2. 下列选项中，叙述正确的是

A. 用药量相对成人较大

B. 低于 2 岁者药物半衰期较长

C. 血脑屏障发育较差，脑内药量易较多

D. 2~10 岁半衰期明显缩短

E. 10 岁以后接近成人水平

F. 3~8 岁半衰期明显缩短

G. 肾小球滤过率较高，药物排泄较快

3. 下列叙述正确的是

A. 脑重量到 1 岁时增加 3 倍

B. 脊髓末端出生时在 L_3，1 岁时上升至 L_1

C. 副交感神经系统出生时已经发育完全

D. 交感神经系统发育差

E. 受刺激时副交感神经兴奋性高

F. 低氧或 CO_2 蓄积时兴奋呼吸中枢

4. 使用肌松药时，小儿需要注意的是

A. 对去极化肌松药不敏感
B. 琥珀胆碱用量相对较小
C. 琥珀胆碱用量相对较大
D. 对非去极化肌松药敏感
E. 对非去极化肌松药不敏感
F. 非去极化肌松药用量较小

5. 关于小儿使用氟烷类吸入麻醉药，下列叙述正确的是

A. 会发生恶性高热
B. 年龄越小越敏感
C. 与成人反应相似
D. 不会发生恶性高热
E. 年龄越小越不敏感
F. 七氟烷更适于吸入诱导

6. 在使用阿片类药物时，需要注意的是

A. 禁忌阿片类药物
B. 芬太尼使心率减慢
C. 哌替啶对小儿呼吸的抑制较吗啡弱
D. 哌替啶可以反复、长期使用
E. 哌替啶禁用
F. 阿片类药物过量时可用纳洛酮拮抗
G. 对瑞芬太尼的代谢差
H. 对年龄越小的患者越易抑制呼吸

参考答案与解析

一、A1 型题

1. A【解析】静息电位指安静时存在于细胞膜两侧的外正内负的电位差。神经细胞处于安静状态时，细胞膜对 K^+ 有较高的通透能力而对其他离子的通透能力较小，K^+ 就会顺浓度差由细胞内移向细胞外，造成膜内电位变负而膜外电位变正。外正内负的电位差一方面可随 K^+ 的外移而增加，另一方面，它又阻碍 K^+ 的进一步外移，最后驱使 K^+ 外移的电位差形成的力和阻止 K^+ 外移的电位差形成的电场力达到相对平衡的状态，这时相对稳定的膜电位称为 K^+ 平衡电位，也就是静息电位。因此，选项 A 正确。

2. D【解析】伤害性感受器是产生痛觉信号的外周换能装置，主要是游离神经末梢，可分为三类：①机械伤害性感受器，主要分布于皮肤，有多类传入纤维，包括 A_β、A_δ 和 C 类，仅对施加于感觉野上的重压起反应。②机械温度伤害性感受器，主要分布于皮肤，属于 A_β 类传入纤维，对机械刺激能做出中等反应，但对温度刺激则发生随温度递增的强反映。③多觉型感受器，遍布于皮肤、骨骼肌、关节、内脏器官，数量多，对强的机械、温度和化学致痛刺激敏感，传入纤维为 C 类。因此选项 D 正确。

3. B【解析】肺泡表面活性物质是一种脂蛋白复合物，由脂质、蛋白质和糖基组成，由肺泡Ⅱ型细胞合成、贮存和释放。肺表面活性物质的生理功能包括：①降低肺泡表面张力，

减少吸气阻力，增加肺顺应性。②调整肺泡表面张力，稳定肺泡内压。③减少组织液生成、防止肺泡积液。④吸引单核细胞迁移入肺泡。促进肺泡巨噬细胞的吞噬、杀菌能力，从而有助于加强肺的防御功能。

4. C【解析】当细胞外液容量下降时，刺激肾小球旁细胞分泌肾素，激活肾素-血管紧张素-醛固酮系统，醛固酮分泌增加，使肾脏重吸收 Na^+ 增加，进而引起水重吸收增加，细胞外液容量增多；相反细胞外液容量增多时，通过上述相反的机制，使醛固酮分泌减少，肾脏重吸收 Na^+ 和水减少，细胞外液容量下降。血 Na^+ 降低，血 K^+ 升高同样刺激肾上腺皮质，使醛固酮分泌增加。

5. A【解析】呼吸中枢分布在大脑皮质、间脑、脑桥、延髓和脊髓等部位，脑的各级部位在呼吸节律产生和调节中所起作用不同。延髓是脊髓的直接上延部分，是脑干的后段。脑桥上部有呼吸调整中枢，中下部有长吸中枢，延髓有呼吸节律基本中枢。所以延髓是产生基本呼吸节律的呼吸中枢，脑桥是呼吸调整中枢。因此，维持基本正常的呼吸节律的呼吸中枢是延髓。延髓调节控制机体的心搏、血压、呼吸、消化等重要功能，延髓的局部损害常危及生命，故被看作机体的生命中枢。

6. C【解析】心肌细胞发生一次兴奋后，从 0 期去极化开始到复极 3 期膜电位达到-55mV的这一段时间为绝对不应期，从复极至-55mV 继续复极至-60mV 的一段时间为局部反应期，两段时间合称为有效不应期。有效不应期包括动作电位 0 期（1~2ms）、动作电位 1 期（10ms）、动作电位 2 期（100~150ms）和动作电位 3 期的前 2/3 时间（60~100ms）。在心肌细胞的动作电位期间，动作电位 2 期复极的平台期是心室肌细胞区别于神经和骨骼肌细胞动作电位的主要特征，也是心室肌动作电位复极较长的主要原因。因此，心室肌有效不应期的长短主要取决于动作电位 2 期的长短。

7. D【解析】冠脉循环的毛细血管网极为丰富，毛细血管与心肌纤维数的比例为 1：1，选项 A 叙述正确。冠状动脉之间，有丰富的吻合支或侧支，选项 B 叙述正确。冠状动脉虽小，但血流量很大，占心输出量的 4%~5% 。心肌的血液供应来自左、右冠状动脉。冠状动脉的主干行走于心脏的表面，其小分支以垂直于心脏表面的方向穿入心肌，并在心内膜下层分支成网。在多数人中，左冠状动脉主要供左心室的前部，右冠状动脉主要供应左心室的后部和右心室。左冠状动脉的血液流经毛细血管和静脉后，主要经由冠状窦回流入右心房，而右冠动脉的血液则主要经较细的心前静脉直接回流入右心室。另外还有一小部分冠脉血液可通过心最小静脉直接流入左、右心房和心室腔内，故选项 C 叙述正确。冠脉循环的心肌毛细血管丰富，血流量的多少主要取决于心肌活动，故单位克重心肌的血流量左室多于右室，选项 D 叙述错误。在安静状态下，人冠脉血流量为每 100g 心肌 60~80ml/min；中等体重的人，总的冠脉血流量为 225ml/min，占心输出量的 4%~5% ；冠脉血流量的多少主要取决于心肌的活动水平，当心肌活动加强，冠脉达到最大舒张状态时，冠脉血流量可增加到每 100g 心肌 300~400ml/min，选项 E 叙述正确。

8. A【解析】在临床麻醉过程中，肝脏的血液贮存和血液净化功能与麻醉无直接关系，而其他选项如胆红素代谢、凝血和纤维蛋白溶解作用、蛋白质代谢以及生物转化作用等都与临床麻醉有一定的关联。例如，在麻醉过程中需要控制肝脏代谢药物的速率和清除能力，因此肝脏的代谢功能对于麻醉是非常重要的。

9. C【解析】激素一经靶细胞接受并起作用后就被灭活，选项A正确。下丘脑分泌的促甲状腺激素释放激素作用于垂体，通过促进垂体分泌促甲状腺激素对甲状腺激素的分泌进行调节属于激素的分级调节，选项B正确。体温调节中枢和水平衡调节中枢均位于下丘脑，呼吸中枢位于脑干，选项C错误。在水平衡调节过程中，下丘脑的渗透压感受器可以感受细胞外液渗透压的变化，当细胞外液渗透压升高时，下丘脑渗透压感受器产生兴奋，并将渗透压感受器产生的兴奋传导至大脑皮质，通过产生渴觉来直接调节水的摄入量，调节水平衡，因此选项D、E均正确。

10. B【解析】内生肌酐清除率试验可反映肾小球滤过功能和粗略估计有效肾单位的数量，因此为测定肾损害的定量试验。由于其操作方法简便，干扰因素较少，敏感性较高，为临床常用的较好的肾功能试验之一。

11. A【解析】吸入麻醉药乙醚可明显刺激内分泌系统的活性，抗利尿激素、生长激素、促肾上腺皮质激素（ACTH）、甲状腺素（T_4）及儿茶酚胺均升高。

12. C【解析】低温直接抑制窦房结功能、减慢传导，心率和心输出量随体温下降而下降；冠脉血流减少，心肌氧耗降低。因此选项C错误。

13. C【解析】妊娠会引起明显的生理变化，主要是日益增大的子宫和内分泌功能两方面变化。因此，选项C正确。

14. D【解析】孕妇循环系统变化：①血容量增多。妊娠后血容量逐日增多，妊娠32~34周时达高峰，增加40%~50%平均增加145ml。②心输出量、心率增加。妊娠8~10周心率开始加快，34~36周时达高峰，以后逐渐下降，单胎妊娠心率一般增加10~15次/分。③血流动力学改变。有5%~10%孕妇由于子宫增大而压迫下腔静脉，使回心血量减少，而发生仰卧位低血压综合征。因此，选项D错误。

15. E【解析】在妊娠期内分泌系统的变化中，妊娠期通过肾素-血管紧张素-醛固酮系统功能的增强，可起到稳定血流动力的作用，选项A叙述正确。孕妇醛固酮分泌量在妊娠15周开始增多，以后逐渐增加，足月时已为非孕妇的8~10倍。高肾素活性及高醛固酮可抵消大量孕酮所致的排钠利尿及肾小球滤过率增高，起到防止发生负钠平衡及血容量减少的代偿作用，选项B叙述正确。肾上腺皮质形态无明显改变，由于雌激素增加，血清皮质醇浓度亦增加，肾上腺皮质激素处于功能亢进状态，选项C叙述正确。甲状旁腺中降钙素分泌增加，钙离子浓度下降，多见低钙血症，选项D叙述正确。血胰岛素浓度随妊娠进展而增高，因胎盘催乳素、游离皮质醇的致糖尿和抗胰岛素作用，葡萄糖清除能力降低，产生妊娠糖尿病或使糖尿病孕妇的症状加重，选项E错误。

16. C【解析】当妊娠合并外科疾病时，是否能够施行麻醉和手术，必须考虑孕妇和胎儿两方面的安全性。通常来说，妊娠初3个月，如果存在缺氧、使用麻醉药或感染等因素，则易诱发胎儿先天畸形或流产，因此应尽量避免手术，择期手术尽量推迟至产后施行；如系急症手术，麻醉时应充分供氧，避免缺氧和低血压。妊娠4~6个月，通常认为是手术治疗的最佳时机，若有必要可施行限期手术。因此，选项C错误。

17. A【解析】妊娠可使心输出量增加、心率加快，选项A正确。妊娠早、中期血压稍下降，晚期轻度升高，选项E错误。

18. D【解析】内分泌系统由人体各内分泌腺和分布于全身各组织的内分泌细胞组成，它通过分泌高效能的化学物质——激素来实现其对机体生理功能和内环境稳态的调控作用，选项D正确。内分泌腺的分泌物是激素，即激素是由内分泌腺的腺细胞所分泌的、对人体有特殊作用的化学物质，它在血液中含量极少，但是对人体的新陈代谢、生长发育和生殖等生理活动，却起着重要的调节作用。选项B叙述了激素作用的方式，即通过血液循环转运至靶细胞发挥作用，它是内分泌系统的一种体现，但并不能代表整个内分泌系统，因此错误。选项E的叙述与内分泌系统的概念完全相反，因此错误。内分泌腺没有导管，其分泌物直接进入腺体内的毛细血管，并随血液循环输送到全身各处，选项C叙述错误。

19. E【解析】与成人相比，新生儿与收缩性有关的心肌群发育差，心室顺应性较低，心肌收缩性也差，每搏量较小，心功能曲线左移，这些特点使新生儿和婴幼儿有心力衰竭倾向，选项A、B、C、D叙述错误。对于婴幼儿特别是新生儿，心率是保持心输出量的最主要因素，因为心肌收缩力受限，心脏舒张期末容积达最大程度而舒张受限，因此在心率减慢时不可能通过增加每搏量来维持心输出量。2岁以下的小儿主要靠较快的心率维持心输出量和血压，麻醉期间心率减慢常导致心输出量减少，术中一旦出现心率明显减慢要积极处理，选项E叙述正确。

20. B【解析】小儿的副交感神经系统出生时已发育完全，交感神经系统出生后4~6个月发育完全，选项A、C错误。新生儿已有传导痛觉的神经末梢，外周神经与脊髓背角有交通支，对疼痛性刺激有生理及生化反应，选项D错误。神经髓鞘在3岁时发育完全，脊髓末端出生时在L_3水平，1岁时升至L_1，选项E错误，选项B正确。

21. E【解析】婴儿因体表面积与体重之比大，容易发生低体温，选项A正确。小儿细胞外液在体重中所占比例较成人大，成人细胞外液占体重的20%，小儿占30%，新生儿占35%~40%，选项B正确。新生儿肾小球滤过率低，主要原因是肾灌注压低，肾小球和肾小管功能不成熟。在头3个月内肾小球滤过率可增加2~3倍，在20周后肾小球滤过和肾小管功能基本成熟，选项C正确。新生儿吞咽与呼吸的协调能力要在出生后4~5个月才发育完全，因此胃食管反流的发病率高，选项D正确。成人在低氧或二氧化碳蓄积时呼吸中枢兴奋，而小儿则相反，使呼吸中枢抑制，选项E错误。

22. D【解析】心脏随年龄增长的退行性改变是心室壁肥厚、心肌纤维化的程度加重以及瓣膜的纤维钙化，选项D正确。年龄的增长使心室肥厚，心室腔的弹性降低，舒张期充盈较慢，故更多地依赖于心房收缩。若丧失窦性节律和心房收缩，如房颤将严重影响老年人的心输出量，选项C错误。心律失常的发病率随年龄增长而增加，以室上性和室性期前收缩为多见，选项B错误。心脏传导系统中弹性纤维及胶原纤维增加，心外膜脂肪存积，最大心率反应降低和心脏舒缩所需时间延长，选项E错误。左室顺应性下降，左房容积亦继而增加，选项A错误。

23. E【解析】老年人在应激时，心率、每搏量、心输出量不能呈相应程度的增加，动、静脉氧分压差降低，选项D正确。老年人对β受体激动药和拮抗药的亲和力均降低，选项C正确。由于心脏增龄性变化，老年人最大心输出量明显降低，心脏收缩和/或舒张功能降低，选项B正确。老年人可不同程度出现窦性心律下降，传导阻滞或心律失常，选项A正确。在40~80岁间男性收缩压约增加25mmHg，女性约增加35mmHg，舒张压则在59岁以后轻微下降，选项E错误。

24. C【解析】老年人心输出量可较青年人减少30%~50%，选项A正确。老年人口咽部软组织松弛，舌根易后坠，在术后护理时应放置通气道，选项B正确。影响术后认知功能的药物慎用，尤其是东莨菪碱和戊乙奎醚，选项C错误。硬膜外阻滞用于老年人优点较多，如不抑制免疫机制，术后呼吸系统并发症和静脉血栓发生率低，而麻醉又较确切、完全，选项D正确。动脉血氧分压（PaO_2）随年龄的增长而降低，选项E正确。

25. E【解析】老年患者对镇静药物敏感性增加，包括硫喷妥钠。部分苯二氮䓬类药物（地西泮）可能引起烦躁、意识混乱从而造成患者坠床的危险，因此不建议用于老年患者。

26. B【解析】醛固酮是肾上腺皮质球状带分泌的盐皮质激素，其生理作用是促进肾远曲小管和集合管对Na^+的主动重吸收，促进K^+和H^+的排出。

27. E【解析】根据激素作用原理论述中的第二信使学说，激素是第一信使，而环磷酸腺苷（cAMP）为第二信使，选项A、B正确。激素需与受体结合才起作用，受体有在细胞膜上的，也有在细胞内的，选项C正确。很多激素通过作用于酶来发挥生理效应，例如激活或抑制酶的活性，选项D正确。类固醇激素的作用需要时间才能发挥出来，因为它们通过影响基因转录和翻译机制来发挥作用。相比之下，含氮激素的作用则更快，因为它们直接影响细胞内的信号转导过程，因此选项E叙述错误。

28. A【解析】雄激素可以作用于全身细胞，但不是所有激素都可以作用于全身细胞，大部分激素有对应的靶细胞（靶器官），只有少部分激素可以作用于全身。皮质醇和胰岛素等激素可以影响到多种代谢途径，如葡萄糖代谢、脂类代谢和氨基酸代谢等，因此选项D正确。一些激素通过与胞膜受体结合来传递信号，例如表皮生长因子（EGF），而另一些激素则直接进入细胞核影响基因转录和翻译，如甲状腺激素，因此选项E正确。

29. E【解析】奎尼丁是Ⅰ类钠通道阻滞药，具有膜稳定作用，通过适度阻滞钠通道，降低0相除级上升速度及幅度，从而减慢心内传导速度。

30. B【解析】手术比麻醉对肝、肾功能的影响更大，一般情况下，肝功能异常虽增加麻醉难度，要求麻醉前加强对肝功能的维护和改善，但尚不致使麻醉和手术成为禁忌，选项B错误，选项A、E正确。凡有肝实质病变、黄疸的患者，术中、术后都有可能出现凝血机制障碍，可发生弥散性血管内凝血（DIC）或原发性纤溶，选项C正确。肝功能障碍可能对某些麻醉药物的代谢产生重要影响，选项D正确。

31. D【解析】当肝功能障碍时，蛋白质代谢障碍的突出表现为：①低蛋白血症。②甲胎蛋白（AFP）重现。③血浆氨基酸含量升高。④尿素合成减少。由于这类患者常发生低蛋白血症，影响了麻醉药的体内代谢过程，血中与血浆蛋白结合的药物浓度相对减少，游离药物浓度增多，从而增强药物的作用，所以术中应适当减少药物的用量。

32. E【解析】血浆皮质醇指肾上腺皮质束状带分泌的糖皮质激素，应激时血中糖皮质激素明显增高，例如，手术后糖皮质激素可升高3~5倍，因此，临床通过血浆皮质醇浓度和其尿中代谢产物17-羟皮质类固醇排出量来判断应激强度或手术后有无并发症。

33. B【解析】螺内酯的化学结构与醛固酮相似，可竞争性拮抗醛固酮，表现出排Na^+保K^+的作用。

34. A【解析】在月经周期的排卵前，垂体分泌FSH、LH增加，作用于卵巢导致雌激素分泌增多；当接近排卵时，下丘脑、垂体分泌功能兴奋，FSH和LH分泌增加，促进排卵。

35. D【解析】降钙素的作用主要是通过对骨骼、肾脏和胃肠道的调节使血钙降低：①降钙素抑制骨的吸收，又能抑制骨自溶作用，使骨髓释放钙减少，同时骨骼不断摄取血浆中的钙，导致血钙降低。降钙素还可抑制骨盐的溶解与转移，抑制骨基质分解，提高骨的更新率，增加尿钙、尿磷排泄，引起低钙血症或低磷血症。在体内的降低血钙作用很短暂，降钙素可对抗甲状旁腺激素对骨髓的作用。②对肾脏的作用可抑制肾小管对钙、磷、钠的重吸收，从而增加它们在尿中的排泄，但对钾和氢影响不大。③可抑制肠道转运钙以及胃酸、促胃液素和胰岛素等的分泌。因此，选项D的叙述正确，其余各项均错误。

36. B【解析】血清钙离子浓度增高时，甲状旁腺素的分泌受到抑制，降钙素分泌增多；而血清钙离子浓度降低时，兴奋甲状旁腺分泌甲状旁腺素，同时抑制降钙素的分泌。

37. A【解析】仰卧位低血压综合征主要发生于妊娠晚期妇女，偶见于腹腔巨大卵巢肿瘤患者，通常认为主要与孕妇体位有关。妊娠晚期子宫增大，若取仰卧位，增大的子宫可压迫下腔静脉，使下腔及盆腔内静脉回流受影响，回心血量减少，右心房压下降、心搏出量随之减少，从而引起血压下降出现休克的一系列表现。

38. A【解析】血容量减少、血压下降、肾小球滤过的Na^+流量减少、肾交感神经兴奋及肾上腺素和去甲肾上腺素分泌，这些因素均可刺激球旁细胞，使其增加肾素释放。

39. E【解析】前四种电位均属于局部电位，具有以下特点：①等级性反应，随刺激强度增加，其幅度亦增大。②电紧张性扩布，即随着传导距离延长，其幅度逐渐减小直至消失。③总和效应，通过时间总和、空间总和能够使某处细胞膜爆发动作电位。锋电位与动作电位在实际工作中常混用，但稍有不同。锋电位是动作电位的组成部分，指快速去极化和快速复极化而形成的尖锋样部分，具有“全或无”特征。如心室肌细胞的动作电位有 0、1、2、3、4 期之分，其中的 0 期和 1 期形成锋电位。

40. C【解析】下丘脑是调节内脏活动的较高级中枢，与其他中枢部位之间有着密切的联系，还可以通过垂体门脉系统与下丘脑垂体束调节垂体的活动。

41. D【解析】兴奋性是组织细胞对刺激产生反应（或产生动作电位）的能力。兴奋性高的组织细胞对弱的刺激便能产生兴奋，而兴奋性低的组织细胞只对很强的刺激才产生兴奋。因此可以用刺激的阈强度（引起活组织细胞产生反应的最小刺激强度）来衡量组织的兴奋性。

42. D【解析】激素在血液中的浓度很低，但是它们可以通过与受体结合来触发细胞内复杂的生物反应。这些反应往往通过生物放大系统来实现，即每个激素分子可以引起多个信号分子的产生，从而使生理作用呈现出明显的效果，因此选项 D 正确。

43. C【解析】糖皮质激素对糖代谢的作用主要是促进糖异生，增加糖原贮存。对脂肪代谢的作用主要是促进四肢部位脂肪分解，产生脂肪向心性分布。短期应用糖皮质激素对脂质代谢无明显影响，大剂量长期应用可增高血浆胆固醇，选项 A 叙述正确。糖皮质激素对水和电解质代谢有较弱的保 Na^+ 排 K^+ 作用，长期大量应用时作用较明显，能起到增加肾小球滤过率和抑制抗利尿激素分泌的作用，减少肾小管对水的重吸收，选项 B 正确。在消化系统中，糖皮质激素可促进胃酸和胃蛋白酶的分泌，抑制黏液的分泌，选项 C 错误。在免疫系统中，糖皮质激素可以抑制巨噬细胞对抗原的吞噬作用，干扰淋巴细胞的识别，阻断免疫母细胞的增殖，促进致敏淋巴细胞解体，干扰体液免疫，抑制 B 细胞转化成浆细胞使抗体生成减少，选项 D 正确。长期大剂量应用糖皮质激素，部分患者可出现糖尿病，选项 E 正确。

44. A【解析】糖皮质激素对机体应激反应具有保护作用，其机制为允许作用，即在基础水平下对内环境稳定预防机制的允许作用，使机体在受到应激时能做出适当反应，另一方面为抑制作用，限制已经激活的内环境稳定预防机制不要过分做出反应，防止损害机体，选项 A 错误。糖皮质激素可降低血管对某些缩血管活性物质的敏感性，使微循环血流动力学恢复正常，改善休克，选项 B 正确。皮质醇在生理情况下具有弱的盐皮质激素活性，即保 Na^+ 排 K^+，同时有增加肾血流量、肾小球滤过率和拮抗抗利尿激素的作用，选项 C 正确。糖皮质激素作用极其广泛，主要调节糖、蛋白质、脂肪和水盐代谢，从而维持内环境的平衡，选项 D 叙述正确。在血液和造血系统中，可以刺激骨髓造血，使红细胞、血红蛋白增多，刺激骨髓中的中性粒细胞释放入血，使血液中的淋巴细胞数量减少，选项 E 叙述正确。

45. C【解析】低体温可使垂体功能减退，导致肾上腺皮质功能减退和甲状腺功能减退，也可以造成低血糖，选项 A 正确。全麻对内分泌的影响较椎管内阻滞麻醉显著，现代全麻药对内分泌的影响明显小于手术刺激的影响，选项 B、D 正确。目前所知，肌松药对内分泌系统活性无明显影响，选项 C 错误。吗啡可抑制下丘脑促肾上腺皮质激素释放激素的分泌，从而影响垂体促肾上腺皮质激素（ACTH）及肾上腺皮质激素的分泌，促进抗利尿激素分泌，选项 E 正确。

46. E【解析】正常脑电波分为 δ 波、θ 波、α 波及 β 波；其相应频率分别为每秒 0.5~3.0 次、4~7 次、8~13 次和 14~30 次，频率慢的波幅较大，频率快的波幅较小。正常成人的 α 波是皮质处于安静状态时的脑电表现，通常在清醒、安静并闭眼时出现。睁眼或接受其他刺激时 α 波立即消失而呈现 β 波。正常人清醒状态下没有慢波，但困倦时可出现 θ 波，在极度疲劳、睡眠或麻醉状态下可出现 δ 波，选项 E 正确。慢波代表皮质抑制状态，快波表示皮质兴奋状态。

47. A【解析】特异性投射系统主要由感觉神经元和它们传递信息的神经纤维组成。这些神经元和神经纤维往往具有高度的特异性，可以针对不同类型、不同位置、不同刺激强度等多种感觉刺激产生特异性反应。通过这些神经元和神经纤维的作用，才能感受到身体的各种感觉，如痛觉、温度感、压力感、震动感等。此外，特异性投射系统还可以激发大脑皮质的神经元发出神经冲动，并在大脑皮质中形成与感觉相关的神经回路，从而对感觉信息进行分析和处理。因此，特异性投射系统的主要功能是引起特异性感觉并激发大脑皮质发出神经冲动。选项 B、E 是非特异性投射系统的功能。选项 C、D 不属于中枢神经系统的感觉功能。

48. C【解析】内分泌系统与神经系统相辅相成，共同调节机体的生长发育和各种代谢，维持内环境的稳定，并影响行为和控制生殖等。神经系统对内分泌功能的影响主要有直接和间接两种方式，下丘脑-垂体-内分泌反馈调节是主要的间接调节方式。

49. B【解析】受控部分发出的反馈信息对控制部分的活动产生抑制作用，使控制部分的活动减弱，这种反馈称负反馈。排尿时，骶段脊髓初级排尿中枢的传出信号经盆神经传出，引起逼尿肌收缩，尿道内括约肌舒张，尿液被压向后尿道。进入后尿道的尿液刺激后尿道感受器，冲动沿阴部神经再次传入骶段脊髓排尿中枢，加强其活动，此为正反馈，选项 A 错误。分娩时，子宫收缩导致胎儿头部下降并牵张宫颈，宫颈受牵张时可加强子宫收缩，此为正反馈，选项 C 错误。血液凝固过程中，在凝血酶原酶复合物的作用下，凝血酶原激活成为凝血酶，后者可激活 FⅤ、FⅧ、FⅪ，从而加速凝血过程，此为正反馈，选项 D 错误。循环系统中的压力感受器反射是一种经常起作用的负反馈调节。当某种原因使动脉血压升高时，动脉壁上的压力感受器受到刺激，加强经传入神经向心血管中枢发出的反馈信息，调整和纠正心血管中枢的反馈调节，使血压下降。反之，则使血压升高。从而保持血压的相对稳定。选项 B 正确。

50. C【解析】自主神经系统在解剖和功能上分成两部分：即交感神经系统与副交感神经系统，选项 C 正确，选项 D 错误。大脑皮质是最高级中枢，与大脑直接相连的纹状体、丘脑、下丘脑是较高级中枢，脊髓是低级中枢。人脑由大脑、小脑、间脑、脑干组成，其中大脑是中枢神经系统的最高级部分，也是脑的主要部分，选项 A 错误。交感神经的低级中枢，节前神经元位于脊髓 $T_{1\sim12}$、$L_{1\sim3}$ 灰质侧角内的中间带外侧核，自此核发出节前纤维经前根而出，选项B错误。自主神经系统的功能主要是调节心血管、呼吸和泌尿生殖系统及胃肠道的功能状态与代谢水平，特别是在维持心血管系统功能稳定和器官血流量方面，起着极其重要的作用。随意运动是在大脑皮质控制下，为达到某一目的而有意识进行的运动，其运动方向、轨迹、速度和时程都可随意选择和改变，选项E错误。

51. C【解析】脑神经与骶髓神经两部分构成副交感神经。骶髓神经部分起自 $S_{2\sim4}$ 脊神经前根，构成盆腔内脏神经，并且与交感神经丛相伴，在支配器官形成小的终末神经节。$S_{2\sim4}$ 相当于侧角部位，于前角根部有副交感核，由副交感神经节前神经元构成。

52. A【解析】当交感神经抑制时胰岛素分泌，交感神经兴奋时则抑制胰岛素分泌。

53. C【解析】交感神经对细支气管平滑肌具有抑制作用，可使细支气管扩张，有利于通气。汗腺受交感神经支配，交感神经兴奋引起汗腺分泌。交感神经使虹膜辐射状肌收缩，引起瞳孔扩大。交感神经对腹腔脏器的血管和皮肤的血管均具有显著的收缩作用，选项B正确。交感神经能直接作用于肝细胞，促进肝糖原分解，从而使血糖升高。

54. B【解析】心输出量是指一侧心室每分钟射出的血液量，心输出量 = 心率 × 每搏量。所以增加心输出量的因素有心率在一定范围内增加、心室舒张末期血液充盈量增大、心肌收缩力增加。减少心输出量的因素有心室肌后负荷加大，射血阻力增加，如大动脉血压增加，及心率减慢。

55. C【解析】体内各器官的血流量一般取决于器官组织的代谢活动，代谢活动越强，耗氧越多，血流量也就越多。机体通过控制各器官阻力血管口径对血流量进行分配调节。除了有神经调节和体液调节机制外，还有局部组织内的调节机制。实验证明，如果将调节血管活动的外部神经和体液因素都去除，则在一定的血压变动范围内，器官、组织的血流量仍能通过局部的机制得到适当的调节。这种调节机制存在于器官组织或血管本身，故也称为自身调节。比如剧烈运动时，肌肉的血液就会血流速度加快、血流量加大。

56. C【解析】动作电位是细胞在静息电位基础上，接受有效刺激后产生的一个迅速的可向远处传播的膜电位波动，可分为升支和降支。动作电位处于升支最高点时的膜电位接近于 Na^+ 平衡电位，静息电位为静息状态下存在于细胞膜两侧的内负外正的电位差。因此动作电位的幅度接近于静息电位绝对值与 Na^+ 平衡电位之和。

57. D【解析】迷走神经传出纤维兴奋时可使心率减慢，心输出量减少。颈动脉窦压力升高时则会刺激该处压力感受器，通过减压反射，使心率减慢，心输出量减少。交感神经对心脏有紧张性作用，使心率加快，若交感神经被切断，则其对心脏的紧张性作用减弱，会使心输出量减少。缺 O_2 和 H^+ 升高，能刺激颈动脉体、主动脉体的化学感受器，通过反射活动使心率减慢，心输出量减少。增加心室舒张末期容积，增加心肌的前负荷，可使心输出量增加。因此，选项D为正确答案。

58. A【解析】肺循环系统由右心室、肺动脉系统、毛细血管网和肺静脉系统构成。它与体循环系统不同，具有肺循环内压力低、肺泡毛细血管和肺泡外毛细血管压力低、肺血管阻力低等特点。

59. B【解析】冠状动脉灌注压在 60~150mmHg 范围内具有自动调节功能。

60. E【解析】几乎所有器官的血管都受交感缩血管神经纤维的支配，交感缩血管神经纤维分布的密度：皮肤 > 骨骼肌、内脏血管 > 冠状血管、脑血管。在同一器官中，动脉中交感缩血管神经纤维的密度高于静脉，微动脉中最高，到毛细血管前括约肌中密度最低。

61. D【解析】心肌细胞在一次兴奋过程中，兴奋性发生周期性变化，该周期性变化包括有效不应期、相对不应期、超常期。与神经纤维、骨骼肌细胞相比，心肌兴奋性变化的特点是有效不应期特别长，相当于收缩期加舒张早期。有效不应期特别长的原因是心肌细胞的动作电位有 2 期（平台期），复极缓慢。其意义是，在有效不应期内，心肌细胞不能再接受任何强度的刺激而产生兴奋的收缩反应。心肌不会像骨骼肌那样产生完全强直收缩，从而保证了心脏收缩舒张交替进行，使心脏泵血功能得以完成。因此，选项 D 正确。

62. C【解析】心脏收缩力为推动血液在心血管系统内循环提供动力，因而静脉回心血量与心肌收缩力呈正相关。心肌收缩力强，则射血量增多，心室舒张期室内压就较低，对心房和静脉内血液的抽吸力增强，静脉回心血量增多。

63. D【解析】与体循环相比，肺循环阻力易受重力影响。

64. C【解析】直捷通路（又名通血毛细血管）是微动脉的分支中间微动脉的延伸，管壁平滑肌纤维稀少而逐渐消失，即为毛细血管，选项 A、B 错误。它比真毛细血管稍粗，与真毛细血管汇合成微静脉，选项 C 正确，选项 D 错误。直捷通路经常有血液流通，血流速度较快，故微循环的交换功能有限，选项 E 错误。

65. B【解析】因冠脉供血主要发生在心室舒张期，所以主动脉舒张压、左心室舒张期末压（LVEDP）是调节冠脉循环的因素。冠状动脉的血流量主要受心肌局部代谢产物调节。决定冠脉供血的两个因素是：舒张期的主动脉压（舒张压）和舒张期的长短（和心率有关）。体循环外周阻力增大，舒张压升高，使舒张期回心血量增多，舒张期延长，冠脉供血增多；心率快时，舒张期缩短，冠脉供血减少。

66. D【解析】血液具有非牛顿流体特征，即在不同剪切速率下，其黏度不同，选项 A 正确。血细胞比容在正常范围内，即成年男性 40%~50%，成年女性 37%~48% 时，对血黏度和血液流体影响不大，选项 B、C 正确。在主动脉压力不变情况下，血管口径增加 1 倍，冠状动脉血流量增加 16 倍，选项 D 错误，选项 E 正确。

67. D【解析】肾素的分泌受多方面因素的调节，包括肾内机制、神经和体液机制。肾内机制主要是通过入球小动脉的牵张感受器和致密斑，分别感受肾动脉的灌注压和小管液中的 Na^+ 量。肾小球滤过率减少以及流经致密斑的小管液中 Na^+ 量减少，肾素分泌增加。神经机制主要是肾交感神经兴奋可导致肾素分泌增加。

68. A【解析】脉压是指收缩压和舒张压之间的差值，是血管弹性和心脏功能状态的反映。选项B、C、D和E均与心血管系统有关，但它们对脉压的影响不如选项A显著。心率加快可以使心输出量增加，但同时导致舒张期缩短，从而使舒张压升高，收缩压升高的程度比舒张压小，进而降低脉压。交感神经系统兴奋和血管升压素水平增高，会引起外周血管收缩，增加外周阻力，导致收缩压和舒张压均升高，但脉压变化不明显或稍微降低。

69. A【解析】心肌细胞按生理功能分为两类。一类是工作细胞，包括心房肌及心室肌细胞，胞浆内含有大量肌原纤维，主要起机械收缩作用。除此以外，还具有兴奋性、传导性，而无自律性。另一类为特殊分化的心肌细胞，包括分布在窦房结、房室结、房室束和浦肯野纤维网中的一些特殊分化的心肌细胞，胞浆中没有或很少有肌原纤维，因此无收缩功能，主要具有自律性，有自动产生节律的功能，同时具有兴奋性、传导性。兴奋性是细胞受到刺激时产生兴奋的能力。不同的心肌细胞产生动作电位的离子不同，主要是Na^+和Ca^{2+}。钠通道和钙通道均有备用（能被激活）、激活和失活三种状态，而处于何种状态，取决于当时膜电位水平和时间进程，即通道具有电压依赖性和时间依赖性。膜上大部分钠通道、钙通道是否处于备用状态，是该心肌细胞具有兴奋性的前提。

70. C【解析】心动周期中心室血液充盈主要是由于心室舒张时的抽吸作用。特别是在快速充盈期，心室舒张，心室内压力急剧下降，造成心室与心房、大静脉的压力差增大，形成了心室对心房与大静脉中的血液的抽吸作用。

71. A【解析】射血分数（EF）是目前临床上评价心脏收缩功能最常用的指标，射血分数为舒张末期容积（EDV）与收缩末期容积（ESV）之差与EDV的比值，即每搏量占心室舒张末期容积的百分数，选项A叙述错误，选项B叙述正确，故选A。射血分数的临床意义是结合其他心功能指标，精确地进行心功能分级，选项C叙述正确。成人正常的左室射血分数（LVEF）为$(60\pm7)\%$，右室射血分数（RVEF）为$(48\pm6)\%$，选项D叙述正确。一般认为，静态LVEF $<50\%$，RVEF $<40\%$即为心室功能降低，选项E正确。健康人运动高峰时EF的升高应当增加5.0%，如等于或降低5.0%即为运动试验异常，表示心脏功能降低。

72. E【解析】参见A1型题第71题解析。

73. E【解析】由直立变为平卧时，回心血量增加，对压力感受器的刺激减弱，会导致心交感神经系统的兴奋性降低。

74. B【解析】交感神经兴奋或肾上腺素等的作用，可使心肌收缩力增强，射血分数增大，搏出量增加。

75. D【解析】后负荷是指肌肉收缩后所承受的负荷。心室肌收缩射血的阻力即后负荷主要是大动脉血压。

76. B【解析】心肌收缩性的强弱即心肌收缩力的大小，取决于心肌内收缩蛋白滑行而缩短程度的影响，心肌顺应性指心肌收缩、舒张特性，选项B错误。

77. E【解析】当吸入气中CO_2含量增加时，$PaCO_2$增高，呼吸运动加深加快，肺通气量增加，超过 20% 时，会抑制呼吸中枢的活动。

78. A【解析】心肌细胞外的间质内含有大量胶原纤维，因而心肌的伸展性较小，心肌肌节处于最适初长度时，产生的静息张力已经很大，从而阻止心肌细胞继续被拉长。心室功能曲线不出现降支，并不是心肌初长度超过最适水平之后，心肌的收缩功能依然不受影响，而只是在这种情况下初长度不再与室内压呈平行关系。

79. D【解析】心动周期中心室内压力升高速度最快的时期是等容收缩期，因为此期内半月瓣、房室瓣的关闭使心室成为一个封闭的腔，心室容积不变，心室肌又处于强烈收缩状态，所以压力升高速度很快。

80. D【解析】窦房结成为起搏点的原因是其自律性在心脏中是最高的。自律性高低与 4 期自动去极速度有密切关系，因为去极速度越快，达阈电位水平所需时间越短，单位时间内发生兴奋的次数多，自律性高。

81. A【解析】选项 B、C、D、E 各项均为快钠通道的特性。选项 A 是一种位于心肌细胞膜上的电压门控式慢钙通道所具有的特性。

82. D【解析】参见 A1 型题第 80 题解析。

83. E【解析】心肌收缩能力受多种因素影响，主要被影响兴奋–收缩耦联的因素所影响，其中活化横桥数和肌球蛋白头部 ATP 酶活性是影响心肌收缩力的重要因素。另外，神经、体液因素起一定调节作用，儿茶酚胺、强心药，细胞外 Ca^{2+} 浓度等加强心肌收缩力；乙酰胆碱、缺氧、酸中毒，心衰等可降低心肌收缩力。

84. B【解析】大多数组织器官同时接受交感和副交感神经的双重支配，两者的作用往往是相反的，有利于机体内环境的稳定。两者的作用也可以一致，例如对唾液腺的分泌，交感和副交感神经都有促进作用。但两者的作用也有差别，前者引起的唾液分泌量少而黏稠，而后者引起的唾液分泌量多而稀薄。

85. E【解析】冠状动脉是心脏的主要供血管道，对心肌的灌注和氧合起着至关重要的作用。影响冠脉血流量大小的主要因素是心肌的活动。此外，神经和激素对冠状动脉血流量也具有一定的调节作用。选项 A，主动脉压在 60～150mmHg 范围内升高会使心肌灌注压力升高，从而增加冠脉血流量。选项 B，冠状动脉灌注压等于主动脉舒张压减去左室舒张末压，因此当左室舒张末压增高时，冠脉血流下降；反之，当左室舒张末压下降时，冠脉血流升高。选项 C 和选项 D，缺氧、pH 降低、血乳酸增多、二氧化碳蓄积等能使冠脉血流量增多。选项 E，腺嘌呤核苷酸是心肌缺血时代谢产物之一，能够使冠脉平滑肌松弛收缩，从而使得冠脉血流量减少。

86. B【解析】肌肉运动时组织中毛细血管血流量增加主要是由于肌肉收缩时，局部代谢产物增多。

87. D【解析】兴奋通过房室交界时速度显著减慢的现象，称为房室延搁。房室延搁可使心房兴奋和收缩先于心室，有利于心室的血液充盈。

88. D【解析】全身绝大多数血管上只有交感神经分布，而没有副交感神经。在心脏，副交感神经主要控制窦房结、心房肌、房室交界、房室束及其分支，对心室肌的支配很少。所以副交感在心脏的作用主要表现为减慢心率，对心肌收缩力影响较小。因此副交感神经主要通过改变心率而对体循环产生影响。

89. A【解析】房室瓣开放后，心室继续扩张，容积迅速扩大，导致心室内压明显低于心房内压，致使充盈于心房和大静脉的血液被心室“抽吸”而被动快速地流入心室，这一时期为快速充盈期，是心室充盈的主要阶段。窦性心动过速时，心室舒张期缩短，其中快速充盈期缩短最为明显。

90. D【解析】参见 A1 型题第 54 题解析。

91. D【解析】除真毛细血管外，血管壁（包括微动脉）都有平滑肌分布，绝大多数血管平滑肌都受交感缩血管神经纤维的调节，此为主要调节途径。微动脉也受局部代谢产物的调节，此为次要调节途径，因此选项 D 叙述错误。微动脉是直径最小的动脉分支，富含平滑肌，它的收缩或舒张可以使微动脉的口径发生变化，从而改变微动脉对血流的阻力和微动脉所在器官、组织的血流量，维持动脉血压。中动脉的主要功能是将血液输送至各器官组织，属分配血管，因此其管壁扩张性很小。小动脉收缩，毛细血管前阻力增加，毛细血管前、后阻力的比值增大，毛细血管血压降低，组织液生成减少。

92. C【解析】参见 A1 型题第 1 题解析。

93. E【解析】心交感神经节前纤维为胆碱能纤维，选项 E 正确。心交感节后纤维支配窦房结、房室结、房室束、心房肌和心室肌，递质为去甲肾上腺素，因此心交感节后纤维为肾上腺素能纤维，选项 A、B、C 错误。心交感神经节前纤维起自脊髓 $T_{1\sim4}$，T_5 节段的侧角，至交感干颈上、中、下神经节和上部胸神经节交换神经元，自节发出颈上、中、下心神经及胸心支，至主动脉弓后方和下方，与来自迷走神经的副交感纤维一起构成心丛，心丛再分支分布于心脏，选项 D 错误。

94. E【解析】在微循环中，毛细血管前括约肌极少有神经纤维分布，其舒缩活动主要受局部的体液因素调节，即受局部代谢产物调节。毛细血管前括约肌的收缩和舒张控制着其后真毛细血管的关闭和开放。

95. E【解析】心交感神经节后神经元末梢释放的递质为去甲肾上腺素，该递质与心肌细胞膜上的 β_1 肾上腺素能受体（β_1 受体）结合，可导致心率加快，房室交界的传导加快，并对心脏有紧张性作用，使心肌长度-张力曲线左移，选项 A、B、D 正确，选项 E 错误。交感神经兴奋激活 β_1 受体，使心肌收缩力加强，耗氧量增加，从而令冠脉舒张，使其血流量增加，选项 C 正确。

96. E【解析】颈动脉体化学感受器和主动脉化学感受器位于颈总动脉分叉处和主动脉弓区域，都属于外周化学感受器。可感受动脉血中 PO_2 降低、PCO_2 或 H^+ 浓度升高等刺激。受动刺激后，冲动分别沿窦神经（舌咽神经分支，分布于颈动脉体）和迷走神经（分支分布于主动脉体）传入延髓孤束核，引起呼吸加深加快和血液循环功能的变化。颈动脉化学感受器主要参与呼吸调节，主动脉化学感受器主要参与循环调节。

97. A【解析】肝脏可以利用经肠黏膜吸收的氨基酸合成血浆中的蛋白质，如白蛋白、纤维蛋白原、胎球蛋白和β-球蛋白等，但不可以合成丙种球蛋白。而且，肝脏可以合成部分凝血因子，如Ⅰ（纤维蛋白原）、Ⅱ（凝血酶原）、Ⅴ、Ⅶ、Ⅸ、Ⅹ、Ⅻ等，但并非所有的凝血因子均由肝脏合成。

98. D【解析】肾脏入球小动脉和出球小动脉的平滑肌受肾交感神经支配。静卧时，交感神经紧张度很小，肾血流量最大。在剧烈运动、大失血、中毒性休克及缺氧等情况下，由于交感神经紧张性增强，引起肾皮质血管收缩，肾血流量减少。

99. B【解析】当颈动脉窦和主动脉弓压力感受器的兴奋作用减弱时，传入冲动减少，通过延髓心血管的中枢机制，使心迷走神经传出冲动减少，心交感和交感缩血管神经传出冲动增加，其效应为心率加快，心输出量增加，血管收缩，外周阻力增大，故动脉血压升高。

100. E【解析】当局部组织代谢增强或血液供给不足时，PO_2降低、局部代谢产物堆积（CO_2、H^+、腺苷等）和组胺增多时，使后微动脉和毛细血管前括约肌舒张，阻力减小，真毛细血管开放，血流量增加，代谢产物被运走，O_2的供应改善，PO_2恢复。

101. D【解析】心交感神经的节前神经元位于第1~5胸段脊髓的中间外侧柱，选项A正确。随后主要在星状神经节内与节后神经元形成突触联系，其神经递质为乙酰胆碱，能与节后神经元细胞膜上的胆碱能神经受体结合，故心交感神经节前纤维为胆碱能纤维，选项C正确，选项D错误。心交感神经节后神经元的轴突组织心脏神经丛，支配心脏各个部分，包括窦房结、房室结、房室束、心房肌和心室肌，选项E正确。心率、心肌的兴奋性和收缩性依赖于心肌的固有特性，通过心内神经节受迷走和交感神经的控制，选项B正确。

102. B【解析】人体的血液循环，主要分为两个循环，即体循环与肺循环，也称之为大循环与小循环，肺循环是在低水平动态变化着的低压系统，体循环为动态的高压系统，选项A错误。常人运动时，肺循环血量可增加3倍，但肺动脉压却无明显的变化，选项D错误。肺循环是血液由右心室流入肺动脉，流经肺部的毛细血管网，再由肺静脉流回左心房的循环，选项C错误。肺循环血容量为450~600ml，占全身血容量的9%~12%，选项E错误。人体血液主要有两个循环，一是左心室输出的血液经过体循环回到右心房，然后再输入右心室。二是右心室输出的血液经过肺循环回到左心房，然后再输入左心室。由此可知：左心室输出量=右心室输入量，右心室输出量=左心室输入量，选项B正确。

103. E【解析】交感节前运动神经元位于延髓头端腹外侧、延髓前腹侧中部、尾状核、脑桥与海马内室旁核。其中，位于延髓头端腹外侧的交感神经元在维持基础血压及调节血压的时相性中起着重要作用。

104. A【解析】主动脉神经是迷走神经的一个分支，主动脉弓压力感受器的传入神经纤维行走于迷走神经干内，然后进入延髓孤束核。

105. C【解析】甲状旁腺激素的主要作用是维持血钙浓度的平衡，同时也影响着血磷的浓度。一方面，甲状旁腺激素促进肾小管重吸收钙离子及骨钙释放来升高血钙浓度。另一方面，甲状旁腺激素减少了肠道内和肾小管内磷的吸收，从而降低血磷的浓度。

106. B【解析】正常成人安静时通气/血流比值为 0.84。若比值增大，这意味着通气过度，血流不足，部分肺泡气体未能与血液充分交换，使肺泡无效腔增大。若比值下降，则意味着通气不足，血流相对过多，部分血液流经通气不良的肺泡，混合静脉血中的气体未得到充分更新，犹如发生了动静脉短路。选项 B 错误。通气/血流比值可作为衡量肺换气功能的一个指标。由于重力作用，从肺底到肺尖，肺泡通气量及肺毛细血管血流量减少。故肺尖通气/血流比值可高达 3.3，肺底则可低至 0.63。

107. A【解析】成年人安静时需氧量大约为 250ml/min。

108. D【解析】调节抗利尿激素分泌的主要因素是血浆晶体渗透压和循环血量。血浆晶体渗透压升高，刺激下丘脑视上核或其周围的渗透压感受器，引起抗利尿激素的分泌增加，使远曲小管和集合管对水的通透性增加，水的重吸收增加，导致尿液浓缩和尿量减少，以保留机体水分，有利于维持机体水平衡。循环血量减少，心肺感受器刺激减弱，经迷走神经传入的冲动减少，下丘脑神经垂体系统合成和释放抗利尿激素增多。

109. B【解析】功能余气量在生理上起着稳定肺泡气体分压的缓冲作用，减少了通气间歇时对肺泡内气体交换的影响，选项 B 正确。功能余气量的生理意义是缓冲呼吸过程中肺泡内气体成分的过度变化，使氧分压和二氧化碳分压能保持相对稳定，选项 A 错误。由于功能余气量的稀释作用，吸气时肺泡内 PO_2 不至于突然升得太高，PCO_2 不至于降得太低。反之呼气时 PO_2 不致降得太低，PCO_2 不致升得太高，选项 C、D 错误。功能余气量降低能够增加肺泡陷闭的倾向性，为动静脉分流的原因之一，选项 E 错误。

110. C【解析】在自主呼吸的吸气期末和呼气期末，气道内的压力会趋于等于大气压。这是因为呼吸运动结束后，肺泡内的空气与外部空气接触，使呼吸道内气压逐渐恢复到大气压，而胸腔内压与肺毛细血管压则不一定等于大气压，因此选项 D 和 E 都不正确。同时，由于小气道和肺泡的阻力，吸气期末气道内的压力要高于呼气期末气道内的压力，因此选项 A 也不正确。因此，大气压最接近肺泡内压力。

111. D【解析】在麻醉期间，气道可能在呼气末期间关闭，并在随后的吸气期间重新打开，但也可能会持续关闭，气道闭合发生的原因是腔外压力高于腔内气道压力。由于胸膜压在肺下部依赖性区域高于肺上部非依赖区域，因此气道闭合主要发生在肺下部。气道闭合是指肺泡出现局部阻塞而导致的空气流动障碍。当闭合容量小于潮气量时，平静呼吸过程中通常不会发生气道闭合。在正常情况下，人体可以通过调节气道平滑肌的张力和肺泡表面活性物质来预防气道闭合的发生。通常情况下，只有在剧烈运动等需要高度通气量时或存在某些特殊病理情况（如哮喘）时才会引起气道闭合。因此，选项 D 是错误的。相对减少功能余气量（FRC）或相对增加闭合容量都会导致肺泡遭受压缩，从而引起肺不张。当肺容量减少至功能余气量（FRC）时，0.5~0.9mm 小气道趋于闭合，这是因为在这种情况下，胸腔内的压力低于大气压，导致小气道发生崩塌和闭合。年轻人呼气达到或者接近余气量（RV）才会发生气道闭合，而年老者在呼气时较早发生气道闭合（即肺容量较高时）。到 65~70 岁时，闭合容积达到甚至高于 FRC 时也会发生气道闭合。

112. B【解析】胎盘最重要的作用是充当胎儿的肺。但气体交换的效率只有肺的 1/50。母体血液输送氧至胎儿是在绒毛间隙弥散进入到胎儿血液循环的，而二氧化碳从胎儿血液循环向母体血液弥散，气体交换借助于各气体的分压差自高分压向低分压处弥散。母体若有严重肺炎、哮喘发作、充血性心力衰竭、抽搐时呼吸停止、麻醉对呼吸的抑制等均可使母体发生低氧血症而影响胎儿。

113. D【解析】参见 A1 型题第 109 题解析。

114. E【解析】功能余气量（FRC）指平静呼气后肺内残留的气量。FRC 增加提示肺泡扩张，FRC 减少说明肺泡缩小或陷闭。闭合容积是指平静呼气过程中，肺下部小气道开始闭合所能继续呼出的气量。当功能余气量相对减少或闭合容积相对增加时，由于肺泡通气和肺血流灌注之间的比例失调，会导致血流量大于体循环。

115. E【解析】在深呼吸时每分通气量增加 2 倍时，肺泡通气量的增加不到 2 倍。因为肺泡通气量是排除了无效腔的部分。每分通气量 = 潮气量 × 呼吸频率，每分肺泡通气量 =（潮气量 - 无效腔）×呼吸频率。

116. D【解析】气体的肺扩散容量为气体在 1mmHg 分压差作用下，每分钟通过呼吸膜扩散的气体毫升数。

117. C【解析】气道阻力是肺通气阻力中非弹性阻力的一部分，受气流速度、气流形式和气道口径的影响。其中气道口径影响最大。

118. D【解析】CO_2是调节呼吸运动的最重要的生理性化学因素。CO_2 通过刺激中枢化学感受器和外周化学感受器实现对呼吸运动的影响。血液中的 H^+ 主要通过刺激外周化学感受器来刺激呼吸运动，脑脊液中的 H^+ 才是中枢化学感受器最有效的刺激物。动脉血 PO_2 的改变对正常呼吸运动的调节作用不大，仅在机体严重缺氧时才有重要意义，如严重的肺气肿等疾病。在这种情况下，低氧对外周化学感受器的刺激成为驱动呼吸运动的主要刺激因素。缺氧对呼吸运动的刺激主要是通过外周化学感受器实现的。

119. E【解析】胸膜是一层光滑的浆膜，分别覆被于左、右肺的表面，以及胸壁内面、膈上面和纵隔两侧面。覆盖于肺表面的胸膜为脏胸膜，覆盖于胸壁内面、膈上面和纵隔两侧面的胸膜为壁胸膜，脏胸膜和壁胸膜在肺根表面互相移行，形成左、右侧两个完全封闭的胸膜腔。腔内含少量浆液，其内压低于大气压（负压），选项 E 正确，选项 C 错误。胸膜腔特点左右各一、呈现负压、互不相通、与外界不相通，是一个密闭的腔隙，选项 A、D 错误。胸腔指的是胸廓内侧壁、胸廓上口以及膈肌所围成的比较大的腔，选项 B 错误。

120. C【解析】参见 A1 型题第 118 题解析。

121. E【解析】在肺泡和组织之间的气体交换中，氧主要通过物理溶解交换，即氧分子从高浓度处向低浓度处扩散。氧也能通过与血红蛋白结合来运输，但这只是氧在血液中运输的方式之一，选项E正确。与组织进行气体交换时，氧会先离开红细胞进入组织细胞，而不是化学结合的氧进入组织，选项C错误。血液二氧化碳分压增加会导致血液pH下降，不会直接促进氧的运输；而血液二氧化碳分压降低，导致血液pH上升，使Hb对氧气的亲和力增大，从而使血液结合氧气量增加，因此选项A错误。氧容量是100ml血液中血红蛋白所能结合氧的最大量，血液中的红细胞数量增加可以增加血液的整体容量，但并不一定增加氧的容量，因此选项B错误。血氧分压是血液中物理溶解氧的张力，血氧容量是化学结合的最大带氧量，当肺泡中的氧分压增加时，氧向血液中的红细胞扩散也相应增加，但如果血液中没有足够的血红蛋白来结合氧，那么就会出现血氧容量降低。因此，氧分压增高并不一定增加血氧容量，这取决于血红蛋白浓度和氧的亲和力等多种因素，选项D错误。

122. A【解析】影响肺顺应性的因素有肺容积大小、肺部疾病及肺表面活性物质、呼吸时相、体位，与肺血流无关。

123. C【解析】胸膜腔内的压力称为胸膜腔内压。胸膜腔负压的形成与作用于胸膜腔的两种力有关，一是肺内压，使肺泡扩张；二是肺的回缩压，使肺泡缩小。胸膜腔负压是这两种相反方向的力的代数和，胸膜腔密闭是维持胸膜腔负压的条件。胸膜腔负压的意义：①维持肺的扩张状态。②使腔内的腔静脉和胸导管扩张，促进静脉和淋巴液的回流。

124. C【解析】肺泡孔是相邻肺泡之间的小孔，呈圆形，是沟通或均衡邻近肺泡内气体含量的孔道。当某个终末细支气管或呼吸细支气管阻塞时，可起侧支通气作用，防止肺泡萎缩。

125. B【解析】副交感神经的主要功能是使瞳孔缩小，心率减慢，皮肤和内脏血管舒张，小支气管收缩，胃肠蠕动加强，括约肌松弛，唾液分泌增多等。

126. D【解析】P_{50}是使Hb氧饱和度达50%时的PO_2，代表了Hb与O_2的亲和力。在正常情况下，当体温为37℃，pH 7.40，PCO_2 40mmHg时，P_{50}为26.3mmHg。P_{50}升高，氧解离曲线右移，O_2与Hb亲和力降低，Hb易释放O_2。P_{50}降低，氧解离曲线左移，O_2与Hb的亲和力增加，Hb易结合O_2，但不易释放O_2；温度升高、血液PH降低同样可以使P_{50}升高。

127. A【解析】呼气过程中小气道关闭时的肺容量称为闭合容量（CC），而闭合容量减去余气量为闭合容积（CV）。因此，CC和CV并不相等，选项A错误。正常年轻人的闭合容积大约是肺活量的10%，小气道闭合发生在功能余气量水平以下。随着年龄增加，可在达到功能余气量之前即发生小气道闭合。45岁以上的受试者卧位状态下，闭合容积可达肺活量的40%。一般临床常用闭合容量/肺活量的比值，正常范围为12.7% ±0.5%，在气道病变中其变化早于闭合容积/肺活量的变化。

128. A【解析】参见A1型题第54题解析。

129. C【解析】参见 A1 型题第 109 题解析。

130. D【解析】呼吸道平滑肌受副交感神经和交感神经支配。副交感神经兴奋，呼吸道平滑肌收缩，气道口径缩小，呼吸道阻力增大。交感神经兴奋，则引起呼吸道平滑肌舒张，气道口径扩大，呼吸道阻力减小。除神经因素外，一些体液因子也影响呼吸道平滑肌的舒缩，如儿茶酚胺使平滑肌舒张，呼吸道阻力减小；而组胺、5-羟色胺、缓激肽等，则可引起呼吸道平滑肌强烈收缩，使气道阻力增加。

131. C【解析】神经系统结构和功能的基本单位是神经元，神经纤维被切断、损伤、麻醉或低温处理而破坏，就会发生传导阻滞或丧失传导功能。兴奋在神经纤维上传导必须满足的条件是神经纤维结构和功能的完整性，但并非只要神经不被切断，就不会发生传导阻滞。神经纤维主要指轴突而言，具有传导信息的功能。根据传导速度和后电位的特征将神经纤维分为 A（又分为 α、β、γ、δ）、B 和 C 类。根据纤维直径和来源分为Ⅰ、Ⅱ、Ⅲ和Ⅳ类。传导速度最慢的是 C 类或Ⅳ类纤维。

132. D【解析】婴儿心脏顺应性较低，心室正常充盈时，心输出量的调节更多依赖于心率。刚出生时，心率是 120~160 次/分，从 6 个月到青春期，心脏逐渐增大，左心室每搏量增加，心率减慢。

133. C【解析】阑尾炎是临床上常见的外科急腹症，阑尾炎发病时疼痛的体表投射位置在右下腹部，应该在右侧的髂前上棘与肚脐连线的中、外三分之一处，也就是麦氏点的位置，麦氏点是阑尾炎疼痛比较典型的位置。

134. D【解析】“允许作用”是激素作用的特征之一。有的激素本身对某些组织细胞并不能直接产生生理效应，但它却能明显增强另一种激素的作用，即它的存在是另一种激素发挥作用的必要条件，这种现象称为“允许作用”。

135. E【解析】甲状腺激素是甲状腺分泌的激素，甲状腺激素的生物学作用：①促进生长发育。影响长骨和中枢神经的发育，婴幼儿缺乏甲状腺素易患呆小病。②调节新陈代谢。提高基础代谢率，增加产热量。对三大营养物质的代谢既有合成作用又有分解作用。③影响神经、消化系统及心脏的功能。甲状腺激素包括四碘甲腺原氨酸（T_4）、少量三碘甲腺原氨酸（T_3）、逆三碘甲腺原氨酸（rT_3），其中 T_4 或称为甲状腺素。

136. A【解析】胆固醇可以转变为胆汁酸、类固醇激素、维生素 D_3。正常人每天合成的胆固醇有 40% 在肝脏转变为胆汁酸，是胆固醇在体内的主要代谢去路。

137. E【解析】少数交感神经节后纤维如支配小汗腺的纤维和支配骨骼肌血管的舒血管纤维的递质是乙酰胆碱（ACh），多数交感神经节后纤维释放去甲肾上腺素（NE）。

138. E【解析】许多麻醉药进入血液后，部分与血浆蛋白结合而不具有药理活性。肝病患者合成白蛋白减少，药物与白蛋白结合的部分减少，未结合的药理活性部分相应增多，有可能出现药物敏感现象甚至发生相对逾量中毒的意外。因此，对肝病患者使用与白蛋白结合的麻醉药时剂量要减少。

139. D【解析】真毛细血管壁无平滑肌，不能进行周期性收缩和舒张。

140. E【解析】合成血红素的基本原料是甘氨酸、琥珀酰 COA 和 Fe^{2+} 等。在线粒体内，由琥珀酰 COA 与甘氨酸缩合为 ALA。催化此反应的酶为 ALA 合酶，此酶为血红素合成的限速酶，受血红素反馈调节。

二、A2 型题

1. B【解析】患者四肢抽搐，逐渐失去意识，瞳孔散大，血压和心率监测急剧下降，呈现直线，大动脉搏动消失，可判断为心搏骤停。

2. A【解析】左侧胸腔压力小于右侧时，气管左移；血气胸、张力性气胸会增加胸内压力；肺不张则减少胸内压力。

3. D【解析】该患者的肺血管阻力（PVR）计算公式为：

$$PVR = \frac{(PAP - PAWP)}{CO} \times 80$$

PAP 是指肺动脉平均压，PAWP 是指肺动脉楔压，CO 是指心输出量。

$$PVR = \frac{(20 - 12)}{4} \times 80 = 160\ (dyne \cdot s)/cm^5$$

PVR 的正常范围是 50~150（dyne · s）cm^5。

4. C【解析】硝普钠在体内的代谢需要与氧合血红蛋白反应生成高铁血红蛋白。不管其真正的动脉血氧饱和度是多少，血液中大量高铁血红蛋白的存在将导致脉搏血氧计数显示为 85%。另外，接受硝普钠治疗的患者也有可能出现氰化物中毒的现象。当患者出现代谢性酸中毒时，或尽管输注速率已经足够，患者对硝普钠的降压效果仍然出现抵抗时，应怀疑氰化物中毒的可能，可以通过测量混合静脉血氧分压予以证实，氰化物中毒时混合静脉血氧分压将升高。在对肾衰竭的患者应用硝普钠治疗时，硫氰酸盐中毒也是一个潜在危险因素，患者可表现出恶心、精神错乱和骨骼肌乏力。

5. D【解析】正常 $S_{\bar{v}}O_2$ 为 75%。贫血、低氧、低心输出量和氧耗量增加会使 $S_{\bar{v}}O_2$ 降低。脓毒症期间充分扩容，心输出量增加和灌注分布异常导致 $S_{\bar{v}}O_2$ 升高。$S_{\bar{v}}O_2$ 与血红蛋白浓度、动脉血氧分压、心输出量、氧耗量等因素相关，方程如下：

$$S_{\bar{v}}O_2 = SaO_2 - \left(\frac{\dot{V}O_2}{13.9 \times \dot{Q} \times Hgb}\right)$$

SaO_2 为动脉血氧饱和度，Hgb 为血红蛋白浓度，13.9 为氧与血红蛋白（ml/10g）结合能力系数。Q 为心输出量，$\dot{V}O_2$ 为氧耗量。

6. C【解析】CO 吸入是火灾中最常见的死亡直接原因。CO 与 Hb 的亲和力约为 O_2 的 250 倍。因此，非常少量的 CO 浓度即可明显减少血液携带氧气的能力。尽管如此，CO 中毒时 PaO_2 通常正常。由于颈动脉体对 PaO_2 下降敏感，所以在机体缺氧的情况下，却不会刺激呼吸运动而增加肺通气，只有组织缺氧直到产生乳酸酸中毒时才会使每分钟通气量增加。

7. E【解析】当 $PaCO_2$ 小于 35mmHg 时将出现呼吸性碱中毒。有三个机制可以解释伴有呼吸性碱中毒的 pH 增加程度的降低。首先，碳酸氢盐缓冲系统平衡被打破的即刻，会导致 CO_2 的产生。其次，碱中毒刺激磷酸果糖激酶的活性，加快糖酵解，从而增加丙酮酸及乳酸的产生。最后，近端和远端肾小管对 HCO_3^- 的重吸收减少。这三种代偿机制可以导致，当 $PaCO_2$ 小于 40mmHg 时，$PaCO_2$ 每下降 10mmHg，最大可以使 HCO_3^- 下降约 5mEq/L。

8. C【解析】心输出量经过肺循环而未参加气体交换的部分被称为肺内分流，可通过以下方程式计算：

$$\dot{Q}_S/\dot{Q}_T=\frac{Cc'O_2-CaO_2}{Cc'O_2-C_{\bar{v}}O_2}$$

$Cc'O_2$、CaO_2 和 $C_{\bar{v}}O_2$ 分别为肺毛细血管、动脉和混合静脉血氧含量。本题中虽未给出这些信息，但肺泡-动脉氧分压差可通过吸入高浓度氧进行评估，可采用肺泡-动脉氧分压差评估静脉血掺杂，其中肺内分流常占最大比例。肺泡-动脉血氧分压差每升高 20mmHg，心输出量分流量增加 1%。本题中，240/20 = 12，经肺内分流部分估计为 12%。

9. E【解析】当患者 V_D 为 150ml、V_A 为 350ml（假设正常 V_T = 500ml）、呼吸频率 10 次/分时，其 V_D 分钟通气量应该是 1500ml、V_A 分钟通气量应该是 3500ml（V_E 为 5000ml）。如果呼吸频率增加 1 倍，但 V_E 不变，那么 V_D 分钟通气量将会增加 1 倍至 3000ml，V_D 分钟通气量将会增加 1500ml、V_A 分钟通气量减少 1500ml。

10. B【解析】如果失血超过最大允许失血量（MABL），通常需要输注 PRBC。正常 PRBC 的 HCT 为 60%~80%。可采用下列公式计算 PRBC 的输注量：

$$\text{PRBC 的量}=\frac{\text{估计血容量}\times(\text{预期 HCT}-\text{目前 HCT})}{\text{PRBC 的 HCT}}$$

该患儿输注量 = 800ml ×（28 - 20）/60 = 106ml。

11. C【解析】足月新生儿血容量为 85ml/kg，最大允许失血量（MABL）计算公式为：MABL = 有效循环血量（EBV）×（HCT - 最低 HCT）/HCT，本题计算结果为：10kg × 85ml/kg ×（36% - 25%）/36% = 259ml。

12. B【解析】与成人不同，小儿循环血容量丢失超过 25%~35% 时，方出现血流动力学的变化，可能与其交感神经张力高而引起外周血管收缩以维持血压有关。但休克早期，血压发生变化之前即已出现临床症状。该患儿最有可能丢失循环血容量的 25%，因为其已出现意识模糊、昏睡，不只是精神状态正常情况下的焦虑（失血 <20%），其肾功能状态为少尿（失血 25%）而并非无尿（失血 40%）。

13. B【解析】对已记录到的心室颤动或无脉性室性心动过速应该尽快电除颤。心肺复苏应持续至除颤仪到达并尝试进行除颤。手动除颤器（单相或双相）的初始能量应为 2J/kg，再次除颤可提高到 4J/kg 最高可达 10J/kg（或成人剂量）。本题中该患儿 20kg，初始能量为 20kg × 2J/kg = 40J。自动体外除颤器（AED）可安全用于 1~8 岁患儿。使用 AED 时，尽可能使用带有儿科衰减器系统的AED，可以将产生的能量降低至适合患儿的剂量水平。

14. D【解析】一般情况下，1岁以上（或体重 >10kg）既往体健的患儿手术中不需要补充葡萄糖，因为其糖原储备足够满足手术应激。最常使用的两种等张溶液为乳酸林格液和复方电解质注射液。大多数患儿应避免使用生理盐水，因为有出现高氯性代谢性酸中毒的风险。0.9%的生理盐水含154mEq/L的 Na^+，会促使肾排泄碳酸氢盐以保持电中性。

15. D【解析】婴幼麻醉期间全面了解体温调节和仔细监控体温变化对最大程度减少术中热量损失至关重要。对已麻醉的婴幼儿，主要通过以下四种方式之一促使热量从患儿体内向周围环境传递：热辐射（对象间并未直接接触）、热传导（对象间直接接触）、热对流（通过运动分子转移，如空气和流体）和热蒸发。其中，热辐射和热对流约占婴幼儿热损失的75%。因此，手术床上放置红外线加热设备和手术室空气预热是帮助患儿预防术中低体温最有效的手段。手术床覆盖加热毯、用暖风吹送患儿、湿化麻醉气体、用软布辅料包裹患儿的四肢、用布帽或塑料帽覆盖患儿头部均可减少热量丢失，防止低体温。对流空气加热器也能防止体温下降并用于低温患儿的复温。Mapleson D型呼吸回路并非循环性系统，不能保存温度或湿度。为了避免呼出气体的重吸入，自主呼吸时气流量需要达到每分钟通气量的2~3倍，控制通气时新鲜气流量必须大于90ml/（kg·min）。Mapleson D型呼吸回路采取低流量如50ml（kg·min），气体流量不足，会导致呼吸性酸中毒。

16. A【解析】眼心反射通常定义为心率下降10%~20%并持续超过5秒。牵拉眼外肌、压迫眼球、眶内血肿、眼外伤或眼痛均可引起OCR。斜视手术中常见，可能会导致各种心律失常，包括窦性心动过缓、房室结性心动过缓、异位搏动、心室颤动，甚至罕见的心搏骤停。初步治疗方法为停止刺激（即告诉手术医生停止操作），心律很快恢复正常，此后类似的刺激较少引发OCR。许多情况下不需要进一步治疗。增加全麻深度可能有助于阻止反射，重新评估通气是否充足也有帮助（因为高碳酸血症和低氧血症会降低引起OCR的阈值）。球后阻滞能预防OCR。眼直肌利多卡因局部浸润也可有效预防和治疗OCR。如果心律失常持续，可静脉注射阿托品（0.01~0.02mg/kg）或格隆溴铵。

17. D【解析】肾母细胞瘤，是一种常见的小儿腹部恶性肿瘤。患儿通常有腹围增加，并可触及腹部肿块。诊断的高峰年龄为1~3岁。肾功能通常正常，但高血压（60%）常见，多为轻度。常出现发热、血尿、贫血。治疗包括手术、放疗和化疗。用于肿瘤化疗的药物包括放线菌素D、阿霉素、长春新碱、环磷酰胺等。所有细胞毒性药物均可导致骨髓抑制，如贫血、血小板减少。因为使用环磷酰胺（$100mg/m^2$）和多柔比星（$220mg/m^2$）可能导致心肌病，即使无症状的患儿手术前也应考虑做超声心动图检查。治疗后7~14年间可能发展为晚期心功能不全。烷化剂如环磷酰胺可抑制血浆胆碱酯酶，可能影响琥珀胆碱代谢。接受博来霉素治疗的患儿可能发生肺纤维化和/或肺炎（本题中的患儿没有用博来霉素）。这种肺毒性作用可能与吸入氧浓度过高和输入液体过量有关。长春新碱可导致中枢神经系统副作用，包括周围神经病变、感觉中枢损害、脑病和肾毒性。

18. E【解析】15-甲基-$PGF_{2\alpha}$（卡前列素）是首选用于治疗产后顽固性宫缩乏力的前列腺素（使用缩宫素之后）。剂量为0.25mg肌内注射或子宫壁直接注射，必要时可每15~30min重复一次，最大剂量为2mg。该药有几个严重且重要的副作用，如支气管痉挛、由肺内分流增加造成的通气/血流比例失调和低氧血症。其他副作用包括胃肠痉挛（如恶心、呕吐和腹泻）。

19. D【解析】尽管硬膜外阻滞通常可致体温下降，部分孕妇仍会出现体温上升，但没有感染证据。11%~33%接受自控硬膜外镇痛（PCEA）的产妇发生硬膜外分娩镇痛相关产时发热（ERMF），体温≥38℃。对许多孕妇而言，这种体温变化的病理机制尚不明确，但主要包括三个因素，体温调节受损、阿片类药物的全身作用、炎症反应。硬膜外阻滞抑制出汗、产妇过度通气及促进寒战均可使体温升高。经静脉全身使用阿片类药物可降低发热的发生。当胎盘组织学检查提示不存在胎盘感染时，如母体体温升高，应考虑是否存在非感染性炎症反应。温度升高也可能仅与产科因素有关，例如初产妇产程较长、宫颈检查过于频繁、胎膜破裂延迟或早期绒毛膜羊膜炎。妊娠足月时，白细胞计数可高达（1.5~2.0）$\times 10^{10}$/L。

20. A【解析】躯体感觉诱发电位（SEP）是神经系统对周围神经刺激的生理反应，是对侧大脑皮质的活动记录。从脑电图（EEG）信号背景中提取SEP信号，完成计算机信号平均秩和后获得。SEP评估周围神经（通常为胫骨后神经或正中神经）、脊髓背柱、脑干、内侧丘系、内囊、对侧躯体感觉皮质的完整性。然而SSEPs不能评估腹侧或外侧脊髓丘脑束或皮层脊髓束的完整性。皮质脊髓束的信号容易消失，因为其属于运动通路（非感觉通路）。

21. C【解析】$PaCO_2$是决定脑血流量（CBF）和脑血容量（CBV）唯一最有效的生理因素。当$PaCO_2$值在20~80mmHg时，$PaCO_2$每下降1mmHg，CBF减少1.0~1.5ml/（100g·min），CBV减少约0.05ml/100g。$PaCO_2$降至25~30mmHg，CBF、CBV及颅内压（ICP）降低幅度最大，并持续24小时，不会影响酸-碱/电解质状态（如钾或离子钙降低）或降低脑氧供（即脑血管强烈收缩和氧合血红蛋白解离曲线左移所致）。本患者$PaCO_2$为30mmHg，低于正常，CBF将会降至35~40ml/（100g·min）。

三、A3/A4型题

1. E【解析】备皮是对拟行外科手术的患者在术前进行手术区域清洁的工作，包括剃除毛发、体表清洁等手术准备。行右中纵隔、右颈淋巴管肿物切除术不需要进行备皮。

2. A【解析】在常规监测中，没有颈胸部神经功能的监测方式，其他指标可以通过血压、指脉氧、气道压等监测来反映。

3. D【解析】胸导管收集左侧上半身和整个下半身的淋巴，沿食管的左侧上升，出胸廓上口达颈根部，并呈弓形弯向左前下方注入左静脉角。右侧颈胸部手术对胸导管影响不大。

4. C【解析】有机磷中毒的主要致病机制是乙酰胆碱酯酶（AChE）的抑制，导致乙酰胆碱（ACh）在神经突触、自主神经节和肌肉等部位蓄积，引起严重的神经系统毒性表现。因此，选项C正确。其他选项不具备与有机磷中毒相关的直接致病机制。

5. B【解析】副交感神经功能亢进是由副交感神经兴奋性增强所引起的一系列症状和体征，主要表现为心率减慢、血压降低、晕厥、痉挛性瞳孔缩小等。当副交感神经过度兴奋时，可以使泪腺、气管、支气管腺体、唾液腺和消化腺分泌增加，引起恶心、呕吐、肠痉挛和大小便失禁。

6. E【解析】阿托品治疗有机磷农药中毒时，可以缓解毒蕈碱样症状，而不能缓解烟碱样症状，如肌束震颤。

7. C【解析】妊娠末期由于舌体变大，口腔相对变小，因此插管显露声门困难。

8. D【解析】该孕妇妊娠30周，属于妊娠末期，由于妊娠末期插管显露声门困难，因此插管损伤黏膜时极易发生出血。

9. B【解析】妊娠末期胸式呼吸受限，所以全麻时应当避免抑制胸式呼吸，椎管内麻醉时要防止阻滞平面过高。另外，麻醉时应当加强呼吸管理。当施行气管插管时，应当做好经鼻插管困难的准备，注意避免口鼻黏膜损伤。

10. C【解析】妊娠期肾血流量和肾小球滤过率是增加的，由于血容量增多，血清肌酐是降低的。因此妊娠期间出现轻度的血清肌酐升高（正常值44~97μmol/L），预示已经有明显的肾损伤。其他指标的改变可以在正常妊娠期中出现。

11. B【解析】诊断为肾功能不全，因此要明确肾功能不全的原因。

12. B【解析】对于肾功能不全的患者，应选择很少经肾代谢的药物或适当减少药量。

四、B型题

1. B【解析】高钾血症患者主要表现在心脏和神经肌肉系统，心电图可见P波低平或消失，QRS综合波增宽，QT间期轻度缩短和T波高尖。

2. A【解析】低钾血症的典型心电图表现为ST段压低，T波低平或倒置以及U波增高，QTC或QU间期延长。严重低钾血症时，可使QRS波群增宽，P波振幅增高，PQ间期延长。

3. D【解析】高钙血症心电图特征是ST段缩短或消失，QRS波群之后即继以T波，QT间期缩短，与ST段缩短或消失同步，T波低平或倒置。严重者，PR间期延长，QRS波群轻度增宽。

4. E【解析】低温可直接抑制窦房结和减慢心内传导。

5. B【解析】低温时，心率、心输出量降低，冠脉血流减少。体温每降低1℃，平均动脉压约下降4.8mmHg，脑血流量减少约6.7%，颅内压和静脉压约降低5.5%。

五、X型题

1. ABCE【解析】新生儿鼻孔很小，依赖鼻呼吸。头大、颈短、口腔小、舌相对较大，会厌短而肥，鼻腔、喉及上呼吸道狭窄，易被分泌物阻塞，引起呼吸困难。鼻孔大小约与环状软骨处相等，气管导管如能通过鼻孔，一般均能进入气管。鼻咽部淋巴组织丰富，腺样体增大，但不影响经鼻腔气管插管。婴儿喉头位置较高，位于第3~4颈椎前方（成人第5~6颈椎前方），且较向头侧及向前，其长轴向下向前，而会厌软骨较大，与声门成45°角，因此会厌常下垂，妨碍声门显露。婴儿有时需用直型喉镜片作气管插管。新生儿主要通过增加呼吸频率（而不是容量）来满足高代谢的需要，故呼吸频率较快。

2. BDE【解析】参见X型题第1题解析。

3. ABCD【解析】右心房和胸腔内大静脉的血压称为中心静脉压。中心静脉压的大小取决于心脏射血能力和静脉回心血量之间的相互关系。导致中心静脉压升高的因素有心脏射血能力减弱、静脉回心血量增多或回流速度加快、血量增加、全身静脉收缩或因微动脉舒张使外周静脉压升高等。

4. BC【解析】肾脏具有分泌肾素、前列腺素、促红细胞生成素和生成1,25-二羟维生素 D_3［1,25-$(OH)_2D_3$］等内分泌功能。促红细胞生成素是由肾脏皮质形成的一种激素，具有促进红系祖细胞分化成原红细胞，促进幼红细胞血红蛋白合成等作用。因此当肾脏疾病使这种激素形成减少时，就可引起贫血。肾髓质间质细胞可形成前列腺素 E_2、A_2 和 $F_{2\alpha}$，其中 PGE_2 和 PGA_2 具有扩张血管、降低外周阻力和促进肾小管排水、排钠的作用。因此，慢性肾功能衰竭时，PGA_2 和 PGE_2 生成不足是引起肾性高血压的因素之一。

5. BCE【解析】胰岛素是依据血糖的高低释放的，肾上腺素不能抑制胰岛素的释放，但肾上腺素有升糖的作用，能抵消胰岛素的功效。麻醉均对内分泌功能有影响，全身麻醉的影响较椎管内麻醉以及其他神经阻滞、局部麻醉大。细胞外液渗透压的改变是调节血管升压素分泌的最重要因素，由于汗液是低渗液，因此大量出汗将导致高渗性脱水，血浆晶体渗透压升高可刺激血管升压素的分泌。全身麻醉药中，吸入麻醉药对内分泌功能的影响较静脉麻醉药大，吸入麻醉药中以乙醚影响最显著，其他依次为氟烷、甲氧氟烷、恩氟烷、氧化亚氮，异氟烷、七氟烷、地氟烷对内分泌的影响轻微。儿茶酚胺可促进肝糖原、肌糖原分解加速，促进糖异生。

6. BE【解析】氨基酸类递质分为两类：γ-氨基丁酸和甘氨酸是抑制性递质；谷氨酸和门冬氨酸是兴奋性递质。

7. ABE【解析】副交感神经的主要功能是使瞳孔缩小、心率减慢、皮肤和内脏血管舒张、小支气管收缩、胃肠蠕动加强、括约肌松弛、唾液分泌增多等。

8. ABCE【解析】心肌的收缩性通常是由交感神经系统和肾上腺素等调节的。因此，降低心肌收缩性的因素包括交感神经抑制药、副交感神经兴奋药、抗心律失常药和β受体阻断药等可以干扰这些系统的药物。同时，高血糖状态会导致血管的损伤和氧化应激，而长期的高血糖会引起心肌收缩功能的损害。因此，胰高血糖素也是影响心肌收缩性的因素之一。

9. ACDE【解析】实验证明，当肾灌注压波动在80~180mmHg的范围内时，肾血流量维持相对恒定，其肾小球毛细血管的压力变化亦不大。只有当全身动脉血压低于80mmHg或高于180mmHg时，肾血流量才随着血压波动而波动。目前认为，肾血流量的这一特点只存在于肾皮质区，肾髓质的血流常随着血压的变化而波动。肾皮质血流的相对恒定对于维持肾小球滤过率正常是很重要的。

10. ABC【解析】心脏收缩功能一般主要由以下4个因素决定：前负荷、后负荷、心肌收缩力、心率。

11. BCE【解析】胎盘分泌大量孕酮引起全身平滑肌普遍松弛，导致胃肠道张力降低，蠕动减弱，胃排空时间及肠运输时间延长，又由于胃贲门括约肌松弛、胃的位置改变以及腹压增加，容易导致胃内容物反流至食管。静息胃液分泌几乎无改变，足月妊娠时胃液分泌量略低于正常。胃液分泌减少至哺乳期可以恢复正常。麻醉中要重视预防反流、呕吐及误吸的情况发生。

12. ABD【解析】妊娠期因呼吸道毛细血管扩张，鼻、咽喉、支气管黏膜充血，可以使鼻通气不畅。妊娠末期舌体变大，口腔相对变小，插管显露声门困难，插管损伤黏膜时极易出血。子宫的体积逐渐增大，膈肌上升，最大可升高4cm。呼吸频率加快，平均增加9%。妊娠早期潮气量增加直至妊娠后期增加19%~28%，可达800ml。

13. AD【解析】妊娠早期潮气量增加直至妊娠后期增加19%~28%，可以达800ml；妊娠后期静息通气量可上升至11L/min，比非孕时增加42%，孕妇呈过度通气。妊娠24周后，因膈肌上升补呼气量及余气量开始下降，而潮气量增大，因此功能余气量下降20%，但孕期的过度通气可使下降的补呼气量得到代偿。

14. AD【解析】肾由于间质液和血液增加而略有增大，肾盂和输尿管略有扩张。在孕期前3个月，由于肾血流量和肾小球滤过率增加，使血肌酐和血尿素氮（BUN）下降，如果略高于正常值，则应怀疑肾疾病。肾糖阈降低，容易出现糖尿。肾小管对尿酸排出减弱，使血尿酸增高。

15. CE【解析】血液稀释现象使血细胞比容从40%降到33%，血红蛋白从125g/L降到109g/L。孕妇血浆及尿红细胞生成素增高，可刺激骨髓制造红细胞。白细胞在妊娠8周起轻度上升9.5×10^9/L，至妊娠30周达高峰稳定在（10~12）$\times10^9$/L，主要是多形核白细胞，可持续至产后2周以后。血浆纤维蛋白原于妊娠后期升高至5~6g/L，使红细胞沉降率加快。

16. BC【解析】妊娠期水的交换面积扩大，在母体与胎儿之间发生大量水及电解质代谢，其特点是总体液量增加伴随等渗的盐潴留。孕妇肠道吸收脂肪的能力增强，因而血脂增高是正常妊娠的另一特点。在皮质激素及胎盘催乳素的抑制胰岛素功能的作用下，葡萄糖利用率降低，肌肉糖原储存量减少，血糖升高及餐后高血糖持续时间长。妊娠期基础代谢率增高，到末期增加15%~20%，氧耗量增加20%~30%，主要为子宫血管营养区域所用。妊娠期体温升高。

17. ADE【解析】妊娠期血清甲状腺激素浓度逐渐上升，选项A错误。血浆胰岛素浓度随妊娠进展而增高，因胎盘催乳素、游离皮质醇的致糖尿和抗胰岛素作用，对葡萄糖清除能力降低，产生妊娠糖尿病或使糖尿病孕妇的症状加重，选项 B 正确。妊娠期肾上腺皮质形态无明显改变，由于雌激素增加，血清皮质醇浓度亦增加，肾上腺皮质激素处于功能亢进状态，选项 C 正确。腺垂体增大，腺小叶内的催乳激素细胞增生肥大，神经垂体（垂体后叶）不论在组织结构或催产素加压素功能无特殊变化，选项 D 错误。妊娠期通过肾素-血管紧张素-醛固酮系统（RAAS）功能的增强，起到稳定血流动力的功效，选项 E 错误。

18. BCE【解析】小于 500Da 的分子容易通过胎盘，分子量大于 1000Da 的物质较难通过。脂溶性高，电离度小的物质均易透过胎盘，几乎所有吸入性麻醉药及大部分静脉麻醉药均自由透过胎盘。药物通过胎盘的速度和量与胎盘的血流量、交换面积成正比，与胎盘膜的厚度成反比。

19. BDE【解析】大、小气道的顺应性均随着年龄增长，变得较为松软，在用力呼气时气道容易受压，致最大呼气流速下降并使余气量增加，选项 A 错误。老年人的声门对刺激的反应性降低，易引起吸入性肺炎，选项 B 正确。老年人对高二氧化碳和低氧的通气反应均降低，表现为潮气量增加不足，而通气频率仍维持原水平，导致每分通气量无明显增加，极可能是呼吸中枢本身功能改变所致，选项 C 错误。老年人换气功能随着年龄增长而减退，可出现肺泡表面积进行性减少、气体分布不均、肺血流减少、通气/血流比值失调、生理分流量增加、解剖无效腔和肺泡无效腔均进行性增加，选项 D、E 正确。

20. AE【解析】老年人神经系统呈退行性改变。因神经元的进行性减少，脑的重量减轻，体积缩小，具有一定程度的脑萎缩，脑脊液则代偿性增加。随着年龄增加，脑细胞对葡萄糖的利用能力下降，脑细胞胞质蛋白合成能力下降，脑内不同部位蛋白质含量减少 5%~25%。老年人脑血流量减少，脑血管阻力增加。老年人的硬膜外间隙随着老龄而变窄，容积减少。椎间孔闭缩，局麻药向椎旁间隙扩散减少。

21. BCD【解析】胃肠道血流量降低，胃黏膜萎缩，唾液及胃液分泌减少，胃酸低，肠蠕动减弱，胃排空时间延长。但通常对消化、吸收无明显影响。老年人可能有食欲缺乏，术后肠胀气概率增加。结肠平滑肌收缩力降低可能是老年人常发生便秘的原因之一。

22. BCE【解析】心脏传导系统中弹性纤维及胶原纤维增加，心外膜脂肪存积，可包围窦房结甚至参与病态窦房结的发生、发展过程。窦房结起搏细胞在近 59 岁时开始减少，希氏束亦随年龄增长而细胞减少，而胶原纤维和脂肪组织增加，出现淀粉样浸润。老龄使左房室瓣、主动脉瓣环、中央纤维体、近端室间隔不同程度地纤维化，房室结、希氏束、左右束支的近端均可能受到影响，这是老年人慢性房室传导阻滞的常见原因。

23. ABCD【解析】孕激素是介导内分泌改变的主要激素，引起明显的全身变化，主要包括：平滑肌松弛、全身血管扩张、支气管扩张、输尿管扩张和胃肠道运动迟缓引起便秘。同时会影响体温调节，使基础体温升高。还导致妊娠早期的恶心、呕吐。孕激素水平在分娩后 3~4 周恢复正常。

24. ACD【解析】老龄对肾的主要影响是肾组织萎缩、重量减轻，肾单位数量平行下降，选项 D 正确。肾血流量在 40 岁前一般尚可保持良好，其后进行性下降，约每 10 年降低 10% 或稍多，主要为肾皮质血流量下降，至 80 岁肾血流量可降低 50%，约一半肾功能单位已丧失或无功能，选项 C 正确。肾小球滤过率（GFR）约每 10 年下降 0. 133ml/（s · 1. 73m^2）即 8ml/（min · 1. 73m^2），老年人 GFR 一般降低 30%~40%，近 80 岁时可降低 50%，选项 A 正确。由于老年人骨骼肌萎缩，体内肌酐生成减少，尿中肌酐排出减少，故血清肌酐浓度仍维持在正常范围内，选项 B 错误。老年人对葡萄糖的最大吸收速率降低，其肾保钠的能力较差，肾素-血管紧张素-醛固酮系统反应迟钝、肾单位减少、肾单位溶质负荷加重可能均是造成其保钠能力下降的原因，选项 E 错误。

25. BD【解析】所有老年人糖耐量均降低，可能与胰岛素抵抗或胰岛素功能不全，也可能与老龄所致肌肉等非脂肪组织减少造成可储存碳水化合物的场所减少有关，选项 A 错误。老年人血清 T_3、T_4 以及促甲状腺激素（TSH）水平未见随年龄变化，但促甲状腺释放激素（TRH）不能迅速增加 TSH 的释放与合成，选项 B 正确。随着年龄的增长，下丘脑对葡萄糖和肾上腺糖皮质激素变得较不敏感，对甲状腺激素却较为敏感，选项 C 错误。腺垂体靶腺轴，除促性腺功能方面外，老龄引起的改变有：①腺体萎缩和纤维化。②血浆激素水平可维持正常。③激素的分泌速率及其代谢降解率均降低。④组织对激素的敏感性发生改变。⑤下丘脑和垂体对负反馈调节的敏感性降低。选项 D 正确。老龄使神经垂体的重量增加，对渗透性刺激的反应性升高，释放抗利尿激素（ADH）较高，选项 E 错误。

26. BE【解析】从青年至老年，由于神经元的进行性减少，脑的重量减轻，体积缩小，有一定程度的脑萎缩，选项 E 正确。80 岁时比 30 岁时脑的重量减轻 15%~18%，脑组织在颅腔内占位的比例也从 92% 降至 87%，脑组织的减少在 59 岁以后明显加快。另外，脑脊液则代偿性增加，选项 A 错误。随着年龄增加，脑细胞对葡萄糖的利用能力下降，脑细胞胞质蛋白合成能力下降，脑内不同部位蛋白质含量减少 5%~25%，选项 D 错误。老年人脑血流量减少，脑血管阻力增加，选项 C 错误。在神经组织中，与合成神经递质有关的酶如酪氨酸羟化酶、多巴脱羧酸酶、胆碱乙酰化酶等，在浓度上和功能上均降低。另外抑制递质合成的酶也同样减少，选项 B 正确。

27. ABCD【解析】老年人的脑沟也因脑体积缩小而增宽，约比年轻人大 35%。

28. ACE【解析】随着年龄的增长，主动脉和周围动脉管壁增厚，硬化程度增加，血管阻力增加，收缩压、脉压增加，选项 A、E 正确。舒张压在 59 岁以后轻微下降，动脉弹性的丧失使脉压增宽和舒张压下降，选项 D 错误。心脏随年龄增长的退行性改变是心室壁肥厚、心肌纤维化的程度加重以及瓣膜的纤维钙化，选项 C 正确。老年人血压的上升也可能还与血浆中去甲肾上腺素水平随年龄的增长而升高有关，选项 B 错误。

29. ACDE【解析】药物的稳态表现分布容积（V_d）增大会使药物消除时间延长。老年人机体成分的变化是：脂肪组织增加、肌肉量减少、体液总量减少，这必将改变药物的 V_d。脂肪量增加使脂溶性高的药物其 V_d 增大；肌肉量减少，则水溶性药物的 V_d 减少；体液总量减少，V_d相应减少。而麻醉药和辅助用药大多是脂溶性的，因此V_d增大成为老年人药物消除延长的主要原因之一。

30. ACD【解析】老年人对各种麻醉药物的耐受性和需要量均降低。如吸入麻醉药物的最低肺泡有效浓度（MAC）或静脉药物的半数有效量（ED_{50}）进行性降低，降幅可高达30%。事实上，麻醉药需要量改变的速率是与大脑皮质神经元的丢失速率和皮质神经元密度降低速率相平行的，也与脑代谢率绝对值下降、脑血流绝对值下降和与年龄有关的神经递质活性降低、有关受体的减少相平行。

31. ABCD【解析】老年人自主神经反射的反应速度减慢，反应强度减弱，其压力反射反应、冷刺激的血管收缩反应和体位改变后的心率反应均启动较慢，反应幅度较小，不能有效地稳定血压，选项A正确，选项E错误。自主神经系统神经元丧失、神经纤维数量减少，传导减慢，受体和神经递质改变致自主神经反射反应速度及强度下降，选项C、D正确。老年人自主神经系统的自我调控能力差，如使用能降低血浆儿茶酚胺水平或能破坏终末靶器官功能的麻醉药，或采用迅速阻滞交感神经的麻醉技术如脊椎麻醉（蛛网膜下腔阻滞）或硬脊膜外腔阻滞，都很可能导致低血压，选项B正确。

32. ADE【解析】胰高血糖素主要通过提高靶细胞内cAMP含量达到调节血糖浓度的目的。细胞内的cAMP可激活依赖cAMP的蛋白激酶，后者通过酶蛋白的共价修饰改变细胞内酶的活性：①激活糖原分解和糖异生的关键酶，促进肝糖原分解成血糖，促进糖异生作用。②抑制糖原合成和糖氧化的关键酶，使血糖升高。胰岛素可促进机体组织对葡萄糖的摄取和氧化利用，促进肝糖原和肌糖原合成，抑制肝糖原分解和糖异生，促进脂肪和蛋白质的合成而抑制其分解。胰岛素可促进脂肪酸合成和脂肪贮存，减少脂肪分解。

33. ABCD【解析】生理浓度的糖皮质激素对许多化学介质的生成、释放和激活具有抑制作用，例如，前列腺素（PG）、白三烯（LT）、血栓素（Tx）、缓激肽、5-羟色胺、纤溶酶原激活物、胶原酶和淋巴因子等。

34. AC【解析】腺垂体能合成和分泌七种激素，即促甲状腺激素、促肾上腺皮质激素、促卵泡激素、黄体生成素、生长激素、催乳素与促黑素。

35. ABC【解析】甲状旁腺激素是甲状旁腺主细胞分泌的碱性单链多肽类激素，它动员骨钙入血，促进肾小管对钙离子的重吸收和磷酸盐的排泄，使血钙浓度增加和血磷浓度下降。甲状旁腺激素能够促进$1,25-(OH)_2D_3$的生成。

36. AD【解析】甲状腺素有提高神经系统兴奋性的作用，特别是对交感神经系统的兴奋作用最为明显。儿茶酚胺是心血管系统重要的体液调节激素，可以导致交感神经系统过度兴奋。

37. ABC【解析】在腺垂体分泌的激素中，生长激素（GH）、催乳素（PRL）、促黑素（MSH）是直接作用于靶组织或靶细胞，不通过促进靶腺分泌激素发挥作用，此为无靶腺激素。

38. BD【解析】肾上腺皮质分泌的激素主要有糖皮质激素（包括皮质醇、皮质酮）、盐皮质激素（包括醛固酮、脱氧皮质酮）和性激素（主要是雄激素）三大类，都属于类固醇激素。

39. ABCE【解析】胰岛素促进组织细胞对葡萄糖的摄取和利用，加速葡萄糖合成为糖原，贮存于肝和肌肉中，并抑制糖异生，促进葡萄糖转变为脂肪酸，贮存于脂肪组织，结果使血糖水平下降。

40. DE【解析】能够引起醛固酮分泌的因素主要有两方面。一是血 Na^+ 浓度降低和血 K^+ 浓度增高，后者更为重要。二是肾素-血管紧张素-醛固酮系统兴奋。血管紧张素Ⅱ能使全身小动脉收缩而升高血压，还可促进肾上腺皮质分泌醛固酮，醛固酮作用于肾小管，起保钠、保水、排钾作用，从而引起血量增多，血压升高。

41. CD【解析】机体内儿茶酚胺（CA）主要功能是调节心血管、呼吸和消化等内脏活动，包括去甲肾上腺素（NE）、肾上腺素和多巴胺（DA）。

42. ABD【解析】全麻药通常会降低神经兴奋性，全麻药可以直接作用于细胞膜上的离子通道，致使通道开放的时间缩短，从而抑制细胞内钙离子浓度的升高、抑制神经元的放电等，选项 A 正确。全麻药可以进入开放的离子通道，阻塞离子通过，从而干扰神经递质释放和神经元的兴奋性，选项 B 正确。全麻药可以降低某些神经递质受体的敏感性，使得神经递质与受体的亲和力降低，从而降低神经元的兴奋性，选项 D 正确。受体脱敏感作用是长期或重复暴露于某种刺激物后，细胞表面的受体会内化和降解，从而导致该受体对刺激物的反应性下降。因此，受体脱敏感作用通常会降低受体敏感性，选项 C 错误。受体的敏感性降低通常是由受体内部的信号转导途径被抑制所致，并且可以通过多种机制来实现。在这些机制中，受体结构的改变一般不是导致受体敏感性降低的主要原因，选项 E 错误。

43. BC【解析】全身麻醉药作用于中枢神经系统，能可逆性引起意识丧失、感觉（特别是痛觉）及反射消失、骨骼肌松弛等。全麻药可通过抑制兴奋性突触和增强抑制性突触的传递而发挥作用，其机制与干扰配体门控离子通道的功能有关，如干扰谷氨酸受体离子通道、GABAA 受体离子通道的功能，导致中枢神经系统（CNS）抑制，因而产生全身麻醉作用。

44. ACE【解析】肾上腺素与突触后膜受体结合，引发突触后神经元兴奋，促进 Na^+ 内流，产生动作电位。肾上腺素与突触前膜受体结合，抑制神经元继续分泌肾上腺素，以维持肾上腺素含量的稳定，选项 C 正确。肾上腺素能受体是能与儿茶酚胺类物质（肾上腺素和去甲肾上腺素）特异结合并产生生理作用的受体，在中枢和外周均有分布，选项 A、E 正确。肾上腺素能受体可分为 α 型和 β 型两类以及多种亚型，在心肌主要表达 α 受体。选项 B 错误。酚妥拉明可以使肾上腺素的升压效应翻转，选项 D 错误。

45. AE【解析】兴奋性氨基酸（EAA）是指具有 2 个羧基和 1 个氨基的酸性游离氨基酸，包括谷氨酸（Glu）、门冬氨酸（Asp），是中枢神经系统的兴奋性神经递质。

46. ABCD【解析】从妊娠第 6 周起，母体血容量开始增多。在增加的血容量中，血浆成分约占 60%，明显多于红细胞增加，因而产生相对性的稀释性贫血。由于血液稀释，血细胞比容下降，血红蛋白浓度下降，血黏度下降，这些改变在产后一段时间内可以恢复。凝血因子Ⅱ、Ⅶ、Ⅷ、Ⅸ、Ⅹ的活性均增加，妊娠末期血小板增加，血液处于高凝状态。血浆纤维蛋白原由正常 3～4g/L 升至妊娠末期的 5～6g/L，再加上血浆蛋白和白蛋白减少，使得红细胞沉降率加快。

47. ABDE【解析】心迷走神经的节前纤维起源于下丘脑，并沿着迷走神经的迷走核从脑干延伸到心脏，选项 A 错误。选项 B，心迷走神经与心内神经节形成突触联系，这些突触位于心脏表面和心房结。这种联系使得心迷走神经能够调节心率和心律，对维持正常的心血管功能起到重要作用。在心脏中，乙酰胆碱通过与心内神经节突触后膜上的 M_2受体结合，抑制了突触后细胞的兴奋性，从而减缓了心率和降低了心脏收缩力，选项 C 错误，选项 D 正确。心迷走神经的节后神经纤维释放乙酰胆碱，通过刺激心脏上的 M_2受体来产生其疏松作用，选项 E 正确。

48. BDE【解析】交感神经支配应激反应，副交感神经主要起拮抗交感神经的作用。第二级神经元的胞体位于中枢神经系统外的神经节内，故称节后神经元。

49. CDE【解析】交感神经与副交感神经作用相反，两者共同发生作用时不可能产生相加或叠加的作用。

50. ABCD【解析】迷走神经兴奋可引起气道平滑肌收缩，口径变小，增加气道阻力，选项 A 正确。迷走神经兴奋时，可引起消化道收缩，腺体分泌增多，但消化道括约肌松弛，选项 B、D 正确，选项 E 错误。迷走神经兴奋可使心率减慢，传导减慢，心房肌不应期缩短，选项 C 正确。

51. ABCD【解析】释放乙酰胆碱（ACh）作为神经递质的神经元称为胆碱能神经元。一类胆碱能神经元完全在外周神经系统内，它们是所有副交感神经节后神经元和某些支配汗腺及特化血管的交感神经节后神经元。另一类胆碱能神经元的脑体位于脊髓和脑干，而其轴突终止于外周，包括所有支配骨骼运动和内脏运动的神经元的自主神经节前纤维。

52. BD【解析】突触是两个神经元之间或神经元与效应器细胞之间相互接触、并借以传递信息的部位，选项 A 错误。兴奋通过突触时速度变慢的现象是突触延搁，选项 B 正确，选项 E 错误。当兴奋通过中枢部分时，往往需要通过多个突触的接替，与兴奋在神经纤维上传导相比，突触传递容易发生疲劳（即经过几毫秒或几秒钟后，突触后神经元放电频率减少），选项 C 错误。神经细胞之间联系的基本结构是突触，选项 D 正确。

53. BCD【解析】血液凝固是由凝血因子参与的一系列蛋白质有限水解的过程。血液凝固的关键过程是血浆中的纤维蛋白原转变为不溶的纤维蛋白。凝血因子（F）中，FⅣ是 Ca^{2+}，其余凝血因子均是蛋白质；FⅡ、FⅦ、FⅨ、FⅩ都是在肝脏合成的，合成时需维生素 K 参与；FⅫ是内源性凝血途径的启动因子；FⅢ是生理性凝血反应过程的合成物。

54. ABDE【解析】确定气管后，一般于第2~4气管环处，用尖刀片自下向上挑开2个气管环，其余均是气管的解剖特点。

55. ACD【解析】除毛细血管外，所有血管的平滑肌受交感神经的支配，绝大部分交感神经能引起血管收缩，故称交感缩血管神经。肾小球近球细胞由于交感神经兴奋或肾灌注不足，释放出的一种多肽酶，称为肾素。它激活 α_2 球蛋白血管紧张素原，使之水解为血管紧张素Ⅰ，随后在肺循环中经转换酶脱去2个氨基酸，形成血管紧张素Ⅱ，后者是体内强烈缩血管物质，引起动脉壁平滑肌强烈收缩，以致产生高血压。血管紧张素Ⅱ又刺激肾上腺皮质释放醛固酮，增加细胞外液胞量和血浆量，使静脉回心血量增多，心输出量增加，血压上升。

56. AD【解析】在心室舒张期进入冠状动脉的血液最多，因此舒张压是驱动血液进入冠脉循环的重要因素。当主动脉瓣关闭后，主动脉舒张压有效地使冠状动脉充盈。若主动脉舒张压发生变化，则冠脉血流也受影响。心脏舒张期时左室舒张末压（LVEDP）升高，而心内膜下心肌冠脉血流则减少；同时，当主动脉舒张压下降时，冠脉血流也减少。

57. ACE【解析】成人在安静状态下，冠状动脉、静脉血氧差达14ml/100ml血液，摄氧率可达70%左右，远高于其他组织器官（25%~30%）。因此当机体激烈运动时，心肌氧耗增加，此时心肌主要依靠扩张冠状血管增加冠脉血流量，以满足心肌当时对氧的需求。心率在一定范围内加快时会增加冠脉血流量，超过一定的范围，严重的心动过速会引起冠脉血流量减少。心率增快，心肌收缩力代偿性增强，每搏量不变的话，心率加快会增加心输出量，引起冠状动脉血流量增加。严重的心率增快，使收缩力减弱，每搏量会减少，心肌处于失代偿状态，这时冠脉血流量会减少。舒张压高，冠状动脉血流增加。

58. ABCE【解析】由于孕妇妊娠期间孕酮分泌增多（有松弛平滑肌的作用），可导致孕妇胃排空延迟。在怀孕期间，由于胎盘分泌的促胃酸激素的水平升高，孕妇胃酸的分泌增加。由于受增大的子宫的挤压，也导致胃排空能力减弱。另外分娩时的疼痛、焦虑也会明显影响胃的排空能力。妊娠妇女的胃内压增加，而食管下段括约肌压力降低。这些因素都增加了反流、误吸的危险性。高血压跟孕妇的反流、误吸关系不大。

59. ABD【解析】使血管舒张的神经机制有以下几个方面。①交感缩血管神经抑制：体内几乎所有的血管都接受交感缩血管神经支配。该神经在安静状态下能持续发放1~3次/秒的低频冲动，称为交感缩血管神经紧张，使血管平滑肌保持一定程度的收缩状态。当交感缩血管神经紧张减弱时，血管平滑肌收缩程度减低，血管舒张。②交感舒血管神经兴奋：支配骨骼肌微血管的交感神经中还有舒血管纤维，其末梢释放的递质为ACh，在机体处于情绪激动和发生防御反应时，该舒血管纤维发放冲动使骨骼肌血管舒张，血流量增多。③副交感舒血管神经兴奋：少数器官如脑膜、唾液腺、胃肠外分泌腺和外生殖器等，其血管平滑肌除接受交感缩血管纤维支配外，还接受副交感舒血管纤维支配，其末梢释放ACh，引起血管舒张。④轴突反射：背根舒血管纤维，通过轴突反射使受刺激部位邻近的微动脉舒张。⑤血管活性肠肽神经元，有些自主神经元内有血管活性肠肽和 ACh 共存，这些神经元兴奋时，末梢一方面释放 ACh，又释放血管活性肠肽，引起舒血管效应。

60. ABDE【解析】肝血流量与肝灌注压成正比，而与肝血流阻力成反比。在收缩压不低于 80mmHg 时，肝脏的自身调节机制可以使肝血流量维持不变。若收缩压低于 80mmHg，肝血流量会随之减少。正压通气会导致胸膜腔内压增高，可以使肝血流量减少。椎管内麻醉的阻滞平面达胸 4 时，血压容易急剧下降，肝血流量会相应减少。

61. DE【解析】心肌动作电位有 0、1、2、3、4 五个时期，2 期又称平台期，即膜内电位基本上停滞于 0mV 左右，持续 100～150ms，是整个动作电位持续时间长的主要原因，亦即平台期的长短决定了整个动作电位的时间长短。心肌细胞的有效不应期是从 0 期去极相开始到复极 3 期膜内电位达到约 -55mV 这一段时间，包括平台期。0、1、3 期时间都很短暂，所以平台期长短决定了有效不应期的长短。

62. ABCE【解析】恶性高热是指某些麻醉药诱发的全身肌肉强直性收缩，并发体温急剧上升及进行性循环衰竭的代谢亢进危象。恶性高热国内罕见，但死亡率很高。此种麻醉并发症具有家族遗传性，恶性高热患者及其家属肌细胞常有遗传性生理缺陷。其血浆肌酸激酶（CK）含量增高，且主要为脑型肌酸激酶同工酶（CPK-BB）增高。家族遗传性与诱发因素相结合是恶性高热的病因。易于诱发恶性高热的麻醉用药最常见者为琥珀胆碱和吸入麻醉药如异氟烷、氟烷等。

63. BDE【解析】冠脉循环受心肌收缩的影响显著，在心脏收缩期，心室壁张力急剧升高，压迫肌纤维间的小血管，冠脉血流量明显减少；在心脏舒张期时，冠脉血流阻力减小，血流量迅速增加，在舒张早期达到高峰。心率加快，舒张期缩短，会导致冠脉血流量减少，选项 C 错误。降低动脉血压，会导致心灌注压下降，也不利于增加血流量，选项 A 错误。增加外周阻力，则可导致血压升高，心灌注压升高。心肌代谢活动增加，耗氧量升高，可引起冠脉舒张，增加心肌血流量。交感神经兴奋，导致每搏量增加，冠脉血管扩张，冠脉血流量增加。

64. ACD【解析】心脏的血液供应来自左、右冠状动脉及其分支。左、右冠状动脉起源于主动脉根部瓣膜附近的主动脉窦部，即左、右冠状动脉窦口。沿途发出右房支到右心房，左房后支到左心房的后部，右室前支、右缘支、右室后支和左室后支分布到相应的心室各部，后室间隔支分布到室间隔，并有分支至窦房结、房室结和左心室后上部。走行于右心房和右心室后面的冠状沟内，常与心中静脉汇合进入冠状静脉窦的末端，接受来自右心房及右心室后面的血液。心室肌间有小静脉，静脉血经此汇集至较大的静脉，在心脏表面平行于冠状动脉。窦房结的血液 60% 由右冠状动脉供给，40% 由左旋支供给；房室结的血液 90% 由右冠状动脉供给，10% 由左旋支供给；右束支及左前分支由前降支供血，左后分支由左旋支和右冠状动脉双重供血。左冠状动脉前降支是冠状动脉系统中重要的一支动脉分支。心脏冠状动脉通常从主动脉根部分出两支，分别为前降支、回旋支。起源于右侧为右冠状动脉。左前降支从左主干分出后，沿左右心室前室间沟前行，同时会分出间隔支、对角支。间隔支垂直于左右室间隔，向心脏里面前进，供应间隔心肌；对角支往左心室表面前进，供应左心室前壁。

65. BD【解析】肺血管阻力增加的功能性因素：缺氧、高碳酸血症和呼吸性酸中毒使肺血管收缩、痉挛，其中缺氧是肺动脉高压形成的最重要因素。

66. BE【解析】影响心输出量的因素有很多，其中最主要的因素有心率及每搏量。其中心率受到自主神经的调节。而每搏量则由前负荷、后负荷及心肌收缩力决定。

67. BE【解析】微循环的调节机制如下。①神经调节：外周血管末梢均受交感和副交感神经的支配，毛细血管前括约肌、动静脉吻合支和中间微动脉管壁周围平滑肌都有交感和副交感神经纤维分布，且血管壁末梢有 α 和 β 肾上腺素能受体。②体液调节：是通过肾上腺释放儿茶酚胺，再经血液循环作用于外周血管而进行调节。此外，有些血管活性物质，如肾素、血管紧张素、前列腺素和缓激肽等都参与体液调节。③局部调节：分为代谢性和肌源性两种。代谢性调节，是通过某些代谢产物如 CO_2 和 H^+ 等的浓度变化进行微循环的调节。肌源性调节是通过增强血管壁的膨胀力，使血管壁的平滑肌张力增加而进行的。

68. ACDE【解析】心神经丛系分布于心脏附近的自主神经丛，由颈交感神经节的心神经和迷走神经的心支组成。①心深丛：位于主动脉弓和气管杈之间，由颈部和上胸部四个神经节以及迷走神经分支构成。②心浅丛：位于右肺动脉的前方，主动脉弓的下方。主要接收来自右侧颈上神经节的纤维和左侧迷走神经的下心支。

69. BD【解析】延髓中与心血管活动有关的神经元是心血管中枢的基本部位，延髓中存在着调节血压的基本中枢。脑干以上的各级中枢（中脑、下丘脑、大脑）也参与心血管功能的调节。

70. BDE【解析】心肌收缩性指心肌在接受有效刺激后产生张力和缩短的能力，是心肌的固有特性之一。细胞外钙离子浓度在一定范围内增加，可增强心肌收缩力。反之，细胞外钙离子浓度降低，则心脏收缩力减弱。对心室收缩压曲线求一阶导数，所产生的心室收缩压变化速率曲线（dP/dt）可作为心脏收缩能力指标。

71. ABCE【解析】肝脏与腹腔其他器官不同，有双重血液供应。肝动脉是来自心脏的动脉血，主要供给氧气，肝门静脉收集消化道的静脉血主要供给营养。肝的血管分入肝血管和出肝血管两组。入肝血管包括肝固有动脉和门静脉，属双重血管供应。出肝血管是肝静脉系。肝动脉是肝的营养血管，肝血供的 1/4 来自肝动脉，进入肝脏后分为各级分支到小叶间动脉，将直接来自心脏的动脉血输入肝脏，主要供给氧气。门静脉是肝的功能血管，肝血供的 3/4 来自于门静脉，门静脉进入肝脏后分为各级分支到小叶间静脉，把来自消化道含有营养的血液送至肝脏“加工”。肝血管受交感神经支配以调节血量。

72. BCD【解析】决定心肌氧耗的因素有 6 个，包括 3 个主要因素和 3 个次要因素。3 个主要因素：①收缩期室壁张力（收缩期心室容量 × 心腔内压力 ÷ 室壁厚度）。②室壁张力持续时间（心率×收缩期射血时间）。③心肌收缩力。3个次要因素：①基础代谢。②电激动。③心肌纤维的缩短。

73. ABE【解析】决定和影响心肌兴奋的因素：①静息电位水平，静息电位绝对值增大时，距离阈电位的差距加大，引起兴奋所需要的刺激阈值增大，表现为兴奋性降低；反之，静息电位绝对值减小时，距阈电位的差距就缩小，所需的刺激阈值减小，兴奋性增高。②阈电位水平，阈电位水平上移，则其和静息电位之间的差距增大，引起兴奋所需的刺激阈值增大，兴奋性降低；阈电位水平下移则兴奋性增高。③Na^+通道的性状，Na^+通道的活动是电压依从性和时间依从性的，当膜电位处于静息电位水平时，Na^+通道处于备用状态，此时Na^+通道具有双重性，一方面Na^+通道是关闭的，另一方面当膜电位去极化到阈电位时，就可以被激活并迅速开放，使Na^+快速内流。Na^+通道被激活后就立即失活并关闭，Na^+内流停止。只有膜电位恢复到静息电位水平时，Na^+通道才重新恢复到备用状态，即恢复到再兴奋的能力。可见，Na^+通道是否处于备用状态是心肌细胞当时是否具有兴奋性的前提。

74. BD【解析】左心室后负荷是指心肌收缩时所遇到的阻力或负荷，又称压力负荷。主要受外周血管阻力的影响。

75. BE【解析】前负荷又称容量负荷，是指心脏舒张末期心室内的血容量，它与静脉回流量和心室残余血量有关。心室舒张末期容量决定着心肌纤维的初长度。心脏前负荷受循环血量、静脉张力、心室顺应性及心房收缩的影响。

76. ABD【解析】每搏量指心脏每次搏动由一侧心室射入主动脉的血量，正常成人在安静状态下为60~80ml。每搏量是心室舒张末期容积和收缩末期容积之差。心输出量是指每分钟由一侧心室输出的血量，等于每搏量乘以心率。

77. ABCD【解析】NO有抗血小板、舒张血管和抗增生的作用。

78. CD【解析】兴奋性突触后电位是兴奋性突触传递中，突触后膜产生的局部去极化电位。它是动作电位到达时突触前膜释放递质，引起后膜上的化学门控离子通道（钠通道和钾通道，但主要是钠通道）打开，由突触后膜的Na^+内流引起的。突触前神经末梢一个动作电位传来时，兴奋性突触后电位较小，不足以使突触后神经元产生动作电位。重复刺激作用下（突触前神经元重复放电）产生的多个兴奋性突触后电位可发生时间总和，从而使突触后神经元产生兴奋。

79. ABC【解析】心动周期分为心房收缩期、心室收缩期（等容收缩期、快速射血期、缓慢射血期）、心室舒张期（等容舒张期、快速充盈期、缓慢充盈期），其中等容收缩期、快速充盈期、缓慢充盈期时心室处于充盈状态。

80. AD【解析】安静状态下，正常成人冠脉血流量（CBF）为每100g心肌60~80ml/min。中等体重的人，CBF总量200~250ml/min，占心输出量的4%~5%。冠脉血流量的多少主要取决于心肌活动。只有当心脏舒张开始，心肌内压力急剧下降，血管外压力解除，在主动脉压力（舒张压）的驱动下，冠状动脉血流才大大增加。一般来说，左心室在收缩期的冠脉血流量只有舒张期的20%~30%，收缩期心肌收缩，冠脉血流少，因此冠状动脉血流灌注主要在舒张期。体循环的外周阻力增大，舒张压升高，则冠脉血流量增多。当心率加快时，由于心动周期的缩短主要是心舒期缩短，故冠脉血流量减少。

81. BCDE【解析】心脏一次收缩和舒张，构成一个机械活动周期称为心动周期。心动周期的持续时间与心率有关，成年人心率为75次/分，则每个心动周期持续0.8秒。在一个心动周期中，左、右心房首先收缩，持续约0.1秒，继而心房舒张。当心房收缩时，心室处于舒张期，心房进入舒张期不久，心室开始收缩，持续约0.3秒，随后进入舒张期。心室舒张的前0.4秒期间，心房也处于舒张期，称为完全舒张期。心率加快时，心动周期缩短，收缩期和舒张期都相应缩短，而舒张期缩短的程度更大。

82. ABE【解析】静脉心脏反射（Bainbride反射）：在右心房和腔静脉血管壁内膜下，存在着感知静脉回心血量的容量感受器，一旦静脉回心血量明显减少时，就会通过心迷走神经，引起心率减慢，目的是更好地得到右心房的充盈。反之，当静脉回心血量增加时，就会通过心迷走神经，引起心率加快。

83. ABCD【解析】动脉血压调节分为短期调节和长期调节。短期调节包括神经调节和体液调节两个部分。短期调节是指对短时间内发生的血压变化起即刻调节作用，主要是各种心血管反射的神经调节。压力感受器反射和化学感受器反射都属于心血管反射。压力感受器反射是典型的负反馈调节，具有双向调节能力，在心输出量、外周血管阻力、血量等发生突然改变时，对动脉血压进行短期快速调节，但对缓慢发生的血压变化不敏感，因此是短期调节的主要方式。化学感受器反射在平时对心血管活动的调节中不起明显作用，只有在缺血、缺氧和酸中毒等情况下才发生作用。血压的长期调节是指血压在较长时间内（数小时、数天、数月或更长时间）发生变化时血压的调节，主要通过肾脏调节细胞外液量来实现，因而构成肾-体液控制系统。当体内细胞外液增多时，循环血量增加，使动脉血压升高。而循环血量增多和动脉血压升高，又能直接导致肾排水和排钠增加，将过多的体液排出体外，从而使血压恢复到正常水平。当体内细胞外液量或循环血量减少，血压下降时，则发生相反的调节。肾脏在动脉血压的长期调节中起重要的作用。肾脏可以通过对体内细胞外液量的调节而对动脉血压起调节作用。有人将这种机制称为肾-体液控制机制。肾-体液控制机制也受体内一些因素的影响，其中较重要的是血管升压素和肾素-血管紧张素-醛固酮系统。

84. ABCD【解析】心肌氧耗取决于心率、室壁张力和心肌收缩力。

85. ABCD【解析】在妊娠末期，增大的子宫压迫下腔静脉，使回心血量明显减少，而发生仰卧位低血压综合征。临床表现为低血压、面色苍白、恶心、呕吐等，由仰卧位改为侧卧位时，静脉回流得以改善，心输出量增加，症状即消除。在妊娠第20周时也可能出现仰卧位低血压综合征。另外，增大的子宫也可压迫腹主动脉，使下肢及子宫动脉压降低，进一步减少子宫血流量，对胎儿产生不利影响。

86. AE【解析】人体内的血液量是体重的7%~8%。

87. BE【解析】从大动脉到全身动脉，脉压差逐渐增大。因为小血管顺应性下降，血管阻力增加，导致小动脉、微小动脉的脉搏振幅逐渐下降，在毛细血管最小。

88. CDE【解析】血液凝固，形成胶冻，凝血块收缩，其周围所析出的淡黄色透明液体即为血清，选项 A 错误。血浆是由抗凝的血液中分离出来的液体，其中含有纤维蛋白原，若向血浆中加入 Ca^{2+}，血浆会发生再凝固，因此血浆中不含游离的 Ca^{2+}，选项 B 错误，选项 C、D 正确。血清是由凝固的血中分离出来的液体，其中已无纤维蛋白原，但含有游离的 Ca^{2+}，若向其中再加入 Ca^{2+}，血清也不会再凝固。血浆中 90% 以上都是水，其他是血浆蛋白，不含血细胞，选项 E 正确。

89. ABE【解析】血量即体内血液的总量，包括在心血管系统中迅速流动的循环血量（占绝大部分）以及滞留在肝、肺、腹腔静脉、皮下静脉丛等处的储存血量，选项 A、B 错误。血液的总量占体重的 7%~8%，若一个正常成人体重 60kg，其血液量为 4200~4800ml，一个成年人失血量少于400ml 时，即 1 次失血量不超过血液总量的 10%，可以没有明显的症状，不用输血，选项 C、D 正确。当失血量在 800~1000ml 时，会出现面色、口唇苍白，皮肤出冷汗，手脚冰冷、无力，呼吸急促，脉搏快而微弱等症状，可以输血。当失血量超过1200ml 时，生命就会发生危险。当失血量达到 1500ml 以上时，可引起大脑供血不足，伤者会出现视物模糊、口渴、头晕、神志不清或焦躁不安，甚至昏迷等症状，必须立即输血，选项 E 错误。

90. ABDE【解析】影响血浆黏度的因素有纤维蛋白原、球蛋白、白蛋白、脂类和血糖等。

91. BDE【解析】心室肌初长度增加，可使心室肌收缩力增大，使每搏量增加，进而增加心输出量。而心室舒张末期容积增大，意味着心室肌的初长度增加，亦会使心输出量增多，心率加快亦能增多心输出量，但有一定限度，即在一定范围内心率加快（每搏量不变）时会使心输出量增多，若心率过快，会使每次心室舒张期缩短，影响舒张末期的容积，进而使初长度减小，心输出量反而会减少。动脉血压升高不但不会使心输出量增多，反因其增加了心室肌的后负荷，使射血速度减慢、射血量减少。

92. ABCE【解析】游离胆红素又称间接胆红素，不能经肾排出。只有经血液循环进入肝细胞，由胞浆中 Y 和 Z 两种载体蛋白将其转运至滑面内质网内，在葡糖醛酸转移酶的作用下，与葡糖醛酸结合、酯化形成结合胆红素，才具有水溶性，可以经肾排出。

93. ACD【解析】现实的具体的刺激，如声、光、电、味等刺激，称为第一信号；另一类是现实的抽象刺激，即语言文字，称为第二信号。对第一信号发生反应的皮质机能系统，为第一信号系统，是动物和人共有的。第二信号系统的活动，是与人类的语言机能密切联系的神经活动，在婴儿个体发育过程中逐渐形成，是在第一信号系统或非条件反射的基础上建立起来的。

94. ADE【解析】在细胞内传递信息的小分子物质称为第二信使。第二信使包括：

cAMP、cGMP、脂质（DAG、AA、PA、LPA、PIP、PIP_2、IP_3 等）、钙离子、气体分子第二信使（NO、CO、H_2S）。

95. ABC【解析】大脑皮质可以随意控制呼吸，发动说、唱等动作，在一定限度内可以随意屏气或加强、加快呼吸。大脑皮质对呼吸的调节系统是随意呼吸调节系统，下位脑干的呼吸调节系统是自主节律呼吸调节系统。这两个系统的下行通路是分开的。

96. ACE【解析】吸气时，有以下生理变化：①吸气时，胸腔的上下径、前后径和左右径都增大，引起胸腔和肺的容积增大，肺内压低于大气压，因此外界空气可进入肺内。②由于胸膜腔内压 = 负肺回缩压，吸气时，肺被扩张，肺的回缩力增高，因此胸膜腔内压绝对值更大。③由于肺容积增大，一定量的肺泡表面活性物质的密度（即肺泡单位面积表面活性物质含量）就会相应减小。

97. ABCD【解析】清醒时侧卧位，上侧肺饱胀，顺应性小，通气主要在下侧肺。麻醉状态时侧卧位，上侧肺通气量有所增加，下侧肺通气量大于上侧肺。清醒时侧卧位，上侧肺血流少，血流主要要下侧肺。麻醉状态时侧卧位，由于下侧肺血管阻力（PVR）增加，下侧肺血流更大于上侧肺。全麻侧卧位时，肺功能余气量减少，是卧侧位膈肌上抬同时通气量进一步减少所致。

98. ABCE【解析】妊娠后，下腔静脉受压促使脊椎静脉丛血流增加，硬膜外隙和蛛网膜下隙因静脉丛扩张而容积缩小，因此孕妇行椎管内麻醉时，注入少量局麻药即可获得较广泛的阻滞范围，同时穿刺出血、置入硬膜外导管时血性回流或血肿形成的发生率也相应增加。由于呼吸道毛细血管扩张、黏膜充血、红肿，常导致产妇鼻咽通气不良，呼吸道易受感染，全麻行气管插管时易损伤气道黏膜。随着子宫增大，腹压增加，膈肌的活动幅度减少，腹式呼吸受限，故在麻醉手术期间应避免抑制胸式呼吸。胃肠道受增大子宫的推挤，胃内压升高，并向头侧移位，胃肠道张力降低蠕动减弱，胃排空时间及肠运输时间延长，出现上腹部饱胀感及便秘、痔疮加重等症状，分娩时误吸的危险性增高。

99. ABDE【解析】环状软骨位于会厌部，是人体内唯一一块完整的环行软骨，对咽喉部形态保持有重要意义。它由环状软骨板和环状软骨弓两部分构成。环状软骨板位于后方，构成喉后壁的大部分。环状软骨弓构成喉的下部的前壁及外侧壁。环状软骨弓平对第 6 颈椎，是颈部的重要标志之一。环状软骨弓与环状软骨板交界处，两侧各有一与甲状软骨下角相关联的关节面，构成环甲关节。环状软骨下缘借韧带与气管软骨环相连。

100. ABDE【解析】随着年龄增加，由于肋骨与其关节的老化，老年人的胸壁僵硬。老年人呼吸肌萎缩，呼吸肌力变弱、呼吸肌的收缩强度和收缩速率逐渐下降。呼气末膈肌变平，膈肌收缩时所能产生的张力较小，呼吸的机械效能降低。大、小气道随老化而变得较为松软，在用力呼气时气道容易受压。呼吸性细支气管和肺泡管进行性扩大，其变化类似于肺气肿，肺泡表面积下降。肺弹性回缩力下降。老年人肺和胸壁顺应性下降，大气道阻力增加和闭合气量增加，余气量增加，肺活量减少，是造成老年人呼吸功能降低的主要原因。老年人肺泡及开放的毛细血管数目减少，弥散功能降低，肺泡氧合及二氧化碳排出能力均下降。因此，围术期呼吸管理尤为重要，麻醉手术中易发生低氧血症、高碳酸血症和酸中毒。

101. ABDE【解析】肺表面活性物质主要成分为二棕榈酰磷脂酰胆碱（占 60%）和表面活性物质结合蛋白（占 10%）。它由肺泡Ⅱ型细胞合成并释放。它的分子表面一端为非极性疏水的脂肪酸，另一端是极性的亲水端。它以单分子层形式覆盖于肺泡液体表面，其密度随肺泡的胀缩而改变。肺表面活性物质的主要作用是降低肺泡的表面张力，使肺泡回缩力减小。由于表面活性物质的密度随肺泡的半径变小而增大，随半径的增大而变小，所以，小肺泡上表面活性物质密度大，降低表面张力的作用强，表面张力小，不致塌陷。大肺泡则表面张力大，不致过度膨胀。这样就保持了大小肺泡的稳定性（内压一致），也有利于吸入气在肺内得到均匀地分布。当肺表面活性物质减少时，则小肺泡内压将大于大肺泡内压，肺泡表面张力增大，肺顺应性变小，肺弹性阻力增大，肺不易扩张。

102. ABCD【解析】肺牵张反射包括肺扩张时抑制吸气的肺扩张反射和肺缩小时引起吸气的肺缩小反射。平静呼吸时，这两种反射都不参与呼吸调节，仅在病理情况下发挥作用。传入纤维为迷走神经有髓鞘的 A 类纤维，中枢为延髓呼吸中枢，作用为调节呼吸频率，并与脑桥呼吸调整中枢配合以维持呼吸节律性。肺牵张反射的感受器主要分布于支气管和细支气管平滑肌。吸气时，肺扩张，当肺内气量达一定容积时，肺牵张感受器兴奋，发放冲动沿迷走神经传入至延髓，抑制吸气中枢活动，停止吸气而呼气。呼气时，肺缩小，感受器刺激减弱，使传入冲动减少，吸气中枢再次兴奋，使呼气停止，再次产生吸气，开始一个新的呼吸周期。

103. BD【解析】副交感神经兴奋通常可使消化液分泌增加，消化道活动加强。气管由 16~20 个 U 形软骨环组成，开口部向背面，由富于弹性的纤维结缔组织连接。气管虽有 U 形软骨支撑，但仍容易受外来压力影响，通常受压 50~70cmH_2O 即可引起气管萎缩。气管于第 5、6 胸椎之间，相当于胸骨角水平分叉为左、右支气管。成人右支气管较左支气管短、粗而陡直，平均长 2.5~3.0cm，与气管纵轴夹角为 20°~30°。左支气管细，长 4~5cm，与气管纵轴夹角为 40°~50°。吸入麻醉药如氟烷能通过抑制纤毛运动频率，改变黏液的质和量，降低黏液纤毛清除率。

104. AB【解析】使肺顺应性减少的因素：①肺表面活性物质减少，先天性或继发肺水肿。②功能余气量（FRC）降低，腹水、胸膜渗出、心脏扩大、肺纤维化、支气管痉挛、脊柱侧弯。③两者同时减少，肺动脉阻塞、肺不张和肺炎。

105. ABE【解析】肺组织结构破坏主要造成肺毛细血管通透性增加，从而发生肺水肿。

106. BCD【解析】脊髓丘脑侧束功能是传导痛觉和温度觉的冲动。脊髓丘脑前束功能是传导粗略触觉冲动。

107. BCD【解析】脊髓是痛觉信号处理的初级中枢。伤害性刺激的信号由细纤维传入脊髓后角，在那里加工后，一部分作用于前角运动细胞，引起局部的防御性反射如屈肌反射等，而另一部分则再继续向上传递。大脑皮质是多种感觉信号进入意识领域形成感觉的重要部位。在临床上观察到，大脑皮质受损伤时有暂时的感觉丧失以后痛觉很快恢复，但对疼痛精确分辨的能力则恢复得很慢，也很差。直接刺激大脑皮质并不唤起痛觉，而刺激丘外系的纤维和核团才可产生疼痛。因此，大脑皮质的机能在于对痛觉的分辨而不是痛觉的感受。丘脑是各种感觉信息（除嗅觉外）进入大脑皮质形成主观感觉以前的最重要的整合中枢。丘脑接受来自脊髓、脑干的纤维投射，经过丘脑的中继核投射到大脑皮质。主要包括腹侧核群、髓板内核群以及丘脑后区。

108. BCDE【解析】左心室后负荷是指心肌收缩之后所遇到的阻力或负荷，又称压力负荷。对左心室来说，在无主动脉瓣狭窄或主动脉瓣缩窄时，其后负荷主要取决于：①主动脉的顺应性（即主动脉内容量随压力升高，管壁扩张的能力，如血管壁增厚，则顺应性降低）。②外周血管阻力（取决于小动脉血管床的横断面积及血管紧张度，后者受血管和体液因素的影响）。③血液黏度（血液黏度增高，外周血管阻力增大）。④循环血容量。其中以外周血管阻力最为重要，临床上常以此作为左心室后负荷的指标，即体循环高压。

109. ABCD【解析】肺顺应性是指单位压力改变时引起的肺容积的改变，包括静态肺顺应性和动态肺顺应性。静态肺顺应性是指在呼吸周期中，气流暂时阻断时测得的肺顺应性，即肺组织的弹力。动态肺顺应性是指在呼吸周期中，气流未阻断时测得的肺顺应性，此时还受到气道阻力的影响。肺顺应性主要用于评价肺组织的弹性、检测小气道疾患、指导机械通气模式的调整和 PEEP 的应用。静态肺顺应性可检查肺呼吸道的弹性变化，主要在患者呼吸暂停的时候进行测定，在临床上往往会反映一些组织弹性下降的疾病，如肺组织纤维化。一般是因为大量增生的结缔组织使肺的硬度增加，导致弹性下降。

六、案例分析题

1. BCEF【解析】新生儿由于卵圆孔和动脉导管未闭合，心室做功明显增加，特别以左心室更为明显，处于超负荷状态。新生儿的心肌结构特别是与收缩性有关的心肌群发育差，心室顺应性较低，心肌收缩性也差，每搏量较小。

2. ABCDE【解析】小儿液体总量、细胞外液量和血容量与体重之比大于成人，按体重给药需要较大剂量以达到血药浓度。2 岁以下小儿半衰期较成人延长，2~10 岁药物半衰期较成人明显缩短，10 岁以后逐渐接近成人。小儿肾小球滤过率低，影响药物排泄。

3. BCDE【解析】脑重量在 6 个月内增加 1 倍，到 1 岁时增加 2 倍，皮质神经细胞此时已经完全发育。神经髓鞘在 3 岁时发育完全。脊髓末端出生时在 L_3，1 岁时升至 L_1，小儿做腰穿要特别注意不要伤及脊髓。副交感神经系统在出生时发育已经完全，交感神经系统在出生后 4~6 周发育完全，因此副交感神经兴奋性高，受到刺激时表现为心动过缓、喉痉挛。成人在低氧或二氧化碳蓄积时呼吸中枢兴奋，而小儿则相反，使呼吸中枢抑制。

4. ACD【解析】小儿对去极化肌松药欠敏感。氯琥珀胆碱婴儿诱导所用的剂量比成人大，但由于婴儿肝肾功能代谢能力较弱，药效的持续时间比成人长。小儿对其他非去极化肌松药更敏感，药物作用时间也更长，3 周龄以后渐与成人相似。

5. AEF【解析】选项 A，小儿使用氟化类吸入麻醉药时，会发生恶性高热，这是一种严重的药物不良反应，可能导致死亡。选项 E，小儿对所有的氟化类吸入麻醉药都比成人更耐受，年龄越小越不敏感，即 MAC 高于成人，在相同 MAC 下需吸入比成人更多的麻醉药。选项 F，相比于氟烷和异氟烷，七氟烷更适用于小儿吸入诱导，因为七氟烷对呼吸系统的刺激较小，而且诱导速度快。

6. BCFH【解析】新生儿和早产儿对吗啡抑制呼吸作用敏感，应减少使用剂量，6 个月后，对吗啡的反应接近成人。哌替啶对小儿呼吸的抑制较吗啡弱，也像吗啡一样是长效药物，不能长期反复使用，因其代谢产物甲基哌替啶可致惊厥。芬太尼是小儿麻醉常用药，优点是起效快、作用时间较短，但使心率减慢，这对依靠心率维持心输出量的小儿不利，可以用抗迷走神经药物阿托品克服。阿芬太尼作用时间短于芬太尼，但因人而有较大变异。舒芬太尼作用时间长，要小心使用，常伴有明显的心动过缓。小儿瑞芬太尼的代谢如成人。

镇痛药

第二章　麻醉药理学

一 A1 型题

1. 关于药物吸收的概念，下述叙述正确的是
   A. 首过效应明显的药物并不增加肝脏的负担
   B. 同一种药物制剂只要含量相同，药理效应就一定相同
   C. 药物的吸收和扩散不受药物解离度的影响
   D. 经非胃肠道给药途径给药时，药物的首过作用最大
   E. 不同剂型的药物吸收后进入体循环的药量与给药量的比值为生物利用度
2. 下列选项中，影响药物生物利用度的因素是
   A. 增加肝脏中药物的代谢　　B. 自肠道吸收的范围
   C. 药物的物理特性　　D. 药物在肠道中的代谢
   E. 以上全部
3. 药物的肝肠循环可能产生的作用是
   A. 诱导肝药酶　　B. 缩短半衰期
   C. 延长半衰期　　D. 不影响药物作用
   E. 减少肝药酶的负担
4. 药物的首过效应是指
   A. 药物通过粪便排泄
   B. 药物在肌肉受酶的作用发生变化
   C. 药物通过尿道部分排泄
   D. 药物通过肠黏膜和肝脏时产生生物转化、减少循环有效药量
   E. 药物通过胃肠道受消化液的影响
5. 关于蛋白质作用学说的叙述，错误的是
   A. 直接作用于蛋白质结构　　B. 作用部位在蛋白质表面的疏水区
   C. 作用部位在蛋白质内部的疏水区　　D. 作用部位是蛋白质的氨基酸残基
   E. 作用于周围脂质影响蛋白质功能
6. 半数致死量（LD_{50}）与半数有效量（ED_{50}）比值是
   A. 恢复指数　　B. 可靠安全系数

C. 效能
D. 效价
E. 治疗指数

7. 体内药量与血药浓度之间相互关系的比例常数是
A. 生物利用度
B. 表观分布容积
C. 绝对生物利用度
D. 相对生物利用度
E. 浓度-时间曲线下面积

8. 经血管外与静脉给药时的血药浓度比值称为
A. 绝对生物利用度
B. 药剂当量
C. 表观分布容积
D. 生物利用度
E. 相对生物利用度

9. 关于药物与血浆蛋白结合的相关叙述，正确的是
A. 结合率高的药物排泄快
B. 结合后药物暂时失去活性
C. 结合后药效增强
D. 结合后不利于药物吸收
E. 结合是不可逆的

10. 药物作用开始的快慢取决于
A. 药物的吸收过程
B. 药物的排泄方式
C. 药物的转运方式
D. 药物的生物半衰期
E. 药物的血浆半衰期

11. 下列选项中，与年龄相关的量效关系是
A. 老年人麻醉后恢复快
B. 最低肺泡有效浓度（MAC）随年龄增大而增大
C. 老年人麻醉药需要量小
D. 小儿麻醉诱导慢
E. 老年人产生脑电波（EEG）爆发抑制需要的吸入麻醉药浓度更大

12. 从临床角度看，麻醉药最重要的物理特性是其
A. 分子量
B. 溶解度
C. 比重
D. 分配系数
E. 沸点

13. 麻醉药在两相中达到平衡时的麻醉药浓度比为
A. 可靠安全系数
B. 分配系数
C. ED_{50}
D. T_1
E. LD_{50}

14. 下列选项中，最不可能引起癫痫样发作的麻醉药是
A. 硫喷妥钠
B. 依托咪酯

C. 恩氟烷
D. 羟丁酸钠
E. 美索比妥

15. 影响吸入麻醉药物排出快慢最主要的因素是
A. 吸入浓度
B. 血/气分配系数
C. 心输出量
D. 肺泡通气量
E. MAC

16. 关于麻醉前用药的药理作用，下列叙述正确的是
A. 催眠剂量巴比妥类药可产生遗忘和镇静作用
B. 哌替啶有时可出现呼吸遗忘现象
C. 地西泮可产生解除恐惧、引导睡眠和遗忘作用
D. 东莨菪碱不产生镇静和遗忘作用
E. 吗啡不能直接抑制呼吸中枢

17. 药物对机体的作用不包括
A. 改变机体的生化过程
B. 改变机体的生理功能
C. 产生新的机能活动
D. 产生防治作用
E. 产生不良反应

18. 下列选项中，不是麻醉前用药目的的是
A. 减少恐惧，解除焦虑，使患者情绪安定、充分合作
B. 较少麻醉药的副作用
C. 调整自主神经功能，消除或减弱不利的神经反射活动
D. 预防室上性心动过速
E. 缓解术前疼痛

19. 在麻醉前用药中，能够引起顺行性遗忘的药物是
A. 异丙嗪
B. 咪达唑仑
C. 戊巴比妥
D. 格隆溴铵
E. 美沙酮

20. 下列麻醉前用药，提高痛阈最显著且有明显镇静作用的是
A. 咪达唑仑
B. 吗啡
C. 苯巴比妥
D. 格隆溴铵
E. 东莨菪碱

21. 在麻醉前用药中，口服比肌内注射生物利用度高的药物是
A. 格隆溴铵
B. 哌替啶
C. 西咪替丁
D. 地西泮
E. 苯巴比妥钠

22. 在麻醉前用药中，对心率影响最小的抗胆碱药是
A. 山莨菪碱
B. 格隆溴铵（胃长宁）
C. 东莨菪碱
D. 戊乙奎醚（长托宁）
E. 阿托品
23. 全麻药对电压门控钙通道的影响主要是
A. 抑制钙内流
B. 促进钙内流
C. 促进钙失活
D. 抑制钙外流
E. 抑制钙分泌
24. 关于全麻药作用的疏水部位，下列选项中最全面的是
A. 脂质内部的疏水基质
B. 蛋白质表面叠曲形成的疏水腔孔
C. 基质与蛋白质之间的疏水界面
D. 暴露于水相中蛋白质的疏水区
E. 上述全部
25. 关于药物清除率的概念，下列叙述正确的是
A. 其单位为 mg/min
B. 表明某一药物在机体的清除是一恒值，不受疾病影响
C. 单位时间内机体能将多少体积血浆中的药物全部清除
D. 消除率增加，消除半衰期延长
E. 清除率高的药物明显受肝药酶活性影响
26. 全麻药产生麻醉作用，其主要作用部位是
A. 脊髓背角
B. 中脑结构
C. 大脑皮质
D. 脑干网状结构
E. 上述全部
27. 全麻药对 γ-氨基丁酸（GABA）生物过程产生明显影响，但不包括
A. GABA 的突触内的积聚
B. GABA 的降解过程
C. 导致中枢抑制过程增强
D. GABA 的吸收过程
E. GABA 的释放
28. 关于全麻药作用的叙述，正确的是
A. 抑制外周感受器产生传入冲动
B. 抑制神经纤维的兴奋传导
C. 与中枢 GABA 受体无关
D. 抑制突触间的传递
E. 在接近中枢神经元部位抑制轴突的传导
29. 关于全麻药作用与阿片受体的关系，下列叙述正确的是
A. 麻醉性镇痛药可明显增加吸入麻醉药的用量
B. 静脉注射纳洛酮可完全逆转全麻药的作用
C. 吸入麻醉药可使中枢神经系统（CNS）释放内源性阿片

D. 阿片拮抗药可使中枢神经系统（CNS）兴奋性降低

E. 通过阿片受体是吸入麻醉药作用的机制之一

30. 关于影响肌松药的作用因素，下列叙述正确的是

A. 吸入全麻药可减弱肌松药的作用

B. 呼吸性酸中毒增强肌松药作用

C. 低温使肌松药作用缩短

D. 去极化与非去极化肌松药混合使用，可明显增强肌松作用

E. 两种非去极化肌松药复合应用，无协同作用或相加作用

31. 受体激动药的特点是

A. 与受体有弱亲和力，强内在活性

B. 与受体无亲和力，有内在活性

C. 与受体有亲和力，无内在活性

D. 与受体有亲和力，有弱内在活性

E. 与受体有亲和力，有内在活性

32. 关于弱酸性药物在碱性尿液中的相关叙述，正确的是

A. 解离少，再吸收多，排泄慢

B. 解离多，再吸收少，排泄快

C. 解离多，再吸收多，排泄快

D. 解离少，再吸收少，排泄快

E. 解离多，再吸收多，排泄慢

33. 下述选项中，与理想的静脉全麻药相符合的是

A. 全麻药为气体

B. 可在体内滞留较长时间不会代谢

C. 绝大部分从体内以原形排出

D. 在体内不断再分布

E. 对呼吸循环无明显影响

34. 某药的半衰期为8小时，一次给药后药物在体内基本消除的时间是

A. 1天

B. 2天

C. 4天

D. 5天

E. 6天

35. 关于吗啡的药理作用，下列叙述错误的是

A. 无论在何种状态下，吗啡均可以使颅内压降低

B. 吗啡可以使延髓迷走神经核兴奋，窦房结受抑制，心率减慢

C. 吗啡可以增加胆道平滑肌张力，使肝胰壶腹括约肌收缩，导致胆道内压力增加

D. 对血管平滑肌的直接作用和释放组胺的间接作用，可引起外周血管扩张而致血压下降

E. 吗啡可以增加输尿管平滑肌张力，并使膀胱括约肌处于收缩状态，从而引起尿潴留

36. 关于口服给药，下列叙述错误的是

A. 口服给药是常用的给药途径

B. 多数药物口服方便有效，吸收快

C. 口服给药不适于对胃刺激大的药物
D. 口服给药不适于首过效应消除多的药物
E. 口服给药不适于昏迷患者

37. 机体对药物的敏感性下降，需增大药物剂量才能达到原有效应称为
A. 特异性
B. 依赖性
C. 耐受性
D. 高敏性
E. 继发反应

38. 关于体液 pH 对药物转运的影响，下列叙述正确的是
A. 弱酸性药物在酸性条件下解离减少
B. 弱酸性药物在酸性条件下解离增多
C. 弱碱性药物在酸性条件下解离增多
D. 弱碱性药物在酸性条件下解离减少
E. 弱碱性药物在碱性条件下解离增多

39. 可以单独使用，但无镇痛作用的麻醉药是
A. 乙醚
B. γ-羟基丁酸钠
C. 芬太尼
D. 氨基甲酸乙酯
E. 氯胺酮

40. 下列选项中，对心律失常影响最小的静脉麻醉药是
A. 丙泊酚
B. 羟丁酸钠
C. 氯胺酮
D. 依托咪酯
E. 硫喷妥钠

41. 下列选项中，应避免使用氯胺酮的患者是
A. 二尖瓣狭窄
B. 心肌梗死
C. 冠心病
D. 肺动脉高压
E. 以上都是

42. 氯胺酮用于小儿眼科手术麻醉时，下列叙述错误的是
A. 适于短小的手术
B. 首剂量要小
C. 可与咪达唑仑合用
D. 注意苏醒期的并发症
E. 术中清理呼吸道分泌物时要防止喉痉挛

43. 巴比妥类药物不可能产生的副作用是
A. 引起药疹、药热等过敏反应
B. 诱导肝药酶，产生耐受性
C. 便秘和锥体外系症状
D. 头昏、困倦、注意力不集中等后遗症状
E. 精细运动不协调

44. 毒性最小的吸入麻醉药是
A. 异氟醚
B. 安氟醚
C. 氧化亚氮
D. 甲氧氟烷

E. 氟烷

45. 下列选项中，宜用氯胺酮、羟丁酸钠复合麻醉的是

A. 中枢神经系统病变需颅内手术患者

B. 较严重的高血压患者

C. 烧伤手术伴哮喘患者

D. 整形外科手术伴心血管疾病未经很好控制者

E. 颌面外科手术伴癫痫患者

46. 不可能产生锥体外系症状的复合麻醉患者是

A. 羟丁酸钠 + 氟哌利多 + 芬太尼

B. 氯丙嗪 + 哌替啶

C. 氟哌利多 + 芬太尼

D. 地西泮 + 氯胺酮

E. 硫喷妥钠 + 哌替啶

47. 硫喷妥钠全麻进入Ⅲ期2级的标志是

A. 血压微降

B. 神志模糊

C. 呼吸正常或渐弱

D. 脉搏无明显变化

E. 眼球固定

48. 关于水合氯醛，下列叙述正确的是

A. 长期应用不产生耐受性及依赖性

B. 可以缩短快速眼动睡眠时相

C. 口服不易吸收

D. 催眠作用发生较慢

E. 对胃有刺激性

49. 下列选项中，小剂量产生镇静作用，中剂量产生催眠作用，大剂量则产生全身麻醉作用的药物是

A. 硫喷妥钠

B. 苯二氮䓬类

C. 地西泮

D. 氟哌利多

E. 巴比妥类

50. 关于静脉全身麻醉的叙述，错误的是

A. 氯胺酮具有“分离麻醉”现象

B. 氯胺酮和依托咪酯用药后都可能会出现肌阵挛现象

C. 咪达唑仑具有顺行性遗忘作用

D. 氯胺酮通过增强抑制性 γ-氨基丁酸（GABA）突触的活性而发挥麻醉作用

E. 硫喷妥钠具有控制痉挛和惊厥作用

51. 产生神经安定镇痛术的麻醉药物是

A. 芬太尼与氯胺酮

B. 氟哌利多与氯胺酮

C. 氟哌利多与芬太尼

D. 地西泮与吗啡

E. 地西泮与硫喷妥钠

52. 苯二氮䓬（BZ）受体位于神经元突触膜上，与 GABA 受体相邻耦合于共同的
A. 镁通道
B. 氯通道
C. 钠通道
D. 钙通道
E. 钾通道

53. 下列静脉麻醉药中，可以引起呼吸频率减慢，潮气量增加的药物是
A. 丙泊酚
B. 硫喷妥钠
C. 地西泮
D. 羟丁酸钠
E. 氯胺酮

54. 要求用 5% 葡萄糖稀释的药物是
A. 羟丁酸钠
B. 丙泊酚
C. 依托咪酯
D. 硫喷妥钠
E. 氯胺酮

55. 氟马西尼拮抗下列哪种药物引起的中枢抑制效果最好
A. 地西泮
B. 硫喷妥钠
C. 氟哌利多
D. 芬太尼
E. 吗啡

56. 关于氯胺酮麻醉后的精神和运动副作用，错误的是
A. 主观有飘然感或肢体离断感，但不会导致胡言乱语
B. 苏醒后精神症状常立即消失，但有的数日或数周后再发
C. 其精神症状成人多于儿童，女性多于男性，短时间手术多于长时间手术
D. 其原因是氯胺酮可使脑特定部位兴奋
E. 合用氟哌利多、苯二氮䓬类或吩噻嗪类药时症状也不减轻

57. 下列选项中，与氯胺酮对心血管系统的作用有关的因素是
A. 降低 α 肾上腺素能活动性
B. 兴奋交感神经中枢
C. 直接增强心肌收缩力
D. 提高颈动脉窦压力感受器
E. 抑制血管运动中枢

58. 硫喷妥钠的绝对禁忌证是
A. 高血压
B. 脑外伤昏迷
C. 饱胃
D. 卟啉病
E. 高颅压

59. 下列选项中，最适宜进行靶控输注的静脉复合麻醉药物是
A. 咪达唑仑和瑞芬太尼
B. 咪达唑仑和芬太尼
C. 氯胺酮和芬太尼
D. 异丙酚和瑞芬太尼
E. 异丙酚和阿芬太尼

60. 下列选项中，具有抗组胺作用的药物是

A. 阿托品

B. 氯化琥珀胆碱

C. 哌替啶

D. 吗啡

E. 异丙嗪

61. 关于芬太尼的叙述，下列错误的是

A. 在大剂量用药时可出现麻醉作用的封顶效应

B. 有呼吸遗忘现象

C. 可用纳洛酮拮抗

D. 在麻醉性镇痛药中输注敏感半衰期变化最小

E. 用药后可出现肌僵现象

62. 对肝脏影响最小的吸入麻醉药是

A. 恩氟烷

B. 氟烷

C. 甲氧氟烷

D. 乙醚

E. 异氟烷

63. 咪达唑仑的消除半衰期是

A. 7~8 小时

B. 5~6 小时

C. 4~5 小时

D. 3~4 小时

E. 2~3 小时

64. 巴比妥类药物最可能的作用点为

A. 氯通道

B. 苯二氮䓬受体

C. 巴比妥受体

D. 阿片受体

E. γ-氨基丁酸受体

65. 苯二氮䓬类与巴比妥类相比，前者没有的作用是

A. 镇静、催眠

B. 麻醉

C. 中枢性肌肉松弛

D. 抗惊厥

E. 抗焦虑

66. 下列叙述错误的是

A. MAC 是一个质反应指标

B. MAC 相当于效价强度

C. 不同吸入麻醉药的 MAC 具有一定的相加性质

D. 不同吸入麻醉药的 MAC 不同

E. 不同吸入麻醉药相同的 MAC 可产生相同的心血管效应

67. 依托咪酯禁用于

A. 肾功能不全患者

B. 肝功能不全患者

C. 老人、儿童
D. 心功能不全患者
E. ICU 患者长期镇静

68. 支气管哮喘患者不宜选用的麻醉药物是
A. 依托咪酯
B. 氯胺酮
C. 地西泮
D. 丙泊酚
E. 硫喷妥钠

69. 目前在临床麻醉药中，最为常用的镇静催眠药是
A. 巴比妥类药
B. 苯二氮䓬类药
C. 甾类药
D. 丁酰苯类药
E. 吩噻嗪类药

70. 下列选项中，作用时间最短，清醒后定向力、自我感觉与判断力均恢复正常的静脉麻醉药是
A. 丙泊酚
B. 戊巴比妥钠
C. 硫喷妥钠
D. 氯胺酮
E. 丙泮尼地

71. 窦性心动过速患者宜选用的全麻辅助药是
A. 氯胺酮
B. 硫喷妥钠
C. 羟丁酸钠（γ-OH）
D. 丙泊酚
E. 依托咪酯

72. 氯胺酮麻醉后引起精神神经影响的原因，与下列叙述有关的是
A. 增加颅内压
B. 兴奋大脑中枢
C. 抑制视觉区 γ-氨基丁酸受体
D. 作用于外侧膝状体、视辐射和皮质
E. 兴奋脑边缘系统

73. 关于硫喷妥钠麻醉，下列叙述错误的是
A. 交感神经受抑制较明显，副交感神经的作用占优势
B. 对呼吸中枢抑制明显
C. 禁用于可疑卟啉病患者
D. 药物呈离子状态后可通过细胞膜发挥作用
E. 在酸中毒时易出现毒性反应

74. 麻醉时，兴奋延髓和边缘系统，抑制丘脑功能的药物是
A. 咪达唑仑
B. 丙泊酚
C. 氯胺酮
D. 硫喷妥钠
E. 依托咪酯

75. 关于硫喷妥钠药理作用，下列叙述正确的是
A. 对心血管的影响主要是动脉收缩与末梢循环淤血
B. 对呼吸深度无明显影响，但可使呼吸频率加快
C. 对肝功能有损害
D. 神经肌肉接头阻滞作用
E. 抗惊厥作用

76. 关于咪达唑仑的叙述，下列错误的是
A. 可与盐酸吗啡等酸性药物相混，但不能与硫喷妥钠等碱性药物相混
B. 静脉注射时局部刺激作用轻微，肌内注射后容易吸收
C. 具有抗焦虑、催眠、抗惊厥作用
D. 小儿可用0.02mg/kg滴鼻，作为术前用药
E. 为亲脂性药物，不溶于水

77. 下列选项中，不属于丙泊酚和硫喷妥钠相似点的是
A. 对心血管系统均有一定程度的抑制作用
B. 可用于麻醉诱导和麻醉维持
C. 长时间静脉使用未发现有明显的蓄积现象
D. 无镇痛作用
E. 起效迅速

78. 关于术前应用咪达唑仑，下列叙述错误的是
A. 具有镇静、解除焦虑作用
B. 起效快，作用时间短
C. 对局部组织和静脉无刺激性
D. 脂溶性低，不能口服
E. 代谢产物无镇静催眠活性

79. 下列选项中，可以消除地西泮引起的躁动的药物是
A. 毒扁豆碱
B. 氟哌利多
C. 氟哌啶醇
D. 氟马西尼
E. 氯丙嗪

80. 关于地西泮的应用，下列叙述正确的是
A. 很少引起注射部位疼痛
B. 临床剂量1mg/kg
C. 广泛用于镇静，如分娩期
D. 可以增强氯胺酮的精神副作用
E. 长期用药有耐受性

81. 地西泮药理作用不包括
A. 镇静
B. 催眠
C. 抗惊厥
D. 麻醉
E. 中枢性肌肉松弛

82. 关于地西泮，下列叙述正确的是
   A. 对局部组织和血管壁有刺激性
   B. 与利福平合用时，地西泮血药浓度升高
   C. 与甲氧氯普胺合用时血药浓度下降
   D. 作用持续时间短
   E. 和阿托品合用使地西泮的血药浓度升高，适用于年轻人
83. 下列选项中，单独使用时有骨骼肌紧张、呼吸道分泌物增多及咽喉反射消失过晚等缺点的麻醉药是
   A. 芬太尼　　　　B. 羟丁酸钠
   C. 氯胺酮　　　　D. 戊巴比妥钠
   E. 氨基甲酸乙酯
84. 下列叙述错误的是
   A. 变态反应是免疫机制产生的
   B. 后遗效应是血药浓度下降到阈浓度下残留的效应
   C. 副作用是在治疗剂量下不符合用药目的的作用
   D. 毒性反应是用量过大或者长期用药蓄积而产生的
   E. 特异质反应是遗传缺陷造成的、有免疫机制参与的药物反应
85. 下列选项中，唯一具有镇痛作用的静脉全麻药是
   A. 硫喷妥钠　　　　B. 氯胺酮
   C. 丙泊酚　　　　D. 依托咪酯
   E. 咪达唑仑
86. 关于药物与血浆蛋白结合的叙述，正确的是
   A. 大多以共价键形式结合，并且是可逆的
   B. 不会影响药物的转运和排泄
   C. 是有限的，饱和后增加剂量，游离型会迅速增多
   D. 是无限的，增加剂量后，游离型和结合型按比例增加
   E. 两种药物与血浆蛋白结合不产生竞争现象
87. 下列局麻药中，作用持续时间最短的局麻药是
   A. 罗哌卡因　　　　B. 利多卡因
   C. 丁卡因　　　　D. 普鲁卡因
   E. 布比卡因（丁哌卡因）
88. 下列选项中，关于巴比妥类对脑的影响，叙述正确的是
   A. 对大脑皮质 CBF 和 $CMRO_2$ 的抑制大于对灰质 CBF 和 $CMRO_2$ 的抑制
   B. 对左半球 CBF 和 $CMRO_2$ 的抑制大于对右半球 CBF 和 $CMRO_2$ 的抑制

C. 对大脑皮质 CBF 和 $CMRO_2$的抑制小于对灰质 CBF 和 $CMRO_2$的抑制
D. 均匀抑制全脑 CBF 和 $CMRO_2$
E. 对右半球 CBF 和 $CMRO_2$的抑制大于对左半球 CBF 和 $CMRO_2$的抑制

89. 巴比妥类药禁用于
A. 甲状腺功能亢进患者兴奋失眠
B. 肺功能不全患者烦躁不安
C. 手术前患者恐惧不安
D. 神经性失眠
E. 高血压患者精神紧张

90. 下列麻醉药苏醒由快到慢顺序排列，正确的是
A. 丙泮尼地 > 安泰酮 > 甲己炔巴比妥钠 > 硫喷妥钠
B. 丙泮尼地 > 安泰酮 > 硫喷妥钠 > 甲己炔巴比妥钠
C. 硫喷妥钠 > 丙泮尼地 > 甲己炔巴比妥钠 > 安泰酮
D. 甲己炔巴比妥钠 > 丙泮尼地 > 硫喷妥钠 > 安泰酮
E. 安泰酮 > 硫喷妥钠 > 丙泮尼地 > 甲己炔巴比妥钠

91. 常用吸入麻醉药 MAC 的大小顺序依次是
A. 氧化亚氮 > 氟烷 > 七氟烷 > 异氟烷 > 恩氟烷
B. 氧化亚氮 > 七氟烷 > 恩氟烷 > 异氟烷 > 氟烷
C. 异氟烷 > 氟烷 > 恩氟烷 > 七氟烷 > 氧化亚氮
D. 恩氟烷 > 异氟烷 > 七氟烷 > 氟烷 > 氧化亚氮
E. 氧化亚氮 > 异氟烷 > 氟烷 > 恩氟烷 > 七氟烷

92. 关于 MAC 的概念，下列叙述错误的是
A. MAC 是在大气压下疼痛刺激时，50% 患者（或动物）不出现体动或逃避反射时的肺泡中某吸入全麻药的浓度
B. 吸入全麻药的强度可用 MAC 来表示
C. MAC 可用于表示麻醉药的剂量
D. MAC 愈大，麻醉效能愈强
E. MAC 单位是 VOL%

93. 下列局麻药中，神经毒性较大的局麻药是
A. 普鲁卡因
B. 丁卡因
C. 布比卡因
D. 利多卡因
E. 罗哌卡因

94. 下列选项中，依托咪酯的主要特点不包括
A. 无注射部位疼痛
B. 起效快、时效短、体内无明显蓄积
C. 对心肌收缩力影响较小，仅外周血管稍有扩张

D. 用药后体内肾上腺皮质激素释放量减少

E. 可出现轻重不同的不能自制的肌肉僵直或阵挛

95. 关于依托咪酯的叙述，下列错误的是

A. 起效快，诱导平稳

B. 对肾上腺皮质功能无明显抑制作用

C. 对循环系统影响轻微

D. 可增强肌松药效果

E. 主要不良反应是注射部位疼痛及静脉炎

96. 依托咪酯的不良反应是

A. 促进儿茶酚胺分泌

B. 抑制肾上腺皮质激素的分泌

C. 镇静、催眠

D. 抑制恶心、呕吐

E. 引起血管迷走性晕厥

97. 氟马西尼的药理特性主要是

A. 消除半衰期长

B. 本身无药理作用

C. 口服生物利用度高

D. 拮抗巴比妥的呼吸抑制

E. 拮抗吗啡的呼吸抑制

98. 关于咪达唑仑，下列叙述错误的是

A. 是唯一的水溶性苯二氮草类药

B. 能迅速透过血脑屏障

C. 肌内注射后不容易吸收

D. 静脉注射对局部刺激作用轻微

E. 无组胺释放作用

99. 在受体学说中，拮抗药

A. 与受体亲和力弱，但缺乏内在活性

B. 与受体亲和力弱，但有较强的内在活性

C. 与受体亲和力强，内在活性强

D. 与受体亲和力弱，内在活性弱

E. 与受体亲和力强，但缺乏内在活性

100. 用氯胺酮单独静脉麻醉后，临床常出现苏醒期谵妄或梦幻，可以预防此现象的药物是

A. 咪达唑仑

B. 吗啡

C. 阿托品

D. 新斯的明

E. 纳洛酮

101. 下列情况中，无法使用氯胺酮的是

A. 术中麻醉维持

B. 儿童术前用药

C. 基础麻醉

D. 控制癫痫样发作

E. 用于支气管哮喘患者的麻醉

102. 下列选项中，具有较强镇痛作用的静脉麻醉药是

A. 咪达唑仑

B. 氯胺酮

C. 依托咪酯　　D. 丙泊酚
E. 戊巴比妥

103. 下列药物中，可以引起肝血流上升的是
A. 依托咪酯　　B. 地西泮
C. 氯胺酮　　D. 硫喷妥钠
E. 丙泊酚

104. 关于全身静脉麻醉，下列叙述错误的是
A. 氯胺酮可用于严重妊高征产妇　　B. 丙泊酚对新生儿呼吸有抑制
C. 严重冠心病患者不宜应用氯胺酮　　D. 羟丁酸钠禁用于严重妊高征产妇
E. 硫喷妥钠对新生儿呼吸有抑制

105. 下列选项中，属于硫喷妥钠中枢作用的是
A. 小剂量镇静和催眠，大剂量麻醉
B. 静脉注射后 15～30 分钟神志消失，约 1 小时可以达到其最大效应，睡眠持续 15～20 分钟
C. 硫喷妥钠可以降低大脑皮质神经元的兴奋阈，故有抗惊厥作用
D. 硫喷妥钠麻醉时，脑耗氧量，脑代谢均不降低，颅内压稍有升高
E. 硫喷妥钠离子化程度高，脂溶性低，不易通过血脑屏障

106. 下列选项中，不属于丙泊酚静脉麻醉特点的是
A. 诱导过程血压、呼吸无影响　　B. 苏醒快
C. 维持时间短　　D. 起效快
E. 降低颅内压，降低脑血流和脑氧代谢率

107. 吗啡常用于治疗急性肺水肿，其机制不包括
A. 扩张全身静脉　　B. 镇静
C. 扩张小动脉　　D. 减低肺血管通透性
E. 增加心房钠尿肽（ANP）释放而加强利尿

108. 吗啡作用于边缘系统的阿片受体，具有
A. 镇咳作用　　B. 镇吐作用
C. 镇痛作用　　D. 减轻情绪反应
E. 催吐作用

109. 下列选项中，与哌替啶并用可引起毒性反应的是
A. 硝普钠　　B. 单胺氧化酶抑制药
C. 肾上腺素　　D. 阿托品
E. 盐酸艾司洛尔

110. 中毒时引起呼吸抑制及针尖样瞳孔的是
A. 盐酸曲马多
B. 罗通定
C. 吗啡
D. 喷他佐辛
E. 哌替啶

111. 下列关于吗啡对呼吸的作用中，错误的是
A. 吗啡通过激动脑干呼吸中枢受体而产生显著的呼吸抑制作用
B. 抑制脑桥呼吸调整中枢，使呼吸频率减慢
C. 吗啡抑制呼吸，并且降低延髓呼吸中枢对二氧化碳的反应
D. 呼吸抑制程度与剂量相关
E. 降低颈动脉体和主动脉体化学感受器对缺氧的反应

112. 吗啡的中枢性药理作用突出的是
A. 镇痛
B. 针尖样缩瞳
C. 产生欣快感
D. 增强脊髓反射
E. 对脊髓多突触传导途径有兴奋作用，对单突触传导途径则有抑制作用

113. 关于吗啡的药理作用，下列叙述错误的是
A. 呼吸抑制程度与剂量相关
B. 镇痛作用，且可产生欣快感和依赖性
C. 镇咳作用，缩瞳作用
D. 治疗剂量对正常人的心血管系统有轻度抑制作用
E. 可由于释放组胺和直接作用于平滑肌而引起支气管收缩

114. 下列选项中，不属于吗啡对消化道影响的是
A. 增加胃肠道平滑肌和括约肌张力
B. 增加胆道内压力
C. 使胰管平滑肌收缩，可升高血浆淀粉酶
D. 腹泻
E. 增加膀胱括约肌张力

115. 关于氟烷麻醉引起血压下降原因的叙述，下列正确的是
A. 兴奋交感神经中枢
B. 有神经节阻滞作用，收缩血管
C. 抑制压力感受器的敏感性
D. 直接扩张血管平滑肌
E. 对心肌无明显抑制作用，对心输出量影响甚微

116. 麻醉前用药中，应用麻醉性镇痛药的主要目的是
A. 预防呕吐
B. 抑制呼吸道腺体分泌
C. 抑制迷走神经
D. 维持内环境稳定
E. 镇痛镇静

117. 苯二氮䓬类药物主要作用于
A. γ-氨基丁酸受体（GABA 受体） B. 氯通道
C. 苯二氮䓬受体（BZ 受体） D. 5-羟色胺受体
E. 阿片受体

118. 使用纳洛酮拮抗大剂量麻醉性镇痛药可能出现
A. 副交感神经系统抑制 B. 交感神经系统兴奋
C. 交感神经系统抑制 D. 副交感神经系统兴奋
E. 交感和副交感神经兴奋性无明显变化

119. 下列选项中，关于纳洛酮的叙述，正确的是
A. 静脉注射 10 分钟后方产生最大效应 B. 应用于解救麻醉性镇痛药的急性中毒
C. 可用于解救巴比妥类药物 D. 有副交感神经兴奋作用
E. 不能用于抗休克治疗

120. 吗啡急性中毒的主要致死原因是
A. 循环抑制 B. 呼吸抑制
C. 心搏骤停 D. 中枢抑制
E. 恶心、呕吐

121. 新生儿受其母体麻醉性镇痛药影响致呼吸抑制时，可以用于拮抗的药物是
A. 丁丙诺啡 B. 氯胺酮
C. 纳洛酮 D. 喷他佐辛
E. 硫喷妥钠

122. 关于麻醉性镇痛药叙述，正确的是
A. 属周围神经镇痛药 B. 发现立体专一性阿片受体是理论基础
C. 术后镇痛效果差 D. 受体分布于脑内孤束核
E. 按与受体的关系分为四类

123. 血/气分配系数最小的吸入麻醉药的是
A. 乙醚 B. 七氟烷
C. 异氟烷 D. 恩氟烷
E. 地氟烷

124. 吗啡作为术前用药时，其对呼吸的作用是
A. 频率、深度、静息每分钟通气量及对二氧化碳的反应均降低
B. 频率、静息每分钟通气量及对二氧化碳的反应降低，但呼吸深度加深
C. 由于呼吸衰竭而潮气量减少
D. 呼吸肌痉挛加剧
E. 肺泡毛细血管通透性降低

125. 下列选项中，可以应用吗啡的患者是

A. 婴儿、孕产妇和哺乳期妇女

B. 严重肝肾功能不全者

C. 成年晚期癌痛患者，无严重中枢神经系统病变、肝肾功能障碍和呼吸系统疾病，使用1、2阶梯镇痛药镇痛效果不佳者

D. 颅内高压和颅脑损伤者

E. 慢性阻塞性肺气肿、支气管哮喘和肺心病者

126. 吗啡对心血管系统的影响不包括

A. 治疗剂量的吗啡对心肌收缩力没有直接的抑制作用

B. 治疗剂量的吗啡对心率及心脏节律无明显影响

C. 对于心脏疾病患者，大剂量吗啡可以引起外周血管扩张而致血压下降，这在低血容量患者及用药后改为直立位时尤易发生

D. 治疗剂量的吗啡可引起心动过缓

E. 治疗剂量的吗啡对正常人的心血管系统一般没有多大影响

127. 关于芬太尼与吗啡，叙述正确的是

A. 应用同效镇痛剂量时，芬太尼呼吸抑制的作用较弱

B. 应用同效镇痛剂量时，芬太尼抑制心血管作用较强

C. 芬太尼释放组胺的作用较弱

D. 芬太尼不会引起“胸廓木僵”征

E. 芬太尼作用时间比吗啡长

128. 目前临床应用的神经安定镇痛合剂指的是

A. 芬太尼与异丙嗪　　B. 哌替啶与异丙嗪

C. 哌替啶与氯丙嗪　　D. 氟哌利多与哌替啶

E. 氟哌利多与芬太尼

129. 吗啡对瓣膜病变心脏病患者的作用表现是

A. 外周阻力不变，血压增加，心输出量增加

B. 外周阻力增加，血压增加，心输出量下降

C. 外周阻力降低，血压下降，心输出量下降

D. 外周阻力降低，血压下降，心输出量增加

E. 外周阻力不变，血压下降，心输出量下降

130. 下列选项中，镇痛作用与阿片受体无关的药物是

A. 纳美芬　　B. 吗啡

C. 纳洛酮　　D. 罗通定

E. 纳曲酮

131. 下列选项中，属于环氧化酶-2（COX-2）选择性抑制药的药物是
A. 对乙酰氨基酚
B. 酮咯酸
C. 氯诺昔康
D. 氟比洛芬酯
E. 尼美舒利

132. MAC 与麻醉效能的关系是
A. MAC 愈小，麻醉效能愈强
B. MAC 愈小，麻醉效能愈弱
C. MAC 愈大，麻醉效能愈强
D. MAC 与组织溶解度有关
E. MAC 与麻醉效能无明显关系

133. 下列选项中，不影响组织对吸入麻醉药摄取的因素是
A. 麻醉药在组织的溶解度
B. 组织的血流量
C. MAC
D. 吸入麻醉药的组织/血分配系数
E. 动脉血与组织间麻醉药的分压差

134. 吸收和排出速率，按照从大到小的顺序正确的是
A. 地氟烷 > 氟烷 > 异氟烷 > 恩氟烷 > 七氟烷
B. 七氟烷 > 地氟烷 > 氟烷 > 异氟烷 > 恩氟烷
C. 地氟烷 > 七氟烷 > 异氟烷 > 恩氟烷 > 氟烷
D. 异氟烷 > 恩氟烷 > 氟烷 > 七氟烷 > 地氟烷
E. 氟烷 > 地氟烷 > 异氟烷 > 七氟烷 > 恩氟烷

135. 下列选项中，易燃的吸入麻醉药是
A. 氧化亚氮
B. 乙醚
C. 恩氟烷
D. 氟烷
E. 异氟烷

136. 下列关于硫喷妥钠的叙述，正确的是
A. 在碱中毒时易出现毒性反应
B. 在酸中毒时易出现毒性反应
C. 药物呈离子状态后可通过细胞膜发挥作用
D. 尿液酸化易从尿中排出
E. 尿液碱化不易从尿中排出

137. 下列吸入全麻药中与肾上腺素合用可以诱发室性心律失常的是
A. 恩氟烷
B. 乙醚
C. 异氟烷
D. 七氟烷
E. 氟烷

138. 关于吸入麻醉，下列叙述错误的是
A. 吸入麻醉药在体内代谢、分解小

B. 吸入麻醉药在体内代谢、分解大

C. 吸入麻醉是将麻醉气体或蒸气吸入肺内，吸收进入血液循环到达中枢神经系统而产生的全身麻醉

D. 吸入麻醉药大部分以原形从肺排出体外

E. 吸入麻醉容易控制

139. 关于吸入性麻醉药异氟烷，下列叙述错误的是

A. 使心率稍增快，心律稳定

B. 能降低心输出量（CO）

C. 对中枢神经系统的抑制作用和用量有关

D. 对心肌收缩性无抑制

E. 降低心肌缩短的最大速率

140. 硫喷妥钠最初再分布的组织是

A. 肝脏　　B. 肾脏

C. 平滑肌　　D. 脂肪

E. 骨骼肌

141. 关于吸入麻醉药，下列叙述正确的是

A. 凡经气道吸入而产生全身麻醉的药物，均称吸入全身麻醉药

B. 气体吸入麻醉药包括氟烷、恩氟烷、异氟烷

C. 挥发性吸入麻醉药分烃基醚、卤代烃基醚两类

D. 卤代烃基醚有氟烷、甲氧氟烷、恩氟烷、异氟烷、七氟烷、地氟烷

E. 气体吸入麻醉药不包括氧化亚氮、乙烯和环丙烷

142. 苯巴比妥中毒解救时，能够促使其快速排泄的是

A. 碱化尿液，解离度减小，增加肾小管再吸收

B. 酸化尿液，解离度增加，减少肾小管再吸收

C. 酸化尿液，解离度增加，增加肾小管再吸收

D. 碱化尿液，解离度减小，减少肾小管再吸收

E. 碱化尿液，解离度增加，减少肾小管再吸收

143. 1MAC（最低肺泡有效浓度）相当于 ED_{50}，那么 1.3MAC 相当于

A. ED_{70}　　B. ED_{75}

C. ED_{90}　　D. ED_{95}

E. ED_{99}

144. 异氟烷不宜用于

A. 癫痫　　B. 内眼手术

C. 支气管哮喘　　D. 烧伤手术
E. 使用其他氟化全身麻醉药后出现肝损害者

145. 吸入麻醉药对乙酰胆碱的作用主要是
A. 抑制其摄取　　B. 使其降解
C. 抑制其活性　　D. 加速其摄取
E. 减少其释放

146. 下列选项中，不属于影响吸入麻醉药从肺泡弥散入血液的速度的因素是
A. 肺泡气中麻醉药浓度　　B. 麻醉药在血中的溶解度
C. 心输出量　　D. 通气/血流比值
E. 麻醉药的作用强度

147. 联合应用0.5MAC异氟烷+0.5MAC氧化亚氮，发挥的作用是
A. 拮抗作用　　B. 增强作用
C. 相加作用　　D. 无作用
E. 协同作用

148. 氟烷麻醉的适应证不包括
A. 须用电灼、电刀的手术　　B. 糖尿病患者的手术
C. 哮喘、慢性支气管炎患者的手术　　D. 剖宫产手术
E. 需行控制性降压的手术

149. 关于氟烷对呼吸系统的影响，下列叙述错误的是
A. 对呼吸道无刺激　　B. 抑制腺体分泌
C. 扩张支气管　　D. 引起剧烈咳嗽
E. 对呼吸中枢的抑制较强

150. 关于恩氟烷对中枢神经系统的影响，下列叙述正确的是
A. 浅麻醉时有惊厥性棘波
B. 随血中恩氟烷浓度升高，可见癫痫样脑电活动
C. 棘波产生时，在脑电图上可以看到降低对视，听刺激的诱发电位
D. 临床及动物实验证明可引起持久的中枢神经系统功能障碍
E. 收缩脑血管，降低颅内压

151. 关于恩氟烷对循环系统的影响，下列叙述正确的是
A. 对循环系统的抑制作用很弱
B. 对循环系统的抑制与剂量无关
C. 吸入1.5MAC对心输出量无影响
D. 同氟烷、乙醚、甲氧氟烷一样，抑制心脏内交感神经末梢释放去甲肾上腺素

E. 同氟烷一样，增加心肌对儿茶酚胺的敏感性

152. 恩氟烷不宜用于

A. 糖尿病　　B. 颅内压明显增高

C. 眼科手术　　D. 重症肌无力

E. 嗜铬细胞瘤

153. 关于氟烷的作用，下列叙述正确的是

A. 有扩张脑血管作用，使颅内压（ICP）升高

B. 对呼吸中枢的抑制较对循环抑制弱

C. 对呼吸道有刺激，易引起喉痉挛

D. 随吸入浓度的升高，血压上升

E. 对循环系统有较弱的抑制作用

154. 恩氟烷挥发罐开至2%，新鲜气流量为7L/min时，1小时约需消耗恩氟烷

A. 42.5ml　　B. 52.5ml

C. 82.5ml　　D. 72.5ml

E. 62.5ml

155. 脑、心、肝、肾组织中吸入麻醉药浓度与动脉血中浓度达到平衡约需

A. 2分钟　　B. 4分钟

C. 10分钟　　D. 6分钟

E. 8分钟

156. 老年人最低肺泡有效浓度（MAC）降低的主要原因是

A. 中枢神经系统对吸入麻醉药的抑制效应敏感性增强

B. 主要与脑组织中神经细胞数量减少有关

C. 主要与脑耗氧量减少有关

D. 主要与脑氧代谢率减低有关

E. 主要与中枢神经系统分布不均有关

157. 对于Meyer-Overton法则，下列叙述正确的是

A. 全身麻醉状态的产生与吸入气体中麻醉药的分子数量及分子形态有关

B. 全身麻醉状态的产生与吸入气体中麻醉药脂溶性的高低，也与分子存在形态有关

C. 全身麻醉状态的产生与全麻药效能及其热力学活性的相关性的高低有关

D. 全身麻醉状态的产生与吸入气体中麻醉药分子数量及分子类型有关

E. 全身麻醉状态的产生与吸入气体中麻醉药分子数量有关，而与分子形态无关

158. 下列选项中，对吸入麻醉药的苏醒速度影响不大的是

A. 麻醉药的作用强度　　B. 麻醉药在组织中的溶解度

C. 肺循环血量
D. 肺泡通气量
E. 麻醉维持时间

159. 关于吸入麻醉药对钙通道阻滞药影响的叙述，错误的是
A. 明显延长消除半衰期
B. 增加其蛋白结合率
C. 加大对心脏传导系统的抑制
D. 增强其负性变力性作用
E. 加强血管扩张

160. 影响吸入麻醉药诱导与苏醒速度的主要指标是
A. 油/气分配系数
B. 分子量
C. MAC值
D. 血/气分配系数
E. 肺泡通气量

161. 关于肺泡通气/血流（VA/Q）比值的叙述，下列错误的是
A. VA/Q是每分钟肺泡通气量与每分钟心输出量的比
B. VA/Q增加相当于增加了肺泡无效腔
C. VA/Q减少相当于存在功能性分流
D. VA/Q失调临床上可表现为低氧血症
E. 正常人安静时VA/Q约为0.84

162. 血/气分配系数小的吸入麻醉药，
A. 诱导快
B. 苏醒慢
C. 麻醉作用快
D. 诱导慢
E. 麻醉作用弱

163. 关于麻醉气体的弥散，下列叙述正确的是
A. 弥散是指气体从分压高的部位向分压低的部位移动
B. 弥散是指气体自由地移动
C. 弥散是指气体从分压低的部位向分压高的部位移动
D. 麻醉气体弥散在麻醉诱导是从分压低的部位向分压高的部位移动，清醒时是从分压高的部位向分压低的部位移动
E. 麻醉气体弥散在麻醉诱导是从分压高的部位向分压低的部位移动，清醒时从分压低的部位向分压高的部位移动

164. 胸内手术时，更有效消除术中应激反应的是
A. 芬太尼+恩氟烷
B. 丙泊酚+芬太尼
C. 恩氟烷
D. 异氟烷+芬太尼
E. 硬膜外阻滞+氧化亚氮+恩氟烷

165. 关于异氟烷对循环系统的影响，下列叙述错误的是
A. 对心脏的抑制小于恩氟烷及氟烷

B. 扩张外周血管，降低血压

C. 使心率稍增快，但心律稳齐

D. 降低心肌氧耗及冠状动脉阻力，但并不改变冠脉血流量

E. 与氟烷一样，增加心肌对儿茶酚胺的敏感性

166. 关于七氟烷的作用，下列叙述正确的是

A. 用2% 七氟烷、氧面罩吸入诱导 1 分钟患者意识消失

B. 降低颅内压，降低脑灌注压

C. 不增加心肌对儿茶酚胺的敏感性

D. 对呼吸道刺激轻，与氟烷相似

E. 很少发生支气管痉挛或喉痉挛

167. 关于吸入麻醉药，下列叙述错误的是

A. 麻醉药排出时肺泡浓度下降曲线与诱导时肺泡浓度上升曲线恰好相反

B. 脂肪组织溶解度高的麻醉药苏醒慢

C. 血液溶解度低的麻醉药苏醒慢

D. 心输出量和肺泡通气量越大苏醒越慢

E. 吸入麻醉药的半数苏醒肺泡气浓度（MAC $awake_{50}$）与最低肺泡有效浓度（MAC）比值是一致的

168. 下列吸入麻醉药中，对造血系统抑制最大的是

A. 七氟烷　　B. 异氟烷

C. 恩氟烷　　D. 地氟烷

E. 氟烷

169. 增加肌肉松弛药的时效及强度的作用最强的吸入麻醉药是

A. 氧化亚氮　　B. 安氟醚

C. 氟烷　　D. 七氟烷

E. 异氟醚

170. 地氟烷与目前其他吸入麻醉药相比较

A. 地氟烷的沸点最高　　B. 血/气分配系数最高

C. 麻醉诱导慢、苏醒早　　D. 抑制脑皮质与异氟烷相似

E. 遇钠石灰的稳定性较差

171. 下列选项中，扩张脑血管效应最强的吸入麻醉药是

A. 异氟烷　　B. 氟烷

C. 七氟烷　　D. 地氟烷

E. 恩氟烷

172. 依赖肝肾功能代谢的肌松药不包括
A. 维库溴铵
B. 阿曲库铵
C. 罗库溴铵
D. 瑞库溴铵
E. 泮库溴铵

173. 关于麻醉药物对心血管的影响，下列叙述错误的是
A. 氟化类吸入麻醉药会降低肺动脉压
B. 氧化亚氮兴奋交感神经不会抑制心脏
C. 氟化类吸入麻醉药抑制了低氧造成的肺血管收缩
D. 氟化类吸入麻醉药对心肌的缺血再灌注损伤有保护作用
E. 迅速增加地氟烷的吸入浓度会引起明显的低血压和心率减慢

174. 关于氧化亚氮（N_2O）的叙述，错误的是
A. 肌松作用差
B. 对心肌无直接抑制作用
C. 可以增强脑代谢
D. 不增加心肌对儿茶酚胺的敏感性
E. 具有扩张脑血管、增加脑血流、升高颅内压作用，但脑血流量对 CO_2 的变化无反应

175. 下列最易增强心肌对儿茶酚胺敏感性的吸入麻醉药是
A. 七氟烷
B. 异氟烷
C. 恩氟烷
D. 甲氧氟烷
E. 氟烷

176. 氧化亚氮对循环系统的主要作用是
A. 与阿片类药物合用增加心输出量
B. 降低肺血管阻力
C. 与异氟烷合用增加血压
D. 有α肾上腺素能作用
E. 可抑制循环系统，效果与剂量相关

177. 下列选项中，只能用于表面麻醉的局麻药是
A. 布比卡因
B. 丁卡因
C. 可卡因
D. 达克罗宁
E. 利多卡因

178. 静脉注射局麻药后，最易发生的即刻并发症为
A. 神经炎
B. 失语
C. 通气过度
D. 心肌抑制
E. 血栓性静脉炎

179. 阿片类药物中作用时间最短的是
A. 瑞芬太尼
B. 阿芬太尼

C. 哌替啶　D. 舒芬太尼
E. 芬太尼

180. 下列选项中，不属于局麻药作用机制的是
A. 直接作用于脊神经根和脊髓　B. 麻药浓度以后根及侧柱最高
C. 后根脊神经节对麻药最敏感　D. 后根局麻药浓度高于前根
E. 局麻药通过周围软膜均匀直接渗透到脊髓深部

181. 局麻药发生麻醉最佳效能的主要因素为
A. 阴离子　B. 阳离子
C. 不带电荷的碱基和阳离子　D. 药物浓度
E. 不带电荷的脂溶性碱基

182. 下列因素中，决定局麻药进入体内中央室速率的是
A. 局麻药的给药方式　B. 局麻药的浓度
C. 局麻药的给药速度　D. 局麻药的剂量
E. 局麻药的部位

183. 利多卡因（含肾上腺素）行局部浸润麻醉，作用时间最长可以达到
A. 80 分钟　B. 100 分钟
C. 120 分钟　D. 240 分钟
E. 360 分钟

184. 通常用普鲁卡因作局部浸润麻醉是因其
A. 毒性小，麻醉效果强　B. 毒性小，作用起效快
C. 毒性小，作用时间长　D. 穿透力强
E. 以上都错误

185. 局麻药分子结构主要由三部分组成，下列叙述正确的是
A. 芳香环，中间链，氨基团　B. 烃基，芳香环，氨基团
C. 苯甲胺，酯链，烃基　D. 酯链，苯环，烃基
E. 中间链，芳香环，烃基

186. 下列选项中，收缩血管作用最强的局麻药是
A. 普鲁卡因　B. 可卡因
C. 丁卡因　D. 地布卡因
E. 氯普鲁卡因

187. 下列选项中，在血浆内被假性胆碱酯酶所分解代谢的局麻药是
A. 利多卡因　B. 甲哌卡因
C. 罗哌卡因　D. 普鲁卡因
E. 布比卡因

188. 关于氧化亚氮的叙述，下列错误的是
A. 能够降低脑血流
B. 无直接心肌抑制作用
C. 对呼吸道无刺激
D. 吸入浓度在30%~50%时，具有一定的镇痛作用
E. 氧化亚氮通过拟交感神经作用，可以轻度增加肺动脉压和体循环动脉压

189. 下列选项中，比普鲁卡因代谢快的局麻药是
A. 布比卡因
B. 氯普鲁卡因
C. 利多卡因
D. 罗哌卡因
E. 丁卡因

190. 关于布比卡因的心脏毒性反应，下列叙述正确的是
A. 血管内误入逾量的布比卡因对心律失常有一定治疗作用
B. 妊娠妇女对布比卡因的心脏毒性不敏感
C. 布比卡因引起的心血管意外，复苏困难
D. 可以用利多卡因纠正布比卡因引起的室性心律失常
E. 酸中毒和缺氧可降低布比卡因的心脏毒性

191. 关于局麻药中毒引起惊厥，下列叙述正确的是
A. 是轻微毒性反应的突出表现
B. 表现为额面部强直阵挛性惊厥
C. 其原因是局麻药作用于大脑的中枢神经
D. 表现是短暂的和自限的
E. 用大剂量硫喷妥钠治疗

192. 关于局麻药的药理，下列叙述正确的是
A. 局麻药所诱发的惊厥，被视为局麻药的毒性表现
B. 低浓度的局麻药可以诱发惊厥
C. 高浓度的局麻药有抑制、镇痛、抗惊厥的作用
D. 局麻药能促进去极化期间的钠传导，增强心肌兴奋性
E. 临床常用布比卡因治疗室性心律失常

193. 下列因素中，与局麻药进入局部组织后的吸收速度无关的是
A. 局部组织中的溶解度
B. 局部组织的血管密度
C. 药物的浓度
D. 局部组织中酯酶的降解
E. 麻醉药中血管收缩药的应用

194. 关于局麻药的毒性，下列叙述错误的是
A. 常用的局麻药没有组织毒性

B. 注入 1% 以下普鲁卡因、利多卡因、甲哌卡因溶液会影响伤口愈合
C. 当利多卡因血内浓度为 50~100μg/ml 时，可以出现剂量相关性淋巴细胞转化的抑制
D. 2% 利多卡因溶液的毒性比 2% 普鲁卡因溶液大 1 倍
E. 中枢神经系统毒性初期表现为兴奋相和终末的抑制相

195. 关于局麻药的变态反应，下列叙述正确的是
A. 真正的变态反应是罕见的
B. 皮内试验的假阳性反应较少
C. 同类型的局麻药，并不出现交叉性变态反应
D. 对于疑有变态反应的患者，可以不用局麻药
E. 酰胺类局麻药引起的变态反应远比酯类多见

196. 下列因素中，与局麻药的起效时间无关的是
A. 神经轴的粗细　　B. 局麻药的解离常数
C. 局麻药的浓度　　D. 周围组织结构
E. 血清钠离子的浓度

197. 成人发生局麻药中毒反应时，下列处理措施错误的是
A. 发生惊厥时要注意保护患者，避免发生意外的损伤
B. 吸氧，并进行辅助或控制呼吸
C. 可静脉注射短效的肌松药控制惊厥，但必须有熟练的麻醉人员
D. 静脉注射氯胺酮 100mg，如有必要可持续静脉滴注
E. 开放静脉输液，维持血流动力学稳定

198. 能够在一定时间内阻滞神经纤维冲动传导所需的局麻药最低浓度为
A. 局麻药的有效浓度　　B. 局麻药的最低中毒浓度
C. 局麻药的最低麻醉浓度　　D. 局麻药作用神经纤维的最大浓度
E. 局麻药的标准浓度

199. 利多卡因主要通过肝脏中的两种酶进行代谢，下列叙述正确的是
A. 微粒体混合功能氧化酶和酰胺酶　　B. 胆碱酯酶和酰胺酶
C. 磷酸酯酶和微粒体混合功能氧化酶　　D. 磷酸酯酶和酰胺酶
E. 胆碱酯酶和微粒体混合功能氧化酶

200. 关于普鲁卡因，下列叙述错误的是
A. 可以延长琥珀胆碱的肌松作用
B. 抗胆碱药可降低普鲁卡因的毒性
C. 与琥珀胆碱作用于相同的酶
D. 可以削弱磺胺类药物的药效
E. 先天性血浆胆碱酯酶异常可使普鲁卡因发生障碍

201. 下列麻醉药物中，能够引起脑血流量（CBF）增加和脑氧代谢率（$CMRO_2$）降低的麻醉药是

A. 氧化亚氮　　B. 氯胺酮

C. 异丙酚　　D. 芬太尼

E. 异氟醚

202. 关于局麻药中毒致抽搐或惊厥，下列叙述错误的是

A. 立即静脉注射苯妥英钠　　B. 立即停止使用局麻药

C. 立即静脉注射硫喷妥钠　　D. 各种支持疗法维持呼吸与循环

E. 用肌肉松弛剂，同时作气管插管行人工呼吸

203. 为了预防局麻药中毒反应，下列叙述错误的是

A. 凡局麻药内都必须加入肾上腺素　　B. 一次用药不超过最大剂量

C. 术前给予巴比妥类药物或地西泮　　D. 避免注入血管内

E. 使用最低有效浓度

204. 单纯β受体激动药是

A. 去甲肾上腺素　　B. 异丙肾上腺素

C. 间羟胺　　D. 维拉帕米

E. 美托洛尔

205. 关于局麻药，下列叙述错误的是

A. 酯类局麻药在体内分解迅速，分解产物的毒性不强

B. 对酯类药物过敏的患者，可以改用酰胺类药物

C. 酰胺类局麻药分解较慢，分解产物毒性较大，容易发生延迟毒性反应

D. 先用酯类药物，后用酰胺类药物，可以减少其毒性

E. 将酯类药物与酰胺类药物混合使用可以减轻其毒性

206. 局麻药最低麻醉浓度不受下列哪种因素的影响

A. 神经纤维的轴径粗细　　B. pH

C. 钾离子浓度　　D. 神经兴奋频率

E. 钙离子浓度

207. 影响局麻药弥散的最重要屏障为

A. 神经束膜　　B. 周膜

C. 神经内膜　　D. 髓鞘

E. 神经外膜

208. 关于局部浸润麻醉产生中毒反应的原因，下列叙述错误的是

A. 一次用药量超过最大剂量　　B. 注射部位血管丰富

C. 误将麻醉药注入血管内
D. 患者对局麻药过敏
E. 患者对局麻药的耐药量降低

209. 关于酯类局麻药，下列叙述正确的是
A. 在化学结构中中间链为羟基
B. 亲酯基结构为苯甲胺
C. 一般中间链长为 1.6~1.9nm
D. 在血浆内水解或被单胺氧化酶分解
E. 中间链越长局麻药的效能越强

210. 下列吸入麻醉药在麻醉过程中最易产生一氧化碳的是
A. 异氟烷
B. 恩氟烷
C. 氟烷
D. 七氟烷
E. 地氟烷

211. 下列选项中，会使局部麻醉药效能降低的情况是
A. 与血管活性药合用
B. 与缓冲碱合用
C. 与酸性物质合用
D. 减少血清蛋白含量
E. 增加单位容积中的溶质质量

212. 关于局部麻醉药中毒反应的原因，下列错误的是
A. 对局部麻醉药过敏
B. 危重、虚弱，不能耐受通用剂量
C. 局麻药误注入血管
D. 超过一次最大剂量
E. 局部麻醉药内未加肾上腺素，因而吸收加快

213. 符合局部麻醉药中毒反应早期表现的是
A. 寒战、气短
B. 血压下降、心率减慢
C. 心悸、眩晕、多语或嗜睡
D. 红疹、瘙痒、起泡
E. 颜面、肢端、肌肉微小抽搐

214. 下列选项中，不属于利多卡因药理特点的是
A. 抑制机体对低氧时的通气反应
B. 穿透力强，弥散性好
C. 起效快，注射后 3~5 分钟起效
D. 作用时间短，一般维持 45~60 分钟
E. 小儿用量应根据个体差异来计算，但一次给药最多不超过 4.0mg/kg

215. 关于肌松药作用的叙述，正确的是
A. 有镇静作用，无镇痛作用
B. 有镇静作用，有镇痛作用
C. 无镇静作用，无镇痛作用
D. 无镇静作用，有镇痛作用
E. 镇静作用弱

216. 洋地黄化的患者不宜应用的肌松药是
A. 维库溴铵
B. 阿曲库铵
C. 琥珀胆碱
D. 泮库溴铵

E. 筒箭毒碱

217. 关于琥珀胆碱升眼压的作用，下列叙述错误的是

A. 一般发生在30秒内，持续约6分钟

B. 预先用非去极化肌松药可减轻其升眼压作用

C. 内眼手术和开放性眼外伤手术不宜用琥珀胆碱

D. 与眼外肌纤维成束收缩和一过性眼外肌张力增高有关

E. 已有眼压增高的患者，琥珀胆碱不会再使眼压增高

218. 关于普鲁卡因与琥珀胆碱复合麻醉，下列叙述正确的是

A. 药效增强，作用时间延长

B. 药效增强，剂量不变

C. 药效不变，作用时间延长

D. 药效减弱，毒性增强

E. 药效不变，剂量不变

219. 在肝内生物转化最小的吸入麻醉药是

A. 氟烷

B. 七氟烷

C. 异氟烷

D. 乙醚

E. 地氟烷

220. 以下关于琥珀胆碱的叙述中错误的是

A. 给药后可见肌束颤动

B. 静脉注射后肌松作用短暂

C. 中毒可用新斯的明解救

D. 青光眼患者禁用

E. 高血钾患者禁用

221. 去极化肌松药的主要作用机制是

A. 增强胆碱酯酶活性

B. 激动 N_1 受体

C. 激动 N_2 受体

D. 阻滞 N_1 受体

E. 阻滞 N_2 受体

222. 接受洋地黄治疗的心力衰竭患者，使用琥珀胆碱可以产生严重的心律失常的原因是

A. 琥珀胆碱的肌肉松弛作用强

B. 琥珀胆碱的去极化作用

C. 琥珀胆碱可引起酸碱平衡紊乱

D. 琥珀胆碱的肌颤作用

E. 琥珀胆碱可升高血清钾离子

223. 关于硫唑嘌呤与肌松药合用的相互作用，下列叙述正确的是

A. 增强非去极化和非去极化神经肌肉阻滞作用

B. 拮抗非去极化和非去极化神经肌肉阻滞作用

C. 拮抗非去极化神经肌肉阻滞作用

D. 拮抗去极化神经肌肉阻滞

E. 对去极化或非去极化神经肌肉阻滞作用无影响

224. 氯丙嗪长期大剂量应用特有的不良反应是
A. 过敏反应
B. 直立性低血压
C. 血液系统反应
D. 胃肠道反应
E. 锥体外系反应

225. 下列药物中，应用后在肌肉开始松弛之前常有10秒的肌束颤动的是
A. 筒箭毒碱
B. 加拉碘铵
C. 泮库溴铵
D. 琥珀胆碱
E. 阿曲库铵

226. 下列选项中，组胺释放作用最弱的肌松药是
A. 筒箭毒碱
B. 杜什溴铵
C. 阿库氯铵
D. 维库溴铵
E. 阿曲库铵

227. 维库溴铵在体内消除主要依靠
A. 霍夫曼消除
B. 血浆假性胆碱酯酶水解
C. 肝脏代谢
D. 经胆汁排出
E. 经肾以原型由尿排出

228. 关于抗胆碱药，下列叙述错误的是
A. 抗胆碱药均能减少唾液分泌
B. 近年来术前应用抗胆碱药有逐渐减少的趋势
C. 抗胆碱药能预防胃酸误吸危害的效应
D. 东莨菪碱更适用于心内直视手术的术前用药
E. 格隆溴铵引起心动过速等不良反应比阿托品重

229. 关于阿芬太尼与芬太尼的叙述，正确的是
A. 阿芬太尼比芬太尼镇痛作用快而短
B. 阿芬太尼比芬太尼镇痛作用强
C. 阿芬太尼比芬太尼镇痛作用持久
D. 阿芬太尼比芬太尼价格便宜
E. 阿芬太尼比芬太尼分布容积大

230. 关于东莨菪碱和阿托品药理作用的区别，下列叙述正确的是
A. 阿托品的镇静作用强
B. 东莨菪碱抑制腺体分泌作用强
C. 阿托品散大瞳孔的作用弱
D. 阿托品拮抗吗啡的呼吸抑制作用较强
E. 东莨菪碱对基础代谢影响大

231. 某患者手术需行全身麻醉，为减少呼吸道黏液和口腔唾液的分泌，保持呼吸道通畅和

口腔内干燥，麻醉前可应用的药物是

A. 哌替啶　　B. 阿托品

C. 氯丙嗪　　D. 苯巴比妥

E. 吗啡

232. 关于多巴胺，下列叙述正确的是

A. 多巴胺可降低肾脏和肠系膜血管床的流量

B. 多巴胺与 α、β_1 肾上腺素受体缺乏相互作用

C. 多巴胺作用于突触后膜的乙酰胆碱受体

D. 小剂量多巴胺的血管活性作用可与酚妥拉明拮抗

E. 大剂量多巴胺的血管活性作用可与酚妥拉明拮抗

233. 下列选项中，可以升高血压、减慢心率的药物是

A. 多巴胺　　B. 肾上腺素

C. 麻黄碱　　D. 多巴酚丁胺

E. 甲氧明

234. 关于肾上腺素和去甲肾上腺素对筒箭毒碱的影响，下列叙述正确的是

A. 影响不明显　　B. 可增强筒箭毒碱的作用

C. 可拮抗筒箭毒碱的作用　　D. 对患者的影响视具体情况而定

E. 上述均正确

235. 关于酚妥拉明引起血压过低的处理方法，错误的是

A. 停用对心血管系统抑制的其他药　　B. 改变患者体位，增加回心血量

C. 应用 α 肾上腺素受体兴奋药　　D. 应用强心苷增强心肌收缩性

E. 加速输血、补液

236. 关于多巴胺对循环系统的影响，正确的是

A. 提高心输出量　　B. 轻度增加心率

C. 增加肾血流　　D. 提高每搏量

E. 增加心肌收缩力

237. 与吸入麻醉药相比，静脉全麻药的突出优点是

A. 效能强，麻醉效果好　　B. 镇痛效果好

C. 起效快　　D. 苏醒快

E. 并发症少

238. 下列抑制肾上腺皮质功能的药物包括

A. 硫喷妥钠　　B. 氯胺酮

C. 丙泊酚　　D. 依托咪酯

E. 羟丁酸钠

239. 巴比妥类药物进入脑组织的快慢取决于

A. 剂型
B. 分子量大小
C. 给药途径
D. 剂量
E. 脂溶性

240. 长期服用利血平的患者，椎管内麻醉中出现明显低血压时首选

A. 去氧肾上腺素
B. 阿托品
C. 分次小量用甲氧明
D. 间羟胺
E. 多巴酚丁胺

241. 关于可乐定的药理作用，下列叙述错误的是

A. 静脉应用可乐定时，能够降低尿量和无溶质水清除率
B. 减少唾液分泌
C. 激活突触前 α_2受体，通过抑制迷走神经，降低胃壁细胞产生胃酸，但通常并不改变胃液的 pH
D. 对交感肾上腺素释放产生抑制作用，抑制 ACTH 释放
E. 镇静作用与降温作用均与可乐定兴奋中枢及外周 α_2受体有关

242. 关于异丙肾上腺素的药理作用，下列叙述正确的是

A. 降低心率
B. 对支气管和胃肠道平滑肌作用不明显
C. 显著增加血管阻力
D. 降低加速房室传导及心肌收缩
E. 抑制组胺释放

243. 去甲肾上腺素可使长期服用盐酸帕吉林（优降宁）的患者发生

A. 血压剧降后剧升
B. 使盐酸帕吉林效果增强
C. 血压剧升后剧降
D. 血压剧降
E. 上述均错误

244. 可乐定硬膜外间隙注射 75~150μg 的镇痛作用可持续的时间是

A. 5~6 小时
B. 3~4 小时
C. 9~12 小时
D. 7.5~8.5 小时
E. 1.5~2.5 小时

245. 给予 β 受体阻断药后，异丙肾上腺素的降压作用将会

A. 出现升压反应
B. 进一步降压
C. 先升压再降压
D. 减弱

E. 导致休克产生

246. 关于去甲肾上腺素，下列叙述正确的是

A. 对 α 受体的作用较 β 受体作用显著

B. 只引起动脉血管收缩，对静脉血管不影响

C. 对 β 受体的作用较 α 受体作用显著

D. 不增强心肌氧耗

E. 对肺血管呈舒张作用

247. 下列选项中，不宜肌内及皮下注射的药物是

A. 酚苄明

B. 去氧肾上腺素

C. 间羟胺

D. 肾上腺素

E. 肝素

248. 去甲肾上腺素使血管收缩，主要作用于

A. α_1受体

B. α_2受体

C. β_1受体

D. β_2受体

E. α_3受体

249. 为了反映交感神经的活性，需要测定

A. 酪氨酸羟化酶

B. 单胺氧化酶

C. 多巴胺－β－羟化酶

D. 氨基转移酶

E. 儿茶酚胺甲基转移酶

250. 关于注射麻黄碱升高血压的特点，下列叙述正确的是

A. 血压先降低，后升高

B. 血压急速升高，迅速下降

C. 收缩压升高，舒张压下降明显

D. 升压缓慢、温和而持久

E. 血压曲线显示双相反应

251. 儿茶酚胺合成过程中的限速酶是

A. 酪氨酸羟化酶

B. 氨基转移酶

C. 丁酰胺酶

D. 多巴胺－β－羟化酶

E. 单胺氧化酶

252. 酚妥拉明可用于治疗顽固性充血性心力衰竭的主要原因是

A. 扩张肺动脉，减轻右心后负荷

B. 兴奋心脏，加强心肌收缩力

C. 扩张外周小静脉，减轻心脏前负荷

D. 扩张外周小动脉，减轻心脏后负荷

E. 抑制心脏搏动，使每搏量降低

253. 关于哌唑嗪，下列叙述错误的是

A. 为钙通道阻滞药

B. 为节后 α_2 受体竞争性拮抗药

C. 对动脉和静脉均有扩张作用
D. 不能直接松弛血管平滑肌
E. 与受体阻断药合用，效能减弱

254. β肾上腺素受体阻断药能够引起
A. 心肌细胞膜对离子通透性增加
B. 外周血管阻力增加
C. 抑制心肌收缩力
D. 脂肪分解增加
E. 支气管平滑肌收缩

255. 下列选项中，属扩血管、抗休克的药物是
A. 肾上腺素、多巴胺、山莨菪碱
B. 阿托品、肾上腺素、山莨菪碱
C. 肾上腺素、去甲肾上腺素、山莨菪碱
D. 阿托品、间羟胺、多巴胺
E. 山莨菪碱、阿托品、多巴胺

256. β受体激动药的主要作用是通过调节腺苷酸环化酶活性，使某种介导平滑肌松弛，抑制炎症递质释放的物质水平发生改变，这种改变为
A. cAMP 减少
B. cAMP 增加
C. cGMP 减少
D. cCMP 减少
E. cGMP 增加

257. 当用药剂量过大或时间过长时，可引起急性肾衰竭的拟肾上腺素药是
A. 去甲肾上腺素
B. 肾上腺素
C. 间羟胺
D. 多巴胺
E. 异丙肾上腺素

258. 下列选项中，顽固性心力衰竭可以选用的药物是
A. 多巴胺
B. 阿托品
C. 肾上腺素
D. 异丙肾上腺素
E. 酚妥拉明

259. 用于外周血管痉挛性疾病的药物是
A. 肾上腺素
B. 哌唑嗪
C. 酚妥拉明
D. 可乐定
E. 普萘洛尔

260. 关于强心苷对房颤的治疗作用，下列叙述正确的是
A. 消除房颤，转变为窦性节律
B. 减慢窦性频率
C. 抑制房室传导，减慢心室频率
D. 减慢心房颤动频率
E. 延长心房有效不应期

261. 使用强心苷治疗慢性心功能不全疗效较好的是
A. 活动性心肌炎
B. 肺源性心脏病

C. 缩窄性心包炎　　D. 高血压心脏病

E. 重度二尖瓣狭窄

262. 术前应用洋地黄的相对适应证不包括

A. 房性心动过速　　B. 风湿性心脏病并发心力衰竭

C. 有心力衰竭史　　D. 心房颤动

E. 肥厚型梗阻性心肌病

263. 关于瑞芬太尼与芬太尼对比的叙述，正确的是

A. 瑞芬太尼镇痛作用快而短，可控性强

B. 瑞芬太尼比芬太尼的半衰期长

C. 瑞芬太尼比芬太尼的镇痛作用强而久

D. 瑞芬太尼可用于椎管内注射

E. 瑞芬太尼静脉输注即时半衰期不稳定

264. 能扩张小动脉、小静脉，作用强大而短暂，可用于治疗慢性心功能不全急性发作的扩血管药是

A. 硝酸甘油　　B. 硝普钠

C. 肼屈嗪　　D. 硝苯地平

E. 哌唑嗪

265. 强心苷治疗心房颤动的主要目的是

A. 恢复窦性心律　　B. 减少栓塞发生率

C. 降低心室率　　D. 降低心房率

E. 使心房颤动转变成心房扑动

266. 关于奎尼丁的药理作用叙述，错误的是

A. 阻滞钠通道，适度抑制 Na^+ 内流

B. 通过阻抑迷走神经而发挥间接作用

C. 低浓度时可减慢4相心舒期除极，高浓度可升高阈电位

D. 抑制心脏收缩性

E. 当心率慢时，奎尼丁主要阻滞钠通道

267. 单独使用易诱发心绞痛的降压药是

A. 硝酸甘油　　B. 卡托普利

C. 肼屈嗪　　D. 乌拉地尔

E. 普萘洛尔

268. 关于卡托普利的药理作用，下列叙述正确的是

A. 为钙通道阻滞药　　B. 增强缓激肽的作用

C. 扩张静脉作用较强
D. 能增快心率
E. 正性肌力作用

269. 关于芬太尼与阿芬太尼的叙述，下列错误的是
A. 芬太尼的脂溶性高
B. 芬太尼及其衍生物几乎无组胺释放作用
C. 阿芬太尼比芬太尼作用时间长
D. 单次静脉注射芬太尼作用持续时间短暂
E. 芬太尼及其衍生物在胃壁、肺组织分布多

270. 关于硝酸甘油静脉用药的优点，下列叙述错误的是
A. 作控制性降压会引起颅内压升高
B. 剂量容易调节，很少发生血压过低
C. 基本无毒性
D. 心率不变或仅轻度增加
E. 改善冠脉循环

271. 关于去甲肾上腺素、肾上腺素、异丙肾上腺素的作用，下列叙述错误的是
A. 扩张冠状血管
B. 过量可见心律失常
C. 收缩压升高
D. 心肌收缩力增强
E. 具有平喘作用

272. 关于硝普钠，下列叙述正确的是
A. 口服、静脉注射均可
B. 松弛小动脉和小静脉
C. 高血压危象患者禁用
D. 系白色结晶，易溶于水
E. 起效慢但作用持续时间持久

273. 临床上应用血管扩张药的基本指征是
A. 肺动脉高压，使右向左分流加大
B. 心室充盈且心脏每搏量减少
C. 主动脉瓣替换术后心功能不全
D. 充血性心力衰竭
E. 周围血管阻力升高且心脏每搏量减少

274. 关于钙通道阻滞药的外周血管扩张作用，下列叙述正确的是
A. 尼莫地平 > 尼群地平 > 尼卡地平
B. 尼群地平 > 尼莫地平 > 尼卡地平
C. 尼莫地平 > 尼卡地平 > 尼群地平
D. 尼卡地平 > 尼群地平 > 尼莫地平
E. 尼卡地平 > 尼莫地平 > 尼群地平

275. 最容易透过血脑屏障，常用于防治脑血管痉挛的钙通道阻滞药是
A. 地尔硫䓬和尼莫地平
B. 维拉帕米和尼群地平
C. 尼莫地平和维拉帕米
D. 尼卡地平和尼莫地平
E. 硝苯地平和尼卡地平

276. 关于地西泮的叙述，下列错误的是
A. 有良好的镇静催眠作用

B. 阻滞神经肌肉传导产生肌松作用
C. 具有顺行性遗忘作用
D. 毒性低、安全范围大，中毒时较易处理
E. 可以用于预防局麻药中毒

277. 普鲁卡因在体内消除的方式是
A. 被血浆假性胆碱酯酶水解
B. 重新分布于脂肪
C. 在肝氧化分解
D. 以原形从肾排出
E. 被单胺氧化酶代谢

278. 普萘洛尔的禁忌证为
A. 高血压
B. 心律失常
C. 心绞痛
D. 甲状腺功能亢进
E. 支气管哮喘

279. 治疗阵发性室上性心动过速的最佳的钙通道阻滞药是
A. 硝苯地平
B. 氟桂利嗪
C. 尼莫地平
D. 维拉帕米
E. 尼群地平

280. 利多卡因一次最大用量为
A. 10~50mg
B. 80~100mg
C. 300~400mg
D. 800~1000mg
E. 1500mg

281. 维拉帕米治疗折返性阵发性室上性心动过速的电生理作用是
A. 减慢房室结的传导速度
B. 提高窦房结的自律性
C. 延长房室结的有效不应期
D. 降低浦肯野纤维的自律性
E. 减慢房室结的传导速度和延长房室结的有效不应期

282. 关于右旋糖酐，下列叙述错误的是
A. 右旋糖酐在血浆内保留时间依赖其分子量大小和注射量
B. 补充血容量是右旋糖酐 70 的主要适应证
C. 10% 右旋糖酐 40 的初期扩容效应强于 6% 右旋糖酐 70
D. 右旋糖酐 40 主要用于改善微循环障碍
E. 输入右旋糖酐后，有关凝血功能改变与右旋糖酐的输注量无关

283. 对外周血管和冠状血管都有扩张作用，反射性加快心率的抗心绞痛药是
A. 维拉帕米
B. 潘生丁
C. 硝酸甘油
D. 普萘洛尔
E. 硝苯地平

284. 下列选项中，不属于药物特异性作用机制的是
A. 对酶的影响
B. 影响自体活性物质的合成和储存
C. 参与或干扰细胞代谢
D. 影响核酸代谢
E. 通过脂溶性影响神经细胞膜的功能

285. 可以引起颅内压增高的静脉麻醉药是
A. 氯胺酮
B. 丙泊酚
C. 咪达唑仑
D. 依托咪酯
E. 硫喷妥钠

286. 癫痫患者不宜选用的吸入麻醉药是
A. 七氟醚
B. 地氟醚
C. 一氧化氮
D. 恩氟醚
E. 异氟醚

287. 处理老年患者麻醉后一般循环抑制时，应首选的药物为
A. 肾上腺素
B. 间羟胺
C. 麻黄碱
D. 去氧肾上腺素
E. 阿托品

288. 关于老年患者麻醉前用药的说法，错误的是
A. 全麻患者给阿托品，以避免心动过缓
B. 尽量避免使用麻醉性镇痛药
C. 镇静药与镇痛药合用易出现呼吸循环抑制
D. 镇静催眠药剂量应减少
E. 有明显心肌缺血者不宜使用东莨菪碱

289. 关于心脏病患者心脏手术麻醉前心血管用药，下列叙述错误的是
A. β 受体阻断药、钙通道阻滞药和硝酸酯，应常规应用直到手术室，长效钙通道阻滞药可术前改用标准型
B. 目前多主张应持续服用抗高血压药至手术当日，以控制患者血压处于适当的水平
C. 洋地黄类药物通常在术前 24 小时停用，左房室瓣狭窄者控制心率时术前可继续用
D. 抗心律失常药在术前应停用
E. α_2 受体激动药已很少用于治疗高血压，但可作为麻醉前用药

290. 氯丙嗪引起的锥体外系反应不包括
A. 急性肌张力障碍
B. 迟发性运动障碍
C. 帕金森综合征
D. 静坐不能
E. 肌张力下降

二 A2 型题

1. 患者，男，23 岁，体重 71kg，在全身麻醉下行右鼻息肉摘除术。为了减少鼻黏膜出血，局部注射 1% 利多卡因（含 1/10 万肾上腺素）。该患者可注射局麻药的最大剂量为
   A. 40ml
   B. 50ml
   C. 55ml
   D. 60ml
   E. 70ml
2. 患者，男，20 岁。ASA Ⅰ～Ⅱ级，门诊行右手背腱鞘囊肿切除术，合理的麻醉前用药是
   A. 哌替啶 100mg 肌内注射
   B. 无须任何麻醉前用药
   C. 咪达唑仑 10mg 肌内注射
   D. 阿托品 + 苯巴比妥钠肌内注射
   E. 地西泮 10mg 肌内注射
3. 产妇，26 岁。在行剖宫产时，出现婴儿松弛综合征，可能应用的药物是
   A. 丁卡因
   B. 地西泮
   C. 罗哌卡因
   D. 布比卡因
   E. 普鲁卡因
4. 患者，78 岁，合并帕金森病，于全身麻醉下行白内障手术。患者在恢复室出现 2 次呕吐并主诉有严重的恶心。下列镇吐药中，治疗该患者恶心呕吐的最佳选择是
   A. 氟哌利多
   B. 异丙嗪
   C. 昂丹司琼
   D. 美托洛尔
   E. 甲氧氯普胺
5. 患者，33 岁，体重 72.5kg，在手术室内行垂体前叶催乳素瘤切除术。麻醉诱导采用七氟烷、氧化亚氮和氧气。气管插管后停用 N_2O，麻醉维持采用 1.2MAC 七氟烷与氧气混合气体。外科医生拟向鼻黏膜注射肾上腺素以减少出血。在不产生室性心律失常的情况下，可以给予 1∶100 000 肾上腺素溶液的最大剂量是
   A. 50ml
   B. 45ml
   C. 35ml
   D. 25ml
   E. 20ml
6. 患者，男，体重 65kg。气管插管前静脉注射琥珀胆碱 100mg，肌松维持了 20 分钟。下列选项中，与这种情况不符的参数是
   A. 辛可卡因卡因值为 70
   B. 发病率 1/480
   C. 非典型胆碱酯酶杂合子携带者
   D. 该剂量下会出现肌颤
   E. 发生率 1/3200
7. 患者，男，32 岁。存在急性间歇性卟啉病病史，拟于全身麻醉下行膝关节镜检查术。下

列药物中该患者禁用的是

A. 芬太尼　　B. 异氟烷
C. 丙泊酚　　D. 依托咪酯
E. 阿司匹林

8. 患者，男，59 岁。入急诊室时存在瞳孔缩小、腹部绞痛、流涎、尿便失禁、心动过缓、共济失调及骨骼肌无力。最可能的诊断为

A. 中枢抗胆碱综合征　　B. 5-羟色胺综合征
C. 抗胆碱酯酶药中毒　　D. 抗精神病药物恶性综合征
E. 多发性硬化症

9. 患者，男，56 岁，拔除 2 颗磨牙后出院。患者唯一正在服用的药物是治疗抑郁症的帕罗西汀。该患者的镇痛中不适合使用可待因，原因是

A. 可能无效　　B. 可能引起过度镇静
C. 持续时间短　　D. 术后恶心风险增加
E. 患 5-羟色胺综合征的风险增加

10. 患者，女，28 岁，妊娠性高血压，用硫酸镁注射降压，突然血压过低，50/30mmHg。应当立即静脉注射的药物是

A. 麻黄碱　　B. 氯化钙
C. 碳酸锂　　D. 多巴胺
E. 去甲肾上腺素

11. 患者，男，37 岁，车祸外伤行下颌骨修复术，无其他特殊伤情。患者一直使用双硫仑和纳曲酮治疗酗酒。下列选项中，最适合用于患者术后镇痛

A. 继续使用纳曲酮，复合 24 小时低剂量的美沙酮
B. 继续用纳曲酮，每 12 小时给予小剂量吗啡
C. 继续用纳曲酮，每 4 小时给予小剂量纳布啡
D. 停止使用纳曲酮，并根据需要给予吗啡治疗疼痛
E. 继续用纳曲酮，每 4 小时给予小剂量吗啡

12. 患者，28 岁，体重为 76kg。疑似发生早期恶性高热，静脉注射丹曲林 150mg。可能发生

A. 心律失常　　B. 低体温
C. 心动过速　　D. 利尿
E. 术后肌强直

13. 患者，男，既往体健。行诱导插管后机械通气，七氟烷挥发罐输出浓度设定为 2%，新鲜气体流量设为 1L/min（50% N_2O 和 50% O_2）。1 分钟后，红外分光仪显示吸入浓度为 1.4%。造成设置浓度与红外分光仪显示浓度不同的主要原因是

A. 七氟烷的快速摄取　　B. 第 2 气体效应

C. 新鲜气流量不足以纠正挥发罐的作用　　D. 稀释效应

E. 已经达到平稳麻醉状态

14. 患者，女，77岁。存在反应性气道疾病，每晚服用西咪替丁400mg。剖腹探查术麻醉诱导前30分钟静脉注射西咪替丁，可能出现的与该药相关的不良反应不包括

A. 心动过缓　　B. 意识混乱

C. 苏醒延迟　　D. 地西泮代谢加快

E. 可逆性血浆转氨酶升高

15. 患者，男，24岁，体重100kg。30分钟前在火灾中吸入烟雾后入急诊室，腹部、胸部和大腿Ⅲ度烧伤。对该患者行快速气管插管最佳的肌松药是

A. 罗库溴铵

B. 先给予1mg维库溴铵，2~4分钟后给予9mg维库溴铵

C. 静脉注射2mg维库溴铵后给予琥珀胆碱

D. 琥珀胆碱

E. 地西泮

16. 患儿，男，3月龄，体重6kg。脊椎麻醉下行左腹股沟疝修补术。一般情况下，0.5%布比卡因0.5ml能维持麻醉的时间是

A. 少于30分钟　　B. 30~60分钟

C. 60~90分钟　　D. 80分钟~1小时

E. 90分钟~2小时

17. 患儿，10岁，行鼻窦手术。外科医生使用0.5%去氧肾上腺素（剂量不详）后患儿血压250/150mmHg。最恰当的处理方法是

A. 给予拉贝洛尔　　B. 给予艾司洛尔

C. 给予肾上腺素　　D. 给予酚妥拉明

E. 给予维拉帕米

18. 孕妇，22岁，处于早孕阶段，拟在全麻下行急诊阑尾切除术。以下哪种药物为美国食品药品监督管理局（FDA）批准可用于妊娠期的D级药物

A. 甲苯氨酯　　B. 异氟烷

C. 咪达唑仑　　D. 氧化亚氮

E. 以上都不是

19. 孕妇，28岁，孕1产0。患有艾森门格综合征（肺动脉高压伴有心内右向左分流或双向分流），拟在腰段硬膜外阻滞下行剖宫产手术。本例患者应避免局麻药中添加肾上腺素，是由于

A. 造成羊水栓塞　　B. 降低全身血管阻力

C. 降低肺循环阻力　　D. 会引起额外的收缩压升高

E. 增加心率

20. 患者，男，22 岁。行颞叶肿瘤切除术，术前昏睡且意识障碍。全身麻醉诱导后，在使用直接喉镜检查和气管插管时，下列药物中，最适于控制全身动脉血压的是

A. 艾司洛尔
B. 甘露醇
C. 肼屈嗪
D. 异氟烷
E. 硝普钠

21. 患者，女，21 岁。拟行哈氏棒手术。使用地氟烷、N_2O 和芬太尼行全身麻醉。脊髓内固定完成后进行唤醒测试。神经刺激器刺激尺神经时四个拇指出现抽搐。停用挥发性麻醉药和 N_2O 10 分钟后嘱患者移动双手和双脚。重复命令，患者始终无法移动手和脚。此时最适当的处理为

A. 静脉注射 3mg 新斯的明
B. 静脉注射 20μg 纳洛酮
C. 静脉注射 0.1mg 氟马西尼
D. 降低哈氏棒的牵拉
E. 静脉注射 0.6mg 格隆溴铵

22. 患者，男，80 岁。有心肌梗死病史，心功能Ⅳ级。由于胃穿孔拟在全麻行胃穿孔修补术，最适宜的麻醉诱导药是

A. 氯胺酮
B. 羟丁酸钠
C. 硫喷妥钠
D. 依托咪酯
E. 以上都不是

23. 患者，男，在连续硬膜外麻醉下行胆囊切除术，手术前测麻醉平面为 $T_{4\sim12}$，血压、脉搏正常。术中探查胆囊时患者诉恶心，血压降至 86/50mmHg，心率减慢至 52 次/分。最有可能的原因是

A. 低血容量性休克
B. 局麻药对心肌抑制
C. 药物中毒
D. 迷走神经反射
E. 全脊髓麻醉

三 A3/A4 型题

（1~2 题共用题干）

患者，女，29 岁，孕 1 产 0。无特殊既往史。

1. 拟行分娩镇痛，最适合的局部麻醉药是

A. 利多卡因
B. 丁卡因
C. 布比卡因
D. 罗哌卡因
E. 普鲁卡因

2. 应用该局部麻醉药时，不宜采用的浓度为

A. 0.08%
B. 0.1%

C. 0.05%
D. 0.06%
E. 0.3%

（3~5题共用题干）

局麻药经静脉注入而产生麻醉者称静脉麻醉。

3. 下列选项中，注入后会引起血压升高，心率下降的药物是
A. 羟丁酸钠
B. 氯胺酮
C. 硫喷妥钠
D. 氟哌啶
E. 氟哌啶醇

4. 下列选项中，注入后引起血压升高，心率增快的药物是
A. 羟丁酸钠
B. 氯胺酮
C. 硫喷哌啶
D. 氟哌啶
E. 氟哌啶醇

5. 神经安定药氟芬合剂中，氟哌啶和芬太尼组合在一起的比例是
A. 5∶1
B. 1∶5
C. 50∶1
D. 1∶50
E. 1∶10

（6~9题共用题干）

患者，女，62岁，出现室性心动过速。首选利多卡因处理室性心动过速。

6. 利多卡因首次用量应是
A. 1~2mg/kg
B. 3~4mg/kg
C. 4~5mg/kg
D. 5~6mg/kg
E. 6~7mg/kg

7. 上述给药效果如果不明显，可重复给药，间隔
A. 5分钟
B. 8分钟
C. 10分钟
D. 15分钟
E. 20分钟

8. 20分钟内的总量不应超过
A. 2mg/kg
B. 5mg/kg
C. 8mg/kg
D. 10mg/kg
E. 13mg/kg

9. 当利多卡因治疗无效时，可以应用
A. 胺碘酮
B. 普萘洛尔

C. 苯妥英钠
D. 毛花苷 C
E. 美托洛尔

（10~11 题共用题干）

患者，男，75 岁。跌倒致腰椎压缩性骨折，腰背痛剧烈，腰背活动严重受限，使用非甾体抗炎药镇痛，疼痛缓解不明显。患者同时患有前列腺增生症，排尿困难，重度骨质疏松症及慢性阻塞性肺气肿。

10. 该患者可加用的镇痛药物是
A. 吗啡
B. 另一种非甾体抗炎药
C. 糖皮质激素
D. 哌替啶
E. 曲马多

11. 使用曲马多可能出现的不良反应为
A. 共济失调和锥体外系症状、低血压、心动过缓等
B. 向心性肥胖，水、钠潴留，骨质疏松和高血压等
C. 胃和十二指肠溃疡出血和骨髓抑制等
D. 高血压，骨质疏松，胃和十二指肠溃疡出血，水、钠潴留等
E. 消化道不适、眩晕、疲倦等

（12~14 题共用题干）

用局麻药阻滞周围神经末梢或神经干（节丛）的冲动传导，产生一个局限性麻醉区，称为局部麻醉。可供临床使用的局麻药品很多。

12. 局麻药按照其化学结构可以分为酯类和酰胺类，下列选项中属于酯类的是
A. 利多卡因
B. 布比卡因
C. 丁卡因
D. 苯妥英钠
E. 辛可卡因

13. 普鲁卡因局部浸润麻醉一次成人限量是
A. 0.75g
B. 1.0g
C. 1.5g
D. 2.0g
E. 3.0g

14. 下列选项中，属于引起局麻药中毒原因的是
A. 局麻药注入蛛网膜下腔
B. 局麻药注入血管
C. 局麻药过敏反应
D. 局麻药高敏反应
E. 注入硬膜下间隙

（15~17题共用题干）

肌松药可以分为去极化及非去极化两大类。

15. 去极化肌松药琥珀胆碱作用时间是
A. 2~8分钟
B. 20分钟
C. 30分钟
D. 40分钟
E. 60分钟

16. 对抗非去极化肌松药引起的呼吸抑制，应采取的措施是
A. 进行人工呼吸
B. 新斯的明和阿托品
C. 碳酸氢钠
D. 呼吸兴奋药
E. 补充钾、钙离子

17. 下列药物中，应用后在肌肉开始松弛以前常有10余秒钟的肌肉震颤的是
A. 筒箭毒碱
B. 加拉碘铵（三碘季铵酚）
C. 泮库溴铵（潘可罗宁）
D. 琥珀胆碱
E. 阿曲库铵（卡肌宁）

（18~19题共用题干）

患者，男，34岁。因桡骨骨折行切开复位内固定术，采用腋路臂丛阻滞法，穿刺成功回抽无血后注入1%利多卡因加0.375%布比卡因共35ml，5分钟后患者表现烦躁不安，心率增快，血压升高，主诉气促。

18. 此时最可能的诊断为
A. 气胸
B. 膈神经阻滞
C. 局麻药毒性反应
D. 高位硬膜外阻滞
E. 喉返神经阻滞

19. 下列选项中，处理错误的是
A. 面罩给氧或人工辅助呼吸
B. 静脉注射呼吸兴奋药预防呼吸停止
C. 密切监测脉搏氧饱和度
D. 监测血压，维持循环稳定
E. 静脉注射咪达唑仑0.05~0.1mg/kg

（20~22题共用题干）

患者因感染性休克需要使用去甲肾上腺素升高血压，但已知体内也合成去甲肾上腺素。

20. 关于去甲肾上腺素，下列叙述正确的是
A. 是交感神经节前神经纤维的神经递质
B. 是交感神经节后神经纤维的神经递质
C. 主要由肾上腺皮质分泌
D. 合成前体是谷氨酸
E. 主要作用于β受体

21. 关于去甲肾上腺素的失活，下列叙述正确的是
A. 是终止其递质生理效应的唯一机制
B. 可卡因和三环类抗抑郁药能够促进其失活
C. 主要途径是进入血液循环
D. 钾离子起关键作用
E. 释放于突触间隙的去甲肾上腺素被交感神经末梢主动摄取

22. 关于进入血液的去甲肾上腺素，下列叙述正确的是
A. 生物半衰期为 1 小时
B. 主要进入肺
C. 主要在血液内被代谢
D. 被组织摄取后经儿茶酚-O-甲基转移酶（COMT）和单胺氧化酶代谢
E. 最终代谢产物是高香草酸

（23~25 题共用题干）

患者，女，23 岁。肠梗阻术后要求术后镇痛，拟以硬膜外吗啡镇痛。

23. 硬膜外吗啡镇痛的常用剂量是
A. 1~2mg
B. 2~4mg
C. 4~6mg
D. 6~8mg
E. 7~8mg

24. 最必要的监测是
A. 心率
B. 血压
C. 血氧饱和度
D. 心电图
E. 二氧化碳图

25. 患者术后 10 小时，出现恶心呕吐、全身瘙痒，最可能的原因是
A. 休克引起
B. 皮肤湿疹
C. 吗啡不良反应
D. 术后肠梗阻
E. 过敏反应

（26~28 题共用题干）

患儿，女，14 岁，35kg。拟在局麻下行扁桃体摘除术。用 2% 利多卡因 18ml 做局部浸润，15 分钟后，患者出现颜面苍白、意识恍惚、脉搏细弱。立即告其平卧，肌内注射肾上腺素 1mg。地塞米松 5mg，患者突然全身抽搐、末梢发绀、呼吸停止、心音听不清，经过急救、复苏等处理 2 分钟后，心跳、自主呼吸恢复，1 小时后神志恢复正常。

26. 根据患者的临床表现，可以初步诊断是
A. 局麻药高敏反应
B. 癫痫大发作
C. 局麻药变态反应（过敏反应）
D. 局麻药过敏性休克
E. 局麻药毒性反应（局麻药中毒）
27. 导致患者出现异常反应的直接原因是
A. 利多卡因的浓度过高，单次用量过大
B. 手术操作不当
C. 麻醉操作失误
D. 患者高度紧张
E. 麻醉选择不当
28. 制止抽搐，首选的药物是
A. 氯胺酮 40mg 静脉注射
B. 地西泮 5~10mg 静脉注射
C. 静脉注射硫喷妥钠 50~100mg
D. 咪达唑仑 3~5mg 静脉注射
E. 琥珀胆碱 1mg/kg 静脉注射

四 B 型题

（1~2 题共用备选答案）
A. 吗啡
B. 罗通定
C. 纳洛酮
D. 曲马多
E. 可待因
1. 有明显的镇静、催眠及镇痛作用，其镇痛作用与阿片受体无关的是
2. 成瘾性低，对呼吸抑制弱，适用于呼吸道疾病患者镇痛的是

（3~5 题共用备选答案）
A. 地西泮
B. 利多卡因
C. 脂肪乳剂
D. 罗哌卡因
E. 普鲁卡因
3. 可复苏布比卡因心脏毒性的药物是
4. 过敏反应发生率较高的局麻药是
5. 优先阻滞感觉神经，用于分娩镇痛的局麻药是

五 X 型题

1. 下列药物中，可以降低颅内压的是
A. 丙泊酚
B. 氟烷
C. 氯胺酮
D. 氟哌利多

E. 硫喷妥钠

2. 下列药物在应用时，可以引起锥体外系症状的是

A. 氟哌啶醇
B. 异丙嗪
C. 氯丙嗪
D. 芬太尼
E. 丙泊酚

3. 苯二氮䓬类的药理作用包括

A. 抗焦虑作用
B. 中枢性肌肉松弛作用
C. 镇静催眠作用
D. 抗惊厥作用
E. 抗抑郁作用

4. 全麻药的作用包括

A. 抑制自主神经反射
B. 抑制意识
C. 抑制疼痛
D. 抑制运动神经反射
E. 抑制黏膜及腺体分泌

5. 下列药物中，可降低脑血流量的是

A. 异氟烷
B. 咪达唑仑
C. 氧化亚氮
D. 恩氟烷
E. 硫喷妥钠

6. 下列药物中，属于肌肉松弛药的有

A. 维库溴铵
B. 泮库溴铵
C. 氯唑沙宗
D. 利多卡因
E. 氯贝丁酯

7. 下列药物麻醉后呕吐发生率较高的是

A. 硫喷妥钠
B. 丙泊酚
C. 氯胺酮
D. 依托咪酯
E. 氧化亚氮

8. 全麻药可使脑中的 cAMP 含量增加，与其机制有关的因素是

A. 激活磷酸二酯酶的活性
B. 激活腺苷酸环化酶的活性
C. 抑制腺苷酸环化酶的活性
D. 抑制磷酸二酯酶的活性
E. 对腺苷酸环化酶及磷酸二酯酶的活性无影响

9. 关于全麻药在突触水平作用，下列叙述正确的是

A. 突触是全麻药作用的重要靶位
B. 抑制兴奋性突触传递是全身麻醉的基本原理
C. 多突触通路比单突触通路更易被全麻药阻滞

D. 抑制多突触通路是导致全身麻醉重要机制

E. 全麻药对抑制性突触也有抑制作用

10. 影响组织对吸入全身麻醉药摄取的因素不包括

A. 麻醉药在组织的溶解度
B. 组织脏器的血流量
C. 吸入全身麻醉药的组织/血分配系数
D. 组织的容积
E. 动脉血-组织间麻醉药的分压差

11. 关于全麻药与神经递质关系的叙述，正确的是

A. 氟烷和恩氟烷可使兴奋性氨基酸递质释放增加
B. 中枢去甲肾上腺素含量增加可降低全麻药的 MAC
C. 全麻药明显抑制 GABA 的释放及代谢过程
D. 吸入全麻药可降低乙酰胆碱的合成速率
E. 氟烷可增加脑内多巴胺含量

12. 依托咪酯静脉麻醉的不良反应包括

A. 肌阵挛
B. 注射部位疼痛
C. 术后恶心、呕吐
D. 变态反应
E. 抑制肾上腺皮质功能

13. 与巴比妥类静脉麻醉作用有关的因素包括

A. 药物立体异构现象
B. 第 5 位碳上两个氢原子被替代
C. 第 1 位氮上氢原子被替代
D. 第 2 位碳上氧原子被替代
E. 药物的半衰期

14. 下列选项中，能增强中枢 GABA 作用的药物是

A. 地西泮
B. 咪达唑仑
C. 苯巴比妥
D. 苯妥英钠
E. 丙戊酸钠

15. 能够增强巴比妥类药物的中枢神经抑制作用的药物不包括

A. 氯磺丙脲
B. 苯妥英钠
C. 氢化可的松
D. 单胺氧化酶抑制药
E. 华法林

16. 氯胺酮用于小儿时，下列叙述错误的是

A. 使呼吸道分泌物增加
B. 有兴奋心血管的作用，血压、脉率均升高
C. 是休克患者适宜的麻醉用药
D. 无呼吸抑制作用

E. 术后常并发幻觉和噩梦，与地西泮同用并不降低发生率

17. 下列药物中，属于局麻药的是

A. 氟烷
B. 盐酸氯胺酮
C. 利多卡因
D. γ-羟基丁酸钠
E. 普鲁卡因

18. 关于丙泊酚输注综合征，下列叙述正确的是

A. 输注速度过快是主要原因
B. 有横纹肌溶解
C. 可以出现心律失常
D. 输注剂量大于 4mg/(kg·h)
E. 表现为高钾血症

19. 诱导期间，诱导剂量能使血压下降的静脉麻醉药包括

A. 硫喷妥钠
B. 氯胺酮
C. 依托咪酯
D. 咪达唑仑
E. 丙泊酚

20. 关于麻醉前用药，下列说法正确的是

A. 高热患者宜用抗胆碱药东莨菪碱
B. 体重小于 10kg 的小儿一般不用镇静药
C. 卟啉病患者应常规使用苯巴比妥
D. 甲亢患者须用较大剂量的镇静药
E. 对老年或有疼痛的患者多使用东莨菪碱

21. 哌替啶的阿托品样作用包括

A. 对呼吸有明显的抑制作用
B. 抑制涎液分泌
C. 使瞳孔散大
D. 心率可增快
E. 抑制胃肠蠕动

22. 镇静安定药在临床麻醉中的用途主要包括

A. 作为局部麻醉或部位麻醉的辅助用药
B. 作为麻醉前用药
C. 作为全麻诱导药和静脉复合麻醉的组成部分
D. 具有良好的肌松作用
E. 可以单独用于短小手术的麻醉

23. 全麻药对神经递质的影响主要是

A. 抑制神经递质的再摄取
B. 干扰神经递质释放
C. 改变神经递质与受体的结合效应
D. 影响神经递质的合成
E. 阻碍递质与受体结合

24. 关于肌松药的拮抗，下列叙述正确的是
A. 抗胆碱酯酶药可拮抗去极化肌松药
B. 低温可以影响抗胆碱酯酶药对肌松药的拮抗作用
C. 酸碱与电解质失衡可以影响抗胆碱酯酶药的拮抗作用
D. 为消除抗胆碱酯酶药所引起的毒蕈碱样作用，常常需要配伍用抗胆碱药物
E. 使用抗胆碱酯酶药必须根据肌张力监测结果，当 $T_4/T_3<0.3$ 时拮抗效果较好
25. 下列选项中，可以使脑代谢下降的是
A. 依托咪酯 B. 硫喷妥钠
C. 异丙酚 D. 咪达唑仑
E. 氯胺酮
26. 下列选项中，属于苯二氮䓬类药物的性质是
A. 连续应用可致依赖性而发生停药困难 B. 对快速眼动（REM）影响较小
C. 缩短 REM，停药后代偿性延长 D. 停药后代偿反跳较轻
E. 缩短睡眠诱导时间，延长持续时间
27. 符合苯二氮䓬类的体内过程的包括
A. 口服后约1小时达到血药峰浓度 B. 口服与肌内给药吸收良好
C. 血浆蛋白结合率高 D. 可在脂肪组织中蓄积
E. 主要以原形从肾脏排出
28. 肾功能不全患者麻醉慎用和禁用的药物是
A. 恩氟烷 B. 琥珀胆碱
C. 阿曲库铵 D. 氨基糖苷类抗生素
E. 多巴胺
29. 对于循环系统有明显影响的静脉全麻药是
A. 羟丁酸钠 B. 丙泊酚
C. 硫喷妥钠 D. 依托咪酯
E. 氯胺酮
30. 关于吗啡的药理特性，下列正确的是
A. 呼吸抑制的强度与剂量呈相关性
B. 有较强的镇静、镇痛作用
C. 可用于支气管哮喘患者
D. 能扩张阻力血管和容量血管，引起直立性低血压
E. 禁用于分娩镇痛和哺乳期妇女镇痛
31. 依托咪酯不宜用于
A. 免疫功能低下 B. 器官移植术后

C. 肾上腺皮质功能不全
D. 心功能不全
E. 肝功能不全

32. 下列哪些情况易见呕吐反应
A. 氯胺酮麻醉
B. 异丙酚麻醉
C. 产妇麻醉
D. 芬太尼麻醉
E. 乙醚麻醉

33. 下列选项中，药物配伍错误的是
A. 硫喷妥钠与哌替啶
B. 硫喷妥钠与琥珀胆碱
C. 异丙嗪与哌替啶
D. 碳酸氢钠与氢化可的松
E. 碳酸氢钠与异丙肾上腺素

34. 吗啡禁用于
A. 肺心病
B. 哺乳期妇女
C. 支气管哮喘
D. 脑外伤昏迷
E. 肝功能严重减退

35. 关于氟哌利多的药理作用，下列叙述正确的是
A. 其镇吐作用为氯丙嗪的 700 倍
B. 与氟哌啶醇相比，其效力更强、起效更快、作用持续时间较短
C. 静脉注射后 5~8 分钟生效，最佳效应持续时间 3~6 小时
D. 不能增强巴比妥类和麻醉性镇静药的效应
E. 可增强巴比妥类和麻醉性镇痛药的效应

36. 芬太尼用于心脏直视手术的麻醉，其优点包括
A. 无组胺释放
B. 无呼吸抑制
C. 无心肌抑制
D. 循环稳定
E. 镇痛完善

37. 吗啡、哌替啶、芬太尼的药理作用包括
A. 镇痛
B. 呼吸抑制
C. 引起恶心、呕吐
D. 抑制咳嗽
E. 缩瞳，减慢心率

38. 关于哌替啶的药理作用，下列叙述错误的是
A. 镇痛、镇静作用较吗啡弱
B. 提高胆道压力作用较吗啡强
C. 可以引起便秘，并且有止泻作用
D. 不扩张血管，不引起直立性低血压
E. 对妊娠末期子宫，有抗催产素作用

39. 关于吗啡，下列叙述错误的是
A. 可引起尿潴留
B. 突出作用是镇痛
C. 心肌抑制
D. 抑制迷走神经兴奋性
E. 呼吸抑制，表现为呼吸频率减慢
40. 吗啡的临床应用不包括
A. 心源性哮喘
B. 法洛四联症
C. 肺水肿
D. 不完全性肠梗阻
E. 颅内肿瘤
41. 关于吗啡的禁忌证，下列叙述正确的是
A. 阻塞性肺气肿、支气管哮喘、肺心病患者
B. 严重肝肾功能不全者
C. 婴儿、孕产妇
D. 颅内高压和颅脑损伤患者
E. 急性心肌梗死，并发急性左心衰竭的患者
42. 关于芬太尼的药物作用，下列叙述正确的是
A. 起效迅速
B. 呼吸抑制
C. 循环抑制
D. 反复注射有蓄积作用
E. 可引起心动过缓
43. 关于芬太尼及其衍生物，下列叙述正确的是
A. 芬太尼可诱发呛咳
B. 对呼吸都有抑制作用
C. 瑞芬太尼的效价与芬太尼相似，清除率不依赖于肝、肾功能
D. 舒芬太尼的亲脂性约为芬太尼的2倍，更易透过血脑屏障
E. 芬太尼的镇痛效果为舒芬太尼的5~10倍
44. 曲马多的药理作用主要包括
A. 可以与阿片受体结合，但其亲和力比较弱
B. 抑制神经元突触对去甲肾上腺素和5-羟色胺的再摄取而影响痛觉传递
C. 治疗的剂量不会抑制呼吸
D. 对于心血管系统基本无影响
E. 曲马多口服后会迅速几乎完全吸收
45. 关于东莨菪碱，下列叙述正确的是
A. 其治疗量有中枢镇静作用
B. 抑制腺体分泌作用较阿托品强
C. 散瞳和调节麻痹作用较阿托品弱，且维持时间长

D. 可以用于晕动症

E. 可以用于治疗帕金森综合征

46. 下列选项中，需禁用和慎用曲马多的是

A. 严重高血压病患者

B. 青年男性，阑尾切除术后的切口痛

C. 肝肾功能不全者

D. 孕妇和哺乳期妇女

E. 酒精、安眠药、镇痛药或精神药物引起的急性中毒

47. 关于多巴胺对心血管系统的作用，下列叙述错误的是

A. 静脉输注1~2μg/（kg · min），主要激动外周多巴胺受体

B. 静脉输注2~10μg/（kg · min），激动α受体的作用明显

C. 静脉输注2~10μg/（kg · min），主要激动外周多巴胺受体

D. 静脉输注1~2μg/（kg · min），激动心脏β_1受体的作用明显

E. 静脉输注大于10μg/（kg · min），激动心脏β_1受体的作用明显

48. β受体阻断药一般用于

A. 支气管哮喘

B. 高血压

C. 心绞痛

D. 心律失常

E. 充血性心力衰竭

49. 关于地高辛，下列叙述正确的是

A. 口服吸收率差异大

B. 有负性频率作用

C. 有正性肌力作用

D. 有阻止Ca^{2+}内流作用

E. 安全范围小

50. 下列选项中，预防局麻药中毒的措施包括

A. 麻醉前应用镇静药

B. 最低有效局麻药浓度

C. 加入微量肾上腺素

D. 减小局麻药用量

E. 加快注药速度

51. 关于局麻药的神经毒性，叙述正确的是

A. 是接触性不良反应

B. 是最严重的局部不良反应

C. 与直接注射神经内有关

D. 并非单纯药物本身引起

E. 与浓度过高有关

52. 有关局麻药，下列叙述错误的是

A. 最多见的不良反应是过敏性休克

B. 利多卡因主要在肝脏被分解

C. 普鲁卡因主要由血浆假性胆碱酯酶分解

D. 利多卡因的单次的最大容许剂量为20mg

E. 局麻药效果在炎症区加强

53. 关于局麻药的变态反应的叙述，错误的是
A. 较多见
B. 可能与 IgM 有关
C. 同类型的局麻药可能出现交叉性变态反应
D. 酯类较酰胺类多见
E. 做过敏实验可完全避免变态反应

54. 关于局麻药作用原理，下列叙述错误的是
A. 碱基是发生麻醉效能的主要因素
B. 膜膨胀学说可解释各种局麻药作用机制
C. 各种局麻药均出现张力性抑制和位相抑制
D. 阳离子可以透过神经膜的
E. 表面电荷学说只限于带电荷的局麻药

55. 关于维拉帕米与普萘洛尔的临床应用，下列叙述正确的是
A. 均可以用于治疗高血压
B. 均可用于治疗室上性心动过速
C. 均可以用于治疗心绞痛
D. 均禁用于传导阻滞的患者
E. 均禁用于心房纤颤的患者

56. 关于局麻药全身中毒反应，下列处理正确的是
A. 停用局麻药
B. 吸氧
C. 用镇静药
D. 用抗组胺药
E. 必要时使用肌松药气管插管

57. 与局麻药的快速耐药性有关的因素，不包括
A. 局麻药的浓度
B. 追加时机
C. 神经的粗细
D. 反复注药次数
E. 局麻药的解离常数（pKa）

58. 关于表观分布容积的叙述，错误的是
A. 体内总药量（X_0）与零时血药浓度的比值
B. 某一药物它是一个恒值，不受疾病的影响
C. 它是一个计算值，代表药物在机体内分布的真实容积
D. 其值越小，代表药物在机体内分布越广泛
E. 其值越小，代表药物越集中分布到某一组织中

59. 关于竞争性拮抗的叙述，错误的是
A. 激动药和拮抗药结合不同受体
B. 与受体产生不可逆结合
C. 拮抗药的拮抗参数是 pD_2

D. 普萘洛尔拮抗肾上腺素的增加心率作用
E. 激动药的量效曲线左移

60. 关于局麻药的作用原理，下列叙述正确的是
A. 减少活化的通道分数
B. 减少失活的通道分数
C. 抑制通道从静息转化为开放
D. 激活通道从静息转化为开放
E. 减少通过开放通道的离子流

61. 关于预防局麻药的毒性反应，下列叙述错误的是
A. 高浓度的局麻药可降低毒性反应
B. 加上肾上腺素
C. 防止局麻药误注血管内
D. 警惕毒性反应的先驱症状
E. 有效预防毒性反应的药物是肾上腺素

62. 关于局麻药内加少量的肾上腺素的目的，下列叙述正确的是
A. 预防局麻药中毒
B. 减轻局麻药对心肌抑制
C. 收缩作用部位血管，延缓局麻药吸收
D. 延长局麻药作用时间
E. 防止过敏反应

63. 罗哌卡因作为一种新型的长效酰胺类局麻药，其特点包括
A. 对子宫胎盘血液无影响
B. 心脏毒性低
C. 有血管收缩作用，无须添加肾上腺素
D. 可用于表面麻醉
E. 运动和感觉阻滞分离好

64. 用于黏膜时不产生麻醉效果的局麻药包括
A. 罗哌卡因
B. 利多卡因
C. 可卡因
D. 氯普鲁卡因
E. 丁卡因

65. 对于自主神经节有阻滞作用的肌松药包括
A. 琥珀胆碱
B. 箭毒
C. 阿曲库铵
D. 法扎溴铵
E. 阿库氯铵

66. 琥珀胆碱的副作用包括
A. 术后肌痛
B. 眼内压增高
C. 高钾血症
D. 恶性高热
E. 血压升高

67. 曲马多的镇痛作用机制主要有
A. 主要激动 κ 受体发挥作用
B. 主要激动 δ 受体发挥作用
C. 有较弱的 μ 受体激动作用

D. 具有抑制去甲肾上腺素和5-羟色胺再摄取作用

E. 可以增加神经元外5-羟色胺浓度

68. 下列肌松药的代谢主要与肝脏功能密切相关的是

A. 杜什溴铵　　B. 罗库溴铵

C. 哌库溴铵　　D. 米库氯铵

E. 琥珀胆碱

69. 下列药物中，通过血浆胆碱酯酶催化而水解失活

A. 美维库铵　　B. 十烃季铵

C. 琥珀胆碱　　D. 加拉碘铵

E. 普鲁卡因

70. 关于吗啡与哌替啶的药理作用，下列叙述正确的是

A. 吗啡的镇咳作用较哌替啶强

B. 两药对平滑肌张力的影响基本相似

C. 等效量时，吗啡的呼吸抑制作用与哌替啶相似

D. 分娩镇痛可用哌替啶，而不能用吗啡

E. 吗啡的成瘾性比哌替啶强

71. 抗胆碱药的促进气道松弛作用是通过抑制气道平滑肌的毒蕈碱样受体来完成，此种毒蕈碱样受体的类型包括

A. M_1　　B. M_2

C. M_3　　D. M_4

E. M_5

72. 关于东莨菪碱，下列叙述正确的是

A. 抑制腺体分泌作用比阿托品弱　　B. 防止晕动病和治疗帕金森病

C. 具有中枢抑制作用，无兴奋作用　　D. 对心血管作用比阿托品弱

E. 禁用于青光眼患者

73. M胆碱受体激动时的临床表现包括

A. 心率减慢　　B. 支气管和胃肠道平滑肌收缩

C. 瞳孔括约肌和睫状肌松弛　　D. 腺体分泌增加

E. 肾上腺髓质释放肾上腺素

74. 关于阿托品，下列叙述正确的是

A. 阿托品可治疗房室传导阻滞，但慎用于心肌梗死患者

B. 阿托品增快心率的作用对幼儿比青壮年明显

C. 0.5mg阿托品可使部分患者心率轻度而短暂减慢

D. 阿托品具有扩瞳，增高眼压，调节痉挛的作用

E. 阿托品可缓解胃肠道绞痛

75. 对瞳孔有缩小作用的药物是

A. 哌替啶　B. 有机磷

C. 东莨菪碱　D. 吗啡

E. 毒扁豆碱

76. 酚妥拉明常见的不良反应包括

A. 皮肤潮红　B. 血压升高

C. 心率减慢　D. 中枢兴奋引起失眠

E. 腹痛、呕吐和诱发溃疡病

77. 酚妥拉明扩张血管、降低血压的机制是

A. 阻断 α 受体　B. 利尿，减少血容量

C. 阻断 β_1 受体　D. 阻断多巴胺受体

E. 阻断 β_2 受体

78. 下列选项中，不属于新斯的明药理作用的是

A. 抑制运动神经末梢释放乙酰胆碱

B. 增强胆碱酯酶的活力

C. 具有拟毒蕈碱样作用，且可被阿托品拮抗

D. 能直接兴奋骨骼肌运动终板的 N_2 受体

E. 具有一定的中枢作用

79. 下列选项中，既有正性肌力作用又对外周血管阻力影响较小的药物是

A. 多巴酚丁胺　B. 肾上腺素

C. 异丙肾上腺素　D. 多巴胺

E. 去甲肾上腺素

80. 选择性阻断 β_1 肾上腺素受体的药物包括

A. 美托洛尔　B. 普萘洛尔

C. 拉贝洛尔　D. 阿替洛尔

E. 艾司洛尔

81. 去甲肾上腺素的主要临床用途包括

A. 抗休克　B. 治疗阵发性室上性心动过速

C. 治疗支气管哮喘　D. 治疗心力衰竭

E. 治疗低血压

82. 关于异丙肾上腺素，下列叙述正确的是

A. 收缩外周血管，增加外周阻力　B. 能增强心肌收缩力

C. 增快心率　D. 收缩肺血管，增加肺循环阻力

E. 使舒张压升高增加冠脉血流

83. 关于肾上腺素对血管的作用，下列叙述正确的是

A. 皮肤、黏膜血管收缩强
B. 肾血管扩张
C. 脑和肺血管收缩微弱
D. 舒张冠状血管
E. 扩张骨骼肌血管

84. 由于半衰期较长而适合于哮喘患者夜间应用的长效选择性 β_2 受体激动药包括

A. 沙丁胺醇
B. 特布他林
C. 福莫特罗
D. 沙美特罗
E. 多巴酚丁胺

85. 下列选项中，属于儿茶酚胺类的药物是

A. 多巴酚丁胺
B. 多巴胺
C. 肾上腺素
D. 去甲肾上腺素
E. 间羟胺

86. 下列选项中，属于选择性 β_2 受体激动药的药物是

A. 沙丁胺醇
B. 特布他林
C. 去甲肾上腺素
D. 肾上腺素
E. 异丙肾上腺素

87. 强心苷对心肌电生理的影响主要有

A. 降低窦房结和心房自律性
B. 降低蒲肯野纤维自律性
C. 缩短心室肌有效不应期
D. 缩短心房肌有效不应期
E. 减慢房室传导

88. 麻黄碱的特点包括

A. 拟肾上腺素作用弱而持久
B. 可促进去甲肾上腺素能神经末梢释放去甲肾上腺素而发挥间接作用
C. 有显著的中枢兴奋作用
D. 明显加快心率
E. 易产生快速耐受性

89. 易引起心律失常的儿茶酚胺类药物包括

A. 肾上腺素
B. 去甲肾上腺素
C. 多巴胺
D. 异丙肾上腺素
E. 去氧肾上腺素

90. 关于沙美特罗，下列叙述正确的是

A. 支气管扩张作用除通过激动 β_2 受体外，还有非 β_2 受体途径参与
B. 支气管扩张到达有效剂量后再增加剂量不会增强作用，只会增加不良反应

C. 吸入给药起效缓慢

D. 对乙酰胆碱诱发的支气管收缩抑制不明显

E. 吸入给药起效迅速

91. 下列选项中，不属于可乐定的降压作用机制的是

A. 激动外周咪唑啉受体

B. 激动中枢 α_1 受体

C. 激动外周交感神经突触前膜 α_1 受体

D. 激动外周交感神经突触前膜 α_2 受体

E. 激动延髓咪唑啉受体，降低外周交感张力

92. 下列选项中，关于多巴胺对心血管作用的机制包括

A. 与 α、β_1 肾上腺素受体相互作用

B. 促进肾上腺素能神经释放去甲肾上腺素

C. 中枢性兴奋作用

D. 抑制副交感神经作用

E. 与多巴胺受体相互作用

93. 关于哌唑嗪的叙述，正确的是

A. 很少发生反射性心率加快

B. 首次给药可致严重的直立性低血压

C. 对血脂无明显影响

D. 能拮抗去甲肾上腺素（NA）的升压作用

E. 选择性阻断突触后膜 α_1 受体

94. 关于强心苷正性肌力作用特点，下列叙述正确的是

A. 直接作用

B. 使心肌收缩增强

C. 提高心脏做功效率，心输出量增加

D. 静脉压降低

E. 使正常心脏耗氧量减少

95. 关于儿茶酚胺，下列叙述正确的是

A. 麻黄碱兼有 β_1 和 α 受体作用

B. 异丙肾上腺素主要激动心肌 β_1 受体，因而是心肺复苏的主要药物

C. 儿茶酚胺包括肾上腺素，去甲肾上腺素和多巴胺

D. 多巴胺主要为 β_1 受体激动药，对小受体也有直接兴奋作用

E. 肾上腺素兼有 β_1 和 β_2 受体激动作用，在心肺复苏中最主要的作用是 β_1 受体作用

96. 关于酚妥拉明的叙述，正确的是

A. 使肺动脉压和外周血管阻力降低

B. 为咪唑啉的衍生物，α 肾上腺素能阻断肾上腺素能受体

C. 可用于诊断嗜铬细胞瘤

D. 减少心输出量

E. 为非竞争性 α_1 受体阻断药

97. 下列关于麻黄碱的叙述，错误的是

A. 仅对心脏有作用
B. 仅对外周有作用
C. 对心脏的作用强于对外周的作用
D. 对外周的作用强于对心脏的作用
E. 可以引起中枢的兴奋作用

98. 与肾上腺素合用时可以增加心肌敏感性的药物是

A. 可卡因
B. 丙咪嗪
C. 氟烷
D. 恩氟烷
E. 异氟烷

99. 关于可乐定的叙述，正确的是

A. 主要作用于 α_2 受体
B. 易引起直立性低血压
C. 拮抗阿片类镇痛药的效应
D. 口服几乎完全迅速吸收
E. 停药后易引起高血压反跳

100. 与肾上腺素相比，去甲肾上腺素对心血管作用特点包括

A. 对 α 受体作用大于 β 受体
B. 心脏效应较肾上腺素低
C. 对心率的影响更大
D. 对组织代谢增加的效应更大
E. 对组织代谢增加的效应更小

101. 下列选项中，具有减慢心率和加强心肌收缩力的药物是

A. 洋地黄毒苷
B. 奎尼丁
C. 毒毛花苷 K
D. 维拉帕米
E. 普鲁卡因胺

102. 诱发强心苷中毒的常见原因包括

A. 低钾血症
B. 低镁血症
C. 高钙血症
D. 低钠血症
E. 高钾血症

103. 关于钙通道阻滞药，下列叙述正确的是

A. 可引起反射性心率加快
B. 不引起水、钠潴留
C. 降低外周血管阻力
D. 可引起外周性水肿
E. 不能逆转高血压所致的心室肥厚

104. 关于洋地黄类药物，下列叙述错误的是

A. 与利血平合用可发生严重心动过缓、异位心律和心内传导阻滞
B. 苯妥英钠可使强心苷的负性频率作用减弱
C. 与利尿药合用，其作用和毒性增强，甚至发生严重心律失常
D. 考来烯胺可使地高辛的吸收增多，提高其生物利用度

E. 苯妥英钠通过酶促作用可使强心苷的体内代谢加快，心律失常倾向减少

105. 地高辛心脏毒性的诱因包括

A. 低血钾
B. 高血钾
C. 高血钙
D. 低血钠
E. 低血镁

106. 钙通道阻滞药的临床应用，包括

A. 各型心绞痛
B. 脑血管疾病
C. 高血压
D. 晚期心力衰竭
E. 心律失常

107. 能够引起心率减慢的降压药是

A. 硝酸甘油
B. 普萘洛尔
C. 甲基多巴
D. 酚妥拉明
E. 可乐定

108. 降压同时伴心率加快的药物包括

A. 肼屈嗪
B. 甲基多巴
C. 酚妥拉明
D. 哌唑嗪
E. 硝苯地平

109. 某高血压患者出现心律失常（快速型）伴心绞痛时，宜选用的药物是

A. 硝普钠
B. 普萘洛尔
C. 硝酸甘油
D. 维拉帕米
E. 硝苯地平

110. 除了心血管作用之外，钙通道阻滞药临床作用还包括

A. 松弛支气管平滑肌
B. 抗动脉粥样硬化作用
C. 促进血小板聚集
D. 减少红细胞变形能力，增加血液黏度
E. 较大量能抑制多种内分泌功能

111. 硝酸甘油抗心绞痛主要的机制包括

A. 降低心脏后负荷
B. 扩张冠状动脉和侧支血管
C. 心动过缓
D. 降低灌注压
E. 扩张动脉和静脉

112. 关于硝酸甘油，下列叙述正确的是

A. 分子中的亚硝基团与血管平滑肌受体结合，扩张血管
B. 可降低前负荷，松弛血管，使心肌氧耗量减少，但心输出量无明显改变
C. 可发生反射性心动过速
D. 长时间大剂量应用有发生高铁血红蛋白血症的可能

E. 对脑血流和颅内压的影响不明显，可用于高颅压患者

113. 关于血管扩张药降压的机制，下列叙述正确的是

A. 阻断了体内神经递质对血管壁上受体的作用，从而使血管扩张

B. 直接舒张血管平滑肌

C. 改变离子通道特性导致血管舒张

D. 改变中枢神经系统的功能使血管扩张

E. 内在拟交感活性，兴奋外周β受体

114. 钙通道阻滞药对血管的作用包括

A. 舒张冠状血管，包括输送血管和阻力血管

B. 舒张脑血管，增加脑血流量

C. 治疗外周血管痉挛性疾病如雷诺病

D. 显著舒张静脉，减轻心脏前负荷

E. 舒张静脉作用大于舒张动脉作用

115. 局麻药的不良反应包括

A. 特异质反应

B. 中枢神经系统（CNS）毒性反应

C. 变态反应

D. 高敏反应

E. 局部组织损伤

116. 纳洛酮的临床应用包括

A. 可拮抗新生儿因受其母体中麻醉性镇痛药影响而引起的呼吸抑制

B. 解救麻醉性镇痛药急性中毒，拮抗这类药物的呼吸抑制作用，并使患者苏醒

C. 解救酒精急性中毒

D. 在应用麻醉性镇痛药实施复合全麻的手术结束后，可用以拮抗麻醉性镇痛药的残余作用

E. 对疑为麻醉性镇痛药成瘾者，用此药可激发戒断症状，有诊断价值

117. 下列叙述错误的是

A. 低分子量右旋糖酐，主要用于改善微循环

B. 中分子量右旋糖酐，主要用于改善微循环

C. 中分子量右旋糖酐，扩容效应短暂

D. 中分子量右旋糖酐，扩容效应不明显

E. 低分子量右旋糖酐，扩容效应持久

118. 关于羟丁酸钠，下列叙述正确的是

A. 羟丁酸钠是一种催眠性静脉麻醉辅助药

B. 羟丁酸钠无镇痛作用

C. 羟丁酸钠可以使血清钾降低

D. 羟丁酸钠具有副交感神经兴奋作用，麻醉中常有流涎、呼吸道分泌物增加等反应

E. 羟丁酸钠对循环系统影响小，可用于循环功能差的患者

119. 氯胺酮麻醉导致的视觉异常一般包括

A. 幻视

B. 复视

C. 视物旋转

D. 视物变形

E. 暂时失明

120. 关于硫喷妥钠的药理作用，下列叙述正确的是

A. 无诱导兴奋现象

B. 浅麻醉时无镇痛效应

C. 对呼吸循环有抑制

D. 对胃肠道功能无影响

E. 对心血管系统的影响主要是静脉系统扩张与末梢循环淤血

121. 关于地西泮的药理作用，下列叙述正确的是

A. 与哌替啶等药物合用时，有显著的遗忘作用

B. 小剂量口服只产生抗焦虑作用，不影响意识

C. 大剂量静脉注射则产生嗜睡，甚至意识消失

D. 可以增强其他全麻药的效力

E. 静脉注射地西泮 0.2mg/kg，可以使氟烷的 MAC 从 0.73% 下降至 0.48%

122. 苯二氮䓬类药物的镇静作用优于吩噻嗪，主要表现为

A. 有暂时性记忆缺失效应

B. 无锥体外系反应

C. 安全范围较大

D. 可以减少麻醉药用量

E. 使患者对术中的不良刺激在术后不复记忆

123. 阿托品可以作为麻醉前用药，主要是因为具有下列哪项作用。

A. 对抗麻醉性镇痛药的呼吸抑制

B. 抑制心血管迷走神经反射

C. 防止喉痉挛和支气管痉挛

D. 抑制腺体分泌

E. 减低胃肠道紧张度、过分蠕动和痉挛

124. 肾上腺素的药理作用包括

A. 常用于支气管哮喘发作

B. 可以松弛支气管平滑肌

C. 使支气管黏膜血管收缩

D. 激动支气管平滑肌 β_2 受体

E. 抑制肥大细胞释放组胺等过敏性物质

125. 关于右美托咪定，叙述正确的是

A. 预防七氟烷麻醉苏醒期躁动

B. 减少全身麻醉药的用量

C. 辅助控制性降压

D. 治疗周期性呕吐综合征

E. 可以用于气管内插管和使用呼吸机患者的镇静

126. 麻黄碱的药理特点主要包括

A. 对气管平滑肌的舒张作用较异丙肾上腺素弱

B. 促使储存的去甲肾上腺素释放
C. 心率增快是其直接作用
D. 鼻黏膜血管收缩后存在反跳性舒张
E. 对于皮肤黏膜血管的收缩作用较肾上腺素弱

六 案例分析题

（1~7题共用题干）

患者，男，24岁。左下肢胫腓骨开放性粉碎性骨折。查体：一般情况好，心率80次/分、律齐，血压120/80mmHg。术前给予阿托品0.5mg，苯巴比妥0.1g，在行硬膜外腔穿刺注射1%普鲁卡因约5ml，3分钟后突然出现头痛、头晕、呼吸困难和肌肉颤搐症状。患者在3天前行清创缝合时，曾用过普鲁卡因。

1. 首先应考虑为局麻药的
A. 毒性反应
B. 变态反应
C. 高敏反应
D. 接触性不良反应
E. 疼痛反应

2. 紧急处理时应当考虑
A. 给氧，停止局麻药的应用
B. 输液
C. 肾上腺素应用
D. 抗过敏药的应用
E. 抗生素应用

3. 患者病情加重出现呼吸停止应当立即行
A. 胸外按压
B. 气管内插管给氧呼吸
C. 脱水药的应用
D. 上胃管减低胃张力
E. 呼吸兴奋药的应用

4. 患者出现惊厥、抽搐，首选药物是
A. 异丙嗪
B. 硫喷妥钠
C. 异丙酚
D. 依托咪酯
E. 羟丁酸钠

5. 患者病情平稳后，要注意观察的是
A. 呼吸功能
B. 神经功能
C. 肾脏功能
D. 循环功能
E. 胃肠道功能

6. 最可能的诊断是（提示：患者术后1小时感伤口痛，2小时下肢活动自如，8小时又出现双下肢麻木并逐渐加重，甚至运动无力）
A. 脊髓前动脉综合征
B. 硬膜外穿刺致脊神经根损伤

C. 硬膜外血肿　　D. 硬膜外脓肿

E. 硬膜外穿刺致脊髓损伤

7. 如果该患者实施的是脊椎麻醉，10 分钟后平面达 T_5，血压 80/40mmHg，心率 62 次/分。如若处理则首选

A. 地西泮　　B. 麻黄碱

C. 去氧肾上腺素　　D. 阿托品

E. 异丙肾上腺素

（8~14 题共用题干）

患者，男，65 岁。拟行胆总管切开 T 引流手术，围术期患者可能出现关于心脏方面的问题。

8. 下列选项中，可以出现窦性心动过速的情况是

A. 嗜铬细胞瘤　　B. 梗阻性黄疸

C. 黏液性水肿　　D. 颅压增高

E. 洋地黄中毒

9. 可能出现窦性心动过缓的情况是

A. 休克　　B. 发热

C. 洋地黄中毒　　D. 甲亢

E. 情绪激动

10. 如伴有心衰的窦性心动过速出现，应选用

A. 镇静药　　B. 普萘洛尔

C. 洋地黄　　D. 异山梨酯

E. 美托洛尔

11. 心率缓慢并伴有心缩无力的患者，宜选用

A. 阿托品　　B. 多巴胺

C. 多巴酚丁胺　　D. 去甲肾上腺素

E. 肾上腺素

12. Ⅲ度房室传导阻滞及病态窦房结综合征的患者，最佳治疗是

A. 去氧肾上腺素　　B. 异丙肾上腺素

C. 利多卡因　　D. 心脏起搏

E. 阿托品

13. 室性心律失常的一线治疗药物为

A. 利多卡因　　B. 普鲁卡因胺

C. β 受体阻断药　　D. 氯化钙

E. 溴苄胺

14. 对窦性心动过缓的处理，正确的是

A. 有症状的窦房结功能低下，术前应当考虑安装起搏器

B. 心率在 50 次/分时，一般常用阿托品处理

C. 伴有血压下降时要用阿托品或麻黄碱

D. 首先解除病因

E. 均首选异丙肾上腺素

（15~19 题共用题干）

患者，男，28 岁。车祸致右下肢活动障碍 1 天入院，诊断右胫骨骨折。既往体健，术前检查正常。拟在硬膜外麻醉下行切开复位内固定术。穿刺点选择 L 点，穿刺置管成功后注入 2% 利多卡因 5ml，患者主诉耳鸣、视物模糊、口舌发麻。

15. 患者出现上述症状最可能的原因是

A. 过敏反应

B. 高敏反应

C. 变态反应

D. 肾上腺素能反应

E. 局麻药中毒

F. 全脊髓麻醉

16. 出现上述症状后，正确的处理措施是（提示：患者耳鸣、视物模糊和口舌发麻为一过性，2 分钟后恢复正常，回吸硬膜外导管无回血，观察 5 分钟，无脊麻现象，随即注入 2% 利多卡因 15ml，注药后 5 分钟患者出现烦躁、谵语、肌肉抽动，旋即出现惊厥、意识消失，此时发现硬膜外导管中有血液回流）

A. 维持循环稳定

B. 静脉注射呼吸兴奋药

C. 保护患者不受惊厥所致的意外伤害

D. 静脉注射去甲肾上腺素

E. 肌内注射咪达唑仑 5~10mg/kg

F. 气管插管行辅助呼吸或控制呼吸

17. 下列选项中，处理不恰当的是（提示：气管插管后，ECG 提示室颤，无自主呼吸）

A. 鼻导管吸氧

B. 继续间歇正压通气（IPPV）控制呼吸

C. 胸外心脏按压，同时立即准备胸外电除颤

D. 静脉注射利多卡因

E. 静脉注射呼吸兴奋药

F. 静脉注射异丙肾上腺素

18. 术中探查肿瘤时出现高血压应选用

A. 利血平

B. 甘露醇

C. 硝普钠

D. 美托洛尔

E. 呋塞米

19. 肿瘤切除后出现呼吸困难应考虑

A. 神经损伤
B. 血压下降
C. 麻醉平面过高
D. 胸膜损伤引起的气胸
E. 辅助药物的作用

参考答案与解析

一、A1 型题

1. E【解析】生物利用度是反映所给药物进入人体循环的药量比例，药物口服由胃肠道吸收及经过肝脏而到达循环血液中的药量占口服剂量的百分比。

2. E【解析】影响生物利用度的因素中，除剂型因素对生物利用度有影响外，其他因素还有：①胃肠道内的代谢分解。②肝脏首过作用。③非线性特性的影响。④实验动物的影响。⑤年龄、疾病及食物等因素的影响。

3. C【解析】某些具有脂溶性的药物（如四环素）可被重吸收，葡糖醛酸结合物可被肠道微生物的β葡糖醛酸糖苷酶所水解并释放出原形药物，然后被重吸收，这就是肝肠循环(延长半衰期)。

4. D【解析】首过效应是指某些药物在通过肠黏膜和肝脏时，部分可被代谢灭活而使进入全身循环的药量减少、药效降低的现象。

5. E【解析】蛋白质作用是直接作用于其内部结构，包括表面及内部的疏水区。

6. E【解析】药物的治疗指数为药物的安全性指标，常用半数致死量（LD_{50}）或半数中毒量（TD_{50}）/半数有效量（ED_{50}），即 LD_{50}/ED_{50} 或 TD_{50}/ED_{50} 的比值表示，比值越大，药物毒性越小、越安全。

7. B【解析】表观分布容积（Vd）是指当药物在体内达动态平衡后，体内药量与血药浓度之比值。

8. A【解析】绝对生物利用度是将等剂量血管外给药的血药浓度与静脉注射给药的血药浓度进行比较，等于生物可利用的药物剂量分数。由于在计算中参照的是静脉注射的药物剂量，而静脉注射的药物剂量被认为是100% 吸收的，因此这种方法计算的生物利用度即绝对生物利用度。

9. B【解析】仅未结合的游离型药物有活性。

10. A【解析】药物吸收分布后才能起效，吸收快才能起效快。

11. C【解析】老年人新陈代谢减慢，各器官功能相对下降，对于麻醉药物的需求量减少。

12. B【解析】血/气、脑/血、肌肉/血和油/血分配系数是决定吸入麻醉药摄取、分布和排除的重要因素，表明麻醉药最重要的物理特性是它在体内不同组织的溶解度。

13. B【解析】分配系数是麻醉药分压在两相中达到平衡时的麻醉药浓度比。

14. A【解析】癫痫患者及肝肾功能严重不全者禁用依托咪酯。单用恩氟烷可轻度刺激唾液腺和呼吸道的分泌，抑制咽喉反射；麻醉深或浅、麻醉伴有碳酸过低时，可出现面部、上肢肌肉阵挛性肌肉强直或抽搐；偶尔可引起高热、恶心、呕吐等，少数患者可诱发癫痫样脑电波。羟丁酸钠单独应用，特别是注药速度过快时易发生肌肉震颤和癫痫样发作。美索比妥可诱发癫痫患者异常的脑电图，可引起组胺样过敏反应。注射后很快重新分布，在肝脏代谢。

15. D【解析】影响吸入麻醉药排出快慢最主要的因素是肺泡通气量。

16. C【解析】催眠剂量的巴比妥类可致眩晕和困倦，精细运动不协调，选项 A 错误。哌替啶对呼吸系统的抑制作用较弱，一般不会出现呼吸困难及过量使用等问题，选项 B 错误。东莨菪碱能产生镇静和遗忘作用，选项 D 错误。吗啡对呼吸中枢神经有抑制作用，而且是直接抑制作用，选项 E 错误。地西泮的作用：①焦虑症及各种功能性神经症。②失眠，尤对焦虑性失眠疗效极佳。③癫痫，可与其他抗癫痫药合用，治疗癫痫大发作或小发作，控制癫痫持续状态时应静脉注射。④各种原因引起的惊厥，如子痫、破伤风、小儿热性惊厥等。⑤脑血管意外或脊髓损伤性中枢性肌强直或腰肌劳损、内镜检查等所致肌肉痉挛。⑥其他：偏头痛、肌紧张性头痛、呃逆、炎症引起的反射性肌肉痉挛、惊恐障碍、酒精戒断综合征，还可治疗家族性、老年性和特发性震颤，可用于麻醉前给药。

17. C【解析】药物只能改变机体原有的功能水平。

18. D【解析】麻醉前用药目的：①消除患者紧张、焦虑及恐惧的心情，使患者在麻醉前能够 情绪安定，充分合作。同时也可增强全身麻醉药的效果，减少全麻药用量及副作用。对一些不良刺激可产生遗忘作用。②提高患者的痛阈，缓和或解除原发疾病或麻醉前有创操作引起的疼痛。③抑制呼吸道腺体的分泌功能，减少唾液分泌，保持口腔内的干燥，以防发生误吸。④消除因手术或麻醉引起的不良反射，特别是迷走神经反射，抑制因激动或疼痛引起的交感神经兴奋，以维持血流动力学的稳定。

19. B【解析】咪达唑仑具有苯二氮䓬类所共有的抗焦虑、催眠、抗惊厥、肌松和顺行性遗忘等作用。

20. B【解析】吗啡具有提高痛阈、增强麻醉药镇痛效果，缓解术前各种疼痛，稳定情绪、减轻恐惧和镇静入睡等功效。

21. D【解析】地西泮口服比肌内注射效果好，且吸收快，是其在给药途径上的药效学特点。

22. D【解析】戊乙奎醚是新型选择性抗胆碱药物，不但抗胆碱作用强，而且作用全面、持续时间长，同时具有高度选择性 M_1、M_3 受体拮抗作用，而对 M_2 受体无明显作用，毒副作用较小。目前常用的抗胆碱药阿托品和东莨菪碱对 M 受体的选择性不高，具有增快心率、升高体温、升高眼压、加重前列腺增生患者的排尿困难等副作用。新型抗胆碱药戊乙奎醚有 M 受体的选择性，有效地避免了上述副作用。

23. A【解析】全麻药作用于电压门控钙通道，抑制钙内流。

24. E【解析】全麻药作用的位点可能包括：①脂质双层内部的脂性疏水基质。②蛋白质与脂性基质接壤的疏水界面。③膜内蛋白质表面卷曲折叠形成的疏水间隙。④暴露在水相中蛋白质的疏水间隙等。

25. C【解析】药物清除率指单位时间内机体清除药物的速率。

26. E【解析】全麻药产生麻醉作用的部位在脊髓背角、中脑结构、大脑皮质以及脑干网状结构。

27. D【解析】全麻药对 GABA 生物过程可产生影响，包括聚集降解和释放，但对吸收过程不产生影响。

28. D【解析】全麻药可以对 GABA 生物过程产生聚集降解和释放的影响。突触传递是信息在神经元间传播及中枢神经功能赖以维持的重要环节，干扰突触传递过程可能是全麻药作用的机制之一。全身麻醉药物通过对中枢神经系统兴奋性突触传递的抑制作用和/或抑制性突触传递的兴奋作用，影响神经突触传递，产生麻醉效应。

29. C【解析】麻醉性镇痛药可降低吸入麻醉药的 MAC，减少用量。纳洛酮拮抗阿片类药物的作用，但对其他麻醉药物无明显影响，阿片受体是麻醉镇痛药的对应受体，吸入麻醉药物并非通过阿片受体起作用。

30. B【解析】呼吸性酸中毒可增强氯筒箭毒碱和泮库溴铵的肌松药作用，且不易被新斯的明拮抗。

31. E【解析】受体激动药也称为完全激动剂，对受体有较强亲和力和内在活性，能通过受体兴奋发挥最大效应。

32. B【解析】弱酸性药物在碱性尿液中解离度多，非解离型药物浓度低，药物重吸收少，排泄快。

33. E【解析】理想的静脉全麻药：①有催眠、遗忘、镇痛和肌松作用，且无循环呼吸抑制作用。②体内无蓄积，代谢不影响肝功能，代谢产物无活性。③诱导平稳、舒适，起效快，安全范围大。④易于调控麻醉深度，苏醒迅速。⑤无刺激性，无静脉炎发生。⑥无过敏、致癌、致畸性。

34. B【解析】药物在体内完全消除须经至少 5 个半衰期，因此一次给药后在体内基本消除的时间为至少 40 小时，即 2 天。

35. A【解析】在维持通气的情况下，吗啡本身使脑血流量减少，颅内压降低，但在呼吸抑制而致二氧化碳升高的情况下，脑血流量增加，颅内压增高。

36. B【解析】口服给药是最常用，也是最安全、最方便、最经济的给药方法，选项 A

正确。但某些药物因本身的理化性质而吸收较差、对胃黏膜有刺激作用或因消化酶和胃酸等而被破坏，最终导致进入体内的药量减少，疗效降低，选项B错误。对胃肠道刺激性大的药物、首过效应消除强的药物、易被消化酶破坏的药物、胃肠道不易吸收的药物和易被胃酸破坏的药物均不适宜采用口服给药，选项C、D正确。昏迷、肠梗阻、严重呕吐、不能吞咽或昏迷的患者不能口服给药，可以注射给药和补充营养，选项E正确。

37. C【解析】耐受性是指连续用药一段时间后，机体对药物的敏感性下降，需要加大药物的剂量才能保持药效。

38. A【解析】弱酸性药物在碱性条件下解离增多，弱碱性药物在酸性条件下解离增多。

39. B【解析】γ-羟基丁酸钠为静脉麻醉药。本品麻醉作用较弱，但毒性小，无镇痛和肌松作用，可配合其他麻醉药或安定药使用，用于诱导麻醉或维持麻醉。

40. D【解析】依托咪酯对心血管系统影响最小。

41. E【解析】严重高血压、动脉硬化、冠心病、心功不全、肺心病、肺动脉高压、颅压或眼压过高者禁用氯胺酮。有癫痫、精神病史、甲亢、及肾上腺嗜咯细胞瘤患者慎用氯胺酮。

42. B【解析】氯胺酮与咪达唑仑合用可降低不良反应的发生，作用时间较短，适于短小手术，可增加分泌物的分泌，有发生喉痉挛的危险。在小儿的眼科手术中，氯胺酮的首剂量应较大，以保证充分的诱导和维持麻醉效果。

43. C【解析】巴比妥类不良反应如下。①后遗作用。②耐受性。③依赖性：比苯二氮䓬类易产生，戒断症状较重。④抑制呼吸中枢：中毒量可致昏迷、呼吸衰竭而死亡。⑤肝药酶诱导作用：肝脏药物代谢酶活性增高，加速巴比妥类药物代谢，是产生耐受性、依赖性的原因。⑥变态反应。锥体外系症状是氯丙嗪常见的不良反应。

44. C【解析】氧化亚氮在体内不经任何生物转化或降解，绝大部分仍以原药随呼气排出体外，仅小量由皮肤蒸发，无蓄积作用，是毒性最小的吸入麻醉药。

45. C【解析】氯胺酮不适合用于颅内手术患者（颅内压增高），也可引起血压升高，故高血压患者慎用。心血管疾病未经很好控制者也是氯胺酮的相对禁忌证。

46. E【解析】氟哌利多、氯丙嗪、氯胺酮这几种药物均有锥体外系反应发生的可能，故选项E正确。

47. E【解析】全身麻醉分期中，Ⅲ期2级手术进行患者可出现血压下降、呼吸抑制、意识消失、脉搏下降、眼球固定。

48. E【解析】水合氯醛口服易吸收，用于催眠，约15分钟起效，维持6~8小时。此药不缩短REMS时间，停药时也无代偿性REMS时间延长，但因对胃有刺激性，须稀释后口服，现较少用于镇静催眠。长期服用可产生依赖性及耐受性，突然停药可引起神经质、幻觉、烦躁、异常兴奋、谵妄、震颤等严重停药反应。

49. E【解析】巴比妥类随剂量由小到大，中枢抑制作用相继表现镇静、催眠、抗惊厥和麻醉作用。

50. D【解析】氯胺酮主要通过拮抗 N－甲基－D－天冬氨酸（NMDA）受体而产生麻醉作用。

51. C【解析】氟哌利多与芬太尼合用产生神经安定镇痛术。

52. B【解析】BZ 受体在神经元突触膜上与 GABA 受体相邻，耦合于共同的氯离子通道。

53. D【解析】羟丁酸钠属于静脉全麻药，麻醉作用起效慢，毒性小，无镇痛和肌松作用，用于诱导麻醉和维持麻醉。本品单用或注射过快可出现运动性兴奋、谵妄、肌肉抽动等，甚至呼吸停止。本品能抑制氮的分解代谢，促进钾离子进入细胞而引起血钾过低，故需同时给予钾盐。严重高血压、酸血症、房室传导阻滞以及癫痫患者禁用。

54. B【解析】丙泊酚只能用 5% 葡萄糖静脉输注液稀释，存于 PVC 输注袋或玻璃输注瓶中。稀释度一般不超过 1∶5（2mg/ml），稀释液应该无菌制备，在给药前立即配制。该稀释液在 6 小时内是稳定的。

55. A【解析】氟马西尼用于逆转苯二氮䓬类药物（如地西泮）所致的中枢镇静作用，可用 5% 葡萄糖溶液、乳酸林格液或普通生理盐水稀释后静脉注射。

56. E【解析】在合用苯二氮䓬类药物或氟哌利多时可减轻氯胺酮的副作用。

57. B【解析】氯胺酮是唯一的非巴比妥类静脉全麻药、具有完善的感觉运动分离效果，起效快、半衰期短、苏醒快，镇痛作用强，它能兴奋交感神经中枢，产生心血管兴奋效应，使心输出量增加、心率增快、血压升高。

58. D【解析】硫喷妥钠在临床应用中的禁忌证：①哮喘、呼吸道阻塞患者。②婴幼儿、产妇分娩或剖宫产。③心功能差或心力衰竭、失血性休克患者。④严重肝肾功能不全者。⑤慢性肾衰竭、营养不良、贫血及低蛋白血症、氮质血症，肾上腺皮质功能不全或长期使用肾上腺皮质激素者。⑥卟啉病患者绝对禁用。⑦高血压、动脉硬化、严重糖尿病或对巴比妥类过敏者。

59. D【解析】输注敏感半衰期变化较小的药物适宜进行靶控输注（TCI），静脉麻醉药中异丙酚输注敏感半衰期最小，而麻醉镇痛药中瑞芬太尼输注敏感半衰期最小。

60. E【解析】异丙嗪是一种具有抗过敏功效的药物，能够抗组胺。

61. D【解析】在麻醉性镇痛药中瑞芬太尼的输注敏感半衰期变化最小。

62. E【解析】异氟烷的组织代谢率最低。

63. E【解析】咪达唑仑具有典型的苯二氮䓬类药理活性，可产生抗焦虑、镇静、催眠、抗惊厥及肌肉松弛作用。临床用于治疗失眠症，亦可用于外科手术或诊断检查时作诱导睡眠。咪达唑仑的消除半衰期是 2~3 小时。

64. E【解析】γ－氨基丁酸（GABA）受体是巴比妥类最可能的作用点。

65. B【解析】巴比妥类随着剂量增大，依次表现为镇静、催眠、抗惊厥、麻醉、延髓麻痹。苯二氮䓬类具有抗焦虑、镇静、遗忘、肌松和抗惊厥作用，较大剂量或静脉注射可产生催眠作用，甚至意识丧失。

66. E【解析】不同麻醉药应用相同的 MAC 时，对血压、心输出量的影响不同。

67. E【解析】依托咪酯禁止用于癫痫患者；有免疫抑制、脓毒血症及进行器官移植的患者禁用或慎用。此外，依托咪酯的一个重要缺点是抑制肾上腺皮质功能，使皮质醇合成量明显减少，因此依托咪酯不可用于 ICU 持续镇静输注，会增加患者的死亡率。

68. E【解析】哮喘、呼吸道阻塞患者应慎用硫喷妥钠。

69. B【解析】目前用于镇静催眠的药中苯二氮䓬类药最为常用。

70. A【解析】丙泊酚主要作用机制为增强抑制性 γ-氨基丁酸突触的活性。丙泊酚的主要优点是起效快、作用时间短，撤药后迅速彻底清醒，很少出现宿醉现象。

71. C【解析】γ-OH 作为全麻辅助用药，对循环影响相对较小，且在一定程度上有减慢心率的作用。

72. E【解析】氯胺酮会抑制丘脑-新皮质投射系统，选择性地阻断痛觉冲动向丘脑和新皮质的传导，对丘脑和大脑边缘系统有兴奋作用，此类作用主要是抑制兴奋性神经递质（包括乙酰胆碱、L-谷氨酸）以及与 N-甲基-D-天冬氨酸（NMDA）受体相互作用的结果。

73. D【解析】硫喷妥钠对呼吸中枢有明显抑制作用。药物呈离子状态后便不能通过细胞膜发挥作用。酸中毒时解离程度减少，进入脑组织的药物增多，使巴比妥麻醉加深，这种现象在代谢性酸中毒时较呼吸性酸中毒时尤为明显。卟啉病绝对禁用硫喷妥钠。

74. C【解析】根据脑电图研究结果，认为氯胺酮对丘脑-新皮质系统有抑制作用，而对丘脑和边缘系统则有兴奋作用。

75. E【解析】由于硫喷妥钠抑制呼吸和循环，且苏醒后嗜睡延长，目前主要用于抗惊厥和脑保护，应小剂量（1~2mg/kg）静脉注射，以免发生低血压。

76. E【解析】咪达唑仑是水溶性苯二氮䓬类药物，具有作用迅速、不良反应少、排泄快、无蓄积等特点。

77. C【解析】丙泊酚和硫喷妥钠长期应用均有一定程度的蓄积现象，硫喷妥钠更为显著，尤其对于肝功能受损的患者。

78. D【解析】咪达唑仑可用于静脉注射与口服，肌内注射吸收率较低。

79. A【解析】地西泮属于苯二氮䓬类药物。毒扁豆碱是一种平滑肌、横纹肌兴奋药，为可逆性胆碱酯酶抑制药，作用于 M 胆碱能受体，呈现与拟胆碱药类似的作用，可用于三环类抗抑郁药和苯二氮䓬类药物过量的解救，也是阿托品等抗胆碱药中毒的特效拮抗药。

80. E【解析】地西泮注射引起注射部位疼痛，降低氯胺酮精神副作用，因对胎儿的呼吸抑制作用，分娩期慎用，长期用药有耐受性。术前用药时，成人 10~15mg，小儿 0.2~0.3mg/kg，最大剂量 10mg。抗惊厥时，成人剂量 10~30mg；小儿剂量 0.05~0.30mg/kg；5 岁以内最大剂量为 5mg，5 岁以上，最大剂量达 10mg。

81. D【解析】地西泮属于苯二氮䓬类药物，随用药量增大而具有抗焦虑、镇静、催眠、抗惊厥、抗癫痫及中枢性肌肉松弛作用。

82. A【解析】地西泮有较强的组织及血管壁刺激性，口服吸收良好，作用时间较咪达唑仑长。地西泮和阿托品合用时，并不会使地西泮的血药浓度升高，而是相互增强作用。与利福平合用，增加地西泮的消除，血药浓度降低。

83. C【解析】氯胺酮不抑制咽喉反射，可引起呼吸道分泌物增多，甚至诱发喉痉挛而出现意外，可引起骨骼肌不协调收缩、肌张力亢进、烦躁、谵语等精神运动性反应。

84. E【解析】特异质反应是指极少数人应用某些药物后产生与药理作用毫不相关的反应。这种特异质反应有先天性特点，常存在遗传性酶缺陷，平时无表现，仅在应用某种药物后才发病。如葡萄糖-6-磷酸脱氢酶缺乏症患者，应用某些氧化性药物后即可导致溶血。

85. B【解析】氯胺酮起效快，作用时间短，镇痛力强，是静脉麻醉药中唯一有显著镇痛作用者。

86. C【解析】大多数药物进入血液循环后，不同程度地与血浆蛋白结合。除少数药物以共价键的方式与血浆蛋白结合外，大多数药物的结合是可逆的，呈动态平衡。药物与血浆蛋白的结合有利于吸收，但不利于进一步转运。血浆蛋白与药物的结合达到饱和后，继续增加剂量，游离型药物浓度会迅速上升，作用虽增强，但毒性也增加。此外，如两种药物与相同的血浆蛋白位点结合，结合力强的药物可以置换结合力弱的，彼此间可出现明显的竞争性抑制，从而增强药物的效应，甚至导致毒性反应。

87. D【解析】持续时间最短的局麻药是普鲁卡因，作用时间为45~60分钟。

88. D【解析】巴比妥类药物可均匀抑制全脑 CBF 和 $CMRO_2$，而并非分左右半球。

89. B【解析】催眠剂量的巴比妥类药可致眩晕和困倦，精细运动不协调，偶可致剥脱性皮炎等严重过敏反应；中等剂量即可轻度抑制呼吸中枢，严重肺功能不全和颅脑损伤致呼吸抑制者禁用。

90. A【解析】丙泮尼地作用迅速，静脉注射时只需1次患者即可入睡，深度麻醉持续时间3~4分钟，5~6分钟后开始苏醒。安泰酮静脉注射后半分钟入睡，5~10分钟意识消失，麻醉持续5~25分钟，与剂量相关。甲己炔巴比妥钠作用持续时间静脉注射5~10分钟，直肠30~90分钟。硫喷妥钠静脉注射后约40秒麻醉开始变浅，15~20分钟开始苏醒。

91. B【解析】氟烷、异氟烷、七氟烷、恩氟烷、氧化亚氮的 MAC 值分别是 0.75~0.84、1.28、1.71~2.05、1.68、100~105。

92. D【解析】最低肺泡有效浓度（MAC）：即吸入全麻药的效价强度，指在1大气压力下，使50%患者或动物对伤害性刺激不再产生激动反应时的呼气末潮气内麻醉药浓度，单位是 vol%。它是用数字来表示各种吸入麻醉药镇痛效果的等价浓度或麻醉药强度的一种量化指标，MAC 愈低，麻醉效力愈强。是说明麻醉药效能的一种定量指标。其值可因复合使用镇痛、镇静药等因素影响而变化。

93. D【解析】利多卡因是神经毒性较大的局麻药。

94. A【解析】依托咪酯是咪唑类衍生的静脉麻醉药，它具有起效快、作用时间短、恢复迅速而平稳、抑制心血管和呼吸作用轻微、代谢率高、蓄积不显著等特点。依托咪酯不影响压力感受器和外周血管舒缩功能，也不会抑制心肌收缩力，对心血管功能影响轻微。多数静脉注射的麻醉类药物都会引发患者注射部位的明显疼痛感知，而依托咪酯所引发的注射疼痛，仍然低于丙泊酚等麻醉类药物。当依托咪酯与芬太尼合用时，可出现不能自制的肌肉强直或阵挛，安定可减少其发生。

95. B【解析】长期大剂量静脉滴注依托咪酯可抑制肾上腺皮质对促肾上腺素的应激，导致血浆皮质激素低于正常。

96. B【解析】依托咪酯的不良反应如下。①局部刺激：注射部位疼痛及血栓性静脉炎。②抑制肾上腺皮质功能。③诱导期兴奋：可现肌阵挛，严重者类似抽搐，有时肌张力显著增强，可预先静脉滴注咪达唑仑或芬太尼。④术后恶心呕吐。

97. B【解析】氟马西尼无内在药理活性，在不用苯二氮䓬类药的条件下，既不产生苯二氮䓬类的效应，也不产生其相反的效应。

98. C【解析】咪达唑仑是当前临床应用的唯一的水溶性苯二氮䓬类药，选项A正确。在体内生理性pH条件下，咪达唑仑的亲脂性碱基释出，可迅速透过血脑脊液屏障，其制剂可溶于生理盐水、5%葡萄糖溶液或乳酸盐林格液，供静脉输注，可与盐酸吗啡等酸性药物相混，但不能与硫喷妥钠等碱性药物相混，选项B正确。由于其水溶性的特点，不需用有机溶媒，故肌内注射后容易吸收，用于静脉注射对局部刺激作用轻微，选项C错误，选项D正确。咪达唑仑无组胺释放作用，不抑制肾上腺皮质功能，选项E正确。

99. E【解析】拮抗药主要是指与受体亲和力强，但缺乏内在活性的药物。

100. A【解析】咪达唑仑能有效降低非心脏大手术患者的苏醒期谵妄发生率。

101. D【解析】氯胺酮是烧伤麻醉的主要用药，但因有诱发癫痫发作的可能，故禁单独用于癫痫患者的麻醉。

102. B【解析】氯胺酮起效快、半衰期短、苏醒快、镇痛作用强。

103. C【解析】氯胺酮在通常情况下会引起儿茶酚胺释放增加，心率增快，血压升高，心输出量（CO）升高，故可使肝血流上升，而其他大部分麻醉药物均有心肌抑制，扩张血管，使肝血流下降的作用。

104. A【解析】氯胺酮有兴奋交感神经的作用，故高血压的孕妇禁用，选项A错误。丙泊酚对呼吸系统有明显的抑制作用，可抑制患者对二氧化碳的通气反应，使潮气量减少，呼吸频率增加，甚至发生呼吸暂停，选项B正确。氯胺酮能增强心肌收缩力，从而致心肌氧耗增多，故严重冠心病患者不宜应用此药，选项C正确。严重高血压、酸血症、心脏房室传导阻滞以及癫痫患者禁用羟丁酸钠，选项D正确。硫喷妥钠常用量很少影响子宫的收缩，但可通过胎盘进入胎儿血液循环，抑制新生儿的呼吸，选项E正确。

105. A【解析】硫喷妥钠的中枢作用，小剂量镇静和催眠，大剂量麻醉，作用起效较快，不会升高颅内压，易于通过血脑屏障。

106. A【解析】丙泊酚属于全身麻醉药，是一种起效快、代谢迅速且完全的全身麻醉药。丙泊酚通常需要配合使用镇痛药。丙泊酚起效快，维持时间短，以 2. 5mg/kg 行静脉注射时，起效时间为 30~60 秒，维持时间 10 分钟左右。丙泊酚可降低脑血流量、颅内压和脑氧代谢率，与硫喷妥钠相同，有脑保护作用。丙泊酚对心血管有轻度抑制作用，诱导量后可降低心脏指数、中心静脉压、肺毛细血管压及血压，对高血压患者平均降压幅度为 20%；心肌氧耗也可下降；对呼吸系统也有轻微抑制，诱导量快速注射可引起呼吸暂停，以后有 2~4 分钟的通气量下降；苏醒快而完全没有兴奋现象。

107. D【解析】吗啡可以降低外周血管阻力，降低心脏前、后负荷，降低肺动脉压，镇静中枢，消除恐惧，但并不能减低肺血管通透性。

108. D【解析】吗啡作用于中脑顶盖前区阿片受体，可引起瞳孔缩小。吗啡作用于边缘系统阿片受体，引起欣快感。吗啡作用于延髓孤束核阿片受体，可镇咳，引起呼吸抑制。吗啡作用于脑干极后区阿片受体，引起胃肠道反应，产生恶心、呕吐。

109. B【解析】单胺氧化酶抑制药与哌替啶合用会产生激动、抽搐、高热和惊厥等中枢神经系统的兴奋症状。

110. C【解析】吗啡中毒时引起呼吸抑制及针尖样瞳孔。

111. A【解析】吗啡抑制呼吸的机制：首先是使延髓呼吸中枢对 CO_2 反应性降低。其次，直接抑制脑桥呼吸调整中枢，使呼气延迟，呼吸间隔延长。最后，吗啡可降低颈动脉体和主动脉体化学感受器对缺氧的反应性。对呼吸抑制的程度与使用吗啡的剂量并行，过大剂量可致急性吗啡中毒，患者出现昏睡、呼吸减慢、瞳孔缩小如针尖样，进而可致呼吸麻痹而死亡。

112. A【解析】吗啡具有很强的镇痛作用，对持续性钝痛较间歇性强。

113. D【解析】吗啡具有强大镇痛作用，能在不影响意识和感觉的情况下明显消除痛觉反应，此与麻醉药有本质区别。此外，吗啡还有明显镇静作用，能消除由疼痛所引起的紧张、恐惧和不安等情绪反应，明显提高机体对疼痛的耐受能力，但也可随之出现精神上的欣快感，选项 B 正确。治疗量的吗啡即可抑制呼吸，表现为呼吸频率减慢，潮气量降低；随剂量增大，其呼吸抑制作用亦增强，选项 A 正确。吗啡还有缩瞳作用，抑制咳嗽，选项 C 正确。治疗剂量的吗啡对血容量正常者的心血管系统一般无明显影响，选项 D 错误。吗啡由于释放组胺和对平滑肌的直接作用而引起支气管挛缩，对支气管哮喘患者可激发哮喘发作，选项 E 正确。

114. D【解析】吗啡由于对迷走神经的兴奋作用和对平滑肌的直接作用，可增加胃肠道平滑肌和括约肌的张力，使消化道的推进性蠕动减弱，造成便秘。吗啡可以增加胆道平滑肌张力，使奥迪括约肌收缩，导致胆道内压力增加。吗啡也可使胰管平滑肌收缩，可能导致血浆淀粉酶升高。吗啡还可增加膀胱括约肌张力，使其处于收缩状态，引起尿潴留。

115. C【解析】氟烷具有扩血管作用，并能直接抑制心肌，阻滞交感神经节，降低血压。

116. E【解析】麻醉性镇痛药可以提高痛阈，降低患者术前疼痛，减少麻药用量，并镇静。

117. C【解析】苯二氮䓬类药物与脑内 BZ 受体结合，促进了 GABA 与 GABAA 受体的结合，使氯通道开放频率增加，Cl^- 内流增多，细胞膜超级化，使 GABA 能神经的抑制功能增强。

118. B【解析】用纳洛酮拮抗大剂量麻醉性镇痛药后，由于痛觉突然恢复，可产生交感神经系统兴奋现象，表现为血压升高，心率增快、心律失常、甚至出现肺水肿，低氧血症和心室颤动。

119. B【解析】纳洛酮与吗啡结构相似，为阿片受体的完全、竞争性阻断药。用于拮抗麻醉性镇痛药的急性中毒和残余效应，对急性酒精中毒也有一定疗效，小剂量用于阿片类成瘾的诊断。纳洛酮静脉注射后 1~3 分钟产生最大效应，持续 45 分钟；肌内注射后 5~10 分钟产生最大效应，持续 2.5~3.0 小时。纳洛酮可迅速逆转阿片镇痛药引起的呼吸抑制，引起高度兴奋，使心血管功能亢进，有抗休克作用；不产生吗啡样的依赖性、戒断症状和呼吸抑制。用纳洛酮拮抗大剂量麻醉性镇痛药后，可产生交感神经系统兴奋现象。

120. B【解析】吗啡急性中毒的主要致死原因是直接抑制呼吸中枢导致缺氧，由于神经细胞对缺氧最敏感，在吗啡抑制呼吸中枢时，脑血管扩张充血，引起脑水肿。

121. C【解析】娩出的新生儿因受母体中麻醉性镇痛药影响而致呼吸抑制，可以用纳洛酮拮抗。

122. B【解析】麻醉性镇痛药属于中枢性镇痛药物，主要用于控制疼痛，选项 A 错误。阿片类药物是最常用的麻醉性镇痛药之一，阿片类药物可与中枢神经系统中的特定受体（即阿片受体）结合，从而发挥镇痛作用，选项 B 正确。麻醉性镇痛药按与受体的关系分为激动药、拮抗药、激动-拮抗药三种，选项 E 错误。麻醉性镇痛药的镇痛效果取决于使用的药物、用药方式等多种因素，选项 C 不准确。虽然阿片受体在脑内孤束核等部位有较高的表达，但并非仅限于这些区域，因此选项 D 不准确。

123. E【解析】地氟烷的血/气分配系数是 0.4。

124. B【解析】吗啡作为术前用药时，不会导致呼吸潮气量下降，而频率会变慢，对肺泡毛细血管通透性无影响，呼吸中枢对 CO_2 的反应性下降。

125. C【解析】吗啡能通过胎盘抑制胎儿或新生儿呼吸，同时能对抗催产素对子宫的兴奋作用而延长产程，故禁用于分娩镇痛及哺乳妇女镇痛。由于抑制呼吸及抑制咳嗽反射以及释放组胺而致支气管收缩，故禁用于支气管哮喘及肺心病患者。吗啡可引起脑血管扩张，使颅内压升高，颅脑损伤所致颅内压增高的患者禁用。吗啡禁用于脑外伤颅内高压、慢性阻塞性肺疾患、支气管哮喘、肺源型心脏病、甲状腺功能减退、皮质功能不全、前列腺肥大、排尿困难、肝功能减退的患者。

126. D【解析】治疗剂量的吗啡对血容量正常者的心血管系统一般无明显影响，对心肌收缩力无抑制作用，选项A、B、E正确。治疗剂量吗啡对血管和心率无明显影响，大剂量吗啡可引起直立性低血压及心动过缓，选项D错误。大剂量吗啡（1mg/kg）对正常人的血流动力学无明显影响，对于有瓣膜病变的心脏病患者，因外周血管阻力降低，后负荷减小，心脏指数可增加，但由于外周血管扩张，可致血压下降，选项C正确。

127. C【解析】芬太尼的心血管抑制作用轻，呼吸抑制作用强，组胺释放作用弱于吗啡，但可以引起木僵状态，作用时间小于吗啡。

128. E【解析】氟哌利多的作用与氟哌啶醇相似，可消除精神紧张，还有抗休克、镇吐及抗焦虑作用，常与强效镇痛药芬太尼合用，可产生一种特殊的麻醉状态，即“神经安定镇痛术”。

129. D【解析】吗啡作为心脏手术患者术前用药，可使心输出量（CO）升高，而使外周阻力下降，故会有利用此类患者的术前血流动力学，其对血压的影响较弱，可能会出现轻度下降。

130. D【解析】罗通定为中药延胡所含生物碱，其镇痛作用与脑内阿片受体及前列腺素无关。

131. E【解析】尼美舒利为环氧化酶-2（cox-2）选择性抑制药。

132. A【解析】吸入麻醉药的麻醉强度常用最低肺泡有效浓度（MAC）表示，MAC越小，其麻醉效能越强。

133. C【解析】影响麻醉药摄取的因素有：血中的溶解度、肺泡血流以及肺泡气和静脉血之间的分压差。影响组织对吸入麻醉药摄取的因素与MAC无关。

134. C【解析】吸入麻醉药的吸收与排除的快慢取决于血气分配系数，地氟烷0.42，七氟烷0.69，异氟烷1.4，恩氟烷1.8，氟烷2.3，故选择C项。

135. B【解析】常用的吸入麻醉药有乙醚、氟烷、安氟醚、异氟醚及氧化亚氮等。乙醚为无色、极易挥发、具刺激性臭味的液体，易燃、易爆。

136. B【解析】硫喷妥钠在体内的分布还与解离的程度密切相关。药物呈离子状态后便不能通过细胞膜发挥作用。酸中毒时，解离程度减少，进入脑组织的药物增多，使巴比妥麻醉加深，这种现象在代谢性酸中毒时较呼吸性酸中毒时明显。

137. E【解析】氟烷麻醉时并用肾上腺素、去甲肾上腺素易诱发室性心律失常。

138. B【解析】吸入麻醉是挥发性麻醉药或麻醉气体由麻醉机经呼吸系统吸收入血，抑制中枢神经系统而产生全身麻醉的方法。吸入麻醉药在体内代谢、分解少，大部分以原形从肺排出体外，因此吸入麻醉具有较高的可控性、安全性及有效性。

139. D【解析】含氟麻醉药均不同程度地抑制心肌收缩力、扩张外周血管、降低血压和心肌氧耗。异氟烷、七氟烷和地氟烷的心血管抑制效应相对较小。

140. E【解析】硫喷妥钠极易透过血脑屏障迅速分布于脑组织，故静脉注射能立即起效，产生麻醉作用。但一次给药，作用只能维持几分钟，因其自脑组织及血液迅速转移至骨骼肌，并再转移到脂肪组织。

141. A【解析】吸入麻醉药是凡经气道吸入而产生全身麻醉作用的药物。吸入麻醉药是挥发性液体或气体，前者如乙醚、氟烷、异氟烷、恩氟烷等，后者如氧化亚氮。挥发性吸入麻醉药可以分为三类：①烃基醚，如乙醚等。②卤代烃基醚，如恩氟醚、异氟醚、七氟醚、地氟醚。③卤烃，如氟烷等。

142. E【解析】苯巴比妥是弱酸性药物，弱酸性药物在碱性条件下解离增多，所以碱化尿液可加速苯巴比妥的排泄。

143. E【解析】1.3MAC 相当于麻醉药的 AD_{95} 与 ED_{99}。

144. E【解析】吸入氟化全身麻醉药之间可能存在交叉反应，使用其他氟化全身麻醉药后出现肝损害者，以不再使用异氟烷为妥。

145. B【解析】吸入麻醉药最主要是影响乙酰胆碱的降解。

146. E【解析】影响吸入麻醉药从肺泡弥散入血液的速度的因素有肺泡气中的麻醉药浓度、麻醉药在血中的溶解度、心输出量、通气/血流比值，与麻醉药的作用强度无关。

147. C【解析】联合应用两种药物时，引起的效应等于它们各自单独应用时的代数和，称为相加作用。可发生相加作用的两种药物大多作用于同一部位或受体，并能表现出相同的内在活性。联合应用两种吸入麻醉药或两种苯二氮䓬类药物均表现为效应相加作用。作用于不同部位或受体的两种药物有时也能发生相加作用。相加作用的实质并非一种药物使另一种药物的效能增强，而只是两种药物同一效应的相互叠加。两种药物联合应用时，引起的效应大于它们各自单独应用时效应的代数和，称为协同作用。这种类型的药物相互作用一般多见于作用部位或受体完全不同的两类药物之间。异氟烷和 N_2O 是两种常用的全身麻醉药，它们经常联合应用于手术过程中。对于这两种麻醉药物的联合应用，其效应通常会呈现出相加作用，即两者的麻醉效应会相互叠加而不是产生拮抗或增强作用。

148. D【解析】氟烷麻醉的适应证：①需用电灼、电刀的手术。②糖尿病患者的手术。③哮喘、慢性支气管炎或休克肺患者。④出血较多，需行控制性低血压者。⑤各种复杂的大手术。

149. C【解析】氟烷对呼吸道无刺激性，不引起咳嗽及喉痉挛，小儿可用做麻醉诱导，且有抑制腺体分泌及扩张支气管的作用，术后肺并发症较少。氟烷对呼吸中枢的抑制较对循环的抑制为强。随着麻醉加深，通气量减少，直至呼吸停止。氟烷使支气管松弛，易于进行控制呼吸。

150. B【解析】恩氟烷对中枢神经系统的抑制与计量有关。浅麻醉时，脑电图呈高幅慢波。随血中的恩氟烷浓度升高，中枢神经系统抑制逐渐加深，脑电图呈高电压慢波。吸入

3.0%~3.5% 恩氟烷，可以产生爆发性中枢神经抑制，有单发或重复发生的惊厥性棘波。恩氟烷麻醉时灌注压保持不变，则脑血管扩张，脑血流量增加，颅内压升高，但脑耗氧量减少。恩氟烷对中枢神经系统（CNS）有抑制作用，随着吸入浓度逐渐升高（>3%），脑电图（EEG）可出现癫痫样棘波和爆发性抑制。

151. D【解析】恩氟烷对循环系统有抑制作用，抑制程度随剂量增加而加重。恩氟烷降低心输出量，主要是每搏量降低所致，并与 $PaCO_2$ 有关。当 $PaCO_2$ 升高时，心脏指数明显增加。恩氟烷麻醉时心率变化不定，与麻醉前的心率相关，心率略快者（90 次/分）麻醉后可减慢；心率略慢者（65 次/分）则可增快。恩氟烷降低动脉压的程度与减少心输出量的程度一致或更重。由于低血压与麻醉深度成正比，临床上把血压下降作为恩氟烷麻醉过深的标志。吸入 1.0~1.5MAC 恩氟烷，可使血压分别下降 30.0（3.3%）与 38.5（4.0%）。恩氟烷 1.5MAC 对血压及心输出量的抑制程度相当于氟烷 2MAC。恩氟烷和氟烷、乙醚、甲氧氟烷一样，抑制心脏内交感神经末梢释放去甲肾上腺素。恩氟烷麻醉时很少出现心律失常，原因是它一般不增加心肌对儿茶酚胺的敏感性。

152. B【解析】恩氟烷吸入麻醉适应于各部位、各年龄的手术，重症肌无力手术，嗜铬细胞瘤手术等。禁忌证应包括严重的心、肝、肾脏疾病，癫痫患者，颅内压过高患者。

153. A【解析】氟烷与其他吸入麻醉药有相同的扩张脑血管作用，使颅内压升高，选项 A 正确。氟烷对呼吸中枢的抑制较对循环的抑制为强，选项 B 错误。氟烷对呼吸道无刺激性，不引起咳嗽及喉痉挛，选项 C 错误。氟烷对循环系统具有较强的抑制作用，主要表现为抑制心肌和扩张外周血管，选项 E 错误。氟烷麻醉时，血压随着麻醉加深而下降，其下降程度与吸入氟烷浓度相关，选项 D 错误。

154. A【解析】消耗的吸入麻醉药量 = 新鲜气流量（ml）×挥发器的刻度×吸入时间（min）/每毫升吸入麻醉药液体所产生的蒸气量。恩氟烷挥发罐开至 2%，新鲜气流量为7L/min，则 1 小时消耗恩氟烷 =（7×1000×0.02×60）/198（每 ml 液体产生的蒸气量）=42.5ml。

155. C【解析】脑中吸入麻醉药浓度与动脉血中浓度达到平衡需要 10 分钟。

156. A【解析】对于老年患者，吸入麻醉药的麻醉效果增强，其主要原因是老年患者中枢神经系统的抑制效应敏感性增强。

157. E【解析】在 20 世纪初，Meyer 和 Overton 通过吸入全麻药的物理特性研究发现，吸入全麻药的脂溶性与麻醉效能之间关系最为密切。因而推测吸入麻醉的作用机制可能是药物与神经细胞膜脂质发生物理和化学结合，从而导致神经细胞结构的正常关系发生改变而产生全身麻醉作用，由此命名为 Meyer-Overton 法则。根据 Meyer-Overton 法则，全身麻醉状态的产生主要取决于吸入全麻药溶解于作用部位的分子数量，而与其分子存在形态和类型无关。

158. A【解析】麻醉药本身的作用强度是麻醉药自身的一种性质，只能说明不同药物效应的强弱，基本不影响患者的苏醒。但是吸入麻醉药在组织中的溶解度与患者机体相关，溶解度大者则苏醒速度慢。肺循环的血量和通气量也是与苏醒速度明确相关的，大的肺循环血量和通气能够促进吸入麻醉药的排除。而麻醉维持时间在一定程度上也会对苏醒时间造成影响，麻醉时间越长体内蓄积的麻醉气体越多，就需要更多的时间排出，这就会导致苏醒延迟。

159. B【解析】吸入麻醉药在体内大部分以原形存在，与血浆蛋白结合率极低，不会影响其血浆蛋白结合率。

160. D【解析】油/气分配系数多与麻醉药的强度成正比。血/气分配系数越小，诱导与苏醒越快。

161. A【解析】肺泡通气/血流比值是单位时间内肺泡通气量与肺血流量的比值。

162. A【解析】血/气分配系数越小，在血中溶解得越少，更容易达到平衡，诱导速度越快。

163. A【解析】气体的弥散是指气体分压由高到低移动的过程，是一种物理现象，并不随着患者是否清醒而产生影响。

164. E【解析】术中应激反应是指在手术期间由于机体对手术刺激而引起的生理反应。胸内手术时，为了控制术中应激反应，可以采用多种麻醉药物组合。选项A、C、D中，芬太尼和异氟烷是常用的麻醉药物，但均不能完全消除术中应激反应，因此这些组合并不是最有效的处理方法。丙泊酚是一种靶控输注麻醉药物，在临床上也被广泛应用。与芬太尼一起使用可以减少手术期间的应激反应。但是，这种组合对于胸内手术来说不是最有效的选择。硬膜外阻滞作为一种神经阻滞技术，可以通过降低交感神经活性来达到控制术中应激反应的目的。与氧化亚氮和恩氟烷一起使用，能够产生更加深度的麻醉效果，同时还能够减轻心血管等系统的应激反应，从而达到更好的控制效果。

165. E【解析】异氟烷对心功能的抑制作用小于恩氟烷及氟烷，选项A正确。随吸入浓度增加，心输出量明显减少，可以降低心肌氧耗及冠状动脉阻力，但并不改变冠脉血流量，选项D正确。异氟烷使心率稍增快，但心律稳定，对术前有室性心律失常的患者，应用异氟烷麻醉维持期间并不增加发生心律失常的频率，选项C正确。异氟烷有轻度β受体兴奋作用，使骨骼肌的血流量增加、降低全身血管阻力，并进一步降低动脉血压，选项B正确。异氟烷不增加心肌对儿茶酚胺的敏感性，很少引起心律失常，选项E错误。

166. C【解析】七氟烷不增加心肌对儿茶酚胺的敏感性，2%浓度诱导起效缓慢，应加大浓度。吸入麻醉药随着浓度增加，可使脑血流增加，颅内压升高。

167. E【解析】$MAC\ awake_{50}=0.4MAC$。

168. E【解析】氟烷的不良反应包括对血液系统的影响，可能出现白细胞减少、低热等先兆。

169. E【解析】吸入麻醉药增强肌肉松弛药的时效及强度的作用的顺序是：最强为异氟

醚、安氟醚和地氟醚，其次是氟烷，最弱为氧化亚氮。

170. A【解析】地氟烷是现在吸入麻醉药中沸点最高的，血/气分配系数低，诱导快，遇碱石灰较七氟烷稳定。

171. B【解析】在吸入麻醉药中，氟烷的麻醉效能强，脑血管扩张作用也较强。

172. B【解析】阿曲库铵可经霍夫曼消除，同时部分可通过血浆中酯酶进行酶性分解。

173. E【解析】血压的过度下降可能与麻醉深度有关，在这种情况下，可以通过降低地氟烷的吸入浓度对血压进行纠正。当浓度超过1MAC时，地氟烷可以使心率增快。

174. E【解析】与氟化全麻药降低脑代谢不同，N_2O可以增强脑代谢，这可能与交感肾上腺系统兴奋有关。N_2O肌松作用差。N_2O具有扩张脑血管、增加脑血流、升高颅内压作用，但脑血流量对CO_2的变化仍有反应。N_2O镇痛作用强，对心肌无直接抑制作用，心输出量、对心率、静脉压、血压、周围血管阻力等都无影响，也不增加心肌对儿茶酚胺的敏感性。

175. E【解析】氟烷能增加心肌对肾上腺素、去甲肾上腺素的敏感性，使用时更易引起心律失常，临床上应特别引起重视。

176. D【解析】氧化亚氮可使肾血流量减少，认为氧化亚氮有α受体肾上腺素能作用。

177. D【解析】达克罗宁是一种局部麻醉药，毒性较普鲁卡因小，注射有刺激性，故主要用于表面麻醉，作用较持久，且有镇痛、止痒、杀菌作用。

178. D【解析】局麻药单位时间内入血超过患者的一次最大剂量，则可产生毒性反应，包括中枢神经系统及心血管系统。

179. A【解析】瑞芬太尼注射后起效迅速，药效消失快，是真正的短效阿片类药物。

180. E【解析】局部麻醉药可以作用于神经系统的任何部位以及各种神经纤维，使其支配区域的感觉与运动受到影响，但是不同类型的神经纤维对局部麻醉药的敏感性各不相同。局部麻醉药的作用与神经细胞或神经纤维的直径大小及神经组织的解剖特点有关。一般规律是神经纤维末梢、神经节与中枢神经系统的突触部位对局麻药最为敏感，细神经纤维比粗神经纤维更容易被阻断。部位脊麻时，局麻药直接作用于脊神经根和脊髓表面，选项A正确。当局麻药被注射到局部组织时，药物通过扩散进入后根神经节，并影响其中的神经元。由于后根神经节内的神经元没有髓鞘保护，其细胞膜相对比较薄，药物更容易渗透到其中，并且后根神经的神经纤维较前根更短，因此相比其他神经元更加容易被麻药影响，对麻醉药的敏感性很高，在短时间内药物浓度会在后根及侧柱交界处达到峰值，选项B、C、D均正确。局麻药通过周围软膜渗透到神经系统，从而抑制神经传导产生麻醉作用，而并非直接渗透到脊髓深部。实际上，脊髓外面覆盖着硬脊膜、软脊膜和蛛网膜等多层结构，这些结构保护着脊髓，并限制了药物的扩散范围，选项E错误。

181. C【解析】局麻药分子在体液中存在两种形式：未解离的碱基和解离的阳离子，只有两者同时存在时，局麻药才能阻滞神经传导，发挥较好的麻醉效能。因为阳离子是不能透过神经膜的，而未解离的碱基具有脂溶性，它能穿透神经鞘膜或神经膜而进入细胞。碱基浓度越高，穿透膜的能力越强。因为细胞内的 pH 较膜外低，所以在细胞内部分碱基解离成为阳离子。

182. A【解析】局麻药进入体内中央室的速率与给药方式直接有关。

183. E【解析】局麻药中加入肾上腺素可以明显延长药物的作用时间，减缓药物的吸收。利多卡因（含肾上腺素溶液）行局部浸润麻醉时，持续时间为 120~360 分钟，因此作用时间最长可以达到360 分钟，选项 E 正确。

184. C【解析】普鲁卡因属短效酯类局麻药，毒性较小。注射给药后 1~3 分钟起效，可维持 30~45 分钟，加用肾上腺素后维持时间可延长 20% 。

185. A【解析】局麻药化学结构：芳香环、氨基团、中间链，中间链将另外二者连接起来。

186. B【解析】可卡因被用作局部麻醉药或血管收缩药，由于其麻醉效果好，穿透力强，主要用于表面麻醉，但因毒性强，不宜注射。

187. D【解析】普鲁卡因在组织和血浆内被假性胆碱酯酶水解。

188. A【解析】通过增加脑脊液和脑血流量，氧化亚氮能轻度升高颅内压。

189. B【解析】氯普鲁卡因麻醉起效更快，强度比普鲁卡因强 2 倍，代谢速度为普鲁卡因的 5 倍，副作用为普鲁卡因的 0. 5 倍。

190. C【解析】血管内误入大量布比卡因可使患者出现毒性反应，心律失常，心搏骤停，在此种情况下利多卡因能够加重局麻药毒性反应，而并不能治疗心律失常。酸中毒及缺氧可加重心脏毒性。必须采取措施对患者进行 CPR 复苏，以增加患者的生存机会。

191. C【解析】局麻药引起的惊厥为全身性强直阵挛性惊厥，由于肌肉不协调的痉挛而造成呼吸运动困难。同时因血内局麻药浓度较高，抑制心血管系统，造成脑血流减少和低氧血症，也间接影响了脑功能。发生惊厥的机制，可能与局麻药作用于边缘系统、海马体和杏仁核有关。杏仁核的血液灌流较其他部位更为丰富，局麻药通过杏仁核的血脑屏障时，也较容易因局麻药选择抑制大脑抑制性通路，使易化神经元的释放未遇到阻抗，从而出现兴奋和惊厥。若血药浓度继续升高，易化和抑制性通路同时受到抑制，使全部中枢神经系统处于抑制状态。

192. A【解析】局麻药所诱发的惊厥，被视为局麻药的毒性表现，选项 A 正确。局麻药对心功能的影响主要是阻碍去极化期间的钠传导，使心肌兴奋性降低，复极减慢，延长不应期，选项 D 错误。对中枢神经系统的作用，取决于局麻药的血浆浓度，低浓度（如普鲁卡因）有抑制、镇痛、抗惊厥作用，高浓度则诱发惊厥，选项 B、C 错误。布比卡因使用时需要特别注意的是它的心脏毒性，布比卡因误入血液后，除引起明显的呼吸抑制及惊厥外，会并发严重的心脏毒性，导致心脏传导系统抑制和心肌收缩力下降，会导致严重的室性心律失常及致命性室颤，心搏骤停，且对各种治疗的反应较差，复苏困难，选项 E 错误。

193. A【解析】局麻药的局部组织吸收和血运相关，故局部血管密度及血管收缩或舒张药对吸收速度有着直接的影响。局麻药浓度越大，吸收越快。而局麻药的降解与酯酶浓度相关。局麻药溶解度并不会影响吸收速度。

194. B【解析】常用的麻醉药并没有组织毒性，若在皮肤或皮下注入高渗浓度的局麻药，可引起暂时性水肿，加用肾上腺素虽可改善其水肿程度，但又将进一步增加组织的毒性。注入1%以下普鲁卡因、利多卡因、甲哌卡因溶液不至于影响伤口愈合。当利多卡因血内浓度达50~100μg/ml时，可出现剂量相关性淋巴细胞转化的抑制，血内局麻药的浓度骤然升高，可引起一系列的毒性症状，甚至全身性强直阵挛性惊厥和死亡。利多卡因局部麻醉作用比普鲁卡因强2倍，维持时间要长1倍，毒性也相应较大。由于其穿透性和扩散性强，可用于表面麻醉，药物浓度是2%~4%溶液。局麻药的中枢神经系统毒性表现为初期的兴奋相和终末的抑制相，最初表现为患者不安、焦虑、感觉异常、耳鸣和口周麻木，进而出现面肌痉挛和全身抽搐，最终发展为严重的中枢神经系统抑制、昏迷和呼吸心跳停止。

195. A【解析】变态反应是由于亲细胞性免疫球蛋白附着于肥大细胞和嗜碱性粒细胞的表面，当抗原与反应素抗体再次相遇时，则从肥大细胞颗粒内释放出组胺和5-羟色胺等。这些循环内生物胺可激发起一个快速而严重的全身防御性反应，出现气道水肿、支气管痉挛、呼吸困难、低血压以及因毛细血管通透性增加所致的血管性水肿，皮肤则出现荨麻疹，并伴有瘙痒。反应严重者可危及患者生命。变态反应发生率占局麻药不良反应的2%。酯类局麻药引起变态反应远比酰胺类多见。应进行皮内试验，但由于假阳性反应较多，而阴性者仍有发生高敏反应的可能，故其试验结果仅供参考。同类型的局麻药，由于结构相似而可能出现交叉性变态反应，如对普鲁卡因发生反应，应避免应用丁卡因或氯普鲁卡因。对疑有变态反应的患者可行皮内试验，根据个体情况选择合适的麻醉方式和药物。在使用局麻药时，应严格按照剂量和途径的要求，监测患者的生命体征和病情变化，并随时采取必要的措施进行干预和处理。因此，不能简单地认为疑有变态反应的患者应完全避免使用局麻药，应根据个体情况进行综合评估和处理，确保安全有效地进行手术或其他操作。

196. E【解析】起效时间（潜伏期、诱导期）系指从注射局麻药至发生神经完全阻滞所需的时间。就药效动力学而言，此时药物的弥散已达到平衡状态。起效时间受局麻药浓度、解离常数、神经轴的粗细和周围的组织结构等影响。局麻药是通过阻滞神经纤维上的钠通道来产生镇痛效果的。但血清钠离子的浓度并不直接影响神经纤维上的钠通道的开放和关闭，因此它不会影响局麻药的起效时间。

197. D【解析】由于局麻药在血液内迅速稀释和分布，一次惊厥持续时间多不超过1分钟。毒性反应的治疗：①发生惊厥时注意保护患者，避免发生意外损伤。②吸氧，并进行辅助或控制呼吸。③开放静脉输液，维持血流动力学稳定。④静脉注射硫喷妥钠50~100mg（2.5%溶液2~4ml）或其他快速巴比妥药物，但勿应用过量以免发生呼吸抑制。也可静脉注射地西泮2.5~5.0mg。静脉注射短效的肌松药如琥珀胆碱（1mg/kg），即可停止肌肉阵挛性收缩，但不能阻抑大脑惊厥性放电。必须有熟练的麻醉人员方可应用肌松药，且要有人工呼吸的设备。如果患者在应用巴比妥类或地西泮后仍继续惊厥，则是应用肌松药的适应证。

198. C【解析】局麻药最低麻醉浓度是指在一定时间内阻滞神经纤维冲动传导所需的最低浓度。

199. A【解析】利多卡因主要经肝脏代谢，代谢速度与肝血流量有关，在肝脏由肝脏微粒体混合功能氧化酶和酰胺酶作用，代谢产物由肾脏排泄，3%~5% 以原形排出。

200. B【解析】普鲁卡因与琥珀胆碱均由血浆假性胆碱酯酶代谢，可互相增强双方的作用，但抗胆碱药物是作用于胆碱的受体与普鲁卡因代谢方式有关。

201. E【解析】氟烷、安氟醚和异氟醚都有直接舒张脑血管的作用，使 CBF、脑血容量（CBV）和颅内压（ICP）增加。挥发性麻醉药有剂量依赖性，降低 $CMRO_2$ 作用。

202. A【解析】局麻药中毒的急救及护理：①一旦发现中毒，应立即停用局麻药，保持呼吸道通畅，维持呼吸和循环。②兴奋型肌内注射苯巴比妥钠或地西泮，重症有惊厥的静脉缓慢注射 2.5% 硫喷妥钠 6~8ml，抑制型的给氧。③酌情使用升压药、阿托品等，心跳呼吸骤停的立即复苏。

203. A【解析】局麻药毒性反应的预防：①避免局麻药注入血管每次注射前需回抽，确认无血方可注入。②限制局麻药的总量一次用量不得超过最大限量或予以小剂量多次注射，年老体弱者减半，血液循环丰富部位减半。③加入适量的肾上腺素可以收缩血管，减缓局麻药的吸收。④麻醉前用药给予地西泮和巴比妥类药物。⑤注意观察，积极处理毒性反应。一旦发生，立即停止注药，予以吸氧。

204. B【解析】异丙肾上腺素为 β 受体激动药，对 α 受体无作用。

205. D【解析】两种局麻药物混合应用达到相同的麻醉效果，因每种药物的剂量下降且有相互作用，故可降低其毒性反应的发生。但先用酯类药物再用酰胺类并不能降低毒性反应的发生，随着麻醉药物总体剂量增加，毒性增强。

206. C【解析】最低麻醉浓度不仅受电解质浓度的影响，还受下列因素的影响。①神经纤维的轴径粗细：对粗轴径纤维的阻滞，需要较高浓度的局麻药，因此局麻药最低浓度相对较高。②pH：某些局麻药在高 pH 条件下所需的最低浓度，要比低 pH 时为低。③钙浓度：局麻药的效能与抑制钙和磷脂的结合相关，大多数局麻药作用与实验液的钙浓度成反比。④神经兴奋的频率：在离体实验中，个别局麻药效能与神经兴奋频率成正比。

207. A【解析】神经束膜相当于神经组织的保护层，由结缔组织和血管等组成，具有一定的厚度和紧密度。当局麻药注入神经周围时，其必须穿过神经束膜才能到达神经纤维和神经末梢，以产生镇痛效果，因此神经束膜是影响局麻药弥散的最重要屏障，选项 A 正确。其他选项如周膜、神经内膜、髓鞘和神经外膜对局麻药的弥散也会产生一定的影响，但它们并不是最重要的屏障。

208. D【解析】过敏反应与毒性反应是两种局麻药的不良反应，其产生的原因不同，故过敏并不是产生中毒反应的原因。

209. B【解析】局麻药均属于芳香基-中间链-胺基结构的化合物。中间链为羰基，又可分为酯链和酰胺链，前者为酯类局麻药，如普鲁卡因，后者为酰胺类局麻药，如利多卡因。亲脂基结构（芳香基）在酯类局麻药为苯甲胺，在酰胺类则是苯胺。亲水基结构（胺基）除了含有可溶性氮外，还有乙醇或醋酸氨衍生物。中间链为4~5个原子结构，原子的多少决定药物分子与膜受体反应的特性。一般中间链长为0.6~0.9mm，链长者将增加局麻药的效能，但超过一定的长度又将降低其效能。

210. E【解析】地氟烷产生一氧化碳的浓度最高，其次是恩氟烷和异氟烷，而七氟烷和氟烷最低。

211. C【解析】局麻药的解离常数在酸性条件下，活性浓度下降，故可使麻醉效果下降。

212. A【解析】局麻药超过血药浓度，超过单次用量或不能耐受通用剂量，直接进入血管或吸收加快，都可造成血药浓度增加，引起中毒反应。而对局麻药过敏，是应用局麻药后发生的一种变态反应，有过敏反应的症状。

213. C【解析】中枢神经系统比心血管系统对局麻药更敏感，对于清醒患者来说，中枢神经系统症状常为局麻药中毒的先兆。初期症状包括眩晕、口周麻木，然后患者会出现耳鸣和视物不清（注视困难或眼球震颤）、多语、寒战、惊恐不安和定向障碍等。如果继续发展，则可出现意识丧失、昏迷，并出现面部肌群和四肢远端震颤、肌肉抽搐、最终发生强制性阵挛性惊厥。大剂量局麻药快速入血时，将迅速出现中枢神经系统抑制状态，呼吸循环抑制，甚至发生心搏骤停。

214. E【解析】利多卡因是酰胺类局部麻醉药，其药理特点是穿透力强，弥散性好，起效快，局部注射后3~5分钟起效，作用时间短，为45~60分钟。神经阻滞常用1.5%~2.0%溶液，局部浸润用0.5%~1.0%溶液。小儿用量应根据个体差异来计算，但一次给药最多不超过4.0mg/kg。利多卡因抑制机体对低氧时的通气反应。

215. C【解析】肌松药含有季铵基，不易通过血脑屏障，故无中枢作用，无镇静及镇痛作用。

216. C【解析】琥珀胆碱属于骨骼肌松弛药，在临床上多用于局部麻醉，可引起心动过缓、心律失常、心搏骤停等。本品禁用于青光眼、视网膜剥离、白内障晶体摘除术患者、低血浆胆碱酯酶的患者、有机磷农药中毒的患者、洋地黄化的心脏病患者及电解质紊乱者。

217. E【解析】琥珀胆碱为去极化肌松药，起效快，肌松作用完全且短暂。静脉注射后15~20秒即可起效，可引起一过性眼内压升高，2~4分钟达峰效，持续6分钟后消退，选项A正确。琥珀胆碱引起包裹眼球的眼外肌产生痉挛性收缩，这是眼内压升高的重要原因。此外，琥珀胆碱使脉络膜血管扩张，也可能与眼内压升高有关，选项D正确。对闭角型青光眼患者，琥珀胆碱引起眼内压升高的幅度更大，持续时间更长，应避免使用；对开放性眼球贯通伤患者，琥珀胆碱有引起眼内容物脱出的危险，也应避免使用，选项 C 正确。预先使用非去极化肌松药，如氨溴索或新斯的明，可减轻琥珀胆碱的升眼压效应，选项 B 正确。已有眼压增高的患者使用琥珀胆碱时，由于眼内环境异常，其眼压升高的程度可能会明显超过正常人群，因此对于此类患者应慎用琥珀胆碱，选项 E 错误。

218. A【解析】由于普鲁卡因与琥珀胆碱两药作用于相同的血浆假性胆碱酯酶，其相互作用为药效增强，作用时间延长。

219. E【解析】氟烷体内代谢率达 10%~20%。甲氧氟烷体内代谢率为 7.4%~44.0%。恩氟烷体内代谢率为 2.4%~2.9%。异氟烷体内代谢率为 0.17%~0.20%。七氟烷的体内代谢率为 1%~5%。地氟烷是已知的体内代谢最少的吸入麻醉药，其代谢率为 0.01%~0.02%。

220. C【解析】琥珀胆碱由血浆假性胆碱酯酶水解，因新斯的明也抑制血浆假性胆碱酯酶，将使琥珀胆碱浓度升高更多，加重中毒。

221. C【解析】去极化肌松药的主要作用机制是激动神经肌肉接头的 N_2 受体。

222. E【解析】琥珀胆碱为去极化肌松药，可引起血钾升高。使用琥珀胆碱后，胞膜去极化引起细胞内负电荷减少，减弱钾外流的电荷屏障，使钾离子由细胞内转移至细胞外。严重烧伤、软组织损伤、腹腔内感染、破伤风、截瘫及偏瘫等患者，在琥珀胆碱作用下可产生异常的大量钾离子外流现象，导致血钾升高，导致严重室性心律失常甚至心搏停止。

223. B【解析】硫唑嘌呤能增强琥珀胆碱的肌松作用，而拮抗非去极化肌松药的作用。

224. E【解析】氯丙嗪虽可引起其他不良反应，但阻断 DA 受体，引起锥体外系反应，为其特有的不良反应。

225. D【解析】静脉注射 10~30mg 琥珀胆碱后，患者先出现短时间肌束颤动。一分钟内即转为松弛，通常从颈部肌肉开始，逐渐波及肩胛、腹部和四肢。约在 2 分钟时肌松作用最明显，在 5 分钟内作用消失。

226. D【解析】在临床用量范围内，维库溴铵不释放组胺，也无抗迷走神经作用，因而适用于缺血性心脏病患者。

227. C【解析】维库溴铵主要在肝内代谢，代谢产物 3-羟基维库溴胺也具有肌松作用。30% 以原形经肾排出，其余以代谢产物或原形经胆道排泄。

228. C【解析】在吸入前，常规使用抗胆碱药物的主要目的是减少呼吸道及唾液分泌，避免气管插管后刺激性咳嗽，选项 A 正确。近年来术前应用抗胆碱药病例有逐渐减少的趋势，是因为在使用抗胆碱药时可能会出现一些副作用，如心动过速、便秘等，并且目前有更好的药物选择，选项 B 正确。抗胆碱药不能预防胃酸误吸危害的效应，抗胆碱药主要用于减少分泌物并放松消化道平滑肌，而无法增加胃肠蠕动和促进排空，从而不能预防胃酸误吸，选项 C 错误。东莨菪碱可以扩张瞳孔、减少唾液和胃酸分泌，同时还具有正性肌力作用和心率加快作用。因此，在心内直视手术中，会使用东莨菪碱来增加心输出量和控制心律，选项 D 正确。格隆溴铵和阿托品都属于抗胆碱药物，常用于手术前减少唾液分泌、治疗消化系统疾病等，因为它们可以减少胆碱能神经的影响，从而放松平滑肌并减少分泌物的分泌。与阿托品相比，格隆溴铵的不良反应通常较轻，而且其效果持续时间较长，因此在一些需要长时间控制分泌物的情况下更为适用，选项 E 正确。

229. A【解析】阿芬太尼在体内解离少，在肝内代谢快，镇痛作用快而短。

230. B【解析】阿托品和东莨菪碱都是抗胆碱药物，主要通过阻断乙酰胆碱的作用来发挥药理作用。阿托品和东莨菪碱在中枢神经系统和周围神经系统中均有镇静作用，但并没有明显的区别，选项 A 错误。东莨菪碱比阿托品更能够拮抗 M_1 受体，从而可有效抑制腺体分泌作用，如减少唾液、汗液等的分泌。而阿托品则更能够拮抗 M_2 受体，在心血管系统中具有较强的抑制作用，选项 B 正确。阿托品可以通过阻止乙酰胆碱的作用，来扩张瞳孔，使其变得更大。因此，阿托品散大瞳孔的作用比东莨菪碱更强，选项 C 错误。阿托品和东莨菪碱均无法拮抗吗啡的呼吸抑制作用，因此不能用于治疗吗啡中毒引起的呼吸抑制，选项 D 错误。东莨菪碱和阿托品对基础代谢影响不大，主要作用在神经系统和腺体的分泌，选项 E 错误。

231. B【解析】阿托品为抗胆碱药，能抑制多种腺体分泌，便于保持呼吸道通畅。

232. E【解析】多巴胺具有剂量依赖性，激动 α 受体及 β_1 受体，对 β_2 受体作用微弱。1~4μg/（kg·min）的小剂量多巴胺可激动近曲小管段血管的 α 受体，扩张肾血管，显著增加肾血流量及肾小球滤过率，促排钠利尿，减少肾小管再吸收。4~10μg/（kg·min）的中剂量多巴胺则主要激动 α 受体，掩盖了多巴胺受体效应。大剂量多巴胺与 α 受体阻断药如酚苄明、酚妥拉明、妥拉唑林等同用，后者的扩血管效应可被本品的外周血管的收缩作用拮抗。

233. E【解析】甲氧明与去氧肾上腺素均能收缩血管，升高血压，通过迷走神经反射使心率减慢，故也可用于阵发性室上性心动过速。

234. C【解析】因为筒箭毒碱有神经节阻滞作用，可能引起血压下降、心率减慢、分泌物增加、支气管哮喘等症状，而肾上腺素与去甲肾上腺素可以拮抗它的这种作用。

235. D【解析】酚妥拉明属于 α 受体阻断药，引起血管扩张而使血压下降，故应用强心苷并不对症，而收缩血管加快输液、头低位等均属于对症治疗，可产生良好效果。

236. B【解析】从药理上来说，多巴胺可以增加心肌收缩力，提高心输出量，增加肾血流，可轻度增加心率。

237. C【解析】静脉麻醉药与吸入麻醉药相比，具有的优点：①使用方便，不需要特殊设备。②不刺激呼吸道，患者乐于接受。③无燃烧、爆炸危险。④不污染手术室空气。⑤起效快，甚至可在一次臂-脑循环时间内起效。

238. D【解析】本题考查依托咪酯的不良反应。依托咪酯抑制肾上腺皮质功能，单次应用后其抑制作用可持续数小时，反复使用后进一步加重。

239. E【解析】药物进入脑组织的快慢主要取决于药物的脂溶性。巴比妥类药物分子具有较高的脂溶性，因此易于穿过血脑屏障进入脑组织，并发挥镇静、抗惊厥等作用。剂型、分子量大小、给药途径和剂量等因素也会影响药物在体内的吸收和分布，但它们对药物通过血脑屏障进入脑组织的影响能力不如脂溶性显著。因此，巴比妥类进入脑组织的快慢取决于其脂溶性。

240. D【解析】服用利血平的患者对麻醉药的心血管抑制作用非常敏感，术中很容易发生血压下降和心率减慢，故需特别警惕。采用椎管内麻醉时，低血压反应则更为普遍，且程度也较为严重。间羟胺适用于防治椎管内麻醉时发生急性低血压，治疗低血压性休克。

241. A【解析】肾动脉或静脉应用可乐定均增加尿量和无溶质水清除率。在大剂量应用时，能够明显减少钠和氯化物的排出。可以减少唾液分泌；激活突触前 α_2受体，通过抑制迷走神经，降低胃壁细胞产生胃酸，但通常并不改变胃液的 pH。α_2受体激动药对神经内分泌系统作用表现为对交感肾上腺素释放产生抑制作用，并且抑制 ACTH 释放。可乐定的镇静作用与降温作用均与可乐定兴奋中枢及外周 α_2受体有关。

242. E【解析】异丙肾上腺素是人工合成的儿茶酚胺类激动药，是非选择性 β 受体激动药。可显著增加心率，加速房室传导，增强心肌收缩，降低血管阻力。异丙肾上腺素可激动 β_2受体缓解平滑肌痉挛，尤其对支气管和胃肠道平滑肌作用更明显。另外还具有抑制组胺等过敏性物质释放的作用。该药起效迅速，作用持续约 1 小时，经过肝、肺代谢，40%~50%以原型由肾排出。

243. C【解析】单胺氧化酶抑制药可明显增强去甲肾上腺素的作用，即使小剂量应用去甲肾上腺素也可使血压出现剧烈上升，甚至出现高血压危象。

244. B【解析】椎管内镇痛应用可乐定有显著的镇痛效应，并且延长镇痛时间。硬膜外注入 70~150μg 可镇痛 3~4 小时，且无恶心、乏力及呼吸抑制现象。

245. D【解析】异丙肾上腺素激动 β_1和 β_2受体作用强，但对 α 受体几乎无作用。兴奋心脏，扩张骨骼肌血管、肾及冠状血管，可使收缩压升高，舒张压下降。β 受体阻断药可减弱其降压作用。

246. A【解析】去甲肾上腺素主要作用于 α 肾上腺素受体，而刺激 β 肾上腺素受体的作用轻微，因此其正性肌力作用和变时作用较小，心肌氧耗量也比肾上腺素低。去甲肾上腺素激动血管的 α_1受体，使血管收缩，主要是使小动脉和小静脉收缩。

247. E【解析】肝素口服无效，不宜肌内注射，可采用静脉注射、静脉滴注和深部皮下注射。

248. A【解析】去甲肾上腺素可通过 α_1受体的活动引起小动脉和小静脉的血管收缩，具体血管收缩的程度与血管上的受体有关，尤以皮肤黏膜的血管收缩最为明显，其次是肾血管。

249. C【解析】多巴胺-β-羟化酶是人体合成肾上腺素的最后一步反应的催化酶，故能反映交感神经的活性。

250. D【解析】麻黄碱兴奋α受体，导致升压，其升压缓慢、温和而持久。

251. A【解析】酪氨酸羟化酶是催化儿茶酚胺神经递质合成的限速酶，在交感神经节和交感神经的去甲肾上腺素能神经元中大量表达。

252. D【解析】在心力衰竭时，因心输出量不足，交感张力增加，外周阻力增高，肺充血和肺动脉压力升高，易产生肺水肿。应用酚妥拉明扩张血管，可降低外周阻力，使心脏后负荷明显降低，左室舒张末期压与肺动脉压下降，每搏量增加，心力衰竭得以减轻。

253. A【解析】哌唑嗪为血管扩张药，为强力的选择性α_1受体阻断药，经常作为药理试验中的首选用药。哌唑嗪可扩张动静脉，但降压作用过强，致回心血量减少，心排出量降低，不适用于心衰患者。哌唑嗪通过阻断α_1受体舒张血管平滑肌从而松弛血管平滑肌。

254. E【解析】β肾上腺素受体阻断药由于阻断了心脏β_1受体，可使心率减慢，心肌收缩力减弱，心输出量减少，血压稍降低。这类药物还能延缓心房和房室结的传导，使支气管平滑肌收缩，增加呼吸道阻力。另外通过抑制低血糖引起的儿茶酚胺释放所致的糖原分解，从而延缓使用胰岛素后血糖水平的恢复。

255. E【解析】抗休克药分为血管活性药物、糖皮质激素类药物、抗凝及抗纤溶药，其中血管活性药有肾上腺素、去甲肾上腺素、间羟胺、异丙肾上腺素、多巴胺，酚妥拉明、酚苄明、异丙嗪、普萘洛尔、普拉洛尔、阿托品、山莨菪碱等。大剂量阿托品引起血管扩张，出现潮红，明显解痉挛作用，可改善微循环（扩血管，抗休克）。山莨菪碱可解除平滑肌痉挛、血管痉挛（尤其是微血管），改善微循环，同时有解痉阵痛作用。小剂量多巴胺可激动近曲小管段血管的受体，扩张肾血管，显著增加肾血流量及肾小球滤过率，促进排钠利尿，减少肾小管再吸收。

256. B【解析】β受体与Gs蛋白结合激活腺苷酸环化酶（AC），使三磷酸腺苷（ATP）转化为环磷酸腺苷（cAMP），导致细胞内cAMP增加。

257. A【解析】去甲肾上腺素最严重的不良反应是出现急性肾功能衰竭，因肾血管受体密度较高，静脉滴注去甲肾上腺素时间过长会造成肾缺血。

258. E【解析】α受体阻断药可分为选择性阻断和非选择性阻断药。非选择性α受体阻断药同时阻断α_1受体和α_2受体，与受体的结合方式与去甲肾上腺素有某些相似，以氢键、离子键和疏水键作用力与受体结合，这种结合与受体激动药的结合是相互竞争的，作用较短暂，属于短效α受体阻断药，代表药物有短效的酚妥拉明和长效的酚苄明。选择性作用α_1受体阻断药能阻断α_1受体，对α_2受体无影响，降低总外周血管的阻力，使血压下降，对心输出量无明显影响，并且很少引起心动过速的副作用，起到良好的降压效果。代表药物有首先发现的哌唑嗪及其衍生物。故药物性质不同，所起到的作用也不同。

259. B【解析】哌唑嗪能拮抗去甲肾上腺素和肾上腺素引起的血管收缩，使外周血管阻力下降，静脉回心血量减少。

260. C【解析】强心苷治疗房颤的药理学基础是抑制房室传导，消除房室结区的折返冲动。强心苷在治疗剂量下可通过增加迷走神经兴奋性这一间接作用，加速 K^+ 外流，增加最大舒张电位与阈电位的距离，从而降低窦房结的自律性，使窦性频率减慢，也使心房有效不应期缩短。迷走神经兴奋还可减慢 Ca^{2+} 内流，房室结除极减慢，因而房室传导减慢。这是强心苷治疗房颤的重要依据。

261. D【解析】强心苷可增强心肌收缩性，使心输出量增加，对慢性心功能不全有一定疗效，但病因不同，疗效也有一定的差异。如对伴有房扑、房颤及心室率快的心功能不全疗效最好。对心脏瓣膜病（重度二尖瓣狭窄的病例除外）、先天性心脏病及高血压心脏病等所引起的心功能不全也具有良好的疗效。对肺源性心脏病、活动性心肌炎以及严重心肌损害等，疗效较差。因为这些疾病心肌往往都伴有严重缺氧，心肌收缩所需的能量的产生发生障碍，所以强心苷难以起效。对于缩窄性心包炎、重度二尖瓣狭窄等因机械性阻塞引起的心力衰竭，疗效很差或无效。这类疾病的主要矛盾是心室舒张受到限制，使用强心苷后并不改善心输出量。

262. E【解析】洋地黄的适应证如下。①各种心脏病引起的充血性心力衰竭。②快速性室上性心律失常：心房颤动、心房扑动、房性心动过速、阵发性房室交界区心动过速、反复性心动过速。洋地黄的禁忌证为洋地黄中毒、洋地黄过敏。洋地黄的非适应证（相对禁忌证）为肥厚型梗阻性心肌病，室性心动过速，完全性房室传导阻滞，急性心肌梗死发病72小时内，病窦综合征，预激综合征并房颤。

263. A【解析】瑞芬太尼可被酯酶迅速水解，作用快而短，不论静脉输注时间多长，其即时半衰期始终在4分钟内。目前所用的制剂中含甘氨酸，不可用于椎管内注射。

264. B【解析】硝普钠为一种速效和短时作用血管扩张药。对动脉和静脉平滑肌均有直接扩张作用。给药后几乎立即起作用并达作用高峰，静脉滴注停止后作用维持1～10分钟。

265. C【解析】强心苷治疗房颤的主要目的就是控制心室率。强心苷的发病机制是对钠钾ATP酶进行抑制，从而导致房室传导的速度减慢，达到减慢心室率的作用。

266. E【解析】奎尼丁能够阻滞钠通道，适度抑制 Na^+ 内流，奎尼丁还通过阻抑迷走神经而发挥间接作用。低浓度时可减慢4相心舒期除极，高浓度可升高阈电位。奎尼丁抑制心脏收缩性，其间接的 α 肾上腺素受体阻滞作用可以降低动脉压力。心率慢时，奎尼丁与钾通道结合多于钠通道，从而延长APD。当心率快时，奎尼丁主要阻滞钠通道。

267. C【解析】肼屈嗪为主要扩张小动脉的降压药，其不良反应有头痛、心悸、腹泻等。较严重时表现为心肌缺血和心力衰竭。本药极少单用。

268. B【解析】卡托普利为血管紧张素转化酶抑制药，血管紧张素Ⅱ作用于血管紧张素受体亚型2（AT_2）后，激活缓激肽受体与一氧化氮合酶，产生NO，舒张血管，降低血压，促进细胞凋亡，能部分拮抗 AT_1 作用。卡托普利一般不影响心率。

269. C【解析】阿芬太尼比芬太尼作用时间短。

270. B【解析】硝酸甘油用于手术期间控制性降压时，可引起颅压增高，特别是原先有颅内压增高患者，除非预先采取控制颅内压的措施，否则应在脑膜切开后开始给药，选项 A 正确。硝酸甘油能增加心肌缺血区的血流量，扩张较大的心外膜冠状动脉血管，并使冠状动脉血流重新分布，选项 E 正确。硝酸甘油舒张静脉血管后，使回心血量减少，降低前负荷，使心室舒张末期容量和压力下降；较大剂量的硝酸甘油可以扩张阻力血管，降低后负荷，减少心脏做功使心肌氧耗下降。但如果用量过大或速度过快可导致严重的低血压和休克，应该根据患者具体情况，慎重调节用药剂量和速度，选项 B 错误。硝酸甘油在体内代谢后迅速转化成无活性的代谢产物，只有极少数患者可能出现面色潮红、头晕、低血压等反应，因此基本无毒性，选项 C 正确。虽然硝酸甘油能扩张血管，但对心率没有直接影响，选项 D 正确。

271. E【解析】去甲肾上腺素可非选择性激动 α_1 和 α_2 受体，收缩皮肤黏膜和内脏血管，扩张冠状血管，兴奋心脏，升高血压。肾上腺素对 α 和 β 受体几乎无选择性，兴奋心脏，收缩腹腔内脏和皮肤黏膜血管，扩张骨骼肌血管和冠状血管。一般剂量收缩压升高，舒张压不变或略降，扩张支气管平滑肌。异丙肾上腺素激动 β_1 和 β_2 受体作用强，但对 α 受体几乎无作用。兴奋心脏，扩张骨骼肌血管、肾及冠状血管，可使收缩压升高，舒张压下降。扩张支气管作用强度类似肾上腺素，但不能收缩支气管黏膜下血管。

272. B【解析】硝普钠化学名亚硝基铁氰化钠，呈棕色结晶，易溶于水，稀释后水溶液不稳定，光照下分解加速，3 小时后药效降低 10%，48 小时后降低 50%。硝普钠是高血压危象早期的首选药物，为短效静脉降压药物。硝普钠可以直接松弛小动脉和静脉平滑肌，属硝基扩血管药，在血管平滑肌内代谢产生一氧化氮（NO），NO 具有强大的舒张血管平滑肌的作用。硝普钠不可静脉注射，应缓慢点滴或使用微量输液泵。硝普钠使用方便，静脉滴注起效快，作用消失也快，一般无须创伤性血流动力学监测。

273. E【解析】治疗应用血管扩张药的基本指征是周围血管阻力升高和/或心室充盈压升高。药物引起静脉扩张可使正常人或充盈压未增高的患者每搏量减少，导致低血压和反射性心动过速；而充盈压升高的患者由于每搏量增加，动脉压可不变或升高，心率无明显的改变。因此，对循环功能不全患者，若心室充盈压不高，原则上要避免使用血管扩张药，若需应用，则应同时补充血容量。

274. A【解析】尼莫地平是强效的脑血管扩张药，对冠脉和外周血管影响很小，其脂溶性高，可迅速通过血脑屏障。尼卡地平对冠脉和外周血管具有很强的扩张作用，对外周血管的扩张作用类似硝苯地平，但扩张冠脉的作用更强，对脑血管也有较好的扩张作用。尼群地平扩张外周血管的作用较硝苯地平强，但对冠脉的作用较弱，对窦房结和房室结传导无明显影响。

275. D【解析】临床常用于治疗缺血性脑血管病变的钙通道阻滞药有尼莫地平、尼卡地平和氟桂利嗪等。

276. B【解析】地西泮的肌松作用是由于抑制脊髓内多突触通路而使肌张力降低，并不能达到神经阻滞药产生的肌松程度。

277. A【解析】普鲁卡因在组织和血浆内被血浆假性胆碱酯酶水解。

278. E【解析】普萘洛尔可导致气管收缩，哮喘加重，故支气管哮喘患者禁用。

279. D【解析】在钙通道阻滞药中，维拉帕米的负性频率、负性传导作用较强，为阵发性室上性心动过速的首选药。

280. C【解析】利多卡因为酰胺类局麻药及抗心律失常药。麻醉作用比普鲁卡因强 2 倍。用法用量为：①耳鼻喉科表面麻醉用 2%~4%。②局麻 0.5%~2.0%。③神经阻滞 1%~2%。④高位硬膜外麻醉 1.5%~1.6%。⑤低位硬膜外麻醉 1.5%~2.0%，成人一次量为 300~400mg。

281. E【解析】维拉帕米主要通过抑制钙离子进入心肌细胞，来降低心肌细胞的兴奋性、自律性，以及减缓心肌细胞复极过程。这些作用可以延缓心脏的传导速度，尤其是房室结的传导速度，并延长房室结的有效不应期，从而减慢房室结传导，消除房室结折返环路，达到治疗折返性阵发性室上性心动过速的目的。

282. E【解析】右旋糖酐在血浆内保留时间依赖其分子量大小和注射量，分子量越大、注射量越多，保留时间越长。右旋糖酐 70 分子量较大，具有一定的渗透压效应，能够在血浆内形成胶体渗透压，增加有效循环血容量，提高血液的输送能力，从而补充容量，改善重度低血压、休克等情况。10% 右旋糖酐 40 的分子量相对较小，扩容效应更强，但时间较短。6% 右旋糖酐 70 分子量较大，扩容效应相对较弱，但作用时间更长。右旋糖酐 40 主要用于改善微循环障碍，如休克、感染性休克等。输入右旋糖酐后，由于其分子量较大，容易影响血液黏稠度和凝血功能。输注量较大的右旋糖酐会影响血小板凝聚和纤维蛋白原原性，导致出血时间延长等凝血功能障碍。

283. E【解析】硝苯地平为钙通道阻滞药，对外周血管和冠状血管都有扩张作用，降压作用可反射性加快心率。

284. E【解析】药物的非特异性作用机制如下。①改变细胞外环境 pH：如碳酸镁抗溃疡。②螯合作用：如重金属中毒使用二巯丙醇。③改变渗透压的作用：如硫酸镁利泻、甘露醇脱水。④通过脂溶性影响神经细胞膜功能：如全麻药的作用、膜稳定药、膜易变药的作用。⑤消毒防腐：如酸类、醛类、肉素类、重金属化合物、表面活性剂等。药物的特异性作用机制如下。①对酶的影响：如新斯的明和他汀类降血脂药。②对离子通道的影响：如钙拮抗药、局麻药。③影响自体活性物质的合成和储存：如色甘酸钠通过稳定肥大细胞膜，抑制肥大细胞脱颗粒，从而抑制过敏活性物质释放。④参与或干扰细胞代谢：如补充生命代谢物质的铁、胰岛素等。⑤影响核酸代谢：许多抗癌药及抗生素均属此类。⑥影响免疫机制：如免疫血清、疫苗、免疫增强药（左旋咪唑）、免疫抑制药（环孢霉素）等。⑦通过对受体的激动或拮抗：相当多的药物作用都是直接或间接通过对受体的激动或拮抗产生的。

285. A【解析】依托咪酯、硫喷妥钠、异丙酚和咪达唑仑均使脑血流下降，唯有氯胺酮使脑血流增加，颅内压随着脑血流量增加而增高，因此氯胺酮是可以引起颅内压增高的静脉麻醉药。

286. D【解析】严重的心肺功能不全、肝肾功能损害、癫痫发作及颅内压高的患者慎用或禁用恩氟醚。

287. C【解析】麻黄碱能增加心输出量和心肌血流量，能抵制丙泊酚麻醉诱导时心肌抑制、血压下降、心率减慢等副作用，因此麻黄碱预注使老年患者全麻诱导时血流动力学稳定。

288. E【解析】因东莨菪碱对于心率的影响偏小，故对缺血患者比阿托品更为适用。

289. D【解析】目前主张大多数抗心律失常药物可以一直应用到术前，对于是否停用，应根据药物的种类以及患者具体情况而定，不能一概而论。

290. E【解析】锥体外系反应是由于外界原因产生锥体外系兴奋作用，并可导致中枢神经系统对锥体外系的控制失调，使得椎体外系兴奋性增强，结果由锥体外系控制的肌力和肌紧张度失控，从而引起一系列与肌力和肌紧张相关的症状和体征。临床表现主要包括 4 种，具体如下。①急性肌张力障碍：为局部肌群的持续性强直性收缩，呈现不自主的奇特表现，如眼上翻，斜颈，颈后倾，面部扭曲等等。②静坐不能：表现来回走动，情绪焦虑或不愉快，无法控制的激越不安，不能静坐，反复走动，原地踏步等。③帕金森综合征：像运动不能，肌张力高，震颤，自主神经功能紊乱。最初是运动过缓，写字越来越小。严重者有协调运动丧失，僵硬，佝偻姿势，慌张步态，面具样脸，粗大震颤，流涎，皮脂溢出。④迟发性运动障碍：以不自主的、有节律的刻板运动为特征。严重程度波动不定，睡眠时消失，情绪激动时增加。最早为舌或口唇周围的轻微震颤。

二、A2 型题

1. A【解析】成人利多卡因的一次最大用量为 400mg，本题患者注射 1% 利多卡因（含 1/10 万肾上腺素），因此可注射的最大剂量（ml）=0.4/0.01=40ml。

2. B【解析】对于局麻的短小手术，患者一般状况无异常，一般无须常规应用麻醉前用药。

3. B【解析】地西泮具有较强的抗惊厥及中枢性肌松作用，一般禁用于孕妇及新生儿，可使新生儿产生松弛综合征。

4. C【解析】帕金森病是一种中枢神经系统退行性疾病。由基底神经节黑质超过 80% 多巴胺能神经元变性破坏所导致。多巴胺作为一种神经递质，抑制控制锥体外束运动系统神经元的放电速度。神经递质失衡导致该疾病的锥体外束症状。症状包括运动徐缓（移动缓慢）、肌肉僵直、静止性震颤（自主运动时减少）和平衡受损。药物也可引起锥体外束反应，多巴胺受体拮抗药氟哌利多、异丙嗪及多巴胺和 5-羟色胺受体拮抗药甲氧氯普胺是帕金森病的禁忌。5-羟色胺受体拮抗药昂丹司琼是治疗此类患者恶心呕吐的首选药物。

5. C【解析】黏膜下注射肾上腺素引起室性心律失常（即在注射期间或注药后出现3个或以上的室性早搏）的总量随着使用挥发性麻醉药的种类不同而不同。使用氟烷麻醉的患者对室性心律失常特别敏感，而使用异氟烷、地氟烷和七氟烷的患者对肾上腺素敏感性较差。50%的患者在使用氟烷麻醉时黏膜下注射2.1μg/kg的肾上腺素会引起室性心律失常。患者使用1.2MAC以下的七氟烷或异氟烷麻醉时注射5μg/kg的肾上腺素不会引起室性心律失常。但在七氟烷或异氟烷麻醉时，当肾上腺素剂量加至5~15μg/kg时，约1/3的患者会出现室性异位心律。因此，使用最大剂量5μg/kg时，70kg的患者最多可接受350μg肾上腺素（70kg×5μg/kg）或35ml的1∶100 000肾上腺素溶液（10μg/ml）而不出现心律失常。

6. A【解析】对于大多数患者，静脉使用琥珀胆碱进行气管插管（1mg/kg = 2 × ED_{95}），神经肌肉阻滞持续5~10分钟。作用时间短的原因与琥珀胆碱被血浆假性胆碱酯酶快速代谢有关。然而部分患者影响时间较长，可能与酶数量减少或酶基因学变异有关。酶数量减少可见于营养不良、肝病、妊娠、烧伤或高龄患者。如同时服用不同药物包括抗胆碱酯酶药物（如新斯的明）、甲氧氯普胺和艾司洛尔时，胆碱酯酶活性也会降低。显著的酶量减少（如严重肝病）可以延长琥珀胆碱活性，阻滞时间约为正常阻滞时间的3倍。作用时间明显延长是由于非典型假胆碱酯酶（无活性形式）的基因产物。辛可卡因抑制试验用于研究基因改变或质变。局麻药辛可卡因对正常酶的抑制强于对异常酶的抑制。正常辛可卡因值为70~80，是正常典型的血浆胆碱酯酶纯合子，产生5~10分钟神经肌肉阻滞。非典型血浆胆碱酯酶杂合子患者（发生率1/480）地布卡因值为50~60，阻滞时间为20分钟。非典型血浆胆碱酯酶纯合子患者（发生率1/3200）地布卡因值为20~30，阻滞时间1~3小时。这种血浆胆碱酯酶的基因变异最常见，然而也有其他不常见的血浆胆碱酯酶的基因变化。

7. D【解析】急性间歇性卟啉病是最严重的卟啉病。这种疾病同时影响中枢和周围神经系统。多种情况可引起急性间歇性卟啉病，包括饥饿、脱水、应激、脓毒症和部分药物（如依托咪酯和巴比妥类药物）。

8. C【解析】该患者的症状与胆碱酯酶抑制药中毒时胆碱能刺激或乙酰胆碱水平升高的情况一致。副交感神经兴奋将导致瞳孔缩小、腹部绞痛、唾液分泌过多、尿失禁/大便失禁、心动过缓和支气管痉挛。

9. A【解析】帕罗西汀是一种选择性5-羟色胺（5-HT）再摄取抑制药（SSRI），能够延长5-HT在突触中的停留时间，从而增加其神经传递的效应。可待因是阿片类药物，主要通过激活μ-受体产生镇痛和止咳的作用。由于帕罗西汀可以干扰5-HT的代谢和转运，因此正在服用帕罗西汀的患者同时使用可待因时，可能会减少可待因的镇痛效果，使可待因的镇痛作用无效，甚至可能引起不良反应。

10. B【解析】硫酸镁注射给药抑制中枢和外周神经系统，引起骨骼肌松弛和血压下降。中毒时应缓慢注射氯化钙可迅速消除Mg^{2+}的作用，主要机制可能为Mg^{2+}和Ca^{2+}间相互拮抗。去甲肾上腺素虽可收缩血管，升高血压，但不是针对性的。麻黄碱激动α、β受体，高血压者禁用。多巴胺激动α、β受体，用于各种类型休克，伴有肾功能不全、心输出量降低的患者尤为适宜。碳酸锂为抗躁狂药物，怀孕者不宜应用。

11. D【解析】纳曲酮是纯粹的阿片受体拮抗药。服用纳曲酮的患者如果术后使用阿片类药物镇痛，则其阿片类药物的需求量会显著增加。纳曲酮的作用可持续 24 小时，欲行较大手术的患者于住院治疗期间，为了使阿片类药物更好地发挥缓解疼痛的作用，需停用纳曲酮。

12. D【解析】丹曲林是一种有效治疗恶性高热的骨骼肌松弛剂。丹曲林与甘露醇配成制剂（20mg 丹曲林/300mg 甘露醇），因此治疗时产生利尿作用。恶性高热可导致肌肉溶解，若患者尿量不足则产生的肌红蛋白在肾小管蓄积会引起肾衰竭。

13. D【解析】在新鲜气体流量高于 250ml/min 而低于 15L/min 情况下，功能正常的挥发罐输出浓度与刻度盘的麻醉药浓度基本相同（误差很小）。本题目中 1L/min 的流率位于挥发罐的新鲜气体流量限值内。七氟烷通常通过挥发罐输出控制其吸入浓度。麻醉回路系统中发生的重复呼吸会造成明显的稀释效应。稀释效应指的是随着新鲜气流量的增加而导致麻醉药的吸入浓度下降。在本例中，设置的七氟烷吸入浓度为 2%，但红外分光仪检测到的吸入浓度只有 1.4%。这是因为机械通气时，新鲜气体不断通过呼吸机进入肺部，同时将部分已经吸入肺部的麻醉药稀释，导致最终吸入浓度下降。吸入麻醉药的摄取本身会加重稀释的程度，但摄取本身不是这种误差产生的主要原因。本题目强调麻醉机的特性及刻度盘设定与输出浓度间的关系。为达到目标浓度（如 2%），可以通过提高新鲜气体流量把系统转变为无重复呼吸的系统，也可以把挥发罐设置在比目标浓度高的刻度。其他选项中，七氟烷的快速摄取、第二气体效应和已经达到平稳麻醉状态都不太可能导致设置浓度与红外分光仪显示浓度不同。而新鲜气流量不足以纠正挥发罐的作用，虽然会影响吸入浓度的控制，但与稀释效应相比影响较小。

14. D【解析】H_2受体拮抗药（如西咪替丁、雷尼替丁、法莫替丁、尼扎替丁）不良反应发生率很低，但也可偶尔发生，特别是在经静脉给药、老年或肝肾功能不全的患者，可能发生心动过缓（与其作用于心脏 H_2受体有关），也可出现可逆性血浆转氨酶升高。H_2受体拮抗药可通过血脑屏障，导致意识模糊或苏醒延迟。西咪替丁通过与微粒体细胞色素酶 P450 结合，减缓氧化性肝脏药物的代谢，可引起β受体阻断药（如普萘洛尔）、钙通道阻滞药（如维拉帕米）、地西泮、利多卡因等血清浓度的升高。

15. D【解析】当需要快速顺序插管时琥珀胆碱是首选药物（除非有禁忌证）。虽然高钾性心搏骤停是琥珀胆碱用于持续性烧伤患者的严重并发症，高钾血症敏感期发生于烧伤后 7~10天，因此受伤后 24 小时使用琥珀胆碱相对安全。

16. C【解析】新生儿脑脊液总量为 4ml/kg，而成人为 2ml/kg。婴幼儿基于体量的给药量相比成人更高，而阻滞持续时间更短。丁卡因和布比卡因是婴幼儿脊椎麻醉最常用的药物。体重 5~15kg 的婴幼儿，1% 丁卡因 0.4mg/kg 的剂量麻醉持续时间约 80 分钟；0.5% 布比卡因 0.4mg/kg（或 0.08ml/kg）的剂量麻醉持续时间为 70~80 分钟。本题中该患儿体重 6kg，所以剂量为 0.5% 布比卡因 2.4mg 或 0.48ml（约 0.5ml）。

17. D【解析】耳鼻喉科医生经常使用血管收缩药（如去氧肾上腺素、可卡因或羟甲唑啉）来控制鼻咽手术的出血。对于体重小于 25kg 的儿童，初始剂量最高可达 20μg/kg。当使用过量时，由于外周血管阻力明显增加，引起严重高血压和心血管代偿失调。本题中，如果使用拉贝洛尔并加深麻醉会引发严重的肺水肿、心搏骤停，甚至死亡。如果使用拉贝洛尔或 β 受体阻断药（如艾司洛尔），同时发生充血性心力衰竭，可考虑使用高剂量的胰高血糖素（5~10mg）来对抗心肌收缩力的降低。高血压持续时间较短，加深吸入麻醉有助于降压；然而，治疗重度高血压最有效的方法为使用直接的血管扩张药或 α 受体阻断药（如酚妥拉明）。

18. C【解析】美国食品药品监督管理局（FDA）将药物分为 A、B、C、D、X 五个等级。其中，D 级药物是指在动物研究中发现有胎儿危害的药物，但是由于缺乏足够的人体临床试验数据无法确定其对人类胎儿的影响。因此，D 级药物只有在医生认为妊娠期患者需要用药的情况下，才能考虑使用，同时需要告知患者潜在的风险并权衡利弊。根据题目描述，孕妇处于早孕阶段，需要进行急诊阑尾切除手术，因此需要使用全麻药物。虽然甲苯氨酯和异氟烷属于 D 级药物，经动物实验发现会对胎儿产生不良影响，使用时需要权衡利弊。氧化亚氮虽然没有被列入 D 级药物，但在全身麻醉中一般作为辅助药物使用，并不能单独维持麻醉状态。因此，最佳选择是咪达唑仑，它可以作为全身麻醉药物在妊娠期使用，且在 D 级药物中胎儿危害较小。但是，使用任何药物都需要医生根据实际情况权衡利弊并进行谨慎决策。

19. B【解析】未经治疗的心内左向右分流患者可发展成为艾森门格综合征，如室间隔缺损、房间隔缺损或动脉导管未闭。在这种综合征中，肺血管张力和右室心肌会对分流产生适应性改变，导致肺动脉高压和分流方向的改变，成为右向左分流或双向分流，伴发外周发绀。此类孕妇的死亡率高达 30%~50%。随时间推移，先天性心脏病患者中近 3% 会发展成这种情况。当发展成为艾森门格综合征时，肺血管阻力会固定，已不适于手术矫正。40 岁之后仍能存活非常见。对于这些患者，任何可增加肺血管阻力（如高碳酸血症、酸中毒、低氧血症）或降低全身血管阻力的事件或药物均会加重右向左分流，加剧周围发绀，可能会加剧右心衰。本例患者如果使用肾上腺素，会进一步降低全身血管阻力，导致全身血流动力学的不稳定，可能会危及孕妇和胎儿的生命安全。因此，本例患者在腰段硬膜外腔阻滞麻醉时，应避免局麻药中添加肾上腺素。

20. A【解析】除艾司洛尔外，其他药物均为强效的脑血管舒张药，进一步增加颅内压（ICP），而此类患者中应避免出现 ICP 增加。艾司洛尔有效降低直接喉镜检查和气管插管刺激引起的交感神经反应，降低对脑血容量（CBV）和 ICP 的不良影响。

21. B【解析】对于唤醒测试中无法按照指令活动的患者，鉴别诊断包括存在神经肌肉阻滞、挥发性麻醉药或 N_2O 洗出不充分、存在阿片类药物或镇静催眠药物作用等，还有其他一些极其罕见的中枢性病因如卒中。本病例中神经肌肉阻滞药的作用消失，挥发性麻醉药和 N_2O 明显洗出，因此小剂量纳洛酮的应用合理。纳洛酮常只需要较小的初始剂量（如 20μg）即可逆转吗啡的作用。如果该剂量无效，可重复使用。只有当患者只能握手却无法移动双脚时，方考虑降低哈氏棒的牵拉。

22. D【解析】在常用的静脉麻醉药中，对循环功能抑制最小的是依托咪酯，适合应用于术前心功能差的患者，而氯胺酮虽然无心肌抑制作用，但可使心率加快、血压增高，增加心肌氧耗。

23. D【解析】胆囊牵扯中易引起迷走神经反射，出现心率减慢及血压下降。

三、A3/A4 型题

1. D【解析】罗哌卡因是长效类酰胺药物，脂溶性低，不易通过胎盘，与布比卡因相比心脏和中枢神经系统毒性较弱，因此罗哌卡因已广泛应用于硬膜外无痛分娩。

2. E【解析】罗哌卡因用于镇痛分娩浓度控制在 0.1% 以下，0.1% 罗哌卡因可安全应用于镇痛分娩，联合小剂量芬太尼可降低局麻药用量，减少不良反应。

3. A【解析】羟丁酸钠注射后血压稍升高，脉压增大，脉搏有力，心率减慢，心输出量无变化或稍增加，同时增加心肌对氧的耐受量，在高于临床最大剂量 10 倍的浓度下，羟丁酸钠亦无明显的心肌细胞毒性作用。

4. B【解析】氯胺酮既有直接抑制心肌的作用，又有通过兴奋交感神经中枢而间接地兴奋心血管系统的作用。对一般患者，主要表现为心血管系统兴奋作用，包括心率增快，血压升高，心脏指数、外周血管阻力、肺动脉压和肺血管阻力均增加。而对危重患者，尤其交感神经活性减弱的患者，则主要表现为心血管系统抑制作用，血压下降，心肌收缩力减弱，外周血管扩张。

5. C【解析】氟芬合剂是由芬太尼与氟哌利多以 50∶1（氟哌啶 5mg + 芬太尼 0.1mg）的比例配制的合剂，用于全身麻醉诱导、术中和术后镇痛等。

6. A【解析】利多卡因成人一次限量：不加肾上腺素为 200mg（4mg/kg），加肾上腺素为 300~350mg（6mg/kg）；静脉注射区域阻滞，极量 4mg/kg；治疗用静脉注射，初量 1~2mg/kg，极量 4mg/kg，成人静脉滴注每分钟以 1mg 为限；反复多次给药，间隔时间不得短于 45~60 分钟。

7. A【解析】静脉注射 1~2mg/kg 体重（一般用 50~100mg）作首次负荷量静脉注射 2~3 分钟，必要时每 5 分钟重复静脉注射 1~2 次，但 1 小时之内的总量不得超过 300mg。

8. B【解析】不伴低血压、心衰时首选利多卡因 1~2mg/kg 稀释后静脉注射，5 分钟后可重复使用，但 20 分钟内总量不超过 5mg/kg，然后用 1~4mg/min 维持至多 48 小时。

9. A【解析】急性心肌梗死后持续室性心动过速（VT）的患者在使用利多卡因治疗无

效后，使用胺碘酮静脉注射治疗，在 72 小时内室性心动过速症状可得到明显改善。因此，本题患者当利多卡因治疗无效时，可以应用胺碘酮。

10. E【解析】曲马多是一种作用于中枢的阿片类镇痛药，机制为抑制神经元去甲肾上腺素的再摄取和增强 5-羟色胺的释放，临床用于中至重度疼痛的治疗。

11. E【解析】曲马多常见的不良反应包括消化道不适、眩晕、疲倦等，曲马多与镇静催眠药合用时，有增效作用。

12. C【解析】酯类局麻药包括普鲁卡因、氯普卡因、丁卡因等，酰胺类局麻药包括利多卡因、布比卡因、罗哌卡因、依替卡因、甲哌卡因等。

13. B【解析】普鲁卡因用于局部浸润麻醉和神经阻滞麻醉，使用前需做过敏试验，一次限量 1g。

14. B【解析】引起局麻药中毒的原因如下。①一次用量超过了患者的耐受量，或者一次用量超过最大剂量。②药物浓度过高。③如果注射的部位血液循环丰富，药物吸收过快，也有可能会引起局麻药中毒反应的发生。④不慎将药物误注入血管内。

15. A【解析】琥珀胆碱静脉注射后可被血浆假性胆碱酯酶迅速水解，缓慢降解为琥珀酸和胆碱；静脉注射后 1 小时达血药浓度峰值；作用维持静脉注射 2~8 分钟。

16. B【解析】非去极化肌松药常用的拮抗药有新斯的明。用药前必须先静脉注射阿托品 0.5mg，待脉搏增快后，再由静脉注入新斯的明，首次剂量 0.5~1.0mg，根据呼吸改善程度，分次追加剂量 0.5mg，总量一般不超过 3~4mg。也可以阿托品与新斯的明合并使用。

17. D【解析】静脉注射 10~30mg 琥珀胆碱后，患者先出现短时间肌束颤动。一分钟内即转为松弛，通常从颈部肌肉开始，逐渐波及肩胛、腹部和四肢。

18. C【解析】局麻药毒性反应以中枢神经系统和心血管系统最为重要。轻者口舌发麻、耳鸣、多言、寒战、小抽搐、心率加快及血压上升。严重者抽搐或惊厥，呼吸困难、缺氧，心率减慢及心脏停搏，救治不及时可导致死亡。

19. B【解析】局麻药毒性反应的处理原则中，若患者出现呼吸抑制或呼吸停止，应面罩通气或气管插管控制呼吸，呼吸兴奋药并不适合这种情况。

20. B【解析】绝大部分交感神经节后纤维末梢释放的神经递质为去甲肾上腺素，属于肾上腺素能神经。去甲肾上腺素主要激动 α_1 受体，对心脏 β_1 受体也有兴奋作用，对 β_2 受体几无作用。

21. E【解析】去甲肾上腺素的失活是指去甲肾上腺素在突触间隙中被终止其生理效应的过程，其主要机制是通过再摄取和酶降解来终止其生理效应。再摄取是指释放到突触间隙中的去甲肾上腺素被周围的细胞主动摄取回去，从而停止对受体的刺激作用。因此，释放于突触间隙的去甲肾上腺素被交感神经末梢主动摄取是去甲肾上腺素失活的一种机制，选项 E 正确。进入血液循环不是去甲肾上腺素的失活主要途径，因为去甲肾上腺素主要存在于交感神经末梢中，并且只有少量能够进入血液循环，选项 C 错误。虽然在某些情况下，如高钾血症时，可导致去甲肾上腺素的释放减少，但钾离子并不是失活的关键作用物质，选项 D 错误。除了去甲肾上腺素失活之外，还有其他机制可以终止其递质生理效应，比如再摄取、代谢和结合到受体上等。可卡因和三环类抗抑郁药虽然会影响去甲肾上腺素在突触间隙中的浓度，但并不是通过促进去甲肾上腺素失活来实现的。它们是通过抑制去甲肾上腺素再摄取而达到增加其在神经递质突触间隙中的浓度的效果，选项 B 错误。

22. D【解析】去甲肾上腺素半衰期短，静脉输注后，时效仅 1~2 分钟，主要在肝脏内代谢，代谢产物再经单胺氧化酶（MAO）的作用形成香草扁桃酸（VMA）。

23. B【解析】小剂量吗啡（2~4mg）吗啡注入硬膜外间隙可有显著的镇痛效果，可用于术后镇痛和癌症患者镇痛。

24. C【解析】硬膜外镇痛常规监测脉搏氧饱和度，对机械通气患者定期监测自主呼吸潮气量、分钟通气量等。

25. C【解析】吗啡的不良反应主要有恶心、呕吐、全身瘙痒、便秘。

26. D【解析】局麻药过敏性休克，一般在做皮内过敏试验过程中，或注射药液后闪电式发生。表现为呼吸道阻塞，由喉头水肿和肺水肿所引起的胸闷气促等；循环衰竭症状，面色苍白、冷汗、发绀、脉细弱、血压下降、烦躁不安等；中枢神经系统症状，头晕眼花、面及四肢麻木、意识丧失、抽搐、大小便失禁等。

27. A【解析】利多卡因其不良反应可逆而短暂，多在静脉注射时发生，也偶见于静脉滴注时，主要有神经系统的症状如头昏、兴奋、激动。嗜睡、语言及吞咽障碍，严重的可有短暂的视物模糊，肌肉颤动、抽搐、呼吸抑制。剂量过大时可出现心率减慢，窦性停搏，房室传导阻滞、血压下降。

28. C【解析】肌肉抽搐或惊厥者，静脉注射地西泮 5~10mg 或硫喷妥钠 50~100mg。

四、B 型题

1. B【解析】罗通定和曲马多均为非阿片类中枢镇痛药。罗通定具有镇静、催眠、镇痛和镇咳作用，适用于慢性钝痛，对急性痛和癌症痛疗效差，其机制与组织脑内多巴胺受体功能有关。

2. D【解析】曲马多对呼吸和心血管系统影响小，故对老年人和患有呼吸道疾病者镇痛效果好，长期使用亦会出现成瘾性。

3. C【解析】作为静脉营养物质的脂肪乳剂能逆转布比卡因的心脏毒性。

4. E【解析】普鲁卡因属酯类局麻药，易出现过敏反应，应用前需常规做皮肤过敏试验。

5. D【解析】罗哌卡因对感觉神经阻滞强于运动神经，故低剂量造成感觉先被阻滞，运动功能保留，故用于分娩镇痛。

五、X 型题

1. AE【解析】丙泊酚能降低颅内压及眼压，减少脑耗氧量及脑血流量。氟烷能够引起脑血管扩张，脑血流增加，颅内压升高。氯胺酮可使脑血流量和脑耗氧量增加，颅内压随脑血流量增加而增高。氟哌利多无脑血管扩张作用，对脑血流量和脑代谢率无影响，使用后偶见颅内压升高。硫喷妥钠可以使脑血管收缩，减少脑血流、降低颅内压，同时降低脑代谢，减少脑组织耗氧，脑代谢的降低程度超过脑血流的减少。

2. ABC【解析】锥体外系症状是氯丙嗪常见的不良反应。药物也可引起锥体外系反应，如多巴胺受体拮抗药氟哌利多、异丙嗪及多巴胺和 5-羟色胺受体拮抗药甲氧氯普胺。能够引起药源性锥体外系反应的抗精神病药物有氯丙嗪、三氟拉嗪、氟奋乃静、氟哌啶醇、奋乃静、碳酸锂、三环类抗抑郁药等，并且与药物的剂量、疗程和个体差异有直接关系。

3. ABCD【解析】苯二氮䓬类药理作用：①中枢神经系统作用。具有抗焦虑、镇静、遗忘、肌松和抗惊厥作用。较大剂量或静脉注射可产生催眠作用，甚至意识丧失。这类药物虽无镇痛作用，但能增强麻醉性镇痛药或全身麻醉药的作用。②心血管系统作用。血压下降程度不仅取决于药物剂量和给药途径，还与患者原来的血压水平以及可能存在的焦虑状态有关。这些药物主要通过中枢抑制作用导致血管扩张，但也可能直接影响小动脉平滑肌，从而使心脏负荷下降，而对心肌收缩力没有明显影响。此外，这些药物可能轻度增加心率，但会降低心肌氧耗。③轻度抑制呼吸中枢。静脉注射过快可发生一过性呼吸暂停。④对肝肾功能无明显影响。

4. ABCD【解析】全麻药临床表现为神志消失、全身痛觉消失、遗忘、反射抑制和骨骼肌松弛。全麻药通过作用于中枢神经系统，抑制患者的意识和对外界刺激的感知。对中枢神经系统抑制的程度与血液内药物浓度有关，并且可以控制和调节。

5. BE【解析】静脉麻醉药硫喷妥钠、依托咪酯、异丙酚、咪达唑仑和麻醉性痛药使脑血流减少、脑代谢降低颅内压下降。

6. ABC【解析】肌肉松弛药是指对骨骼肌具松弛作用的药，分为外周性及中枢性两种作用类型。外周性肌肉松弛药主要为季铵类化合物，泮库溴铵和维库溴铵属于外周性肌肉松弛药。中枢性肌肉松弛药主要是阻滞中枢内中间神经元冲动的传递，作用机制与外周性的不同，在化学结构上也不是季铵类。氯唑沙宗属中枢性肌肉松弛药。利多卡因为局部麻醉药又具有抗心律失常作用。氯贝丁酯的作用为降血脂。

7. ACDE【解析】吸入麻醉药包括氧化亚氮、阿片类药物、硫喷妥钠、依托咪酯、氯胺酮、曲马多等增加术后恶心呕吐发生率。容量充足可减少术后恶心呕吐发生率。区域阻滞麻醉较全麻发生率低，静脉输注丙泊酚麻醉较吸入全麻发生率低。

8. BD【解析】腺苷酸环化酶可以促进 cAMP 的合成，提高 cAMP 浓度，而磷酸二酯酶是 cAMP 的水解酶，抑制其活性，可增加体内 cAMP 浓度。

9. ABE【解析】目前基本确定全麻药的主要作用靶位在中枢神经系统的突触部位，通过对突触部位的抑制或兴奋作用阻断兴奋信息在中枢神经系统的传递而产生麻醉作用，选项 A 正确，选项 D 错误。多数吸入全麻药可对兴奋性突触传递产生抑制，而抑制性突触传递产生增强作用，选项 B 正确，选项 E 正确。吸入麻醉药抑制单突触或多突触的反应是等同的，甚至对前者的抑制更明显，选项 C 错误。

10. CD【解析】影响吸入麻醉药摄取的因素有：药物的溶解度、心输出量以及肺泡与静脉血药物分压差。

11. ADE【解析】大多数全麻药都可以直接激活 GABA 受体而不是抑制，中枢去甲肾上腺素含量增加可以使吸入麻醉药 MAC 增加。选项 A，氟烷和恩氟烷可以影响突触前膜的离子通道，导致钙离子内流，进而促进神经递质的释放。选项 D，吸入全麻药可能会导致肝脏中 N-脱乙基化作用的抑制，从而减少乙酰胆碱的合成。选项 E，氟烷可以促进多巴胺的释放，并且对多巴胺转运体的亲和力较高，因此可能会增加多巴胺在突触间隙的浓度。

12. ABCE【解析】依托咪酯静脉麻醉的不良反应如下。①可阻碍肾上腺皮质产生可的松和其他皮质激素，引起暂时的肾上腺功能不全。②用后常见恶心呕吐，呃逆。③可使肌肉发生阵挛，肌颤发生率为 6% 左右，不自主的肌肉活动发生率 22.7%~63.0% 。④注射部位疼痛可达 1.2%~42.0% 。

13. ABCD【解析】与麻醉药物作用相关的为药物的分子结构及构象，而半衰期是与药物药代动力学相关的因素。

14. ACDE【解析】地西泮属于苯二氮䓬类镇静催眠药。苯二氮䓬类通过细胞膜超极化，增强 GABA 神经的效率，导致包括脊髓、丘脑下部、海马、黑质、小脑皮质及大脑皮质等部位神经元放电减少，部分神经元放电减少，部分增加 GABA 与 GABA 受体的亲和力。苯妥英钠能够抑制神经末梢对 GABA 的摄取，诱导 GABA 受体的增生，而间接增强 GABA 的作用。丙戊酸钠有阻断钠通道的作用，其次丙戊酸钠能在较高浓度下升高谷氨酸脱羧酶的活性，使 GABA 合成增加，并抑制 GABA 再摄取，使突触间隙 GABA 的浓度升高。苯巴比妥直接作用于 GABA 受体起作用。

15. BCE【解析】选项 B，氯胺酮是一种 N-甲基-D-天冬氨酸（NMDA）受体的非特异性阻断药，它可以通过抑制 NMDA 受体，而增强神经递质 γ-氨基丁酸（GABA）受体的抑制作用。选项 C，咪达唑仑是一种苯二氮䓬类药物，它可以通过与 GABA 受体结合来促进受体的活化，增强 GABA 的抑制作用。选项 E，丙泊酚是一种静脉麻醉药，它可以增强 GABA 的抑制作用，并且通过与 GABA 受体结合来发挥镇静和催眠作用。依托咪酯、苯巴比妥，与 GABA 受体没有直接关系。

16. CDE【解析】氯胺酮的呼吸抑制作用与用量和注速有关；其对失代偿休克的患者或心功能不全的患者可引起血压剧降，甚至心脏停搏。研究表明，与单独使用氯胺酮相比，氯胺酮与地西泮同用，可以降低使用氯胺酮后精神反应的发生率。

17. CE【解析】盐酸氯胺酮为注射用的全身性分离麻醉药，氟烷为吸入性全身麻醉药。γ-羟基丁酸钠为静脉麻醉药，也是全身性的。利多卡因和普鲁卡因为局部麻醉药。

18. BCDE【解析】丙泊酚输注综合征（propofol infusion sydrome，PRIS）是一种罕见的

严重并发症，表现为大剂量、长时间输注丙泊酚后出现代谢性酸中毒、高脂血症、肝脏脂肪浸润、横纹肌溶解、心律失常和难治性的心力衰竭，甚至死亡。一般表现有室性心律失常，窦性心动过缓，低血压，循环衰竭，少尿，蛋白尿，血尿，高钾血症，高脂血症等。大多数 PRIS 病例报道，丙泊酚输注剂量均超过 4mg/（kg·h），时间大于 48 小时，因此临床上应尽量避免大剂量长时间输注并保证充足碳水化合物的摄入。

19. ADE【解析】硫喷妥钠抑制心肌，心输出量随着药物血浆浓度上升而减少，但心肌的应激性不受影响。血压最初有轻度下降，但几分钟内恢复正常。若注射太快，剂量太大，可发生严重低血压。咪达唑仑也可以引起轻度的血压下降，但通常不会持续很久。尽管丙泊酚的降压作用相对较轻，但仍然可能引起血压下降。氯胺酮通常会引起心率和血压上升，而依托咪酯则具有保持循环稳定的优点，不会引起血压下降。

20. ABD【解析】麻醉前用药的注意事项：①一般情况差、年老、体弱、恶病质、休克和甲状腺功能低下者，吗啡类及巴比妥类药剂量应酌减。东莨菪碱易致老年人兴奋、谵妄。②呼吸功能不全、颅内压升高或产妇应禁用吗啡等麻醉镇痛药。③体壮、剧痛、甲亢、高热及精神紧张者，镇痛及镇静药均应酌增。④甲亢、高热、心动过速者应不用或少用抗胆碱药，必须用者可选用东莨菪碱。⑤小儿、迷走神经紧张型及使用硫喷妥钠、氟烷或椎管内麻醉时，抗胆碱药剂量应增大。体重小于 10kg 的小儿，由于其体重相对较小，药物的浓度和剂量可能更加难以掌握，容易发生药物过量或副作用等情况，因此应格外谨慎，通常避免使用苯二氮䓬类镇静药物。但在某些情况下，如果小儿非常焦虑、不配合或需要快速诱导麻醉时，医生可能会考虑使用轻度的口服镇静药，如地西泮。这需要根据具体情况进行判断，并且必须由专业医生进行监测和管理。

21. BCD【解析】哌替啶为阿片受体激动药，是目前最常用的人工合成强效镇痛药。其药理作用与吗啡相似。哌替啶的阿托品样作用包括瞳孔扩大、心动过速、兴奋、谵妄，甚至惊厥，然后转入抑制。

22. ABC【解析】镇静安定药在临床麻醉上的主要用途：①作为麻醉前用药。②作为局部麻醉或部位麻醉的辅助用药。③作为静脉复合麻醉的组成部分。

23. ABC【解析】全身麻醉药是一类能抑制中枢神经系统功能的药物，使意识、感觉和反射暂时消失，骨骼肌松弛，主要用于外科手术前麻醉。其对神经递质的影响主要是：①改变神经递质与受体的结合效应，阻碍神经与受体的结合。②干扰神经递质释放。③抑制神经递质的再摄取。

24. BCDE【解析】抗胆碱酯酶药与去极化肌松药起协同作用，可拮抗非去极化肌松药。低温、酸碱与电解质失衡可以影响抗胆碱酯酶药的拮抗作用。抗胆碱酯酶药与抗胆碱药物配伍使用可消除抗胆碱酯酶药所引起的毒蕈碱样作用。在肌张力监测时，T_4/T_3 常用来评估肌张力的变化情况。当 $T_4/T_3 < 0.3$ 时，说明肌张力较低，此时使用抗胆碱酯酶药的拮抗效果相对较好，可以通过适当的剂量调整来达到更好的治疗效果。因此，在使用抗胆碱酯酶药

时，需要根据肌张力监测结果进行剂量调整，以保证治疗效果和安全性。

25. ABCD【解析】依托咪酯、硫喷妥钠、异丙酚和咪达唑仑均使脑代谢下降，唯有氯胺酮使脑代谢增加。

26. ADE【解析】苯二氮䓬类药物连续应用，可引起明显的依赖性而发生停药。苯二氮䓬类药物可缩短入睡时间，延长非快速眼动睡眠 2 期，缩短 3、4 期，不影响 REM 睡眠。苯二氮䓬类药物为镇静催眠药，其安全范围大，对睡眠时相影响小，停药后的代偿性反跳现象轻。

27. ACD【解析】苯二氮䓬类口服吸收良好，约 1 小时达到血药峰浓度，所以用于催眠时应在睡前 30 分钟服药。苯二氮䓬类药物主要在肝酶作用下代谢，通过肾脏排泄，肝肾功能不全、年老和同时饮酒等都可使半衰期在肝酶作用下代谢，本品为中枢性抑制药，同时应用其他中枢性抑制药如吗啡、乙醇等可显著增强毒性。

28. ABD【解析】恩氟烷可轻度抑制肾功能，可能与其增加体内的氟离子浓度有关。氨基糖苷类抗生素有肾毒性，由于主要经肾排泄，尿药浓度高，并在肾蓄积，可损害肾小管上皮细胞，表现为蛋白尿、管形尿、严重者可致氮质血症及无尿症，忌与肾毒性药物合用。琥珀胆碱可引起血钾升高，由于肌肉持久性去极化而释放钾离子，使血钾升高。如患者同时有大面积软组织损伤如烧伤，恶性肿瘤，肾功能损害及脑血管意外等疾患存在，则血钾可升高 20%~30%，应禁用本药。

29. BCE【解析】丙泊酚对循环系统有抑制作用，本品作全麻诱导时，常可引起明显的血压下降，心肌血液灌注及耗氧量下降，外周血管阻力降低，对心率影响不大。硫喷妥钠对循环系统有明显的抑制作用。氯胺酮既有直接抑制心肌的作用，又有通过兴奋交感神经中枢而间接地兴奋心血管系统的作用。

30. ABDE【解析】吗啡可抑制呼吸中枢，降低呼吸中枢对二氧化碳的敏感性。慢性阻塞性肺疾患、支气管哮喘、肺源性心脏病禁用吗啡。吗啡可通过胎盘直接进入胎儿体内，对于新生儿可能产生呼吸抑制，还可能降低产妇的阵痛感知能力，从而延长分娩时间。此外，吗啡可以通过母乳传递给婴儿，从而对婴儿产生呼吸抑制、昏迷等不良影响。

31. ABC【解析】由于依托咪酯在长时间输注后可抑制肾上腺皮质功能，使肾上腺皮质激素分泌不足，患者可出现应激不足，如危重患者出现血压不升等情况。因此依托咪酯禁忌证主要包括危重患者的长时间镇静，肾上腺皮质功能不全，癫痫及肝肾功能严重不全。有免疫抑制、脓毒血症及进行器官移植禁用或慎用。

32. ACDE【解析】异丙酚具有镇吐作用，其余几种麻醉均易见呕吐反应。

33. ABDE【解析】硫喷妥钠为强碱性药物，一般不与其他药物合用。碳酸氢钠也为强碱性药物，一般无法合用。异丙嗪与哌替啶合剂，以前临床常用。

34. ABCDE【解析】吗啡禁用于分娩及哺乳妇女、新生儿、支气管哮喘、肺心病、慢性阻塞性肺疾患、甲状腺功能减退、肾上腺皮质功能不全、前列腺肥大、排尿困难、肝功能减退患者和颅脑损伤所致的颅内压升高者。

35. ABCE【解析】氟哌利多镇吐作用是氯丙嗪700倍，其镇吐作用是通过拮抗多巴胺 D_2 受体实现的。氟哌利多的药理作用与氟哌啶醇基本相同，特点为在体内代谢快，作用维持时间短。静脉注射后5~8分钟起效，10~20分钟血药浓度达到峰值，持续作用时间3~6小时。氟哌利多在肝脏进行生物转化，代谢产物在24小时内基本排出。氟哌利多可增强巴比妥类和镇痛药的效应，静脉注射后5~8分钟生效。

36. ACDE【解析】芬太尼对呼吸有抑制作用，主要表现为呼吸频率减慢。芬太尼无组胺释放作用，对心血管影响较小，不抑制心肌收缩力，一般不影响血压。

37. ABC【解析】吗啡的药理作用在临床上主要包括镇痛，镇静，呼吸抑制，镇咳等相关的作用。哌替啶主要作用于中枢神经系统，在治疗量50~100mg时，可产生明显的镇痛、镇静和呼吸抑制等作用。芬太尼药理作用与吗啡相似，但镇痛效力强、起效快、持续时间短，可引起呼吸抑制，但程度轻于吗啡，耐受性与依赖性较吗啡小，可用作各种剧痛的镇痛药。镇痛药如芬太尼、吗啡等，会产生中枢作用导致恶心、呕吐。服用哌替啶可能会出现轻度的眩晕、出汗、恶心、呕吐、心动过速和低血压等现象，这些都是哌替啶常见的不良反应。

38. BCDE【解析】哌替啶临床用于镇痛，但镇痛作用较吗啡弱，不会引起便秘，也没有止泻作用，因扩张血管，可致直立性低血压，其提高胆道压力的作用比吗啡弱。哌替啶主要用于缓解轻到中度的疼痛，它并不是一种催产素抑制药，没有抗催产素作用。

39. CD【解析】吗啡的药理作用：①中枢神经系统镇痛和镇静，抑制呼吸（表现为呼吸频率减慢），镇咳，催吐，缩瞳，促进抗利尿激素、催乳素和促生长激素释放，抑制黄体生成素释放。②平滑肌兴奋胃肠道、胆道子宫、膀胱等的平滑肌。③心血管系统，吗啡扩张阻力血管和容量血管，引起直立性低血压，引起脑血管扩张和脑血流量增加，导致颅内压升高。

40. DE【解析】吗啡的临床应用：①各种急性锐痛、癌症剧痛、对心肌梗死引起的剧痛，血压正常者可用。②吗啡配合应用强心苷、吸氧等措施，可以迅速缓解心源性哮喘的症状。③吗啡扩张外周血管，降低外周阻力，同时其镇静作用可消除患者的紧张恐惧情绪，从而减轻心脏负荷，因此可以用于法洛四联症。④吗啡可抑制呼吸中枢使呼吸减慢，并有镇静及降低基础代谢的作用，故可减轻心脏负荷、降低静脉压，使急性肺水肿患者临床症状迅速好转。

41. ABCD【解析】吗啡治疗量增强子宫平滑肌张力，延长产程，影响分娩。可抑制呼吸，小剂量使呼吸变慢而深，大剂量致呼吸慢而浅，对新生儿和婴儿尤其敏感，故禁用于分娩镇痛和哺乳期妇女镇痛。大剂量时可收缩支气管平滑肌，加重呼吸困难，故支气管哮喘和肺心病患者禁用。扩张脑血管，升高颅内压，故颅脑损伤的颅内压升高的患者禁用。因为吗啡在体内主要在肝内代谢，因此禁用于严重肝功能减退者。

42. ABDE【解析】芬太尼为阿片受体激动药，属强效的麻醉性镇痛药。本药的作用机制与吗啡相似，但作用强度为吗啡的60~80倍。与吗啡和哌替啶相比，其作用迅速，维持时间短，不释放组胺，对心血管功能影响小，能抑制气管插管时的应激反应。芬太尼对呼吸的抑制作用弱于吗啡，但静脉注射过快也易抑制呼吸。有成瘾性。其呼吸抑制和镇痛作用可被纳洛酮拮抗。由于芬太尼的脂溶性很强，易于透过血脑屏障而进入脑，也易从脑重新分布到体内其他组织，尤其是肌肉和脂肪组织。单次注射的作用时间短暂，与其再分布无关。如反复多次注射，则可产生蓄积作用，其作用持续时间延长。芬太尼及其衍生物对心血管系统的影响都较轻，不抑制心肌收缩力，一般不影响血压，但芬太尼可引起心动过缓，可用阿托品对抗。

43. ABCD【解析】芬太尼是临床上常用的麻醉性镇痛药，静脉注射芬太尼诱发患者发生呛咳反应是其主要不良反应。芬太尼类镇痛药临床应用中的一个重要副作用是呼吸抑制。瑞芬太尼是一种新型阿片μ受体激动药，可迅速被广泛存在于血液和组织中的非特异性酯酶水解，瑞芬太尼具有独特的药理学特性，起效迅速，清除率快且不依赖于肝肾功能，长期静脉输注不产生明显蓄积作用。舒芬太尼的亲脂性约为芬太尼的2倍，更易通过血脑屏障，与血浆蛋白结合率较芬太尼高，而分布容积则较芬太尼小。舒芬太尼镇痛强度为芬太尼的5~10倍，作用时间为其2倍。

44. ABCDE【解析】曲马多虽然也可与阿片受体结合，但其亲和力很弱，对μ受体的亲和力相当于吗啡的1/6000。曲马多具有双重作用机制，除作用于μ受体外，还抑制神经元突触对去甲肾上腺素和5-羟色胺的再摄取，并增加神经元外5-羟色胺浓度，从而调控单胺下行性抑制通路，影响痛觉传递而产生镇痛作用。曲马多的治疗剂量不抑制呼吸，大剂量则可引起呼吸频率减慢，但程度较吗啡轻，对心血管系统基本无影响，静脉注射后5~10分钟产生一过性心率增快和血压轻度增高，不引起缩瞳，也不引起括约肌痉挛；无组胺释放作用。曲马多口服后可迅速而几乎完全吸收（至少90%），口服后2小时血药浓度达峰值。

45. ABDE【解析】东莨菪碱对中枢神经系统的抑制作用较强，可用于治疗晕动病和帕金森综合征。外周扩瞳、调节麻痹和抑制腺体分泌较阿托品强，维持时间短。

46. ACDE【解析】酒精、安眠药、镇痛药或其他中枢神经系统作用药物急性中毒，严重脑损伤，意识模糊，呼吸抑制患者禁用曲马多。肾、肝功能不全者、心脏疾患者酌情减量使用或慎用曲马多。曲马多对孕妇安全性尚不明确，应权衡利弊慎用，哺乳期妇女慎用。

47. BCDE【解析】静脉输注1~2μg/（kg·min）多巴胺，主要激动外周多巴胺受体；2~10μg/（kg·min），激动心脏β_1受体的作用明显；大于10μg/（kg·min），激动α受体的作用显著。

48. BCDE【解析】β受体阻断药可收缩支气管平滑肌，诱发支气管痉挛，故不宜用于治疗支气管哮喘。此药尽管亦能收缩冠状动脉，降低心肌氧供，但降低心肌氧耗的作用更强，因此对心绞痛患者仍可用其治疗。β受体阻断药可降低心率及心输出量，从而降低血压，对某些心律失常，如室性心动过速、房性心动过速等具有抑制作用。此外，β_1受体阻断药还可减轻心脏负荷，对于高血压伴有左心室肥厚、心力衰竭等并发症的患者尤其适用。

49. ABCE【解析】地高辛属中效强心苷，口服生物利用度差异大，治疗剂量和中毒剂量接近，安全范围小，有“正性肌力”“负性频率”作用，其机制是通过抑制钠钾泵的活性，使细胞内 Na^+增多，Ca^{2+}外流减少，从而导致心肌细胞内 Ca^{2+}浓度升高。

50. ABCD【解析】预防局麻药中毒的措施包括：①一次用药量不超过限量。②注药前回抽无血方可注射。③根据患者具体情况及用药部位酌减剂量。④如无禁忌，局麻药内加入适量肾上腺素。⑤麻醉前给予巴比妥类或苯二氮䓬类药物，以提高毒性阈值。

51. CE【解析】局麻药物神经毒性作用在临床多表现为：①局麻药中枢神经毒性反应。②局麻药脊神经毒性反应。局部麻醉引起脊神经损伤的原因有：①操作过程中直接损伤神经。②药物误入硬膜下腔或蛛网膜下腔。③局麻药引起的神经损伤和术后短暂神经症状。④硬膜外血肿和脑膜炎各硬膜外脓肿。局麻药浓度越高暴露脊神经时间越长，毒性越强。

52. ADE【解析】局麻药的不良反应包括毒性反应和过敏反应，其中过敏反应较罕见。普鲁卡因主要被血浆假性胆碱酯酶水解，此酶来自肝脏。普鲁卡因成人一次限量为1g。利多卡因主要在肝脏被转化降解，肌内或静脉注射1小时内最大负荷量不超过4.5mg/kg（或300mg），最大维持量为每分钟4mg，局麻药在炎症组织中作用减弱。

53. ABE【解析】局麻药的变态反应发生率占局麻药不良反应的2%。酯类局麻药引起的变态反应远比酰胺类多见，应进行局部皮内注射试验，但由于假阳性反应较多，而阴性者仍有发生高敏反应的可能。同类型的局麻药由于结构相似可能出现交叉性过敏反应，因此对普鲁卡因过敏的患者，应避免使用丁卡因或氯普鲁卡因。

54. ABD【解析】局麻药溶液只有同时存在有不带电荷的碱基和阳离子时，才能发挥较好的麻醉效能。阳离子是不能透过神经膜的。当不带电荷的脂溶性的碱基通过神经膜之后，处于水相状态又可离解，使阳离子能迅速与轴膜结合而阻滞神经的传导，所以认为它是发生麻醉效能的主要因素。膜膨胀学说，由于相对疏水性局麻药分子与脂膜相互作用，引起膜脂质结构形态的改变，膜膨胀使钠通道变窄，阻止钠的传导和抑制去极化。实验表明，通过增高周围的压力可逆转无电荷局麻药分子的局麻作用，而带电荷的局麻药如利多卡因的季铵衍生物能抵御这种压力的逆转作用。因此，这一学说只限于解释中性局麻药苯佐卡因的作用机制。

55. ABCD【解析】维拉帕米和普萘洛尔均可用于治疗心房纤颤。

56. ABCE【解析】局麻药全身中毒反应，血液中的局部麻醉药的浓度超过机体的耐受能力，引起中枢神经系统和心血管系统出现各种兴奋或抑制的临床症状。不属于过敏反应，所以不用抗组胺药。

57. AC【解析】一般认为，局麻药的快速耐药性与药物的理化性质、反复追加药物的时机和次数有关。另外，与局麻药硬膜外 pH 亦相关。

58. BCDE【解析】表观分布容积是指药物在体内达到动态平衡时，体内药量与血药浓度相互关系的一个比例常数，其值等于 X_0/C_0，主要反映药物在体内分布的广窄程度，并不代表真实体内容积。

59. ABCE【解析】激动药和拮抗药它们竞争相同受体，其结合是可逆的。通过增加激动药的剂量与拮抗药竞争结合部位，可使量效曲线平行右移，但最大效能不变。pA_2 是一种用以表示竞争性拮抗药作用强度的指标。

60. ACE【解析】目前认为，局麻药对细胞膜钠通道的阻滞，使钠通道失活，可能是通过三方面的机制来实现的：局麻药减少活化的通道分数，即增加失活通道的分数；局麻药可能部分或完全抑制构形的进程，直接干扰通道活化，即抑制通道从静息转化为开放；局麻药可能减少通过各开放通道的离子流。

61. ABE【解析】局麻药中毒的预防：应用安全剂量的局麻药，运用最低有效浓度；在血管丰富的部位或给忍耐力降低的患者减少剂量；使用加用肾上腺素的麻醉液体，以减少吸收，延长麻醉时间和效能；避免局麻药进入血管内，必须细心抽吸有无血液回流，在注入全剂量之前先注入实验量，以观察反应；留意毒性反应的前驱症状，如突然入睡，惊恐多语和肌肉抽动。

62. ACD【解析】局麻药中加入少量肾上腺素的目的是：①使局部血管收缩，延缓局部麻醉药的吸收，减少局麻药的用量，防止局麻药中毒。②可以延长神经阻滞的作用时间，且能完善神经深层的阻滞。③可以防止血管内的局麻药浓度骤然升高，减少局麻药的中毒反应。④减少全身性的不良反应的发生率，如头晕、耳鸣，舌头感到麻、苦等，防止局部麻醉药中毒。

63. ABCE【解析】罗哌卡因为酰胺类局麻药，对于心脏和中枢神经系统毒性较小，对感觉神经阻滞优于运动神经，有明显的血管收缩作用，对于子宫和胎盘血流无不良影响，主要是用于外科麻醉手术，如进行硬膜外阻滞手术，如剖宫产。

64. AD【解析】罗哌卡因与氯普鲁卡因弥散穿透功能差，故不适合应用于表面麻醉。

65. BCE【解析】箭毒、阿曲库铵及阿库氯铵大剂量应用均可产生组胺释放作用，阻滞自主神经节。

66. ABCD【解析】琥珀胆碱的副作用有眼内压升高、肌束颤动、血钾升高，常用剂量不引起组胺释放，但大剂量仍可能使组胺明显释放，而出现支气管痉挛、血压下降或过敏性休克。也可致心率减慢及心律失常。特异质反应还可表现为恶性高热。

67. CDE【解析】曲马多对 μ 受体的亲和力为吗啡的 1/6000，对 K 和 δ 受体的亲和力仅为 μ 受体的 1/25。曲马多除作用于 μ 受体外，还抑制神经元突触对去甲肾上腺素和 5-羟色胺的再摄取，并增加神经元外 5-羟色胺浓度。

68. BDE【解析】杜什溴铵在体内不代谢，主要经肾排泄，极小量随胆汁排出。罗库溴铵主要经肝脏代谢，主要代谢产物为 17-羟罗库溴铵。哌库溴铵主要经肾脏，以原形通过尿液排泄，少量随胆汁排出，在体内几乎不代谢。米库氯铵具有多种降解/消除途径，如经肝酯酶水解，经胆汁清除和经肾脏排泄。琥珀胆碱被血浆假性胆碱酯酶迅速水解。

69. ACE【解析】琥珀胆碱和美维库铵均被血浆假性胆碱酯酶所水解，胆碱酯酶量的减少和质的异常均可影响两药的代谢。普鲁卡因在体内的代谢过程主要是被血浆中的假性胆碱酯酶催化水解。

70. ABCE【解析】哌替啶镇痛作用较吗啡弱，但成瘾性较吗啡轻，产生也较慢，现已取代吗啡用于创伤、手术后及晚期癌症等各种原因引起的剧痛。鉴于新生儿对哌替啶的呼吸抑制作用极为敏感，因此产妇临产前 2~4 小时内不宜使用。

71. BC【解析】M_1受体主要分布于胃壁细胞、神经带和 CNS。M_2受体主要分布于心脏、脑自主神经带和平滑肌。M_3受体分布于腺体、平滑肌和血管内皮。

72. BDE【解析】东莨菪碱主要用于麻醉前给药，尚可用于晕动病的治疗，对帕金森病也有一定疗效。东莨菪碱对中枢神经系统具有抑制和兴奋的双相作用，与阿托品不同的是以抑制为主，其扩瞳、调节麻痹和抑制腺体分泌的作用比阿托品强，而对心血管的作用较弱。心脏病、青光眼患者禁止使用东莨菪碱。

73. ABD【解析】M 胆碱受体激动药可分为胆碱酯类（ACh、卡巴胆碱、氯贝胆碱等）和天然形成的拟胆碱生物碱类（毛果芸香碱、毒蕈碱、槟榔碱等）。静脉注射小剂量 ACh 即能激动 M 胆碱受体，产生与兴奋胆碱能神经节后纤维相似的作用，引起心率减慢、血管舒张、血压下降，支气管和胃肠道平滑肌兴奋，瞳孔括约肌和睫状肌收缩以及腺体分泌增加等。

74. ACE【解析】阿托品静脉注射，对因迷走神经过度兴奋所致的房室传导阻滞有一定疗效。心室率过慢者，给予阿托品（0.5~2.0mg 静脉注射），可提高心室率，适用于阻滞位于房室结的患者。治疗剂量阿托品（0.5mg）在一部分患者可使心率轻度短暂地减慢，一般每分钟减少 4~8 次，这可能是阿托品阻断突触前膜 M_1受体，从而减少突触中 ACh 对递质释放的抑制作用所致。阿托品用于各种内脏绞痛，能使胃肠道绞痛迅速缓解。阿托品阻断 M 胆碱受体，使瞳孔括约肌和睫状肌松弛，出现扩瞳、眼内压升高和调节麻痹。

75. BDE【解析】有机磷、吗啡等中毒时瞳孔缩小，而阿托品、可卡因等中毒时瞳孔扩大。毒扁豆碱对眼睛的作用是能使瞳孔缩小，降眼压，调节痉挛。哌替啶过量时可致瞳孔散大、心动过速、幻觉、血压下降、呼吸抑制、昏迷。东莨菪碱不良反应比较多，常见的有口干、眩晕，严重的会出现瞳孔散大、皮肤的潮红、灼热兴奋、精神烦躁、惊厥、心率加快等。

76. AE【解析】常见的不良反应有皮肤潮红，竖毛，胃肠道兴奋引起的腹泻、腹痛、恶心、呕吐、诱发溃疡病等。注射量较大时，可引起心动过速及心绞痛、直立性低血压。故消化道溃疡及冠心病患者慎用。严重动脉硬化及肾功能不全者禁用。

77. AD【解析】酚妥拉明为竞争性 α 受体阻断药，通过阻断 α 受体和直接松弛血管平滑肌，使血管扩张，血压下降。

78. ABD【解析】新斯的明对心血管、腺体、眼和支气管平滑肌作用较弱，对胃肠道和膀胱平滑肌有较强的兴奋作用，而对骨骼肌的兴奋作用最强。因为它除通过抑制胆碱酯酶而发挥作用外，还能直接激动骨骼肌运动终板上的 N_2 胆碱受体以及促进运动神经末梢释放乙酰胆碱。

79. AC【解析】异丙肾上腺素为 β 受体激动药，具有正性变时变力变传导作用，可增强心肌收缩力，但无明显 α 受体作用。多巴酚丁胺，β 受体激动作用强而仅有较弱的 α 受体激动作用，外周血管阻力影响也较小。

80. ADE【解析】美托洛尔、阿替洛尔、醋丁洛尔为选择性 β_1 受体阻断药，普萘洛尔为非选择性 β 受体阻断药，对 β_1、β_2 受体均有阻断作用。索他洛尔尽管具有一定 β 受体阻断作用，但主要作为钾通道阻滞药，属Ⅲ类抗心律失常药。

81. AE【解析】去甲肾上腺素主要用于治疗低血压，特别对于感染性休克高排低阻者，在充分扩容后用去甲肾上腺素可显著见效。近年来常与扩血管药物并用于治疗低心输出量或难治性休克患者。

82. BC【解析】异丙肾上腺素的作用主要是扩张支气管，兴奋 β_1 受体，增快心率、增强心肌收缩力，增加心脏传导系统的传导速度，缩短窦房结的不应期。

83. ACDE【解析】肾上腺素对血管作用取决于各器官血管平滑肌上 α 和 β 受体的分布密度及给药剂量的大小。皮肤、肾和胃肠道等器官的血管平滑肌 α 受体占优势，表现强烈收缩，内脏血管尤其是肾血管收缩显著。对脑和肺血管收缩作用十分微弱，有时由于血压升高而被动扩张。肾上腺素激动 α_1 受体，使腹腔内脏（如肾血管）和皮肤黏膜收缩，激动 β_2 受体，使骨骼肌血管和冠状血管扩张。

84. CD【解析】特布他林为中效 β 受体激动药，明显时效长于沙丁胺醇，但约为 4 小时，特布他林和沙丁胺醇都属于短效 β_2 受体激动药，作用时间相对较短，不适合夜间使用。长效 β_2 受体激动药如沙美特罗和福莫特罗，能够扩张支气管平滑肌，缓解支气管痉挛，使呼吸道畅通，从而缓解哮喘症状，同时它们的作用时间比较持久，可以减少频繁使用药物的需求。多巴酚丁胺为非选择性 β 受体激动药，主要作用于 β_1 受体，同时也可作用于 β_2 和 α_1 受体，其 β_2 受体效应弱。

85. ABCD【解析】在基本骨架苯环 3、4 位上均带有羟基的肾上腺素类药物称为儿茶酚胺类，间羟胺在 4 位上缺少羟基，故不属于儿茶酚胺类。

86. ABE【解析】选择性 β_2 受体激动药包括沙丁胺醇、特布他林、异丙肾上腺素、沙美特罗、福莫特罗、班布特罗、克仑特罗等。

87. ACDE【解析】治疗量强心苷加强迷走神经活性而降低窦房结自律性，因迷走神经加速 K^+ 外流，能增加最大舒张电位（负值更大），与阈电位距离加大，从而降低自律性，选项 A 正确。强心苷可抑制 Na^+-K^+-ATP 酶活性，可以抑制细胞内向外泵出 Na^+，使胞内

Na^+堆积时，促使钠、钙交换系统趋于活跃，结果使Na^+外流出增多，Ca^{2+}内流增多，而使胞浆内Ca^{2+}浓度增高。窦房结细胞属于慢反应自律性细胞，由于Na^+、Ca^{2+}交换增多使4期去极化时，膜电位下降较正常低，在后面的0期去极化产生难度变大，自律性下降。而浦肯野细胞属于快反应自律性细胞，0期去极化是由于胞内Na^+内流导致，Na^+-K^+-ATP酶活性被移植后，细胞内Na^+增多，使得动作电位发生容易，自律性增加，选项B错误。强心苷在小剂量时，由于增强迷走神经的作用，使Ca^{2+}内流增加，房室结除极减慢，房室传导速度减慢；较大剂量时，由于抑制Ca^{2+}酶，使心肌细胞内失K^+，最大舒张电位减小，而减慢房室传导，选项E正确。由于抑制心室肌及浦肯野纤维Na^+-K^+-ATP酶，使最大舒张电位减小，缩短其有效不应期，选项C正确。强心苷由于加速K^+外流，使心房肌复极化加速，因而缩短心房有效不应期，选项D正确。

88. ABCE【解析】麻黄碱既直接作用于肾上腺素受体，也可促进去甲肾上腺素能神经末梢释放去甲肾上腺素从而发挥间接作用。麻黄碱作用与肾上腺素相似，能激动α、β两种受体。与肾上腺素比较，麻黄碱具有下列特点：①性质稳定，口服有效。②拟肾上腺素作用弱而持久。③中枢兴奋作用较显著。④易产生快速耐受性。在整体情况下由于血压升高，反射性减慢心率，这一作用抵消了它直接加速心率的作用，故心率变化不大。

89. ACD【解析】肾上腺素的副作用之一是会出现明显的心律失常，因为肾上腺素能够激活肾上腺素的α受体，所以能够使患者心动过快、心肌氧耗增加、心脏的收缩力加强，这时会出现心肌细胞的缺血和缺氧的表现。异丙肾上腺素过量可致各种心律失常。一些患者应用多巴胺后可以出现胸痛、心悸、心律失常、呼吸困难、周身无力等症状。

90. ABCD【解析】沙美特罗属于长效β受体激动药，作用时间长，起效较慢。

91. BC【解析】可乐定为中枢性α_2受体激动药，直接激动下丘脑及延脑的中枢突触后膜α_2受体，通过激活抑制性神经元，降低血管运动中枢的紧张性，使外周交感神经的功能降低而引起降压作用。可乐定还激动外周交感神经突触前膜α_2受体，增强其负反馈作用，减少末梢神经释放去甲肾上腺素，降低外周血管和肾血管阻力，减慢心率，降低血压。此外，近几年的研究表明，可乐定也作用于延髓腹外侧网状核（NRL）的咪唑啉受体使交感神经张力下降，外周血管阻力降低，从而产生降压作用。

92. ABC【解析】多巴胺对α、β受体均有激动作用，同时还能激动多巴胺受体。多巴胺对心血管的药理作用是：①激动心脏β_1受体。②间接促进去甲肾上腺素释放作用。小剂量多巴胺主要有扩张血管作用，使总外周阻力降低，对心脏前、后负荷均有降低。大剂量多巴胺以兴奋α、β受体为主，使心率加快，心肌收缩力增强，血管总外周阻力增高，心肌氧耗增加。

93. ABDE【解析】哌唑嗪对血脂代谢有较好影响，可以降低LDL胆固醇而降低HDL胆固醇。哌唑嗪是一种选择性阻断突触后膜α_1肾上腺素能受体的药物，与β受体无关，通常不会引起β受体激活导致的反射性心率加快。哌唑嗪能够阻断血管平滑肌上的α_1受体，使得血管扩张，从而降低血压。但这也可能导致心输出量减少，特别是在服用哌唑嗪初期，直立性低血压风险较高。哌唑嗪可以阻断去甲肾上腺素通过 α_1 受体的作用，从而减少升压反应。

94. ABCD【解析】强心苷有正性肌力作用。强心苷对衰竭且已扩大的心脏，在加强心肌收缩力时，不增加甚至可减少心肌氧耗，对正常心脏，却可使心肌氧耗增加。心力衰竭患者由于心脏扩大，心室壁张力提高，以及代偿性的心率加快，使心肌氧耗增加，应用强心苷后，心肌收缩力增强虽可增加心肌氧耗，但又能使心室排空完全，循环改善，静脉压降低等，因而使心力衰竭时扩大的心脏体积缩小，心室张力降低，同时还使心率减慢，这两方面的作用使心肌氧耗降低，提高了心脏的工作效率。对正常心脏，由于加强心收缩力，而对心室壁张力无明显影响，心率仅稍减弱，故总心肌氧耗增加。

95. ACD【解析】麻黄碱兼具有直接和间接作用，它的直接作用在不同组织可表现为激动 α_1、α_2、β_1 和 β_2 受体，加上其释放 NA 而发挥的间接作用，故其药理作用比较复杂。异丙肾上腺素能够兴奋心脏 β_1 受体，使心肌收缩力增强，心率加快，传导加速，心输出量和心肌氧耗增加，能扩张冠脉，增加冠脉流量，但剂量过大可引起血管强烈扩张，反而使灌注量下降，加快心率及传导的作用较强，对正位起搏点的作用比对异位起搏点的作用强，与肾上腺素相比不易引起心律失常。儿茶酚胺包括多巴胺、去甲肾上腺素和肾上腺素及它们的衍生物。多巴胺激动心脏 β_1 受体，小剂量多巴胺主要有扩张血管作用，使总外周阻力降低，对心脏前、后负荷均有降低。肾上腺素是最古老、最有效且应用最为广泛的儿茶酚胺类药物，兼有 α 及 β 受体的兴奋作用，但对 α 受体的作用要大于对受体的作用，其 α 受体作用可使全身外周血管收缩（不包括冠状动脉及脑血管），进而增加主动脉舒张压，改善心肌及脑的血液灌注，促进自主心搏的恢复。肾上腺素的 β 受体作用，在心肺复苏过程中因可增加心肌的耗氧量，故对心脏有害，但若自主心跳恢复，则可提高心肌的收缩力，增加心输出量。

96. ABC【解析】酚妥拉明为咪唑啉衍生物，系短效 α 型抗肾上腺素药。酚妥拉明血管静脉注射能使血管舒张，血压下降，肺动脉压和外周血管阻力降低。肾上腺嗜铬细胞瘤分泌大量肾上腺素，使血压升高。酚妥拉明可阻断 α 受体，使肾上腺嗜铬细胞瘤所致的高血压明显下降，因此可用于肾上腺嗜铬细胞瘤的诊断和此病骤发高血压危象以及手术前的治疗。应用酚妥拉明扩张血管，降低外周阻力，使心脏后负荷明显降低，左室舒张末压与肺动脉压下降，心输出量增加，心力衰竭得以减轻。

97. ABC【解析】麻黄碱的药理作用：①对中枢神经系统的作用。麻黄碱的中枢神经兴奋作用远较肾上腺素为强。能兴奋大脑皮质及皮质下中枢，使精神振奋；可缩短巴比妥类催眠时间，亦能兴奋中脑、延脑呼吸中枢和血管运动中枢。②对心血管系统的作用，麻黄碱对心脏有兴奋作用。麻黄碱使心肌收缩力增强，心输出量增加。麻黄碱还可使冠脉、脑、肌肉血管扩张，流量增加，使肾、脾等内脏和皮肤、黏膜血管收缩，血流量降低。麻黄碱常引起收缩压和舒张压上升，脉压增大。其升压作用缓慢而持久。

98. ABC【解析】氟烷对心肌有直接抑制作用，且易使心肌对肾上腺素及去甲肾上腺素的作用敏感，因此禁与此二药合用，否则易引起室性心动过速或心室纤颤。可卡因可引起急性心肌梗死、心肌病、心律失常、高血压、主动脉夹层、猝死、急性肺水肿等。丙咪嗪属于中枢兴奋药，大剂量使用，可引起心动过缓、传导阻滞、呼吸抑制、心肌损害。

99. ADE【解析】可乐定口服吸收良好，生物利用度高。可乐定可以激活突触前 α_2受体，通过抑制迷走神经，降低胃壁细胞产生胃酸，但通常并不改变胃液的 pH。可乐定是通过激动中枢 α 受体而产生降压作用，长期应用停药时，尤其是 1 日量超过 1.2mg 时，突触前膜 α_1受体脱敏，负反馈减弱，可引起交感神经亢进出现儿茶酚胺血症，引起心动过速、反跳性高血压。

100. ABE【解析】去甲肾上腺素主要激动 α_1 受体，对心脏 β_1 受体也有兴奋作用，对 β_2 受体几无作用。去甲肾上腺素作用较肾上腺素为弱，激动心脏的 β_1 受体，使心肌收缩性加强，心率加快，传导加速，心输出量增加。在整体情况下，心率可由于血压升高而反射性减慢。与肾上腺素相比，去甲肾上腺素对组织代谢的增强效应不如肾上腺素。

101. AC【解析】洋地黄毒苷和毒毛花苷 K 为强心苷，具有正性肌力作用和负性频率作用。奎尼丁有明显的阻断仪受体和抗胆碱作用，此外还阻滞 Ca^{2+} 内流，抑制心肌收缩，使外周血管舒张，血压下降而反射性兴奋交感神经。普鲁卡因胺属于Ⅰa 抗心律失常药。对心肌收缩力的抑制作用较弱。此外有间接抗胆碱作用，小量即可使房室传导加速，用量偏大则直接抑制房室传导。本品有直接扩血管作用，但不阻断 α 受体。

102. ABC【解析】常见诱发强心苷中毒的因素有低血钾、高血钙、低血镁等。

103. ABCD【解析】钙通道阻滞药不引起水钠潴留，而且仅硝苯地平等二氢吡啶类药使外周阻力下降，同时激活压力感受器介导的交感神经兴奋，引起轻或中度的反射性心率加快，而维拉帕米则不产生。所有钙通道阻滞药单用对轻、中度高血压均同样有效，其作用与 β 受体阻断药及噻嗪类利尿药相当，是安全有效的抗高血压药。并且，钙通道阻滞药还能逆转高血压所致的左心室肥厚，但其效果不如血管紧张素转化酶抑制药（ACEI）。钙通道阻滞药可以通过抑制小动脉平滑肌收缩和扩张来降低血压，但同时也会影响毛细血管壁的通透性，使得液体在毛细血管内外部容易发生渗漏，从而导致组织间隙液体积聚，引起外周性水肿。此外，由于钙通道阻滞药的作用机制是抑制细胞内钙离子流入，可能会导致血管内皮细胞功能异常，从而导致血管屏障的变性和破坏，增加毛细血管通透性，使血浆中的水分和蛋白质外渗到周围组织，进而引起水肿。

104. BD【解析】洋地黄类药物与利血平合用可增加洋地黄在心肌细胞内的浓度，从而引起严重心律失常。苯妥英钠会诱导肝脏中代谢药物的酶系统，使洋地黄类药物在体内的代谢加快，从而减少洋地黄类药物的体内半衰期，但不会影响其负性频率作用。洋地黄类药物与利尿药合用，由于减少了机体内的水分和电解质，可以增强洋地黄的作用和毒性，甚至会导致严重心律失常。地高辛与考来烯胺同用，可抑制洋地黄强心苷吸收而导致强心苷作用减弱，降低地高辛的生物利用度。苯妥英钠会诱导肝脏中代谢药物的酶系统，加快洋地黄强心苷的体内代谢，从而降低心律失常风险。

105. ACE【解析】地高辛对心脏的毒性是使其心肌细胞内失钾和钙超负荷所致。低血钾、高血钙和低血镁均可增强地高辛对心脏的毒性。

106. ABCE【解析】钙通道阻滞药是临床用于预防和治疗心绞痛的常用药，特别是对变异型心绞痛疗效最佳。钙通道阻滞药在临床中可用于防治心脑血管系统的疾病，可用于降血压，缓解心绞痛，治疗心律失常、脑血管痉挛等。

107. BCE【解析】普萘洛尔降压原理是抑制心脏 β_1 受体，使心肌收缩力减弱和心率减慢，心输出量减少，因此也降低心肌氧耗。甲基多巴降压作用与普萘洛尔类似，降压时伴有心率减慢，心输出量减少，对肾血流量和肾小球滤过率无明显影响。

108. ACE【解析】肼屈嗪直接舒张小动脉平滑肌，降低外周阻力而使血压下降，且降压时可引起反射性交感神经兴奋，使心率加快，心输出量增加。甲基多巴与普萘洛尔均为中枢降压药，是中枢性 α_2受体激动药，通过激活抑制性神经元，降低血管运动中枢的紧张性，使外交感神经的活性降低，血压下降，降低时伴有心率减慢。酚妥拉明可阻断神经末梢突触前膜 α_2受体，从而促进去甲肾上腺素的释放使心率增快。硝苯地平抑制细胞外 Ca^{2+} 内流，舒张血管平滑肌，降低血压；降压的同时，可伴有反射性心率加快和心输出量增加，并可使肾素活性增高。哌唑嗪选择性阻断血管突触后膜 α_1受体，降低外周阻力及回心血量，降压同时不引起心率加快。

109. BD【解析】普萘洛尔、维拉帕米均具有降低心律作用，可更好地维持该类患者的心肌氧供需平衡。

110. ABE【解析】钙通道阻滞药对支气管平滑肌的松弛作用较为明显，较大剂量也能松弛胃肠道、输尿管及子宫平滑肌。不稳定型心绞痛与血小板黏附和聚集、冠状动脉血流减少有关，大多数急性心肌梗死也是由动脉粥样硬化斑块破裂，局部形成血栓突然阻塞冠状动脉所致。钙通道阻滞药阻滞 Ca^{2+} 内流，降低血小板内 Ca^{2+} 浓度，抑制血小板聚集。正常时红细胞有良好的变形能力，能缩短其直径而顺利通过毛细血管，保持正常血液黏度。当红细胞内钙含量增多时，其变形能力降低，血液黏度增高易引起组织血流障碍。钙通道阻滞药降低红细胞的钙含量，改善血液流变学，降低循环阻力，并能改善组织血液供应，长期应用可阻止冠脉损伤的发展。较大剂量的钙通道阻滞药能抑制多种内分泌功能，如抑制催产素、升压素、促肾上腺皮质激素、促性腺激素、促甲状腺激素及胰岛素、醛固酮的分泌。

111. ABE【解析】硝酸甘油能扩张全身动脉和静脉，尤以扩张毛细血管后静脉作用为强；对较大的冠状动脉也有明显的扩张作用，能明显舒张较大的心外膜血管及狭窄的冠状血管及侧支血管，此作用在冠状动脉痉挛时更明显；通过降低前、后负荷，降低室壁张力、改善局部缺血而起作用；在治疗量时对心脏无明显的直接作用，大剂量时，由于全身血管扩张，血压下降，反射性引起心率加快和心肌收缩力增强，不存在抑制心肌收缩力的作用及减慢心率、降低心肌氧耗的可能。

112. BCD【解析】硝酸甘油药理作用：①对所有平滑肌都有松弛作用，但以松弛血管，尤以容量血管平滑肌的作用最强。②降低血压作用主要是由于心脏前负荷降低。③前负荷降低使室壁张力下降，加上其对小动脉的舒张作用，使心肌氧耗减少。而心输出量（CO）无明显改变。硝普钠分子中的亚硝基团主要与血管平滑肌的受体结合，使平滑肌松弛，产生血管扩张作用，对小静脉、小动脉都有扩张作用，故可降低心脏的前、后负荷，选项 A 错误。硝酸甘油有脑血管扩张增加颅内压的作用，对高颅压者宜慎用，选项 E 错误。

113. ABC【解析】血管扩张药作用机制如下。①受体依赖性血管扩张：这类药选择性与血管壁受体结合，阻断了体内神经递质对血管壁上受体的作用，从而引起血管舒张，如肾上腺素能 α 受体阻滞药哌唑嗪、酚妥拉明等。②改变离子通道特性致血管舒张：如钙通道阻滞药因能减少细胞内钙离子可引起血管舒张，对肌球蛋白轻链激酶的激活有调节作用；钾通道开放药如米诺地尔通过增加细胞膜对钾的通透性，使钾外流增加，导致细胞膜超极化，使细胞膜上电压依赖性钙通道难以激活，因而阻止了细胞外钙内流，同时促进 Na^+-Ca^{2+} 交换机制使细胞内钙外流，并使细胞膜内侧面钙储池中膜结合的钙增加，从而引起血管平滑肌松弛。③直接舒张血管平滑肌：硝基氢氰酸盐和有机硝酸盐类通过释放一氧化氮或直接作用，激活鸟苷酸环化酶，增加环磷酸鸟苷（CGMP），从而加速肌浆球蛋白轻链脱磷酸化，阻止肌浆球蛋白和肌动蛋白间的相互作用。

114. ABC【解析】钙通道阻滞药能明显舒张血管，舒张动脉，舒张大的输送血管和小的阻力血管，增加冠脉流量及侧支循环量。钙通道阻滞药能够治疗外周血管痉挛性疾病，如硝苯地平和地尔硫䓬可改善大多数雷诺病。

115. ABCDE【解析】局麻药的不良反应如下。中枢神经系统，先兴奋后抑制，短时大量进入血中时则直接抑制，初期舌唇麻木、头痛眩晕、耳鸣多语，视物模糊、烦躁不安，进一步眼球肌肉震颤，神志不清，转为昏迷，呼吸停止。心脏，心率、血压下降，传导阻滞，心搏骤停。高敏反应，指患者接受少量局麻药可突然发生晕厥、呼吸抑制甚至循环衰竭等毒性反应的先兆。脱水、酸碱平衡失调、感染、室温过高都是促成其的因素。特异质反应，指患者接受极少量即可引起严重毒性反应，表现为惊厥、喘息、惊恐感和循环虚脱，极其罕见，可能与遗传相关，与变态反应不同的是无致敏过程。变态反应，属于抗原抗体反应，轻者可见皮肤斑疹和血管性水肿，重者为呼吸道黏膜水肿，支气管痉挛，呼吸困难，肺水肿，循环衰竭，危及生命。局部组织损伤，正常情况下极少见。神经毒性反应，原有神经系统疾病，脊髓外伤或炎症等。神经细胞对麻醉药比较敏感，容易诱发或加重神经并发症。

116. ABCDE【解析】纳洛酮的临床应用：①拮抗麻醉性镇痛药急性中毒的呼吸抑制。②在应用麻醉性镇痛实施复合全麻的手术结束后，用以拮抗麻醉性镇痛药的残余作用。③娩出的新生儿因受其母体中麻醉性镇痛药影响而呼吸抑制，可用此药拮抗。④对疑为麻醉性镇痛药成瘾者，用此药可激发戒断症状，有诊断价值。⑤有文献报道用纳洛酮解救酒精急性中毒，取得突出的效果。静脉注射 0.4~0.6mg 后数分钟即可使意识恢复。由于该药作用持续时间短，用于解救麻醉性镇痛药急性中毒时，单次剂量拮抗虽能使自主呼吸恢复，作用一消失，可再度陷昏睡和呼吸抑制。

117. BCDE【解析】在体内，分子量大的右旋糖酐需降解成小分子后才能从体内排出，降解过程需要一定时间，分子量越大在体内存留时间越长，扩容效果越好。相反，低分子量易于从体内排出，扩容效果差，但有冲刷局部血管、改善微循环的作用。

118. ABCDE【解析】羟丁酸钠有镇静、催眠、抗惊厥和遗忘作用，临床上是一种催眠性静脉麻醉药，选项 A、B 正确。羟丁酸钠应用后可使钾向细胞内转移，引起血清钾降低，选项 C 正确。羟丁酸钠具有副交感神经兴奋作用，麻醉中常有流涎、呼吸道分泌物增加等反应，麻醉前需用足量的抗胆碱药物，以减少唾液分泌和减轻心动过缓，选项 D 正确。羟丁酸钠通过抑制中枢神经系统来缓解疼痛。相比其他镇痛药物（如吗啡），羟丁酸钠不会显著影响心血管系统，因此可用于循环功能较差的患者，不会增加患者的风险。

119. ABDE【解析】氯胺酮麻醉不良反应：有时视觉异常，如视物变形、复视或暂时失时；有时出现幻觉、幻视、幻听现象，导致胡言乱语。

120. ABCDE【解析】硫喷妥钠作用特点是：镇痛效果较差，无诱导兴奋现象，肌肉松弛作用差，维持时间短，但对呼吸中枢有明显抑制作用。硫喷妥钠几乎完全在肝内代谢，分解产物由肾及胃肠道排出，对肝肾功能无永久性影响。硫喷妥钠对循环系统有明显的抑制，其对心血管的影响主要是静脉系统扩张与末梢循环淤血，同时心肌收缩力抑制，尤其对左心室的直接抑制和对延髓血管运动中枢的影响。

121. ABCDE【解析】地西泮具有抗焦虑、肌松、遗忘和抗惊厥作用。对人体的作用依其剂量大小和用药途径而异。小剂量口服只产生抗焦虑作用，不影响意识。大剂量静脉注射则产生嗜睡，甚至意识消失。与哌替啶等药物合用时，有显著的遗忘作用。地西泮本身无全麻作用，但有增强其他全麻药的作用。静脉注射地西泮 0.2mg/kg 可使氟烷的 MAC 从 0.73% 降至 0.48%，但再加大地西泮剂量并不能使 MAC 进一步下降。

122. ABCDE【解析】由于苯二氮䓬类药物安全范围大，镇静作用发生快而确实，且可产生暂时性记忆缺失，用于麻醉前给药，可缓和患者对手术的恐惧情绪，减少麻醉药用量而增加其安全性，使患者对术中的不良刺激在术后不复记忆，选项 A、C、D、E 正确。这些作用均优于吗啡和氯丙嗪。苯二氮䓬类药物可通过肌肉松弛效应而改善锥体外系反应，选项 B 正确。

123. ABCDE【解析】阿托品可以抑制迷走神经，使心率增快、血压上升。阿托品通过 M 胆碱受体的阻断作用抑制腺体分泌，对唾液腺与汗腺的作用最敏感。麻醉前应给阿托品，以防止喉痉挛及支气管痉挛。阿托品麻醉前用药是因为其有减低胃肠道紧张度、过分蠕动和痉挛的作用。

124. BCDE【解析】肾上腺素能激动 α 和 β 两类受体，产生较强的 α 型和 β 型作用。①心脏，作用于心肌、传导系统和窦房结的 β_1 受体，加强心肌收缩性，加速传导，加速心率，提高心肌的兴奋性，使心输出量增加。肾上腺素又能舒张冠状血管。增加心肌氧耗量。如剂量大或静脉注射快，可引起心律失常，出现期前收缩，甚至引起心室纤颤。②血管，激动 α 受体，使皮肤黏膜血管强烈收缩；内脏血管，尤其是肾血管，也显著收缩；骨骼肌血管的 β_2 受体占优势，故呈舒张作用。③血压，低浓度静脉滴注时，由于心脏兴奋，心输出量增加，故收缩压升高；舒张压不变或下降；此时身体各部位血液重新分配。较大剂量静脉注射时，收缩压和舒张压均升高。④平滑肌，能激动支气管平滑肌的 β_2 受体，发挥强大舒张作用。并能抑制肥大细胞释放过敏性物质如组胺等，还可使支气管黏膜血管收缩，降低毛细血管的通透性，有利于消除支气管黏膜水肿。⑤代谢，能提高机体代谢，治疗量下，可使耗氧量升高，能致肝糖原分解，升高血糖作用较去甲肾上腺素显著。肾上腺素还能使血液中游离脂肪酸升高。

125. ABCDE【解析】右美托咪定（dexmedetomidine，DEX）可明显减少七氟烷引起的苏醒期躁动，术后镇痛药物的需要量减少，但延长苏醒时间、拔管时间及麻醉后监测治疗室（PACU）的滞留时间。右美托咪定用于全身麻醉后减少术后阿片类药物用量，减轻患者疼痛情况和降低不良反应发生率。右美托咪定通过激活脑干蓝斑核神经元 α_2 受体，产生抗交感作用，防止了控制性降压诱发的交感神经兴奋，从而易化控制性降压的过程。由于右美托咪定的应用可以减少围术期阿片类药物的用量，所以可以降低阿片类药物引起恶心呕吐的风险。

126. ABCE【解析】麻黄碱既能直接作用于肾上腺素受体，又能促进肾上腺素能神经末梢释放去甲肾上腺素，对 α 和 β 受体均有激动作用，引起血压升高，心肌收缩力增强，心输出量增加，心率改变不甚明显，对心血管的作用仅为肾上腺素的十分之一，反复用药可出现快速耐受性。它对皮肤、黏膜和内脏血管的收缩作用比肾上腺素弱而持久，对支气管平滑肌的舒张作用较异丙肾上腺素弱。

六、案例分析题

1. B【解析】应用局麻药后的变态反应在临床上表现为气道水肿、支气管痉挛、呼吸困难、低血压，低氧血症，这些严重的反应有可能会危及患者的生命，多发生在普鲁卡因过敏。

2. ABCD【解析】局麻药过敏抢救措施：立即停止应用可疑有过敏反应的药物和停止使用麻醉药；保持呼吸道通畅，吸入纯氧；立即缓慢静脉注射肾上腺素 5μg/kg。如肾上腺素不能迅速缓解休克应立即输晶体或胶体液，以后者为佳；使用肾上腺素一次后可肌内注射或静脉注射马来酸氯苯那敏 10mg，然后注射氢化可的松 200mg；氨茶碱能解除支气管持续痉挛。

3. B【解析】局部麻醉药过敏进行抢救时，对极严重者可行气管内插管和用氧辅助呼吸。

4. B【解析】硫喷妥钠具有极强的抗惊厥作用，对难治性惊厥有很好的疗效。

5. ABCD【解析】病情平稳后，应注意观察呼吸系统、循环系统、神经系统及肾脏的功能，无须观察胃肠道。

6. C【解析】在麻醉平面消退后，再次出现双下肢感觉运动障碍，需高度警惕硬膜外血肿。

7. B【解析】对于椎管内引起的交感阻滞产生的低血压及心律下降首选麻黄碱。

8. A【解析】嗜铬细胞瘤中最常见的心律失常是窦性心动过速和心悸，也可表现为更严重的室性心律失常或传导障碍。

9. C【解析】洋地黄中毒引起心律失常类型及严重程度与心脏原有疾病有关。中毒量强心苷对健康心脏主要引起缓慢性心律失常，如窦性心动过缓、房室传导阻滞，较少发生期前收缩或快速心律失常。

10. C【解析】由充血性心力衰竭引起的窦性心动过速，应用洋地黄制剂、利尿药和血管扩张药等。

11. C【解析】多巴酚丁胺具有增强心肌收缩力而不减慢心率的作用，适用于收缩性心力衰竭并缓慢性心律失常且疗效显著。

12. D【解析】对Ⅲ度房室传导阻滞及病窦综合征患者，最好的治疗办法是心脏起搏。

13. A【解析】利多卡因是局部麻醉及抗心律失常药，可以治疗室性心律失常，如因为急性的心肌梗死、外科手术或者是洋地黄中毒及心脏导管等所导致的急性室性心律失常。

14. ABCD【解析】异丙肾上腺素并非常规治疗心动过缓的药物。

15. E【解析】局麻药中毒症状：①兴奋型，一般表现为恶心呕吐、舌或唇麻木、头痛头晕、耳鸣、视物模糊等。②中枢神经兴奋，烦躁不安，肌肉抽搐、意识丧失、惊厥，惊厥不止可心搏骤停。③交感神经兴奋，出冷汗、呼吸急促、血压升高。④抑制型，表现为嗜睡、呼吸浅慢、血压下降、昏迷、心律失常、休克。

16. ACF【解析】急救处理：立即停用局麻药，维持生命体征平稳。保持呼吸道通畅、吸氧；轻者遵医嘱肌内注射苯巴比妥钠或地西泮；有抽搐或惊厥时立即静脉注射硫喷妥钠；低血压者静脉输液扩容的同时加适当血管收缩药；心率慢者静脉注射阿托品；心跳呼吸停止立即心肺复苏。

17. ADEF【解析】室颤紧急处理措施为控制呼吸，心外按压同时立即准备除颤。高度怀疑利多卡因中毒不宜再注射利多卡因。

18. C【解析】根据患者出现的症状和术中的情况，可以判断其可能出现了局部麻醉药过敏、神经阻滞和手术应激等因素导致的高血压，因此需要使用硝普钠进行干预。硝普钠能够迅速降低血压，而且具有持续时间短、副作用小等优点，是一种较为理想的降压药物。其他选项中，甘露醇适用于颅内高压和脑水肿的治疗，利血平和美托洛尔主要用于治疗高血压、心绞痛等疾病，呋塞米主要用于治疗水钠潴留和肾功能不全等疾病。由于患者术中出现了局部麻醉药过敏反应，因此应首选硝普钠进行干预。

19. D【解析】气胸时胸膜腔内的压力升高，导致肺不能够跟从胸壁运动来完成呼吸运动，从而出现疼痛和呼吸困难等症状。

经食管超声
心动图

第三章　危重病医学

一 A1 型题

1. 关于氧中毒，下列叙述正确的是
   A. 氧中毒肺损害大多发生于吸高浓度氧 24 小时内
   B. 高浓度吸氧对于中枢神经系统无明显损害
   C. 氧中毒视网膜病变大多发生于老年患者
   D. 高浓度吸氧可以引起肺不张
   E. 中枢神经病变大多发于常压氧疗
2. 呼吸衰竭可做经口鼻面罩或经鼻罩无创正压通气的患者是
   A. 呼吸道有大量分泌物的患者
   B. 病情严重，神志清，不合作的患者
   C. 需长期机械通气支持的患者
   D. 轻中度神志尚清，能配合的患者
   E. 昏迷的患者
3. 关于机械通气对心血管的影响，下列叙述正确的是
   A. 右心前负荷降低　B. 右心后负荷降低
   C. 心输出量增加　D. 左心后负荷增加
   E. 左心前负荷增加
4. 机械通气时气道压力与下列哪个因素无关
   A. 肺顺应性　B. 吸呼气时间比
   C. 气道阻力　D. 吸入气氧浓度（FiO_2）
   E. 峰值流速
5. 不属于呼气末正压通气（PEEP）特点的是
   A. 可以减少肺内分流　B. 可以增加功能余气量
   C. 可以降低肺顺应性　D. 可以使萎陷的肺泡重新扩张
   E. 可以增加胸膜腔内压，使心输出量减少
6. 治疗急性呼吸窘迫综合征（ARDS）最有效的措施为
   A. 持续高浓度吸氧　B. 应用呼气末正压通气

C. 迅速应用糖皮质激素
D. 持续低浓度吸氧
E. 应用正压机械通气

7. 肺组织弥散功能障碍时引起单纯缺氧是由于
A. 氧的弥散能力是二氧化碳的30倍
B. 氧的弥散能力是二氧化碳的20倍
C. 氧的弥散能力是二氧化碳的1/30
D. 氧的弥散能力是二氧化碳的1/20
E. 氧的弥散能力是二氧化碳的1/10

8. 呼吸机监测系统的作用有2个方面：监测患者的呼吸状况和监测呼吸机的功能状况，两者对增加呼吸机应用的安全性均具有相当重要的作用。下列不属于常规压力监测指标的是
A. 吸气平台压
B. 吸气峰压
C. 平均气道压
D. 呼气末正压通气（PEEP）
E. 0.1秒口腔闭合压（P 0.1）

9. 妊娠高血压综合征剖宫产术后患者，出现BP 220/120mmHg，HR 125次/分，CVP 18mmHg，气管导管中涌出大量的粉红色泡沫样分泌物，药物处理应首先选用
A. 强心药
B. 利尿药
C. 利尿药+血管扩张药
D. 血管扩张药
E. 强心药+利尿药+血管扩张药

10. 目前认为在与肺泡-毛细血管内皮损伤过程中起主要作用的因子是
A. 花生四烯酸
B. 蛋白水解酶
C. 氧自由基
D. 中性粒细胞
E. 中性粒细胞或单核细胞

11. 关于急性呼吸衰竭的病理生理机制，下列错误的是
A. 肺弥散功能障碍
B. 肺内分流量减少
C. 肺通气功能障碍
D. 肺泡通气与血流比例失调
E. 肺内分流量增加

12. 关于急性心肌梗死，下列叙述正确的是
A. 当存在左心功能不全时，肺动脉楔压（PAWP）升高，虽PAWP升高，但每搏量下降
B. 每搏量受左室舒张末压的影响，由于PAWP升高，每搏量增加
C. 右心梗死时PAWP明显升高
D. 右心梗死时右心室和右心房的压力不受明显影响
E. 急性心肌梗死如发生乳头肌腱索断裂对心功能影响不大

13. 麻醉手术后意识恢复障碍的原因不包括

A. 麻醉药物的残余效应
B. 低蛋白血症
C. 肝功能异常
D. 脑栓塞
E. 低热

14. 选择血管活性药物治疗低血容量性休克时应首先

A. 充分补足血容量
B. 保护和改善细胞功能
C. 去除原发病因
D. 改善心脏功能
E. 纠正酸中毒

15. 关于休克的监测和治疗，下列叙述错误的是

A. 张力性气胸应当立即进行胸腔闭式引流
B. 积极补充血容量
C. 采取半卧位以改善肺顺应性
D. 提高组织供氧量
E. 有条件时应当监测 pH

16. 关于休克初期微循环的变化，错误的是

A. 微静脉收缩
B. 后微动脉收缩
C. 毛细血管前括约肌收缩
D. 动静脉吻合支收缩
E. 微动脉收缩

17. 临床上，不单用晶体液治疗休克的主要原因是

A. 作用维持时间短
B. 可以降低胶体渗透压
C. 可以导致酸碱平衡的改变
D. 可以导致电解质紊乱
E. 可以导致脑水肿

18. 在肾衰竭多尿期治疗中，下列选项中说法错误的是

A. 血 K^+、血尿素氮（BUN）、Cr 仍有可能升高
B. 按生理需要量补充 K^+
C. 控制感染
D. 重视营养支持
E. 要注意消化道出血的防治

19. 慢性肾衰竭患者肾移植时，最理想的肌松药是

A. 泮库溴铵
B. 阿曲库铵
C. 罗库溴铵
D. 维库溴铵
E. 加拉碘铵

20. 关于急性肝衰竭的说法，错误的是

A. 目前认为，急性肝衰竭仅指原无肝病的患者所发生的严重肝损害

B. 急性病毒性肝炎是我国引起起急性肝衰的主要原因

C. 预后较差，病死率高

D. 一般认为，急性肝衰竭的发病机制主要是免疫性损伤和化学性损伤参与其发病过程

E. 不同病因引起的急性肝衰竭其发病机制也有所不同

21. 心搏骤停搏伴有广泛胸骨骨折，重建人工循环应当采取

A. 胸内电除颤

B. 心前区锤击术

C. 开胸心肺复苏

D. 胸外电除颤

E. 胸外心脏按压

22. 胸主动脉瘤患者夜间起床时摔倒，突然胸痛、气短、继之意识丧失，心脏停搏。拟立即入手术室行体外循环抢救。此时，下列措施中错误的是

A. 立即胸外心脏按压

B. 立即开始口对口人工呼吸

C. 立即托起下颌，保持呼吸道通畅

D. 立即开放静脉输血、输液

E. 入手术室尽快麻醉手术、体外循环抢救

23. 成人心肺复苏中，关于自动体外除颤器（AED）胸外除颤，叙述错误的是

A. 当胸部有植入装置时，除颤电极应放在距该装置2.5 cm的地方

B. 如果患者带有自动除颤的植入型心律转复除颤器（ICD），则使用AED前可有30~60秒的时间让ICD进行自动处理

C. 双向波除颤仪与单向波除颤仪的电击能量一致，均应选择360J

D. 同步电复律不能用于处理心室颤动（VF）、无脉室性心动过速（VT）或多形性室性心动过速（VT）

E. 胸外电除颤成人电极板的直径为10cm；胸内除颤成人为6cm

24. 关于心脏停搏，下列叙述正确的是

A. 心脏停搏时，肾上腺素只可使用1次

B. 心脏停搏立即进行心肺复苏（CPR）

C. 心脏停搏首选电除颤

D. 心脏停搏给予肾上腺素后应立刻停下来检查脉搏

E. 心脏停搏首选阿托品

25. 关于晶体液与胶体液的效应，下列叙述错误的是

A. 合用胶体液比单纯用晶体液更快、更持久地恢复血浆容量

B. 液体治疗时，晶体液为第一线用液

C. 晶体液和胶体液均不会引起明显的凝血障碍

D. 胶体液增加肾小球滤过率

E. 胶体液在预防脑水肿方面有良好效应

26. 颅脑手术术中输液时，通常不选用

A. 甘露醇　　B. 生理盐水

C. 乳酸林格液　　D. 5% 葡萄糖

E. 羟乙基淀粉

27. 下列关于急性肝衰竭并发症的叙述，错误的是

A. 肝性脑病患者近一半有脑水肿

B. 急性肝衰竭常伴有高血糖

C. 各种类型的酸碱平衡失常均可能发生于急性肝衰竭患者

D. 急性肝衰竭合并肾衰患者血 BUN 浓度常常不高

E. 急性肝衰竭患者既可能出现低钠血症，也可能出现高钠血症

28. 心肺复苏时急救者在电击后应

A. 立即进行心电图检查

B. 先行胸外按压，在 5 组（或者约 2 分钟）心肺复苏后再进行心跳检查

C. 给予强心药

D. 调节好除颤仪，准备第二次除颤

E. 立即检查心跳或脉搏

29. 急性腹膜炎合并麻痹性肠梗阻所致的脱水为

A. 低渗性脱水　　B. 高渗性脱水

C. 等渗性脱水　　D. 先高渗性后低渗性脱水

E. 先低渗性后高渗性脱水

30. 肾衰患者相对缺乏的物质是

A. 钾　　B. 复方氨基酸

C. 磷酸盐　　D. 镁

E. 钙

31. 下列叙述正确的是

A. 全身炎症反应综合征（SIRS）是多器官功能障碍综合征（MODS）的早期阶段

B. 临床上对 MODS 有许多有效的治疗方法

C. MODS 包括单纯几个器官短时间内同时或相继出现的功能障碍

D. MODS 包括一些慢性疾病的终末期累及多个器官的功能障碍

E. 多器官功能衰竭（MOF）是 MODS 的早期阶段

32. 下列原因中最可能导致前列腺手术患者全身渗血的是

A. 尿激酶增加所致　　B. 溶血反应所致

C. 纤溶亢进所致　　D. 血钙降低所致

E. 抗凝血酶Ⅲ释放过多所致

33. 输血最常见的严重并发症为

A. 细菌污染
B. 溶血反应
C. 过敏反应
D. 心衰
E. 发热反应

34. MODS 的病因中以下哪一种不存在

A. 败血症
B. 严重创伤
C. 恶性肿瘤
D. 休克
E. 大手术

35. 肝脏的支持治疗不包括

A. 适时应用肠内营养（EN）
B. 保肝药的使用
C. 尽量避免缺血缺氧
D. 支链氨基酸
E. 维持适当的血容量

36. 关于心肺复苏的药物治疗，下列叙述错误的是

A. 阿托品适用于严重窦性心动过缓者
B. 首选肾上腺素
C. 利多卡因是治疗室性心律失常的有效药物
D. 氯化钙适用于高血钾或低血钙引起的心脏停搏者
E. 早期使用碳酸氢钠

37. 特异性脑复苏措施是

A. 机械通气
B. 低温疗法
C. 预防低血压
D. 纠正酸中毒
E. 纠正心律失常

38. 关于创伤，下列叙述错误的是

A. 机械性致伤因子所造成的损伤
B. 伤后有皮肤破损者为开放性创伤
C. 伤后皮肤保持完整者为闭合性创伤
D. 切线动力造成的创伤称为挫伤
E. 伤后出现呼吸、循环、意识障碍者为重伤

39. 急性肺水肿时维持气道通畅的方法是

A. 鼓励患者咳嗽、咳痰
B. 充分负压吸引加雾化吸入
C. 充分负压吸引、吸氧加吸入 95% 酒精
D. 吸氧加吸入 75% 乙醇
E. 充分负压吸引

40. 休克早期血流量基本不变的器官是

A. 心脏
B. 肝
C. 脾
D. 肺

E. 肾

41. 心输出量减少、外周阻力升高，不是下列哪型休克的血流动力学特点

A. 创伤性休克
B. 感染性休克
C. 过敏性休克
D. 失血性休克
E. 心源性休克

42. 烧伤患者最主要的死亡原因是

A. 低血容量休克
B. 神经性休克
C. 脓毒症
D. 疼痛
E. 消化道出血

43. 呼吸衰竭时最常发生的酸碱平衡紊乱是

A. 呼吸性碱中毒
B. 呼吸性酸中毒
C. 代谢性酸中毒
D. 代谢性碱中毒
E. 混合性酸碱紊乱

44. 感染性休克的治疗中最重要的治疗是

A. 肾上腺皮质激素
B. 补充血容量同时抗感染
C. 补充血容量
D. 合理使用血管活性药物
E. 其他治疗包括营养支持，纠正酸碱失衡等

二 A2 型题

1. 护士在监护某急性心肌梗死患者时发现，该患者经漂浮导管测量的肺毛细血管楔压（PCWP）为 20mmHg，提示该患者可能发生

A. 肺动脉高压
B. 肺栓塞
C. 右心功能不全
D. 左心功能不全
E. 全心功能不全

2. 患者，男，74 岁。1 年前曾有心肌梗死病史，拟择期在全麻下行腹主动脉瘤（长度为 6cm）修补术。下列选项中，该患者再次发生心肌梗死的最高危时间是

A. 主动脉阻断期间
B. 主动脉阻断解除时
C. 术后 24 小时
D. 术后第 3 天
E. 术后 1 周

3. 患者，男，29 岁。因药物过量进入重症监护治疗病房（ICU），给予患者呼吸机治疗，参数设置为潮气量（V_T）750ml，呼吸 10 次/分。患者没有自主吸气动作。测得分钟通气量是 6L，气道峰压为 30cmH_2O。这台呼吸机通气回路的压缩系数是

A. 1ml/(cmH_2O)
B. 2ml/(cmH_2O)

C. 4ml/(cmH_2O)
D. 5ml/(cmH_2O)
E. 7ml/(cmH_2O)

4. 患者，女，58岁。因原发性胆汁性肝硬化在ICU等待原位肝移植。对该患者置入肺动脉血氧导管后测得静脉血氧饱和度（S_VO_2）为90%。对于患者出现低血压的处理，治疗措施中最错误的是
A. 米力农
B. 肾上腺素
C. 去氧肾上腺素
D. 血管升压素
E. 去甲肾上腺素

5. 患者，女，30岁。行腹部手术2小时，因可疑脓毒症术后带气管插管被送至ICU。3小时后，呼吸机故障，住院医师将患者与呼吸机断开，以100%氧气行手控通气。患者双肺呼吸音清、胸廓起伏好、气管内插管（ETT）内可见水汽征。此后不久，患者心率降至30次/分，收缩压降至50mmHg。除了胸部按压，下一项应当采取的措施是
A. 使用体外起搏器
B. 开始使用肾上腺素
C. 确定ETT位置
D. 给予阿托品
E. 开始使用去甲肾上腺素

6. 患者，男，61岁。行前交通动脉瘤夹闭术，术后进入重症监护治疗病房（ICU）进一步治疗。测得血清钠为115mmol/L，24小时尿钠为350mmol（正常范围40~117mmol/24h），CVP 1cmH_2O。最可能的原因是
A. 尿崩症
B. 肾小管坏死
C. 脑性耗盐综合征
D. 慢性高血压
E. 抗利尿激素分泌失调综合征（SIADH）

三 A3/A4型题

（1~5题共用题干）

患者，男，45岁。上消化道大出血，血压70/35mmHg，面色苍白，神志清楚。

1. 关于术前病情了解，次要的是
A. 肝肾功能的状况
B. 血压、脉搏
C. 全身状况
D. 血细胞比容
E. T_3、T_4浓度

2. 该患者既往最可能患有
A. 左心衰
B. 冠心病
C. 慢性肾炎
D. 肝硬化
E. 甲状腺功能亢进

3. 宜立即采取的治疗措施是
   A. 立即手术治疗
   B. 护肝治疗
   C. 抗休克治疗
   D. 大剂量止血药
   E. 抗感染治疗
4. 该患者的麻醉前准备中，错误的是
   A. 已无继续出血时，改善休克后再麻醉
   B. 维持血压在 80mmHg 以上
   C. 出血不止时应尽早手术
   D. 不进行胃肠减压
   E. 维持血细胞比容在 30% 以上
5. 最适宜的麻醉方法是
   A. 针刺麻醉
   B. 脊椎麻醉
   C. 气管插管全身麻醉
   D. 局麻与强化
   E. 连续硬膜外阻滞

（6~7 题共用题干）

患者，女，45 岁，61kg，遭遇车祸入院。面色苍白，痛苦面容，BP 100/80mmHg，脉搏细速，91 次/分。腹肌紧张，全腹压痛反跳痛明显，右下腹穿刺抽出不凝血。初步诊断为肝脾破裂。

6. 拟在急诊下行剖腹探查术，下列麻醉方法中最合理的是
   A. 腰硬联合麻醉
   B. 硬膜外阻滞
   C. 脊椎麻醉
   D. 局麻加强化麻醉
   E. 气管插管全身麻醉
7. 对于该患者的麻醉方案、麻醉处理错误的是
   A. 脊椎麻醉平面控制在 T_4 以下
   B. 静脉快速诱导
   C. 麻醉诱导时严防呕吐误吸
   D. 麻醉维持采取芬太尼、非去极化肌松药及低浓度吸入麻醉
   E. 用芬太尼、丙泊酚或依托咪酯和维库溴胺诱导

（8~11 题共用题干）

患者，男，26 岁，体重 63kg。从高处坠下，致全身多处骨折，多处软组织挫伤。查 BP 70/30mmHg，HR 120 次/分，Hb 9.6g/L，HCT 28% 。经输平衡液 500ml 代血浆 500ml 后。送手术室。准备行骨折切开复位内固定术。

8. 在向手术台搬动患者时，最可能出现
   A. 血压升高，脉搏减慢
   B. 血压升高，脉搏增快

C. 脉搏无明显变化
D. 血压降低，脉搏增快
E. 血压降低，脉搏不变

9. 上手术台后，下列处理不妥的是
A. 立即给予抗胆碱药
B. 立即输血，输液
C. 立即全麻诱导，气管插管
D. 立即保持呼吸道通畅
E. 立即吸氧

10. 麻醉方法应首选
A. 神经安定镇痛术
B. 臂丛加脊椎麻醉
C. 气管内插管复合麻醉
D. 静脉全麻
E. 局部麻醉

11. 下列麻醉处理措施中，必要的是
A. 气管内插管全麻
B. 全麻诱导剂量酌减
C. 加快输液速度
D. 机械控制、纯氧通气
E. 以上均是

（12~14 题共用题干）

患者，女，28 岁。停经 56 天，下腹痛 1 天入院，诊断宫外孕。现面色苍白，手足湿冷，血压 80/50mmHg，心率 140 次/分。既往病史无殊。拟行剖腹探查术。

12. 该患者美国麻醉医师协会（ASA）级别是
A. Ⅰ级
B. Ⅱ级
C. ⅡE
D. ⅣE
E. ⅤE

13. 对该患者，最佳的麻醉选择是
A. 脊椎麻醉
B. 硬膜外阻滞 + 全麻
C. 硬膜外阻滞
D. 腰硬联合麻醉
E. 全麻

14. 该患者的术前准备错误的是
A. 静脉滴注多巴胺
B. 开放静脉快速补液
C. 吸氧
D. 导尿
E. 静脉注射 β 受体阻断药

（15~16 题共用题干）

患者，男，41 岁。因车祸入院，诊断为肝脾破裂，腹腔内大出血，BP 60/40mmHg，HR 120 次/分，决定急诊手术。

15. 该患者应选择的麻醉方法是

A. 脊椎麻醉
B. 气管内插管全麻
C. 局麻
D. 硬膜外阻滞
E. 硬膜外复合全身麻醉

16. 患者除手术治疗外，为维持生命体征平稳。最主要的治疗是

A. 强心药
B. 血管收缩药
C. 血管扩张药
D. 补充血容量
E. 纠正酸碱平衡

（17~20 题共用题干）

患者，女，30 岁。停经 47 天，突发腹痛、恶心、呕吐 2 小时、呕吐物为胃内食物。BP 90/80mmHg、HR 110 次/分，腹胀、后穹隆穿刺抽出不凝血性液体 5ml，拟行剖腹探查术。

17. 最可能的诊断是

A. 脾破裂
B. 急性胰腺炎
C. 急性胆囊炎
D. 肝破裂
E. 宫外孕破裂

18. 最合适的处理是

A. 继续观察
B. 抗休克治疗
C. 抗过敏治疗
D. 抗休克的同时，立即手术治疗
E. 抗呕吐

19. 麻醉前准备工作中，最重要的措施是

A. 口服抗酸药
B. 确保快速输液通路
C. 插胃管，洗胃
D. 使用麻醉前用药
E. 复查电解质

20. 最好的麻醉方法是

A. 针刺麻醉
B. 局麻
C. 氯胺酮静脉注射全麻插管
D. 脊椎麻醉
E. 腰硬联合麻醉

（21~27 题共用题干）

患者，女，39 岁，62kg。外伤脾破裂半小时入院，血压 75/60mmHg、脉搏 140 次/分、呼吸 30 次/分，面部挫裂伤，神志尚清楚，空腹，无尿。

21. 关于麻醉准备和手术时机，正确的是

A. 先行头颅 CT 检查
B. 先给呋塞米 20mg 静脉注射

C. 先抗休克，待休克纠正后再行麻醉手术
D. 先补血，再补液
E. 在抗休克的同时，立即麻醉手术

22. 最佳的麻醉方法是
A. 局麻
B. 连续硬膜外麻醉
C. 全麻
D. 脊椎麻醉
E. 连续硬膜外麻醉+全麻

23. 全麻诱导时，麻醉前用药应选用
A. 哌替啶肌内注射
B. 阿托品0.2mg静脉注射
C. 阿托品+苯巴比妥肌内注射
D. 东莨菪碱0.2mg静脉注射
E. 咪达唑仑+东莨菪碱肌内注射

24. 全麻诱导应当选用
A. 硫喷妥钠7mg/kg+琥珀胆碱100mg静脉注射
B. 2MAC异氟烷+琥珀胆碱100mg静脉注射
C. 氯胺酮100mg+琥珀胆碱100mg静脉注射
D. 地西泮20mg+箭毒10mg静脉注射
E. 羟丁酸钠4g+箭毒10mg静脉注射

25. 该患者术前应适当补充的凝血因子是
A. Ⅱ
B. Ⅶ
C. Ⅷ
D. Ⅸ
E. Ⅹ

26. 适合该患者的麻醉方法是
A. 快速诱导气管内插管全身麻醉
B. 慢诱导气管内插管全身麻醉
C. 脊椎麻醉
D. 连续硬膜外麻醉
E. 局部麻醉

27. 气管内插管及气管内吸引时应注意
A. 选择鼻腔盲插管
B. 气管内插管动作尽可能快
C. 纤支镜引导气管内吸引下清醒鼻腔插管
D. 不要损伤咽喉、气管黏膜
E. 以上都是

（28~29题共用题干）

患者，男，37岁。麻醉诱导中发生心室颤动，立即完成气管内插管，连接麻醉机进行机械通气。

28. 为了尽快恢复心跳，最有效的处理措施可能是
   A. 静脉注射利多卡因
   B. 静脉注射肾上腺素，提升血压
   C. 立即消毒，准备开胸心脏按压
   D. 立即胸外心脏按压，准备体外除颤
   E. 准备体外循环机进行心肺转流以使心脏复律
29. 持续胸外心脏按压的过程中，决定体外除颤，电能的选择是
   A. 300~400J
   B. 400~600J
   C. 150~250J
   D. 55~100J
   E. 800~1000J

(30~33 题共用题干)

患者，男，42 岁。巨脾，诊断为脾功能亢进，拟行脾切除术。术前血常规检查：Hb 50g/L、RBC 1.8×10^{12}/L、WBC 3×10^{9}/L、PLT 60×10^{9}/L、APTT 35 秒、PT 11 秒。

30. 术前准备中最必需的是
   A. 输全血
   B. 输白蛋白
   C. 输氨基酸
   D. 输新鲜全血
   E. 输血浆
31. 术中发生出血不止，最恰当的处理措施是
   A. 补钙
   B. 输新鲜血小板
   C. 静脉注射地塞米松 10~20mg
   D. 补充凝血因子Ⅶ
   E. 应用止血药物
32. 选择气管内全麻的注意事项有
   A. 心衰
   B. 气管内出血
   C. 脑梗死
   D. 喉头水肿
   E. 哮喘
33. 如选连续硬膜外麻醉，最正确的是
   A. 用较低浓度的局麻药
   B. 加大局麻药的肾上腺素量
   C. 用细穿刺针，避免反复多次穿刺
   D. 不宜用酯类的局麻药
   E. 不宜复合镇痛镇静药

(34~36 题共用题干)

患者，女，69 岁。在硬膜外阻滞下行股骨骨折切开复位内固定术。术中输同种异体全血约 5 分钟即出现寒战高热、头痛、心前区压迫感，全身可见散在性荨麻疹，血压

75/55mmHg,手术创伤面严重渗血。

34. 最可能的原因是

A. 过敏反应
B. 溶血反应
C. 发热反应
D. 排斥反应
E. 细菌污染反应

35. 为了确定诊断，下列措施不合适的是

A. 检查血液中游离血红蛋白含量
B. 对标本再次进行血型鉴定及交叉配血
C. 对标本作直接抗球蛋白试验（DAT）
D. 检查血液中血红蛋白含量
E. 立即停止输血并核对标本

36. 其治疗措施不合适的是

A. 必要时可考虑换血疗法
B. 静脉滴注碳酸氢钠或乳酸钠
C. 输入血浆、右旋糖酐
D. 输入新鲜同型血液
E. 静脉注射地塞米松或氢化可的松

(37~40 题共用题干)

患儿，男，13 岁。车祸致双下肢广泛撕脱伤，急送手术室。神志恍惚，BP 45/30mmHg，P 160 次/分。无哮喘史，空腹。

37. 最必要的监测是

A. 血压、心率
B. 血压、SpO_2
C. SpO_2、呼吸
D. 呼吸、ECG
E. 脉搏、SpO_2

38. 麻醉前用药最佳的是

A. 阿托品肌内注射
B. 地西泮肌内注射
C. 吗啡肌内注射
D. 东莨菪碱诱导前静脉注射
E. 苯巴比妥肌内注射

39. 最佳麻醉方法是

A. 连续硬膜外麻醉
B. 脊椎麻醉
C. 氯胺酮肌内注射全麻
D. 气管内插管全麻
E. 连续硬膜外麻醉加全麻

40. 全麻诱导禁用的药物是

A. 依托咪酯
B. 硫喷妥钠
C. 芬太尼
D. 氯胺酮
E. 羟丁酸钠

四 B 型题

（1~2 题共用备选答案）

A. 自主呼吸停止的患者

B. 有自主呼吸，作为撤离呼吸机之前的呼吸肌锻炼

C. 对呼吸运动不稳定的患者作为撤机前的过渡方式比较安全

D. 治疗伴有弥漫性肺浸润的低氧血症

E. 用于各种需要机械通气的患者

1. 机械通气（MV）适用于
2. 同步间歇指令通气（SIMV）常用于

五 X 型题

1. 关于创伤后代谢障碍的叙述，错误的是

A. 糖异生减弱，血糖升高　　B. 脂肪分解加强

C. 胰高血糖素降低　　D. 抑制糖原分解

E. 胰岛素分泌增强

2. 导致阻塞性休克的原因主要有

A. 喉痉挛　　B. 张力性气胸

C. 心脏压塞　　D. 肺栓塞

E. 产妇仰卧位低血压综合征

3. 患者，男，28 岁。弥漫性腹膜炎 11 小时，患者处于中毒性休克状态，下列处理正确的是

A. 应用血管收缩药　　B. 静脉滴注碳酸氢钠

C. 静脉应用抗生素　　D. 静脉补充血容量

E. 纠正休克同时及早手术

4. 下列关于休克患者的处理，正确的有

A. 合并颌面部严重创伤的休克患者，首先应当保证气道通畅

B. 内失血性休克宜在抗休克的同时立即手术止血

C. 合并骨折的休克患者，术前宜给予镇痛药

D. 失血性休克患者，宜及时使用升压药

E. 感染性休克患者，抗生素治疗比手术治疗更重要

5. 麻醉手术中引起神经性休克的常见原因是

A. 大量失血　　B. 高位脊椎麻醉

C. 情绪紧张　　D. 深度麻醉

E. 低位脊椎麻醉

6. 关于多器官功能障碍综合征，下列叙述错误的是

A. 2 个或 2 个以上器官同时发生不可逆性功能障碍及衰竭

B. 涉及多器官的病理生理变化，是一个复杂的综合征

C. 原发致病因素可以是急性也可以是慢性的

D. 慢性阻塞性肺气肿急性发作所导致的肺性脑病也属于本病

E. 其病因复杂、防治困难，但死亡率较低

7. 关于持续气道正压通气（CPAP），叙述正确的是

A. CPAP 应用于有自主呼吸的患者

B. 患者应有稳定的呼吸驱动力和适当潮气量

C. 在呼吸周期的全过程中向气道内输送一个恒定的新鲜正压气流

D. 增加功能余气量（FRC）

E. 气道水肿或阻塞（如阻塞性睡眠呼吸暂停综合征）时不能应用

8. 压力支持通气（PSV）的特点包括

A. 压力启动

B. 流速切换

C. 压力限定

D. 可以与辅助辅控制通气（A/C）联合应用

E. 可与 SIMV 或 CPAP 联合应用于呼吸机的撤离

9. 关于过度通气，下列叙述错误的是

A. 加快肺泡麻醉药浓度上升

B. 加快血液麻醉药浓度上升

C. 降低脑血流，延缓脑内麻醉药浓度上升

D. 致心输出量增加，使肺摄取麻醉药增多

E. 致肺血管收缩，肺摄取麻醉药减少

10. 应用吗啡或芬太尼复合全麻后，拔管指征是

A. 自主呼吸恢复，$SpO_2 > 95\%$

B. 呼吸 >12 次/分，潮气量正常

C. 咳嗽反射存在

D. 意识恢复

E. 对于疼痛刺激有反应

11. 关于 MODS 的防治措施，下列叙述正确的是

A. 为了保证营养物质的摄入，应适当延长全胃肠外营养支持的时间

B. 积极控制感染，防治二重感染

C. 积极的液体复苏，保证组织器官的血液供应及改善微循环

D. 根据保护性通气策略正确应用呼吸机，防治急性肺损伤（ALI）和急性呼吸窘迫综合征（ARDS）

E. 连续性肾脏替代治疗（CRRT）对改善 MODS 的预后可能有一定的益处

12. 关于危重患者镇静过程中的每日唤醒计划，下列叙述错误的是

A. 可避免药物蓄积和药效延长

B. 出现镇静过深（Ramsay 评分 6 级），将药物减量 50% 继续使用

C. 可减少镇静药量，减少机械通气时间

D. 不能减少 ICU 停留时间

E. 每日唤醒计划宜在白天进行

13. 关于 ICU 重症患者抗感染治疗所采用的降阶梯疗法，下列叙述正确的有

A. 不及时开始适当抗感染治疗，对患者预后有不利影响

B. 降阶梯疗法持续的时间，主要根据患者的临床反应决定

C. 不应开始即予强效抗生素以减少二重感染

D. 治疗 48~72 小时后，根据微生物学与临床资料，对抗感染治疗进行再次评价

E. 如果病原学检测及药敏结果已明确，应当换用有针对性的窄谱抗生素

14. 关于围术期心肌梗死，下列叙述正确的是

A. 总的危险率大概为 2%

B. 有 50% 的死亡率

C. 术后心肌梗死的高发期是术后第 1 天

D. 心肌梗死后 1~3 个月进行有创监测和治疗的再梗率大概为 6%

E. 如果术前有心肌梗死，其手术死亡会升高

15. 关于围手术期心肌缺血的预防和治疗，下列叙述正确的是

A. 选择适当的麻醉药物与麻醉方法，维持适当的麻醉深度

B. 维持围手术期心肌氧的供需平衡

C. 降低后负荷，使用血管扩张药

D. 增加前负荷

E. 控制心动过速，使用 β 受体阻断药，钙通道阻滞药

16. 麻醉期间急性肺水肿的治疗原则包括

A. 应用扩血管药降低前、后负荷

B. 甘露醇快速利尿

C. 纠正低氧血症

D. 应用正性肌力药增强心脏收缩力

E. 早期短期内试用大剂量肾上腺皮质激素

17. 关于血卟啉患者麻醉药物的选择，正确的是

A. 哌替啶

B. 氯胺酮

C. 硫喷妥钠

D. 阿托品

E. 琥珀胆碱

六 案例分析题

（1~3 题共用题干）

患者，女，67 岁。因“胆石症”在全麻下行胆囊切除、胆总管探查术。术前心电图为完全性传导阻滞，HR 45~50 次/分。麻醉诱导中发生心搏骤停。经过胸外心脏按压和体外除颤等处理后，心脏仍然不复搏。考虑到患有完全性传导阻滞，决定放置起搏器进行起搏。

1. 选择起搏器时，下列英文字母代表意义正确的是
   A. V 代表心室
   B. A 代表心房
   C. D 表示双腔
   D. I 表示抑制
   E. O 表示无
   F. P 表示简单程控
   G. M 表示多功能程控
2. 关于非同步起搏器的特点以及以下字母代表的意义，下列叙述正确的有
   A. 非同步起搏器不管心脏本身的心搏频率，只按照自身所设定的频率发放起搏冲动
   B. 非同步起搏器简单、安全，不易发生心律失常
   C. VOO，按固定频率心室起搏
   D. AOO，按固定频率心房起搏
   E. DOO，按固定频率房室起搏
   F. AOO，不感知 P 波
   G. VOO，不感知 R 波
   H. DOO，既感知 P 波，也感知 R 波
3. 为了快速心脏复律，该患者应选择的起搏器为
   A. 心室抑制型起搏（VVI）
   B. 心房抑制型起搏（AAI）
   C. 临时起搏器
   D. 心房同步心室起搏（VAT）
   E. 心房同步心室抑制型起搏（VDD）
   F. 同步电击（电除颤）同时监测舒张末期容积指数

（4~8 题共用题干）

患者，男，62 岁。冠心病 7 年，7 小时前胸骨后剧痛，为压榨性，并向左臂放射，先后含硝酸甘油 2 次，疼痛稍缓解，烦躁不安，出汗。查体：急性痛苦面容，体温 36.5℃，血压 100/70mmHg，脉搏 100 次/分，心界不大，律齐，心音低，未闻及奔马律及杂音，双肺少许湿啰音，肝脾未及。

4. 最可能的诊断为

A. 变异型心绞痛　　B. 急性左心衰
C. 肺动脉栓塞　　D. 急性心脏压塞
E. 心包积液　　F. 急性心肌梗死

5. 该患者术前治疗用药包括（提示：半年后，患者再次入院，拟在体外循环下行冠状动脉搭桥术）

A. 硝酸酯类药　　B. 钙通道阻滞药
C. β 受体阻断药　　D. 洋地黄
E. 利尿药　　F. 阿司匹林

6. 其原因可能是（提示：CABG 后，ST 段持续抬高，提高灌注压后无改善）

A. 冠脉痉挛　　B. 残余心肌麻痹效应
C. 移植血管不畅　　D. 血钾过高
E. 冠脉气栓　　F. 架桥远端阻塞

7. 关于冠脉搭桥手术的麻醉处理，下列叙述正确的是

A. 应用 β 受体阻断药减慢心率有助于降低心肌氧耗
B. 出现心肌缺血时，应当设法降低心肌氧耗
C. 降低前、后负荷可有效降低心肌氧耗
D. 应当重视预防给药，防止强烈刺激诱发高血压
E. 严重患者应常规放置漂浮导管监测血流动力学
F. 非体外循环下冠状动脉旁路移植术（Off-pump CABG）中冠状动脉固定器固定左前降支时对血流动力学无影响

8. 冠脉搭桥患者围术期的危险因素是

A. 合并瓣膜病变　　B. 心衰病史
C. 再次搭桥患者　　D. 合并室壁瘤
E. 高龄　　F. 做过冠状动脉球囊扩张术

（9～16 题共用题干）

患者，男，62 岁。患胆石症拟行胆囊切除和胆总管探查术。检查发现患有冠心病和心绞痛。患者主诉偶有心悸、心跳不规则，血压 180/110mmHg，脉搏 106 次/分，血生化检查提示：空腹血糖 8.0mmol/L，血清钾 3.9mmol/L，胆固醇 4.6g/L。患者双亲均在 50 多岁时死于心脏病。

9. 易致患者患冠心病的危险因素是

A. 家族史　　B. 糖尿病

C. 高血压
D. 高胆固醇血症
E. 清淡饮食习惯

10. 引起该患者心绞痛的可能原因是
A. 胆心反射所致冠脉痉挛
B. 心动过速
C. 心肌肥大
D. 神经肌肉阻断剂
E. 高血压

11. 下列因素中，可以加重该患者心律失常的是
A. 低血钾
B. 气管插管
C. 全麻诱导
D. 10~15cmH_2O 的气道压
E. 麻醉维持中的高血压

12. 最适合患者的麻醉方法是
A. 氟烷-氧化亚氮-氧麻醉
B. 胸部硬膜外其平面达 T_2 水平
C. 脊椎麻醉其阻滞平面达 T_6 水平
D. 静吸复合全身麻醉
E. 局麻加强化

13. 下列处理措施中，正确的是
A. 术前给予阿托品
B. 控制术中高血压
C. 减少气管插管反应
D. 用硝酸甘油治疗心肌缺血
E. 以浅全麻加肌松维持麻醉

14. 术中处理胆囊时，突然心率减慢、室性二联律的原因首先应当想到
A. 迷走神经反射
B. 缺氧
C. 低血压
D. 手术刺激
E. 高碳酸血症

15. 决定心肌氧耗的因素有
A. 心肌收缩力
B. 心室容积
C. 心率
D. 心排量
E. 血压

16. 下列哪几项指标可以提示心肌缺血
A. ST-T
B. 肺动脉压（PAP）
C. 心脏指数（CI）
D. QRS
E. 心率收缩压乘积（RPP）
F. CO

（17~18 题共用题干）

患者，女，29 岁，于全麻下行剖宫产术。术前患有室间隔缺损合并有肺动脉高压。手

术过程尚顺利，但在麻醉苏醒期患者出现心率减慢，血压下降。给予正性肌力药物无明显效果，而且有恶化趋势。

17. 最可能的原因是（提示：血气分析：pH 7.31，PO_2 65mmHg，$PaCO_2$ 46mmHg，BE −4.2mmol/L。CVP 16cmH_2O，PA 86mmHg，PCWP 8mmHg。血电解质：K^+ 5.1mmol/L，Ca^{2+} 0.89mmol/L。经食管超声心动图：右心房室扩张，右室收缩功能明显下降。胸部X线片示：右心扩大，肺动脉高压）

A. 肺动脉压升高　B. 二氧化碳蓄积
C. 缺氧　D. 右心衰竭
E. 全心衰竭　F. 左心衰竭
G. 脑梗死

18. 处理措施包括

A. 100%氧机械通气　B. 吸入NO
C. 硝酸甘油　D. 降低PCO_2到30mmHg左右
E. 米立农　F. 多巴酚丁胺
G. 左西孟旦　H. 去甲肾上腺素

（19~21题共用题干）

患者，女，42岁，52kg。诊断为风湿性心脏病、二尖瓣狭窄，心功能Ⅲ级，拟行二尖瓣置换术。血压120/70mmHg，心电图示房颤，心室率75次/分。一直口服维持量地高辛。术前心超检查发现，二尖瓣口面积是1cm^2，射血分数（EF）38%。经必要的术前准备后，择期在全麻复合浅低温体外循环下行二尖瓣置换术。入手术室建立常规监测，轻度头低位下行右颈内静脉穿刺，穿刺刚完成患者诉胸闷，随即咳出多量泡沫样痰，血压85/50mmHg，心电图示房颤，心室率130次/分，脉搏血氧饱和度83%。

19. 对于该患者，此时应做的紧急处理是

A. 立即改头高位　B. 吸氧
C. 吗啡5mg静脉注射　D. 硝酸甘油0.1μg/（kg·min）静脉泵注
E. 紧急电复律　F. 静脉注射呋塞米
G. 静脉注射小剂量美托洛尔或者艾司洛尔　H. 静脉注射小剂量去氧肾上腺素
I. 立即拔除颈内静脉置管

20. 为了确保手术麻醉安全，该患者围术期应做的必要监测是（提示：经紧急处理后心室率降至84次/分，血压115/68mmHg，患者情绪稳定，决定继续手术）

A. 血气分析、电解质和酸碱平衡
B. 脉搏血氧饱和度

C. 动脉直接测压和中心静脉压

D. 呼气末二氧化碳分压（$PetCO_2$）

E. 肺功能

F. 心电图

G. 经 Swan-Ganz 导管监测左房压（P_{LA}）和心率变异性（HRV）

H. 丙氨酸氨基转移酶（ACT）、体温、尿量

21. 对于患者，正确的麻醉管理原则是［提示：患者拟静脉诱导气管插管，中剂量芬太尼（20~30μg/kg）维持全麻］

A. 由于左室充盈过度，需要降低外周血管阻力

B. 避免心动过速

C. 防止心动过缓

D. 采用快诱导插管技术

E. 房颤伴快室率时，可用洋地黄控制心率

F. 保持足够血容量，但需要注意输注量及速度，以防肺水肿

G. 由于存在肺淤血和肺动脉高压，预防缺氧与肺血管收缩很重要

（22~25 题共用题干）

患者，女，45 岁。诊断为乳腺癌，选择高位硬膜外阻滞麻醉，拟行乳癌根治术。硬膜外穿刺插管后，注射 1.0% 利多卡因 5ml，2 分钟后患者出现呼吸困难，血压下降，不久意识消失，接着发生呼吸心脏停搏。事后从硬膜外导管中抽出脑脊液。

22. 该患者引起呼吸困难、心脏停搏的原因一般为

A. 全脊髓麻醉

B. 局麻药过敏反应

C. 气胸

D. 急性心肌梗死

E. 硬膜外血肿形成

23. 该患者早期心肺复苏原则

A. 体外除颤

B. 人工呼吸

C. 保持呼吸道通畅

D. 胸外心脏按压

E. 静脉注射钙剂

24. 正确的胸外心脏按压方法为

A. 按压部位为胸骨中下 1/3 处

B. 平卧位，背后垫硬板

C. 每次按压使胸骨下陷 4~5cm

D. 按压频率为 100 次/分

E. 一人按压时，每按压心脏 30 次后，行口对口人工呼吸 2 次

25. 心肺复苏时，药物首选

A. 肾上腺素

B. 阿托品

C. 5%碳酸氢钠

D. 10%利多卡因

E. 10%氯化钙

（26~30题共用题干）

患者，男，46岁，因胸痛且伴有恶心、呕吐2小时来院急诊。既往无高血压和心绞痛病史。吸烟20余年，每天1包。患者于2小时前搬重物时突感胸骨后疼痛，压榨性且有濒死感，休息与口含硝酸甘油均无法缓解，并伴有大汗、恶心，呕吐过2次，均为胃内容物，二便正常。

26. 急诊先检查的项目有（提示：查体T 36.9℃，P 100次/分，R 20次/分，BP 100/60mmHg，呈急性痛苦病容，无皮疹和发绀，浅表淋巴结未触及，巩膜尤黄染，颈软，颈静脉无怒张，且心界不大，可闻及期前收缩5~6次/分，呼吸音清，未闻及啰音，腹平软，肝脾未触及，下肢不肿）

A. 血清钾、钠、氯、钙

B. 血气分析

C. 12导联心电图

D. 心肌酶谱

E. 肌钙蛋白

F. 胸片

27. 目前患者最可能的诊断为（提示：心电图示V_1~V_6导联ST段抬高）

A. 急性心肌梗死

B. 急性胃肠炎

C. 心绞痛

D. 急性心包炎

E. 急性肺动脉栓塞

28. 目前急诊应做的处理是

A. 给予吸氧

B. 静脉推注吗啡

C. 口服阿司匹林

D. 心电监测

E. 绝对卧床休息

F. 静脉应用利多卡因

29. 对于该患者应做的抢救处理是（提示：患者准备急诊行介入治疗，此时突然气急加重，端坐呼吸，咳粉红色泡沫样痰，BP 95/65mmHg）

A. 给予呋塞米20mg静脉推注

B. 静脉泵注硝酸甘油

C. 静脉推注毛花苷C（西地兰）

D. 静脉应用小剂量多巴酚丁胺

E. 伴严重低氧血症者可行机械通气治疗

30. 下列哪些处理是正确的（提示：经过处理，患者心电监测出现持续室性心动过速）

A. 若伴有低血压，应当首选同步电复律

B. 若患者一般情况稳定，可在监测病房严密观察，不作特殊处理

C. 若患者突然脉搏血压测不到，应当立即予非同步直流电复律

D. 药物治疗可以选择胺碘酮或利多卡因

E. 应当立即同步电复律

（31～35题共用题干）

患者，女，34岁，体重52kg，身高161cm。因坠楼致T_{12}椎体、双侧胫骨骨折2周入院行切复内固定术。术前伴双下肢不全瘫痪，既往病史无殊，2周前实验室检查正常。术前患者重要生命体征稳定，仅有心电图T波高尖和右束支传导阻滞改变。在咪达唑仑2mg、异丙酚80mg、芬太尼0.2mg、琥珀胆碱100mg诱导下，正常面罩吸氧驱氮、气管插管全身麻醉。在确认气管插管位置正确后，患者心电图发现QRS波宽大，然后患者心搏骤停。

31. 患者心搏骤停的最可能原因为

A. 过敏反应
B. 高碳酸血症
C. 低氧血症
D. 心衰
E. 高钾血症
F. 误吸

32. 该患者高钾血症的原因可能是（提示：积极抢救过程中检查血钾8.3mmol/L）

A. 呼吸性酸中毒
B. 代谢性酸中毒
C. 肾功能衰竭
D. 与琥珀胆碱有关
E. 过敏反应
F. 截瘫

33. 针对上述诱发因素和检查结果，可以采取的迅速降低血钾水平的措施是

A. 碳酸氢钠静脉滴注
B. 静脉注射大剂量维生素C
C. 呋塞米20mg静脉注射
D. 葡萄糖-胰岛素溶液滴注
E. 钙通道阻滞药静脉注射
F. 输注库血
G. 10%氯化钙或20%葡萄糖酸钙静脉注射

34. 高钾血症的主要心电图表现是

A. 出现U波
B. T波高尖
C. P波丢失
D. 房室传导阻滞
E. T波低平
F. ST段压低
G. QRS波宽大

35. 琥珀胆碱的其他禁忌证主要包括

A. 严重烧伤
B. 预计插管困难者
C. 有恶性高热家族史
D. 肺心病
E. 上、下运动神经元损伤
F. 穿透性眼外伤
G. 琥珀胆碱过敏
H. 小手术

参考答案与解析

一、A1 型题

1. D【解析】持续吸 100% 的氧 24 小时后就可能造成氧中毒及肺不张且造成呼吸衰竭及严重的缺氧，选项 A 错误，选项 D 正确。高浓度吸氧可抑制呼吸中枢，加重二氧化碳潴留，诱发或加重肺性脑病病情，选项 B 错误。氧中毒视网膜病变多发于婴幼儿，选项 C 错误。中枢神经病变多发于高压氧疗，选项 E 错误。

2. D【解析】对轻中度神志尚清、能配合的呼吸衰竭患者，可做经口鼻面罩或经鼻罩无创正压通气；病情严重，神志虽清但不合作、昏迷或有呼吸道大量分泌物的患者，应及时建立人工气道。在肺功能极差、反复发生呼吸衰竭、分泌物多、机体极度虚弱、营养不良、需长期机械通气支持的患者，可做气管切开，应长期留置气管插管机械通气。

3. A【解析】机械通气时胸腔内压升高导致右心前负荷降低。

4. D【解析】吸入气氧浓度不影响气道压力。

5. C【解析】呼气末正压通气可提高肺顺应性，其余各项均是其特点。

6. B【解析】呼气末正压通气治疗可使呼气末肺容量增加，闭陷了的小气道和肺泡再开放，肺泡内的正压可减轻肺泡水肿的形成，改善弥散功能和通气/血流比值，减少肺内分流，从而改善氧合和肺顺应性，减轻呼吸作功，使呼吸窘迫改善。

7. D【解析】由于二氧化碳的弥散能力为氧的 20 倍，故弥散障碍时，二氧化碳几乎不受影响，主要影响氧的交换，以缺氧为主。

8. E【解析】P0.1 是气道阻断后吸气开始到 100ms 气道压力下降的绝对值，用于评估呼吸中枢驱动能力最常用的指标，可反映患者呼吸肌肉的力量，需患者神志清醒，主动配合吸气方可测量，是能否脱机的指标之一。

9. C【答案】此种情况应首先应用利尿药和血管扩张药，而不应首先选用强心药，因为左心室的后负荷已经很重，如首先应用强心药，可能会导致左心做功增加，加重左心功能的衰竭。应用利尿药和血管扩张药明显减轻左心的前负荷后，可考虑适量应用强心药。

10. E【解析】在机体发生感染或损伤后数小时内，多形核白细胞在肺泡巨噬细胞产生白介素及中性粒细胞表面黏附分子的作用下，在肺内聚积和活化，通过释放蛋白酶、氧自由基、花生四烯酸代谢产物等损伤肺泡毛细血管膜。

11. B【解析】急性呼吸衰竭的发病机制有肺泡通气不足、通气/血流比值失调、肺内分流量增加、弥散功能障碍等。

12. A【解析】PAWP 可以反映左室舒张末压，其正常值为 6 ~ 12mmHg，当 PAWP > 18mmHg 时，提示左心功能不全。每搏量受心肌纤维缩短程度的影响，PAWP 和右心房压下降，心输出量和每搏量升高。右心室梗死后表现为右心衰竭的血流动力学变化。右心室收缩功能下降，右心搏血量减少，右心房压力增高，使中心静脉压增高。由于右心搏血量减少，肺循环内血流量相对不足，PAWP 常可稍低或正常。

13. E【解析】低温时脑组织对麻醉药物的敏感性增加，麻醉药物的催眠时间可显著延长，而低度发热并不是麻醉手术后意识恢复障碍的可能原因。

14. A【解析】单纯低血容量性休克早期，经补足血容量，休克即可复苏。

15. C【解析】水平仰卧位适用于循环血量不足、血管扩张致静脉回流减少的患者，如休克或血流动力学不稳定的患者。

16. D【解析】休克初期机体会代偿性增加回心血量，出现“自身输血”“自身输液”现象，主要由于不同血管对儿茶酚胺的敏感性不同所致。休克早期动静脉短路开放，使动脉血直接进入静脉，不流经组织器官，静脉血增加，使回心血量增多。

17. B【解析】输注晶体液后机体会进行血管内外再布，大部分将迅速分布于血管外间隙，主要是由于大量输注晶体液可引起血浆蛋白的稀释以及胶体渗透压下降，同时出现组织水肿。

18. B【解析】多尿期时电解质的摄入应根据血生化检查结果而定，因为在多尿期患者除可能因为丢失过多而发生低钾血症外，也可能会由于肾排钾功能恢复不良而仍存高钾血症，故不应根据生理需要量进行钾的补充。

19. B【解析】阿曲库铵通过霍夫曼消除自行降解，还可被血中非特异性酯酶水解，在体内消除不依赖肝肾功能，已成为肝、肾疾病和老年患者的首选肌松药。

20. A【解析】急性肝衰竭（ALF）是指在原来无肝脏基础性疾病而短时间内发生大量肝细胞坏死及严重肝功能损害，并引起肝性脑病的一组严重临床综合征。目前认为，急性肝衰竭仅指原无肝病的患者所发生的严重肝损害，也可发生于原有肝损害患者的病情急性恶化。

21. C【解析】胸部严重创伤、多根多处肋骨骨折、连枷胸、张力性气胸是开胸心肺复苏的指征。

22. A【解析】胸外心脏按压的相对禁忌证有严重的胸廓畸形、张力性气胸、多发肋骨骨折、心脏压塞、胸主动脉瘤破裂等。

23. C【解析】胸部有植入性的装置时，电极板应放在距该装置 2.5cm 的位置，除颤后应检查其功能。如带有自动电击功能的 ICD，则在实施人工电除颤前，用 30~60 秒的时间让 ICD 自行处理。使用单向波除颤仪，电击能量选择为 360J；使用双向波除颤仪，电击能量选择为 150~200J。同步心脏电复律不能用来处理 VF、无脉 VT 或多形性 VT。终止这些心律失常只能采用高能量非同步电复律（即除颤能量值）。胸外电除颤时电极板规格选择：成人用 10~13cm 直径电极板，儿童用 8cm 直径电极板，婴儿用 4cm 直径电极板。

24. B【解析】用于心脏停搏复苏的肾上腺素推荐用量为每 3~5 分钟静脉注射 1mg。目前，大剂量肾上腺素的给药方法有 3 种。①持续法：首剂就给予大剂量，以后则以相同剂量重复使用。②倍增法：首剂给予标准剂量，若无效则从第二剂开始以比上一剂 1 倍的剂量使用。③递增法：首剂给予标准剂量，从第二剂开始以比上一剂增加 2mg 的剂量使用。当呼吸终止及心跳停顿时，合并使用人工呼吸及胸外心脏按压来进行急救。发生不可电击复律心律的心搏骤停（包括无脉搏电活动和心脏停搏）后，应尽早给予肾上腺素。目前的证据表明，心脏停搏和无脉搏电活动时常规使用阿托品可能无益，不推荐常规应用阿托品。

25. D【解析】静脉快速注射大量生理盐水可导致血浆胶体渗透压降低，使有效滤过压升高，肾小球滤过率增加。

26. D【解析】葡萄糖溶液为低渗液，输注后迅速代谢，导致血浆自由水增加，水分顺渗透压梯度进入脑组织，加重脑水肿。因此颅脑手术术中输液时，不选用葡萄糖溶液。

27. B【解析】由于肝内糖原合成和分解作用发生障碍，调节糖代谢的激素如胰岛素、胰高血糖素及生长激素的代谢有关，特别是胰岛素灭活障碍使其血浆浓度增高。低血糖可加重肝性脑病及脑损伤。

28. B【解析】急救指南规定心肺复苏时急救者在电击后，应先行胸外按压，在 5 组 CPR 后再进行心跳检查。

29. C【解析】等渗性脱水常因急性体液丧失引起，丧失的体液成分与细胞外液基本相同，常见病因为消化液的急性丧失，体液丧失于第三间隙如肠梗阻、腹腔感染等。

30. E【解析】肾衰竭患者钙吸收减少，易导致低钙。

31. A【解析】多器官功能障碍综合征（MODS）是全身炎症反应综合征（SIRS）进展的结果之一，是因为机体在应对感染、创伤等原发疾病的同时，产生大量的炎症因子，导致多个器官系统功能障碍的一种严重并发症。由于 SIRS 和 MODS 都与全身性炎症反应有关，因此 SIRS 可以视为 MODS 的早期阶段。也就是说，SIRS 是导致 MODS 的炎症反应过程的开始，如果不能及时得到治疗和控制，可能会逐渐发展为 MODS。多器官衰竭（MOF）是 MODS 的晚期阶段之一，而非早期阶段。因此，选项 A 正确，而选项 E 错误。

32. C【解析】纤溶亢进是弥散性血管内凝血（DIC）的一个表现，患者可有全身渗血表现。

33. B【解析】输血的并发症很多，有发热反应、过敏反应、溶血反应、循环超负荷、细菌污染和疾病传播等，其中溶血反应是最严重的输血并发症，虽发生率低，但后果严重，死亡率高。

34. C【解析】多器官功能障碍综合征的病因：①严重创伤，大手术、大面积深度烧伤及病理产科。②休克，尤其创伤性休克和感染性休克。凡导致组织灌注不良、缺血缺氧均可引起 MODS。③严重感染，为主要病因，尤其脓毒血症、腹腔脓肿、急性坏死性胰腺炎、肠道功能紊乱、肠道感染和肺部感染等较为常见。④诊疗失误。

35. E【解析】肝脏支持治疗包括适时应用 EN，支链氨基酸，保肝药如维生素、能量合剂的使用，尽力避免缺血缺氧。

36. E【解析】在心跳呼吸骤停早期，主要由呼吸停止继发的呼吸性酸中毒，过早应用 $NaHCO_3$ 可引起不良反应，如可致短暂碱中毒，使氧解离曲线左移，减少血红蛋白中氧的释放，加重缺氧，导致电解质紊乱，诱发恶性心律失常，降低儿茶酚胺的活性等。除非在有效通气及闭胸心脏按压 10 分钟后，pH < 7.2 或心搏骤停前即已存在代谢性酸中毒或伴有严重的高钾血症。

37. B【解析】特异性脑复苏措施：①低温。②高压氧治疗。③皮质激素。④其他疗法，如巴比妥酸盐负荷疗法、钙通道阻滞药、自由基清除药、兴奋性氨基酸受体拮抗药。

38. D【解析】切线伤：入口与出口相连，伤道呈沟槽状。挫伤：是指由钝器作用造成以皮内或皮下及软组织出血为主要改变的闭合性损伤。

39. C【解析】肺水肿的治疗中，维持气道通畅的方法是：采用去泡沫剂提高水肿液清除效果，常用的去泡沫剂有 95% 乙醇或 1% 硅酮溶液置于湿化器内，通过吸氧吹入。

40. A【解析】休克早期血流量基本不变的器官是心脏和脑。休克早期属于休克代偿期，由于人体的自动调节和自我保护，人体的血流量会发生重新分配，对生命来说非重要的器官，比如皮肤、骨骼肌、胃肠道、肝、脾、肾等脏器的血管是收缩的、血流量是减少的。对生命来说重要的器官如心脏和脑的血流量基本上还能维持正常，因为休克早期给心脏供血的冠状动脉是扩张的，给脑部供血的脑动脉通过自身调节也能维持脑血流量基本正常。

41. C【解析】过敏性休克会出现周围血管扩张导致有效循环血容量不足，外周血管阻力降低。

42. C【解析】引起大面积烧伤患者死亡的主要原因是由感染引发的脓毒症和多器官功能障碍综合征（MODS）。

43. E【解析】呼吸衰竭最常引起两种或以上的酸碱中毒，如代谢性酸中毒合并呼吸性酸中毒而成为混合性酸碱平衡紊乱。

44. B【解析】感染性休克的治疗原则是抗休克、抗感染同时进行。休克控制后，仍需抗感染。

二、A2 型题

1. D【解析】漂浮导管经静脉插管是有创性血流动力学检查，可直接测量 PCWP、心排出量（CO）、中心静脉压（CVP）等参数。其中 PCWP 可反映左心室舒张末压，正常为 6~12mmHg，当 PCWP > 18mmHg 时，提示左心功能不全。

2. D【解析】发病机制尚未完全了解，有心肌梗死病史且需要接受手术治疗的患者最有可能在术后第三天再次发生心肌梗死。

3. D【解析】将一台定容呼吸机设置为潮气量 750ml，呼吸频率为 10 次/分，应该提供的分钟通气量为 7.5L。然而实际测得的分钟通气量只有 6L，因此必定有 1.5L 的气体在呼吸回路中被吸收，这部分容量被称为压缩容量。如果这部分压缩容量除以 10（呼吸次数/分），就可得到每次呼吸的压缩容量。该数值（ml）进一步除以气道峰压（cmH_2O），即获得实际的压缩系数，在本题中应该是 $5ml/cmH_2O$。

4. A【解析】肝硬化患者存在高动力循环状态，如题目中 S_vO_2 升高至 90%，心输出量通常增加，外周血管阻力降低，血容量增加，存在动静脉分流，低血压的发生比较常见。米力农是一种可扩张血管的正性肌力药，对该患者并不适合。如果需处理低血压，具有 α 受体激动作用的药物有效。此外，血管升压素也是一个好的选择，因其可增加外周血管阻力，但不会使已增高的心输出量进一步增加。

5. C【解析】通常应在处理心脏节律之前必须确定已经建立有效的气道和通气，即选项 A、B 的措施应在选项 C 之后。尽管 ETT 已在正确位置保持数小时，也不能确保此时导管仍在正确位置。该病例中，ETT 滑出气管而进入食管。检测 ETT 存在于气管的方法是通过喉镜查看导管是否通过声门或将纤维支气管镜通过气管并观测到隆嵴。其他确认导管位置的措施包括清晰的双肺呼吸音、足够幅度的胸廓起伏及导管内存在的水汽征，但这些征象同样也可见于导管插入食管内时。监护仪上持续、足够的呼气末 CO_2 提示存在气体交换，但当血流未进入肺部，如心搏骤停时，CO_2 并不能从肺内排除。对心动过缓处理的第一步应为给予足够的氧气通气，之后再进行其他处理。

6. C【解析】与脑性耗盐综合征相关的三要素包括低钠血症、低血容量、与血清钠浓度不相符的尿钠浓度异常增高，主要见于蛛网膜下隙出血患者。一个可能病因是脑钠肽的释放，导致尿钠排泄过多。静脉滴注正常或高渗性氯化钠溶液进行容量治疗，但要避免血清钠浓度纠正过快，因为可导致脑桥中央髓鞘溶解症。脑性耗盐综合征（通常为低血容量）很难与 SIADH（通常为血容量正常或轻度增加）区分，因为 SIADH 患者因创伤、疼痛等原因导致抗利尿激素水平升高。确诊需要进行性低血容量同时存在负钠平衡或进行 24 小时尿钠监测。临床上前者往往并不可行，因为其与通过轻度高血容量预防或治疗脑血管痉挛的观念之间存在冲突。在脑性耗盐综合征患者，24 小时尿钠值升高。相比之下，SIADH 相关的低钠血症与肾重吸收自由水有关（并非与肾促使钠的排出有关）。因此，SIADH 患者 24 小时尿钠量及 CVP 相对正常。本题目中患者表现为低钠血症，低 CVP 和 24 小时尿钠明显升高。综合这些信息，支持脑性耗盐综合征的诊断。尿崩症和原发性醛固酮增多症均不正确，因为二者血浆钠浓度均增加。肾小管坏死也与这一病理生理过程无关。

三、A3/A4 型题

1. B【解析】根据问题描述，患者出现了上消化道大出血、低血压和苍白等症状，需要进行紧急手术。因此，对于术前病情的了解，最重要的是评估患者的全身情况，以便判断手术时机和风险，并采取相应的治疗措施。

2. D【解析】导致上消化道出血的常见病因有：食管胃底静脉曲张破裂、胃癌、消化道溃疡、食管贲门撕裂等。肝硬化可导致食管胃底静脉曲张，曲张破裂引起上消化道出血。

3. C【解析】早期处理包括评估出血严重程度、监测生命体征、尽快建立静脉通路、补充血容量等。

4. D【解析】无胃肠减压会使麻醉后易发生反流误吸。

5. C【解析】上消化道大出血患者行气管插管全身麻醉可避免误吸发生。

6. E【解析】该患者饱胃，可能为休克代偿期，诊断尚不完全明确，手术方式拟为剖腹探查术，因此拟选用气管插管全身麻醉。

7. A【解析】该患者应选择的麻醉方案是静脉快速诱导。诱导用药：芬太尼、异丙酚或依托咪酯（氯胺酮）和非去极化类肌松药。麻醉维持（静吸复合麻醉）：芬太尼、非去极化肌松药及低浓度吸入麻醉。该患者麻醉前存在的风险因素有：饱胃，在麻醉手术期间可引起返流误吸；低血容量（休克代偿期），麻醉过程中可因麻醉药物对循环的抑制而出现低血压；也可因手术操作不当导致血压骤降。

8. D【解析】全身多发伤患者搬动过程中易出现损伤加重，失血增多。

9. C【解析】首先应建立静脉通路，输液抗休克，吸氧及保持气道通畅。

10. C【解析】患者为全身多发伤，血流动力学不稳定，宜选择气管内插管全身麻醉。

11. E【解析】迅速完善全麻诱导过程，避免诱导药物过量引起循环抑制加重，积极补液抗休克。

12. D【解析】ASA 分级一般分为六级。ASA Ⅰ级：健康患者能耐受手术。ASA Ⅱ级：有轻度疾病，没有功能障碍。ASA Ⅲ级：有重度的系统性疾病，并有一定的功能受损，但尚能耐受麻醉。ASA Ⅳ级：重度系统性疾病，并且终生需要不间断的治疗，麻醉危险性极大，需充分的、细致的麻醉前准备。ASA Ⅴ级：濒死患者，无论手术与否，在 24 小时内不大可能存活。ASA Ⅵ级：脑死亡患者。

13. E【解析】患者出血多，且需行剖腹探查术，为全麻适应证。

14. E【解析】此患者心率增快主要是因为失血性休克，需充分补液、输血、抗休克治疗，不应先应用 β 受体阻断药控制心率。

15. B【解析】患者肝脾破裂，腹腔内大出血，应行急诊气管内插管全麻下剖腹探查术。

16. D【解析】患者生命体征不平稳，应首先补充血容量。

17. E【解析】宫外孕破裂患者会有非常剧烈的左下腹或右下腹疼痛，同时伴有大量出血，还会出现血色素下降、血压降低、睑结膜苍白等。后穹隆穿刺，由于腹腔内血液最易积聚在子宫直肠陷凹，即使血量不多，也能经后穹隆穿刺吸出。用 18 号长针自阴道后穹隆刺入子宫直肠陷凹，抽出暗红色不凝血为阳性结果，说明有腹腔内积血存在。腹腔镜探查也可，但是并非临床最常用的手段。

18. D【解析】宫外孕破裂一经确诊，需要在抗休克的同时立即进行手术治疗，保证生命安全。

19. B【解析】宫外孕破裂大出血患者的病情发展迅速且危急，护理人员应迅速为其建立两条静脉通道，并通过大静脉给予快速输血及输液。

20. C【解析】宫外孕患者多由于孕囊突然破裂出血发生失血性休克，因此要紧急手术，在短时间内抢救患者生命，同时要保证循环平稳。氯胺酮为苯环己哌啶衍生物，是一种非巴比妥类静脉麻醉药，首先阻断大脑联络径路和丘脑向新皮质的投射，故意识还部分存在时痛觉已消失，随血药浓度升高而逐渐抑制整个中枢神经系统，作用迅速而短暂，能选择性地抑制大脑及丘脑，静脉注射后约 30 秒（肌内注射后 3~4 分钟）即产生麻醉，但自主神经反射存在。麻醉作用持续 5~10 分钟（肌内注射者 12~25 分钟）。一般不抑制呼吸，能抑制丘脑新皮质系统，产生分离麻醉作用，虽然氯胺酮能激活边缘系统，但失血性休克患者大脑由于灌注不足，大脑细胞处于缺氧抑制状态，神经系统活动减缓，因此较少出现精神状态，同时组织缺氧降低了身体对疼痛的敏感性。

21. E【解析】已呈明显休克状态的患者，术前理应行抗休克治疗以减少麻醉意外，但在内出血较剧的情况下，应在抗休克的同时立即手术止血。

22. C【解析】患者脾破裂病史明确，出血多，出现失血性休克，应立即行剖腹探查术。生命体征不平稳的，应行气管内插管全身麻醉。

23. D【解析】东莨菪碱作用与阿托品相似，其散瞳及抑制腺体分泌作用。阿托品作用强，临床常用为镇静药，用于全身麻醉前给药，通常会减缓心率。而与阿托品不同的是，东莨菪碱会加快心率，更适合于心率快患者的麻醉前用药。

24. C【解析】氯胺酮是一种具有深度镇痛，且对呼吸和循环系统影响较轻的静脉全麻药，体表镇痛效果好。琥珀胆碱是起效迅速、维持时间短的肌松药，适合快速诱导应用。

25. C【解析】失血性休克患者丢失大量凝血因子，且因组织灌注不足，内皮细胞释放血栓调节蛋白增加，结合凝血酶并抑制其功能，同时激活蛋白 C 而抑制凝血因子Ⅷ的功能，使机体抗凝血活性增强，因此术前应适当补充凝血因子Ⅷ。

26. A【解析】循环不稳定，且需行剖腹探查术，生命体征不平稳，应予以快速诱导气管插管全麻，尽快开始手术治疗。

27. D【解析】气管内插管是通过口腔或鼻孔经喉把特制的气管导管插入气管内，气管内插管可能造成口唇舌、牙齿、咽喉或气管黏膜的损伤，偶可引起环杓关节脱位或声带损伤。

28. D【解析】针对麻醉诱导突发室颤应立即进行胸外按压，准备体外除颤，应按照心肺复苏程序进行。

29. A【解析】体外除颤应在 200~300J，不超过 400J。

30. D【解析】脾功能亢进存在贫血，血小板减少，白细胞减少，新鲜全血可补充血红蛋白，血小板及凝血因子，更适合脾亢患者。

31. B【解析】正常的止血功能与三种因素有关，即血管壁、血小板和各种凝血因子。任何一种因素发生异常，都可引起术中与术后的出血不止。输注血小板为提升血小板的有效方法。

32. B【解析】患者存在凝血异常，血小板数量明显减少，在插管过程中容易出现物理损伤。

33. C【解析】连续硬膜外麻醉操作中应严格无菌术，选用细穿刺针、操作轻柔，避免反复多次穿刺，以防造成出血、感染或局部血肿形成。

34. B【解析】溶血反应表现为发热、发冷、恶心、呕吐、呼吸急促、心动过速、血压下降、贫血、血红蛋白尿、血红蛋白下降、血浆呈红色、尿隐血试验阳性、手术区渗血、黄疸。

35. D【解析】当考虑存在输血引起的溶血反应，应进行如下检查：①重新核对输血信息及标本信息。②重做交叉配血试验。③若发现患者血清中有某种不相合抗体，应做抗体效价测定。④取患者输血前、后的红细胞作直接抗球蛋白试验。⑤取输血后血液检查有无游离的血红蛋白，血清颜色是否呈深红色。⑥患者及供者血液进行细菌培养及红细胞渗透脆性试验。⑦查血常规，进行胆红素、尿液检查。

36. C【解析】发生溶血反应后，应碱化尿液，补液保证血容量，可应用血管活性药物，应用糖皮质激素抗过敏反应治疗。输注血浆会进一步加重溶血反应。

37. A【解析】最基础的监测应从循环系统监测开始。

38. D【解析】东莨菪碱有类似阿托品效果，抑制腺体分泌更强，对心率影响小，不引起心率增快。该患儿心率160次/分，不适合应用增快心率药物。

39. D【解析】循环不稳定，出血多，手术时间长，适合应用气管内插管全麻。

40. B【解析】在休克未纠正前及心力衰竭患者禁用硫喷妥钠。

四、B型题

1. A【解析】机械控制通气（CMV）是指不管患者自主呼吸的情况如何，呼吸机均按预调的通气参数为患者间歇正压通气，主要用于无自主呼吸的患者。

2. B【解析】同步间歇指令通气（SIMV）优点是保证通气量，又有利于锻炼呼吸肌，比较常用，常作为撤机前的过渡措施。

五、X型题

1. ACDE【解析】急性危重病时机体处于高度应激状态，儿茶酚胺、胰高血糖素、甲状腺素、糖皮质激素、生长激素等分泌增多，这是高代谢的主要原因。

2. BCDE【解析】阻塞性休克的基本原因是对正常循环血流的机械梗阻造成全身灌注减少，如腔静脉压迫、张力性气胸、肺栓塞和主动脉夹层动脉瘤分离。

3. BCDE【解析】休克首先进行充分液体复苏，若复苏后循环仍不稳定，可应用血管活性药物。

4. ABC【解析】失血性休克早期补液补血是关键，不宜过早应用升压药。一旦出现感染性休克，一定要早期治疗，避免出现生命危险。只有细菌性感染性休克，才使用抗生素进行治疗，如果是真菌或者病毒的感染就不需要使用抗生素。

5. BD【解析】神经性休克常发生于深度麻醉、强烈疼痛后（血管运动中枢被抑制）、脊椎高位麻醉或损伤时（交感神经传出径路被阻断）。

6. ACDE【解析】多器官功能障碍综合征（MODS）病因复杂、防治困难、死亡率高。感染、中毒、大面积烧伤、急诊大手术等损害后，以连锁或累加的形式出现的2个或2个以上的器官发生序贯性、可逆性功能障碍及衰竭，但在严重情况下也可同时发生。原发致病因素是急性的而继发受损器官可在远隔原发伤的部位，不能将慢性疾病器官退化失代偿的原因归于MODS。

7. ABCD【解析】CPAP应用于自主呼吸稳定的患者，呼吸机工作压力恒定，可使患者在整个呼吸周期气道内均处于正压状态，因此这种模式具有呼气末正压通气（PEEP）的各种优点，如增加肺泡内压和功能余气量、增加氧合、防止气道和肺泡萎陷、改善肺顺应性、降低呼吸功、扩张上气道。气道水肿或阻塞（如阻塞性睡眠呼吸暂停综合征，OSAS），需要维持人工气道。

8. ABCE【解析】PSV是在患者自主呼吸状态下进行的通气辅助模式，故不能与间歇正压通气（IPPV）、A/C或压力调节容积控制通气（PRVCV）等模式联合应用。

9. DE【解析】过度通气时心输出量减少，因此循环血容量减少，麻醉药摄取少，过度通气时肺泡通气增加，相应肺血流增多，药物摄取增加。

10. ABCD【解析】全麻术后拔管指征有：患者呼之能应，咳嗽反射、吞咽反射恢复，能睁眼、皱眉，呼吸潮气量在8mg/kg以上，呼吸频率14次/分以上，循环功能稳定，吸入室内空气能维持血氧饱和度不低于95%或达术前水平，头能持续抬离枕头5秒以上等。

11. BCDE【解析】在病情许可的情况下应尽快恢复肠内营养，有助于改善肠黏膜屏障，减少肠道菌群易位，避免肠源性感染的发生，有助于预防MODS的发生。

12. BD【解析】每日唤醒：评估镇静深度，避免过度镇静，并重新评估病情，减少机械通气时间、ICU停留时间，减少药物剂量。

13. ABDE【解析】在ICU中，需要尽早评估患者是否存在感染迹象，并开始适当的抗感染治疗。ICU重症患者抗感染治疗所采用的降阶梯疗法，是指在预先选择的广谱抗生素治疗48~72小时后，根据临床情况和细菌培养药敏结果，对于抗感染治疗进行再次评价，以决定是否需要继续使用当前抗生素或者转换为更加适当的抗生素。因为窄谱抗生素不良反应少，耐药风险低，可以更好地控制感染。

14. BD【解析】术后心肌梗死的高发期是术后第3天，高危心脏病患非心脏手术的术后死亡率大于5%。术前有心肌梗死，其围术期心梗和死亡的风险较高。心肌梗死后1~3个月内进行有创监测和治疗可以有效降低再次发生心肌梗死的风险，但并不能完全消除再梗的可能性。该时间段内进行有创监测和治疗可以识别和纠正心血管系统的异常状态，如冠状动脉狭窄、血栓形成等，从而减少再次发生心肌梗死的风险，其再梗率大约为6%。

15. ABCE【解析】围术期心肌缺血的预防与治疗应降低应激，避免缺氧，减轻心脏前、后负荷等。

16. ACDE【解析】麻醉期间急性肺水肿的治疗包括，充分供氧和呼吸支持，降低肺毛细血管静水压。可通过增强心肌收缩力、降低心脏后负荷、降低心脏前负荷、降低左房压来降低肺毛细血管静水压。

17. ABDE【解析】被确定不安全的麻醉药：依托咪酯、诱导用巴比妥类、安氟烷、罗哌卡因、硫喷妥钠。

六、案例分析题

1. ABCDEFG【解析】起搏器的第一个字母代表起搏的心腔：A 代表心房；V 代表心室；D 是双腔；O 代表心房心室都不起搏；S 是单腔的，可以是心房，也可以是心室。第二个字母是感知的心腔：A 代表心房；V 代表心室；D 是双腔，心房心室都能感知；O 没有感知；S 是单腔感知。第三个字母代表起搏器感知以后的反应。如果是 T，感知到一次心腔的电活动之后，就会触发一次心电活动；I 是抑制，就是每感知到一次心脏的电活动，就会抑制这次电脉冲的发放；D 是 T 加 I，既可以是 T，也可以是 I，T 和 I 两个都有；如果是 O，既没有 I，也没有 T，既不触发，也不抑制，就是不作反应。第四个字母现在用得越来越少。P，既有频率和/或输出程控的功能；所有起搏器都有这个功能，所以现在不带 P 这个字母。M，代表频率、输出、灵敏度、方式等多项的程控，C 是通讯遥测的意思，目前所有的起搏器都具有这个功能，所以 M 和 C 也不再出现了。R 是频率调制，是起搏器能不能够自动进行频率调制。如运动、需要代谢量增大时，它就会使起搏频率自动加快；如果是在休息、睡眠，就会把起搏频率自动减慢，更符合生理性的频率调节的功能。第五个字母，是抗快速心律失常的功能。目前由于导管消融的出现，抗心动过速的起搏器几乎没有了，在用的都是植入性的除颤器里，可以用抗心动过速的起搏功能来自动终止快速的心律失常。

2. ACDEFG【解析】非同步性起搏器由于只能按照固定频率发放冲动，耗电量大，临床疗效差，目前已基本淘汰。非同步型起搏器也称固定频率型起搏器，起搏器发出的冲动频率固定，而不受患者自主心率影响。这种起搏方式缺点明显，一旦自主心律超过起搏频率，可发生心跳竞争现象，甚至导致严重的心律失常而威胁患者生命安全，因而现在基本不再应用。DOO：既不感知 P 波，也不感知 R 波。

3. C【解析】临时起搏器快速、简便，待病情稳定后可行永久起搏器植入。

4. F【解析】急性心肌梗死是冠状动脉急性、持续性缺血缺氧所引起的心肌坏死，临床上多有剧烈而持久的胸骨后疼痛，休息和含服硝酸甘油不能缓解，常伴有烦躁不安、出汗、恐惧或濒死感。

5. ABCDE【解析】硝酸酯类药物、β 受体阻断药及钙通道阻滞药是抗心肌缺血的三大类药物。早期心肌梗死可考虑小剂量洋地黄类药物。

6. ABCEF【解析】血钾过高与心肌缺血无相关性。

7. ABCDE【解析】off-pump CABG 术中冠状动脉固定器固定左前分支时对血流动力学的影响较大。

8. ABCDEF【解析】冠脉搭桥术的重要危险因素主要有：①急症手术。②年龄≥70 岁。③二次手术。④左室射血分数≤40%。⑤左主干病变。⑥严重三支病变。⑦同期行瓣膜手术。⑧合并室壁瘤、室间隔穿孔。次要危险因素包括：①做过冠状动脉球囊扩张术。②近期心肌梗死。③不稳定型心绞痛。④室性心律失常。⑤充血性心力衰竭。⑥糖尿病。⑦脑血管疾病。⑧周围血管病。⑨慢性阻塞性肺疾病。⑩肾功能不全。

9. ABCD【解析】冠心病的高危因素有很多，如年龄、性别、家族史（即遗传因素）、高血压、吸烟、高脂血症等。

10. ABCE【解析】高血压、心动过速、心肌肥大、胆心反射所致冠脉痉挛均可导致心绞痛发作。

11. ABCE【解析】全麻诱导、术中高血压、气管插管、低血钾等均可加重心律失常。

12. D【解析】患者存在冠心和心绞痛等心血管疾病，需要选择一种能够在手术期间保持稳定心血管功能的麻醉方法。患者空腹血糖为 8.0mmol/L，属于轻度高血糖，但血清钾值正常。因此，不适宜选用脊麻或硬膜外麻醉，这两种麻醉方法可能会降低患者血糖和血钾水平，加重患者心血管负担。患者胆固醇含量较高，且有家族史，提示患者存在心血管疾病的风险，需要注意控制患者的血压和心率等生命体征。静吸复合全身麻醉能够提供稳定的麻醉效果，同时还可以通过调节药物剂量，减少对心血管系统的影响。因此，对于该患者来说，静吸复合全身麻醉是较为合适的选择。

13. BCD【解析】对于该患者应加强围术期监测，维护心血管功能相对稳定，控制术中高血压，维持接近正常的血容量。插管应激反应表现为喉镜和插管操作期间发生血压升高和心动过速反应，并可诱发心律失常，因此应减少气管插管反应。硝酸甘油可以缓解心律失常，硝酸甘油属平滑肌松弛药物，本身没有抗心律失常作用，但是对于由于心肌缺血引起的心律失常，可因改善心肌供血而使相应的心律失常得到缓解。

14. A【解析】迷走神经反射是指胆道手术时由于牵扯胆囊，或探查胆道时所引起的心率减慢、血压下降，严重者可因反射性冠状动脉痉挛导致心肌缺血、心律失常，甚至心搏骤停等现象。

15. ABCE【解析】心肌氧耗取决于心率、室壁张力和心肌收缩力。

16. AE【解析】心率–血压乘积（rate-pressure product，RPP），RPP 为反映心肌耗氧的指标，一般认为 RPP＞12 000 提示心肌缺血，RPP＞15 000 可能发生心绞痛。

17. ABCD【解析】依据相关检查提示静脉压力升高，右心扩大，肺动脉压力升高，且存在 $PaCO_2$ 46mmHg，CO_2分压升高。经食管超声心动图提示左心收缩，舒张功能障碍，因此无全心衰、左心衰，脑梗死不会出现心脏结构及呼吸的影响。

18. ABCDEFG【解析】纠正缺氧，改善 CO_2潴留，改善肺动脉高压及右心衰竭为主。

19. ABCDF【解析】患者心功能差，平卧及头低脚高位可能会加重心衰，回心血量增加诱发急性左心衰，应按心衰急性处理。

20. ABCDFI【解析】为确保手术麻醉安全，该患者围术期应做动脉直接测压和中心静脉压、脉搏血氧饱和度、血气分析、电解质和酸碱平衡、$PetCO_2$，体温、尿量、心电图等监测。

21. BCEFG【解析】麻醉诱导给药后会使外周血管扩张，为避免联合应用扩血管药物导致低血压发生，不需特殊使用药物降低外周血管阻力。

22. A【解析】硬膜外阻滞所用的麻醉药量较脊椎麻醉大，若脊椎麻醉范围失控，或者硬膜外阻滞误造成脊椎麻醉，则全部或大部分麻药注入蛛网膜下腔，即可导致全部脊神经被阻滞。一旦发生，患者可在注药后短时间内血压下降、意识模糊甚至因呼吸心搏骤停导致死亡。因此该患者引起呼吸困难、心脏停搏的主要原因是全脊椎麻醉。

23. ABCD【解析】患者病情突发改变应是麻醉药误入蛛网膜下腔所致，已出现呼吸心跳停止，应立即进行心肺复苏术。

24. ABCDE【解析】胸外心脏按压部位：胸骨中、下1/3交界处的正中线上或剑突上2.5~5.0cm处。抢救者一手掌根部紧放在按压部位，另一手掌放在此手背上，两手平行重叠且手指交叉互握抬起，使手指脱离胸壁。抢救者双臂应绷直，双肩中点垂直于按压部位，利用上半身体重和肩、臂部肌肉力量垂直向下按压，使胸骨下陷4~5cm（5~13岁3cm，婴、幼儿2cm）。按压频率：传统用80~100次/分。小儿90~100次/分，按压与放松时间比例以0.6∶0.4为恰当。

25. A【解析】参考最近的国际复苏指南，心肺复苏首选药物为肾上腺素。

26. ABCDE【解析】根据患者临床症状，考虑急性心梗，室性早搏可能性大，应急查电解质、心电图、心肌酶谱、肌钙蛋白，无须做胸片。

27. A【解析】根据心电图 V_1~V_6 导联ST段抬高及临床症状，急性心肌梗死的可能性很大。

28. ABCDE【解析】急性心肌梗死应给予吸氧，吗啡镇静镇痛，并让其卧床休息，持续进行心电监测，并口服阿司匹林以防治冠脉血栓形成。

29. ABE【解析】该患者考虑因急性心肌梗死导致急性左心衰，应立即给予硝酸甘油扩管，呋塞米利尿，严重低氧血症应机械通气。

30. ACD【解析】单纯持续室性心动过速可给予胺碘酮或利多卡因处理，若影响循环稳定应同步电复律，若室性心动过速转为室颤、室扑应立即给予非同步直流电复律。

31. E【解析】患者存在双下肢瘫痪，术前心电图已提示T波高尖，诱导期应用琥珀胆碱可导致血钾升高。

32. DF【解析】截瘫可引起血钾水平升高，琥珀胆碱也可导致血钾水平升高，患者术前呼吸平稳，无脏器功能损伤，不存在酸中毒、肾衰竭。

33. ACDG【解析】根据患者的临床表现和心电图表现，可能存在高钾血症导致的停跳，因此需要采取迅速降低血钾水平的措施。选项A，碳酸氢钠可以通过改变细胞内外H^+离子浓度梯度，使K^+离子从细胞内向细胞外转移，从而降低血钾水平。选项B，维生素C不具有降低血钾的作用，大剂量使用还可能引起一些不良反应。选项C，呋塞米可促进肾脏排钾，从而降低血钾水平。选项D，胰岛素能够增加细胞摄取K^+离子，将血中K^+离子转移到细胞内，同时葡萄糖的存在能够避免胰岛素引起的低血糖。选项E，钙通道阻滞药不适合用于急性高钾血症的治疗，因为它可能会加重心肌抑制和导致心律失常。选项F，输注库血不能直接降低血钾水平。如果患者有严重的贫血或失血过多导致休克，需要进行输血治疗，但此时并不能直接解决高钾的问题。选项G，Ca^{2+}可以直接影响心肌细胞的电生理性质，改善心肌细胞的兴奋性，有助于维持正常的心率。

34. BCDG【解析】高钾血症的心电图表现主要包括以下几点：①心电图典型改变为出现T波高尖、QT间期缩短。②高血钾进一步加重，出现QRS波群增宽、波幅下降，出现P波形态逐渐消失。③高钾血症容易发生各种心律失常，如窦性心动过缓、房室传导阻滞、室性期前收缩甚至心室颤动等。

35. ACEFG【解析】琥珀胆碱的禁忌主要包括脑出血、青光眼、视网膜剥离、白内障摘除术、低血浆胆碱酯酶、严重创伤大面积烧伤、上运动神经元损伤的患者及高钾血症患者应禁用本品。忌在患者清醒下给药。严重肝功能不全、营养不良、晚期癌症、严重贫血、年老体弱、严重电解质紊乱等患者慎用本品。

分娩镇痛

第四章　疼痛医学

一 A1 型题

1. 关于神经病理性疼痛，下列叙述错误的是
   A. 触诱发痛
   B. 有神经损害病因
   C. 疼痛过敏
   D. 无神经损害病因
   E. 自发痛
2. 关于疼痛的分类，下列叙述错误的是
   A. 根据疼痛的持续时间，可以分为急性疼痛和慢性疼痛
   B. 根据疼痛发生的系统和器官，可以分为躯体痛、内脏痛和中枢痛
   C. 根据疼痛的性质，可以分为刺痛、灼痛、酸痛
   D. 根据疼痛发生的躯体部位，可以分为头痛、颌面痛、颈肩痛等
   E. 根据疼痛的原因，分为神经病理性疼痛和非神经病理性疼痛
3. 关于疼痛强度的评估方法，下列叙述正确的是
   A. 视觉模拟评分法是指患者在 10cm 长的尺上标出自己所感受的疼痛强度，该尺一端为 0 表示无痛，另一端为 10，表示剧烈疼痛
   B. 根据患者心率、血压、出汗情况等综合判断
   C. 用语言描述评分法叙述无痛、轻度疼痛、中度疼痛、重度疼痛和极重度疼痛
   D. 视觉模拟评分法应医务人员参考患者疼痛体征得出
   E. 根据成人的面部表情判断
4. 根据 0~10 的数字评分法（NRS），下列叙述正确的是
   A. 1~4 分为轻度疼痛，5~7 分为中度疼痛，8~10 分为重度疼痛
   B. 1~3 分为轻度疼痛，4~6 分为中度疼痛，7~10 分为重度疼痛
   C. 1~3 分为轻度疼痛，4~5 分为中度疼痛，6~9 分为重度疼痛，10 分极重度疼痛
   D. 1~3 分为轻度疼痛，4~6 分为中度疼痛，7~9 分为重度疼痛，10 分极重度疼痛
   E. 0~3 分为轻度疼痛，4~7 分为中度疼痛，8~10 分为重度疼痛
5. 目前所有镇痛药中镇痛作用最强的药物是
   A. 吗啡
   B. 阿芬太尼
   C. 舒芬太尼
   D. 哌替啶

E. 二氢埃托啡

6. 下列选项中，关于曲马多的作用机制，正确的是

A. 曲马多通过抑制环氧化酶活性，干扰前列腺素的合成产生镇痛作用

B. 曲马多与阿片受体有高度的亲和力，通过激动 δ、κ 受体产生镇痛作用

C. 曲马多通过对阿片受体的弱激动作用和对去甲肾上腺素及 5-羟色胺再摄取的抑制作用而发挥镇痛作用

D. 曲马多通过阻断组胺受体产生镇痛作用

E. 曲马多通过激动阿片受体和抑制前列腺素的合成产生镇痛作用

7. 塞来昔布的常用剂量（2 次/天）是

A. 每次 450mg　　B. 每次 300mg

C. 每次 200mg　　D. 每次 150mg

E. 每次 50mg

8. 不属于术后镇痛方法的是

A. 自控镇痛　　B. 肌内注射

C. 静脉注射　　D. 外周神经阻滞

E. 硬膜外腔注射给药

9. 椎管内给药分娩镇痛的适应证不包括

A. 痛阈较低的初产妇　　B. 产妇要求

C. 宫缩较强和分娩过程疼痛剧烈者　　D. 有胎儿窘迫的产妇

E. 正接受抗凝药物治疗者

10. 能够比较有效地预防阿片类药物导致的恶心、呕吐的药物是

A. 地塞米松　　B. 毛花苷 C

C. 多潘立酮　　D. 东莨菪碱

E. 曲马多

11. 偏头痛的临床表现不包括

A. 搏动样头痛　　B. 发作时间不固定，但以晨起时为多

C. 好发生于年轻女性　　D. 视觉异常

E. 发病期间无呕吐

12. 关于原发性三叉神经痛，下列叙述错误的是

A. 发作性疼痛　　B. 严格限于三叉神经分布区域内

C. 存在扳机点（触发点）　　D. 患侧角膜反射消失

E. 呈闪电样、针刺样或刀割样剧痛

13. 枕后神经痛的定义是

A. 枕大神经分布区域的发作性针刺样疼痛

B. 枕小神经分布区域的发作性针刺样疼痛

C. 枕大和枕小神经分布区域的发作性针刺样疼痛

D. 颞神经分布区域的发作性疼痛

E. 枕后部的皮肤对疼痛敏感

14. 临床上分娩镇痛最常用的方法是

A. 患者自控硬膜外镇痛　　B. 鞍区阻滞

C. 氯胺酮麻醉　　D. 连续骶管阻滞

E. 双侧宫颈旁及阴部神经阻滞

15. 关于分娩非药物镇痛方法，下列叙述错误的是

A. 产前宣教　　B. 氧化亚氮（笑气）吸入

C. 心理护理　　D. 陪伴分娩

E. 水下分娩

16. 心绞痛典型的疼痛部位是

A. 胸骨体上段或中段的后方　　B. 心尖部

C. 左肩背部　　D. 胸部右侧

E. 胸部左侧

17. 理想的分娩镇痛必须具备的特征是

A. 操作简便，快速有效，满足整个产程镇痛的要求

B. 对母婴影响小

C. 避免运动神经阻滞，不影响宫缩和产妇运动

D. 产妇清醒可参与生产过程

E. 以上均是

18. 不能用于硬膜外镇痛的阿片类药物是

A. 芬太尼　　B. 舒芬太尼

C. 吗啡　　D. 阿芬太尼

E. 瑞芬太尼

19. 椎管内阻滞分娩镇痛的给药方式不包括

A. 硬膜外自控镇痛（PCEA）　　B. 连续硬膜外镇痛

C. 单次椎管内注药镇痛　　D. 腰硬联合阻滞镇痛

E. 可行走的硬膜外镇痛

20. 在使用射频热凝术治疗三叉神经痛时，常用的电极尖端温度为

A. 35~50℃　　B. 55~60℃

C. 55~70℃　　D. 70~75℃

E. 70~85℃

21. 关于三阶梯镇痛治疗中第一阶梯用药特点，下列叙述错误的是
A. 具有封顶效应（天花板效应），不能无限增加剂量
B. 对中度疼痛亦可能有效
C. 主要为非甾体抗炎药
D. 在治疗中，一种非甾体抗炎药无效应更换另一种非甾体抗炎药
E. 药物不良反应以胃肠道反应最多见

22. 偏头痛临床特点不包括
A. 大多数在儿童和青春期发病，女性多于男性
B. 发作前都有视觉先兆
C. 头痛发作频率每周至每年 1 次至数次不等，偶见持续发作病例
D. 反复发作的单侧性搏动性头痛，可以扩展至全头部
E. 头痛常伴有恶心、呕吐，畏光、畏声，活动后加重，睡眠后减轻

23. 术后疼痛可使机体
A. 淋巴细胞减少
B. 细胞毒性 T 细胞数量增加
C. 白细胞减少
D. 单核细胞活性增加
E. 淋巴细胞增多

24. 术后疼痛可以导致机体
A. 交感神经末梢和肾上腺髓质释放的儿茶酚胺增加
B. 下丘脑释放的抗利尿激素减少
C. 肾上腺皮质释放的醛固酮和皮质醇减少
D. 胰岛素分泌增加
E. 肾素-血管紧张素减少

25. 下列不属于肩周炎典型症状、体征的是
A. 肩关节活动时疼痛
B. 肩关节周围有压痛点
C. 手指麻木、无力
D. 肩关节活动受限
E. 受寒和劳累后疼痛加重，并可向颈项及上肢扩散

26. 关于肋间神经痛的治疗，下列叙述错误的是
A. 经皮肋间神经冷凝术
B. 经皮电刺激
C. 痛点阻滞
D. 药物治疗
E. 肋间神经阻滞

27. 下列选项中，对于痛风最有诊断价值的是
A. 第一跖趾关节急性关节炎
B. 高尿酸血症
C. 痛风家族史
D. 痛风石
E. 尿路结石

28. 在癌痛治疗中，下列叙述错误的是
    A. 除了使用镇痛药外，常合用抗抑郁药和抗癫痫药
    B. 辅助药物不能常规给予，应当根据患者的需要而定
    C. 口服阿片类镇痛药最常见的不良反应是便秘
    D. 心理疗法无实际意义
    E. 当采用三阶梯镇痛法疗效欠佳时，可以采用神经阻滞镇痛
29. 在癌痛治疗中，最能体现个体化原则的给药方式是
    A. 自控镇痛（PCA）
    B. 口服
    C. 肌内注射
    D. 直肠给药
    E. 以上均不是
30. 癌痛量化评估通常使用的方法是
    A. 数字评分法（NRS）和面部表情疼痛评分量表
    B. 面部表情疼痛评分量表和语言描述评分法（VRS）
    C. 数字评分法（NRS）、面部表情疼痛评分量表和语言描述评分法（VRS）
    D. 数字评分法（NRS）和语言描述评分法（VRS）
    E. 以上都错误
31. 关于原发性三叉神经痛的发作时间，下列叙述正确的是
    A. 一般呈间断性发作，间歇时间数天，每次发作数秒至 2 小时，每天发作数次至数十次
    B. 一般呈间断性发作，间歇时间可以是数分或数小时，每次发作数秒至2 分钟，每天发作数次至数十次
    C. 一般呈持续性发作，无间歇期
    D. 一般呈间断性发作，间歇时间可以是数月或数年，每次发作数秒至 2 天，每天发作数次至数十次
    E. 一般呈间断性发作，间歇时间可以是数月或数年，每次发作数秒至2 分钟，每天发作数次至数十次
32. 关于三叉神经痛，下列叙述错误的是
    A. 局限于三叉神经分布区
    B. 以中老年女性多见
    C. 短暂阵发性，反复发作的电击样剧痛
    D. 又称为痛性抽搐
    E. 检查均可发现有器质性病变
33. 神经根型颈椎病的最主要临床表现为
    A. 颈肩活动受限
    B. 闪电样锐痛和手指麻木
    C. 持物不稳
    D. 头晕、头痛
    E. 肱二头肌肌腱反射消失

34. 在行患者自控硬膜外镇痛治疗中，目前临床上最常用的局麻药是
A. 丁卡因
B. 盐酸利多卡因
C. 罗哌卡因
D. 碳酸利多卡因
E. 普鲁卡因

二 A2 型题

1. 患者，女，27 岁。自述无明显原因出现右腕部疼痛，握力减弱，右腕部活动时疼痛加重。按压右侧桡骨茎突时有明显压痛。可能的诊断为
A. 右桡骨茎突狭窄性腱鞘炎
B. 舟状骨骨折
C. 腱鞘囊肿
D. 腕管综合征
E. 腕部扭挫伤
2. 患者，男，59 岁。颈痛半年，双上肢疼痛 1 周，颈椎 X 线片示第 5、6、7 颈椎增生，第 6、7 颈椎椎间孔狭窄，最可能的诊断是
A. 肩周炎
B. 肩背筋膜炎
C. 颈椎病
D. 颈筋膜炎
E. 落枕
3. 患者，男，45 岁。胰头癌晚期上腹部剧烈疼痛，经过口服和静脉使用阿片类镇痛药疼痛无明显缓解。拟行神经阻滞镇痛治疗，应当选择的方法是
A. 肋间神经阻滞
B. 腰交感神经阻滞
C. 腰椎旁神经阻滞
D. 胸椎旁神经阻滞
E. 硬膜外阻滞
4. 患者，男，67 岁。1 个月前左腰背部灼痛并有水泡样皮疹，按带状疱疹治疗好转，局部无水泡，疼痛未止，失眠。局部压痛，腹部 B 超（－），尿常规（±），该患者最有可能的诊断是
A. 腰背肌劳损
B. 带状疱疹后神经痛
C. 带状疱疹
D. 第三横突综合征
E. 输尿管结石
5. 患者，男，75 岁。寻求麻醉疼痛咨询服务，主诉三叉神经分布区疼痛。既往有充血性心力衰竭病史，并因此服用地高辛和噻嗪类药物治疗，无其他健康问题。除了主诉疼痛外，过去的 72 小时内双脚感觉迟钝、视物模糊并呕吐 3 次。此时最恰当的处理措施是
A. 进行多发性硬化方面的神经病学检查
B. 使用布比卡因实施三叉神经阻滞
C. 给予昂丹司琼
D. 检测地高辛浓度
E. 给予芬太尼
6. 患者，女，85 岁。带状疱疹感染后出现长期顽固性胸痛。下列哪种治疗措施在改善其疼

痛方面有效性最低

A. 口服阿米替林
B. 口服可乐定
C. 局部使用利多卡因贴剂
D. 局部使用辣椒碱软膏
E. 使用阿昔洛韦

7. 患者，女，64岁。肥胖女性患者，左侧全髋关节成形术后第4天，主诉背部硬膜外穿刺部位出现严重的疼痛。随后72小时，背部疼痛逐渐加剧并且沿左下肢向下放射至膝关节。最可能的诊断是

A. 硬膜外腔脓肿
B. 脊髓前动脉综合征
C. 硬膜外腔血肿
D. 硬膜外穿刺致脊髓损伤
E. 感觉异常性股痛

8. 患者，女，79岁。拟行全膝关节成形术，硬膜外导管置入2cm时，患者诉出现持续锐痛并向左腿放射。此时最适当的处理是

A. 导管退出1cm，然后给试验剂量
B. 退出穿刺针和导管，选取新穿刺点重新穿刺
C. 留置导管2cm，给予试验剂量
D. 给予小剂量局麻药缓解疼痛
E. 继续置入导管1cm

9. 患者，男，65岁。既往有糖尿病和慢性肾衰竭病史，拟在局麻下行透析管置入术。锁骨上臂丛神经阻滞穿刺操作时，患者主诉咳嗽、胸痛、气促。最可能的诊断是

A. 膈神经刺激
B. 气胸
C. 肺炎
D. 局麻药血管内注射
E. 心绞痛

10. 患者，女，59岁。胰腺癌术后复发，上腹部和背部疼痛，肋间神经阻滞后疼痛无法缓解。患者对阿片类药物极为敏感，不良反应极大，不能耐受。下列选项中，该患者首选镇痛方法是

A. 硬膜外自控镇痛（PCEA）
B. 腹腔神经丛无水乙醇阻滞
C. 大剂量非甾体抗炎药
D. 放射治疗
E. 蛛网膜下腔无水乙醇神经毁损治疗

11. 患者，男，57岁。左侧全髋关节置换术后，通过患者自控镇痛（PCA）泵应用吗啡镇痛。为满足患者镇痛需求，镇痛泵设定的最大输出剂量为2mg/15min（锁定时间），最大输出总剂量为30mg/4h。第1天，患者每隔15~18分钟按一次按钮，接受15次/4小时的负荷剂量。该患者的疼痛治疗应当如何继续进行

A. 改用哌替啶替换吗啡
B. 增加锁定时间为15~25分钟
C. 停用PCA泵
D. 吗啡肌内注射

E. 增加剂量为3mg/15min，根据需要最大总剂量调整为40mg/4h

三 A3/A4 型题

(1~2 题共用题干)

患者，女，37 岁。全身多处酸痛 4 年，伴睡眠障碍，辅助检查未见明确异常，体检发现全身 20 余处压痛点，主要分布在颈项和背部，初步诊断为纤维肌痛综合征。

1. 该患者除了进行运动疗法、服用镇痛药、接受理疗等治疗以外，还应当采用下列哪种药物治疗

A. 阿米替林　　B. 曲马多

C. 芬太尼　　D. 吗啡

E. 哌替啶

2. 下列反应中，不属于阿米替林不良反应的是

A. 嗜睡和视物模糊　　B. 消化道溃疡和出血

C. 肝肾功能损害　　D. 直立性低血压

E. 口干、便秘和排尿困难

(3~4 题共用题干)

患者，男，69 岁。颈项痛，腰骶痛，颈部活动受限 10 年，加重 5 个月，近 5 个月来出现右手无力，尺侧三指麻木，走路时双下肢僵硬，有踏棉感。颈椎 X 线提示颈椎有退行性改变，无特殊病变征象。

3. 该患者应重点做下列哪几项体格检查

A. 患者意识状态、表情、发育、皮肤、淋巴结、血压和脉搏等

B. 脑神经、肩关节、膝关节活动度和直腿抬高试验

C. 骶髂关节分离试验、浮髌试验、骶髂关节压迫试验和床边试验等

D. 颈项部和腰骶部的压痛点

E. 四肢和躯干的深、浅感觉，四肢肌力、腱反射、上下肢病理征、颈椎活动度、叩顶试验、臂丛牵拉试验、颈项拔伸试验等

4. 如需进一步检查，该患者首选下列哪项影像学检查手段

A. 颈椎 B 超　　B. 颈椎 MRI

C. 红外线扫描　　D. 全身 ECT（发射型计算机断层成像）

E. 颈椎 CT

(5~6 题共用题干)

患者，男，53 岁。腰痛 5 年余，咳嗽、打喷嚏和连续行走 1000m 以上时，股后侧及小

腿外侧疼痛，同时伴足跟、足底麻木。

5. 该患者的体格检查重点是

A. 脑神经检查、心肺听诊、腹部触诊、会阴部检查

B. 梨状肌紧张试验、髋关节活动度、膝关节活动度、抽屉试验、麦氏征和望远镜试验

C. 腰椎活动度、直腿抬高及加强试验、双下肢感觉和肌力、双下肢腱反射、病理反射、脊柱和坐骨神经行经处的压痛检查

D. 骶髂关节分离试验、骶髂关节压迫试验、床边试验、托马斯征

E. 颈椎活动度、叩顶试验、臂丛牵拉试验、肩关节活动度、杜加征、腕伸肌紧张试验（Mills sign）、浮髌征

6. 该患者的辅助检查最好采用

A. 腰椎 CT + 抗链球菌溶血素 O 试验（ASO）+类风湿因子（RF）试验 + 血尿酸检查

B. 腰椎正侧位 X 线片 + 腰椎 CT 或 MRI + 血常规 + 红细胞沉降率（ESR）+ 血清碱性磷酸酶（AKP）+C 反应蛋白（CRP）

C. 腰椎 MRI + 血常规 + ESR + AKP + CRP

D. 腰椎正侧位 X 线片 + 血常规 + ESR + AKP + CRP

E. 双下肢肌电图 + 腰椎正侧位 X 线片 + 血常规 + ESR + AKP + CRP

（7~9 题共用题干）

患者，女，45 岁。不明原因出现阵发性的、不规则的、不自主的右侧面部肌肉抽搐 2 个月余，严重影响休息和工作。查体：右侧面部不自主的面部肌肉抽搐。辅助检查未见异常。

7. 该患者最大可能是患有

A. 重症肌无力

B. 面神经炎

C. 面肌痉挛

D. 癫痫

E. 多动症

8. 关于该患者的药物治疗原则，下列叙述正确的是

A. 解痉、镇静和抗焦虑

B. 免疫调节、改善循环和解痉

C. 脱水、抗炎和镇痛

D. 免疫调节、抗炎和营养神经

E. 抗炎、改善循环和营养神经

9. 若采用神经阻滞疗法，一般不用于该患者治疗的是

A. 面神经分支阻滞

B. 舌咽神经阻滞

C. 面神经干压榨

D. 面神经阻滞

E. 颈胸神经节（星状神经节）阻滞

（10~13 题共用题干）

患者，男，69 岁。因“上腹部疼痛不适 2 周”来诊。患骨关节炎，口服双氯芬酸 75mg，2 次/天；曲马多 50mg，2 次/天；唑来膦酸，剂量不详。

10. 该患者上腹部疼痛不适最可能的原因是
   A. 曲马多导致的消化道不良反应
   B. 疾病本身导致的消化道不良反应
   C. 双氯芬酸导致的消化道不良反应
   D. 唑来膦酸导致的消化道不良反应
   E. 药物的相互作用

11. 预防此种消化道不良反应的主要方法是
   A. 给予胃肠动力药，如多潘立酮
   B. 给予抗胆碱药，如东莨菪碱
   C. 给予地塞米松
   D. 减少或停止使用曲马多
   E. 给予质子泵抑制药或胃黏膜保护药

12. 该患者应进行必要的检查是
   A. 腹部 CT
   B. 纤维肠镜
   C. 粪隐血试验
   D. 上腹部超声
   E. 胃液分析

13. 在上述治疗措施中，必须进行调整的是
   A. 停用双氯芬酸
   B. 停用唑来膦酸
   C. 停用曲马多
   D. 改用布洛芬
   E. 加用对乙酰氨基酚

（14~17 题共用题干）

患者，女，49 岁。间歇性头痛 5 年，近半年来症状加重；头痛每次发于右侧额部，逐渐扩散至右侧颞部和枕部，并伴有恶心、呕吐、对光及声音敏感，开始多为强烈的搏动性疼痛，后转为持续性钝痛；晨起发作多，日常活动或轻轻摇头可明显加重疼痛，一般可持续几小时或几天；可以由一个部位转移到另一个部位，同时还可放散到颈部、肩部；头痛发作后常常有疲倦感、大汗淋漓及烦躁；发作间期完全正常，患者直系亲属中有数人患有相同疾病。神经系统体格检查未见明确阳性体征，辅助检查也未见异常。

14. 该患者的诊断最可能是
   A. 丛集性头痛
   B. 肌紧张性头痛
   C. 三叉神经痛
   D. 偏头痛
   E. 枕神经痛

15. 目前，终止该患者头痛发作最有效的药物是
   A. 舒马普坦
   B. 钙通道阻断药

C. 对乙酰氨基酚

D. 双氢麦角胺

E. β受体阻断药

16. 下列哪种治疗可以迅速地缓解疼痛

A. 面神经阻滞

B. 颈丛阻滞

C. 颈胸神经节（星状神经节）阻滞

D. 舌咽神经阻滞

E. 蝶腭神经节阻滞

17. 能够预防该患者头痛发作的是

A. 麦角胺

B. 舒马普坦

C. 地西泮

D. 普萘洛尔或尼莫地平

E. 卡马西平

（18~20题共用题干）

患者，女，79岁。左胁部带状分布疱疹伴疼痛6天，疼痛剧烈，口服抗炎镇痛药和曲马多镇痛无效，贴用芬太尼后发生剧烈恶心、呕吐和严重呼吸抑制，目前由于疼痛剧烈，患者不能入睡、正常进食。

18. 该患者目前急需接受哪种治疗

A. 抗生素治疗

B. 肋间神经阻滞

C. 抗病毒治疗

D. 芬太尼静脉PCA治疗

E. 糖皮质激素治疗

19. 肋间神经阻滞的进针部位首选

A. 肋角处肋骨上缘

B. 腋中线与肋骨下缘相交处

C. 腋前线与肋骨下缘相交处

D. 肋角处肋骨下缘

E. 椎旁

20. 肋间神经阻滞时，应当注意预防的并发症是

A. 支气管痉挛

B. 局麻药中毒和穿刺部位出血

C. 气胸、局麻药中毒和酒精性神经炎

D. 穿刺部位感染

E. 全脊髓麻醉

（21~23题共用题干）

患者，男，54岁。头痛数月，加重10天，每次头痛均由枕部开始，逐渐发展至顶部和双颞部，严重时可波及眼眶，并伴有颈项僵硬。查体：颈部活动受限，左右两侧枕外隆凸外2.5cm处压痛明显，并向顶部放射，枕外隆凸外侧5cm处压痛阳性，余未见阳性发现。辅助检查：除颈椎X线片提示有轻度退行性变和颈椎生理曲度变直外，无其他异常。患者初步

诊断为双侧枕大、枕小神经痛。

21. 该患者除口服药物和理疗外，如果需进一步治疗，可以选用的神经阻滞治疗是

A. 颈部硬膜外阻滞
B. 颈丛阻滞
C. 三叉神经阻滞
D. 耳大神经阻滞
E. 枕大、枕小神经阻滞

22. 行上题神经阻滞时，应当注意预防的并发症是

A. 局麻药中毒
B. 全脊髓麻醉
C. 穿刺部位一过性出血
D. 穿刺部位感染
E. 药物过敏

23. 在上题神经阻滞的基础上，该患者还可以选用哪种神经阻滞治疗作为辅助措施

A. 颈丛阻滞
B. 肩胛上神经阻滞
C. 颈胸神经节（星状神经节）阻滞
D. 耳大神经阻滞
E. 三叉神经阻滞

（24~25 题共用题干）

患者，男，54 岁。肝癌晚期，腹部、腰骶部疼痛，每日口服美施康定（吗啡控释片）300mg 或者使用多瑞吉（芬太尼透皮贴剂）15mg/72h 疼痛才能得到控制。患有严重便秘、尿潴留，需灌肠和留置导尿才能解决大小便问题。同时恶心、呕吐反应强烈，使用镇吐药效果不佳。

24. 目前，该患者宜采取哪种方法镇痛

A. 腹腔神经丛阻滞
B. 蛛网膜下腔神经毁损治疗
C. 静脉吗啡或芬太尼 PCA
D. 硬膜外吗啡和局麻药 PCA
E. 硬膜外局麻药 PCA

25. 对于该患者的内脏来源的腹痛，还可以采用（　　）镇痛

A. 臀上皮神经阻滞
B. 腰大肌肌间沟阻滞
C. 腰交感神经阻滞
D. 下胸段肋间神经阻滞
E. 腹腔神经丛阻滞

（26~30 题共用题干）

患者，男，39 岁。因腰痛伴右下肢放射痛 5 天，疼痛加重而入院。查体：下腰椎旁压痛，右直腿抬高实验 50°，加强实验（+），足外侧皮肤感觉麻木，右足跖屈肌力减弱，踝反射消失，初步诊断为腰椎间盘突出。

26. 该患者椎间盘突出的间隙是

A. $L_{1\sim2}$
B. $L_{2\sim3}$

C. $L_{3\sim4}$　　D. $L_5\sim S_1$

E. $L_{4\sim5}$

27. 其压迫的神经根是

A. L_2 神经根　　B. L_4 神经根

C. L_5 神经根　　D. S_1 神经根

E. S_3 神经根

28. 临床检查时，可以获得有价值的体征是

A. 腰椎生理弧度消失　　B. 腰椎前突畸形

C. 腰椎后突畸形　　D. 腰椎向健侧或患侧侧突畸形

E. 脊柱“S”形畸形

29. 该患者经过保守治疗2周后，症状有所缓解，但并未痊愈，进一步治疗应选

A. 解痉、消炎、镇痛药物治疗　　B. 皮质类固醇作硬膜外注射

C. 经皮髓核摘除术　　D. 髓核化学溶解法

E. 继续严格实施绝对卧床休息，强调大小便均不应下床或坐起

30. 如果该患者非手术治疗效果不佳，已经有手术指征需行手术治疗。可提高对腰椎间盘突出诊断的精确性，确定手术部位的特殊检查是

A. 椎管造影　　B. CT检查

C. MRI检查　　D. B超检查

E. 可视性椎间盘造影

（31~35题共用题干）

患者，男，52岁，晚期食管癌患者。剧烈痛，VAS 8分，服用硫酸吗啡缓释片300mg/d，疼痛可缓解到VAS 3分，但有严重便秘。

31. 考虑给该患者用蛛网膜下腔吗啡泵，蛛网膜下腔吗啡与口服吗啡的剂量比应当是

A. 1∶300　　B. 1∶200

C. 1∶30　　D. 1∶20

E. 1∶1

32. 在吗啡导致的不良反应中，长期不耐受的是

A. 恶心和呕吐　　B. 便秘

C. 呼吸抑制　　D. 尿潴留

E. 瘙痒

33. 关于吗啡引起的呼吸抑制，下列处理不当的是

A. 强刺激（疼痛有呼吸兴奋作用）　　B. 静脉注射纳洛酮0.1~0.2mg

C. 静脉注射纳洛酮0.4~0.6mg　　D. 停用吗啡

E. 吸氧，必要时机械通气

34. 该患者在最初使用阿片类药物时，曾经用静脉滴定法确定合适的镇痛药剂量，患者自控镇痛（PCA）的组成要件是

A. 给予负荷剂量，迅速镇痛，给予持续剂量，持续镇痛

B. 小量多次给药达到 VAS 评分减低 50%

C. 包括负荷剂量，持续剂量，制止爆发痛的剂量，并注意负荷量和突发量的 2 次给药间隔时间要以药物作用高峰消失为准

D. 根据疼痛强度，疼痛性质，按照疼痛阶梯从非甾体抗炎药，弱阿片类药物过渡到强阿片类药物，口服 1 片起

E. 首剂量要低，根据镇痛的情况逐步加量，5 个药物半衰期后达到稳态

35. 关于阿片类药物，下列叙述错误的是

A. 激动拮抗药通常是激动 κ 受体，对 μ 受体有部分拮抗作用

B. 根据对阿片受体的作用性质，可分为激动药、激动拮抗药、部分激动药和拮抗药

C. 根据作用强度，临床上阿片类药物又分为弱阿片类药和强阿片类药

D. 弱阿片类药增加剂量也不能达到强阿片类药的镇痛强度

E. 曲马多、羟考酮等弱阿片类药，镇痛作用不强，使用日渐萎缩

（36~37 题共用题干）

患者，男，23 岁。5 天前，夜间睡于水泥地面上，次日觉右臀部疼痛，行走时疼痛沿右股后侧向小腿后外侧放散，卧床休息时疼痛略有缓解，口服镇痛药和臀部理疗疼痛无缓解。查体：右侧直腿抬高试验阳性；右侧梨状肌紧张试验阳性；右侧梨状肌环跳穴处压痛阳性；环跳穴压痛时，疼痛可以向右股后侧及小腿后外侧放散；其他未见阳性发现。辅助检查未见异常。患者初步诊断为梨状肌综合征。

36. 该患者的进一步治疗应当首选

A. 右侧坐骨神经阻滞

B. 股神经阻滞

C. 骶管阻滞

D. 腰椎旁阻滞

E. 硬膜外阻滞

37. 坐骨神经阻滞后，不可能发生的征象是

A. 阻滞侧足下垂

B. 双侧下肢麻木和无力

C. 阻滞后患肢的疼痛减弱或消失

D. 跟腱反射减弱或消失

E. 股后侧、小腿后外侧、足跟和足底麻木

（38~39 题共用题干）

患者，女，51 岁。颈肩背部广泛疼痛、酸胀、有沉重感，可向头部及上肢放散，疼痛

呈持续性，晨起加重，活动后减轻。查体：颈部肌紧张，有压痛点，压痛局限，不沿神经走行放散，椎间孔挤压试验和臂丛牵拉试验阴性。X线检查未见异常。

38. 该患者的最可能诊断是

A. 肩周炎
B. 颈椎间盘突出
C. 颈椎病
D. 颈部肌筋膜综合征
E. 强直性脊柱炎

39. 该患者应用抗炎镇痛药、中枢性肌松药，活血化瘀、通经活络的中药，牵引、理疗和推拿治疗后，症状无明显缓解，可以考虑接受

A. 继续应用抗炎镇痛药、中枢性肌松药或活血化瘀、通经活络的中药，只是剂量加大
B. 颈椎椎板减压术和脊柱植骨融合术
C. 抗焦虑抑郁治疗
D. 神经阻滞
E. 软组织松解

（40~43题共用题干）

患者，女，84岁。患原发性三叉神经痛13年，三叉神经Ⅰ、Ⅱ、Ⅲ支均受累，一直口服卡马西平，疼痛控制尚可，近半年来用药量不断加大（增至1200mg/d），疼痛日渐加重，出现共济失调，谷丙转氨酶增高，白细胞减少。

40. 该患者首选的治疗方法是

A. 应用吗啡或芬太尼镇痛
B. 三叉神经阻滞
C. 手术切断三叉神经分支
D. 继续增加卡马西平剂量
E. 开颅行三叉神经微血管减压术或三叉神经感觉根切断术

41. 如果该患者行半月神经节阻滞后，疼痛可以缓解数小时，那么进一步的治疗应当首选

A. 三叉神经半月神经节射频热凝术
B. 手术切断三叉神经分支
C. 继续增加卡马西平剂量
D. 继续局麻药三叉神经阻滞
E. 开颅行三叉神经微血管减压术或三叉神经感觉根切断术

42. 对于患者眼支的疼痛，宜选用

A. 继续增加卡马西平剂量
B. 手术切断三叉神经分支
C. 局麻药行眶上神经阻滞治疗
D. 射频热凝或无水乙醇眶上神经毁损治疗
E. 三叉神经半月神经节射频热凝术

43. 该患者行眶上神经毁损时，可能出现的并发症是

A. 眼周软组织水肿肿胀
B. 偶有眼周皮下淤血青紫

C. 阻滞动眼神经所致眼睑下垂
D. 酒精性神经炎
E. 以上全都是

(44~47 题共用题干)

患者，女，47 岁。右上腹反复胀痛 5 年，加重 2 个月，诊为胆囊结石，在硬膜外麻醉下行胆囊切除术。既往曾患肾盂肾炎，术前肾功能检查未见异常，术后行硬膜外患者自控镇痛术（PCEA），配方为：0. 15% 布比卡因 150ml，内含吗啡 10mg，氟哌利多 5mg。术后第 1 天出现少尿，排尿困难。

44. 排尿困难最可能的原因是
A. 血容量不足
B. 尿潴留
C. 急性肾衰竭
D. 局麻药引起膀胱麻痹
E. 肾盂肾炎急性发作

45. 进行 PCEA 治疗，目前临床上最常用的局麻药是
A. 盐酸利多卡因
B. 盐酸罗哌卡因
C. 盐酸布比卡因
D. 盐酸丁卡因
E. 碳酸利多卡因

46. 低浓度时能够产生感觉神经与运动神经分离阻滞的局麻药是
A. 盐酸利多卡因
B. 碳酸利多卡因
C. 盐酸布比卡因
D. 盐酸罗哌卡因
E. 盐酸丁卡因

47. 下列哪种局麻药，其 pH >7. 0
A. 盐酸罗哌卡因
B. 盐酸丁卡因
C. 盐酸布比卡因
D. 盐酸利多卡因
E. 碳酸利多卡因

(48~51 题共用题干)

患者，女，83 岁。患带状疱疹后神经痛 2 年余，对于阿片类药物高度敏感，曾在使用小剂量阿片类药物后出现严重呼吸抑制病史。患者目前正在进行硬膜外 PCA 治疗。

48. 该患者进行硬膜外 PCA 治疗的辅助药物应首选
A. 亚麻醉剂量的氯胺酮
B. 曲马多
C. 芬太尼
D. 吗啡
E. 哌替啶

49. 如果该患者再增加一种硬膜外 PCA 的辅助用药，可以选择
A. 吗啡
B. 阿米替林

C. 可乐定　　D. 哌替啶

E. 芬太尼

50. 可乐定的镇痛作用机制是

A. 通过抑制环氧化酶活性，干扰前列腺素的合成产生镇痛作用

B. 通过对阿片受体的弱激动作用和对去甲肾上腺素及5-羟色胺再摄取的抑制发挥镇痛作用

C. 激动α2受体，在脊髓后角水平抑制伤害性刺激传入，明显减少伤害性神经元放电，从而发挥镇痛作用

D. 通过阻断脊髓内N-甲基-D-门冬酸（NMDA）受体竞争性地与阿片受体结合，产生镇痛作用

E. 通过激动体内的阿片受体产生强烈的镇痛作用

51. 该患者使用可乐定时可能出现的不良反应有

A. 恶心、呕吐、便秘或呼吸抑制　　B. 骨髓抑制和凝血障碍

C. 胃或十二指肠溃疡或出血　　D. 血压升高、心率加快

E. 低血压和心动过缓

（52~59题共用题干）

患者，男，52岁。平地跳跃后觉腰部剧痛伴左下肢疼痛，左$L_{3\sim4}$、$L_{4\sim5}$棘间及棘旁压痛，小腿前内侧、膝前部、足背内侧浅感觉减退。左直腿抬高30°试验明显阳性。

52. 该患者最可能诊断是

A. 腰椎间盘突出症　　B. 椎管内肿瘤

C. 棘间韧带炎　　D. 腰椎骨折

E. 急性腰肌纤维组织炎

53. 神经根受累及的范围主要为

A. L_4神经　　B. L_5神经

C. L_3神经　　D. $L_{3\sim4}$神经

E. $L_{3\sim5}$神经

54. 该患者最可能存在的病变是

A. $L_{3\sim4}$椎间盘突出　　B. $L_{3\sim4}$，$L_{4\sim5}$椎间盘突出

C. 腰椎管内肿瘤　　D. 腰椎骨折

E. 第4腰椎滑脱

55. 该患者最需要进行的辅助检查为

A. 血液检查　　B. 脑脊液检查

C. CT检查　　D. 肌电图检查

E. B超检查

56. 对于该患者，首先不应采用的治疗方法是

A. 神经阻滞
B. 针灸
C. 牵引
D. 手术
E. 休息

57. 为了缓解急性疼痛，治疗可以首选

A. 手术治疗
B. 正骨
C. 口服药物
D. 硬膜外腔注药
E. 理疗

58. 与发病密切相关的选项是

A. 吸烟史
B. 易患感冒
C. 过度肥胖
D. 体型高大
E. 过敏体质

59. 此病患者需保守治疗的百分比为

A. 10%
B. 40%
C. 50%
D. 80%
E. 90%

（60~61 题共用题干）

患者，女，26 岁。初产妇，足月妊娠，现出现规律宫缩，拟分娩镇痛。

60. 关于椎管内阻滞在分娩镇痛中的应用，下列叙述错误的是

A. 椎管内阻滞操作复杂、并发症多，应尽量少用
B. 硬膜外常使用低浓度（0. 100%~0. 125%）布比卡因与低剂量舒芬太尼（0. 2~0. 6μg/ml）合剂
C. 第一产程蛛网膜下腔注射芬太尼 5~10μg/ml 可起到第一产程镇痛作用
D. 椎管内阻滞采用低浓度麻醉药和阿片类药物，对产程和胎儿影响小，是首选的方法
E. 硬膜外注射吗啡 4mg，可能导致延迟性呼吸抑制

61. 分娩时，所使用的药物不仅仅要考虑对母体的影响，也要考虑对子宫收缩和胎儿的影响。下述叙述正确的是

A. 所有的肌松药都几乎不透过胎盘
B. 丙泊酚和咪达唑仑是全身麻醉时常用的镇静药，不容易透过胎盘
C. 所有的阿片类药物脂溶性均非常高，因而均易很快透过胎盘
D. 曲马多容易透过胎盘，而且乳汁的分泌比例高，因此不用于分娩镇痛和产妇术后镇痛

E. 所有局麻药在低浓度下行硬膜外阻滞时都可产生明显的感觉和运动阻滞的分离

（62~64 题共用题干）

初产妇，28 岁。正常妊娠，平素体健，无其他并发疾病。3 小时前破水，现出现规律宫缩，宫口 2~3cm，宫缩时疼痛难以忍受，强烈要求分娩镇痛。

62. 该患者最适于接受哪种分娩镇痛

A. 间断肌内注射哌替啶镇痛
B. 硬膜外患者自控镇痛（PCEA）
C. 连续蛛网膜下腔阻滞镇痛
D. 单次椎管内注药镇痛
E. 间断注射地西泮和吗啡镇痛

63. 如果患者因故不能采用椎管内注射分娩镇痛，患者目前最宜选择以下哪种方式进行分娩镇痛

A. 间断肌内注射哌替啶镇痛
B. 间断氧化亚氮（笑气）吸入镇痛
C. 间断注射地西泮和吗啡镇痛
D. 采用静脉 PCA 镇痛
E. 静脉注射硫喷妥钠镇痛

64. 如果患者因故不能采用椎管内注射分娩镇痛，当地也没有氧化亚氮（笑气）吸入装置，那么该患者可以选择的分娩镇痛方式是

A. 吸入异氟醚镇痛
B. 间断肌内注射吗啡镇痛
C. 吗啡静脉 PCA 镇痛
D. 间断肌内注射哌替啶结合宫颈旁阻滞镇痛
E. 地西泮静脉 PCA 镇痛

（65~67 题共用题干）

患者，女，65 岁。直肠癌术后，骶尾部和左下肢刀割样剧痛 2 个月，半月来疼痛加剧。大小便失禁，左下肢瘫痪，右下肢出现疼痛、麻木和无力。ECT 扫描显示，盆腔、髂骨、骶骨和髋关节核素浓聚，CT 显示上述结构有肿块和骨质破坏。患者目前疼痛难忍，不能睡眠，进食困难，精神极度衰弱，有强烈自杀倾向。

65. 该患者目前的治疗重点是

A. 化学治疗
B. 放射治疗
C. 手术治疗
D. 镇痛和对症治疗
E. 不需任何治疗

66. 该患者镇痛治疗应当首选

A. 激素疗法和其他辅助疗法
B. 三阶梯治疗
C. 神经外科手术治疗
D. 长期肌内注射哌替啶镇痛

E. 神经阻滞疗法、PCA、神经破坏疗法和经皮脊髓电刺激

67. 若以上治疗无效，且患者不能长期住院接受 PCA 治疗，此时患者可以选择
A. 神经外科手术治疗
B. 三阶梯治疗
C. 神经破坏疗法
D. 长期肌内注射哌替啶镇痛
E. 神经阻滞疗法、PCA、激素疗法和其他辅助疗法

（68~72 题共用题干）

患者，男，39 岁。全麻复合硬膜外麻醉下行肺癌根治术，麻醉满意，手术顺利，手术完毕，患者清醒，拔除气管导管。

68. 该患者的术后镇痛宜采用
A. 口服镇痛药
B. 硬膜外单次注药术后镇痛
C. 间断肌内注射镇痛药
D. PCA 术后镇痛
E. 肋间神经阻滞

69. 该患者术后镇痛首选
A. 胃肠道 PCA
B. 硬膜外 PCA（PCEA）
C. 静脉 PCA（PCIA）
D. 皮下 PCA（PCSA）
E. 胸膜腔和神经丛 PCA

70. 硬膜外 PCA 首选用药组合是
A. 布比卡因和曲马多
B. 利多卡因和吗啡
C. 利多卡因和曲马多
D. 布比卡因和芬太尼
E. 丁卡因和吗啡

71. 如果患者因故不能使用 PCEA，可以选择的术后镇痛方式是
A. 手术切口局麻药浸润
B. 口服镇痛药
C. 间断肌内注射镇痛药
D. 肋间神经阻滞
E. PCIA，PCSA，胸膜腔 PCA

72. 不属于 PCEA 镇痛优点的是
A. 大多种参数设计保证 PCA 的安全性
B. 患者可以根据镇痛效果自行调整用药，使镇痛作用更完善，不良反应降低到最小
C. 不用担心导管脱落和感染等问题
D. 血药浓度平稳，镇痛作用稳定，不产生欣快感，极少发生呼吸抑制
E. 镇痛作用确切，不良反应少，对机体干扰小

（73~74 题共用题干）

患者，女，49 岁。乳腺癌术后，全身多处剧烈疼痛，夜间较重，口服布洛芬和曲马多

不能有效缓解疼痛。

73. 关于镇痛治疗，该患者在目前治疗基础上应当采取
    A. 增加布洛芬和曲马多剂量
    B. 肌内注射哌替啶
    C. 布洛芬更换为其他非甾体抗炎药，如可待因替换曲马多
    D. 加用吗啡制剂，最好是吗啡控释剂
    E. 静脉注射芬太尼

74. 加用吗啡后，该患者可能出现的不良反应是
    A. 呼吸抑制
    B. 药物依赖
    C. 耐受现象
    D. 恶心、呕吐、便秘、尿潴留
    E. 以上全部

（75~76 题共用题干）

患者，女，59 岁。胰腺癌术后复发，上腹部和背部疼痛，肋间神经阻滞后疼痛不能缓解。患者对于阿片类药物极为敏感，不良反应极大，不能耐受。

75. 该患者首选的镇痛方法是
    A. 蛛网膜下腔无水乙醇神经毁损治疗
    B. 腹腔神经丛无水乙醇阻滞
    C. 大剂量非甾体抗炎药
    D. 放射治疗
    E. PCEA

76. 腹腔神经丛阻滞时，应当注意预防的并发症有
    A. 低血压、肠管和输尿管损伤
    B. 硬膜外阻滞和全脊髓麻醉
    C. 出血、局麻药毒性反应和神经炎
    D. 低血压、酒精性神经炎、误刺肾和腹主动脉
    E. 气胸、恶心、呕吐和顽固性呃逆

（77~79 题共用题干）

患者，女，79 岁。6 年前患带状疱疹，皮损痊愈后疼痛未缓解。曾服用多种镇痛药物，疼痛缓解尚理想。近日，患者出现严重药物不良反应，无法继续服用镇痛药物，疼痛加剧，患者处于歇斯底里状态。

77. 患者目前的诊断可能是
    A. 焦虑症
    B. 带状疱疹后神经痛
    C. 癔病
    D. 癫痫
    E. 急性带状疱疹疼痛

78. 患者目前最宜采用的镇痛方法是
A. 中药治疗
B. 外科手术治疗
C. 神经阻滞或神经毁损治疗
D. 药物镇痛
E. 物理治疗

79. 如果患者选择接受神经毁损疗法治疗，首选的神经毁损方式是
A. 无水乙醇
B. 亚甲蓝
C. 酚甘油
D. 多柔比星（阿霉素）
E. 射频热凝

（80~81 题共用题干）

患者，男，79 岁。患右胸背部 $T_{3\sim4}$带状疱疹后神经痛 1 年半，经过多种方法治疗，疗效不明显，近期患者疼痛有加重的趋势。询问病史，得知患者尚未接受过长期硬膜外留置导管阻滞治疗。

80. 目前，该患者首选治疗方法是
A. 持续硬膜外阻滞
B. 肋间神经阻滞
C. 抗病毒治疗
D. 腰交感神经阻滞
E. 营养神经治疗

81. 该患者经过上述治疗，病情一度缓解，撤除上述治疗后疼痛复发，下一步治疗可以选用
A. 单次硬膜外阻滞
B. 腹腔神经丛阻滞
C. 腰交感神经阻滞
D. 臂丛神经阻滞
E. 硬膜外或蛛网膜下腔脊神经毁损

（82~84 题共用题干）

患者，男，63 岁。患急性带状疱疹疼痛 3 月余，病程中因疼痛较轻未服用镇痛药。近 3 周来，疼痛加剧，无法忍受。查体：左 T_1 神经分布区域有色素沉着带，有痛觉过敏与痛觉异常现象。

82. 该患者应当尽快采用
A. 充分有效的镇痛治疗
B. 神经营养治疗
C. 抗病毒治疗
D. 针对皮损的物理治疗
E. 免疫调节治疗

83. 如果选用神经阻滞治疗，则不能选择
A. 肋间神经阻滞
B. 硬膜外阻滞
C. 颈胸神经节（星状神经节）阻滞
D. 颈丛阻滞
E. 椎旁阻滞

84. 如果选用药物镇痛的方法，则不能选择

A. 阿米替林
B. 氯胺酮
C. 曲马多
D. 卡马西平
E. 阿托品

四 B 型题

（1~2 题共用备选答案）

A. 急性疼痛和慢性疼痛
B. 伤害性疼痛、神经病理性疼痛和混合性疼痛
C. 非癌性疼痛和癌性疼痛
D. 易治性疼痛和难治性疼痛
E. 肿瘤的骨转移性疼痛和内脏痛

1. 根据疼痛的持续时间可分为
2. 根据疼痛的性质可分为

五 X 型题

1. 关于疼痛，下列叙述正确的有

A. 疼痛只有伤害性刺激才能引起
B. 疼痛不一定是伤害性刺激引起
C. 疼痛可引起情绪改变
D. 疼痛可以用伤害性刺激叙述
E. 神经损害才会有疼痛

2. 疼痛信号传入中枢经过3级，它们是

A. 伤害性感受器至同侧丘脑
B. 外周神经至脊髓
C. 丘脑至大脑皮质
D. 脊髓至对侧丘脑
E. 脊髓至同侧丘脑

3. 关于疼痛治疗，下列叙述正确的是

A. 应包括病因治疗和消除疼痛两方面
B. 在治疗前应明确诊断，了解引起疼痛的原因和疼痛的传导方式，然后决定治疗方法
C. 兼有疼痛症状的他科疾病，解除疼痛只是治疗的一个方面，病因及全面治疗应属专科
D. 所有疼痛都应由疼痛科来治疗
E. 疼痛治疗的基本途径是：消除病因、阻断疼痛的传导、提高痛阈值和调节机体反应

4. 下列属于痛觉抑制性神经传递因子的有

A. 脑啡肽
B. P 物质
C. β-内啡肽
D. 降钙素基因相关肽

E. γ-氨基丁酸

5. 疼痛治疗的目标是

A. 使患者 VAS 评分降至 5 分以下
B. 最大程度的镇痛和较小的不良反应
C. 良好的精神心理状态和睡眠
D. 最佳的生活质量和患者满意度
E. 3 天内控制疼痛在 VAS 评分 3 分以下

6. 继发性三叉神经痛的常见病因包括

A. 原发性高血压
B. 病灶感染或牙源性病灶感染
C. 头面部创伤累及三叉神经
D. 颅中窝和颅后窝的颅内病变
E. 三叉神经麻痹

7. 关于疼痛的临床评价方法，下列叙述正确的是

A. 视觉模拟评分法（VAS）：画一条 10cm 长的直线，一端表示无痛（0），另一端表示剧烈疼痛（10）。被测者根据其感受程度，在直线上相应部位作记号，从无痛到记号之间的距离即为痛觉评分
B. 语言描述评分法（VRS）是将疼痛用“无痛”“轻度疼痛”“中度疼痛”和“重度疼痛”表示
C. 数字评分法（NRS）是将疼痛程度用 0 到 10 这 11 个数字表示，0 表示无痛，10 表示最痛，被测者根据个人感受在其中一个刻度上作出标记
D. 简明疼痛问卷表根据疼痛的生理感觉、患者的情感因素和认识成分等多方面因素设计而成，能较准确地评价患者疼痛的强度和性质
E. 疼痛是主观感受，根本无法测评

8. 分娩镇痛的基本要求有

A. 对于母婴影响小，产妇清醒，可以参与生产过程
B. 易于给药，起效快，作用可靠，满足整个产程镇痛的要求
C. 避免运动神经阻滞，不影响宫缩和产妇运动
D. 充分的镇静、催眠和遗忘，使产妇进入深睡眠状态
E. 必要时，可以满足手术的要求

9. 禁用宫颈旁阻滞法分娩镇痛的有

A. 肝、肾功能不全
B. 胎儿宫内窘迫
C. 妊娠期高血压疾病
D. 糖尿病
E. 过期妊娠

10. 属于神经病理性疼痛的综合征是

A. 胫骨骨折后痛
B. 复杂性区域疼痛综合征（CRPS）
C. 带状疱疹后神经痛
D. 纤维肌痛
E. 术后急性痛

11. 内脏痛与皮肤痛相比，内脏痛的特征是
   A. 缓慢、持续、定位不精确，对刺激的分辨能力差
   B. 缓慢、持续、定位精确，对刺激的分辨能力强
   C. 对切割、烧灼刺激不敏感
   D. 常伴有牵涉痛
   E. 对机械性牵拉、缺血、痉挛和炎症刺激较敏感
12. 关于吗啡，下列叙述错误的是
   A. 吗啡有致幻作用
   B. 吗啡对循环系统功能没有影响
   C. 吗啡可以引起中枢性呼吸抑制
   D. 吗啡不会导致胆道平滑肌痉挛
   E. 代谢产物无活性
13. 分娩镇痛使用布比卡因较利多卡因更好，其理由主要是
   A. 布比卡因几乎不影响胎儿
   B. 利多卡因不易透过胎盘
   C. 利多卡因是酯类局麻药
   D. 低浓度布比卡因比利多卡因更容易达到感觉和运动分离
   E. 布比卡因即使大剂量也不导致心脏毒性
14. 下列关于连续硬膜外阻滞用于分娩镇痛的叙述，错误的是
   A. 用于先兆子痫的产妇时，局麻药中应加肾上腺素
   B. 可用于原发及继发宫缩乏力
   C. 麻醉平面不超过 T_{10}时，对宫缩可无影响
   D. 可引起第二产程延长或需产钳助产
   E. 注药时间应在宫缩时或产妇屏气时

六 案例分析题

（1～2 题共用题干）

患者，男，47 岁。行胃癌、胃次全切除术后，医师给予其静脉 PCA。所使用的方案是：术后立刻给予吗啡负荷量 2mg，持续剂量 1mg/h，冲击剂量每次 0. 5mg，锁定时间 10 分钟。

1. 静脉 PCA 是术后镇痛的首选方法，其优点主要有
   A. 与肌内注射阿片类药物相比，可减少缺乏镇痛药知识的不足
   B. 程序锁定可避免药物的作用过度叠加导致药物过量
   C. 术后立刻给予负荷剂量可避免术后镇痛出现空白期
   D. 术后镇痛药量明显减少
   E. 避免术后医师处方镇痛药和给镇痛药之间的忍痛过程
   F. 吗啡是静脉 PCA 常用的药物

2. 该患者术后安静时镇痛效果尚可，但活动时仍然有明显的运动痛，可以采用的补救方法是

A. 不予处理
B. 连续给予2~3次冲击剂量
C. 静脉或肌内注射帕瑞昔布40mg
D. 静脉注射小剂量氯胺酮0.25~0.50mg/kg
E. 静脉或肌内注射氟比洛酚酯50mg
F. 限制活动

(3~5题共用题干)

患者，女，69岁。患带状疱疹，经过抗病毒治疗后急性感染消退，但右侧 $T_{3\sim5}$ 仍然有持续痛，VAS 8分。

3. 关于带状疱疹及带状疱疹后神经痛，下列叙述正确的是

A. 使用右侧星状神经节阻滞可以缓解症状
B. 对于免疫力低下的患者，使用干扰素或 α_1 -胸腺肽有助于防止带状疱疹后神经痛的出现
C. 表面麻醉药或辣椒素乳膏在早期涂布于病变区有镇痛作用
D. 带状疱疹可以预防
E. 非甾体抗炎药对于带状疱疹后神经痛有良好的镇痛作用
F. 抗惊厥药和抗抑郁药对于某些患者有镇痛作用

4. 关于带状疱疹后神经痛的治疗，下列叙述正确的是

A. 曲马多与抗抑郁药同时使用需注意药效可能改变
B. 硬膜外局麻药和糖皮质激素的治疗效果优于肋间神经局麻药和糖皮质激素封闭
C. 曲马多用量应根据疼痛强度确定，无最大剂量限制
D. 加巴喷丁的首日量为900~1200mg，分3次给予
E. 加巴喷丁的首日量为300mg
F. 不可以使用加巴喷丁

5. 关于外周神经病理性疼痛，下列叙述错误的是

A. 只要有疼痛过敏，就可以诊断为神经病理性疼痛
B. 纤维肌痛是肌肉和肌纤维表面痛，不是神经病理性疼痛
C. 复杂性区域疼痛综合征患者常有局部血管缺血，属于神经病理性疼痛的一种类型
D. 三环类抗抑郁药是神经病理性疼痛常用的一类药物
E. 单胺氧化酶抑制药有致高血压危象的危险，且还需要严格控制饮食，使其作为镇痛药应用受到限制
F. 抗惊厥药中卡马西平属于一线药，对各种外周神经痛其效果都优于普瑞巴林和加巴喷丁

（6~8 题共用题干）

患者，女，77 岁，体重 41kg。因肺癌在全身麻醉下行左肺叶切除术，术前患者一般情况良好，各项化验结果均正常，在手术结束前 30 分钟给予负荷剂量吗啡 0.1mg/kg，然后开始术后镇痛。

6. 该患者可以采用的最佳术后镇痛方式是

A. 间断肌内注射吗啡
B. 持续泵注 + PCA
C. 单纯 PCIA
D. 持续泵注
E. 间断静脉注射吗啡
F. 持续泵注 + 间断静脉注射吗啡

7. 患者采用了持续泵注 + PCIA 模式行术后镇痛，患者返回病房 2 小时后意识模糊，呼吸频率减慢，出现口唇发绀，脉搏氧饱和度（SpO_2）为 75%，双肺部无啰音，血压 160/90mmHg，心率 102 次/分。患者此时的可能诊断是

A. 支气管痉挛
B. 急性呼吸窘迫综合征
C. 高血压危象
D. 呼吸抑制
E. 脑梗死
F. 过度镇静

8. 进一步体检发现，患者双侧瞳孔呈针尖样，家属说：“回到病房后一直有家属控制 PCIA 按钮，且每隔 8 分钟按压一次”（该镇痛泵的锁定时间是 8 分钟）。此时的应急处理措施是

A. 立即鼻导管吸氧
B. 立即停止使用镇痛泵
C. 立即静脉注射呼吸兴奋药
D. 立即托上颌开放气道
E. 纳洛酮 0.1~0.2mg 静脉注射，必要时重复
F. 防止误吸
G. 面罩加压给氧，必要时控制呼吸

（9~13 题共用题干）

患者，女，26 岁，孕 38 周，产 0。心率 90 次/分，血压 120/80mmHg，SpO_2 98%；实验室检查均在正常范围；无阴道分娩禁忌证。入院时已规律宫缩，宫口开 3cm。患者疼痛难忍，拟实施分娩镇痛。

9. 该患者可以实施的无痛分娩方法有

A. 连续硬膜外阻滞
B. 腰硬联合麻醉
C. 吸入氧化亚氮（N_2O）
D. 催眠镇痛
E. 针灸镇痛
F. 经皮电刺激

10. 在无痛分娩方法中，应用较广泛的是
A. 连续硬膜外阻滞
B. 针灸镇痛
C. 吸入 N_2O
D. 经皮电刺激
E. 腰硬联合麻醉
F. 催眠镇痛
11. 如果产妇在生产过程中，因子宫收缩乏力，急需剖宫产，此时麻醉方式应当选择
A. 继续硬膜外低浓度局麻药维持
B. 局麻
C. 全麻
D. 根据患者情况，硬膜外给予 2% 利多卡因
E. 根据患者情况，硬膜外给予 0.5% 罗哌卡因
F. 吸入 N_2O
12. 胎儿娩出后，静脉滴注缩宫素 20U，滴注过程中产妇出现低血压、胸闷、面部潮红，室性期前收缩、恶心。可能的原因及处理方案是
A. 减慢或停止滴注缩宫素
B. 缩宫素过敏
C. 激素治疗
D. 吸氧
E. 对症治疗
F. 剖腹探查
13. 应用缩宫素的禁忌证包括
A. 脑血管畸形
B. 严重心血管疾病
C. 对缩宫素极度敏感
D. 胎儿娩出前
E. 多胎经产妇
F. 羊水过多

（14~15 题共用题干）

患者，女，56 岁。因患胃癌拟行胃次全切除术，患者既往有冠心病史 5 年，剧烈活动后偶有心前区疼痛。患者入院后，心电图示胸导联广泛 T 波改变。胸部 X 线片未见异常。超声显示双下肢静脉有血栓形成。生化检查以及凝血功能均正常。

14. 该患者手术最理想的镇痛方法是
A. 静脉患者自控镇痛（PCIA）
B. 间断静脉注射非甾体抗炎药
C. 间断肌内注射哌替啶
D. 硬膜外患者自控镇痛（PCEA）
E. 蛛网膜下腔患者自控镇痛（PCSA）
F. 单次静脉注射非甾体镇痛药 + 间断肌内注射阿片类镇痛药
15. 如果选择以阿片类药物为主的静脉镇痛泵进行患者自控镇痛，可能出现的并发症是
A. 瘙痒
B. 呼吸抑制和过度镇静

C. 心动过缓、直立性低血压
D. 恶心、呕吐、便秘
E. 下肢麻木
F. 消化道出血
G. 尿潴留

参考答案与解析

一、A1 型题

1. D【解析】神经病理性疼痛是指中枢或周围神经长期受到损害后，原来只负责传递信息的神经纤维或脊髓及疼痛中枢发生了“敏化”，甚至正常情况下不参与神经传导的胶质细胞也大量表达，分泌炎性因子，加重疼痛。神经病理性疼痛通常定位较差，疼痛性质为刺痛、戳痛、撕裂痛、麻木痛。自发性疼痛、疼痛过敏、触诱发痛是这类疼痛的特异性表现。

2. E【解析】根据疼痛的原因，疼痛可分为创伤性疼痛、炎性疼痛、神经病理性疼痛、癌痛、精神性疼痛。

3. A【解析】视觉模拟评分法，即一把 10cm 的标尺，一端为“剧烈疼痛”另一端为“无痛”。患者根据自己所感受的疼痛程度，在标尺上某一点作一记号，以表示疼痛的强度及对心理的冲击，故选项 A 正确，选项 D 错误。目前测定疼痛强度的方法主要有五种，都需要由患者主观评估，选项 B 错误。疼痛强度语言描述评分法（VRS）根据患者对疼痛的主诉，将疼痛程度分为无痛、轻度疼痛、中度疼痛和重度疼痛，选 C 错误。面部量表对照“面部表情疼痛评分量表”进行疼痛评估，适用于交流困难，如儿童（3~5 岁）、老年人、意识不清或不能用语言表达的患者，选项 E 错误。

4. B【解析】数字评分法（NRS）使用“疼痛程度数字评估量表”对患者疼痛程度进行评估。用“0~10”这 11 个数字表示疼痛强度，0 表示无痛，10 表示最痛。被测者根据个人疼痛感受在其中一个数字作记号。按照疼痛对应的数字将疼痛程度分为：轻度疼痛（1~3），中度疼痛（4~6），重度疼痛（7~10）。

5. E【解析】阿片类药物是目前用于临床镇痛作用最强的药物，其中二氢埃托啡适用于各种急性重度疼痛的镇痛，如重度创伤性疼痛和使用吗啡、哌替啶无效的急性剧烈疼痛。其镇痛作用的量效关系与吗啡一样呈直线型，镇痛强度为吗啡的 6000~10 000 倍，药效维持时间比吗啡短，对呼吸抑制作用比吗啡轻。

6. C【解析】曲马多是一种中枢镇痛药，通过不同机制发挥镇痛作用：（+）-曲马多及其代谢产物（+）-O-去甲基曲马多是 μ 受体的激动药（对 R 和 Δ 受体的亲和力仅为对 μ 受体的 1/25），（+）-曲马多和（-）-曲马多分别抑制 5-羟色胺和去甲肾上腺素的再摄取，提高了对脊髓疼痛传导的抑制作用。

7. C【解析】塞来昔布用于治疗急性疼痛的剂量为第 1 天首剂 400mg，必要时，可再口服 200mg。随后根据需要，每日两次，每次 200mg。

8. D【解析】术后镇痛方法包括心理疗法，全身给药（口服、肌内注射、静脉注射），局部给药（局部浸润、周围神经阻滞、硬膜外腔注射给药），患者自控镇痛，多模式镇痛、超前镇痛和靶向镇痛。

9. E【解析】椎管内给药分娩镇痛的适应证包括：①产妇存在分娩疼痛主动要求镇痛者。②宫缩较强和分娩过程疼痛剧烈者。③产妇有心脏病或肺部疾患不宜过度屏气者。④痛阈较低的初产妇。⑤有胎儿窘迫的产妇。

10. A【解析】恶心、呕吐是阿片类药物刺激中枢化学感应带、前庭核以及胃肠道阿片受体所致。恶心、呕吐的防治药物包括 5 $-HT_3$受体拮抗药、地塞米松、丁酰苯类药物（氟哌利多）、吩噻嗪类药物（氯丙嗪）以及多巴胺受体拮抗药（甲氧氯普胺）等。

11. E【解析】偏头痛患者以青春期女性多见，典型偏头痛患者几乎均有视觉异常，常伴有恶心、呕吐、畏光、畏声及疲乏无力。发作时间不固定，但以晨起时为多，常表现为反复发作的、多单侧的、中重度搏动样头痛。

12. D【解析】三叉神经痛的疼痛特点是突然发作，突然停止，发作前无任何先兆，选项 A 正确。发作时疼痛极为尖锐，如电击、刀绞、火烧、撕裂样、针刺样等，选项 E 正确。疼痛部位仅限于三叉神经分布区内，且不超过正中线，选项 B 正确。触发点位于疼痛的同侧，但可在三叉神经痛的不同支配区，选项 C 正确。原发性三叉神经痛不会导致患侧角膜反射消失，选项 D 错误。

13. C【解析】枕后神经痛呈发作性，疼痛性质多为刺痛或刀割样痛，一般无波动样痛。枕大神经和枕小神经出口处常有明显压痛，其分布区内可显示感觉过敏或减退。

14. A【解析】临床上分娩镇痛最常用的方法是患者自控硬膜外镇痛。这种方法可以减轻分娩时产妇的疼痛，提高生产的舒适度和成功率，同时对母婴的影响较小。

15. B【解析】分娩非药物性镇痛方法有水下分娩、经皮电神经刺激法、精神安慰镇痛分娩法、针刺镇痛法，还可通过产前宣教、指导子宫收缩时的呼吸等来减轻产痛。药物性镇痛方法有笑气吸入法、肌内注射镇痛药物、椎管内注药镇痛法。因此选项 B 不属于非药物性镇痛方法。陪伴分娩指允许准爸爸或亲友进入产房，陪伴准妈妈度过分娩全过程。这种方法可以减轻准妈妈的紧张和孤独感，提高其自信心和安全感，从而减轻分娩疼痛。

16. A【解析】心绞痛以发作性胸痛为主要临床表现，疼痛部位主要在胸骨体上段或中段后方，可波及心前区，有手掌大小范围。

17. E【解析】理想的分娩镇痛应具备下列特征：①对母婴影响小。②易于给药，起效快，作用可靠，满足整个产程镇痛的需要。③避免运动神经阻滞，不影响宫缩和产妇运动。④产妇清醒，可参与生产过程。⑤必要时可满足手术的需要。

18. E【解析】关于硬膜外患者自控镇痛药物的选择，阿片类的有芬太尼、阿芬太尼、舒芬太尼、吗啡和曲马多。瑞芬太尼适用于不能行椎管内阻滞分娩镇痛的产妇。

19. C【解析】硬膜外阻滞镇痛和腰硬联合阻滞镇痛是目前最主要的椎管内阻滞分娩镇痛方法。在第二产程宫缩强烈时，往往需要联合低浓度局麻药和镇痛药，实行连续硬膜外镇痛，不致产生运动阻滞。可行走的硬膜外镇痛是指痛觉消失而保留产妇的感觉和下肢运动，目的是不影响产程和肌肉张力，方便产妇活动。

20. D【解析】射频热凝术是用可控性射频发生器为电器加热，调节温度以控制破坏的范围和程度，一般 50℃ 可产生较重的感觉减退，70℃ 痛觉消失，电极加热至 70～75℃ 可使神经中传导痛、温觉的 Aγ 和 C 纤维破坏而传导触觉的纤维功能保存。这样能利用不同神经纤维对温度耐受的差异性，有选择性地破坏半月神经节内传导面部痛的细纤维，而保存对热力抵抗力较大的传导触觉的粗纤维，达到即刻镇痛又保留面部感觉的目的。

21. B【解析】非阿片类药物为第一阶梯，也可以说是非甾体抗炎药，选项 C 叙述正确。轻度疼痛可给予非阿片类药物（非甾体抗炎药）加减辅助镇痛药，选项 B 叙述错误。非甾体抗炎药存在封顶效应（天花板效应）的问题，选项 A 叙述正确。首先使用非阿片类药物，不能达到镇痛者用弱阿片类药物，仍不能镇痛者，应当使用强阿片类药物，选项 D 叙述正确。此类药物的主要不良反应为胃肠道反应，选项 E 叙述正确。

22. D【解析】偏头痛是反复发作的一侧或两侧搏动性头痛，临床特点为：好发于儿童和青春期，女性多于男性，多有家族史，恶心、呕吐、畏光和/或畏声、倦怠等是常见伴发症状，发作频率从每周至每年 1 次或数次不等。

23. A【解析】术后疼痛应激反应可导致淋巴细胞减少，白细胞增多，网状内皮细胞处于抑制状态，单核细胞活性下降。肿瘤患者术后疼痛等应激反应的结果可能是使体内细胞毒性 T 细胞的功能减弱、数量减少。

24. A【解析】术后急性疼痛可引起机体交感神经末梢和肾上腺髓质释放儿茶酚胺；肾上腺皮质释放醛固酮和皮质醇；下丘脑释放抗利尿激素；还可激活肾素－血管紧张素系统。而且术后疼痛还可使机体释放的交感神经末梢和肾上腺髓质释放的胰岛素分泌减少。

25. C【解析】肩周炎是以肩关节疼痛和活动不便为主要症状的常见病症，肩关节向各方向活动均可受限，以外展、上举、内旋、外旋更为明显。起初肩部呈阵发性疼痛，多数为慢性发作，以后疼痛逐渐加剧，或钝痛，或刀割样痛，且呈持续性，气候变化或劳累后常使疼痛加重，疼痛可向颈项及上肢（特别是肘部）扩散。多数患者在肩关节周围可触到明显的压痛点，主要在肌腱与骨组织的附着点及滑囊、肌腱等处。

26. A【解析】肋间神经痛的治疗包括一般治疗和肋间神经阻滞。一般治疗包括卧床休息，应用非甾体抗炎药、针灸及经皮电刺激镇痛。经皮电刺激疗法及局部理疗均有一定的镇痛效果，但对慢性顽固性疼痛患者效果常不稳定。对疼痛剧烈或慢性顽固性疼痛患者，采用神经阻滞疗法是十分有效的治疗措施之一。椎旁阻滞术常被推荐使用，且具有切实的镇痛效果。但由于胸椎的部位特殊，为防止发生气胸可从肋间神经处进行阻滞。另外，在压痛明显处，也可施行局部痛点阻滞。

27. D【解析】关节液或痛风石内容物检查为诊断痛风的最佳检查，可通过其中是否有尿酸盐结晶，确诊是否患有痛风。

28. D【解析】应用镇痛药物的同时，可配合镇痛辅助药（如抗抑郁药和抗癫痫药等），以提高镇痛效果，选项 A 叙述正确。在辅助药物的使用原则中，辅助药物不能常规给予，应当根据患者的需要而定，选项 B 叙述正确。阿片类镇痛药的主要不良反应是便秘，选项 C 叙述正确。心理治疗是一种区别于药物、手术和理疗等方法的治疗方法，在癌痛治疗中尤其不能忽视，选项 D 叙述错误。当用三阶梯镇痛法疗效欠佳或长期大量应用阿片类药物而产生耐药性或其他疗法失败者，可以采用神经阻滞，选项 E 叙述正确。

29. A【解析】PCA 是最能体现用药个体化原则的给药方式。

30. C【解析】量化评估疼痛时应当重点评估最近 24 小时内患者最严重和最轻的疼痛程度，以及通常情况的疼痛程度，应当在患者入院后 8 小时内完成，通常使用数字评分法（NRS），面部表情疼痛评分量表及语言描述评分法（VRS）三种方法。

31. E【解析】多数原发性三叉神经痛为间歇发病，其间隔数月或数年不等。每次发作时间由数秒钟至 2 分钟而骤然中止，每日发作数次至数十次不等。

32. E【解析】三叉神经痛又称痛性抽搐，女性患者略多，多在中年后起病，随年龄增长而增加，选项 B、D 正确。三叉神经痛是指颜面部三叉神经分布区域出现短暂的、阵发性的、反复发作的电击样剧痛，疼痛部位仅限于三叉神经分布区内，选项 A、C 正确。继发性三叉神经痛是指三叉神经本身或其周围存在有器质性病变，原发性三叉神经痛指不表现神经系统体征，而且应用各种检查并无明显和发病有关的器质性或功能性病变者，选项 E 错误。

33. B【解析】神经根型颈椎病突出的症状为颈部神经根性钻痛或刀割样疼痛，可由颈神经根部呈电击样向肩、上臂及前臂乃至手部放射，其部位多局限于一侧的单根或少数几根的神经根分布区内，与根性痛相伴随的是该神经根分布区的其他感觉障碍，其中以手指麻木、指尖感觉过敏及皮肤感觉减退等为多见。

34. D【解析】患者自控硬膜外镇痛（PCEA）适合胸背以下区域性疼痛的治疗，常采用局麻药与阿片类镇痛药联合应用，局麻药常选择对运动神经作用较小的布比卡因。

二、A2 型题

1. A【解析】桡骨茎突狭窄性腱鞘炎是由于拇指或腕部活动频繁，肌腱与腱鞘局部出现渗出、水肿和纤维化，造成肌腱在腱鞘内的滑动受阻而引起的临床症状。其临床表现主要为桡骨茎突部隆起、疼痛，腕和拇指活动时疼痛加重，局部压痛。

2. C【解析】颈项部疼痛常常是颈椎病的首发症状。颈椎 X 线片示第 5、6、7 颈椎增生，第 6、7 颈椎椎间孔狭窄，狭窄的椎间孔可压迫相应的颈神经，从而引起臂丛神经根的压迫症状。

3. E【解析】硬膜外阻滞系指将局麻药注入硬膜外腔，阻滞脊神经传导，产生节段性镇痛的方法。与末梢神经阻滞相比，硬膜外阻滞可同时阻滞躯体和自主神经，效果确切。与蛛网膜下腔阻滞相比，则可避免脑膜刺激和脑神经损伤，膀胱直肠受累的并发症也较少。此外，还可经硬膜外导管分次注入局麻药。适用于颈$_2$~骶$_5$（C_2~S_5）脊神经分布区的癌痛，并可缓解末梢血管性疼痛和痉挛性疼痛。

4. B【解析】带状疱疹后神经痛是带状疱疹遗留下来的疼痛，属于后遗症的一种。临床上认为带状疱疹的皮疹消退以后，其局部皮肤仍有疼痛不适，且持续 1 个月以上者称为带状疱疹后神经痛（PHN）。表现为局部阵发性或持续性的灼痛、刺痛、跳痛、刀割痛，严重者影响患者休息、精神状态等。

5. D【解析】该患者感觉迟钝、视物模糊并伴有呕吐，疑似发生了地高辛不良反应，应检测地高辛浓度。地高辛的毒性反应与血药浓度有关，高龄患者应减少用药剂量。

6. B【解析】带状疱疹后遗神经痛是一种常见的疾病，患者常伴有长期顽固性疼痛。针对这种病情，常规治疗措施包括口服镇痛药、局部使用麻醉贴剂或辣椒碱软膏等。阿米替林和利多卡因贴剂是常用的口服镇痛药和局部麻醉贴剂，可以缓解神经疼痛；辣椒碱软膏则是通过激活皮肤表面的 C 纤维，产生刺激作用，抑制痛觉神经的传输。而阿昔洛韦则是用于带状疱疹感染的抗病毒药物，可以减少病毒复制和神经系统病变的程度，从而缓解疼痛。可乐定是一种 α_2 肾上腺素能受体激动药，主要用于镇静、降压等临床应用。虽然可乐定也有一定的镇痛作用，但在带状疱疹后遗神经痛的治疗中，其有效性相对较低。因此，在本题所描述的病情下，口服可乐定在改善其疼痛方面有效性最低，选项 B 为正确答案。

7. A【解析】硬膜外腔脓肿是脊椎麻醉（蛛网膜下腔阻滞）和硬膜外阻滞极其罕见的并发症。大多数麻醉相关的硬膜外腔脓肿与硬膜外导管有关。为避免永久性并发症，在硬膜外腔脓肿的发病过程中，及时识别和积极治疗至关重要。硬膜外置管后，出现明显的脓肿症状需要几天时间（平均为 5 天），一般有 4 个临床阶段。第一阶段出现背部局部疼痛，第二阶段出现神经根性疼痛，第三阶段出现感觉和运动功能减退或括约肌功能障碍，第四阶段发生截瘫。严重背部疼痛是硬膜外腔血肿的主要特征，与之不同的是，硬膜外腔脓肿患者背部疼痛出现后大约 3 天可出现神经根性疼痛。硬膜外腔脓肿患者还可出现发热，这在硬膜外腔血肿患者中较罕见。磁共振成像有助于诊断。脊髓前动脉综合征表现为运动乏力或下肢瘫痪。感觉异常性股痛与股外侧皮神经受压有关，并可出现大腿外侧烧灼痛，不属于硬膜外阻滞的并发症。

8. B【解析】在没有透视引导的情况下放置硬膜外导管，针尖与背部解剖结构的相对准确位置只能靠猜测。如果怀疑穿刺针或导管的位置不对，谨慎做法是将针和导管全部退出并重新穿刺。本病例中，硬膜外导管尖端可能进入了神经根。这种情况下，如注入局麻药或麻醉性镇痛药，药物产生的压力可能引起缺血和神经损伤。穿刺过程中，或经穿刺针、硬膜外导管给药期间，出现持续的异常感觉需要引起高度警惕。

9. B【解析】咳嗽、胸痛和气促提示该患者可能发生了气胸，肾脏手术可能造成胸膜损伤而致气胸，一旦发生应当及时修补，修补时应做正压人工呼吸以膨胀肺。

10. B【解析】腹腔神经丛无水乙醇阻滞适用于治疗腹部肿瘤引起的疼痛，特别是胰腺癌痛，60%~85% 患者可获得无痛。

11. E【解析】患者频繁按压 PCA 泵追加药物进行术后镇痛，提示需要增加镇痛药物的剂量。必须时刻牢记，在开始 PCA 泵治疗之前必须给予充足负荷剂量的麻醉性镇痛药。否则，患者将会始终处于镇痛不全的“追赶阶段”。

三、A3/A4 型题

1. A【解析】抗抑郁药为治疗纤维肌痛综合征（FMS）的首选药物，可明显缓解疼痛，改善睡眠，调整全身状态，但对压痛点的改善效果不理想。其中，以阿米替林应用最为广泛，可明显缓解全身性疼痛，改善睡眠质量和情绪。

2. B【解析】使用阿米替林药物在治疗初期可能出现抗胆碱能反应，如多汗、口干、视物模糊、排尿困难、便秘等。中枢神经系统不良反应可出现嗜睡，震颤、眩晕。可发生直立性低血压。偶见癫痫发作、骨髓抑制及中毒性肝肾功能损害等。阿米替林对胃肠道的刺激作用较小，不易引起胃肠道副作用。

3. E【解析】考虑颈椎病变引起本题题干所述症状，所以体格检查应从高位颈神经检查开始，选项 E 正确。

4. B【解析】颈椎 MRI 对神经物理损伤的显示更为精确。

5. C【解析】考虑腰椎病变导致题干所述症状，因此检查应从腰椎神经异常检查开始。

6. B【解析】腰椎正侧位片检查能够显示腰椎关节有没有增生，或可有齿状突偏歪；腰椎 CT 可以发现脊柱是否存在外伤，是否有各种原因的椎管狭窄、椎间盘退行性病变和椎间盘突出等问题。MRI 可以帮助确定腰椎间盘突出的位置和范围，血常规、ESR、AKP 和 CRP 可以帮助评估炎症程度和治疗效果。选项 A 中，ASO 试验和 RF 试验主要用于风湿性疾病的诊断，血尿酸检查则主要用于痛风的诊断，这些检查与该患者的症状不符合。选项 C 中，MRI 可以帮助确定腰椎间盘突出的位置和范围，没有必要再进行 ASO 试验和 RF 试验等测试。选项 D 中，X 线对软组织结构的显示不够清晰，因此无法确定腰椎间盘突出症（LDH）的位置和范围。选项 E 中，双下肢肌电图可以帮助评估神经传导功能，但对脊柱病变的检测能力有限，因此不能作为诊断 LDH 的主要手段。

7. C【解析】根据该患者的症状和体征，疑似为面肌痉挛。面肌痉挛，又称面肌抽搐或偏侧面肌痉挛症，为一种半侧面部不自主抽搐的病症，抽搐呈阵发性且不规则，程度不等，可因疲倦、精神紧张及自主运动等而加重。本病病因不明，多在中年后发生，常见于女性。起病多从眼轮匝肌开始，然后涉及整个面部。目前一般采用对症治疗。

8. A【解析】面肌痉挛可选择解痉、镇静和抗焦虑药物，如卡马西平、氯硝西泮等。

9. B【解析】面肌痉挛可采用的手术疗法包括面神经阻滞、面神经干压榨和颈胸神经节（星状神经节）阻滞。舌咽神经阻滞术适用于顽固性神经痛、恶性肿瘤转移性神经痛。

10. C【解析】双氯芬酸主要出现的胃肠道不良反应包括消化不良、腹痛、恶心和腹泻，其中以消化不良和腹痛最为常见。该患者为老年人，有上腹部疼痛，最可能是出现了双氯芬酸不良反应，应慎用双氯芬酸。

11. E【解析】腹痛主要源于治疗时形成的溃疡，可给予质子泵抑制药和胃黏膜保护药。质子泵抑制药是目前治疗消化性溃疡最常用的一类药物，可通过快速抑制胃酸分泌和清除幽门螺杆菌而达到快速治愈溃疡的目的。胃黏膜保护药可以加强胃黏膜防御功能，能对溃疡的愈合起到积极作用，是治疗消化性溃疡、胃食管反流病的基本药物之一。

12. C【解析】该病考虑为药物引起消化道溃疡所致，可引起黏膜出血，故行粪隐血试验可明确诊断。

13. A【解析】双氯芬酸在老年人中的安全性、有效性和不良反应的发生与年轻人没有显著差异，但老年人对不良反应的耐受性一般较差，当出现不良反应时应停用该药物。

14. D【解析】偏头痛是反复发作的一侧或两侧搏动性头痛，临床特点为好发于儿童和青春期，女性多于男性，多有家族史，恶心、呕吐、畏光和/或畏声、倦怠等是常见伴发症状，一般疼痛经历数小时，严重者可持续数天。发作频率从每周至每年1次或数次不等。根据该患者的上述症状，诊断最有可能是偏头痛。

15. A【解析】舒马普坦为5-羟色胺受体激动药，是最有效的控制偏头痛发作的药物。

16. C【解析】星状神经节是颈段的神经节和胸段神经节的交汇处，可以治疗头部，甚至上肢，包括胸部的很多疾病，如失眠、多梦、耳鸣、偏头痛等。

17. D【解析】可用于防治偏头痛的药物较多，但由于患者个体差异，致使某些药物的疗效不尽理想。近几年，临床上用普萘洛尔治疗偏头痛比较普遍，但在临床上用尼莫地平预防和治疗偏头痛疗效更为理想。

18. B【解析】肋间神经阻滞的适应证包括肋间神经痛、肋软骨炎疼痛、胸膜炎疼痛、带状疱疹及带状疱疹后神经痛的治疗。

19. D【解析】肋间神经阻滞操作方法：可采取俯卧位，侧卧位，仰卧位。在肋骨下缘稍上方垂直进针，达肋骨外侧面，然后将针尖轻移至肋骨下缘抽吸，无气、无血后注药。

20. C【解析】气胸是肋间神经阻滞时最常见的并发症，可表现为呼吸困难、胸痛等。可通过吸氧、抽气、放置导管行胸腔闭式引流等措施来治疗。其主要原因是进针过深，因此必须控制进针深度，进针时嘱患者屏气。局麻药中毒主要是因为药液误注入肋间血管或阻滞多根肋间神经用药量过大和吸收过快所致。冷镇痛法阻滞时可发生神经痛，一般在术后6周发生，持续2~4周。肋间神经阻滞时，使用的局麻药中常含有酒精成分，如果患者体内存在过多的酒精代谢产物，可能会对局麻药的吸收和代谢产生影响，引起酒精性神经炎等神经系统并发症。

21. E【解析】枕大、枕小神经阻滞适用于枕大、枕小神经痛，枕部肌筋膜综合征。

22. C【解析】枕神经阻滞通常无严重并发症，因头皮血管丰富容易出血，阻滞后需压迫数分钟。

23. C【解析】在枕神经阻滞的基础上，星状神经节阻滞术对面瘫、耳聋、颈椎病、心绞痛、结肠炎等有一定疗效，而且对高血压引起的头晕头痛也有效果。

24. D【解析】患者存在严重的恶心、呕吐，不适合继续应用口服、静脉镇痛药物，神经毁损会引起神经功能永久丧失，加重患者的负担。硬膜外 PCA 给药可长时间留置，可依据自身疼痛程度调整剂量，且比药物口服、静脉应用的不良反应轻。而吗啡是癌痛首选镇痛药物，联合局麻药可减少相互用量，延长镇痛时间。

25. E【解析】腹腔神经丛阻滞是治疗中晚期上腹部肿瘤顽固性疼痛的有效方法。

26. D【解析】$L_5\sim S_1$ 间隙突出主要是神经压迫症状，如下肢麻木、疼痛，合并或者不合并腰部疼痛。如果没有神经压迫，可能只会表现出单纯腰疼。

27. D【解析】$L_3\sim L_4$ 突出（L_4 神经根受压）时，可有膝反射减退或消失，小腿内侧感觉减退。$L_4\sim L_5$ 突出（L_5 神经根受压）时，小腿前外侧足背感觉减退，伸及第 2 趾肌力常有减退。$L_5\sim S_1$ 间突出（S_1 神经根受压）时，小腿外后及足外侧感觉减退，第 3、4、5 趾肌力减退，跟腱反射减退或消失。神经压迫症状严重者患肢可有肌萎缩。

28. D【解析】一般腰椎间盘突出者均有脊柱侧凸体征。视髓核突出的部位与神经根之间的关系不同而表现为脊柱弯向健侧或弯向患侧。如髓核突出的部位位于脊神经根内侧，因脊柱向患侧弯曲可使脊神经根的张力减低，所以腰椎弯向患侧。反之，如突出物位于脊神经根外侧，则腰椎多向健侧弯曲。实际上，此仅为一般规律，尚有许多因素，包括脊神经的长度、椎管内创伤性炎症反应程度、突出物距脊神经根的距离以及其他各种原因均可改变脊柱侧凸的方向。

29. E【解析】通常除巨大椎间盘突出症、疝出或钙化型椎间盘突出症而引起临床严重症状，如大小便障碍、广泛肌力减弱或瘫痪，需要尽快手术治疗外，多数患者通过非手术治疗，即卧床休息、腰椎牵引、胶原酶溶盘术、经皮腰椎间盘旋切术等治疗多可治愈。该患者经过保守治疗后，症状已经缓解，所以只需继续卧床休息即可。

30. C【解析】MRI 检查对椎间盘突出症的诊断具有重要意义。通过不同层面的矢状面影像及所累及椎间盘的横切位影像，可以观察病变椎间盘突出的形态及其与硬膜囊、神经根等周围组织的关系。MRI 检查除了可以获得三维影像用于诊断，更为重要的是此项技术尚可用于定位及分辨“膨隆”“突出”与“脱出”，从而有利于治疗方法和手术入路的选择。

31. A【解析】蛛网膜下腔吗啡与口服吗啡剂量比因人而异，但通常在 1∶100~1∶300。该患者疼痛 VAS 评分为 8 分，口服硫酸吗啡缓释片 300mg/d 可将 VAS 评分缓解到 3 分，因此可以考虑给该患者用蛛网膜下腔吗啡泵进行治疗。根据常规剂量比例，蛛网膜下腔吗啡剂量与口服吗啡剂量比为 1∶100~1∶300。因此，选项 A 正确。

32. B【解析】不良反应可分为短时间耐受、中时间耐受和长时间耐受三大类。镇静、恶心、呕吐、瘙痒、尿潴留、呼吸抑制等都是短期不良反应，持续用药数天或 1~2 周后这些症状都会消失。瞳孔缩小需 1 年左右方可耐受。最顽固和可能终身不耐受的不良反应是便秘。药物耐受性和躯体依赖性也是吗啡长期用药的不良反应。

33. C【解析】呼吸抑制是阿片类药物最危险的不良反应，常见于阿片类药物过量或合并使用其他镇静药物，可减少用量或停用。疼痛是呼吸抑制的最大拮抗因素，强刺激是阿片类药物中毒所致呼吸抑制徒手抢救最便捷的方法，吸氧可延缓致死时间，建立人工气道和机械通气是治疗呼吸抑制的有效方法。静脉注射纳洛酮可完全纠正阿片类药物的呼吸抑制作用。首次纠正呼吸抑制时，应每隔2~3分钟，静脉注射0.1~0.2mg纳洛酮，直至产生理想的效果，即有通畅的呼吸和清醒度，无明显疼痛和不适。

34. C【解析】PCA需设置负荷剂量：术后立刻给予，药物需起效快，剂量应能制止术后痛，避免术后出现镇痛空白期。持续剂量：保证术后达到稳定的、可持续镇痛的血药浓度，在静脉PCA时，对芬太尼等脂溶性高、蓄积作用强的药物不使用恒定的背景剂量或仅用低剂量。冲击剂量：使用速效药物，迅速制止爆发痛，一般冲击剂量相当于日剂量的1/10~1/15。锁定时间，保证第一次冲击剂量药物达到最大作用后，才能给予第二次剂量，避免药物中毒。

35. E【解析】曲马多是人工合成的，作用于μ受体以及去甲肾上腺素和血清系统。曲马多可用于治疗中等至严重的疼痛。羟考酮为中等效力的半合成阿片类镇痛药（即麻醉性镇痛药），通过激动中枢神经系统的阿片受体而产生镇痛、镇静作用。镇痛效力及维持时间与吗啡类似，略强于曲马多，用于缓解持续的中、重度疼痛。

36. A【解析】坐骨神经阻滞适用于坐骨神经痛、梨状肌综合征的治疗与诊断、鉴别诊断。

37. B【解析】坐骨神经分左、右两支，管理下肢的感觉、运动，由腰神经和骶神经组成。支配小腿及足的全部肌肉以及除隐神经支配区以外的小腿与足的皮肤感觉。单侧阻滞不会影响双下肢运动、感觉功能。

38. D【解析】根据该患者的临床表现和检查，最可能诊断为颈部肌筋膜综合征。其主要表现为颈部肌肉慢性疼痛，晨起或天气变化及受凉后症状加重，活动后则疼痛减轻，常反复发作。急性发作时，表现为局部肌肉痉挛、颈项僵直、活动受限。疼痛区域内有激痛点，按压激痛点可出现传导痛，有时可放射至肩臂部、上背部及头部，是引起颈肩部疼痛的常见病。

39. D【解析】肌筋膜疼痛的治疗方法有物理治疗、针灸推拿、中药、局部药物注射封闭、软组织松解、神经阻滞。神经阻滞较软组织松解操作简单。

40. B【解析】神经阻滞对于三叉神经痛是很有效的治疗方法。可根据疼痛所分布区域，采用相应的神经阻滞。如果两支以上同时发病，首先阻滞症状严重的一支或首先发作的一支，或交替进行，Ⅱ、Ⅲ支并发或三支同时发作者可行半月神经节阻滞。

41. A【解析】半月神经节射频热凝术适用于原发性三叉神经痛，经服药效果不理想者，本法选择性破坏三叉神经的痛觉纤维，而不损害触觉纤维，且安全、简单、并发症少，复发率低，对老年患者不宜接受手术者尤为适宜。该患者行半月神经节阻滞后疼痛可缓解数小时，可进一步选择半月神经节射频热凝术治疗。

42. D【解析】三叉神经痛常用方法：将无水乙醇或其他药物注射到三叉神经的分支或半月神经节内，致使神经细胞发生凝固性坏死，进而阻断神经对痛的传导功能。除半月神经节外，射频也可用于末梢神经或只损毁三叉神经感觉根。

43. E【解析】眶上神经毁损的并发症：注射部位周围肿胀和淤血、眼球损伤、角膜化学损伤、局部感染、阻滞动眼神经所致眼睑下垂。

44. B【解析】尿潴留为硬膜外吗啡镇痛常见的并发症之一，原因是排尿反射被抑制，或者是膀胱括约肌痉挛引起。

45. C【解析】硬膜外患者自控镇痛以局麻药和麻醉性镇痛药复合应用，常用0.1%~0.2%布比卡因加小量的芬太尼或吗啡。

46. D【解析】罗哌卡因与布比卡因、甲哌卡因结构相似，主要的优点是低浓度时阻滞感觉神经而不影响运动神经，即所谓分离阻滞的效果比其他局部麻醉药明显。

47. E【解析】目前局麻药以盐酸盐为主，其pH多为4.0~6.0，碳酸盐的局麻药pH偏高，如碳酸利多卡因的pH大于7.0。

48. A【解析】该患者对阿片类药物高度敏感，曾在使用小剂量阿片类药物后出现严重呼吸抑制病史，因此应以选择非阿片类药物为主，可选择亚麻醉剂量的氯胺酮。

49. C【解析】针对该患者的病史和药物过敏情况，再增加一种硬膜外PCA的辅助用药时，应当避免使用阿片类药物。吗啡、哌替啶（度冷丁）、芬太尼均属于阿片类药物，因此不适合该患者使用。阿米替林主要用于治疗抑郁症和焦虑症等精神方面的问题，其在缓解神经痛方面的作用较弱，一般不作为首选药物。可乐定是一种α_2肾上腺素能受体激动药，具有镇痛、镇静、降压、镇吐等作用，常用于麻醉后镇痛、手术前镇静等情况。使用可乐定可以减轻患者的疼痛感，并且具有较小的呼吸抑制风险，对该患者来说是一种比较安全的药物选择。

50. C【解析】可乐定是一种α_2受体激动药，常用于局部和全身麻醉的辅助药物，也可用于镇痛。其镇痛作用机制主要是通过激动α_2受体发挥作用。具体来说，可乐定激动α_2受体后，可以通过抑制脊髓后角水平的伤害性刺激的传导，明显减弱伤害性神经元的放电，从而产生长时间的强效镇痛作用。

51. E【解析】可乐定可使心率减慢，收缩压降低。

52. A【解析】腰椎间盘突出症可有脊柱偏斜、脊柱运动受限、腰部相应节段的压痛点、坐骨神经走行区压痛，直腿抬高试验、直腿抬高加强试验、健腿抬高试验、屈颈试验、仰卧挺腹试验以及股神经牵拉等试验阳性，多数患者有臀部、大腿外侧、足背外侧或足底外侧疼痛减低或麻木。

53. D【解析】L_3神经根支配的区域为大腿前内侧以及膝关节内侧，受累后会出现大腿内侧收肌力减弱，膝反射减弱或消失；L_4神经根支配区域为骶髂部、髋部、大腿内前侧、小腿前侧、小腿前内侧，受累后出现该区疼痛、麻木、伸膝无力、膝反射减弱或消失。因此，神经根受累及的范围主要为L_{3-4}神经。

54. B【解析】存在病变神经为L_3、L_4，因此病变部位为L_{3-4}、L_{4-5}椎间。

55. C【解析】CT检查不仅能诊断椎间盘突出，还对椎间盘突出的大小、位置都能准确显示，并且对钙化的椎间盘、椎管狭窄、黄韧带增厚、侧隐窝狭窄等都能显示出来。对选择治疗方法很有帮助。

56. D【解析】考虑该患者的首要诊断为腰椎间盘突出症。对于这种情况，应以保守治疗为主，以减轻症状，并预防病情进展。因此，手术治疗并不是首选方案。通常除巨大椎间盘突出症、疝出或钙化死骨型椎间盘突出症而引起临床严重症状，如大小便障碍、广泛肌力减弱或瘫痪需要尽快手术治疗外，多数患者可通过非手术治疗，即骨盆牵引、胶原酶溶盘术、经皮腰椎间盘旋切术等治疗多可治愈。

57. D【解析】腰椎间盘突出症是引起腰腿痛和根性坐骨神经痛的主要原因，轻度到中度的椎间盘突出症可采用保守治疗，包括镇痛药、非甾体抗炎药、肌松药等口服药物来缓解疼痛和纠正神经功能障碍。硬膜外腔注药可以在某些情况下治疗椎间盘突出症，但不是首要选择，通常在局部镇痛药治疗失败后使用。手术治疗一般只适用于保守治疗无效或严重神经系统损伤的情况，而本患者的病情还处于早期，没有必要采取手术治疗。正骨和理疗等物理治疗方法可以辅助治疗和康复，但仅作为附加治疗手段，并不适用于缓解急性疼痛。

58. C【解析】引起腰椎间盘病变的病因有：外伤、过度负重、经常震动、不良体态、脊柱畸形等。选项C为本题最佳答案。

59. E【解析】腰椎间盘突出症，90%的患者可以非手术治疗而愈，保守治疗的方法包括短期的卧床休息、药物治疗、牵引、理疗、针灸、纠正生活方式、康复锻炼等。

60. A【解析】椎管内阻滞具有确实、作用持续、可控性好，无吸入麻醉所致的嗜睡、神志改变、低氧及高二氧化碳血症、误吸等不良反应及并发症等优点。目前椎管内阻滞分娩镇痛是最为有效且不良反应较少的方法。

61. A【解析】肌松药是水溶性大分子季铵化合物，较少透过胎盘类脂膜屏障，选项A正确。丙泊酚起效快、维持时间短、苏醒迅速，可迅速通过胎盘，其催眠效能较硫喷妥钠强1.8倍。咪达唑仑具有苯二氮䓬类药物共有的药理作用，透过胎盘较安定少，选项B错误。所有的阿片类药物均可透过胎盘而影响新生儿，高脂溶性药物透过胎盘较快，低脂溶性药物透过胎盘进入胎儿较慢，选项C错误。曲马多经乳汁分泌量低，是产科镇痛常用药物，选项D错误。临床上1.0%罗哌卡因与0.75%布比卡因在起效时间和运动神经阻滞的时效没有显著差异，而罗哌卡因消除半衰期（$t_{1/2}$）明显短于布比卡因，其毒性仅为布比卡因的1/8，低浓度时能产生明显的运动阻滞和感觉阻滞分离现象，选项E错误。

62. B【解析】椎管内镇痛具有镇痛确实、作用持续、可控性好，无吸入麻醉所致的嗜睡、神志改变、低氧及高二氧化碳血症、误吸等副作用及并发症等优点。根据该患者的情况，可以考虑采用单次椎管内注药镇痛来缓解宫缩疼痛。

63. B【解析】吸入氧化亚氮可以产生镇痛效果，且不会对胎儿造成呼吸和循环抑制，不会增加产后出血量，也不影响分娩过程，且能使分娩的产妇保持清醒状态。但需要特殊设备，可能污染环境，不作为分娩镇痛首选。如果患者因故不能采用椎管内注射分娩镇痛，可以选择氧化亚氮吸入进行分娩镇痛。

64. D【解析】静脉应用镇痛、镇静药物容易引起胎儿呼吸和循环抑制，不作为首选。哌替啶间断肌内注射可以起到镇痛、镇静效果，联合宫颈旁阻滞镇痛效果更好。

65. D【解析】该患者目前应以缓解疼痛为主，改善生活质量为首，再行肿瘤治疗。

66. B【解析】世界卫生组织推荐的简单、有效、公认、合理的三阶梯治疗可以使 90% 癌症患者的疼痛得到有效的缓解，75% 以上的晚期癌症患者疼痛得以解除。

67. C【解析】三阶梯治疗无效，应选择硬膜外 PCA，但患者又无法长期住院行 PCA 治疗，神经破坏疗法可以达到长期镇痛效果。

68. D【解析】PCA 是一种由患者根据自身疼痛的剧烈程度而自己控制给予预设剂量镇痛药液的镇痛方法。适用于术后急性疼痛的治疗和癌痛的治疗等。

69. B【解析】PCEA 适用于手术后区域性中、重度疼痛。

70. D【解析】PCEA 常采用低浓度罗哌卡因、布比卡因或利多卡因等局麻药复合芬太尼、舒芬太尼、吗啡等药物。布比卡因复合芬太尼术后镇痛效果确切，能解除患者焦虑和减轻应激反应，临床应用越来越普遍。

71. E【解析】术后镇静首选 PCA，无法硬膜外应用时，可以采用静脉、皮下及胸膜腔应用，故选项 E 正确。

72. C【解析】与传统的肌内注射镇痛药相比，PCA 有明显的优点：①在镇痛治疗期间，镇痛药物的血药峰浓度较低，血药浓度波动小，呼吸抑制发生率低，减少了镇痛治疗时过度镇静的不良反应。②镇痛效果好。③PCA 能克服镇痛药的药代动力学和药效动力学的个体差异，做到按需给药。④减少患者疼痛时等待医护人员处理的时间。⑤减少术后并发症的发生。⑥提高患者及其家属对医疗品质的满意度。⑦减轻医护人员的工作负担。

73. B【解析】一般认为对手术后中、重度急性疼痛的患者不宜采用口服镇痛药物。与口服药相比，肌内注射镇痛药物起效快，易于迅速产生峰作用。肌内注射吗啡或哌替啶之后，患者血药浓度的差别可达 3~5 倍，药物的峰作用时间 4~108 分钟不等。静脉注射与肌内注射比较，由于药物在体内快速重新分布，单次静脉注射后药物作用时间较短，故需反复给药。

74. E【解析】吗啡的不良反应：①显著的呼吸抑制作用，呼吸频率减慢，大剂量可导致呼吸停止。②镇静作用：消除由疼痛所引起的焦虑、紧张等情绪反应，使患者易于入睡。③抑制咳嗽，引起恶心、呕吐，还可引起脊髓反射和肌张力增强。④引起尿潴留、便秘、血糖升高、皮肤瘙痒、体温下降。⑤增加胆道平滑肌张力，使奥迪括约肌收缩，导致胆道内压力增加。⑥吗啡由于释放组胺和对平滑肌的直接作用而引起支气管挛缩，对支气管哮喘患者可激发哮喘发作。⑦有欣快感，易于产生耐受性和依赖性。

75. B【解析】腹腔神经丛无水乙醇阻滞适用于治疗腹部肿瘤引起的疼痛，特别是胰腺癌痛，60%~85% 患者可获得无痛。

76. D【解析】腹腔神经丛阻滞时，常见并发症有：局部疼痛、腹泻和低血压。严重并发症有：神经功能失调、神经痛、括约肌功能丧失、截瘫、气胸、胸腔积液、肾穿孔、腹膜后血肿等。

77. B【解析】该患者带状疱疹痊愈后仍有持续的疼痛，应考虑带状疱疹后神经痛的可能。带状疱疹后神经痛的疼痛特点为非常剧烈的灼痛和痛觉过敏，可持续数月、数年或数十年不等，部分患者受心理影响，情绪低落可使疼痛加重，以至影响日常生活，甚至出现心理障碍，有自杀的念头。

78. C【解析】患者因带状疱疹后神经痛持续了 6 年，曾使用多种镇痛药物未能缓解疼痛，且出现过药物不良反应。在这种情况下，药物镇痛可能无法控制疼痛，而选择手术治疗和物理治疗效果也有限。相比之下，神经阻滞或神经毁损治疗可以直接作用于患者的神经系统，破坏神经纤维，从而减轻或消除疼痛。

79. E【解析】射频热凝采用射频电极针，利用可控的温度作用于相应的神经节区域的神经干和神经根等部位。射频热凝比药物毁损治疗的可操作性高，安全，操作简单，短期效果较好。

80. A【解析】该患者尚未接受过长期硬膜外留置导管阻滞镇痛治疗，可先行硬膜外阻滞镇痛治疗。

81. E【解析】对于顽固性疼痛，药物口服、硬膜外阻滞效果不理想的，应当考虑行神经毁损治疗。

82. A【解析】带状疱疹已过急性期，无须抗病毒、免疫调节治疗，对于逐渐加重的神经痛，首先进行镇静治疗，缓解症状。

83. D【解析】患者为左 T_1 神经分布区域感觉异常，颈丛阻滞无法达到缓解效果。

84. E【解析】阿托品不具有镇痛效果，选项 E 错误。

四、B 型题

1. A【解析】疼痛可分为急性疼痛和慢性疼痛，急性疼痛通常指疼痛时间短于 3 个月，而与疼痛强度无关；慢性疼痛被定义为超过 3 个月的持续疼痛。

2. B【解析】依照疼痛的性质，疼痛可以分为伤害性疼痛、神经病理性疼痛和混合性疼痛（即兼前两种疼痛机制）。

五、X 型题

1. BCD【解析】疼痛是组织损伤或潜在组织损伤所引起的不愉快感觉和情感体验，选项C正确。依照疼痛的性质，疼痛可以分为伤害性疼痛和神经病理性疼痛，疼痛不一定是伤害性刺激引起，疼痛可以由多种因素引起，包括炎症、神经损伤、肌肉痉挛等，选项A错误，选项B正确。疼痛通常可以通过描述其质地（例如：剧痛、钝痛、刺痛等）和强度（例如：轻微、中等、剧烈等）来表达，因此疼痛可以用伤害性刺激叙述，选项D正确。虽然神经损伤可以引起疼痛（例如神经病变、神经根压迫等），但并非所有疼痛都与神经有关，选项E错误。

2. BCD【解析】痛觉传递系统包括3个主要组成部分：外周感觉神经、脊髓到脑干和对侧丘脑的神经元网络，以及丘脑和大脑皮质的相互联系。

3. ABCE【解析】某些病因确切，疼痛在解除疾病后可完全缓解，因此需行专科疾病治疗为主，不应由疼痛科首要治疗。

4. ACE【解析】抑制性神经递质：内源性阿片（脑啡肽和β-内啡肽）、γ-氨基丁酸、甘氨酸。

5. BCD【解析】理想的疼痛治疗目标是使疼痛完全缓解，但临床实践中通常不能完全控制疼痛，而是最大程度的镇痛，减少治疗相关不良反应，改善全身主要脏器的功能状态，进行精神心理性治疗，全面提高生活质量。

6. BCDE【解析】继发性三叉神经痛的病因包括：①颅中窝和颅后窝的颅内病变，如神经鞘瘤、脑膜瘤、神经纤维瘤、脑血管动脉瘤、颅底的炎症粘连，鼻源性和耳源性颅底蛛网膜炎等均可引起三叉神经痛。②头面部创伤累及三叉神经。③病灶感染和牙源性病灶感染，如拔牙后损伤、感染、手术后颊部囊肿、颞动脉炎等。④其他，如三叉神经麻痹、Calvani疼痛、Tolosa-Hunt综合征。

7. ABCD【解析】视觉模拟评分法（VAS）：在一张白纸上画一条长10cm的直线，左侧起点表示“无痛”，为0分，右侧终点表示“剧烈疼痛”为10分。患者根据自己所感受疼痛程度在直线上相应部位作标记，从“无痛”端至记号之间的距离即为痛觉评分分数，选项A正确。语言描述评分法（VRS）将疼痛程度分为无痛、轻度疼痛、中度疼痛和重度疼痛，选项B正确。数字评分法（NRS）：使用“疼痛程度数字评估量表”对疼痛程度进行评估，用“0~10”的数字表达疼痛的强度，0表示无痛，10表示最痛，选项C正确。简明疼痛问卷表是根据疼痛的生理感觉，患者的情感因素和认识成分等多方面因素设计而成，因此能较准确的评价疼痛的强度与性质，选项D正确。目前测定疼痛强度的方法主要有五种，都需由患者主观评估，选项E错误。

8. ABCE【解析】分娩镇痛的基本要求：对母婴无不良影响；方法简单，作用可靠，可满足整个产程镇痛要求；避免运动神经阻滞不影响宫缩和产程；产妇保持清醒，主动参与分娩；必要时可满足手术的需要（如硬膜外置管行硬膜外麻醉）。

9. BCDE【解析】宫颈旁阻滞禁忌证：胎儿已经有宫内窘迫者，如胎心不规则或有胎粪排出以及妊娠中毒症、糖尿病及过期妊娠等高危妊娠。妊高征患者可能存在凝血功能异常、血压波动等问题，宫颈旁阻滞可能会加重这些问题。

10. BCD【解析】常见神经病理性疼痛包括痛性多发性神经病、带状疱疹后神经痛、三叉神经痛、舌咽神经痛、复杂性区域疼痛综合征、纤维肌痛、手术后慢性疼痛综合征、慢性顽固性癌痛、中风后脊髓损伤后疼痛、幻肢痛、残肢痛。

11. ACDE【解析】内脏痛的特点：①对机械性牵拉、痉挛、缺血、炎症等刺激敏感，而对切割、烧灼等刺激不敏感。②缓慢、持续、定位不精确，对刺激的分辨能力差。③常伴有牵涉痛。

12. BDE【解析】长期大剂量地使用吗啡会引起精神失常的症状，出现谵妄和幻觉，选项A正确。吗啡可通过降低呼吸中枢对二氧化碳的反应性，并抑制脑桥呼吸调整中枢的作用产生呼吸抑制，选项C正确。吗啡可使外周血管扩张，产生直立性低血压，选项B错误。吗啡可能导致胆道平滑肌痉挛，从而引发或加重胆绞痛，选项D错误。吗啡结构中的叔胺在人体内可发生N-脱甲基反应，生成活性低的去甲吗啡，选项E错误。

13. AD【解析】布比卡因是一种长效的局麻药，低浓度时有明显的运动、感觉神经阻滞分离的特点，因此较早地应用于分娩镇痛。布比卡因具有较高的蛋白结合率，胎盘的转运率较低（脐血和母血的浓度比为0.3左右），从硬膜外进入母血的布比卡因只有极少量进入胎儿。因此，临床常用的低浓度布比卡因用于分娩镇痛，且对胎儿没有影响。

14. ABE【解析】硬膜外阻滞可影响宫缩频率和程度，导致盆底肌肉麻痹而无排便感，不能及时使用腹压，延长第二产程，当麻醉平面不超过T_{10}时对宫缩无影响。

六、案例分析题

1. ABCEF【解析】与传统的给药方式相比，PCA可弥补患者镇痛药知识的不足，患者可根据自己疼痛不适的严重程度调整PCA泵给药剂量，使患者有一种参与感，对PCA治疗易于接受。PCA需设置负荷剂量，术后立刻给予，药物需起效快，剂量应能制止术后痛，避免术后出现镇痛空白期。PCA可减少患者疼痛时等待医护人员处理的时间。为了预防过量，这种注射装置设计了一个特别锁定装置，首次给药发挥作用后的一定时间，患者才能给下一次剂量。静脉PCA常用药物有吗啡、芬太尼、舒芬太尼和曲马多。

2. CDE【解析】帕瑞昔布适用于手术后疼痛的短期治疗。推荐剂量为40mg静脉注射或肌内注射给药，随后视需要间隔6~12小时给予20mg或40mg，每天总剂量不超过80mg。氯胺酮是目前临床所用的静脉全麻药中可产生较强镇痛作用的药物，小剂量（0.25~0.50mg/kg）即有显著的镇痛效果。氟比洛芬酯适用于手术后及各种癌症的镇痛，优点在于没有中枢抑制作用，不影响处于麻醉状态患者的苏醒，可在术后立即使用，成人每次静脉给予氟比洛芬酯50mg，尽可能缓慢给药（1分钟以上）。

3. BCF【解析】选项A，尽管星状神经节阻滞在一些情况下可用于缓解带状疱疹后遗神经痛，但对于急性期的带状疱疹本身并没有帮助。选项B，免疫力低下的患者更容易出现带状疱疹后遗症，而使用干扰素或 α_1-胸腺肽等治疗可以降低其发生率。选项 C，表面麻醉药或辣椒碱软膏可以通过减轻皮肤神经末梢的刺激来缓解疼痛。选项 D，由于带状疱疹是由水痘病毒引起的，因此接种水痘疫苗可能有助于预防带状疱疹。但如果已经感染了水痘病毒，就无法完全预防带状疱疹的发生。选项 E，带状疱疹后遗神经痛，非甾体抗炎药效果不理想。选项 F，抗惊厥药和抗抑郁药可通过改善神经系统功能来减轻疼痛。

4. ABE【解析】曲马多是一种具有中枢作用的合成阿片类镇痛药，可用于治疗中到重度慢性疼痛。服用镇静催眠药或抗抑郁药的患者再使用曲马多可能导致药物过量风险，严重者可致用药过量和死亡。任何药物均有最大应用剂量要求，曲马多亦如此。

5. ABF【解析】神经病理性疼痛由于没有可靠的标志物或客观手段确定诊断，目前仍以病史、对疼痛的描述、体检或辅助治疗作出推断性诊断，选项 A 叙述错误。纤维肌痛为常见神经病理性疼痛，选项 B 叙述错误。在抗惊厥药中，首选加巴喷丁（100~1200mg，3/d），普瑞巴林（75~200mg，2/d 或 3/d）从小剂量开始，逐步增加到治疗剂量，如耐受良好或达到治疗效果，至少服药 14 天。传统观念上认为，卡马西平是常用的治疗神经病理性疼痛的药物，但实际上除了三叉神经痛以外，其他常见类型的神经病理性疼痛治疗指南中均没有常规推荐，这是因为卡马西平在痛性糖尿病性周围神经病、带状疱疹后神经痛以及中枢性疼痛中的使用均缺乏有效的证据，选项 F 叙述错误。

6. C【解析】单纯 PCIA 为最佳全麻术后镇痛方式。

7. DF【解析】术后使用镇痛泵过程中出现意识模糊，呼吸频率减慢，口唇发绀，脉搏氧饱和度下降，应高度怀疑过度镇静，呼吸抑制。

8. BDEFG【解析】双侧瞳孔呈针尖样提示镇痛药物使用过量，应立即停止镇痛泵，使用纳洛酮拮抗，同时控制呼吸，开放气道，防止误吸。

9. ABC【解析】氯化亚氮（N_2O）吸入法效果较可靠，不刺激呼吸道，对 75% 左右的产妇镇痛有效。硬膜外麻醉是将局麻药注入硬膜外腔阻滞脊神经根，使支配区域产生暂时性的可逆性麻痹，即硬膜外阻滞。硬膜外阻滞和腰硬联合麻醉是现今所用的主要镇痛方法，疼痛缓解有效率和产妇满意率可达 90% 以上。催眠镇痛是一种贯穿了怀孕、分娩、母乳、育儿的过程，宣教意味浓烈的分娩方法，并不能单纯地克服分娩时的阵痛。针灸镇痛和经皮电刺激针对部分产妇具有一定的镇痛与催眠的作用，可以减轻 30%~40% 产痛，其镇痛效果没有前三种理想。

10. A【解析】椎管内镇痛包括硬膜外阻滞和腰硬联合麻醉等，PCEA 分娩法是目前各大医院运用最广泛、效果比较理想的一种。产妇头脑清醒，能主动配合，积极参与整个分娩过程。与间歇给药相比，局麻药血液浓度相近或更低，阻滞深度、范围按需给药，还可减少单次注药时局麻药误入血管或蛛网膜下腔的危险性。

11. DE【解析】产妇已行硬膜外阻滞，留置导管，增加药物剂量即可，硬膜外给予 2% 利多卡因或给予 0.5% 罗哌卡因均可。

12. ABCDE【解析】快速静脉滴注未稀释的缩宫素，可导致低血压、心动过速和/或心律失常，应禁止。缩宫素所致变态反应有恶心、呕吐、心率增快或心律失常等，应立即停用缩宫素，检测患者生命体征，给予治疗。将患者去枕平卧位，保持呼吸道通畅，备好吸痰管，用面罩给予高流量吸氧，增加回心血量。

13. ABCEF【解析】下列情况应禁用缩宫素：分娩时有明显的头盆不称、脐带先露或脱垂、完全性前置胎盘、前置血管、胎儿窘迫、宫缩过强、需要立即手术的产科急症或子宫收缩乏力长期用药无效。下列情况应慎用缩宫素：用高渗盐水终止妊娠的流产、胎盘早剥、严重的妊娠期高血压疾病、心脏病、临界性头盆不称、多胎经产、子宫过大、曾有宫腔内感染史、受过损伤的难产史、子宫或宫颈曾经手术治疗（包括剖宫产史）、宫颈癌、部分性前置胎盘、早产、胎头未衔接、胎位或胎儿的先露部位不正常，孕妇年龄已超过35岁也须慎重。羊水过多可能是胎儿窘迫的表现，而缩宫素可以促进子宫收缩，进一步加重胎儿窘迫的风险，因此应避免使用。对缩宫素极度敏感的患者，即使是很小剂量的缩宫素也可能引发过敏反应甚至休克，应避免使用。

14. AD【解析】该患者术后镇痛应首选PCIA、PCEA。

15. ABCDG【解析】过度镇静、恶心、呕吐、瘙痒、尿潴留、呼吸抑制等都是阿片类药物的短期用药反应，持续用药数天或1~2周后这些症状都消失，选项A、B正确。选项C，阿片类药物具有降低心率和血压的作用，可能导致心动过缓和直立性低血压。选项D，阿片类药物可能引起恶心、呕吐和便秘等胃肠道不适症状。选项E，阿片类药物并不是引起下肢麻木的常见原因，因此不属于可能出现的并发症。选项F，阿片类药物并不是消化道出血的主要风险因素，更常见的不良反应是胃肠道不适，如恶心、呕吐和便秘等。故选项F错误。选项G，镇痛药过度使用也可能导致尿潴留。

全麻深度临床判断及监测

第五章　麻醉技术与监测

肌松监测

一　A1 型题

1. 下列关于心功能临床评估，错误的是
   A. 心功能Ⅱ级，屏气试验 20~30 秒，认为心功能较差
   B. 心功能Ⅰ级，屏气试验 >30 秒，认为心功能正常
   C. 心功能Ⅲ级，屏气试验 10~20 秒，心功能不全
   D. 心功能Ⅳ级，屏气试验 <10 秒，心功能衰竭
   E. 心功能Ⅴ级，屏气试验 <5 秒，濒临死亡
2. 关于术前准备，下列叙述错误的是
   A. 并存急性上呼吸道感染者，择期手术应推迟到治愈 1 周以后
   B. 拟行椎管内麻醉者，需常规检查脊柱情况和脊髓功能
   C. 过度肥胖者，宜采用清醒气管内插管
   D. 瓣膜病心脏扩大者，对麻醉耐受性好
   E. 拟行神经阻滞麻醉者，应当检查局部解剖标志是否清楚
3. 非药物性解除患者术前焦虑，最有效的方法是
   A. 给患者阅读手术须知　　B. 麻醉医师的术前访视
   C. 手术医生耐心的术前解释与安慰　　D. 给患者放映相关手术录像
   E. 快通道麻醉，缩短患者等待时间
4. 关于手术前准备，下列叙述错误的是
   A. 急性心肌梗死患者 6 个月内可以施行择期手术
   B. 严重贫血患者，麻醉前应少量多次输注新鲜血纠正
   C. 老年患者心率 <50 次/分，术前可肌内注射阿托品 0.5mg
   D. 有心房纤颤伴心室率 >100 次/分的患者，可以使用毛花苷 C 纠正
   E. 长期使用低盐饮食和利尿药物，易致水电解质平衡失调，麻醉前应纠正
5. 颅脑手术患者除常规监测外，还需要监测
   A. 血压监测　　B. 中心静脉压监测
   C. 心功能监测　　D. 麻醉深度监测
   E. 颅内压监测

6. 下列可以有助于防止麻醉意外发生的是

A. 施行臂丛阻滞，可以不准备麻醉机和抢救设备

B. 麻醉医师对于急症患者可以不进行术前探视

C. 推注麻醉药物前，不必进行交叉核对

D. 手术的终止意味着麻醉的结束，将患者送回病房即可

E. 麻醉方法的选择既要依据病情和手术需要，又要考虑自己的熟练程度

7. 关于麻醉前焦虑，下列叙述错误的是

A. 手术前多数患者处于不同程度的焦虑状态

B. 解除焦虑有药物性和非药物性两类方法

C. 术前焦虑状态不用全部都在手术前解除

D. 术前焦虑状态对术后康复无任何影响

E. 解除焦虑不能单纯依靠麻醉前用药而忽视精神准备

8. 麻醉前病情评估的主要目的是

A. 解除患者的焦虑和恐惧

B. 指导患者配合麻醉，回答有关问题

C. 获得相关病史

D. 就麻醉和手术风险及如何相互配合与手术医师取得共识

E. 以上全是

9. 关于麻醉前禁食禁饮，下列叙述错误的是

A. 小儿禁食4~8小时，禁水2~3小时

B. 病情紧急时，不能等待禁食，应当立即手术

C. 在应激情况下胃排空加速

D. 成人择期手术前禁食12小时，禁饮4小时

E. 饱胃患者必须立即手术时，应当采取避免呕吐误吸的措施

10. 在麻醉诱导气管插管过程中，可以减轻因气管插管引起的心血管副反应的措施是

A. 适当过度通气

B. 诱导之前给予小剂量氯胺酮进行超前镇痛

C. 术前一晚给予催眠剂量安定口服

D. 诱导中给予芬太尼6μg/kg

E. 吸入纯氧，充分去氮

11. 麻醉中遇到的困难气道是指

A. 患者在自主呼吸过程中发生通过托下颌也不易解除的舌后坠

B. 在麻醉过程中意外发生气管异物

C. 患者在麻醉诱导或气管拔管时发生喉痉挛

D. 医师正规训练且技术熟练操作仍发生面罩通气和/或气管插管困难

E. 患者在麻醉诱导、维持及麻醉结束气管拔管时发生支气管痉挛

12. 下列不适用于麻醉苏醒期实施气管导管清醒拔管的是

A. 术中头低位时间较长可能造成喉头水肿的患者

B. 气道处理困难的患者

C. 饱胃患者

D. 进行口腔内手术的患者

E. 进行头面部手术的患者

13. 下列因素中，对颅内压影响不大的是

A. $PaCO_2$

B. 血清钾水平

C. PaO_2

D. 中心静脉压

E. 动脉血压

14. 下列选项中，提示可能发生气管插管困难的是

A. 甲颏间距为6. 5cm

B. 张口度为3cm

C. 头从中立位到最大后仰位为35°

D. 马兰帕蒂（Mallampati）分级Ⅲ级

E. 体重指数（BMI）为$22kg/m^2$

15. 下列选项中，与围术期心肌缺血、心肌梗死和病死率增加直接有关的瓣膜病是

A. 二尖瓣关闭不全

B. 二尖瓣狭窄

C. 主动脉瓣关闭不全

D. 主动脉瓣狭窄

E. 三尖瓣关闭不全

16. 面颊部分缺损患者手术麻醉时，通常采用

A. 清醒经鼻盲探气管内插管

B. 气管切开后插管

C. 快速诱导经口气管内插管

D. 清醒经口盲探气管内插管

E. 快速诱导经鼻气管内插管

17. 麻醉时，优先选用清醒经鼻盲探气管内插管不包括

A. 颞下颌关节强直

B. 舌体部巨大肿瘤

C. 面颊部缺损

D. 颈部血管瘤或单纯颈淋巴结清扫术

E. 双下颌骨折伴口内有多处开放性伤口

18. 颞下颌关节强直并伴小颌畸形患者手术麻醉时，最好的插管方法为

A. 清醒经口盲探气管内插管

B. 清醒经鼻盲探气管内插管

C. 快速诱导经鼻气管内插管

D. 气管切开后插管

E. 快速诱导经口气管内插管

19. 黏膜吸收局麻药的速度与哪种途径给药相等

A. 硬膜外注射

B. 静脉注射

C. 肌内注射
D. 皮下浸润
E. 神经丛阻滞

20. 关于咽喉气管表面麻醉，下列叙述错误的是
A. 可以用 2% 利多卡因做环甲膜穿刺
B. 要控制局麻药用量
C. 患者可吞下局麻药
D. 局麻药吸收速度与静脉注射相似
E. 麻醉前须注射阿托品

21. 最常用于静脉局部麻醉的是
A. 丁卡因
B. 利多卡因
C. 普鲁卡因
D. 布比卡因
E. 氯普鲁卡因

22. 关于喉罩置入的操作，下列叙述错误的是
A. 置入喉罩前在密封罩和管下端涂上润滑剂
B. 借助喉镜上抬舌体，避免将会厌向下推
C. 右手持喉罩顺患者舌正中一直插至咽喉部
D. 直入后加压通气，判断是否有漏气及位置是否正常
E. 为了防止咬管，使用口咽通气道固定导管

23. 麻醉恢复期与麻醉有关的通气不足的最安全处理方法是
A. 纳洛酮拮抗
B. 继续机械通气
C. 氟马西尼拮抗
D. 新斯的明拮抗
E. 早期充分镇痛

24. 在术前对患者进行呼吸功能评估中，经肺功能检查发现患者肺活量测定值与预计值比值（VC%）正常，而第一秒用力呼气量占用力肺活量百分率（FEV_1%）低于正常，则可以表明患者存在
A. 吸气性呼吸困难
B. 阻塞性通气功能障碍
C. 限制性通气功能障碍
D. 混合性通气功能障碍
E. 部分膈神经麻痹

25. 关于全身麻醉快速诱导气管插管，下列做法错误的是
A. 自肌颤完毕后，开始给氧控制通气
B. 诱导前预吸氧 2~3 分钟
C. 诱导中一有呼吸抑制即给辅助或控制通气
D. 做控制呼吸时，可以按压环状软骨以关闭食管
E. 过度纯氧通气大于 1 分钟，可允许呼吸暂停 2~3 分钟

26. 拔管时，出现喉痉挛将导管夹紧，首先应采取的措施是
A. 从气管导管内加入少量局麻药

B. 立即加深麻醉，充分给氧，待松弛后再拔管

C. 加压给氧

D. 立即给予肌松药

E. 安慰患者，使患者放松

27. 判断气管内插管成功的最准确方法是

A. 观察胸廓的起伏

B. 双肺野听诊

C. 上腹部听诊

D. 查看呼气末二氧化碳分压波形

E. 纤维支气管镜检查

28. 产妇行硬膜外穿刺易误入血管的最主要原因是

A. 高血压

B. 硬膜外间隙血管怒张

C. 水钠潴留

D. 孕激素水平升高

E. 脊椎弯曲度改变

29. 实施吸入麻醉时，肠梗阻患者不宜使用下列哪个药物

A. 异氟烷

B. 七氟烷

C. 地氟烷

D. 恩氟烷

E. N_2O

30. 关于吸入麻醉，下列叙述错误的是

A. 将氧化亚氮与挥发性吸入麻醉药两种药物同时吸入时，可以产生第二气体效应

B. 心输出量和通气量增加可增大对吸入麻醉药的摄取

C. 肺泡内麻醉药浓度与吸入浓度的比值上升速度决定麻醉起效速度

D. 麻醉的可控性主要取决于药物的血/气分配系数

E. 吸入麻醉不可用于哮喘患者

31. 下列哪项不是低流量吸入麻醉的优点

A. 减少手术室污染

B. 较易发现回路故障

C. 可以促进七氟烷在碱石灰中降解，具有肾毒性的复合物 A 生成量减少

D. 增加对患者情况的了解

E. 保持温度和湿度

32. 常在高浓度下实施单次肺活量完成吸入麻醉诱导药物是

A. 氧化亚氮

B. 地氟烷

C. 七氟烷

D. 异氟烷

E. 恩氟烷

33. 关于麻醉气体在血液中的溶解度和诱导及清醒速度的关系，下列说法正确的是

A. 溶解度小的麻醉药，诱导迅速，清醒也快

B. 溶解度小的麻醉药，诱导迅速，清醒慢

C. 溶解度大的麻醉药，诱导迅速，清醒也快

D. 溶解度小的麻醉药，诱导缓慢，清醒快

E. 溶解度小的麻醉药，诱导缓慢，清醒也慢

34. 下列选项中，不是麻醉通气系统的主要性能标准的是

A. 预知吸入的麻醉气体（蒸气）浓度　　B. 使用简单，操作灵活

C. 能有效排尽二氧化碳　　D. 预知吸入的氧浓度

E. 能控制和监测肺通气量

35. 全麻患者术后因极度烦躁快速拔除气管内导管后出现高调吸气声，该患者可能出现的情况是

A. 喉痉挛　　B. 支气管内分泌物堵塞

C. 支气管痉挛　　D. 舌根后坠

E. 肺水肿

36. 下列哪种挥发性麻醉药不能应用于紧闭麻醉

A. 七氟烷　　B. 三氯乙烯

C. 氧化亚氮　　D. 地氟烷

E. 恩氟烷

37. 肺气肿患者吸入麻醉诱导和吸入麻醉恢复均较正常人为慢，这是因为

A. 过度通气

B. 功能余气量（FRC）增大影响了肺内原有气体的交换速度

C. 阻力升高

D. 胸廓呈膨胀状态

E. 以上都不是

38. 行低流量吸入麻醉时，

A. 吸入浓度易于控制　　B. 钠石灰温度升高较少流量表

C. 长时间紧闭麻醉，回路内有氮气蓄积　　D. 使用氧化亚氮不必监测氧浓度

E. 流量计的 N_2O/O_2 比与肺泡气 N_2O/O_2 更一致

39. 关于麻醉废气的处理方法，下列叙述错误的是

A. 排入室外大气法　　B. 排入室内大气法

C. 冷却凝集法　　D. 吸附装置法

E. 吸引排放法

40. 麻醉机安全装置不包括

A. 压缩气筒颜色标志　　B. 压力调节装置

C. 各种压力、容量、浓度报警装置　　D. 低氧压自动切断装置

E. 轴针指数安全系统（PISS）和阻拦活瓣

41. 关于麻醉用气体储存于压缩气筒内的物理状态，错误的是

A. 氧化亚氮呈液化气状态　　B. 二氧化碳呈液化气状态

C. 空气呈压缩气状态　　D. 乙烯呈压缩气状态

E. 氧气呈压缩气状态

42. 小儿诱导中七氟烷的使用多于氟烷的原因是前者

A. 使用历史更长　　B. 更便宜

C. 麻醉后激惹发生率更低　　D. 更安全

E. 刺激性更小

43. 气管插管技术的关键是

A. 吸氧去氮　　B. 避免牙齿和气道损伤

C. 控制心血管副反应　　D. 暴露声门

E. 足够的肌松

44. 依托咪酯多用于静脉全身麻醉的诱导，不主张多次重复用药，不宜用于

A. 高血压患者的麻醉　　B. 耳鼻喉科手术麻醉

C. 眼科手术的麻醉　　D. 肾上腺皮质功能减退患者的麻醉

E. 心脏手术的麻醉

45. 关于全麻与非全麻的联合应用，下列叙述错误的是

A. 可以达到更完善的麻醉效果，患者围术期的安全性更高

B. 临床上最常见的是静脉复合全麻与硬膜外阻滞麻醉的联合

C. 静脉全麻与硬膜外阻滞的联合不宜用于心功能不全或心肌缺血的患者

D. 术后保留硬膜外导管，可提供完善的术后镇痛

E. 可以免用或少用肌松药

46. 经尿道前列腺切除术（TURP）首选的麻醉方法是

A. 基础麻醉　　B. 静脉-吸入复合麻醉

C. 椎管内麻醉　　D. 静脉全身麻醉

E. 吸入全身麻醉

47. 关于静脉全身麻醉，下列叙述错误的是

A. 氯胺酮具有“分离麻醉”现象

B. 硫喷妥钠具有控制痉挛和惊厥作用

C. 氯胺酮和依托咪酯用药后都可能会出现肌阵挛现象

D. 咪达唑仑具有顺行性遗忘作用

E. 氯胺酮通过增强抑制性 γ-氨基丁酸（GABA）突触的活性而发挥麻醉作用

48. 关于麻醉维持期的管理，下列叙述正确的是
A. 当麻醉达到满足手术要求的深度时，就进入麻醉维持期
B. 在麻醉维持期发现患者心动过速、高血压、瞳孔缩小、出汗、流涎往往提示麻醉深度不够
C. 吸入麻醉复合阿片类无法保留自主呼吸
D. 在麻醉维持期患者出现自主神经系统反应只能用自主神经系统阻滞药来解除
E. 常规应用东莨菪碱，以免发生术中知晓

49. 在麻醉苏醒期深麻醉状态下，气管导管拔管最适用于
A. 眼内手术
B. 中耳手术
C. 腹腔、腹股沟疝缝合术
D. 严重哮喘患者
E. 脑外科颅骨修补手术患者

50. 全身麻醉诱导最常用的诱导方法是
A. 静脉快速诱导
B. 肌内注射麻醉诱导
C. 保持自主呼吸的诱导
D. 清醒插管后再做静脉快速诱导
E. 吸入麻醉诱导

51. 全麻后清醒期血流动力学不稳定最多见的原因是
A. 高血压
B. 心绞痛
C. 室性早搏
D. 神经官能症
E. 窦性心律不齐

52. 下列哪项不是低温麻醉的并发症
A. 血压降低
B. 肾衰竭
C. 心律失常
D. 酸中毒
E. 御寒反应

53. 全身麻醉意识消失顺序
A. 内隐记忆、指令反应、外显记忆
B. 指令反应、内隐记忆、外显记忆
C. 外显记忆、指令反应、内隐记忆
D. 内隐记忆、外显记忆、指令反应
E. 外显记忆、内隐记忆、指令反应

54. 控制性降压期间，应当避免
A. 平均动脉压（MAP）低于 80 mmHg
B. 应用 β 受体阻断药
C. 麻醉深度过深
D. $PaCO_2$ 低于 25 mmHg
E. 头高脚低位

55. 静脉全麻的优点不包括
A. 患者舒适
B. 不燃烧，不爆炸

C. 可控性好　　D. 操作简单

E. 对呼吸道无刺激

56. 全麻主要是通过哪种机制引起中枢神经系统抑制

A. 全麻药与乙酰胆碱 M 受体作用的结果

B. 全麻药与 GABA 受体作用的结果

C. 全麻药与多巴胺受体作用的结果

D. 全麻药与门冬氨酸受体作用的结果

E. 全麻药与去甲肾上腺素（NA）受体作用的结果

57. 术后苏醒延迟的原因不包括

A. 术中长期低体温　　B. 麻醉药物体内蓄积

C. 高磷酸血症　　D. 术前有饮酒史

E. 术中长时间低血压

58. 全麻气管插管时，为缩短肌松药起效时间，预注剂量为插管剂量的

A. 1/4~1/2　　B. 1/3~1/2

C. 1/5　　D. 1/10~1/5

E. 1/2~2/3

59. 肝肾功能不全患者实施全身麻醉，最适宜的肌松药是

A. 哌库溴铵　　B. 顺式阿曲库铵

C. 琥珀胆碱　　D. 罗库溴铵

E. 右旋筒箭毒

60. 对重症肌无力患者术中肌松问题的考虑，下列叙述正确的是

A. 患者琥珀胆碱极其敏感

B. 采用椎管内麻醉对患者肌力无影响

C. 对非去极化肌松药不敏感

D. 肌松药的剂量应通过周围神经刺激精确定量至发挥所需效应的水平

E. 如果术中使用肌松药，则术晨必须停用抗胆碱酯酶药

61. 患者全麻清醒后，判断肌张力恢复程度时，患者能抬头持续 5 秒，表明

A. 4 次成串刺激（TOF）比值 >50%　　B. 4 次成串刺激（TOF）比值 >25%

C. 4 次成串刺激（TOF）比值 >75%　　D. 4 次成串刺激（TOF）比值 >90%

E. 4 次成串刺激（TOF）比值 >95%

62. 行眶下神经阻滞时，下列叙述错误的是

A. 刺中眶下神经时，患者产生由鼻翼向上唇的放散痛

B. 进针方向向内、上、后方进针

C. 适用于三叉神经第二支痛治疗

D. 可以用 10% 酚甘油或无水乙醇注射

E. 确认穿刺针尖进入眶下孔后，即可注药，不必进针过深，避免神经损伤

63. 三叉神经第二支阻滞的口外进针点为

A. 颧弓和下颌升支之间　　B. 下颌升支外侧 0.5cm

C. 颧弓中点上 0.5cm　　D. 耳屏前

E. 颧弓和下颌升支乙状切迹之间的中点

64. 关于颈丛阻滞，下列叙述错误的是

A. 颈丛阻滞时 C_4 横突定位方法为乳头与胸锁乳突肌胸骨头连线中点

B. 肌间沟内注射局麻药，可以同时阻滞颈丛及臂丛神经

C. 颈丛为感觉神经，臂丛为混合神经

D. 颈丛阻滞可以出现阻滞侧面红无汗现象

E. 颈深丛阻滞时，局麻药应当注射在横突附近，颈浅丛阻滞注射于皮下、颈阔肌筋膜下

65. 肌间沟臂丛神经阻滞时，最易发生阻滞不全的是

A. 桡神经　　B. 正中神经

C. 尺神经　　D. 桡神经和尺神经

E. 正中神经和桡神经

66. 行指或趾阻滞时局部麻醉药液中，不应当加肾上腺素，其原因是

A. 可引起指或趾缺血坏死　　B. 局麻药用量少不需要另加肾上腺素

C. 可使药物吸收增加　　D. 手术时间短不必加肾上腺素

E. 可增加药物毒性

67. 关于中路颈内静脉穿刺，下列错误的是

A. 颈内静脉位于胸锁乳突肌三角顶点外侧

B. 三角形的顶端处离锁骨上缘 2~3 横指为进针点

C. 针尖方向外偏 5°~10°

D. 针干与皮肤呈 30°

E. 与中线平行直接指向尾端

68. 经鼻气管插管前鼻腔滴入 3% 麻黄碱的主要目的是

A. 预防感染　　B. 润滑鼻腔

C. 收缩鼻黏膜血管　　D. 预防诱导时低血压

E. 局部麻醉

69. 硬膜外阻滞的麻醉平面范围大小主要决定于

A. 患者的体位　　B. 穿刺点位置

C. 硬膜外导管置管方向
D. 硬膜外给药速度
E. 硬膜外给药容量

70. 脊椎麻醉平面固定的主要原因是
A. 体位相对不动，脑脊液停止流动
B. 药物被血管吸收
C. 药物与脊神经充分结合
D. 药物被充分代谢
E. 药物在脑脊液中以离子形式存在，无法透过神经纤维膜

71. 硬膜外阻滞严重并发症截瘫最常见的原因是
A. 穿刺损伤脊髓
B. 脊髓炎
C. 硬膜外间隙感染
D. 硬膜外血肿
E. 药物神经毒性

72. 关于腰硬联合麻醉的叙述，错误的是
A. 明显减少术后头痛发生率
B. 一点穿刺法的关键技术是“针内针”技术
C. 可以选择一个穿刺点，也可以选择两个穿刺点
D. 操作上的时间延搁 8 分钟以内不足以影响经蛛网膜下隙途径给药的麻醉平面控制
E. 经硬膜外导管给药量比单纯硬膜外阻滞时小

73. 脊椎麻醉中决定麻醉平面最重要的因素是
A. 穿刺部位
B. 穿刺针斜面开口的方向
C. 患者脊柱的生理曲度
D. 体位和药物比重
E. 给药速度

74. 椎管内麻醉神经阻滞的顺序正确的是
A. 血管舒缩神经纤维→触觉消失→痛觉消失→温觉消失→本体感觉消失→压力感觉消失→运动麻痹
B. 血管舒缩神经纤维→温觉消失→痛觉消失→触觉消失→运动麻痹→压力感觉消失→本体感觉消失
C. 血管舒缩神经纤维→温觉消失→本体感觉消失→痛觉消失→运动麻痹→压力感觉消失→触觉消失
D. 血管舒缩神经纤维→痛觉消失→温觉消失→触觉消失→压力感觉消失→运动麻痹→本体感觉消失
E. 血管舒缩神经纤维→温觉消失→痛觉消失→压力感觉消失→运动麻痹→触觉消失→本体感觉消失

75. 治疗脊椎麻醉并发症头痛的措施错误的是
A. 输液治疗
B. 去枕平卧或采用头低位

C. 使用镇静药或小剂量镇痛药　　D. 头部降温

E. 硬膜外自体血充填

76. 关于硬膜外阻滞致脊髓或神经根损伤的叙述，下列错误的是

A. 神经根损伤时即有“触电”或痛感

B. 脊髓损伤的感觉障碍与穿刺点不在同一平面

C. 神经根损伤以运动障碍为主

D. 脊髓损伤为剧痛，偶伴一过性意识障碍

E. 神经根损伤后感觉缺失仅限于 1～2 根脊神经支配的皮区，且与穿刺点棘突的平面一致

77. 关于再次硬膜外阻滞，下列叙述错误的是

A. 48 小时内重复进行硬膜外阻滞时，麻醉扩散的范围比第一次广泛

B. 如前几次硬膜外穿刺有出血或注药后回流较多，则此次硬膜外麻醉不成功的机会增加

C. 1 周内再行硬膜外阻滞时，其脊椎麻醉效果可能不如第一次

D. 反复进行硬膜外阻滞对麻醉效果无任何影响

E. 多次硬膜外阻滞对麻醉效果有影响

78. 全脊椎麻醉患者注入局麻药 7 分钟后，脉搏由 85 次/分降至 45 次/分，原因是

A. 双下肢肌肉瘫痪　　B. 心交感神经受抑制

C. 用药量过大　　D. 反射性迷走神经兴奋

E. 副交感神经受到抑制

79. 椎管内麻醉术前用阿托品的目的是

A. 预防呕吐　　B. 减少胃肠道腺体分泌

C. 减弱迷走神经反射　　D. 减轻内脏牵涉痛

E. 镇静

80. 在麻醉中，控制性降压时，最主要是针对下列哪项进行调控

A. 心输出量　　B. 血黏度

C. 体循环阻力　　D. 循环血量与总血容量比值

E. 大血管弹性

81. 腋路阻滞法臂丛神经阻滞时，往往不容易阻滞的神经是

A. 正中神经　　B. 尺神经

C. 肌皮神经　　D. 桡神经

E. 前臂内侧皮神经

82. 脊麻后头痛的特点不包括

A. 平卧时加重，坐起时减轻　　B. 疼痛时可伴恶心呕吐

C. 头痛部位多见于枕部
D. 疼痛性质属胀满且程度不一
E. 平卧时减轻，坐起时加重

83. 关于硬膜外阻滞，下列叙述错误的是
A. 应选用开口斜面约45°的比较钝的穿刺针
B. 硬膜外腔内置入导管不宜＞5cm
C. 蛛网膜下隙内可检测出局麻药
D. 硬膜外阻滞是分娩镇痛最有效的方法
E. 上肢手术不能应用硬膜外阻滞

84. 椎管内麻醉血压下降的主要原因是
A. 肌肉松弛
B. 副交感神经阻滞
C. 交感神经阻滞
D. 心交感神经节阻滞
E. 中枢交感神经介质释放减少

85. 关于预防脊麻后头痛的措施，下列叙述错误的是
A. 腰硬联合麻醉时，可选用25~27G非切割型蛛网膜下腔穿刺针
B. 在硬膜外腔阻力消失试验中，不可使用空气
C. 采用切割型蛛网膜下腔穿刺针进行脊麻，穿刺针斜口与脊柱长轴平行方向进针
D. 蛛网膜下腔穿刺意外穿破硬脊膜后，应立即拔出导管
E. 麻醉后应尽早下床活动

86. 关于静脉全身麻醉，下列叙述错误的是
A. 患者依从性好
B. 最大的优点就是无手术室污染且可控性好
C. 多数静脉全麻药经过一次臂脑循环时间即可发挥麻醉效应
D. 静脉全身麻醉主要采用复合给药的方法
E. 单一药物无法达到理想的麻醉状态

87. 脊麻时感觉被阻滞的顺序是
A. 温觉、痛觉、触觉、运动、压力感觉、血管舒缩神经
B. 血管舒缩神经、温觉、痛觉、触觉、运动、压力感觉
C. 运动、血管舒缩神经、温觉、痛觉、触觉、压力感觉
D. 血管舒缩神经、运动、温觉、痛觉、触觉、压力感觉
E. 血管舒缩神经、痛觉、触觉、温觉、运动、压力感觉

88. 椎管内麻醉术前用药不妥的是
A. 哌替啶
B. 阿托品
C. 苯巴比妥钠
D. 氯丙嗪
E. 地西泮

89. 脊椎麻醉下行剖宫产术，发生严重低血压的原因是
A. 缩宫素剂量不足
B. 麻醉平面过高
C. 儿茶酚胺释放
D. 下腔静脉受压
E. 输入液体过多
90. 硬膜外阻滞术中突然出现心率减慢，相对无关的是
A. 全脊髓麻醉
B. 牵拉反应
C. 麻醉平面过高
D. 低血压，缺氧
E. 误吸
91. 关于局麻药液加肾上腺素，下列叙述错误的是
A. 可以减轻局麻药毒性反应
B. 可以加强阻滞效能，延长局麻药作用时间
C. 可以延缓局麻药吸收，缩短起效时间
D. 局部麻醉中，局麻药液均应加入 1∶20 万单位的肾上腺素
E. 偶尔可以引起患者面色苍白、烦躁不安和心悸等
92. 关于硬膜外腔负压的叙述，下列错误的是
A. 腰部为 88. 3%
B. 颈部和胸部最高，大约为 98%
C. 腰部负压可能是由胸膜腔传导过来
D. 胸部为 $-9 \sim -2cmH_2O$
E. 骶管不出现负压
93. 行游离组织瓣移植修复的患者，选用连续硬膜外麻醉，下列叙述错误的是
A. 能避免全麻后苏醒期的不自主活动
B. 硬膜外导管可以保留 2~3 天，定期给局麻药可减少术后疼痛和预防血管痉挛发生
C. 麻醉范围较局限，对生理干扰少
D. 手术中和手术后可以使用血管收缩药物
E. 血管扩张，减少或预防血管痉挛的发生
94. 影响硬膜外阻滞平面最主要的因素是
A. 局麻药容积
B. 体位
C. 注药方式
D. 导管方向
E. 穿刺间隙
95. 关于控制性降压对脑的影响，正确的是
A. 当平均动脉压下降至 50mmHg 时，脑血流量随二氧化碳分压的降低而降低
B. 颅内高压患者用尼莫地平降压停止后易加剧颅内高压
C. 非全麻患者可通过血压判断脑血流是否合适
D. 局部脑血流与脑电图改变呈正相关
E. 降压时脑静脉回流受阻易加重脑缺血

96. 麻醉期间呃逆的防治措施不包括
A. 全麻诱导时避免将大量气体压入胃内
B. 必要时行单侧膈神经阻滞
C. 使用足量肌松药
D. 术后呃逆可用地西泮及氟哌利多治疗
E. 针刺风池穴

97. 麻醉期间喉痉挛最容易发生于
A. 浅昏迷患者咳嗽反射
B. 于浅麻醉下给慢性支气管炎的患者放置口咽通气道
C. 硬膜外阻滞下腹部手术胃–肠反射
D. 用七氟烷进行吸入麻醉诱导
E. 全麻诱导后暴露声门

98. 对于浅麻醉下手术刺激引起的支气管痉挛处理措施为
A. 手控呼吸
B. 用 β_2 受体激动药治疗
C. 吸氧治疗
D. 去除诱因，加深麻醉或给肌松药治疗
E. 施行间歇正压通气即可缓解

99. 麻醉期间引起心肌缺血和心肌梗死的主要原因是
A. 术中胃肠道反应
B. 术中控制性低血压
C. 术中心动过速
D. 术中支气管痉挛缺氧
E. 应用异氟烷造成心肌缺血

100. 麻醉苏醒期术后躁动最常见的原因是
A. 气道梗阻
B. 膀胱充盈
C. 低体温
D. 疼痛
E. 缺氧和二氧化碳潴留

101. 关于麻醉中高血压，下列叙述错误的
A. 颅内手术时迷走神经受刺激，可引起血压升高
B. 神经反射是气管插管时高血压发生的重要机制
C. CO_2 蓄积通过化学感受器反射使周围血管收缩、血压升高
D. 高血压患者气管插管时，由于反射增强高血压反应更明显
E. 浅麻醉时刺激腹膜，出现脉搏增快、血压升高

102. 关于麻醉中低血压，下列叙述错误的是
A. 局麻药中毒时，心肌和血管运动中枢抑制导致低血压
B. 吗啡类与巴比妥类药物合用，低血压发生率增加
C. 硫喷妥钠和丙泊酚扩张周围血管使血压下降
D. 维库溴铵释放组胺导致血压下降
E. 异氟烷和恩氟烷直接扩张血管产生低血压

103. 关于麻醉期间血压的观察，下列叙述错误的是
A. 以袖套法测量为常用
B. 脉压减少，提示心输出量减少
C. 血压能够确切反映患者的心血管功能，应密切观察
D. 血压对指导手术中麻醉用药有重要意义
E. 脉压消失，即可断定血压消失

104. 麻醉中出现支气管痉挛，首要处理措施是
A. 雾化吸入肾上腺素
B. 去除诱因
C. 静脉注射阿托品
D. 静脉注射β受体阻断药
E. 肌内注射沙丁胺醇

105. 在防止麻醉意外方面，最有意义的监测项目是
A. 脉搏血氧饱和度和呼气末二氧化碳浓度监测
B. 无创血压和ECG监测
C. 体温和电解质监测
D. 呼吸机报警和吸入氧浓度监测
E. 潮气量和气道压监测

106. 全麻恢复期患者血压偏低最常见的原因是
A. 血容量不足
B. 外周阻力下降
C. 心肌功能受抑制
D. 心律失常
E. 麻醉药的抑制作用

107. 下列药物与麻醉并发症的关系组合，错误的是
A. 单胺氧化酶抑制药并用哌替啶可致呼吸抑制、高热、昏迷、惊厥、低血压甚至死亡
B. 左旋多巴并用氟哌利大多可致锥体外系症状
C. 奎尼丁可以拮抗肌肉松弛药的作用
D. 氯胺酮并用苯二氮䓬类可减轻其中枢神经系统副作用
E. 青光眼患者用二乙氧磷酰硫胆碱可延长琥珀胆碱的作用

108. 当怀疑插管位置有问题时，下列判断方法中错误的是
A. 剑突位置听诊有无气过水声
B. 胸骨切迹听诊有无呼吸音
C. 胸骨切迹压迫触诊导管气囊能感觉到压力波动
D. 上腹部听诊不应该听到呼吸音
E. 可以利用洗耳球和CO_2监测仪来帮助诊断

109. 预激综合征合并快速房颤，属威胁生命的心律失常，下列正确的是
A. 应当尽早施行非同步电复律
B. 无电复律条件时，可以使用胺碘酮

C. 可以选用维拉帕米
D. 宜用洋地黄制剂
E. 不可以选用体表直流电复律

110. 下列哪种心律失常在麻醉中是无意义的
A. 房室传导阻滞
B. 心房纤颤
C. 心室纤颤
D. 室性心动过速
E. 窦性心律失常

111. 常用的周围循环监测指标不包括
A. 尿量
B. 体循环阻力
C. 动脉压
D. 体温
E. 心率

112. 创伤性动脉压监测通常选用
A. 桡动脉
B. 腘动脉
C. 腋动脉
D. 锁骨下动脉
E. 颈内动脉

113. 关于肺动脉导管的测压价值，下列叙述错误的是
A. 当左心室和二尖瓣功能正常时，PCWP 即等于左房压
B. 所测压力是左房逆流经肺静脉和肺毛细血管传递的压力
C. 肺栓塞时，PCWP 可正常或反降低
D. 当二尖瓣狭窄或慢性阻塞性肺气肿时，PCWP 高于实际左心室舒张末期压力
E. PCWP 可估计左心室功能，特别是左心室前负荷

114. 麻醉期间被动性过度通气最常见于
A. 辅助呼吸
B. 使用纳洛酮
C. 呼吸中枢兴奋
D. 控制呼吸
E. 辅助呼吸和控制呼吸

115. 关于闭合容量（CC），下列叙述错误的是
A. 小气道功能受损时不必做此检查
B. 随年龄增大 CC 也可能增大
C. 小气道功能受损时 CC > FRC
D. 与肺总量比值正常为 12.7% ±0.5%
E. COPD 患者此项检查较其他检查敏感

116. 异氟烷对心血管作用的特征主要是
A. 减慢心率
B. 增加心脏对儿茶酚胺的敏感性
C. 增加每搏量
D. 心律稳定
E. 减少心输出量

117. 诱导期吸入麻醉药的血药浓度高于维持期，其主要目的是
A. 加快诱导
B. 减少不良反应

C. 增大麻醉深度　　D. 延长麻醉时间
E. 减慢诱导

118. 插入口咽通气管时开放气道的方法中，哪项是错误的
A. 用舌头牵拉器　　B. 上抬下巴
C. 用喉镜　　D. 用 Scissor 方法
E. 用压舌板

119. 判断麻醉药强度的主要定量指标是
A. 呼吸功能监测　　B. 对躯体伤害性刺激的运动反应
C. 循环功能监测　　D. 肌松程度
E. 脑电监测

120. 随着麻醉加深，中潜伏期诱发电位可发生的变化是
A. 波幅增高、潜伏期延长　　B. 波幅增高、潜伏期不变
C. 波幅降低、潜伏期不变　　D. 波幅降低、潜伏期延长
E. 波幅不变、潜伏期延长

121. 气管导管突然扭曲时或导管阻塞时，压力-容积环（P-V 环）和流量-容积环（F-V 环）可能的改变是
A. 气道压增加，P-V 环向右向下倾斜，F-V 环增大
B. 气道压增加，P-V 环向左向上倾斜，F-V 环扩大
C. 气道压增加，P-V 环增大向右向下倾斜，F-V 环缩小
D. 气道压增加，P-V 环无明显变化，F-V 环无明显变化
E. 气道压增加，P-V 环向右向下倾斜，F-V 环缩小

122. 在肌松监测中，关于强直后单暴发刺激（PTB），叙述错误的是
A. PTB 方法为 50Hz 持续 5 秒的强直刺激，间隔 3 秒给予单短暴发刺激
B. 尤其适用于监测神经肌肉阻滞后的恢复过程
C. 监测 PTC 测不出的深度非去极化阻滞
D. 强直刺激后计数（PTC）监测无反应，即可行 PTB 监测
E. 可以定量区别不同 ED_{95} 所致的不同深度非去极化阻滞

123. 在肌松监测中，关于 4 个成串刺激（TOF），下列叙述错误的是
A. 去极化阻滞时 4 次刺激反应高度同等降低，不出现衰减
B. 非去极化阻滞时 TOF 比值首先下降
C. 监测神经肌肉阻滞后恢复过程的敏感性强于强直刺激
D. 可以用于鉴别 2 类不同性质的神经肌肉阻滞
E. 不能监测 TOF 比值为零以下的深度神经肌肉阻滞

124. 下列关于局麻药中毒的叙述，错误的是
A. 常因局麻药误入血管引起
B. 为了预防局麻药中毒，一次用量不应超过极量
C. 对于体质较差的患者，应当酌情减量
D. 患者发生酸中毒时对局麻药中毒的耐量增大
E. 引起循环抑制所需的血药浓度高于产生中枢神经系统抑制的浓度

125. 成人在麻醉期间出现代谢性酸中毒，通常是由于
A. 通气过度
B. 组织血液灌流量减少
C. 麻醉药本身的影响
D. 各种麻醉气体中均有酸根
E. 血液中有过多的碳酸氢盐

126. 下列因素中，对于低温麻醉效果影响最大的是
A. 肌松药的类型
B. 吸入麻醉药的类型
C. 患者术前精神紧张度，代谢率水平
D. 御寒反应程度
E. 静脉麻醉药的类型

127. 麻醉状态下监测体温最适用的体温计
A. 液晶温度计
B. 零梯度耳温度计
C. 深部体温计
D. 电子温度计
E. 温差电偶温度计

128. 麻醉过程中低温对机体的影响，下列错误的是
A. 麻醉药物的作用延长
B. 全身氧耗减少
C. 容易出现代谢性酸中毒
D. 血液的黏性增加
E. 易发生血管内凝血

129. 前臂脂肪瘤切除术麻醉方法的最佳选择是
A. 局部麻醉
B. 臂丛神经阻滞
C. 静脉麻醉
D. 气管插管全麻
E. 局部静脉麻醉

130. 关于低温麻醉时身体各部位的温差变化，下列叙述错误的是
A. 低温时身体各部位组织温度下降的速度与其血运有关
B. 内脏组织的温度下降依靠血运的传递失热
C. 表层组织的温度下降依靠组织的直接传导失热
D. 体表降温时各部位的温差小
E. 降温前予以氯丙嗪可使各部位的温差缩小

131. 全身麻醉时的输血反应，下列叙述错误的是
A. 和清醒时相比较，全麻时较少出现输血反应

B. 全麻时输血反应的症状常不能感受及表述

C. 全麻时出现输血反应，常无寒战

D. 全麻时输血反应多表现为荨麻疹及血压下降

E. 全麻时输血发生急性溶血性反应的重要表现是寒战

132. 目前，最常用的全麻诱导方法是

A. 清醒插管后再作静脉快速诱导
B. 保持自主呼吸的诱导
C. 静脉快速诱导
D. 肌内注射氯胺酮等麻醉诱导
E. 吸入麻醉诱导

133. 血液中局麻药的浓度达到或超过足以引起中枢神经系统兴奋或抑制的临床症状，为局麻药的

A. 变态反应
B. 中枢神经毒性反应
C. 高敏反应
D. 特异质反应
E. 过敏反应

134. 麻醉平面达脐部是指（　　）脊神经高度

A. 胸 4
B. 胸 6
C. 胸 8
D. 胸 10
E. 胸 12

135. 氯胺酮静脉复合麻醉适合

A. 颅脑外伤患者
B. 支气管哮喘患者
C. 肺心病患者
D. 心脏病患者
E. 青光眼手术

136. 麻醉期间最常见的呼吸道梗阻是

A. 舌后坠
B. 喉痉挛及支气管痉挛
C. 气管受压
D. 反流与误吸
E. 分泌物、脓痰、血液、异物阻塞

137. 围产期心电图监测常用的监测导联有

A. 标准Ⅰ导联
B. 标准Ⅱ导联
C. 标准Ⅲ导联
D. aVF 导联
E. aVR 导联

138. 麻醉手术期间以及手术后的危重患者应维持患者血红蛋白超过

A. 70g/L
B. 80g/L
C. 90g/L
D. 100g/L
E. 120g/L

139. 对于最低肺泡有效浓度（MAC）的理解，下列正确是

A. MAC 越小，表示该麻醉药效能越弱

B. 不同麻醉药具有相同的 MAC

C. MAC 越小，表示该麻醉药效能越强

D. MAC 不受任何因素的影响

E. 各药物之间 MAC 呈非数学相加性质

140. 关于静脉麻醉药，下列叙述错误的是

A. 氯胺酮是目前镇痛作用最强的静脉麻醉药

B. 羟丁酸钠可引起一过性血钾升高

C. 异丙酚对循环的影响较等效剂量的硫喷妥钠稍重

D. 依托咪酯对循环影响最小，适用于冠心病和其他心脏储备功能差的患者

E. 异丙酚最适合于门诊手术

141. 臂丛神经阻滞法中血、气胸并发症发生率最高的是

A. 肌间沟臂丛神经阻滞法

B. 锁骨上臂丛神经阻滞法

C. 腋路臂丛神经阻滞法

D. 喙突下臂丛神经阻滞法

E. 经颈路臂丛神经阻滞法

142. 进行椎管麻醉时，神经功能最后被阻滞的是

A. 痛觉

B. 温度觉

C. 深部感觉（本体感觉）

D. 自主神经功能

E. 随意运动

143. 在控制性降压过程中，最易受损的器官是

A. 脑

B. 肾

C. 肺

D. 心脏

E. 肝脏

144. 对于过度通气或过度膨肺引起的呼吸抑制，应当如何处理

A. 适当减浅麻醉

B. 过度通气

C. 用氟马西尼拮抗

D. 用纳洛酮拮抗

E. 减少潮气量

145. 浓缩红细胞仅用于

A. 仅需增加红细胞不需增加血容量的患者

B. 反复发热的非溶血性输血患者

C. 因输血而发生严重过敏反应者

D. 稀有血型

E. 低蛋白血症

146. 患者术前有呼吸系统感染，术后呼吸系统并发症的发生率显著增高。如有急性呼吸系

统感染，对于择期手术正确的处理是

A. 感染得到充分控制1~2周再实施手术

B. 感染得到充分控制5天再实施手术

C. 感染得到充分控制3天再实施手术

D. 感染得到充分控制3周再实施手术

E. 感染得到充分控制4周再实施手术

147. 坐位麻醉患者应注意的问题中，最主要的问题是

A. 低血压

B. 下肢水肿

C. 呼吸障碍

D. 颅内高压

E. 空气栓塞

148. 关于苏醒延迟的治疗，下列错误的是

A. 对于发生低体温者，适当升高体温，保持体温不低于34℃

B. 对于存在脑水肿者，应给予甘露醇或呋塞米脱水治疗

C. 维持水电解质、酸碱平衡在正常生理范围内

D. 对出现低氧者，应努力改善缺氧

E. 对因静脉麻醉药或其他原因所致的中枢神经严重抑制者，应用大剂量中枢神经兴奋剂催醒

二 A2型题

1. 患者，女，53岁。诊断为胆石症，硬膜外阻滞下行胆囊切除、总胆管引流术。术前心电图无异常。术中辅助氟哌利多5mg，芬太尼0.1mg。在探查总胆管时，脉搏76次/分降至45次/分，血压106/63mmHg降至80/52mmHg，心电图示室性期前收缩，最可能的原因是

A. 迷走神经反射

B. 阻滞平面过高

C. 氟哌利多抑制心肌作用

D. 发生电解质紊乱

E. 低血容量

2. 患儿，2岁，脑瘫。严重胃食管反流（夜间频发误吸）和癫痫发作，拟于全身麻醉下行髂腰肌松解术。该患儿全身麻醉诱导首选方案是

A. 丙泊酚静脉诱导后喉罩通气

B. 七氟烷吸入诱导后气管插管

C. 清醒气管插管

D. 丙泊酚和琥珀胆碱快速序贯诱导后气管插管

E. 依托咪酯和维库溴铵静脉诱导后气管插管

3. 初产妇，24 岁，行择期剖宫产手术（臀位）。预先输入 1500ml 生理盐水后实施脊椎麻醉（蛛网膜下腔阻滞），5 分钟后患者血压 80/40mmHg，心率 110 次/分。在确定子宫充分左移后，最佳的处理措施（胎儿 pH 最佳）为
   A. 去氧肾上腺素　　B. 肾上腺素
   C. 麻黄碱　　D. 1000ml 含 5% 葡萄糖的乳酸林格液
   E. 继续观察
4. 患者，男，55 岁。拟于全身麻醉下行结肠镜检查 + 息肉切除术。体格检查时听诊右侧颈动脉处可闻及杂音，未见其他异常。下面选项中最合适的措施是
   A. 取消手术，行多巴酚丁胺负荷超声心动图检查
   B. 取消手术，行颈动脉血流多普勒超声检查
   C. 取消手术，行冠状动脉造影检查
   D. 取消手术，X 线检查
   E. 进行手术
5. 患者，男，62 岁。有长期吸烟史，进行性吞咽困难，仅能进流质饮食，入院诊断为中段食管癌，在全麻下行食管癌根治术。术中气道压逐渐增高至 30cmH_2O 以上，SpO_2 下降至 88%~90%，呼吸道有哮鸣音。则最可能的原因是
   A. 控制呼吸不当　　B. 支气管痉挛
   C. 气管导管位置不当　　D. 呼吸道分泌物过多
   E. 麻醉机故障
6. 患者，男，43 岁。因粘连性肠梗阻 5 天入院，患者出现呼吸深快，血浆 pH 7.0，给予 5% 碳酸氢钠纠正酸中毒后，患者出现手足抽搐，应当立即给予
   A. 盐酸　　B. 10% 氯化钾
   C. 5% 碳酸氢钠　　D. 醋酸钾
   E. 10% 葡萄糖酸钙
7. 患者，男，79 岁。伴有高血压和成年型糖尿病，服用氯磺丙脲治疗，拟择期行胆囊切除术。入院当天，患者血糖值为 15mmol/L（270mg/dl），在口服常规剂量的氯磺丙脲基础上追加 15U 的胰岛素皮下注射（SQ）。术前晚禁食，患者在未服用每日常规剂量氯磺丙脲的情况下被接入手术室并实施麻醉，检测患者血糖值为 2mmol/L（35mg/dl）。最可能的解释是
   A. 血容量不足　　B. 未服用氯磺丙脲
   C. 胰岛素　　D. 全身麻醉的影响
   E. 肾功能不全
8. 患者，男，59 岁。既往有肝病和骨髓炎病史，拟行胫骨清创术，麻醉诱导和气管插管后

行清创探查，总失血量为 300ml。术毕患者带气管导管进入恢复室，收缩压降至 50mmHg，心率 120 次/分，动脉血气（ABGs）结果为 PaO_2 103mmHg，$PaCO_2$ 45mmHg，pH 7.3，血氧饱和度为 97%（FiO_2 = 100%）。混合静脉血气分析结果为 PaO_2 60mmHg，$PaCO_2$ 50mmHg，pH 7.25。下列诊断最符合上述临床体征的是

A. 心脏压塞
B. 充血性心力衰竭（CHF）
C. 血容量不足
D. 脓毒症合并急性呼吸窘迫综合征
E. 高血糖

9. 患儿，男，6 岁。行扁桃体切除术后被送到麻醉后恢复室，术中使用异氟烷、芬太尼、N_2O 实施麻醉，在患儿苏醒、拔出气管导管前 20 分钟给予氟哌利多。由于患者出现眼球异常运动，呼唤麻醉医师至恢复室，见患儿眼球上翻，颈部扭曲、僵硬。此时最合适的处理药物为

A. 地西泮
B. 甘露醇
C. 格隆溴铵
D. 苯海拉明
E. 丹曲林

10. 患者，男，78 岁。患有多发性骨髓瘤，因高钙血症收治入重症监护治疗病房（ICU）。对于此类高钙血症（血钙水平为 14~16mg/dl）患者，麻醉的主要风险是

A. 低血压
B. 心律失常
C. 凝血功能障碍
D. 喉痉挛
E. 恶心呕吐

11. 患者，男，63 岁。择期于全身麻醉下行右半结肠切除术，静脉注射丙泊酚 2mg/kg、芬太尼 100/kg 麻醉诱导，给予 1.5mg/kg 琥珀胆碱静脉注射后实施气管插管，以异氟烷和 N_2O 吸入维持。TOF 回到基线值时，静脉注射维库溴铵 10mg。庆大霉素 80mg 和头孢唑林 1g 静脉注射作为预防性治疗。手术即将结束，尺神经的 4 个成串刺激时，拇指的 4 次刺激可引出 2 次收缩，静脉注射新斯的明 0.05mg/kg 及阿托品 0.015mg/kg 拮抗肌松。但在切口完全缝合之前，患者开始体动，又给予琥珀胆碱 40mg 静脉注射。15 分钟后，停用所有麻醉药物，以 100% O_2 通气，但患者仍然没有自主呼吸。最可能的原因是

A. 地西泮
B. 再箭毒化
C. 琥珀胆碱
D. 庆大霉素
E. 芬太尼

12. 患者，女，54 岁。因子宫内膜癌，拟在地氟烷全身麻醉下行开腹子宫切除术。麻醉后第 1 小时尿量为 100ml，出血量极少。当患者处于头低足高位时，尿量下降至几乎为 0。关于尿量突然下降，最可能原因是

A. 尿液汇集在膀胱顶部
B. 代谢性酸中毒

C. 中心静脉压升高　　D. 低血容量

E. 手术刺激导致的抗利尿激素（ADH）增加

13. 患者，女，79 岁。全身麻醉下行右半结肠切除术，手术历时 3 小时。手术结束时患者血压 130/85mmHg，心率 84 次/分，核心温度为 35.4℃，红外光谱仪测定 $PaCO_2$ 38mmHg。该患者出现呼吸抑制时间延长，下列最不可能的是

A. 肌松药残余　　B. 麻醉性镇痛药物过量

C. 基础 $PaCO_2$ 增高　　D. 术中持续过度通气

E. 不明原因的阻塞性肺疾病

14. 患者，女，68 岁，体重 100kg。全身麻醉下行经尿道前列腺切除术，术后在恢复室里患者出现躁动和意识不清，测定血清钠为 110mmol/L。为使血清钠离子浓度达到 120mmol/L，需要补充钠

A. 300mmol　　B. 450mmol

C. 500mmol　　D. 600mmol

E. 700mmol

15. 患者，男，49 岁。急诊行腹主动脉瘤破裂修补术。使用氯胺酮 2mg/kg 静脉注射行全麻诱导，静脉注射琥珀胆碱 1.5mg/kg，气管插管后即刻患者血压从 110/80mmHg 降至 50/20mmHg。此患者突然出现血压剧烈下降的最可能原因是

A. 血容量不足

B. 氯胺酮对心肌的直接抑制作用

C. 琥珀胆碱介导的组胺释放引起小动脉舒张

D. 直接喉镜引起的迷走神经反射

E. 监护不严

16. 患者，男，27 岁。患睾丸癌，全身麻醉下择期行剖腹探查术，已经接受博来霉素治疗转移癌。因为博来霉素存在肺毒性，应当重点考虑

A. 避免使用 N_2O　　B. 术前应进行肺功能检查

C. 肺栓塞　　D. FiO_2 应该小于 0.3

E. 患者应行低频率通气，吸呼气时间比（I∶E）为 1∶3

17. 患者，女，39 岁。肥胖患者，全身麻醉下经腹全子宫切除术。麻醉诱导过程平稳，在手术初始 15 分钟，吸入 50% O_2 和 50% N_2O，SaO_2 为 98%。外科医生要求停用 N_2O，改为 50% O_2 + 50% N_2，头部屈曲，头低足高位以充分暴露术野，SaO_2 下降至 90%。出现 SaO_2 下降最可能的原因是

A. 弥散性缺氧　　B. 心输出量减少

C. 气管导管进入主支气管　　D. 功能余气量（FRC）减少

E. 心输出量增加

18. 患者，女，56 岁，全身麻醉下行全甲状腺切除术。术后患者清醒，吸干净口腔及咽部且喉反射完全恢复后，拔出气管导管。2 天后，因患者有严重喘鸣和上呼吸道梗阻请麻醉医师会诊。该患者发生这种呼吸道阻塞的最可能原因是

A. 血肿
B. 喉返神经损伤
C. 气管软化
D. 低钙血症
E. 高钙血症

19. 患者，女，29 岁。肥胖患者，拟于全身麻醉下行足部手术。患者 3 年前行甲状腺次全切除术，平素服用左甲状腺素。评估该患者甲状腺功能是否正常，下列实验室检查中最有意义的是

A. 血清总三碘甲腺原氨酸（T_3）
B. 血清总甲状腺素（T_4）
C. 促甲状腺激素（TSH）
D. 三碘甲腺原氨酸树脂摄取率
E. 促肾上腺皮质激素（ACTH）

20. 患者，男，20 岁。超过 30% 的体表面积Ⅲ度烧伤。伤后 13 天，拟行清创和植皮手术。该患者麻醉中使用去极化和非去极化肌松药，与正常患者相比，下列说法正确的是

A. 对去极化肌松药和非去极化肌松药的敏感性均增加
B. 对去极化肌松药和非去极化肌松药的敏感性均不变
C. 对去极化肌松药和非去极化肌松药的敏感性均降低
D. 对去极化肌松药敏感性增加而非去极化肌松药的敏感性降低
E. 对去极化肌松药敏感性降低而非去极化肌松药的敏感性增加

21. 患者，男，26 岁。吸入异氟烷全身麻醉下行急诊剖腹探查术，脉搏氧饱和度仪显示 SaO_2 为 89%，ABGs 显示 PaO_2 为 77mmHg，该患者核心温度为 35.1℃。PaO_2 的校正值应该是

A. 68mmHg
B. 72mmHg
C. 76mmHg
D. 86mmHg
E. 96mmHg

22. 患者，男，28 岁。既往有克罗恩病史 10 年，全身麻醉下择期行直肠脓肿引流术。术前服用泼尼松、柳氮磺吡啶、维生素 B_{12} 等药物；无过敏史及其他特殊疾病史。麻醉诱导前，该患者出现中心性发绀，血氧饱和度仪显示 SaO_2 为 89%，给予 100% O_2 吸入 2 分钟后 SaO_2 并无好转。ABGs 显示 PaO_2 490mmHg，$PaCO_2$ 32mmHg，pH 7.43，SaO_2 89%。引发上述症状的最可能原因是

A. 存在硫化血红蛋白
B. 存在氰化血红蛋白
C. 存在高铁血红蛋白
D. 存在碳氧血红蛋白

E. 存在高钙血红蛋白

23. 患者，男，56 岁。拟在全身麻醉下行腹腔镜胆囊切除术。患者既往有吸烟史（40 包/年）和先天性肝纤维化（CHF）病史。术前给予甲氧氯普胺和东莨菪碱，采用氯胺酮行全身麻醉诱导，手术过程顺利。但术后恢复时患者抱怨不能近距离看物体，发生这种情况最有可能的原因是

A. 氯胺酮麻醉引起的急性谵妄　　B. 东莨菪碱的作用

C. 头低足高位的影响　　D. 角膜擦伤

E. 甲氧氯普胺的作用

24. 患者，男，23 岁。发生机动车交通事故，全身麻醉下行双下肢骨折切开复位内固定术。术中输入 Rh 阴性 AB 型浓缩 RBCs 7U 及 3U 血小板。术毕拔除气管导管后患者被送入 ICU。术后患者主诉气短，同时发现低氧血症。体温为 38℃，心率为 146 次/分，血压为 105/69mmHg，呼吸频率为 36 次/分。此外，患者颈部、胸部和肩膀出现细小出血点。引起上述症状和体征最有可能的原因是

A. 肺栓塞　　B. 浓缩 RBCs 输血反应

C. 水中毒合并急性左心衰竭　　D. 脂肪栓塞

E. 输血相关性急性肺损伤（TRALI）反应

25. 患者，男，26 岁。既往体健。麻醉下行矢状劈开截骨术。全身麻醉诱导使用丙泊酚、氢吗啡酮、维库溴铵，麻醉维持使用 2.1% 七氟烷、50% N_2O。麻醉诱导后，用 4% 利多卡因和 1% 去氧肾上腺素滴鼻，经右侧鼻孔插入气管导管。术毕在患者苏醒前，外科医生对该患者进行双侧下颌神经阻滞。给予新斯的明和格隆溴铵拮抗。患者苏醒后，右侧瞳孔 8mm，左侧瞳孔 3mm，其他检查结果无明显异常。瞳孔扩大的最可能原因是

A. 右侧星状神经节阻滞　　B. 利多卡因误入右眼

C. 去氧肾上腺素误入右眼　　D. 格隆溴铵的作用

E. 新斯的明的作用

26. 患者，男，24 岁，体重 140kg，既往体健。拟于全身麻醉下择期行声带手术。与理想体重（70kg）相比，关于该患者实际体重（140kg）的心输出量，下列选项中表述正确的是

A. 心输出量相同　　B. 心输出量增加 10%

C. 心输出量增加 50%　　D. 心输出量增加 1 倍

E. 心输出量增加 2 倍

27. 患者，男，57 岁。于全身麻醉下行右眼球摘除术。术中心电图Ⅱ导联显示 ST 段抬高 5mm 并出现完全性传导阻滞。最有可能受累的冠状动脉分支为

A. 冠状动脉回旋支　　B. 右冠状动脉

C. 冠状动脉左前降支　　D. 冠状动脉左主干

E. 左冠状动脉

28. 患者，男，75 岁。因前列腺癌择期行睾丸切除术。选择脊椎麻醉，那么为满足手术需要麻醉平面至少要达到的水平是

A. T_4　　B. T_{10}

C. L_3　　D. S_1

E. S_2

29. 患者，25 岁。全身麻醉下行踝关节骨折切开复位内固定术。喉罩（LMA）通气下吸入七氟烷、N_2O 和 O_2 实施全身麻醉。麻醉药蒸发器调至 2%，患者出现自主呼吸，但吸气活瓣没有完全关闭。活瓣故障最可能的结果是导致下列哪种气体吸入浓度增加

A. N_2O　　B. CO_2

C. O_2　　D. CO

E. 以上皆是

30. 患者，男，50 岁，体重 125kg。全身麻醉下行颈椎前路融合术。机械通气的气道峰压为 $20cmH_2O$，SpO_2 为 99%。1 小时后气道峰压上升至 $40cmH_2O$，红外光谱仪上显示 $PaCO_2$ 为 38mmHg，SpO_2 降至 88%，血压和心率无变化。引起上述改变最可能的原因是

A. 主支气管插管　　B. 血栓性肺栓塞

C. 张力性气胸　　D. 静脉空气栓塞

E. 心包积液

31. 患者，65 岁。经过 7 小时整容手术后被送入麻醉恢复室，患者全程吸入 1.7% 七氟烷。在关闭蒸发器的即刻，七氟烷在血管丰富组织（VRG）、肌肉组织（MG）、脂肪或血管不丰富组织（VPG）中的浓度变化，下列叙述正确的是

A. VRG：下降；MG：下降；VPG：升高

B. VRG：升高；MG：下降；VPG：下降

C. VRG：下降；MG：升高；VPG：升高

D. VRG：下降；MG：下降；VPG：下降

E. 三个效应室（VRG、MG 和 VPG）均下降

32. 患者，男，57 岁。拟行痔疮切除术，既往有轻度慢性阻塞性肺疾病和高血压病史，曾因机动车事故后行截肢手术。10 年前曾因幻肢痛两次自杀未遂而住院。服用药物有苯乙肼（nardil）、噻嗪类利尿药和钾剂。最适合这位患者的麻醉方法是

A. 0.5% 布比卡因重比重脊椎麻醉

B. 利多卡因加肾上腺素局部浸润麻醉

C. 0.5% 布比卡因硬膜外阻滞

D. 使用丙泊酚、琥珀胆碱、氧化亚氮和芬太尼施行全麻

E. 给予丙泊酚和哌替啶镇静

33. 患者，女，27 岁，既往体健。因踩上 1 枚钉子致右侧跗趾受伤，拟行清创术。患者对全身麻醉有所顾虑，但同意在轻度镇静下行踝关节阻滞麻醉。为了满足手术需求，下列哪些神经必须阻滞完善

A. 腓深神经，胫后神经，隐神经，腓肠神经

B. 腓深神经，胫后神经，胫浅神经，腓肠神经

C. 腓深神经，隐神经，腓浅神经，腓肠神经

D. 腓深神经，腓浅神经，胫后神经，隐神经

E. 腓深神经，隐神经，胫后神经，腓浅神经

34. 患者，女，35 岁。接受腘窝神经阻滞，行踝关节和足部手术。为了使足部完全阻滞，还必须阻滞哪根神经

A. 腓深神经

B. 腓肠神经

C. 隐神经

D. 胫后神经

E. 腓浅神经

35. 患者，男，20 岁。用 0.5% 布比卡因行肌间沟臂丛神经阻滞期间出现惊厥，麻醉医师使用麻醉呼吸囊和面罩对患者进行纯氧过度通气，这种治疗方法的原因不包括

A. 该疗法有助于预防和治疗缺氧

B. 过度通气可提高惊厥阈值

C. 过度通气可减低脑血流量及局麻药向大脑转运

D. 过度通气引起的碱血症使局麻药趋于离子化（电离），不易透过细胞膜

E. 纯氧过度通气可以减低麻醉药物导致的惊厥

36. 患儿，5 个月。行双侧腹股沟疝修补术，术后在七氟烷全身麻醉下进行骶管阻滞（0.25% 布比卡因和 1∶200 000 肾上腺素）用于术后镇痛。下列选项均符合局麻药血管内注射的表现，除了

A. 收缩压升高超过 15mmHg

B. 心率下降超过 10 次/分

C. 心率增快 10 次/分

D. T 波波幅增加 25% 以上

E. 室性早搏

37. 患者，女，55 岁。3 天前在脊椎麻醉下行膝关节镜检查。现主诉出现复视和听力减退，可能出现的症状还包括

A. 头痛

B. 发热

C. 双下肢无力

D. 精神状态变化

E. 昏迷

38. 患者，男，65岁。有多年高血压病史，被人发现神志不清，送入急诊。检查发现右侧瞳孔变大，中度昏迷，呼吸深长，频率5次/分，脉搏氧饱和度82%。对于这位患者的气道，应当采取的方法是

A. 给予鼻导管吸氧
B. 立即气管插管
C. 给予面罩吸氧
D. 给予口咽通气管
E. 给予鼻咽通气管

39. 患儿，女，5岁。ASA Ⅰ级，拟择期全麻下行眼内异物取出，患儿一般情况好，术前禁食6小时，但未行气管插管。术中出现呼吸道梗阻后，首选处理为

A. 头部后仰，托起下颌
B. 经口抽取分泌物
C. 给予肌松药行气管插管
D. 立即进行环甲膜穿刺
E. 增加吸氧浓度

三 A3/A4型题

（1~2题共用题干）

患者，男，74岁。因“上腹部不适伴黑粪15天”入院。胃镜检查示“胃窦癌”，拟手术治疗。患者既往有高血压20余年、糖尿病5年、活动后胸部不适症状2年余，服硝酸甘油可缓解。查体：体重63kg，身高165cm。

1. 为了确定是否存在手术指征，需要进一步了解

A. 血糖控制情况
B. 血压控制情况
C. 目前用药情况
D. 体能状况
E. 辅助检查情况

2. 如果患者术前接受抗凝治疗，考虑要在硬膜外复合全身麻醉下实施手术，必须在术前停药1周以上的药物是

A. 华法林
B. 氯吡格雷
C. 阿司匹林
D. 降纤酶
E. 肝素

（3~8题共用题干）

患者，男，32岁。因“酒后打架腹部刀扎伤2小时”入院，拟于全身麻醉下行剖腹探查，肠修补术。查体：身高178cm，体重94kg，意识淡漠，BP 83/42mmHg，HR 129次/分。

3. 急诊气道管理的核心技术为

A. 纤维支气管镜插管技术
B. 慢诱导气管插管技术
C. 快速诱导插管技术
D. 经鼻气管内插管技术

E. 清醒插管技术

4. 预吸氧应为

A. 面罩吸氧，流量 >5L/min，不少于 3 分钟

B. 面罩吸氧，流量 >3L/min，不少于 3 分钟

C. 鼻导管吸氧，流量 >5L/min，不少于 3 分钟

D. 面罩吸氧，流量 >3L/min，不少于 1 分钟

E. 鼻导管吸氧，流量 >3L/min，不少于 2 分钟

5. 该患者最适宜选用的通气工具是

A. 可弯曲喉罩（LMA-Flexible）

B. 复用性双管喉罩（LMA-Proseal）

C. 经典喉罩（LMA-Classic）

D. 可视插管喉罩（LMA-CTrach）

E. 气管导管

6. 下列措施中，不能减少患者反流误吸的是

A. 麻醉前催吐

B. 麻醉前下胃管吸引

C. 患者呈头低足高位

D. 充分的表面麻醉

E. 麻醉后按压环状软骨

7. 诱导后患者面罩通气困难，下列手段中不能改善该患者通气效果的是

A. 置入口咽导气管

B. 置入喉罩

C. 双人加压辅助通气

D. 置入鼻咽通气道

E. 加大氧流量

8. 该患者气管内插管后，以下检查中能最可靠地证实气管插管成功的是

A. 双肺听诊

B. 胸廓起伏动作

C. 出现呼气末二氧化碳分压波形

D. 没有腹部膨隆

E. SpO_2 没有下降

（9~10 题共用题干）

患者，女，27 岁。因背部发现肿块前来就诊，查体肿块活动度好，大小约 1.51cm × 1cm，拟行局麻下肿块切除术。

9. 常用的局部麻醉方法是

A. 局部静脉麻醉

B. 局部浸润麻醉

C. 区域阻滞麻醉

D. 神经阻滞

E. 表面麻醉

10. 该患者可以选用的局麻药不包括

A. 0.25%~1.00% 普鲁卡因

B. 0.2% 丁卡因

C. 0.2%罗哌卡因　　D. 0.20%~0.25%布比卡因

E. 0.25%~0.50%利多卡因

（11~13题共用题干）

患者，男，体重50kg。拟行面部手术，用1%利多卡因35ml（含1∶40万U肾上腺素）局部浸润麻醉后，患者烦躁、多语、寒战、面部肌肉抽搐。

11. 该患者发生

A. 肾上腺素反应　　B. 局麻药过敏反应

C. 局麻药高敏反应　　D. 输液反应

E. 局麻药中毒反应

12. 该患者出现这些反应最可能的原因是

A. 低蛋白血症　　B. 术前未用巴比妥类药

C. 面部血运丰富，局麻药未减量　　D. 局麻药直接注入血管

E. 局麻药超过一次最大剂量

13. 对于该患者的处理措施，错误的是

A. 静脉使用苯二氮䓬类药物　　B. 静脉使用阿托品

C. 立即停止使用局麻药　　D. 吸氧

E. 保持呼吸道通畅

（14~16题共用题干）

患者，女，56岁，50kg。拟喉罩通气全麻下行左眼眶肿瘤切除术。

14. 下列术前检查中，对于麻醉意义最大的是

A. 血液流变学检查　　B. 尿液分析

C. 咽喉检查　　D. 脑电图检查

E. 查体温

15. 下列哪种规格喉罩适用该患者

A. 1号　　B. 2号

C. 3号　　D. 4号

E. 5号

16. 插入喉罩后通气阻力很大，处理应为

A. 更换大一号喉罩　　B. 更换小一号喉罩

C. 旋转喉罩管，调整喉罩位置　　D. 拔出喉罩重新插入

E. 增加潮气量，克服气道阻力

（17～20 题共用题干）

患儿，女，9 岁，体重 25.5kg。诊断为左前尺骨前段骨折，拟行切开复位、内固定术，术中需使用止血带。

17. 麻醉行神经阻滞时最宜采用
   A. 肌间沟入路臂丛神经阻滞
   B. 肌间沟入路臂丛神经阻滞 + 桡神经阻滞
   C. 肌间沟入路臂丛神经阻滞 + 正中神经阻滞
   D. 锁骨上入路臂丛神经阻滞
   E. 锁骨上入路臂丛神经阻滞 + 尺神经阻滞

18. 局部麻醉药物可以使用
   A. 0.4% 丁卡因 20ml
   B. 2% 利多卡因 20ml
   C. 5% 普鲁卡因 20ml
   D. 0.75% 布比卡因 20ml
   E. 0.5% 罗哌卡因 20ml

19. 下列不适于此患者的基础麻醉是
   A. 面罩通气，吸入异氟醚
   B. 面罩通气，吸入七氟醚
   C. 肌内注射氯胺酮
   D. 静脉应用咪达唑仑 + 异丙酚
   E. 静脉应用异丙酚

20. 采用神经刺激仪定位行神经阻滞，初始电流应当定在
   A. 6mA
   B. 5mA
   C. 3mA
   D. 2mA
   E. 1mA

（21～23 题共用题干）

患者，男，56 岁。由于“右侧股动脉栓塞”于硬膜外麻醉下行右侧股动脉－腘动脉搭桥术。于 L_2～L_3 行硬膜外穿刺，穿刺过程顺利，穿刺成功后向上置管 3cm，置管后 40 分钟按手术医师要求静脉给予肝素 50mg。手术顺利完成。回到病房之后，继续使用肝素抗凝治疗。术后 4 小时出现头痛和腰背部疼痛，双下肢麻木和无力。

21. 该患者最可能的诊断是
   A. 硬膜外血肿
   B. 脑脊膜炎
   C. 神经损伤
   D. 硬膜外脓肿
   E. 暂时性神经病学综合征

22. 可以作为确诊依据的检查是
   A. 腰椎 X 线片
   B. 腰椎 CT 或 MRI

C. 血培养
D. 血管造影
E. 脑脊液培养

23. 关于该患者的治疗，下列叙述错误的是
A. 使用大剂量激素
B. 给予镇痛药，观察病情
C. 立即行椎板切开减压
D. 早期脱水疗法
E. 给予神经营养药

（24~27题共用题干）

患者，男，48岁。在连续硬膜外阻滞下行胆囊切除术，麻醉效果好，ECG示心率70次/分。术中手术医生突然说“血色发暗”。

24. “血色发暗”提示
A. 低血压
B. 呼吸抑制
C. 灯光问题
D. 全脊髓麻醉
E. 局麻药中毒

25. 该患者首要的处理措施是
A. 面罩给氧辅助/控制呼吸
B. 胸外心脏按压
C. 气管内插管
D. 加快输液
E. 静脉注射麻黄碱

26. 关于该患者的处理措施，错误的是
A. 呼叫患者
B. 立即测量血压
C. 静脉注射阿托品
D. 先观察，暂不处理
E. 面罩给氧辅助/控制呼吸

27. 如果术中麻醉效果完善，也未与患者对话，且无ECG监测。手术医生突然说“创面不渗血”，应首先考虑
A. 呼吸停止
B. 心脏停搏
C. 低血压
D. 一切正常
E. 手术止血好

（28~33题共用题干）

患者，女，29岁，孕39周。在硬膜外阻滞下行剖宫产术。平卧位试验剂量后给予2%利多卡因初量13ml，14分钟后出现低血压、心动过速，自述头晕等表现。

28. 最可能的原因是
A. 局部麻醉药中毒反应
B. 仰卧位低血压综合征

C. 异常广泛硬膜外间隙阻滞
D. 硬膜下间隙阻滞
E. 全脊髓麻醉

29. 首先采取的措施应为
A. 立即向左倾斜 30°卧位并将子宫推向左侧
B. 立即半卧位
C. 立即向右倾斜卧位并将子宫推向右侧
D. 立即头低足高位
E. 立即改为坐位

30. 经过上述处理后，血压仍低，宜进一步采取的措施是
A. 立即注射多巴胺 20mg
B. 加快输液同时静脉注射麻黄碱 10mg
C. 立即开始手术
D. 立即注射肾上腺素 0. 5mg
E. 立即注射阿托品 0. 5mg

31. 术中呕吐大量胃内容物，下列处理错误的是
A. 将手术台倾斜至 30°~40°头低位
B. 迅速吸引口鼻内呕吐物
C. 用手指裹纱布清理口腔
D. 压迫环状软骨，气管内插管，气囊充气
E. 插管控制呼吸一段时间后再吸引气管内的胃内容物

32. 如果已经有误吸，下列处理错误的是
A. 检测呕吐物 pH
B. 气管内吸引后机械通气
C. 支气管镜检
D. 支气管灌洗
E. 置鼻胃管

33. 如果产生误吸，发生支气管痉挛，下列处理错误的是
A. 加大肌松药剂量
B. 加深麻醉
C. 雾化吸入二羟丙茶碱（喘定）
D. 静脉注射氨茶碱
E. 给予地塞米松

（34~35 题共用题干）

患儿，男，5 岁。诊断为斜视，拟气管内全麻下行矫正术。氟烷诱导入睡后给予琥珀胆碱 1. 0mg/kg，患儿咬肌肌强直致张口困难，行气管插管后吸入氟烷维持麻醉，30 分钟后患儿出现心动过速，体温急剧上升达 42℃，肌肉强直。

34. 该患儿最可能的情况是
A. 高热惊厥
B. 肌松药用量不够
C. 硬肿症
D. 恶性高热
E. 患儿对琥珀胆碱不敏感

35. 关于该患儿的治疗措施，错误的是

A. 立即停止手术和麻醉，以纯氧行过度通气

B. 积极降温，使体温保持在38~39℃

C. 应用丹曲洛林

D. 静脉注射甘露醇0.5mg/kg，使尿量>2ml/（kg·h）

E. 维库溴铵0.05mg/kg，5~10分钟重复一次，总量可达0.5mg/kg，直至肌肉松弛

（36~38题共用题干）

患者，女，术后1小时感伤口痛，2小时下肢活动自如，8小时又出现双下肢麻木并逐渐加重，甚至运动无力。

36. 最可能的诊断为

A. 局麻药残留作用
B. 硬膜外穿刺致脊神经根损伤
C. 硬膜外血肿
D. 硬膜外脓肿
E. 硬膜外穿刺致脊髓损伤

37. 上述诊断一明确应当采取

A. 手术切开清除肿块
B. 加强抗感染治疗
C. 给予扩血管药
D. 给予神经营养药
E. 不用处理，待药物完全代谢

38. 如果实施脊椎麻醉，10分钟后平面达T_5，血压90/40mmHg，心率62次/分。其处理首选

A. 阿托品
B. 麻黄碱
C. 地西泮
D. 去氧肾上腺素
E. 异丙肾上腺素

（39~41题共用题干）

患者，女，27岁。因急性阑尾炎，拟在连续硬膜外麻醉下行阑尾切除术。

39. 术前用药选

A. 葡萄糖液、胰岛素
B. 氨茶碱、苯海拉明
C. 新斯的明、阿托品
D. 苯巴比妥、哌替啶
E. 新斯的明

40. 该患者硬膜外腔穿刺应选

A. $T_{2\sim3}$
B. $T_{8\sim9}$
C. T_{12}~L_1 或 $T_{11\sim12}$
D. $L_{3\sim4}$

E. $C_7 \sim T_1$

41. 硬膜外阻滞最严重的并发症为

A. 马尾损伤
B. 颅神经麻醉
C. 粘连性蛛网膜炎
D. 全脊髓麻醉
E. 头痛

(42~46 题共用题干)

患者，男，55 岁。拟在常温下行脑膜血管瘤摘除术，术前血压 160/95mmHg，ECG、肝、肾功能正常，术中拟行控制性降压。

42. 该患者安全的降压水平为

A. 收缩压 50~80mmHg
B. 收缩压 85~95mmHg
C. 收缩压 60~70mmHg
D. 舒张压 40~50mmHg
E. 收缩压降至比术前舒张压低 0~20mmHg 范围内

43. 用硝普钠施行降压，应当

A. 先快后慢，争取 3 分钟内使血压降至预定水平
B. 开始平均滴速为 8μg/(kg·min)
C. 将硝普钠稀释至 0.1% 静脉滴注
D. 开始时按 0.5~8.0μg/(kg·min) 速度滴注
E. 血压降至预定水平后，仍按原速度滴注以防止反跳

44. 如果降压前发现该患者有颅内高压，则

A. 降低潮气量，减少胸膜腔内压对脑静脉回流的阻力
B. 蛛网膜下隙穿刺放出部分脑脊液
C. 改用硝酸甘油作降压药
D. 放弃控制性降压
E. 静脉滴注甘露醇和/或作暂时过度通气

45. 进颅后，该患者血压升至 170/100mmHg，心率 125 次/分，此时应做的处理是

A. 立即滴注硝普钠降压，以防脑血管破裂
B. 停止输液
C. 系中枢性高血压，先给甘露醇降颅压
D. 立即推注硝酸甘油降压
E. 先加深麻醉，检查通气情况，再酌情处理

46. 控制性降压中若行心电图监测，最常见的异常变化是

A. 出现病理性 Q 波
B. 出现室颤波

C. P波降低，ST段升高或降低
D. 传导阻滞
E. P波升高，ST段降低

（47~49题共用题干）

患者，女，48岁。因患骶髂关节结核行择期手术，术前常规苯巴比妥钠0.1g，阿托品0.5mg肌内注射。用硫喷妥钠、琥珀胆碱快速诱导插管，普鲁卡因、哌替啶、氯胺酮全静脉复合维持麻醉，手术历时32小时，术中平稳，术后40分钟苏醒。随即出现大小便失禁，谵妄，躁动不安等症状。

47. 患者术后躁动的原因可能是
A. 氯胺酮的中枢神经系统作用
B. 原有精神病发作
C. 脑血管意外
D. 硫喷妥钠的中枢神经系统作用
E. 哌替啶的中枢神经系统作用

48. 为了预防和减轻上述副作用，麻醉最好复合
A. 地西泮或咪达唑仑
B. 依托咪酯
C. 丙泊酚
D. 成年患者使用，加大氯胺酮用量
E. 以上均是

49. 氯胺酮静脉麻醉的禁忌证是
A. 失血性休克
B. 短小、体表手术或诊断性检查
C. 甲亢或嗜铬细胞瘤患者
D. 基础麻醉
E. 哮喘患者行烧伤手术

（50~52题共用题干）

患儿，男，7岁，23kg。拟行斜视矫正术。麻醉诱导用丙泊酚60mg，琥珀胆碱25mg，由于肌松差，首次插管困难且致上中门齿脱落。再次静推琥珀胆碱后插管成功。1.5小时后发现患儿皮温增高，直肠温度达41.5℃。

50. 根据病史应该想到
A. 琥珀胆碱前应先用小量非去极化肌松药
B. 用吸入诱导
C. 琥珀胆碱的首次剂量偏小
D. 恶性高热
E. 麻醉深度不够

51. 恶性高热是指
A. 心律失常
B. 无尿
C. 血清谷草转氨酶升高
D. 血压低
E. 无法解释的心动过速、呼吸增快、出汗、发绀和碱石灰过热

52. 关于此患者的治疗，下列叙述错误的是
A. 100% 纯氧通气
B. 给碳酸氢钠
C. 积极降温
D. 氯化钙或葡萄糖酸钙
E. 静脉注射普鲁卡因胺

（53~55 题共用题干）

患者，女，34 岁。因“右中叶支气管扩张”入院。每日痰量为 55~100ml，并有痰中带血。既往支气管扩张 12 年，3 年前因反复呼吸道感染及咯血而行左下肺叶切除术。术前肺功能检查：最大通气量占预计值的 41%，FEV1.0（L）1050ml，FEV1.0/FVC% 42%，残总气量百分比（RV/TLC）52%。血气分析：pH 7.42，$PaCO_2$ 41mmHg，PaO_2 80mmHg，碱剩余（BE）2.3mmol/L。

53. 拟行右下肺叶切除术，判断患者对该手术的耐受情况为
A. 不能手术
B. 能手术
C. 需做运动负荷试验后决定
D. 先正规内科治疗
E. 术前需进行呼吸功能锻炼

54. 如需手术，需进行的术前准备不包括
A. 痰培养
B. 抗感染
C. 体位引流
D. 了解全身状况
E. 血培养

55. 考虑采用的麻醉方式是
A. 静脉麻醉
B. 双腔左支气管内全身麻醉
C. 单腔支气管全身麻醉
D. 吸入麻醉
E. 喉罩全身麻醉

（56~59 题共用题干）

患儿，男，诊断动脉导管未闭，拟全麻下行导管结扎术。入手术室后哭闹不止，监测体温 34.5℃。

56. 首先采取的方法
A. 开始诱导
B. 立即保温
C. 使用镇静药
D. 面罩给氧
E. 肌内注射氯胺酮

57. 体温下降的非主要生理因素是
A. 低氧血症
B. 体表脂肪绝缘性差

C. 体表面积与体容积比大
D. 体温调节中枢发育不完善
E. 代谢率相对较高

58. 麻醉用药首先考虑
A. 常规用药
B. 增加用药量
C. 停止用药
D. 大量减少
E. 稍微减量

59. 此时按常规诱导麻醉最易引起
A. 低血糖
B. 低血压
C. 低血氧
D. 高血压
E. 心律失常

（60~65 题共用题干）

患儿，男，5 岁。发育正常，有支气管哮喘史，因“急性阑尾炎”拟在全身麻醉下行阑尾切除术。

60. 小儿术前禁食时间最适宜的是
A. 1~3 小时
B. 2~4 小时
C. 4~7 小时
D. 6~8 小时
E. 7~10 小时

61. 患儿麻醉前，必须用的药是
A. 镇痛药
B. 抗胆碱药
C. 镇静药
D. 镇吐药
E. 抗生素

62. 基础麻醉时，最好选用的药物是
A. 七氟烷
B. 咪达唑仑
C. 氯胺酮
D. 芬太尼
E. 硫喷妥钠

63. 术中哮喘持续发作，采取下列治疗措施，其中不恰当的是
A. 增加七氟烷吸入浓度
B. 静脉注射氢化可的松 25mg
C. 静脉注射芬太尼 25μg
D. 静脉注射丙泊酚 30mg
E. 静脉注射氨茶碱 30mg

64. 为了防止气管拔管时哮喘发作，应采取的措施是
A. 拔管前给予地塞米松
B. 拔管前给予少量镇静药和琥珀胆碱
C. 充分吸痰、辅助呼吸
D. 充分补液

E. 充分吸痰

65. 手术后，患儿声音嘶哑，常见的原因是

A. 手术损伤　　B. 插管时损伤喉返神经

C. 急性气管炎　　D. 急性支气管炎

E. 声带损伤

（66~67 题共用题干）

患者，男，47 岁，52kg。因右肝癌在全麻下行右半肝切除术，手术持续时间 4 小时，术中输红细胞 10 单位。术后以新斯的明 3. 5mg 加阿托品 1mg 拮抗肌松，效果不明显。

66. 针对该患者，下一步的处理错误的是

A. 维持循环功能正常　　B. 监测患者体温

C. 继续加大新斯的明用量　　D. 继续机械通气呼吸支持

E. 行动脉血气分析

67. 血气分析：pH 7. 43，$PaCO_2$ 48mmHg，PO_2 452mmHg，K^+ 4. 6mmol/L，Na^+ 152mmol/L，Ca^{2+} 0. 78mmol/L，体温 36. 1℃。肌松拮抗效果不佳最可能的原因是

A. 低温　　B. 高钠血症

C. 低钙血症　　D. 呼吸性酸中毒

E. 高钾血症

（68~69 题共用题干）

患者，男，73 岁。左大腿外侧刺痛 1 年余，加重 3 个月。长期口服镇痛药和神经营养药，曾接受数个疗程的理疗和针灸治疗。查体：左髂前上棘内下方压痛（+++），并且向左大腿外侧放散，神经系统和运动系统检查未见其他阳性体征。辅助检查可见：X 线检查提示腰椎、骶髂关节和髋关节为一般性的退行性改变。初步诊断为股外侧皮神经炎。

68. 该患者的进一步治疗首选

A. 左侧坐骨神经阻滞　　B. 骶管阻滞

C. 硬膜外阻滞　　D. 腰椎椎旁阻滞

E. 股外侧皮神经阻滞

69. 股外侧皮神经阻滞的进针点是

A. 患侧梨状肌下孔处

B. 患侧腘窝膝横纹头侧 7cm，股二头肌腱内侧

C. 患侧髂前上棘内、下方各 2cm 处

D. 患侧耻骨结节下、外方 1. 5~2. 0cm 处

E. 患侧腹股沟韧带中点下方2cm，股动脉外侧

（70~71题共用题干）

患者，女，29岁。诊断为甲状腺瘤。行右侧颈丛麻醉，于 C_3、C_4 横突部分别注1%利多卡因5ml，阻滞深丛，麻醉后10分钟左右患者出现右侧瞳孔缩小、颜面潮红、上睑下垂、球结膜充血。

70. 该患者应诊断为
    A. 神经节阻滞
    B. 局麻药注入椎管内
    C. 局麻药过敏
    D. 局麻药中毒
    E. 霍纳综合征
71. 下列处理措施中，合理的是
    A. 不需特殊处理
    B. 改行全身麻醉气管内插管
    C. 静脉注射地塞米松5mg
    D. 静脉注射异丙嗪25mg
    E. 吸氧，人工呼吸

（72~77题共用题干）

患者，男，44岁，64.5kg。因右手锐器伤，行清创、屈肌腱、神经吻合术。

72. 该患者的首选麻醉方法是
    A. 静脉全麻
    B. 局部浸润麻醉
    C. 臂丛阻滞
    D. 静脉局部麻醉
    E. 静吸复合麻醉
73. 如果选臂丛神经阻滞，则首选入路
    A. 喙突下法
    B. 肌间沟法
    C. 锁骨上法
    D. 腋路法
    E. 经颈入路臂丛阻滞
74. 腋路注入1%利多卡因400mg（含1/200 000肾上腺素），15分钟后刷洗创面麻醉作用不全，下列处理方法错误的是
    A. 停止刷洗，等待作用完全
    B. 立即追加肌间沟1%利多卡因20ml
    C. 改全身麻醉
    D. 加用镇痛药哌替啶50mg或芬太尼0.1mg
    E. 加用局部神经阻滞0.5%利多卡因10ml
75. 30分钟后作用仍不完全，追加肌间沟1%利多卡因20ml。5分钟后患者自诉憋气，最有可能是
    A. 局麻药误入蛛网膜下隙
    B. 气胸

C. 膈神经麻痹
D. 局麻药中毒
E. 变态反应

76. 下列哪项处理比较合适
A. 肌内注射镇静药
B. 吸氧，注意病情变化
C. 拍胸片，除外气胸
D. 开放静脉，维持循环稳定
E. 按局麻药中毒处理

77. 如果手术结束后患者出现憋气症状，最可能是
A. 变态反应
B. 膈神经麻痹
C. 气胸
D. 误入硬膜外腔
E. 局麻药中毒延迟反应

（78~79 题共用题干）

患者，男，47 岁。胃癌根治术后 6 小时出现顽固性呃逆，采用二氧化碳重复吸入、兴奋迷走神经、穴位注射、哌甲酯（利他林）和氟哌利多肌内注射均无效，患者无法进食和睡眠，还有切口裂开的危险。

78. 为终止呃逆，患者目前首选的治疗方法是
A. 剖腹探查，查明呃逆原因
B. 全身麻醉，控制呃逆
C. 大剂量镇静药使患者入睡
D. 膈神经阻滞
E. 不作特殊处理，等其自愈

79. 该患者行膈神经阻滞时，可能出现的并发症不包括
A. 全脊髓麻醉
B. 气胸
C. 霍纳综合征
D. 喉返神经麻痹和臂丛阻滞
E. 刺伤血管

（80~81 题共用题干）

患者，女，66 岁。因“急性阑尾炎”于硬膜外阻滞下行阑尾切除术。入室 BP 127. 5/83mmHg，HR 83 次/分。于 T_{12}~L_1 行硬膜外穿刺，因韧带钙化，穿刺困难，反复穿刺后方成功。置管顺利，回吸无血和脑脊液后，给予 2% 利多卡因 10ml。嘱患者翻身时发现其反应迟钝，说话无力，且自诉胸闷、呼吸困难。平卧后，患者意识完全消失，自主呼吸停止，血压迅速下降到 60/30mmHg，HR 下降到 40 次/分，SpO_2 由 98% 下降到 60% 并继续下降。

80. 诊断应当首先考虑
A. 肺栓塞
B. 脑血管意外
C. 循环虚脱
D. 全脊麻

E. 局部麻醉药误入血管导致的毒性反应

81. 下列治疗措施中，错误的是

A. 立即面罩加压给氧，控制呼吸，并迅速气管内插管，建立人工气道

B. 应用呼吸兴奋药

C. 应用激素

D. 加快输液，给予升压药，维持血流动力学稳定

E. 应用甘露醇

（82~83 题共用题干）

患者，男，32 岁，体重 72kg。建筑工人，开放性股骨骨折，患者害怕在“睡眠”下手术，希望“清醒”麻醉。因此选用硬膜外阻滞下行骨折切开复位内固定术。给予 2% 利多卡因 3ml 后，出现血压测不出、发绀和呼吸停止。

82. 患者出现这种症状最可能的原因是

A. 癫痫发作

B. 全脊麻

C. 出血性休克

D. 药液注入血管内

E. 蛛网膜下腔出血

83. 治疗此并发症应当

A. 迅速静脉补液

B. 升压药维持血压

C. 气管插管给氧

D. 麻醉作用消失前坚持人工呼吸

E. 以上都是

（84~85 题共用题干）

患者，男，62 岁。因“急性阑尾炎”拟在连续硬膜外阻滞下行阑尾切除术。患者既往有哮喘、高血压和冠心病病史，对于多种抗生素、花粉等过敏。入室 T 38.9℃，BP 157/98mmHg，HR 91 次/分，SpO_2 98%。取右侧卧位，选 $T_{11\sim12}$穿刺时落空感明显，有少量血液经过穿刺针流出。第 1 次注气试验以装有 1% 利多卡因 2ml 和空气 3ml 的注射器连接硬膜外穿刺针蒂上，做快速注气，气泡外溢现象不明显。后分别以 1% 利多卡因 3ml 及纯空气 3ml 快速注气，仍然无明显气泡外溢现象。此时患者突发咳嗽，大汗淋漓，呼吸急促，并且诉胸闷、胸痛。

84. 导致患者出现上述症状的原因不包括

A. 变态反应

B. 穿刺针误入胸腔导致气胸

C. 急性心肌缺血

D. 空气栓塞

E. 哮喘发作

85. 患者听诊双肺呼吸音对称、存在，无干、湿性啰音及喘鸣音，心电图无 ST 段和 T 波改变，无心律失常。应当尽快做的处理不包括

A. 静脉应用地塞米松

B. 拔除穿刺针，改为左侧头低卧位

C. 静脉应用吗啡

D. 静脉应用二羟丙茶碱

E. 静脉应用小剂量多巴胺

（86~87 题共用题干）

患者，男，55 岁。因“头晕、耳鸣反复发作 3 个月”入院。既往高血压病史 5 年，规律服药控制，平时血压 130/90mmHg，吸烟 18 余年。查体：意识清醒，P 91 次/分，BP 153/104mmHg。神经系统检查未发现阳性体征。实验室检查：血糖 6.58mmol/L，凝血酶原时间（PT）9.2 秒。全脑数字减影血管造影（DSA）：左侧大脑中动脉 M_1 水平段巨大动脉瘤。拟于全身麻醉下行左额颞翼点入路动脉瘤夹闭术。

86. 该患者麻醉中所需的基本监测项目除

A. 有创动脉压

B. 呼气末二氧化碳分压

C. 中心静脉压

D. ECG、血压、血氧饱和度

E. 脑电图

87. 对该患者采用控制性降压，关于药物选择及管理，下列叙述错误的是

A. 硝普钠常用剂量为 3μg/(kg · min)，极量为 10μg/(kg · min)

B. 吸入七氟烷可达到良好降压效果

C. 硝酸甘油开始剂量为 0.25μg/(kg · min)，常用剂量为 1μg/(kg · min)

D. 拉贝洛尔单次静脉注射后 5 分钟内出现血药峰值，半衰期约 4 小时

E. 为确保患者手术安全，降压时间应持续整个手术过程

（88~93 题共用题干）

患者，女，69 岁。急性肠梗阻 9 天，行急诊手术，术后自主呼吸恢复，术后呼吸为 25 次/分，潮气量 400ml，带管回病房保留自主呼吸，由细导管向气管导管内供氧。

88. 此时最急需检查的项目是

A. 尿量

B. 动脉血气分析

C. 急查电解质

D. X 线

E. ECG

89. 此时呼吸治疗的最佳方案是

A. 等待血气结果后再做有针对性的处理

B. 继续自主呼吸

C. 行同步呼吸支持

D. 拔除气管导管，以减轻刺激

E. 气管切开

90. 术后16小时，呼吸30次/分，循环尚可，开始烦躁，FiO_2为50%时PaO_2为55mmHg、SpO_2 90%，此时最佳呼吸治疗是

A. 用镇静药及肌松药，行控制呼吸

B. 拔管改面罩行持续气道正压通气（CPAP）

C. 行同步呼吸支持

D. 用镇静药行同步呼吸支持

E. 使用镇静药行控制呼吸

91. 术后第3天时，仍为低氧血症，行呼气末正压通气（PEEP）后PaO_2略好转，X线片显示右肺有多处片状阴影，此时最确切的诊断是

A. 急性呼吸窘迫综合征（ARDS）Ⅰ期

B. ARDSⅡ期

C. ARDSⅢ期

D. ARDSⅣ期

E. 目前不能明确分期

92. 在PEEP期间，患者若需使用正性肌力药物，最佳选择是

A. 肾上腺素0.02μg/(kg·min)

B. 异丙肾上腺素0.02μg/(kg·min)

C. 去甲肾上腺素0.02μg/(kg·min)

D. 多巴胺7μg/(kg·min)

E. 多巴胺5μg/(kg·min)

93. 术后1周内最应该预防的外科并发症是

A. 肠坏死

B. 肠梗阻

C. 肠麻痹

D. 肠出血

E. 肠瘘

(94~97题共用题干)

患者，男，30岁。3小时前经过右侧颈内静脉放置中心静脉导管，现在出现呼吸困难，BP 80/69mmHg，HR 130次/分，脉细，听诊心音遥远，检查口唇明显发绀、颈静脉怒张。

94. 该患者出现上述异常，最可能的原因是

A. 误穿刺动脉，造成血肿压迫

B. 充血性心力衰竭

C. 出现张力性气胸

D. 心脏压塞

E. 穿刺时造成空气栓塞

95. 应当采取的措施是

A. 立即输血，同时给升压药

B. 中断静脉输液

C. 立即给强心药物抗心力衰竭

D. 迅速行心包腔引流

E. 立即给予止血药

96. 关于预防该并发症的措施，下列叙述错误的是

A. 经常检查回血是否通畅
B. 导管不宜太硬
C. 管端应当置于右心房内以便测压准确
D. 可以用 X 线显影判断导管尖端位置
E. 经常注意测压水柱是否随呼吸波动

97. 抢救中有人建议降低输液容器高度低于患者心脏水平，其作用是

A. 排出血中的空气
B. 放出部分循环血，减轻心脏前负荷
C. 排出胸腔内积血
D. 测定准确的中心静脉压力
E. 引流出心包腔积血

（98～104 题共用题干）

患者，女，59 岁。2 小时前行中心静脉导管置入术。先经右颈内静脉穿刺失败后改行左侧颈内静脉穿刺成功。

98. 中心静脉置管的指征是

A. 严重创伤、休克
B. 胸、腹部大手术
C. 临时起搏
D. 嗜铬细胞瘤手术
E. 长期输液

99. 放置中心静脉导管所采用的路径最多的是

A. 贵要静脉
B. 大隐静脉
C. 股静脉
D. 锁骨下静脉或颈内静脉
E. 颈外静脉

100. 临床上，中心静脉置管多选择右颈内静脉的原因，下列哪项不属于

A. 胸导管位于左侧，避免伤及
B. 右颈内静脉位于颈总动脉的前方
C. 右颈内静脉穿刺操作者顺手
D. 右颈内静脉与无名静脉几乎成一直线
E. 右胸膜顶低于左侧，发生气胸的概率较小

101. 关于中心静脉压波形，下列叙述错误的是

A. 肺动脉高压时出现较大的 a 波
B. 正常有 a、c、v 三个正波和 x、y 两个负波
C. 心房颤动患者 a 波消失
D. 右房室瓣反流时出现大的 v 波
E. 心脏压塞时 a 波与 v 波均减小

102. 影响监测中心静脉压准确性的因素，除外

A. 标准零点
B. 测压方法
C. 导管位置
D. 胸腔内压

E. 测压系统的通畅度

103. 如果患者突然出现呼吸困难、发绀、颈静脉怒张，继而血压低、脉细，听诊心音遥远，则最可能的诊断是

A. 气胸
B. 心脏压塞
C. 急性心力衰竭
D. 空气栓塞
E. 误穿刺动脉，造成血肿压迫

104. 此时紧急采取的处理措施是

A. 立即加快静脉输液
B. 停止静脉输液
C. 迅速行心包穿刺引流
D. 立即给予强心药物
E. 立即输血，同时给予升压药

（105~106 题共用题干）

患者，男，69 岁。胃次全切除术后第 6 天，突发寒战、高热，但无明显的咳嗽、咳痰，腹平软，无压痛，无全身其他部位感染，只发现右颈内静脉置管处局部炎症表现明显。

105. 该患者最可能的诊断是

A. 上呼吸道感染
B. 急性腹膜炎
C. 急性气管炎
D. 导管相关脓毒症（CRS）
E. 吻合口瘘

106. 关于该患者的处理，错误的是

A. 导管尖端培养
B. 血培养
C. 8 小时后发热不退，拔除导管
D. 根据药敏调整抗生素
E. 右颈内静脉置管处皮肤消毒后继续使用

（107~111 题共用题干）

患者，男，69 岁。经颈内静脉放置肺动脉导管，右心房压（RAP）20mmHg，心脏指数（CI）2.0L/(min · m^2)，PAP 25/13mmHg，PCWP 10mmHg。

107. 关于经颈内静脉置入肺动脉导管，下列叙述正确的是

A. 一般插入深度达 13cm，管端可达右心房
B. 气囊充气后，每次推进导管 3~5cm
C. 当导管进入右心室时，收缩压、舒张压突然升高
D. 进入右心室时，舒张压迅速降低为零点
E. 当导管进入肺动脉时，收缩压升高

108. 置管过程中若未遇到预期的肺动脉压力，应当

A. 退回到右心室水平再试
B. 用 0.9% 的氯化钠溶液冲洗导管腔

C. 当患者深呼气时快速推送导管
D. 向导管内注入冷溶液
E. 将导管拔出，重新置入

109. 肺动脉导管能够测出的压力不包括
A. 右房压
B. 右室压
C. 肺动脉压
D. 中心静脉压
E. 左室压

110. 置入肺动脉导管和监测过程中，可能出现的并发症包括
A. 肺梗死
B. 血压升高
C. 瓣膜损伤
D. 心脏压塞
E. 血胸、气胸

111. 放置肺动脉导管导致肺动脉破裂出血的并发症不可见于
A. 原有肺动脉高压者
B. 导管置入过快、过深
C. 气囊膨胀过度
D. 机械通气患者
E. 发现导管移位，仍然继续置入和充气

（112~113 题共用题干）

患者，女，59 岁，因“肝炎、肝硬化”行肝移植手术。

112. 肝移植手术中引起低温的原因，除外
A. 体表、体腔的暴露与长时间开放
B. 全身麻醉
C. 低温环境的影响
D. 肝移植术中无肝期产热减少
E. 术中大量输入常温血和液体

113. 肝移植术中无肝期温度下降最明显，主要原因是
A. 无肝期肝产热停止
B. 出血
C. 植入新肝时冰屑直接覆盖在体腔内
D. 全身麻醉
E. 部分患者体外循环转流热量丢失

（114~115 题共用题干）

患儿，男，8 个月，体重 8kg，拟在全麻下行唇裂修补术。

114. 术前检查中，最重要的是
A. 体温
B. 有无腹泻
C. 有无呼吸道感染
D. 体重
E. 是否合并腭裂

115. 最佳维持气道的方法
A. 喉罩通气
B. 气管切开

C. 经鼻气管插管
D. 经口气管插管
E. 保持自主呼吸

（116~122 题共用题干）

患儿，女，8 岁。拟全麻 + 体表降温法浅低温行升主动脉狭窄纠正术。

116. 术前了解病情，下列对麻醉意义不大的是
A. 体重
B. 生化全项
C. 血气分析
D. 排除肺部感染
E. 本病家族史

117. 术中与低温麻醉无关的是
A. 肌肉完全松弛
B. 末梢血管扩张良好
C. 注意血气分析变化
D. 患者体位
E. 避免发生寒战

118. 采用静脉麻醉药，首先应当注意
A. 对肾功能影响小
B. 静脉-吸入复合麻醉
C. 对心血管影响小
D. 用药量应减少
E. 镇静药应充分

119. 预防寒战的药物首选
A. 肌松药
B. 吩噻嗪类
C. 阿片类
D. 巴比妥类
E. 苯二氮䓬类

120. 与体温下降的速度和程度无关的是
A. 禁食时间
B. 周围环境的温度
C. 麻醉深度
D. 体形大小
E. 给予吩噻嗪类药与否

121. 呼吸管理中防止室颤的首选方法为
A. 减少呼吸道分泌物
B. 定时作深呼吸
C. 轻度呼吸性碱中毒
D. 避免呼吸性酸中毒
E. 酌情使用 PEEP

122. 复温时最高水温不宜超过
A. 39℃
B. 40℃
C. 42℃
D. 45℃
E. 50℃

四 B 型题

（1~2 题共用题干）

A. 表面麻醉　　B. 局部浸润麻醉

C. 硬膜外阻滞　　D. 脊椎麻醉

E. 全身麻醉

1. 背部脂肪瘤切除术时，适用
2. 冠状动脉搭桥手术时，适用

（3~6 题共用题干）

A. 骶管阻滞　　B. 椎管内麻醉

C. 全麻复合硬膜外阻滞　　D. 脊椎麻醉

E. 神经阻滞麻醉

3. （　　）是小儿常用的麻醉方式之一，也可以用于成人的肛门直肠和会阴手术
4. 盆腔手术，如阑尾切除术、疝修补术、膀胱手术、子宫及附件手术等，宜选用
5. 分娩镇痛，宜选用
6. 胸部及腹部手术多主张采用（　　），可以减少全麻药的应用，使麻醉更加平稳

五 X 型题

1. 患者，男，70 岁。因“贲门癌术后吻合口复发”拟行结肠代食管术。患者有慢性支气管炎病史，吸烟 2 包/天 ×40 年，桶状胸，消瘦，勉强可上 3 层楼。该患者术前呼吸系统的准备包括

   A. 肺功能、动脉血气分析

   B. 进行呼吸功能训练，行雾化吸入和胸部物理治疗以促进排痰

   C. 胸部 X 线片

   D. 停止吸烟 2 天

   E. 必要时，应用有效抗生素控制急性肺部感染

2. 麻醉医师在监护麻醉（MAC）过程中的主要工作内容包括

   A. 维持呼吸道通畅

   B. 监测重要生命体征

   C. 根据临床情况给予镇静药、镇痛药、肌松药

   D. 诊断和处理 MAC 中的临床问题

   E. 其他所需医疗服务措施

3. 在困难气道处理中，如果患者发生面罩不能通气且气管插管困难，美国麻醉师协会（ASA）推荐的三种快速气道维持方法是

A. 食管封闭式气管（EOA）
B. 食管-气管联合导气管（ETC）
C. 经气管喷射通气（TTJV）
D. 带套囊口咽通气道（COPA）
E. 喉罩（LMA）

4. 麻醉时须插气管内双腔导管的是

A. 呼吸困难
B. 痰量每天超过50ml
C. 咯血
D. 主动脉夹层动脉瘤破裂
E. 一侧胸部外伤

5. 关于喉罩气道的叙述，错误的是

A. 2号喉罩气道适用于3~6个月的小儿
B. 能用高压蒸汽消毒
C. 能够有效防止误吸和反流
D. 应用喉罩施正压通气的压力应尽可能在20mmHg以下，否则容易发生漏气
E. 1号喉罩气道的注气量为5~8ml

6. 患者，男，28岁。双侧鼻孔充满鼻息肉，拟在全麻下行鼻息肉摘除术，下列麻醉诱导方法中不恰当的是

A. 诱导后不进行气管插管
B. 置入口咽导气管
C. 清醒、表面麻醉下慢诱导
D. 全凭吸入诱导
E. 常规快诱导

7. 在造成麻醉意外的因素中，属于管理不当所致的是

A. 氧流量过低
B. 术中突然大动脉瘤破裂出血
C. 术中药物过敏
D. 气管导管与麻醉机回路脱离
E. 气管导管脱出气管滑入食管

8. 当出现上呼吸道梗阻时，麻醉医师常用的方法有

A. 气管内插管
B. 头低位
C. 面罩吸氧
D. 置入口咽或鼻咽导气管
E. 向上托起下颌和伸展头部

9. 预防手术麻醉期间体温升高的措施主要有

A. 麻醉期间应常规监测中心温度变化
B. 一旦发现体温升高，立即采取物理降温措施
C. 严格控制手术室的温度，勿超过26℃
D. 及时更换钠石灰
E. 减少阿托品的用量

10. 紧闭式麻醉的优点有

A. 减少手术室污染
B. 节省麻醉药
C. 保持呼吸道湿度与温度
D. 不适于地氟烷
E. 增加对患者情况了解

11. 为防止反流与误吸，应采取的措施有

A. 择期手术应当严格禁食禁饮
B. 防止鼻胃管患者，应当充分吸引减压
C. 麻醉前应备妥吸引器
D. 对于饱胃和肠梗阻患者，应当施行清醒插管
E. 术前给予 H_2受体阻断药，降低胃酸度

12. 下列关于误吸的处理措施，必要的是

A. 取左侧卧头低足高位
B. PEEP 通气
C. 激素治疗
D. 支气管冲洗
E. 呼吸兴奋药

13. 关于复合麻醉的基本原则，下列叙述正确的是

A. 必须对每种药物的药效与药代动力学有深刻的了解
B. 药物和选配要以满足手术基本要求为原则
C. 静脉维持用药应当选半衰期短、代谢快和苏醒快的药物
D. 静脉全麻期间必须保证呼吸道通畅，除短小手术以外，均应气管内插管
E. 实施静吸复合麻醉时，必须坚持以静脉用药为主，吸入麻醉为辅的原则

14. 气管插管拔管后的延迟性并发症有

A. 喉及声门下水肿
B. 咽喉痛
C. 声带麻痹
D. 气管狭窄
E. 喉溃疡

15. 下列属于眶下神经阻滞的并发症的是

A. 皮下出血和淤血
B. 乙醇性神经炎
C. 面部肿胀
D. 视力障碍
E. 局麻药中毒

16. 在肌间沟阻滞一侧臂丛 30 分钟后，还可以用哪些入路阻滞另一侧

A. 喙突下阻滞
B. 肌间沟阻滞
C. 腋路阻滞
D. 锁骨上阻滞
E. 颈路臂丛阻滞

17. 关于肋间神经阻滞的叙述，下列叙述正确的是

A. 两侧肩胛冈内端连线过第三胸椎棘突，两侧肩胛骨下角连线过第七胸椎棘突，第十

二肋与骶棘肌外缘交点连线过第一腰椎棘突

B. 肋间神经仅在肋角和腋中线区间位于肋沟内，其他区间都是走行于肋间隙中，在肋角和腋中线之间行肋间神经阻滞的效果较确切

C. 肋间神经阻滞一般于肋骨下缘稍上方垂直进针，抵肋骨后将针尖轻轻移向肋骨下缘，回抽无血无气即可注药

D. 肋间神经阻滞一般于肋骨上缘稍下方垂直进针，抵肋骨后将针尖轻轻移向肋骨上缘，回抽无血无气即可注药

E. 肋间血管神经束内自上而下的排列为静脉、动脉和神经

18. 肩胛上神经阻滞的并发症是

A. 臂丛神经损伤　　B. 出血

C. 气胸　　D. 肩胛上神经疼痛

E. 全脊髓麻醉

19. 关于麻醉中发生喉痉挛的处理，下列正确的是

A. 消除刺激，比如停止气道吸引、拔出口咽导气管等

B. 对于轻到中度的喉痉挛，面罩持续正压通气可能“冲开”痉挛

C. 小剂量琥珀胆碱松弛喉肌

D. 加深麻醉，纯氧吸入

E. 为了赢得抢救时间，直接行环甲膜穿刺通气

20. 下列可以增加冠状血管的阻力的因素是

A. 氧分压升高　　B. β受体阻断药

C. 去氧肾上腺素　　D. 乏氧及低通气

E. 迷走神经兴奋

21. 关于术中发生支气管痉挛，错误的是

A. 当发生极度严重的支气管痉挛时，肺部听诊哮鸣音最响

B. 对于因缺氧和二氧化碳蓄积引起的支气管痉挛，施行IPPV即可缓解

C. 由误吸胃内容物导致的支气管痉挛，胃液的pH越高，症状越严重

D. 对于严重支气管痉挛，常常需要β_2受体阻断药治疗

E. 术中发生支气管痉挛时，静脉注射吗啡可快速使之缓解

22. 放置漂浮导管的适应证包括

A. 充血性心衰　　B. 左室功能不全

C. 连续心排量的监测　　D. 肺动脉高压

E. 肾功能不全

23. 患者，男，37岁。右股动脉刺破造成大出血，压迫止血2小时。查体：脉搏110次/分，

血压85/70mmHg。关于该患者进一步的处理，下列正确的

A. 静脉滴注碳酸氢钠

B. 输血补充血容量

C. 静脉注射多巴胺

D. 继续压迫，输注血管收缩药

E. 争取尽快修补股动脉

24. 麻醉期间观察脉搏常选用

A. 桡动脉

B. 足背动脉

C. 肱动脉

D. 股动脉

E. 颞动脉

25. 体外循环中泵压的监测能够反映

A. 动脉插管是否插入主动脉夹层

B. 动脉插管的位置是否适宜

C. 动脉输出管道的通畅与否

D. 动脉管路有无凝血

E. 灌流量

26. 除了使用仪器外，临床上呼吸功能的基本检查方法还有

A. 观察呼吸状态

B. 听取呼吸音

C. 检查痰液

D. 观察呼吸运动

E. 胸部X线检查

27. 关于舌后坠的叙述，下列正确的是

A. 舌体过大、身材矮胖、短颈和咽后壁淋巴组织增生的患者易发生舌后坠

B. 当发生舌后坠时，会导致脉搏氧饱和度（SpO_2）下降

C. 完全梗阻时，既无鼾声也无呼吸动作

D. 不完全梗阻时，患者随呼吸发出强弱不等的鼾声

E. 舌后坠是最常见的上呼吸道梗阻原因

28. 麻醉期间传统SpO_2监测常见的误差原因有

A. 血红蛋白异常

B. 运动伪差

C. 外周脉搏减弱

D. 静脉内染料

E. 患者深睡

29. 关于脉搏血氧饱和度（SpO_2）仪，下列叙述正确的是

A. SpO_2是根据分光光度计比色原理设计而成

B. SpO_2利用不同组织吸收光线波长的差异，如Hb吸收660nm的红光，HbO_2吸收940nm的红外线

C. 在血液中存有可吸收660nm和940nm光的任何物质时，均可影响SpO_2的精确性

D. SpO_2和SaO_2呈显著相关

E. SpO_2与PaO_2呈明显的线性正相关

30. 能够反映麻醉深度的指标包括

A. 听觉诱发电位指数
B. 熵指数
C. 脑电双频指数
D. TOF
E. CVP

31. 下列选项中，属于美国麻醉医师协会（ASA）关于全麻患者的基本监测标准的是

A. 吸入氧浓度和脉搏氧饱和度
B. 心电图监测和体温
C. 呼气末二氧化碳浓度
D. 血压和脉搏
E. 中心静脉压

32. 在深度非去极化阻滞下，可监测神经肌肉阻滞的程度的方法是

A. 单次颤搐刺激
B. 4个成串刺激
C. 强直刺激
D. 强直刺激后计数
E. 强直后单爆发刺激

33. 关于麻醉操作对体温的影响，下列叙述正确的有

A. 椎管内麻醉，可使体温降低
B. 紧闭式麻醉可致体温升高
C. 麻醉过浅，体温可能升高
D. 全身麻醉，血管扩张可使体温升高
E. CO_2 蓄积可使体温下降

34. 低流量吸入麻醉的优点包括

A. 减少手术室污染，节约吸入麻醉量
B. 不易发现回路故障
C. 肺保护作用
D. 保持湿度和温度，减少隐性失水量
E. 新鲜气流量为4L/min

35. 低温麻醉时全身各部位温度的下降能否迅速及均匀要看

A. 神经系统反射是否正常
B. 末梢循环是否通畅
C. 心脏排血功能是否良好
D. 肾功能状态是否良好
E. 血细胞比容是否增加

36. 静脉全麻技术的缺点为

A. 给药过量时缺乏方便的纠正手段
B. 可控性不如吸入麻醉药
C. 麻醉效应不可逆转
D. 静脉麻醉药的个体差异大
E. 注射时疼痛

37. 硬膜外阻滞的主要机制与部位

A. 椎旁阻滞
B. 各种途径进入脑脊液作用于脑部
C. 根蛛网膜绒毛阻滞脊神经根
D. 直接透过硬膜与蛛网膜产生蛛网膜下阻滞

E. 经吸收循环后再作用于脊髓

38. 麻醉手术期间引起心肌缺血的原因有

A. 患者精神紧张、恐惧、疼痛

B. 各种原因引起的心率加快或心律失常

C. 麻醉药对心肌的抑制作用

D. 麻醉期间供氧不足或缺氧

E. 血压过低或过高

39. 麻醉方案的选择，应当考虑

A. 根据可能发生的手术意外

B. 强调以患者安全为前提

C. 根据术者特殊要求实施麻醉

D. 根据麻醉医师的经验与技术能力

E. 根据手术部位选择麻醉方法

40. 麻醉前评估中，体格检查应当包括

A. 体重

B. 肝肾功能

C. 心血管功能及指标

D. 呼吸系统功能及相关指标

E. 营养状况

41. 麻醉诱导前即刻，麻醉医师应该了解患者的

A. 基本生命体征的测定值

B. 术前用药的种类、剂量、用药时间及效果

C. 病房输入液体的种类和数量

D. 禁食禁水时间

E. 患者某些特殊要求（比如拒绝用脊椎麻醉）

42. 快速诱导插管的主要目的是

A. 通过药物提供良好的插管条件和减少插管发症

B. 加快手术周转

C. 避免血流动力学剧烈波动、颅内压增高等并发症

D. 快速、准确地控制气道，改善低氧状态

E. 防止反流、误吸

六 案例分析题

（1~8 题共用题干）

患者，男，67 岁。胸闷胸痛间断发作 5 年加重 3 个月，诊断为冠状动脉性心脏病（CHD）、三支病变，拟行体外循环（CPB）下冠状动脉搭桥术（CABG）术。

1. 麻醉前访视应注重了解

A. 心绞痛发作诱因

B. 血压、心率、心律、心电图

C. 冠状动脉造影结果

D. 近期用药史、左室射血分数

E. 婚史

2. 如患者并存变异型心绞痛，其主要的发病原因是
   A. 活动过强
   B. 冠状动脉粥样硬化
   C. 心内膜下心肌缺血
   D. 舒张压过低
   E. 冠状动脉痉挛

3. 冠状动脉造影结果显示，左回旋支直径减少50%。提示横截面积减少约
   A. 40%
   B. 60%
   C. 75%
   D. 80%
   E. 95%

4. 如果术前用钙通道阻滞药治疗，其机制是
   A. 只扩张冠状动脉
   B. 减慢心率并扩张冠状动脉
   C. 减慢心率，使心肌耗氧下降
   D. 扩张肺动脉，增加氧饱和度
   E. 防止缺血再灌注损伤

5. 该患者的冠状动脉血流量主要取决于
   A. 脉压
   B. 冠状动脉总阻力
   C. 冠状动脉灌注压
   D. 主动脉舒张压与左室舒张末压
   E. 血液黏度

6. 该患者的麻醉原则是
   A. 增加心脏的前负荷
   B. 维持心率不大于75次/分
   C. 维持平均动脉血压不低于85mmHg
   D. 维持心脏的氧供需平衡
   E. 增加心脏的前向血流

7. 该患者不用>2MAC异氟烷麻醉，主要原因是
   A. 异氟烷可引起冠状动脉窃血
   B. 异氟烷对心肌抑制作用很强
   C. 异氟烷可引起冠状动脉痉挛
   D. 异氟烷可能具有肝脏毒性
   E. 异氟烷吸入可引起心率减慢

8. 搭桥开放后，宜选药物是
   A. 多巴胺
   B. 硝酸甘油
   C. 硝普钠
   D. 硝苯地平
   E. 普萘洛尔

（9~14题共用题干）

患者，女，47岁。因“甲状腺巨大肿物”拟于全身麻醉下行甲状腺肿物切除术。患者无明显不适主诉，可平卧入睡。查体：身高158cm，体重73kg，张口度3.5cm，甲状腺质硬，活动性差。甲状腺功能检查基本正常。甲状腺B超：左叶7.8cm×6.5cm，右叶8.3cm×

6.8cm。颈部X线片：气管在T_2水平轻度受压。Mallampati评分为Ⅱ级。

9. 对于该患者，麻醉医师可采用的安全、有效的气道管理方法有
   A. 快速诱导下直接喉镜插管　　B. 镇静下纤维支气管镜辅助插管
   C. 清醒表面麻醉下气管内插管　　D. 使用插管喉罩进行插管
   E. 光棒辅助下插管

10. 如果给患者进行麻醉下插管，下列药物中最为适合的有
   A. 依托咪酯　　B. 氯胺酮
   C. 琥珀胆碱　　D. 七氟醚
   E. 维库溴铵　　F. 阿曲库铵
   G. 丙泊酚　　H. 罗库溴铵

11. 下一步可以采取的措施中较为安全、有效的有（提示：该患者使用丙泊酚–琥珀胆碱–瑞芬太尼麻醉后，直接喉镜进行显露Cormack和Lehane分级为3级，经过2次试插后均未成功，咽喉部有出血，但面罩通气尚可维持患者血氧饱和度正常）
   A. 再次试插　　B. 呼叫有经验的上级医师
   C. 使用探条辅助插管　　D. 使用Glidescope可视喉镜插管
   E. 使用插管型喉罩　　F. 使用Bonfils可视管芯插管
   G. 面罩通气等待患者自主呼吸恢复　　H. 使用插管型喉罩

12. 为了保证患者安全可以采取的方法有（提示：经过上级医师多次试插也未成功，此时患者面罩通气逐渐出现困难，SpO_2下降至92%）
   A. 置入鼻咽通气道改善通气　　B. 置入口咽通气道改善通气
   C. 置入喉罩　　D. 双人加压通气
   E. 换人再次试插

13. 此时应采取的紧急措施为（提示：经过上述方法患者氧合没有改善，SpO_2继续下降至78%）
   A. 使用食管–气管联合导气管　　B. 使用纤维支气管镜进行插管
   C. 使用可视硬质光导管芯　　D. 经皮穿刺经气管喷射通气
   E. 气管切开

14. 该患者此时应采用的处理方法有（提示：该患者使用可视硬质光导管芯插入气管导管，呼吸得到改善，手术顺利进行，2.5小时后手术结束）
   A. 减少患者呛咳，手术后立即拔管
   B. 适度镇静，带管回麻醉后监护治疗室（PACU）
   C. 深度镇静呼吸机辅助呼吸第2天拔管
   D. 在气管导管内置入喷射导管后拔除气管导管
   E. 充分拮抗肌肉松弛药后就可以立即拔管

F. 术毕拔除气管导管，置入喉罩

（15~22 题共用题干）

患者，男，66 岁。因右中叶肺癌，每日咯血 30~40ml，准备行肺癌根治术。

15. 患者烟龄 40 年，平均 20 支/天，近 12 年来每年冬季均有咳嗽咳痰，清晨尤重，该患者极可能患有

A. Ⅱ型呼吸衰竭　　B. 肺源性心脏病
C. 慢性支气管炎　　D. 肺不张
E. 肺炎

16. 下列术前检查中，麻醉医师应当最为关心

A. 痰培养　　B. 心电图
C. 肺通气功能　　D. 胸部 CT
E. 胸部 X 线片

17. 麻醉医师欲在病床旁大概了解该患者的肺通气功能，下列选项中最好的是

A. 量胸廓周径　　B. 吹火柴试验
C. 末梢循环颜色　　D. 床边 X 线检查
E. 肺部听诊

18. 该患者最佳麻醉方式是

A. 气管内插管全麻　　B. 静脉麻醉
C. 连续硬膜外麻醉　　D. 左侧双腔支气管插管全麻
E. 右侧双腔支气管插管全麻

19. 在术前用药中，最好不要使用的药物是

A. 地西泮　　B. 东莨菪碱
C. 阿托品　　D. 咪达唑仑
E. 吗啡

20. 该患者术前肺功能测定结果为：最大通气量（MVV）为预计值的 50%，第 1 秒用力呼气容积（FEV_1）为预计值的 53%。患者手术最大允许范围为

A. 肺段切除　　B. 肺叶切除
C. 次全肺切除　　D. 探查活检术
E. 肺楔形切除

21. 通气不足引起酸中毒的因素包括

A. 肺血管扩张　　B. 机械故障
C. 呼吸系统解剖异常　　D. 呼吸动力减弱
E. CO_2 排出不畅

22. 如果手术中出现肺水肿，下列治疗肺水肿的方法是

A. PEEP 或 CPAP
B. 高浓度吸氧
C. 维持可耐受的液体负平衡
D. 头低位
E. 可使用利尿药、扩血管药、正性肌力药

(23~27 题共用题干)

患者，男，32 岁。酒后 2 小时骑摩托车摔伤。伤后 30 分钟送至医院。在急诊室患者神志清楚，血压 50/30mmHg，腹腔穿刺见血性液体。右下肢活动受限。

23. 下列选项中，处理正确的是

A. 开放静脉通路快速输液，速送至手术室行剖腹探查术
B. 急送至 B 超室行 B 超检查
C. 急送至放射科行 X 线检查
D. 急送至病房，等血压纠正后手术
E. 收入病房，先输液观察

24. 为了防止误吸，下列预防措施中正确的是

A. 快速诱导气管插管
B. 硬膜外阻滞
C. 表麻下清醒气管插管
D. 诱导的过程中按压环状软骨
E. 非气管插管全麻

25. 如果发生误吸，下列处理措施中错误的是

A. 取头高足低位
B. 充分吸引
C. 气管插管
D. 呼吸支持
E. 取侧卧位

26. 该患者最适宜的麻醉方法是

A. 脊椎麻醉
B. 硬膜外麻醉
C. 气管插管全麻
D. 氯胺酮静脉麻醉
E. 局部麻醉

27. 在下列静脉诱导麻醉药中，应谨慎使用的是

A. 硫喷妥钠
B. 氯胺酮
C. 地西泮
D. 依托咪酯
E. 羟丁酸钠

(28~30 题共用题干)

患者，女，47 岁。因“睡眠打鼾 11 年加重伴阵发性睡眠呼吸暂停 1 年”入院，否认其

他重要脏器疾病史。睡眠呼吸监测提示重度阻塞性睡眠呼吸暂停综合征。查体：身高 156cm，体重 74kg，BP 150/90mmHg，HR 72 次/分钟。拟行腭咽成形术。

28. 阻塞性睡眠呼吸暂停低通气综合征患者的麻醉特点主要有
   A. 大多体形肥胖，颈粗短，上颌骨位置偏后，硬腭、软腭和舌体明显增长，造成气管插管困难和术后呼吸道管理困难
   B. 长期缺氧和呼吸性酸中毒易导致肺动脉高压、周围血管痉挛、肺心病、高血压、冠心病，甚至呼吸衰竭，造成对麻醉药物耐受性降低
   C. 合并高血压患者应当常规服用降压药，控制血压在 150/90mmHg 以下，对难治性高血压、右心衰及呼吸衰竭的患者，行降压、强心和呼吸机治疗
   D. 根据病史、体征、Mallampati 法和鼻咽镜检查综合评定和预测气管插管的困难程度
   E. 麻醉维持用药应当选用对循环功能影响小、长效的药物
   F. 术后有发生呼吸阻塞的可能，应当采用侧卧位或坐位

29. 关于该病例麻醉管理的叙述，正确的是（提示：术前会诊发现患者体形肥胖，颈粗短，上颌骨位置偏后，硬腭、软腭和舌体明显增长，估计气管插管困难）
   A. 围术期应当做好困难气道准备，如备口咽通气道、纤支镜、喉罩、气管切开包等
   B. 本例患者手术简单，大出血可能性很小，无须作快速输液输血准备
   C. 手术后不宜过早拔除气管导管，应送恢复室或 ICU 继续观察 8~24 小时
   D. 麻醉苏醒期的风险甚至可能高于麻醉诱导期
   E. 围术期可能发生血压、心率波动及心律改变，应作好充分准备

30. 麻醉诱导和术中管理，恰当的是（提示：该患者拟行气管插管全麻）
   A. 丙泊酚、瑞芬太尼、琥珀胆碱诱导插管
   B. 清醒镇静 + 充分表面麻醉下经鼻盲探插管
   C. 术后应当根据血气分析调整吸入氧浓度
   D. 在麻醉中和清醒后可以适当应用降压药物
   E. 估计气管插管困难时，首选气管切开

（31~34 题共用题干）

患者，男，66 岁。因进行性吞咽困难伴消瘦 1 个月，经纤维胃镜检查诊断为食管癌收住入院，拟择期在全麻下开胸行食管癌根治术。慢性支气管炎病史 20 年，目前仍然有咳嗽、咳痰，痰较多。吸烟史 30 年，20 支/天。患者入院体检：T 37. 2℃，HR 88 次/分，R 18 次/分，右肺轻度哮鸣音，BP 150/70mmHg，无其他阳性体征。

31. 关于该患者麻醉前准备，下列叙述正确的是
   A. 术前停止吸烟 3 周有利于支气管黏膜上皮细胞功能的恢复

B. 术前停止吸烟有利于减少碳氧血红蛋白，增加携氧能力，氧解离曲线左移
C. 呼吸训练有助于增加肺活量
D. 术前积极治疗肺部感染是消除术后肺部并发症的重要一环
E. 胸部物理疗法和引流对本患者十分重要
F. 纠正营养不良及电解质平衡可提高机体免疫力，减少术后并发症

32. 目前国际公认的判断气管导管在气管内的最好指标是（提示：患者经过 10 天的积极术前准备，拟在气管插管全身麻醉下行食管癌根治术，常规诱导插管，经过顺利）
A. 直视下气管导管通过声门
B. 胸部听诊可闻及通气音
C. 手控呼吸时呼吸囊无明显阻力
D. 血氧饱和度 100%
E. 气管导管内壁有水蒸气
F. 患者无缺氧发绀表现
G. 患者无低血压
H. 规律的呼气末二氧化碳波形显示

33. 患者气道阻力增加、脉搏血氧饱和度下降的可能原因是（提示：经证实气管导管位置正确，妥善固定导管，患者翻身安置手术体位后发现气道阻力显著增加，脉搏血氧饱和度下降）
A. 支气管痉挛
B. 缺氧性肺血管收缩
C. 导管移位
D. 气道分泌物堵塞管腔
E. 气管导管扭曲

34. 为了避免该患者术后肺不张，作为麻醉医师围术期应当采取的预防措施有（提示：患者经处理后气道阻力下降，脉搏血氧饱和度恢复至 99%，手术经过顺利）
A. 经常吸引气管内分泌物
B. 术中尽可能吸入纯氧
C. 关胸前证实萎陷的肺泡充分膨胀
D. 拔管前加压膨肺至胸引管无气泡排出
E. 术中定时膨肺

（35~38 题共用题干）

患者，男，36 岁，体重 81kg，因车祸外伤致双下肢、右上肢骨折。在气管插管静-吸复合全麻下行骨折内固定术。麻醉诱导前 BP 120/75mmHg。手术结束患者对气管导管不能耐受，此时患者神志尚不清楚，无意识抬头超过 10 秒，双上肢很有力，数人帮助固定在手术床上。V_T 700ml，R 19 次/分，BP 140/90mmHg，HR 93 次/分，SaO_2 99%，气管导管在患者挣扎情况下拔出。手术 4 天共输液 3500ml（其中胶体液 1000ml），尿量 500ml。拔出气管导管后，患者安静入睡，普通吸氧面罩 8L/min 吸氧，但 3 分钟后患者的 SaO_2 迅速下降到 82%。麻醉医师立刻开放气道面罩正压通气，发现气道难以打开，无法进行有效气体交换。双肺听诊无呼吸音。

35. 患者无法进行有效气体交换的原因可能是
A. 喉痉挛
B. 张力性气胸
C. 舌根后坠，上呼吸道梗阻
D. 喉水肿
E. 肺水肿
F. 支气管痉挛
G. 异物堵塞上呼吸道

36. 对于舌根后坠引起上呼吸道梗阻的常用处理方法有
A. 放置口咽通气道
B. 普通面罩吸氧
C. 侧卧位
D. 文丘里面罩吸氧
E. 气管插管
F. 放置喉罩
G. 鼻导管吸氧
H. 双手托颌法和抬头举颏法

37. 该患者的急性肺水肿最可能属于（提示：该患者在其他气道开放技术效果不佳时进行气管插管，但气管插管完成后患者的心率从90次/分逐渐下降到53次/分、34次/分、23次/分，SaO_2 也从92%下降到78%、50%。血压不详。此时从静脉快速注入肾上腺素1.5mg。注药后，患者的心率和血压迅速回升，但气管导管内涌出粉红色泡沫样液体，量较多。考虑为急性肺水肿）
A. 复张性肺水肿
B. 药物过量性肺水肿
C. 创伤性肺水肿
D. 神经性肺水肿
E. 液体超负荷性肺水肿
F. 感染性肺水肿
G. 毒素吸入性肺水肿
H. 氧中毒性肺水肿

38. 针对该患者的肺水肿治疗原则为（提示：此时，患者的BP 155/95mmHg，HR 95次/分，SaO_2 95%。气管导管内仍有大量粉红色泡沫样痰涌出）
A. 氧疗
B. 肾上腺素
C. 镇静镇痛
D. 减轻心脏后负荷
E. 肾上腺皮质激素
F. 呼吸支持

（39~48题共用题干）

患者，女，37岁，53.5kg。无呼吸困难，因甲状腺功能亢进拟行甲状腺次全切除术。

39. 下列麻醉方法中，不合适的是
A. 颈部硬膜外
B. 气管内插管全身麻醉
C. 静脉全麻
D. 颈丛阻滞
E. 经颈路臂丛阻滞麻醉

40. 如果选用颈丛阻滞，下列叙述正确的是
A. 加用肾上腺素，浓度为1∶200 000
B. 加用肾上腺素，浓度为1∶100 000
C. 不宜加用肾上腺素
D. 加用肾上腺素，浓度为1∶400 000
E. 加用与不加用肾上腺素均可

41. 在一侧阻滞后，行对侧 C_3 深丛阻滞时针刺抵横突后，回吸无血液及脑脊液，注射 1% 利多卡因 5ml，突然发现患者意识不清，全身强直性阵挛，最可能为

A. 变态反应　　B. 甲亢危象

C. 高敏反应　　D. 中毒反应

E. 误入蛛网膜下隙

42. 如果已经使用利多卡因 100mg，丁卡因 25mg，引起毒性反应的最可能的原因是

A. 局麻药过量　　B. 高敏反应

C. 未加肾上腺素　　D. 误入血管

E. 甲状腺功能亢进控制不满意

43. 注射进针后回抽无血，最可能的原因为

A. 回吸时间太短　　B. 回吸未用力

C. 针头被骨质阻塞　　D. 注药速度太快

E. 针头移动

44. 患者出现中枢神经毒性反应的原因，最可能是

A. 甲状腺功能亢进患者耐药差　　B. 高敏反应

C. 误入椎动脉，直接作用于中枢　　D. 误入蛛网膜下隙

E. 颈部血运丰富

45. 出现上述反应，首先采取的步骤是

A. 吸氧，辅助或控制呼吸　　B. 过度通气，降低二氧化碳分压

C. 气管插管　　D. 维持血流动力学平衡

E. 静脉注射硫喷妥钠

46. 出现上述反应，下列措施相对不重要的是

A. 静脉注射硫喷妥钠　　B. 过度通气，降低二氧化碳分压

C. 维持血流动力学平衡　　D. 气管插管

E. 吸氧，辅助或控制呼吸

47. 如选静脉注射硫喷妥钠治疗惊厥，常用浓度剂量

A. 1.25%，25～50mg　　B. 2.5%，50～100mg

C. 5%，100～200mg　　D. 2.5%，100～200mg

E. 剂量不限，浓度不限，直到惊厥停止

48. 不能预防中枢神经毒性反应发生的是

A. 术前使用地西泮　　B. 过度通气

C. 术前使用哌替啶　　D. 术前使用苯巴比妥

E. 辅助吸入氧化亚氮

（49～53 题共用题干）

患者，女，49 岁。因“跌落致右下肢损伤”，诊断为右胫骨平台粉碎性骨折，拟择期行切开复位内固定术。高血压病史 9 年，治疗用药不详，偶感胸闷，无特殊治疗和处理。哮喘病史 14 年，近 2 年在使用吸入糖皮质激素等控制性药物条件下，未出现哮喘发作。查体：身高 166cm，体重 74kg。实验室检查未见异常。

49. 麻醉前评估还需进行的检查有

A. 胸部 X 线
B. 冠状动脉造影
C. 血压动态监测
D. 肺功能测定
E. 动脉血气分析
F. 平板运动试验

50. 此时的处理方法有（提示：患者入院后有咳嗽、咽痛等上呼吸道感染症状，胸部 X 线未见明显异常，氧分压 90mmHg，二氧化碳分压 42mmHg，血压 135/85mmHg，心率 87 次/分，双肺呼吸音略粗，未及干、湿性啰音）

A. 行胸部 CT 检查，明确肺部病变情况
B. 暂时延期手术
C. 应用抗生素
D. 止咳化痰
E. 继续行吸入糖皮质激素控制性治疗
F. 24 小时面罩吸氧
G. 夜间无创呼吸机辅助通气

51. 宜选择的麻醉方法包括（提示：经过临床处理后呼吸道症状消失，拟于次日行手术）

A. 术前充分使用抗胆碱类药物，如阿托品等
B. 气管内插管全身麻醉应列为首选
C. 可以选用腰大肌间隙腰丛阻滞＋坐骨神经阻滞
D. 可以选用腰硬联合麻醉
E. 可以选用硬膜外阻滞

52. 此时患者可以诊断为（提示：选择腰大肌间隙腰丛阻滞＋坐骨神经阻滞的麻醉方法，两个穿刺点使用局部麻醉药物合计为 1% 罗哌卡因 20ml＋2% 利多卡因 20ml，注射完毕3～5 分钟开始，患者出现口唇发麻、复视、耳鸣以及肌肉颤动）

A. 坐骨神经阻滞不全
B. 腰丛阻滞不全
C. 药物扩散至硬膜下腔，出现硬膜下腔阻滞
D. 药物扩散至硬膜外腔，出现高位硬膜外阻滞
E. 药物进入蛛网膜下腔，出现全脊麻
F. 出现局部麻醉药中毒症状

53. 需进行的处理为（提示：考虑局部麻醉药中毒，患者意识清醒，血压 150/90mmHg，

心率105次/分，自主呼吸25次/分，肌肉颤动明显）

A. 面罩纯氧辅助通气
B. 循环功能的密切监测和维护
C. 下胃管预防反流、误吸
D. 静脉注射盐酸胺碘酮预防心律失常
E. 静脉注射肾上腺素

（54~61题共用题干）

患者，女，56岁。子宫肌瘤，行全子宫切除术，麻醉选择腰硬联合麻醉。

54. 脊椎麻醉后最常见的并发症是
A. 颅内感染
B. 头痛
C. 腰背痛
D. 虚性脑膜炎
E. 马尾综合征

55. 该患者术后如果有头痛，最常见于术后
A. 10小时以内发生
B. 12~36小时内发生
C. 24~60小时内发生
D. 60~82小时内发生
E. 72小时后发生

56. 为该患者选择腰硬联合麻醉而不选择单纯9号针头的单次脊麻，主要原因是
A. 害怕注入错误药
B. 脊麻后尿潴留
C. 脊麻后颅内感染
D. 脊麻后头痛
E. 脊麻后腰背痛

57. 硬膜外阻滞致死的原因是
A. 局麻药中毒
B. 循环抑制
C. 呼吸抑制
D. 局麻药过敏
E. 患者体质弱

58. 如果在穿刺过程中穿破硬脊膜，术后头痛发生的可能性
A. 8%
B. 10%~19%
C. 12%~29%
D. 76%~82%
E. 80%

59. 在穿刺过程中硬膜外穿刺针和导管误入血管的发生率约
A. 0.01%~0.19%
B. 0.2%~2.8%
C. 2.5%~4.0%
D. 4.0%~5.5%
E. 4%~10%

60. 硬膜外需留置导管一般主张以（　　）时间为限
A. 3天
B. 5天

C. 1周
D. 1个月
E. 6个月

61. 如果该患者在麻醉过程中出现全脊麻，可能会有的症状是
A. 意识丧失
B. 循环抑制
C. 呼吸抑制
D. 血压高
E. 大叫

（62~64题共用题干）

患者，女，42岁。因转移性右下腹痛，诊断为急性阑尾炎。4天前患急性重症感冒，目前有较多的脓痰。因有反复发作的腰椎间盘突出病史多年，采用气管插管全身麻醉，麻醉及手术经过顺利，术毕患者对气管导管不能耐受，烦躁不安，麻醉医师匆忙吸痰后予以气管导管拔除。2分钟后发现患者呼吸急促、三凹征明显，口唇发绀。

62. 患者呼吸困难的原因
A. 精神紧张
B. 舌后坠
C. 喉痉挛
D. 心衰
E. 自发性气胸
F. 支气管痉挛

63. 此时进一步的处理可采取（提示：对上述症状虽然经双手托颌法开放气道仍未缓解）
A. 经鼻导管吸氧
B. 必要时行气管插管控制呼吸
C. 清除口咽部任何刺激物，如分泌物、血液
D. 静脉注射呼吸兴奋药
E. 静脉注射地西泮
F. 必要时行环甲膜穿刺，高频通气
G. 必要时静脉注射小剂量琥珀胆碱后面罩加压给氧

64. 拔管时可采取的预防喉痉挛再次发生的措施为（提示：患者重新气管插管，控制呼吸30分钟后，自主呼吸恢复，肌力正常，吞咽和咳嗽反射活跃，拟拔除气管导管）
A. 拔管前静脉注射大剂量丙泊酚预防咳嗽反射
B. 拔管前清除口咽部任何刺激物
C. 待患者浅麻醉状态下拔管
D. 麻醉转浅后，静脉注射小剂量维库溴铵，然后拔管
E. 适度麻醉深度下拔管，拔管后面罩加压辅助通气
F. 拔管前静脉注射艾司洛尔进行预防

（65～67 题共用题干）

患者，男，32 岁。因醉酒闹事被人砍伤多处，于凌晨 1 时急诊入院行清创缝合术，术前曾大量进食，患者大量失血，昏迷，生命垂危，需紧急在全麻下行清创和探查术。

65. 下列处理措施正确的是

A. 粗大胃管减压引流后立刻手术

B. 8 小时后让患者空腹后再进行手术

C. 静脉使用抗酸药

D. 采用氯胺酮静脉麻醉，非气管插管保留患者自发呼吸

E. 快速输血、补液

F. 开放中心静脉通路和有创动脉压监测

66. 针对此患者，如何进行误吸预防（提示：全麻诱导给氧去氮时发现大量食物从口中涌出，患者 SpO_2 进行性下降）

A. 术前服用降低胃液酸度和容量的药物

B. 麻醉诱导面罩吸氧时，尽可能采用深而快的辅助呼吸

C. 采用快速诱导插管，缩短气管插管时间

D. 琥珀胆碱作用快速而短暂，因此不增加胃内压

E. 如果患者清醒，可以采用清醒插管

F. 全麻诱导和气管插管时，采用环状软骨按压技术（Sellick 手法）

67. 当患者在麻醉诱导时出现呕吐和误吸，处理正确的是

A. 尽快完成气管插管

B. 喉罩插入快速和操作简便，因此喉罩的应用对误吸的预防优于气管插管

C. 迅速吸引清理呼吸道

D. 大剂量碳酸氢钠反复气管内冲洗，中和胃酸（气管插管后）

E. 正压通气，确保氧合

F. 大剂量氢化可的松静脉注射对误吸有确定的疗效

G. 虽然误吸物为普通食物，但长期大剂量抗生素的应用对预防感染有确定效果

H. 纤维支气管镜清除颗粒状误吸物

（68～74 题共用题干）

患者，女，43 岁。因“进行性高血压 1 年”来诊。肾 CT：右肾上腺占位。尿 3-甲氧基-4-羟苦杏仁醛（VMT）升高。诊断为嗜铬细胞瘤，拟行肾上腺肿瘤切除术。

68. 术前准备中，降压常用的药物是

A. 苯苄明　　　　B. 酚妥拉明

C. 硝酸甘油　　D. 硝普钠
E. 氢氯噻嗪　　F. 拉贝洛尔

69. 药物的选择最好是（提示：术前准备应用降压药后，心率增快）
A. 利多卡因　　B. 普萘洛尔
C. 艾司洛尔　　D. 毛花苷 C
E. 普罗帕酮　　F. 拉贝洛尔

70. 除了上述术前准备外，最重要的准备是
A. 增加营养　　B. 降低血糖
C. 扩充血容量　　D. 利尿
E. 纠正酸中毒　　F. 纠正电解质紊乱

71. 最适合此患者的麻醉方式是
A. 局部浸润麻醉　　B. 脊椎麻醉
C. 喉罩 + 全凭静脉麻醉　　D. 气管内插管全身麻醉
E. 连续硬膜外麻醉　　F. 硬膜外复合气管内插管全身麻醉

72. 此时最适宜的处理是（提示：手术过程探查肿瘤时，血压急剧上升至 200/120mmHg）
A. 静脉放血　　B. 给予利血平
C. 给予酚妥拉明　　D. 给予酚苄明
E. 追加芬太尼　　F. 给予硝酸甘油

73. 处理措施有（提示：肿瘤切除后，血压逐渐下降至 70/30mmHg）
A. 静脉注射阿托品　　B. 静脉注射麻黄碱
C. 泵注去甲肾上腺素　　D. 泵注异丙肾上腺素
E. 快速输血、补液　　F. 静脉注射毛花苷 C
G. 适当减浅麻醉

74. 使患者苏醒延迟的因素是（提示：手术结束后 2 小时，患者仍不清醒，但自主呼吸恢复，瞳孔等大正圆，对光反射存在）
A. 高血糖　　B. 脑血管意外
C. 全身麻醉药残余作用　　D. 低血糖
E. 肌松药残余作用　　F. 心肌梗死

（75~76 题共用题干）

患者，男，67 岁。因“右下中央型肺癌”拟行右下肺切除术。既往慢性支气管炎病史 20 年及糖尿病病史 5 年，吸烟史 25 年，少量饮酒。

75. 对于此类患者，麻醉前病情评估及准备应包括

A. 肺功能测定　　B. 了解患者术前心功能情况

C. 血糖控制是否正常，有无服用降糖药　　D. 患者的戒烟情况

E. 体能情况　　F. 肝、肾功能检查

76. 下列检查中，对判断患者所能耐受手术切除范围较有价值的有

A. 胸部 X 线　　B. 肺一氧化碳弥散量（D_LCO）

C. 分侧肺功能　　D. 动脉血气分析

E. 最大通气量（MVV）　　F. FEV_1

G. FEV_1/FVC

（77~79 题共用题干）

患者，女，62 岁。因“食管中下段癌”拟行食管癌根治术。患者平时体质虚弱。ASA Ⅱ级。查体：体重 56.5kg。室温 20℃。全凭静脉麻醉诱导和维持。手术历时 4.5 小时，术中出血 200ml，输液 2500ml，尿量 600ml。术后苏醒延迟。置入温度探测头测肛温 33.2℃。迅速升高室温至 28℃，强制气流加温系统。1 小时后患者肛温升至 36.1℃，患者清醒。

77. 患者体温下降的原因有

A. 患者平素体质虚弱　　B. 手术室室温为 19~20℃

C. 全身麻醉药均抑制体温调节中枢　　D. 肌肉松弛药降低肌肉张力

E. 食管癌根治术时间长，手术创伤大　　F. 患者为女性

78. 患者苏醒延迟的原因是

A. 低温使肌肉松弛药作用时间延长

B. 阿曲库铵尽管不通过肝、肾代谢，低温延长其作用时间

C. 阿曲库铵尽管不通过肝、肾代谢，低温不延长其作用时间

D. 维库溴铵在 35℃时的作用时间是 37℃时的 2 倍

E. 低体温延长丙泊酚的作用时间

F. 低体温延长异丙酚的作用时间

79. 低体温导致的苏醒延迟的预防和处理方法是

A. 麻醉前保持皮肤温暖　　B. 控制环境温度在 18~20℃

C. 控制环境温度 21~24℃　　D. 强制气流加温系统

E. 尽量减少暴露面积，注意保存患者热量　F. 热电阻加温毯

（80~87 题共用题干）

患者，男，45 岁，身高 1.70m，体重 125kg。胆总管结石、梗阻性黄疸。拟行胆总管切

开取石，T形管引流术。患者既往有9年高血压、冠心病、糖尿病史，3年前诊断为睡眠呼吸暂停综合征。术前检查血压185/110mmHg，心率68次/分，ECG示：不正常ST段、T波改变。查体：患者颈短粗下颌及颈部脂肪赘积，气管触摸不清，椎体及椎间隙触摸不清。预计气管插管或者硬膜外穿刺均会困难。

80. 该患者最恰当的麻醉方法是
A. 硬膜外阻滞
B. 局麻
C. 气管插管全麻
D. 脊椎麻醉
E. 基础麻醉

81. 在麻醉诱导过程中，最重要的是预防
A. 缺氧
B. 误吸
C. 舌后坠
D. 血压波动
E. 呛咳

82. 处理插管困难最有效的准备措施是
A. 纤维支气管镜
B. 舌钳
C. 口咽或舌咽导气管
D. 气管切开
E. 开口器

83. 术中通气宜采用
A. 自主呼吸，面罩供氧
B. 较大潮气量人工通气
C. 高频喷射通气
D. 同步辅助通气
E. 呼气末正压通气（PEEP）

84. 术中可以必做的监测是
A. 肌松
B. 血气分析
C. SpO_2、$PetCO_2$
D. ECG、血压、心率
E. 体温

85. 关于拔管指征，下列叙述错误的是
A. 术后须延迟拔管
B. 患者完全清醒，循环功能稳定
C. 肌松药和阿片类药残余作用完全消失
D. 吸40%氧，$SpO_2>96\%$，$PaCO_2<50mmHg$
E. 为了减少患者痛苦，手术后立即拔管

86. 术后回病房，应当采取的体位
A. 蹲位
B. 坐位
C. 俯卧位
D. 半坐卧位
E. 仰卧位

87. 术后数天，突发心跳呼吸骤停，最可能的原因是

A. 脑梗死
B. 心肌梗死
C. 肺梗死
D. DIC
E. 呼吸肌麻痹

（88~90 题共用题干）

患儿，男，3 岁。因腭裂拟在全麻下行腭裂修补术。术前检查正常，地西泮、氯胺酮、琥珀胆碱麻醉诱导及气管插管顺利，术中吸入氟烷半小时后监测显示 HR 161次/分，气道阻力明显增大，术野血色变暗，患者全身肌肉强直，身体发热。

88. 患者出现上述症状的最可能原因是

A. 麻醉偏浅
B. 输液反应
C. 过敏反应
D. 输血反应
E. 恶性高热
F. 支气管哮喘

89. 下列处理措施中，错误的是（提示：患者 $PetCO_2$ 60mmHg，T 43℃，pH 7.20，K^+ 5.8mmol/L，血肌酸激酶激增）

A. 立即静脉注射大剂量琥珀胆碱
B. 立即采取多种措施降低体温
C. 继续麻醉和手术
D. 静脉滴注丹曲林
E. 停止麻醉，终止手术
F. 静脉注射钙剂

90. 关于心律失常，下列处理错误的是（提示：ECG 显示窦性心动过速，频发室性期前收缩）

A. 静脉注射利多卡因
B. 静脉注射葡萄糖酸钙
C. 静脉注射肾上腺素
D. 静脉注射普鲁卡因或普鲁卡因酰胺
E. 纠正酸中毒、高碳酸血症和低氧血症
F. 提高吸入氟烷的浓度，加深麻醉

（91~93 题共用题干）

患儿，6 岁，15.5kg。诊断为先天性心脏病，室间隔缺损（VSD），肺动脉高压。拟在体外循环下行室间隔缺损修补术。

91. 该先心患儿引起肺高压的因素是

A. 肺血流增加
B. 肺血管痉挛
C. 肺静脉压增高
D. 肺动脉狭窄
E. 左心衰

92. 先心病患者术前评估应考虑的主要病理生理是

A. 心腔异常压力和容量负荷所致的继发性影响
B. 心脏畸形引起的原发性血流动力异常

C. 肺血管阻力大小

D. 血液分流情况

E. 肺血管阻塞程度

93. 关于该患儿麻醉选择，正确的是

A. 充分镇静，尽量减少各种应激反应引起的血流动力学改变

B. 避免加重缺氧，防止肺循环阻力增加

C. 避免使用对心肌抑制较重和引起肺血管收缩的药物

D. 麻醉诱导后提高吸入氧浓度，适当过度通气

E. 提高体外循环预充液的胶体渗透压，防止术后肺水肿

F. 术后应适当延长带管时间，充分镇静，适当运用 PEEP，但压力宜 7.5mmHg

（94～95 题共用题干）

患者，男，63 岁。因“右下肺肿物”拟在双腔支气管内插管全麻下行肺叶切除术。查体：体重 67kg。术前心功能Ⅱ级，肺功能基本正常。快速诱导，顺利插入 Robertshaw-39F 左侧双腔气管导管，使用 Drager-Cicero EM 麻醉机行机械通气，证实单肺通气分隔良好，常规监测 ECG、ABP、HR、SpO_2、$PetCO_2$、CVP，FiO_2 为 80%。术中持续静脉注射丙泊酚、舒芬太尼和维库溴铵。手术取左侧卧位，单肺通气完成肺叶切除。在清理胸腔时，患者心率增快、血压下降，立即静脉注射多巴胺 1mg，血压继续下降，随后心室颤动-心搏骤停，急行开胸心脏按压，同时静脉注射肾上腺素 1mg、利多卡因 60mg，电击除颤后心脏复跳，心率 98 次/分，血压仍低。1 分钟后再次出现心室颤动，类似情况出现 3 次。

94. 为了尽快抢救患者，明确诊断，应立即增加的监测项目是

A. 动脉血气分析

B. 呼吸力学

C. 超声心动图

D. 右心导管检查

E. 心输出量

F. 动态心电图

95. 此时的处理方法是（提示：增加呼吸力学监测发现 PV 环宽大畸形，向右向下偏移，FV 环缩小，提示呼吸道不通畅，吸气受阻）

A. 更换麻醉机，重设通气参数，开胸心脏按压，电击除颤

B. 继续开胸心脏按压，增大肾上腺素剂量，电击除颤

C. 增加通气压力，改善通气，开胸心脏按压，电击除颤

D. 重新检查吸入氧气装置，同时开胸心脏按压，电击除颤

E. 拔出双腔气管导管，改单腔导管纯氧过度通气后，开胸心脏按压，电击除颤

F. 拔出 Robertshaw 双腔支气管导管 3～4cm，过度通气，开胸心脏按压，电击除颤

参考答案与解析

一、A1 型题

1. E【解析】心脏功能分级及其意义：心功能Ⅰ级，屏气试验 > 30 秒，认为心功能正常，耐受良好。心功能Ⅱ级，屏气试验 20 ~ 30 秒，认为心功能较差。心功能Ⅲ级，屏气试验 10 ~ 20 秒，心功能不全。心功能Ⅳ级，屏气试验 < 10 秒，心功能衰竭。一共分为四级，选项 E 错误。

2. D【解析】瓣膜病心脏扩大者存在心脏结构改变，应已出现明显的心功能不全症状，因此麻醉耐受性差。

3. B【解析】术前访视能建立麻醉医生和患者之间的相互信任关系，减轻患者的紧张和焦虑。

4. A【解析】急性心肌梗死发病后 6 个月内，不宜施行择期手术，6 个月以上且无心绞痛发作，可在良好的监护条件下施行手术。

5. E【解析】颅脑手术患者除常规监测外，还需要颅内压监测。

6. E【解析】各种麻醉操作的预防措施包括加强术前随访，随访时医师根据患者的病史、手术方式，估计手术的难易程度和患者的耐受情况，并结合自己对各种麻醉方法的掌握和熟练程度，必要时征询上级医师的意见，制定适宜的麻醉方案。麻醉意外的预防措施有：①规范的麻醉操作和管理是确保患者安全度过手术关的需要。②强化风险意识和法律意识。③建立完善的麻醉质量控制标准。④加强麻醉前的准备和术中检测，麻醉师选择麻醉方法时既要依据病情和手术需要，又要考虑自己的熟练程度。

7. D【解析】多数患者在手术前存在种种不同程度的思想顾虑，或恐惧、或紧张、或焦虑等心理波动、情绪激动或彻夜失眠，导致中枢神经系统活动过度，麻醉手术耐受力明显削弱，术中或术后容易发生休克，选项 D 错误。

8. D【解析】麻醉前病情评估的主要目的是根据患者的具体情况，就麻醉和手术的风险以及如何相互配合与手术医师取得共识。

9. C【解析】情绪激动、恐惧、焦虑或疼痛不适等可致胃排空显著减慢，选项 C 错误。

10. D【解析】阿片类药物可有效减弱刺激引起的血流动力学反应，芬太尼对循环影响较轻，副作用较少，价廉、来源丰富且应用最广，心脏手术一般用 5 ~ 8μg/kg 辅佐诱导。

11. D【解析】困难气管的概念，是指在经过专业训练的具有 5 年以上麻醉经验的麻醉医师的管理下患者发生面罩通气和/或气管插管困难。气管插管困难指常规喉镜下插管时间大于 10 分钟或尝试 3 次以上插管失败。

12. E【解析】对颌、面、鼻腔手术涉及呼吸道者，应留置导管至患者完全清醒，呼吸交换满意后才拔管，并在拔管前组合施行选择性气管造口插管术的准备。

13. B【解析】$PaCO_2$升高和PaO_2降低可引起脑血管扩张，脑血流增多，$PaCO_2$降低时还可引起脑血管收缩，导致脑血流减少从而影响颅内压。动脉血压通过改变脑血流的灌注以及中心静脉压在脑组织血流回流环节上影响颅内压。血清钾水平对决定颅内压的三大主要因素（脑组织体积、脑血流、脑脊液）均无显著影响。

14. D【解析】关于头颈活动度、甲颏间距、张口度、体重指数，题中所给出的数据均在正常范围内，而马兰帕蒂分级Ⅲ级提示仅能见到软腭，在气管插管时可能发生声门暴露困难。

15. D【解析】主动脉瓣狭窄到一定程度后，引起血流动力学改变及心肌肥厚，心肌氧耗显著增加，但肥厚的心肌中的血管数量却不能等比例增加，因此易发生缺血性病变，心绞痛、晕厥和充血性心力衰竭是主动脉瓣狭窄特征性三联症，提示病情严重。

16. A【解析】经鼻盲探插管法适用于张口困难或喉镜无法全部置入口腔的患者，在手术室外的紧急情况下，当患者张口和颈部活动受限或被禁止时，如需要经鼻插管，但诱导后经鼻插管的风险又很大，此时需要清醒经鼻插管。

17. D【解析】清醒经鼻盲探气管内插管适应证：①经口腔插管有困难的患者：张口困难、颞下颌关节强直、口腔颌面部巨大肿瘤、面罩漏气、下颌托起困难、仰头受限、呼吸道不全梗阻等。②急诊外伤，口腔内有出血的患者。

18. B【解析】颞下颌关节强直宜采用清醒经鼻盲探气管内插管法。

19. B【解析】黏膜吸收局麻药的速度与静脉注射相等，尤以气管及支气管喷雾法，局麻药吸收最快，故应严格控制剂量。

20. C【解析】咽喉、气管及气管内表面麻醉应采用喷雾法，先令患者张口，对舌面及咽部喷雾3~4下，2~3分钟后患者咽部出现麻木感，将患者舌体拉出，向咽喉部黏膜喷雾3~4次，最后可借用喉镜显露声门，于患者吸气时对准声门喷雾3~4下，每隔3~4分钟重复2~3次。

21. B【解析】利多卡因是目前临床应用最为广泛的局部麻醉药物。具有起效快，弥散好，中等作用时间，心脏毒性较小的特点。

22. E【解析】放喉罩前麻醉诱导要有足够深度，操作要准确、轻柔，到位后自始至终使用牙垫，以固定喉罩管端并防止咬管，不能将常规口咽通气道当作牙垫使用，以致喉罩失去中心位置，造成密封不严。

23. B【解析】麻醉期间由于麻醉药对呼吸中枢的抑制、吸入麻醉药的残存、麻醉药恢复期肌松药的残存等均可导致通气量不足。预防及处理：①辅助呼吸或控制呼吸应适当，避免通气不足或长时间过度通气。②加强围术期患者的呼吸功能监测，尤其对高龄、肥胖等高危患者。③严格掌握拔除气管导管的指征可避免或减少麻醉恢复期的通气不足。

24. B【解析】限制性和吸气性呼吸困难表现为VC%降低、FEV_1%正常，混合性通气障碍和部分膈神经麻痹表现为 VC%、FEV_1% 均减低。

25. A【解析】麻醉诱导前应当给氧，诱导药物应用后应当开始给氧控制通气。因此，选项 A 的做法错误。

26. B【解析】拔管时出现喉痉挛最为妥当的处理措施是马上加深麻醉，充分供氧，待松弛后再拔管。

27. E【解析】最可靠的气管内插管的判断方法是直视下气管导管通过声门和使用纤维支气管镜检查。

28. B【解析】由于孕妇椎管内静脉丛怒张，硬膜外间隙变窄和蛛网膜下腔压力增高，增加了局麻药阻滞范围过广和硬膜外穿刺误入血管的危险。

29. E【解析】由于 N_2O 弥散率大于氮，N_2O 麻醉可使体内含气腔隙容积增大，麻醉 3 小时后最为明显，故肠梗阻、气胸、气脑造影、中耳手术等存在体内闭合空腔时，N_2O 麻醉应列为禁忌。

30. E【解析】研究证明，大多数吸入麻醉药对气道阻力无明显影响，可安全用于哮喘状态的患者。

31. C【解析】低流量麻醉的优点：①可节省 O_2、N_2O 和吸入性麻醉药的用量。②减少手术室及大气环境的污染。③可保持吸入气体的湿度和温度。④对于呼吸回路的密闭性要求较高，因此可以更容易地察觉到回路故障等问题。⑤紧闭麻醉患者的肺和麻醉回路成为一体，肺内气体的摄入量直接反映在回路容积上，从而增加了对患者情况的了解。⑥无气压伤的危险。七氟烷在碱石灰中降解形成的复合物 A 在低流量吸入麻醉下的生成量与其他吸入麻醉方式并没有明显区别，因此选项 C 错误。

32. C【解析】地氟烷、七氟烷和氧化亚氮血气分配系数均较小，高浓度吸入时 F_A/F_I 上升快，诱导速度均很快，但地氟烷对气道有刺激作用，且高浓度快速诱导易导致自主神经功能紊乱，一般不用于高浓度吸入麻醉诱导。氧化亚氮麻醉效能较低，浓度过高易导致缺氧。

33. A【解析】麻醉气体在血液中的溶解度和诱导及清醒速度的关系：溶解度小的麻醉药，诱导迅速，清醒也快；溶解度大的麻醉药，诱导缓慢，清醒也缓慢。

34. B【解析】麻醉通气系统的主要性能标准：预知吸入麻醉气体浓度、预知吸入氧浓度、能有效地排尽 CO_2、能控制和监测肺通气量。

35. A【解析】喉痉挛指喉部肌肉反射性痉挛收缩，使声带内收，声门部分或完全关闭而导致患者出现不同程度的呼吸困难甚至完全性的呼吸道梗阻。喉痉挛是麻醉并发症之一。常发生于浅麻醉状态下以及拔出气管导管后，尤其常见于小儿上气道手术后。

36. B【解析】三氯乙烯与钠石灰接触以后所产生的化学物质，很易引起脑神经的麻痹，其中之一即为氯乙炔，故不可用三氯乙烯作紧闭麻醉。

37. B【解析】肺气肿患者 FRC 多，大量吸入麻醉药存在肺泡内，容易蓄积，排出慢，因此恢复慢。因此肺气肿患者吸入麻醉诱导和吸入麻醉恢复均较正常人为慢。

38. C【解析】低流量吸入麻醉时，不被患者吸收或是不被化学吸收的气体会逐渐蓄积，这些气体包括患者的呼出气、医用气体污染物或是与 CO_2 吸收剂反应生成的气体，如氮的蓄积，一氧化碳的蓄积，吸入麻醉药代谢产物甲烷、丙酮等的蓄积。

39. B【解析】麻醉废气排入室内会造成严重的二次污染，选项 B 错误。

40. B【解析】麻醉机安全装置包括：①压缩气筒颜色标志。②轴针指数安全系统。③阻拦活瓣。④低氧压自动切断装置。⑤压力、容器、浓度故障报警。

41. D【解析】麻醉用气体存贮方式包括液化气体和压缩气体，液化气体包括 N_2O、CO_2、乙烯（C_2H_4）；压缩气体包括 O_2、He、空气，乙烯呈液化气体状态，选项 D 错误。

42. D【解析】七氟烷为小儿吸入诱导麻醉的主要药物，因为七氟烷诱导较氟烷苏醒更快，生命体征更平稳，更少体动，术后恶心、呕吐发生率低并且七氟烷不会导致罕见的氟烷性肝炎。

43. D【解析】决定气管插管是否成功，最关键的因素是能否充分暴露声门，若不能充分暴露声门，至少要确定声门口的位置。

44. D【解析】依托咪酯可逆性抑制 11β-羟化酶，对肾上腺皮质内甾体的合成有抑制作用，因而对肾上腺皮质功能有一定抑制，虽然单次注射或短时间应用对正常人肾上腺皮质功能并无明显影响，但对于肾上腺皮质功能减退的患者，可增加围手术期的死亡率，以不用为宜。

45. C【解析】全麻和非全麻联合应用尚有助于改善某些特殊病情原有的病理生理紊乱，如全麻和硬膜外阻滞联合应用于心功能不全或心肌缺血的患者时，硬膜外阻滞后交感神经被阻滞，可以减轻心脏负荷、缓解心肌缺血，从而提高患者对手术的耐受力，选项 C 叙述错误。

46. C【解析】经尿道前列腺切除术首选椎管内麻醉，麻醉平面控制在 T_{10} 以下，且术中患者保持清醒，术中发生膀胱破裂并发症能及时发现，且由于麻醉平面较低，患者将会产生明显的腹痛。此外，若发生 TURP 综合征，同样因患者处于清醒状态能及时发现症状和体征，有助于及早进行处理。

47. E【解析】选项 A，氯胺酮具有"分离麻醉"现象，即使在完全失去知觉和疼痛感觉的状态下，患者仍然可以保持自主呼吸和心跳。选项 B，硫喷妥钠具有控制痉挛和惊厥作用，常用于治疗癫痫发作、癫痫手术等。选项 C，氯胺酮和依托咪酯用药后都可能会出现肌阵挛现象，这可能是 GABA 受体的不同亚型所导致的。选项 D，咪达唑仑具有顺行性遗忘作用，可用于缓解术后或创伤后的急性应激反应等。选项 E，氯胺酮主要通过拮抗 N-甲基-D-天门冬氨酸（NMDA）受体，减少神经传递和兴奋性，在脑部产生麻醉作用。

48. A【解析】麻醉维持期一般是从手术开始一直持续到手术结束，亦即从达到所需的麻醉深度开始则进入麻醉维持期，选项 A 正确。吸入麻醉药复合小剂量阿片类药物经常用于要求保留患者自主呼吸手术的麻醉（如后颅凹手术），选项 C 错误。麻醉深度不够时患者可出现瞳孔放大、流泪，而非瞳孔缩小、流涎，选项 B 错误；麻醉期间患者出现自主神经系统反应，也可用镇痛药、局部麻醉以及终止手术刺激等方法来解除，选项 D 错误。东莨菪碱不能完全避免术中知晓的发生，选项 E 错误。

49. D【解析】深麻醉状态下气管拔管最主要目的是避免在拔除气管导管时引起患者呛咳，以及避免因气管导管在气管内的刺激引发机体各种不良反应。在本题中，与其他几种情况预计后果相比，导致哮喘患者的哮喘发作或加重的后果最为严重。

50. A【解析】全麻诱导方法有静脉诱导、吸入麻醉诱导、保持自主呼吸的诱导、清醒插管后再做静脉快速诱导和其他方法，其中静脉快速诱导具有快速、方便、平稳、安全等优点，是目前最常用的诱导方法。

51. A【解析】全身麻醉是现代手术中较常见的麻醉方式，在麻醉苏醒期这段时间内患者的循环功能仍处于不稳定状态，很容易出现血流动力学并发症，临床上以心律失常、低血压、高血压最为常见，如果处理不当或处理不及时，可能出现严重后果，甚至直接死亡。

52. B【解析】低温不会造成肾衰竭。

53. C【解析】意识的消失顺序为外显记忆、指令反应、内隐记忆，指令反应消失后虽对疼痛刺激无外显记忆，但可存在内隐记忆，BIS（脑电双频指数）值 40～60 镇静足够且可以避免外显记忆，仍有内隐记忆存在，此范围内即可认为麻醉深度恰当。当 BIS＜40 则没有内隐记忆存在。

54. D【解析】$PaCO_2$是脑血流自动调节的重要因素。当$PaCO_2$降低 0.11mmHg 时，脑血流量降低 1ml/(100g・min)。因此，降压期间应维持$PaCO_2$在正常范围，避免$PaCO_2$低于 25mmHg。

55. C【解析】静脉全麻具有诱导迅速，对呼吸道无刺激，患者舒适，无污染和燃烧爆炸的潜在危险以及操作方便等优点。

56. B【解析】全麻作用的产生是因中枢神经系统突触传递的抑制或中枢兴奋性降低所致，GABA 是中枢神经系统中最重要的抑制性神经递质，有 20%～30% 的中枢突触主要是以 GABA 作为神经传导递质。

57. D【解析】术后苏醒延迟的原因包括麻醉药物的影响以及呼吸抑制两种因素，体内的麻醉药物由于患者肝脏有问题导致代谢不掉或代谢缓慢，体内二氧化碳大量蓄积也可导致苏醒延迟。术中低血压导致主要脏器灌注不足也可使术后苏醒延迟。术中长期低血压、低体温患者，由于脑缺血或中枢兴奋性低下，导致术后苏醒延迟。饮酒史对麻醉苏醒期干预不大，故选 D 项。

58. D【解析】用预给药法是缩短肌松药起效时间的有效方法，是将气管插管时应用的肌松药总量分成两部分，其中较小一部分约为总量的 1/10～1/5 为预注量，在全麻诱导时首先注入预注量，待一定时间后再注入插管药量剩余部分。预注量是在插管剂量之前就占据了较多受体，降低神经肌肉兴奋传递的安全阀，以及减少了注入插管量肌松药后达到完全神经肌肉阻滞的时间，以此缩短了起效时间。

59. B【解析】顺式阿曲库铵可用于全麻气管内插管和术中维持肌肉松弛，因其体内消除不受肝肾功能的影响，适用于肝或肾功能障碍患者。

60. D【解析】重症肌无力患者术晨不宜停用抗胆碱酯酶药，甚至在术前可考虑进行血浆置换，以降低术中使用肌松药所带来的不良反应，选项E错误。采用椎管内麻醉，其阻滞作用所致的肌肉松弛会加重已存在的肌无力，选项B错误。重症肌无力患者对非去极化肌松药高度敏感，而对琥珀胆碱稍有抵抗，选项A、C错误。通过外周神经刺激精确定量肌松药的使用是最科学的方法，选项D正确。

61. C【解析】TOF比值>0.75，所有患者均能睁眼、伸舌和握拳，肺活量平均为17ml/kg，吸气相压力达50cmH_2O。患者能自己抬头5秒以上是气管拔管的确切指征。

62. B【解析】眶下神经眶下孔穿出支配上唇、鼻翼旁及颜面部皮肤的感觉，其开口方向向内、下方，故其进针方向应为外、上、后方。

63. E【解析】上颌神经阻滞术适用于三叉神经第二支疼痛的患者，体表定位：确定颧弓中点和下颌切迹或称为“乙状切迹中点”。

64. C【解析】颈神经丛来源于颈1～4（$C_{1\sim4}$）脊神经，除第1颈神经主要是运动神经外，其余3对颈神经均为感觉神经。臂神经丛主要由颈5～8（$C_{5\sim8}$）及胸1（T_1）脊神经的前支组成，但有少数的臂神经丛含有来自C_4和T_2脊神经前支的小分支，是支配整个手、臂运动和绝大部分手、臂感觉的混合神经。

65. C【解析】肌间沟臂丛神经阻滞时，尺神经阻滞迟，需增大药量才被阻滞，有时会发生尺神经阻滞不全。

66. A【解析】在手指、脚趾以及阴茎等处使用局部麻醉药时不可加入肾上腺素，注药量也不能太多，以免血管收缩或受压而引起组织缺血坏死。

67. A【解析】颈内静脉上段位于胸锁乳突肌内侧，颈内动脉后方，中段位于胸锁乳突肌锁骨头前缘下面，颈总动脉前外侧在胸锁关节处与锁骨下静脉汇合成无名静脉入上腔静脉，选项A叙述错误。

68. C【解析】经鼻气管插管易造成鼻黏膜损伤出血，麻黄素有收缩血管功能，经鼻气管插管前鼻腔滴入3%麻黄碱能收缩鼻黏膜血管减少出血。

69. E【解析】硬膜外阻滞的麻醉平面与脊麻不同，是节段性的。影响平面的主要因素有：①局麻药容积。硬膜外腔无脑脊液，药液的扩散与容积有关。注入容积愈大，扩散愈广，麻醉范围愈宽。②穿刺间隙。麻醉上、下平面的高低取决于穿刺间隙的高低。如间隙选择不当，有可能上或下平面不符合手术要求而导致麻醉失败，或因平面过高而引起呼吸循环的抑制。③导管方向。导管向头端插入，药液易向胸、颈段扩散。向尾端插管，则易向腰、骶段扩散。④注药方式。药量相同，如一次集中注入则麻醉范围较广，分次注入则范围缩小。通常在颈段注药，其扩散范围较胸段广，而胸段又比腰段广。⑤患者情况。老年、动脉硬化、妊娠、脱水、恶病质等患者，注药后麻醉范围较一般人为广，故应减少药量。此外，还有药液浓度、注药速度和患者体位等也可产生一定影响。

70. C【解析】麻醉医师通过选择药物的比重和患者的体位调控麻醉平面的高低。体位的影响主要在 5~10min 内起作用，超过此时限，药物与脊神经充分结合，体位调节的作用就会无效。

71. D【解析】硬膜外阻滞并发截瘫最常见的原因是硬膜外血肿导致的脊髓压迫所致。

72. D【解析】本题考点是腰硬联合麻醉的缺点，就经蛛网膜下腔途径给药的麻醉平面调节而言，存在操作上的时间延搁问题，多因硬膜外导管置入不顺利引起。如果从蛛网膜下腔给药到患者恢复仰卧位时间超过 5 分钟，就可能会影响麻醉平面的调节，往往因穿刺时所摆放的体位出现单侧阻滞、平面过高或过低，选项 D 叙述错误。

73. D【解析】脊椎麻醉的麻醉平面主要是由局麻药在脑脊液中流动的范围决定的，局麻药的比重决定药物沉积的方向，而体位决定脑脊液流动的方向以及影响沉积药物流动的范围。因此，体位和药物比重是决定麻醉平面最主要的因素。

74. B【解析】依神经纤维的直径不同阻滞顺序为：血管舒缩神经纤维→温觉→痛觉→触觉→运动神经纤维→压力感觉纤维→本体感觉纤维。

75. D【解析】脊椎麻醉后头痛通常发生在术后 24~48 小时，典型症状是坐起时加重，卧床可减轻。表现为严重的枕部头痛并向后颈部放射，重者可出现全头痛并伴耳鸣、视觉模糊和复视。发生机制是由于脑脊液经穿刺孔持续漏出，脑脊液压力降低，从而使脑膜血管和颅神经受牵张所致，自体血充填治疗效果最佳，首次成功率在 95% 以上，其他方法卧床平卧、输液和使用镇痛剂等。头部降温既不治标又不治本，选项 D 错误。

76. C【解析】本题考查脊髓损伤早期与神经根损伤的鉴别，神经根损伤当时，一般会有“触电”或痛感，而脊髓损伤时为剧痛，偶伴一过性意识障碍，选项 A、D 叙述正确。神经根损伤以感觉障碍为主，有典型“根痛”，很少出现运动障碍，选项 C 叙述错误。神经根损伤后感觉缺失仅限于 1~2 根脊神经支配的皮区，与穿刺点棘突的平面一致，脊髓损伤的感觉障碍与穿刺点不在同一平面，颈部低一节段，上胸部低二节段，下胸部低三节段，选项 B、E 叙述正确。

77. D【解析】反复硬膜外阻滞会导致麻醉平面控制不理想，而且并发症出现率更高。因此，选项 D 叙述错误。

78. B【解析】全脊椎麻醉的主要特征是注药后迅速发展的广泛的感觉和运动神经阻滞。由于交感神经被阻滞，主要表现为呼吸麻痹或抑制，显著血压下降，意识突然消失，心率减慢直至心跳停止。

79. C【解析】阿托品作为椎管内神经阻滞麻醉前用药，是为了对抗迷走神经对心脏的作用，使心率加快。

80. C【解析】一般情况下，大血管弹性及血黏度变化较小，对于后者除非是实施高容量血液稀释，可控性较小；控制心输出量、循环血量与总血容量比值也可对血压产生较明显影响，但对机体的正常生理功能影响也较大，故调控体循环阻力是控制性降压的主要切入点。

81. C【解析】由于肌皮神经在腋窝穿刺点上方已经穿出神经鞘，故腋路阻滞法不能阻滞肌皮神经。

82. A【解析】脊麻后头痛多位于枕部，顶部或额部搏动性疼痛，也可发生于颈项。疼痛特点是受体位改变影响，抬头或坐起时加重，疼痛时可伴有恶心呕吐，平卧时上述症状均可减轻或消失。有时颈部肌肉出现痉挛性疼痛，重者伴有眼痛，晕眩及畏光，以致患者常闭目，偶尔伴有听力或视觉障碍。

83. E【解析】硬膜外阻滞可用于除头部以外的任何手术。但从安全角度考虑，硬膜外阻滞主要用于胸壁、腹部、盆腔、肛门、会阴及下肢手术。颈部、上肢及胸部虽可应用，但管理复杂。

84. C【解析】椎管内阻滞通常会导致不同程度的血压下降，并伴以心率减慢和心脏收缩功能降低，与交感神经阻滞的范围成正比。交感神经阻滞导致静脉容量血管和动脉阻力血管舒张、血液淤积、回心血量（前负荷）减少及外周血管阻力降低。

85. D【解析】预防脊麻后头痛的方法有：①采用腰硬联合麻醉时，建议选用 25 ~ 27G 非切割型蛛网膜下腔穿刺针。②如使用切割型蛛网膜下腔穿刺针进行脊麻，则穿刺针斜口应与脊柱长轴平行方向进针。③在硬膜外腔阻力消失试验中，不应使用空气。④在硬膜外腔穿刺意外穿破硬脊膜后，蛛网膜下腔留置导管 24 小时以上可降低头痛发病率。⑤麻醉后延长卧床时间和补液不能降低头痛发生率。

86. B【解析】静脉全身麻醉最大的缺点是可控性差。药物静脉注射后其麻醉效应的消除依赖于患者的肝肾功能及内环境状态，如果由于药物相对或绝对过量，则术后苏醒延迟等麻醉并发症难以避免。其次，复合给药，药物之间的相互作用可能引起药动学和药效学变化，进一步影响麻醉的可控性。再次，长时间重复给药或连续给药，会导致输注敏感半衰期发生变化，也影响麻醉的可控性。

87. B【解析】脊麻神经阻滞顺序为：交感神经、温度感觉、痛觉、触觉、肌肉运动、压力感觉，最后是本体感觉的阻滞。

88. D【解析】椎管内麻醉术前用药包括：①巴比妥类药或苯二氮草类药。②阿托品或东莨菪碱。③必要时加用神经安定类药。

89. D【解析】脊椎麻醉下行剖宫产术时，产妇仰卧后，子宫压迫下腔静脉，严重影响回心血量，可发生严重低血压。

90. E【解析】硬膜外麻醉心动过缓的危险因素如下。①广泛的阻滞平面：全脊椎麻醉平面过高。②应用 β 受体阻断药。③存有心动过缓或传导阻滞。④手术牵拉刺激。⑤术中缺氧事件发生。

91. D【解析】在无禁忌的情况下，局麻药溶液中经常添加血管收缩药，常用1:200000的肾上腺素（5μg/ml），也可用去氧肾上腺素。血管收缩药不适用于患心血管疾病或甲状腺功能亢进的患者。对手指、足趾或阴茎行局部阻滞时，也禁用肾上腺素，选项D不正确。在局部麻醉的过程中，需要在局部麻醉药液中加肾上腺素，可以延缓局麻药物的吸收，减少局部麻醉药的用量，延长局麻药作用时间，延长神经阻滞的作用时间，且能完善神经深层的阻滞。同时，肾上腺素具有抗过敏的作用，可以减少麻醉的不良反应。但是肾上腺素偶尔也会使心率升高、血压升高，出现心血管系统不适的症状，如面色苍白、烦躁不安、心悸等。

92. C【解析】硬膜外腔呈现负压，以颈部及胸部硬膜外腔出现率最高，腰部次之，骶管不出现负压。腰部负压可能是穿刺过程中硬膜被推开的结果，而不是由胸膜腔传导过来，选项C错误。根据研究数据，硬膜外腔负压在不同部位有着不同的数值，其中颈部和胸部最高，其次是头部和上肢，腰部则相对较低。具体来说，颈部和胸部的负压可达到98%，头部和上肢为90%左右，腰部为88.3%。此外，颈部的负压一般为-6~-2cmH_2O，胸部的负压一般为-9~-2cmH_2O，腰部的负压一般为+2~-6cmH_2O，与呼吸运动相关。

93. D【解析】采用连续硬膜外麻醉可以避免麻醉醒后不自主活动，这是因为连续硬膜外麻醉只麻醉了局部区域，对全身并没有产生显著影响，因此对生理干扰较少，选项A、C正确。连续硬膜外麻醉需要置入硬膜外导管，通过导管输注局麻药来实现麻醉效果，硬膜外导管可以保留2~3天，可以通过定期输注局麻药来减轻术后疼痛，并预防血管痉挛的发生，选项B正确。采用连续硬膜外麻醉可防止血管痉挛，避免血管收缩，皮瓣血供充分，血管扩张效果好，选项E正确。行游离组织瓣移植修复手术需要保证移植组织的血运供应，一般会在手术中使用一些血管扩张药物来增加血流量，而不是血管收缩药物，选项D错误。

94. E【解析】影响硬膜外阻滞平面的因素有药物容积，穿刺间隙（麻醉上、下平面的高低决定于穿刺点的高低），导管方向，注药方式等。其中最主要的因素为穿刺间隙。

95. E【解析】控制性降压时，控制平均动脉压的安全下限为50~55mmHg，此范围内脑血管血流量的自身调节能力仍然保持，但低于此限值，脑血流就会随血压降低而呈线性下降。同时必须考虑其他决定大脑灌注的因素，尤其是动脉血二氧化碳分压和氧分压。选项A，在正常颅内压下，大脑血流会根据动脉血二氧化碳分压变化而改变。但这种关系会随着控制性降压程度的变化而改变。脑血流量与二氧化碳分压之间的斜率随平均动脉压的降低而降低，当平均动脉压降低到50mmHg时，脑血流量不再随着二氧化碳分压改变而改变。选项B，尼莫地平是一种钙通道阻滞药，可用于治疗高血压等疾病。在降低颅内高压的治疗中，尼莫地平可以通过扩张脑血管、改善脑血流等作用来发挥降压效果，并不会加剧颅内高压。选项C，在非全麻状态下，患者可能会有其他情况，干扰血压的准确测量，因此不能单纯依靠血压来判断脑血流是否合适。选项D，局部脑血流和脑电图改变之间的关系与疾病类型、严重程度等多种因素有关，不能简单地认为二者之间呈正相关或负相关。选项E，控制性降压可能使动脉收缩，增加颈静脉回流阻力，使脑静脉回流减少或中断，导致脑灌注减少和脑组织缺氧、缺血。

96. E【解析】麻醉期间呃逆首选麻醉药物及阻滞方法，但风池穴不能治疗呃逆，可按压人中穴治疗呃逆。

97. B【解析】浅麻醉下咽喉部刺激易于发生喉痉挛，加之慢性支气管炎患者气道由于感染及炎症，导致气道反应性增高。

98. D【解析】支气管痉挛的治疗原则为：①明确诱因，消除刺激因素，若与药物有关则应停用。②加深麻醉以减轻麻醉过浅导致的支气管痉挛。③吸氧，提高吸入氧浓度，必要时行辅助通气或控制呼吸。④药物治疗，β_2受体激动药、皮质类固醇和氨茶碱等。⑤充分补液，湿化吸入气体，可避免分泌物干燥，利于通气。

99. C【解析】心肌氧的供需平衡失调是发生心肌缺血和心肌梗死的根本原因。而术中发生心肌缺血和心肌梗死的患者通常存在冠脉血管病变，虽然心肌血流减少可导致心肌缺血，但围术期心肌缺血更多见于心肌氧耗增加。影响心肌氧耗的三大决定性因素是心率、心肌收缩力和室壁张力。心率过快，将显著增加心肌氧耗，导致心肌氧的供需平衡失调，从而引起心肌缺血和心肌梗死。

100. D【解析】低体温、膀胱充盈、气道梗阻、疼痛、缺氧和二氧化碳潴留均可引起患者躁动，但以疼痛刺激引起的躁动发生率最高。

101. E【解析】腹膜主要的神经支配上交感神经和迷走神经，刺激后可产生恶心、呕吐，不会产生血压变化。

102. D【解析】维库溴铵为中时效的非去极化肌松药，在临床用量范围内，不释放组胺，也无抗迷走神经作用，不引起支气管痉挛和血压下降。

103. E【解析】脉压消失可能因为血压下降、血压过低，不代表血压一定消失。

104. B【解析】麻醉中出现支气管痉挛，首先应明确诱因、消除刺激因素。

105. A【解析】术中因麻醉引起的构成生命威胁的严重并发症多发生在通气问题上，而脉搏血氧饱和度和呼气末二氧化碳浓度监测最敏感。因此，本题的正确答案为 A。

106. A【解析】麻醉恢复期发生的低血压，主要是心脏前负荷减少（容量不足），全身血管阻力（SVR）降低以及心肌收缩力减弱。

107. C【解析】奎尼丁可以增强肌松药效果。可以增强肌松药效果的还有万古霉素、呋塞米、氨基糖蛋类抗生素、苯二氮䓬类等。

108. B【解析】气管、食管前后并列位于胸骨切迹，此处听诊无论插管位置是否正确都有呼吸，所以不能进行判断。

109. B【解析】预激综合征合并快速房颤应尽快采用同步直流电复律，选项 A、E 错误。当无电复律条件时，可以使用胺碘酮治疗，选项 B 正确。预激综合征患者快速心律失常时不能使用洋地黄制剂，因为洋地黄和维拉帕米可以异化旁路的传导，进一步缩短旁路的不应期，选项 C、D 错误。

110. E【解析】窦性心律失常属于某些生理情况，一般不影响血液动力学。

111. E【解析】周围循环功能监测主要是监测组织脏器灌注情况。心率不能反映周围循环功能。

112. A【解析】创伤性动脉压监测桡动脉常为首选，此外肱、股、足背和腋动脉均可采用。

113. A【解析】当左心室和二尖瓣功能正常时，PCWP 仅较左房压高 1~2mmHg，因此 PCWP 可用于估计肺循环状态和左心室功能，尤其是对左心室的前负荷提供有用和可靠的指标。

114. D【解析】呼吸频率过快或潮气量太大可引起过度通气，应适当调节通气频率和潮气量。

115. A【解析】闭合气量加上余气量称为闭合容量（CC）。闭合气量可作为早期发现小气道阻塞病变的一个敏感的检测项目，选项 A 叙述错误。

116. E【解析】异氟烷对心功能的抑制小于恩氟烷及氟烷，心脏麻醉指数为 5.7，大于恩氟烷（3.3）及氟烷（3.0），2 最低肺泡有效浓度（MAC）以内则较安全。随吸入浓度的增加，心排出量明显减少。与相同 MAC 的氟烷相比，异氟烷使动脉压下降的幅度相似，而心排出量几乎不减，说明异氟烷降低血压主要是由于周围血管阻力下降所致。异氟烷能减低心肌氧耗量及冠状动脉阻力，但并不改变冠状血管血流量。异氟烷使心率稍增快，但心律稳定，对术前有室性心律失常的患者，应用异氟烷麻醉维持期间并不增加发生心律失常的频率。

117. A【解析】诱导期吸入麻醉药的血药浓度高于维持期，其主要目的是加快诱导。

118. C【解析】插入口咽通气管时开放气道没必要用喉镜，喉镜会影响视野。

119. B【解析】判断麻醉药强度的主要定量指标是脑电监测。脑电监测可以通过对人体大脑电活动的记录和分析，得到比较客观的脑电图（EEG）数据，从而对麻醉药物的镇静程度、麻醉深度、麻醉时长等指标进行评估和判断。选项 A，麻醉药物会抑制呼吸中枢，因此呼吸功能监测虽然也是麻醉过程中必不可少的监测，但不是判断麻醉药强度的主要定量指标。选项 B，对躯体伤害性刺激的运动反应是一种简单有效的评价麻醉深度和药效的方法，但主要适用于开放手术等需要大剂量麻醉的情况，并不是判断麻醉药强度的主要定量指标。选项 C，循环功能监测是麻醉过程中的重要指标之一，但不是判断麻醉药强度的主要定量指标。选项 D，在某些手术中，医生还需要使用肌松药来减少肌肉张力，达到更好的手术效果。肌松程度对手术质量和安全同样非常重要，但并非判断麻醉药强度的主要定量指标。

120. D【解析】随着麻醉加深，由于麻醉药物的作用，神经元受体的阈值被抑制，神经元的兴奋性下降，导致诱发电位的振幅减小。同时，神经冲动的传递速度变慢，引起潜伏期的延长。因此，选项 D 正确。

121. C【解析】P-V 环和 F-V 环的动态显示可以提供机械通气期间的各种异常情况和信

息，如气管插管机械通气期间，通气失常时导管突然扭曲、导管阻塞或气管口径缩小等。P-V环斜率向右下倾斜，说明肺顺应性下降，气道阻力增加；同一呼吸中的F-V环缩小，提示通气量减少。

122. B【解析】在神经肌肉阻滞后恢复的中晚期，强直刺激可拮抗药物所致的神经肌肉阻滞，混淆掩盖恢复速度，因此不适用于监测神经肌肉阻滞后的恢复过程。

123. C【解析】TOF监测神经肌肉阻滞后的恢复过程的敏感性仍不够，当神经肌肉接头（NMJ）处的ACJ处的ACh受体被药物占据70%，TOF比值可达≥0.70，其敏感程度明显不如强直刺激。

124. D【解析】呼吸性和代谢性酸中毒均加强局麻药的毒性作用，其机制是pH下降，促使局麻药的碱基向阳离子转换，导致更多的局麻药作用于钠通道，加强了局麻药的作用。

125. B【解析】成人在麻醉期间出现代谢性酸中毒主要是由于组织血液灌流量减少。

126. D【解析】御寒反应增加氧耗，应避免低温期间麻醉过浅。在无御寒反应的前提下，代谢率随体温下降而降低，体温每下降1℃，机体耗氧减少5%。

127. D【解析】电子温度计在体温监测中较为常见，其中最常用的两种类型是热敏电阻和热敏电偶。

128. E【解析】麻醉过程中低温对机体的影响：①呼吸频率逐渐减慢，易出现代谢性酸中毒。②平均动脉压下降。③全身耗氧减少，心率、冠脉血流和心肌对氧的摄取量均下降。④在血液系统，液体从血管中向组织间隙转移，血浆容量减少，血液浓缩，血液黏性增加。⑤低温时血小板和各种凝血因子均减少，不易发生血管内凝血。

129. A【解析】前臂脂肪瘤切除术属于皮肤表面的短小手术，局麻适用。

130. D【解析】表层温度不稳定，形成从里至外的温度下降，并由于机体几何形状不规则而形成不同部位之间复杂的温度差。

131. E【解析】全麻患者术中输血发生急性溶血性反应的重要表现是血红蛋白尿，这是溶血反应的重要体征之一。

132. C【解析】诱导是全麻过程中一段风险较大的时间，可以出现某些并发症或惊险的情况，例如血压剧降、心律失常、心肌缺血、心脏停搏、呼吸道梗阻、呕吐反流、严重支气管痉挛、气管内插管并发症等。所以为了减少并发症的发生一般选用快速诱导。而现有的吸入麻药均有呼吸道刺激，因此静脉快速诱导是目前最常用的全麻诱导方法。

133. B【解析】血液中的局部麻醉药的浓度超过机体的耐受能力，引起中枢神经系统和心血管系统出现各种兴奋或抑制的临床症状，称为中枢神经毒性反应。

134. D【解析】耻骨联合处为胸12、腰1神经分布，脐部相当于胸10神经分布，季肋部为第8胸神经分布，剑突为第6胸神经分布，乳头连线为第4胸神经分布。

135. B【解析】氯胺酮静脉复合麻醉适应证：①体表手术。②休克和老年危重患者麻醉。③支气管哮喘患者麻醉。

136. A【解析】呼吸道梗阻的原因包括：①舌后坠。②分泌物、脓痰、凝血块阻塞气道。③反流与误吸。④插管位置异常、管腔堵塞、麻醉器械故障。⑤气管受压。⑥口咽腔炎性病变、喉肿物、及过敏性水肿。⑦喉痉挛与支气管痉挛。其中，舌后坠是最常见的呼吸道梗阻现象。

137. B【解析】Ⅱ导联是围术期最常用的监护导联，能够较好地显示心电图形，可发现左心室下壁的心肌缺血。

138. D【解析】对于有活动性出血的患者、老年人、颅脑创伤以及有心肌梗死风险者，血红蛋白保持在较高水平，如100g/L，HCT 35 以上更为合理。

139. C【解析】不同吸入麻醉药的 MAC 不同，选项 B 错误。MAC 越小，表示该麻醉药麻醉作用越强（即效价强度越大），选项 A 错误，选项 C 正确。吸入麻醉药的 MAC 值受很多因素的影响，体温降低、年龄增加、合用中枢神经系统抑制药等都会降低 MAC，选项 D 错误。标准 MAC 值可粗略相加，如 0.5MAC 的吸入麻醉药和 0.5MAC 的氧化亚氮合用，其效能等于 1MAC 的吸入麻醉药，选项 E 错误。

140. B【解析】羟丁酸钠麻醉后血钾下降，主要由于其代谢时促使钾离子进入细胞内。

141. B【解析】气胸是锁骨上臂丛神经阻滞法常见的并发症，发生率高达 1%。即使熟练者也可能发生此并发症。而此并发症可延迟发生，在门诊患者，其危险性更大。其他并发症包括局部血肿、膈神经和喉返神经阻滞等。

142. C【解析】依神经纤维的直径不同阻滞顺序为：血管舒缩神经纤维→温觉→痛觉→触觉→运动神经纤维→压力感觉纤维→本体感觉纤维。

143. A【解析】在控制性降压过程中最易受损的器官是脑，由于神经细胞对缺氧的耐受性很低，一旦发生则可引起脑细胞功能的损害。

144. E【解析】呼吸频率过快或潮气量过大，可引起过度通气，使 $PaCO_2$ 下降，发生呼吸性碱中毒，应适当调节通气频率和潮气量。

145. A【解析】浓缩红细胞用于仅需增加红细胞而不需要增加血容量的患者，洗涤红细胞主要用于因输血而发生严重过敏反应的患者，少白细胞红细胞则用于反复发热的非溶血性输血患者，冰冻红细胞适用于保存稀有血型、保存自身血液等特殊情况。

146. E【解析】择期手术时对有近期呼吸道感染病史或现病史的患者来说，力图降低麻醉引发的呼吸道并发症的发生率最佳方案是“等待”，等呼吸道疾病临床痊愈 1 个月后，再接受麻醉。

147. E【解析】坐位麻醉最容易引起空气栓塞。

148. E【解析】对因静脉麻醉药或其他原因所致的中枢神经严重抑制者，不宜应用大剂量中枢神经兴奋剂催醒，以免发生惊厥反而使中枢神经抑制加重。

二、A2 型题

1. A【解析】迷走神经反射可引起血压下降，心率减慢，继发心律失常。

2. D【解析】脑性瘫痪是一种复杂的中枢神经系统障碍综合征。最常见的临床表现为骨骼肌痉挛。通常根据瘫痪累及的肢体和神经功能障碍的特点（肌强直、肌张力减退、张力异常、手足徐动症）进行分类。其他表现包括小脑性共济失调、癫痫发作、不同程度的智力低下、语言障碍及胃食管反流等。因此，此类患儿应首选全麻诱导，如丙泊酚快速序贯静脉诱导后立即行气管插管。依托咪酯、氯胺酮和美索比妥会诱发有潜在癫痫疾病患儿抽搐，应尽可能避免使用。尽管这些患儿存在骨骼肌强直，但并未有研究表明琥珀胆碱会诱导血钾过高，多数研究支持非去极化肌松药的正常使用，也有部分研究认为使用非去极化肌松药后出现抵抗。对于快速序贯诱导，琥珀胆碱快于维库溴铵，而罗库溴铵因起效迅速也可使用。

3. A【解析】椎管内麻醉后最常见的并发症是全身低血压。影响心输出量的主要因素有四个（前负荷、后负荷、心肌收缩力、心率和心律），治疗也与这四个因素直接相关。首先，进行充分的子宫左移（使前负荷增加）。其次如果液体用量不足，可经静脉输注液体以增加前负荷。因为含糖液体可显著增加母体和胎儿高血糖和高胰岛素血症的发病率，故仅在维持体液平衡时经静脉使用，而不应用来预防或治疗椎管内麻醉时的低血压。分娩完成之后，新生儿的葡萄糖供应会停止，而胰岛素作用继续存在，常导致新生儿出生后低血糖。通常使用血管收缩药物和/或增加心肌收缩力的药物以增加后负荷及心肌收缩力。近期研究发现在母体低血压时使用麻黄碱或去氧肾上腺素对预防或治疗低血压并无明显区别。研究还指出，母体使用去氧肾上腺素后更易出现心动过缓，而使用麻黄碱后更易出现心动过速。与麻黄碱相比，使用去氧肾上腺素后，新生儿动脉血 pH 值会轻度升高。本例患者子宫已经左移且已输入足量液体，心率为 110 次/分，去氧肾上腺素为首选药物。如果母体发生低血压伴有心动过缓，麻黄碱是更好的选择。

4. B【解析】该患者听诊右侧颈动脉处可闻及杂音，提示该患者可能存在颈动脉狭窄或颈动脉内膜剥离等异常情况。颈动脉血流多普勒超声检查可以用于检测颈动脉狭窄、颈动脉内膜剥离等异常情况，是一种非侵入性、无痛苦和安全的检查方法。通过该项检查可以了解患者的颈动脉情况，评估手术风险，为拟定手术方案提供重要参考。其他选项均不太合适，多巴酚丁胺负荷超声心动图检查主要用于心脏相关疾病的诊断，对颈动脉狭窄等疾病的诊断意义不大。冠状动脉造影检查是一项有创性的检查方法，检查过程中可能发生并发症，不适用于本例。X 线检查无法直接了解颈动脉的情况。

5. B【解析】长期吸烟患者气道敏感性高，易出现支气管痉挛，表现为气道压增高，支气管哮鸣音，动脉血氧饱和度下降。

6. B【解析】患者存在酸中毒时，细胞内钾外移至细胞外，血气或电解质检查时血钾水平升高。应用碳酸氢钠纠正酸中毒后细胞外钾移向细胞内，造成血清钾水平迅速下降，引起抽搐，因此应补钾。

7. B【解析】胰岛素依赖型糖尿病和非胰岛素依赖型糖尿病患者准备手术时需要特殊考虑。老年患者在禁食状态下进入手术室，早晨并未服用治疗糖尿病的药物。氯磺丙脲是最长效的磺酰脲类药物，持续时间长达 72 小时。因此，谨慎的做法是在麻醉诱导前和术中定期监测血糖。普通胰岛素 SQ 后 2～3 小时到达峰值效果并持续作用 6～8 小时，因此在使用 24 小时后血糖浓度不会低至 35mg/dl。

8. D【解析】该患者术后心率升高，收缩压降低，动脉血气分析显示 PaO_2 下降，$PaCO_2$ 上升，pH 轻度下降。混合静脉血气分析显示 PvO_2 下降，$PvCO_2$ 上升，pH 下降，提示可能存在组织灌注不足和代谢异常。根据患者既往病史和手术情况，考虑到可能存在感染等并发症，因此最符合上述临床表现的诊断为“脓毒症合并急性呼吸窘迫综合征”。

9. D【解析】部分患者使用多巴胺受体阻断药可导致急性肌张力障碍性反应，使用氟哌利多患者发病率约为 1% 。治疗为给予可透过血脑屏障的抗胆碱能药物，如苯海拉明、苯扎托品。虽然格隆溴铵也属于抗胆碱能药物，但其不能透过血脑屏障，此种情况治疗无效。

10. B【解析】高钙血症可能导致心肌收缩力增加和外周血管阻力减少，从而对心脏电活动产生不良影响。在麻醉管理时，主要的风险是心律失常，包括 QT 间期延长、室性心动过速和房颤等。

11. C【解析】任何全身麻醉结束时，患者能拔管的前提是自主呼吸恢复。持续呼吸停止的鉴别诊断包括肌肉松弛药（拮抗不足或者假性胆碱酯酶缺乏）、吸入麻醉药、麻醉性镇痛药物、高碳酸血症、双侧膈神经的损害、可能存在中枢神经系统问题。琥珀胆碱，由假性胆碱酯酶水解成氯琥珀胆碱和胆碱，通过血浆胆碱酯酶进一步水解成琥珀酸和胆碱。所有用于逆转非去极化肌松药的胆碱酯酶抑制药也抑制假性胆碱酯酶。对已用胆碱酯酶抑制药的患者注射琥珀胆碱将导致琥珀胆碱的作用时间延长，因为其水解代谢受到影响。因此琥珀胆碱是该患者手术结束时呼吸暂停的最可能原因。

12. A【解析】排尿完全或几乎完全停止提示肾后性梗阻。然而在没有明显出血情况下，有时也应考虑少尿是因为尿液汇集在膀胱顶部。

13. D【解析】过度通气使 $PaCO_2$ 降至 20mmHg 或使用更高的通气量超过 2h，促使 HCO_3^- 主动转运出中枢神经系统（CNS），会导致患者在较低（非较高）$PaCO_2$ 下出现自主呼吸。其他选项应包括在呼吸暂停的鉴别诊断中。

14. D【解析】由于膀胱冲洗液的吸收可使血清钠离子浓度急剧降低，但除非血钠水平低于 120mEq/L，否则很少引起症状。达到该水平时可发生组织水肿并出现神经系统临床症状如坐立不安、恶心、困惑、癫痫、昏迷，或 ECG 改变如 QRS 波增宽、ST 段抬高、室性心动过速或室颤。血清钠离子浓度的轻度降低如 120～135mEq/L，且没有神经症状或 ECG 改变，可通过限制补液量和/或使用利尿药如呋塞米来治疗。当血钠水平低于 120mEq/L 且出现神经症状或 ECG 发生变化时，需要给予氯化钠。为了计算钠的需要量，用患者总体液量（即 0.6 × 体重 = TBW）乘以预期血钠变化量。本病例中，TBW 是 60L（0.6 × 100kg），血钠变化量为 10mEq（120mEq/L-110mEq/L），因此 60L × 10mEq/L = 600mEq。建议谨慎补钠，因为过快补钠可能会导致 CNS 脱髓鞘病变。推荐使用 3% 氯化钠（513mEq/L）输注速度为

1~2ml（kg·h），并应至少每小时监测血清钠水平直至血清钠超过120mEq/L。

15. B【解析】氯胺酮是一种特殊的静脉麻醉药，通常有心脏兴奋作用，表现为心率、平均动脉压、心输出量的增高，被认为具有中枢介导的交感神经系统兴奋作用，但该效应与剂量无关。在离体兔和犬的心脏及活体犬实验中，已证实氯胺酮可产生心肌抑制作用。然而，临床中氯胺酮的心肌抑制作用往往被交感神经系统的兴奋作用所掩盖。当全身儿茶酚胺耗竭或患者处于深麻醉状态下时，氯胺酮的心肌抑制作用可能占主导地位。

16. D【解析】使用博来霉素的患者约4%会发生肺毒性反应，表现为严重的肺纤维化和低氧血症，其中1%~2%的患者死于严重的肺毒性反应。老年、使用剂量超过200~400mg、有肺部并存疾病及最近曾使用博来霉素的患者，其发生肺毒性反应的风险会更高。此外还有证据表明，术前使用放疗及术中吸入高浓度O_2（即吸入氧浓度>30%）会增加肺毒性的风险。

17. C【解析】患者变动体位后突然出现SaO_2下降，首选应检查机械通气管路，因管路问题引起SaO_2下降最常见，出现SaO_2下降最可能的原因是气管导管进入主支气管。

18. D【解析】低钙血症表现为喉痉挛或喉喘鸣，通常发生于全甲状腺切除术后24~96小时内。建立人工气道后，应通过静脉注射葡萄糖酸钙或氯化钙给予治疗。

19. C【解析】因为T_3和T_4水平可通过负反馈机制调节垂体前叶释放TSH，TSH血浆浓度正常表明甲状腺功能正常。

20. D【解析】对于烧伤患者，烧伤后由于肌肉萎缩和负氮平衡，骨骼肌中乙酰胆碱受体数量和种类发生改变，从而影响麻醉药物的作用。研究表明，去极化肌松药敏感性可能会增加，主要与肌肉乙酰胆碱受体亚型变化有关，而非去极化肌松药的敏感性则可能降低。

21. A【解析】患者体温比电极上的温度（37℃）每低1摄氏度，PaO_2的实际测量值约减少6%。因为该患者体温比电极低2℃，所以预计减少12%（9mmHg），77mmHg－9mmHg＝68mmHg。

22. A【解析】中心性发绀的两个主要原因是动脉血氧饱和度降低和血红蛋白异常（如高铁血红蛋白症和硫化血红蛋白症）。柳氮磺吡啶可导致硫化血红蛋白的形成。硫化血红蛋白（类似于高铁血红蛋白）会导致高PaO_2情况下呈低氧饱和度。对于硫化血红蛋白症无治疗办法，只有等待红细胞破坏。

23. B【解析】东莨菪碱是一种抗胆碱能药，可导致瞳孔放大和睫状肌麻痹，使患者眼睛不能适应性调节。

24. D【解析】脂肪栓塞的典型体征包括心动过速、呼吸困难、意识模糊、发热且上半身常出现斑疹。脂肪栓塞更常发生于长骨骨折（如股骨和胫骨）后12~72小时内。

25. C【解析】昏迷患者出现单侧瞳孔扩大预示着问题比较严重，需密切关注。但对清醒患者进行神经系统检查无异常时，单侧瞳孔扩大常无需过分担忧。下颌神经阻滞通常在下颚的磨牙后下颌神经周围使用2%利多卡因2ml注射。即使进针方向偏离较大也不会阻滞星状神经节，一旦靠近星状神经节，会引起 Horner 综合征（瞳孔缩小、上睑下垂、无汗、面部血管舒张）。睫状神经节位于视神经和眼外直肌之间、眼眶后约 1cm 的地方，睫状神经节阻滞可造成同侧瞳孔扩大，但朝向下颌骨方向进针几乎不可能造成睫状神经节阻滞。因为格隆溴铵不能通过血脑屏障，所以不会引起瞳孔扩大。眼内直接滴入利多卡因不会引起瞳孔扩大，但眼内滴入去氧肾上腺素则可以导致。当进行鼻孔表面麻醉时均需注意避免将局麻药（有或无血管活性药物）喷入眼睛。

26. D【解析】体重每增加 1kg，心输出量增加约 100ml/min。据估计，每千克脂肪组织约含血管长度为 3km。肥胖患者心输出量的增加主要来源于心室舒张及每搏量增加（静息时心率并不增加）。

27. B【解析】根据题干中的心电图表现 ST 段抬高和完全性传导阻滞，可以判断该患者出现了心肌缺血/心肌梗死的病理改变。根据不同冠状动脉分支的供血范围，可以判断最有可能受累的冠状动脉分支是右冠状动脉。右冠状动脉主要供应心脏右侧和下部的心肌组织，包括右心室、房间隔、室间隔后部等区域。由于心电图中的Ⅱ导联是胸前导联中对右心室和右心房敏感度最高的导联，因此如果该区域心肌受损，就会在Ⅱ导联上表现为 ST 段抬高和传导阻滞。同时，右冠状动脉也是造成右束支传导阻滞的常见原因之一。

28. B【解析】睾丸的神经支配起源于 T_{10} 脊髓节段，因此，任何涉及睾丸操作或牵拉均应保证足够的麻醉效果。硬膜外阻滞或脊椎阻滞麻醉均应达到 T_{10} 阻滞平面。

29. B【解析】如果吸气活瓣被卡在开启位置，仅在呼气时“失灵”，因为在吸气阶段该活瓣默认为开放状态。在呼气阶段呼出的气体将通过呼气活瓣进入回路呼出端后排出（正确路径），部分呼气也通过吸气活瓣进入回路吸气端（错误路径）。进入吸气回路的呼出气体（旧的气体）再次被患者吸入，刚呼出的气体再次返回患者肺部并与“新”的气体混合吸入，结果导致氧气、七氟烷和 N_2O 均被稀释，但重复吸入 CO_2。因此，吸气活瓣卡住时只有 CO_2 吸入浓度增加（正常吸入 CO_2 为零）。

30. A【解析】支气管内插管的并发症包括胸廓起伏不对称性、单侧呼吸音、气道峰压升高、ABGs 异常（如低氧血症）。支气管内插管通常多为有目的性的插管（例如开胸手术使用双腔气管导管），但如果单腔管插管误入一侧支气管时，随着时间的延长，可能导致肺不张、缺氧、肺水肿。气道峰压增加也可发生在呼吸道阻塞（气管导管扭曲、分泌物、气囊充气过度）、支气管痉挛、V_T 增加、胸壁肌肉张力增加（麻醉性镇痛药品或咳嗽引起的胸壁强直）、张力性气胸。如果发生张力性气胸，通常会出现低血压。本病例中肺栓塞不会导致气道峰压上升。

31. A【解析】VRG 仅占人体的 10% 而要接受 75% 的心输出量。肺泡分压内压力平衡非常迅速［8~10min（4 倍时间常数）］。此后，MG 摄取，且在 2~4 小时内接近平衡。最后达到平衡的效应室是包含脂肪在内的 VPG。达到这一平衡通常需要数小时，甚至几天。关闭挥发罐后，肺泡（动脉）气体分压迅速下降。VRG 和 MG 中气体分压也会下降。脂肪组织数小时内仍将继续吸收挥发性麻醉药，实际上有助于患者苏醒。当挥发罐关闭时，VPG内的气体分压低于VRG和MG内的气体分压，从而开始吸收来自于气体分压较高的VRG和MG中的麻醉药物。

32. D【解析】患者在接受脊椎麻醉和硬膜外阻滞后可能导致幻肢感觉复发，这些复发病例中的大多数（80%），幻肢感觉持续至阻滞消退。有幻肢感觉病史可使患者产生自杀的念头，最好避免脊椎麻醉和硬膜外阻滞。苯乙肼是一种单胺氧化酶（MAO）抑制药，偶尔用于治疗抑郁症。包括哌替啶在内的任何麻醉药物或复合麻醉技术禁用于接受MAO抑制药治疗的患者。哌替啶和MAO抑制药联合使用会导致高热、低血压、高血压、通气不足、骨骼肌强直、癫痫和昏迷。由于这些药物不良的相互作用，哌替啶应避免用于接受MAO抑制药的患者。因此，本题目选项中唯一可接受的选择是采用丙泊酚、琥珀胆碱、氧化亚氮和芬太尼组合的全身麻醉。

33. D【解析】踇趾主要受腓深神经、胫后神经、腓浅神经支配，偶尔受隐神经支配。行踇趾手术必须将这四支神经全部阻滞。腓肠神经是踝关节手术要阻滞的第五神经，但只分布于足外侧面，不分布于足内侧面或踇趾。

34. C【解析】支配足部的神经（除外隐神经）均来自坐骨神经。坐骨神经远端分为胫神经和腓总神经，均可在腘窝阻滞行膝关节以下的手术。隐神经是股神经的分支，支配膝盖至内踝之间的小腿内侧感觉，行膝盖以下部位手术时，隐神经也应阻滞。

35. D【解析】惊厥发生时，因肌肉收缩增加耗氧量且通气不足，出现动脉低氧血症和酸中毒（代谢性和呼吸性）。给予100%的氧气可预防和治疗低氧血症。二氧化碳升高不仅增加脑血流量，促进局麻药转运到脑，而且二氧化碳可弥散到神经组织，导致细胞内pH值下降。因为局麻药属于氨基酯类或氨基酰胺类药物，pH值降低可导致更多的氢离子和氨基团结合，使其离子化或质子化，使局麻药进入细胞内。过度通气能逆转发生酸中毒时引起的诸多变化，如收缩脑血管和减少局麻药进入脑。过度通气也可诱发低血钾和呼吸性碱中毒，导致神经细胞膜的超极化并提高惊厥阈值。过度通气也使患者pH值升高（呼吸性碱中毒），导致局麻药转换成非离子化（非质子化）形式，使其比离子化形式更容易跨过细胞膜。苯二氮䓬类药物和/或丙泊酚可用于抑制惊厥发作。

36. B【解析】七氟烷麻醉下行骶管阻滞，心电图T波振幅增大25%（多见于Ⅱ导联）、心率增快10次/分或收缩压升高超过15mmHg，可认为是含有肾上腺素的局麻药血管内注射引起的正常阳性反应。

37. A【解析】硬脊膜刺破后头痛（脊椎麻醉后头痛）经常发生于硬脊膜刺破后的12~72小时，但也可能立即发生或几个月后才发生。其特征性症状是头痛随体位改变而变化，直立位时出现，平卧位后完全消失。头痛部位一般在前额和/或枕部。其他症状包括恶心、呕吐、食欲缺乏、视力障碍（视物模糊、复视、畏光），偶尔合并听力减退（通常经听觉检查发现）。

38. B【解析】首先考虑患者中枢病变为主，已出现明显呼吸节律变化，频率5次/分，脉氧下降，对于该患者，应立即进行气管插管机械通气治疗。

39. A【解析】该患儿术中出现呼吸道梗阻的原因为舌后坠，处理措施为头部后仰，托起下颌。

三、A3/A4型题

1. D【解析】患者既往有高血压病史，胃镜检查示“胃窦癌”，胃癌诊断确切，需明确肿瘤目前对机体造成影响达到何种程度，再评估是否有手术治疗的指征。因此，选项D正确。

2. B【解析】术前服用华法林者可采用“华法林快速停药法”，术前停药1~2天，静脉注射维生素 K_1 2.5~10.0mg/d，并监测微循环阻力指数（IMR），IMR≤1.4可用抗血小板药阿司匹林或非甾体抗炎药（NSAIDs）无禁忌。噻吩吡啶类衍生物如氯吡格雷和噻氯匹定，应在椎管内穿刺前置管前分别停药7天和14天，拔管后6小时才可以继续使用。溶栓剂/纤维蛋白溶解剂在实施后椎管内麻醉/镇痛前或拔管前/后10天禁用。普通肝素最后一次用药后4~6小时就可以接受抗凝治疗。

3. C【解析】快速诱导插管是急诊气道管理的一项核心技术，是指通过应用强效静脉诱导药和速效肌松药使患者在极短的时间内达到无意识和肌肉麻痹以完成气管插管的一项技术。

4. A【解析】预吸氧即是麻醉诱导前的去氮给氧过程，面罩吸氧，流量为75L/min，不少于3分钟，或60秒内做8次深呼吸。

5. E【解析】患者为酒后打架刀刺伤，应该是饱腹状态，为了避免误吸，应行气管插管术。因此，该患者最适宜选用气管导管插管。

6. A【解析】反流误吸的预防：①择期手术常规术前禁食，禁水，成人应禁食水6~8小时，小儿禁食水4~6小时。②术前应用氟哌利多或异丙嗪，对患者起到镇静作用，缓解患者的紧张情绪。③进食患者术前应常规放置胃管，麻醉诱导前尽量将胃内容物吸尽，减少胃内容物反流的机率。④麻醉快速诱导插管时采用头部抬高和后仰体位，并在插管前用拇指和食指压迫环状软骨-食管，完成气管插管后，立即将气管导管套囊充气，再松开手指。⑤麻醉操作过程中应尽量减轻或消除内脏牵拉反应，必要时候应用抗胆碱能类药物。⑥麻醉医师术前应该会诊患者，必要时候交代临床主管医师术前给予西咪替丁等药物。

7. E【解析】面罩通气困难时，可放置口咽导气管缓解面罩通气困难或置入喉罩维持通气。双人加压辅助通气是在嗅物位下置入口咽和/或鼻咽通气道，由双人四手，用力托下颌扣面罩并加压通气。

8. C【解析】为了提高困难插管患者经鼻或经口盲探气管内插管的成功率，可以用呼气末二氧化碳分压监护仪监测呼气末二氧化碳分压的变化，引导气管内插管。

9. C【解析】对于范围较局限的表浅手术，可由手术医师施行局部浸润麻醉，麻醉医生提供监护或适当的镇静、镇痛，但要注意呼吸抑制及局麻药用量过大导致的毒性反应。涉及范围较大、时间较长的手术，可施行区域阻滞麻醉。

10. B【解析】丁卡因大剂量可致心脏传导系统和中枢神经系统抑制，毒性强，不得用于神经局部浸润麻醉和区域阻滞麻醉。

11. A【解析】由肾上腺素引起的心悸、头痛、紧张、恐惧、颤抖、失眠等副作用称为“肾上腺素反应”。

12. C【解析】颌面部血管密集，血运丰富，侧支循环发达，对局部麻醉药吸收快，发生肾上腺素反应。

13. B【解析】临床使用阿托品会引起脸部潮红，能够显著扩张皮肤血管，所以不能使用阿托品。

14. C【解析】喉罩应用的禁忌证包括：①存在增加胃内物反流和呼吸道误吸因素的患者。②咽喉部存在肿物、损伤、感染或其他病理改变的患者慎用。③肺顺应性降低的患者。④张口度难以通过喉罩。⑤预计时间较长的需慎用。

15. C【解析】目前LMA有7种型号：1号适用于体重≤5kg的新生儿和婴儿，1.5号适用于体重5~10kg的婴儿，2号适用于体重10~20kg的小儿，2.5号适用于体重20~30kg的小儿，3号适合于体重30~50kg的成年人，4号适合于体重50~70kg的成年人，5号适用于体重70~100kg的成年人，6号适用于体重>100kg的成年人。可结合性别与体重选择喉罩，成年女性一般选3号，成年男性选4号，体重较大者可对应选择大一号的喉罩。

16. D【解析】插入喉罩有利于患者通气，如果通气罩前端刚到舌根后即遇阻力，则可能是通气罩前部出现了折叠或遇到了肿块及不规则的咽后组织，如扁桃体肥大，可以拔出喉罩重新插入。

17. D【解析】目前超声引导下臂丛神经阻滞根据入路不同又分为以下六种：锁骨上入路、锁骨下入路、斜角肌间隙入路、颈部神经根入路、喙突旁入路、腋路入路。锁骨上入路与其他入路相比，锁骨上臂丛神经的走行更为集中，有利于局麻药的包绕阻滞。

18. E【解析】罗哌卡因为新的长效酰胺类局麻药，低浓度时产生运动阻滞与感觉阻滞分离现象，即对感觉神经阻滞强于对运动神经阻滞。与布比卡因相比，它有着更低的中枢神经系统毒性和心血管毒性。

19. A【解析】七氟醚无刺激性气味，诱导迅速，面罩吸入诱导约2分钟，患者意识可消失，儿童用药安全。异氟醚有刺激性气味，影响小儿的诱导，增加心率。

20. E【解析】采用神经刺激仪定位行神经阻滞，将神经刺激器的正极与患者相接，负极连接于阻滞针的导线上，将电刺激器的初始电流设定为1.0mA，频率1~2Hz，当阈电流（0.3~0.5mA）刺激可致经所支配的肌肉群发生有节律的颤搐，说明此时针尖已经接近神经，定位完成。

21. A【解析】硬膜外血肿的临床表现包括典型的中间清醒期，以及出现头痛、呕吐等颅高压的症状及意识障碍的症状，出现定向障碍或出现偏瘫等局灶的症状，以及可以出现生命体征的改变等。

22. B【解析】硬膜外血肿的影像检查一般分为 CT 和 MRI 两种，这两种检查对硬膜外血肿的治疗都会有所帮助。

23. B【解析】出现硬膜外血肿，原则上需要手术引流的，主要根据血肿的大小以及相应的症状进行对症治疗。硬膜外血肿的治疗要根据出血量的多少，出血量在 30ml 以内可以选择保守治疗。如果检查出血量超过 30ml，需要通过手术将血肿清除。选项 B 叙述错误。

24. B【解析】术中发现“血色发暗”直接说明血中含氧量不足，也就是说患者必然存在着通气方面的异常，依据麻醉类型，对于保留自主呼吸的麻醉类型（如硬膜外阻滞、脊椎麻醉等椎管内麻醉方法），患者很可能是出现了呼吸抑制。

25. A【解析】患者很可能出现呼吸抑制，因此首要的处理措施是面罩给氧，辅助呼吸。

26. D【解析】患者血色发暗，很可能出现了呼吸抑制，应立即面罩给氧，辅助呼吸，测量血压。0.5~1.0mg 阿托品对中枢神经系统有轻度兴奋作用，因此可静脉注射阿托品。

27. B【解析】术中心脏停搏时，无心输出，循环停止，创面不渗血。

28. B【解析】仰卧位低血压综合征是指妊娠晚期孕妇仰卧位时，出现头晕、恶心、呕吐、胸闷、面色苍白、出冷汗、心跳加快及不同程度血压下降，当转为侧卧位后，上述症状即减轻或消失的一组综合征。

29. A【解析】一旦发生仰卧位低血压综合征，应立即去枕，将侧身垫高 15°~30°，将子宫向左推移，以减轻妊娠子宫对下腔静脉的压迫，增加回心血量，这是恢复血压的主要措施。

30. B【解析】一旦发生仰卧位低血压综合征应快输液速度，如果系下肢输液者，立即改经上肢静脉输液，以加强上腔静脉回流达不到迅速扩容的目的。静脉注射麻黄素 5~10mg，但不宜选用与催产素有协同作用的拟肾上腺素药或去氧肾上腺素，以避免血压骤升。

31. E【解析】出现呕吐时应将孕妇头偏向一侧，迅速吸引口鼻内呕吐物，以防误吸窒息，静脉注射麻黄碱等。

32. E【解析】患者发生误吸，应先查口咽，如见异物，立即消除，然后作气管内吸引。留置胃管给予鼻饲饮食，能补充必要的营养物质，能维持机体组织、器官的结构和功能，保持患者营养平衡，减少继发性损伤。但由于胃管的材料、插管的位置及个体差异等因素，常规插管的患者也极易发生误吸。所以如果患者已经发生误吸，置鼻胃管的处理是错误的。

33. C【解析】二羟丙茶碱适用于支气管哮喘和哮喘型慢性支气管炎，与 β 受体激动药合用可提高疗效。在哮喘持续状态，常选用本品与肾上腺皮质激素进行治疗，尤适用于伴有心动过速的哮喘患者。患者发生误吸且有支气管痉挛，雾化吸入双羟茶碱是错误的。

34. D【解析】恶性高热（MH）临床上多因吸入强效全身麻醉药并用琥珀胆碱而诱发，以肌肉强直、挛缩为特征的骨骼肌高代谢状态，呼出 CO_2 和体温骤然升高、心动过速，并出现肌红蛋白尿等的综合征。

35. E【解析】应立即停止手术和麻醉，骨骼肌挛缩则应用特效拮抗药丹曲洛林。

36. C【解析】患者术后出现双下肢麻木并逐渐加重、运动无力等感觉运动功能障碍，应考虑为硬膜外血肿。

37. A【解析】患者伤后有明显的中间清醒期，且初步诊断为硬膜外血肿，可以进行手术切开引流。

38. B【解析】麻黄碱可以用于脊椎麻醉或硬膜外阻滞引起的低血压及慢性低血压症。

39. D【解析】麻醉前给药苯巴比妥有镇静作用，可以避免患者在麻醉手术前紧张焦虑的情绪带来不利影响。麻醉前用哌替啶可以预防硬膜外阻滞后的寒战。

40. C【解析】硬膜外穿刺上管穿刺点选择：$T_{11\sim12}$或$T_{12}\sim L_1$间隙，向头侧置管；下管穿刺点选择：$L_{2\sim3}$或$L_{3\sim4}$间隙，向尾侧置管。

41. D【解析】硬膜外麻醉最严重并发症发生率很少，其中全脊髓麻醉主要是医生在操作过程中把局部麻醉药从硬膜外腔通过硬脊膜推到蛛网膜下腔，产生全脊髓麻醉，如果没有及时发现、处理，可能会危及患者生命。

42. B【解析】理想血压：收缩压<120mmHg和舒张压<80mmHg。正常血压：收缩压应<130mmHg，舒张压<85mmHg。该患者术前血压160/95mmHg，属于高血压（高危），术中应进行控制性降压，因此选项B为该患者安全的降压水平。

43. D【解析】开始每分钟按体重0.5μg/kg，根据治疗反应以每分钟0.5μg/kg递增，逐渐调整剂量，常用剂量为每分钟按体重3μg/kg。极量为每分钟按体重10μg/kg。总量为按体重3.5mg/kg。用作麻醉期间短时间的控制性降压，滴注最大量为每分钟按体重0.5mg/kg。

44. E【解析】可对颅内高压患者行脱水治疗，用20%甘露醇250ml静脉滴注的时间是15~30分钟。

45. E【解析】进颅后，该患者突然出现循环变化，且尚未行其他操作，因此考虑麻醉深度问题，可加深麻醉，保证通气后观察是否改善。

46. C【解析】控制性降压中行心电图监测，最常见的异常变化是P波降低，ST段升高或降低，T波低平、双向或倒置。

47. A【解析】氯胺酮具有一定的精神依赖性，长期使用或过量使用会对脑部造成永久损害。氯胺酮对中枢神经系统不良反应主要表现为幻觉、谵语、躁动、惊厥。

48. A【解析】地西泮是长效镇静药，能迅速进入中枢神经系统，起效快，为中枢抑制药，在ICU中主要用于控制抽搐、惊厥，反复用药因蓄积作用可导致镇静作用延长。咪达唑仑是一种作用时间相对较短的苯二氮䓬类中枢神经抑制药。

49. C【解析】甲亢、嗜铬细胞瘤患者是氯胺酮的禁忌证。

50. D【解析】恶性高热（MH）是在全麻过程中或全麻之后急性发作的可危及生命的综

合症候群，其典型表现为高热和骨骼肌代谢亢进。患者绝大多数为儿童和青年成人。

51. E【解析】恶性高热发作突然，可在手术室或复苏室发生经过凶猛，病情恶性发展。可表现为：①突然发生的高碳酸血症。②体温急剧升高，可达45℃~46℃。③骨骼肌僵直。④血钾增高。⑤心动过速，血压异常，呼吸急促。⑥意识改变。⑦出汗。⑧外周白细胞增高。⑨酶学改变：磷酸肌酸激酶、乳酸脱氢酶、谷草转氨酶等可上升。

52. D【解析】一旦考虑为MH时，应立即终止吸入麻醉药，并用高流量氧气进行过度通气，尽快完成手术；立即开始降温（包括物理降温、静脉输注冷盐水、胃内冰盐水灌洗、体外循环降温等措施）；尽早静脉注射丹曲洛林；监测动脉血气，纠正酸中毒及高血钾等。如果存在高钾血症（K＞5.9mEq/L），用50%的葡萄糖加常规胰岛素（10U IV），每小时检查血糖水平，或氯化钙10mg/kg（最大剂量2000mg），或葡萄糖酸钙30mg/kg（最大剂量3000mg）。该患儿不存在高钾血症，因此选项D错误。

53. B【解析】患者心、肺、肝、肾等器官功能状况尚可以，能很好经受手术考验。

54. E【解析】血培养是一种常用的检查手段，常用于发热的患者，通常用来发现血液里面有没有病原微生物的入侵，同时还可以做药敏试验，指导临床的治疗。患者拟行右下肺叶切除术，无须做血培养。

55. B【解析】支气管扩张症、感染、咯血是双腔导管支气管内插管、单肺通气的绝对适应证，可以使两侧肺隔离，防止倒灌，确保有效通气。双腔导管（Left）支气管内插管，不影响右下肺叶切除。

56. B【解析】患者监测体温为34.5℃，体温下降，应立即进行保温。

57. A【解析】影响体温下降的因素主要包括：①降温方法，体外循环法降温最快。②年龄、体表面积和肥胖程度。③麻醉深度。④室温与季节。低氧血症主要表现为血氧分压与血氧饱和度下降，症状主要为呼吸困难和多器官功能障碍，可能出现呼吸困难、发绀、精神神经症状，循环系统表现为心律失常、血压下降，甚至心脏停搏，或者出现消化与泌尿系统的表现。

58. D【解析】监测患儿体温为34.5℃，患儿体温过低，代谢减慢，应当大量减少用药，且麻醉药可进一步降低代谢。

59. E【解析】低温下麻醉易诱发心律失常，当体温≤33℃时，可使心房至心室的传导减慢，PR和QT期间延长，心律失常甚至出现房颤。

60. D【解析】小儿术前禁食要求至少8小时（8~12小时）。

61. B【解析】抗胆碱类药物可减少呼吸道分泌物，保持呼吸道通畅，并能防止迷走神经兴奋，从而避免心动过缓和骤停。

62. C【解析】氯胺酮麻醉适用于各种短暂的体表手术及操作，尤其适合于小儿麻醉。

63. C【解析】镇静药如氯氮卓、甲喹酮、可待因、吗啡等，麻醉药如普鲁卡因、利多卡因、可卡因、硫喷妥钠、溴化潘克罗宁、芬太尼等，白消安等，这些药物可抑制呼吸中枢，如果没有机械通气作保障，哮喘发作时应禁用。

64. A【解析】为了防止声门及声门下水肿，在拔管前可给予肾上腺素雾化吸入或地塞米松雾化吸入或静脉注射。

65. E【解析】手术损害喉返神经会引起声音嘶哑。

66. C【解析】患者术中失血多，且行肝脏手术，肝功能受影响，药物代谢减慢，不应过量给予拮抗药，应保持呼吸，在循环稳定基础上逐渐恢复。

67. C【解析】术后肌松拮抗效果不佳，同时患者血气分析显示 Ca^{2+} 水平过低（0.78mmol/L），因此最可能的原因是低钙血症。低钙血症是常见的手术并发症之一，在全麻下行手术时特别容易发生，可能导致肌肉松弛及呼吸系统等方面的问题。由于 Ca^{2+} 对神经肌肉的传导、收缩和松弛都有重要影响，所以低钙血症会影响肌松药物的拮抗作用，从而表现为肌肉松弛程度加剧。因此，在出现肌松药物拮抗效果不佳的情况下，应考虑到低钙血症的可能性，并及时进行补钙治疗。

68. E【解析】股外侧皮神经阻滞术适用于大腿前外侧至膝关节外侧皮肤感觉异常。

69. C【解析】股外侧皮神经阻滞定位：髂前上棘下缘向内 2cm，短针即可。

70. E【解析】霍纳综合征临床表现是患侧上睑下垂、瞳孔缩小但是对光反应正常、眼球内陷、颜面部无汗发热潮红、一过性眼压下降、过度流泪或流泪减少、发病早期可见眼睑、结膜、葡萄膜和视网膜血管暂时扩张，先天性或发病于儿童可见虹膜异色或脱色素等。预交感干的任何部位被阻滞或损伤均会导致霍纳综合征。损伤原因多是炎症、外伤、手术、肿瘤、血管病变等。

71. A【解析】患者的表现是霍纳综合征，为星状神经节阻滞所致，不会对呼吸和循环系统产生影响，无须特殊处理，观察即可，可自行恢复。

72. C【解析】将局部麻醉药注入臂丛神经干周围使其所支配的区域产生神经传导阻滞的麻醉方法称为臂丛神经阻滞。臂丛神经阻滞是临床上常用的麻醉方法之一，适用于手、前臂、上臂及肩部各种手术。

73. D【解析】腋路法适用于上臂下 1/3 以下部位手术或骨折手术复位，以手、腕和前臂尺侧部手术为首选。

74. B【解析】含肾上腺素溶液的利多卡因的最大剂量是 500mg，若肌间沟再使用 1% 利多卡因 20ml 就超过最大剂量了，因此选项 B 的处理方法错误。

75. C【解析】膈神经麻痹的症状通常是呼吸困难引起的呼吸阻塞或自主呼吸缺失。患者自诉憋气，最有可能是发生膈神经麻痹。

76. B【解析】考虑由膈神经麻痹引起的呼吸困难，先给予吸氧观察，如果无加重，可观察至麻醉药作用消退。

77. C【解析】阻滞后患者出现憋气感时，应考虑有气胸可能。气胸是指肺部发生了气体积聚或渗漏，导致胸部疼痛、呼吸困难和憋气等症状，这种情况可能与手术操作过程中损伤了肺部组织有关，X 线检查可确诊。

78. D【解析】膈神经阻滞治疗顽固性呃逆是一种安全有效、操作简便、容易推广的治疗方法。

79. A【解析】膈神经阻滞是一种常用于临床麻醉和疼痛治疗的方法，可以有效缓解胸部或腹部手术后的疼痛。但在操作过程中，如果操作不当或患者个体特异性较大等因素可能会引起一些并发症。其中，气胸、霍纳综合征、喉返神经麻痹和臂丛阻滞以及刺伤血管等都是较常见的并发症。

80. D【解析】全脊麻是硬膜外阻滞最严重的并发症，它的严重性在于可使患者呼吸、心跳停止。全脊麻的主要特征是给药后迅速发生广泛的感觉和运动神经阻滞，全部脊神经支配区域无痛觉，临床上可能测不出麻醉平面。全脊麻的先驱症状包括说话无力或无声、呼吸肌麻痹、静息通气量锐减，严重时则出现呼吸停止、意识消失。

81. B【解析】考虑患者病情为全脊麻醉引起，治疗措施包括：①建立人工气道和人工通气。②补液，使用血管活性药物维持循环稳定。③如发生心搏骤停立即行心肺复苏。④严密监测至神经阻滞消失。呼吸兴奋药无法改善神经阻滞引起的呼吸异常。

82. B【解析】硬膜外阻滞时，穿刺针或硬膜外导管误入蛛网膜下腔而未能及时发现，超过脊麻数倍量的局麻药注入蛛网膜下腔，可产生异常广泛的阻滞，称为全脊麻。表现为全部脊神经支配的区域均痛觉消失、严重低血压、意识丧失、呼吸停止。全脊麻的症状和体征多在注药后几分钟内出现，若处理不及时，可能发生心搏骤停。

83. E【解析】全脊麻处理原则：维持患者的呼吸和循环功能。患者神志消失应行气管插管控制呼吸，加快输液及血管收缩药提升血压。若能维持循环功能稳定，30 分钟后患者可清醒。

84. A【解析】硬膜外阻滞常见的不良反应主要集中在药物性相关并发症、局麻药全身毒性反应、全脊髓麻醉、局麻药过敏反应、马尾综合征、短暂性神经综合征等。穿刺与置管相关并发症，主要有椎管内血肿、感染、穿破硬脊膜头痛、损伤脊神经根、导管折断等。

85. D【解析】患者肺部听诊无干、湿性啰音，因此无须应用二羟丙茶碱。

86. E【解析】该患者麻醉中应监测 ECG、血压、血氧饱和度、中心静脉压、呼气末二氧化碳分压、有创动脉压等基本项目，无须监测脑电图。

87. E【解析】控制性降压时间过长，会导致脏器功能损伤，因此选项 E 叙述错误。

88. B【解析】动脉血气分析是判断机体是否存在酸碱平衡失调以及缺氧和缺氧程度的可靠指标，是诊断低氧血症和判断其程度的指标。

89. C【解析】患者存在呼吸急促，呼吸功能恢复不好，应继续使用机械通气治疗，行同步呼吸支持。

90. A【解析】患者自主呼吸不平稳，躁动不安，呼吸对抗明显，应使用镇静药及肌松药，减少患者自主呼吸，控制通气，保证氧供。

91. C【解析】ARDS Ⅰ期：以原发病表现为主，呼吸频率增快，因过度通气发展为低碳酸血症。但典型呼吸窘迫，X 线胸片无阳性发现。ARDS Ⅱ期：其特点为全身循环状态已明显好转（如休克缓解、动脉血压回升），但呼吸困难却进行加重，低氧血症愈益发展，X 线胸片可见肺纹理增多、模糊和网状浸润影，提示肺血管周围液体增多和间质性水肿。ARDS Ⅲ期：患者呼吸困难十分严重，一般吸氧不能缓解。体检可发现阳性体征，如呼吸频率加快，可达每分钟 35~50 次，胸部听诊可闻及湿啰音。X 线胸片示两肺散在斑片状阴影或呈磨玻璃样改变，可见支气管充气征。血气分析 PaO_2 和 $PaCO_2$ 均降低，常呈代谢性酸中毒合并呼吸性碱中毒。ARDS Ⅳ期：极度呼吸困难和严重发绀，出现神经精神症状，如嗜睡、谵妄、昏迷等。X 线胸片示融合成大片状浸润阴影，支气管充气明显。血气分析严重低氧血症、二氧化碳潴留，常有混合性酸碱失衡，最终可发生循环功能衰竭。

92. E【解析】PEEP 通气期间，因其对循环系统的抑制作用，可应用多巴胺强心，改善心肌抑制。

93. E【解析】胃肠术后 1 周是肠瘘高发时期，因此术后 1 周内最应该预防肠瘘。

94. D【解析】心脏压塞症状是留置中心静脉导管的并发症之一，多数由心脏穿孔引起，其最典型的症状就是心脏压塞三联征：血压下降，颈静脉怒张和心音遥远。留置中心静脉导管的患者突然出现紫绀、面颈部静脉怒张、恶心、胸骨后和上腹部痛、不安和呼吸困难，继而低血压、脉压变窄、奇脉、心动过速、心音低远，都提示有心脏压塞的可能。

95. D【解析】留置中心静脉导管，一旦导管端入心包腔，即引起心包腔积液，少数伴有积血。心脏压塞症状患者应用金属针多次行心包穿刺置管引流并腔内注药。

96. C【解析】由于心脏压塞确诊、抢救难以及时、死亡率高，因此预防就显得特别重要。其措施是：①选用适当硬度尖端柔软的导管。②导管插入不要过深，管端位于上腔静脉或右心房入口处已足够。③防止导管移动深入，应在皮肤入口处缝固导管。④经常检查中心静脉导管，观察回血情况，以及测压水柱液面是否随呼吸波动和压值是否显著异常。⑤有怀疑时可经导管注 2~5ml X 线对比剂以判断导管尖端的位置。

97. E【解析】降低输液容器的高度，使之低于患者的心脏水平，主要是利用重力尽量吸出心包腔或纵隔内积血或液体。

98. A【解析】中心静脉置管的指征：①严重创伤、休克以及急性循环机能衰竭等危重患者。②需长期输液或静脉抗生素治疗。③需接受大量、快速、输血、补液的患者，利用中心静脉压的测定可随时调节输入量和速度。④心血管代偿机能不全的患者，进行危险性较大的手术或手术本身引起血流动力学显著的变化，如嗜铬细胞瘤，大动脉瘤和心内直视术。⑤经导管安置心脏临时起搏器。⑥需要输注高渗或有刺激性的溶液。⑦肺动脉插管者。

99. D【解析】通过不同部位的周围静脉均可插入导管至中心静脉部位，但目前临床上经下腔静脉插管的机会已减少。由于在腹股沟部插管有引起血栓性静脉炎和败血症的危险。而且如导管尖端未越过膈肌平面，实际测得的可能是腹腔内压，造成临床判断困难。目前多数采用经皮穿刺锁骨下静脉或颈内静脉进行插管。

100. B【解析】测定中心静脉压导管尖端必须位于右心房或近右心房的上、下腔静脉内。据体外循环心内直视术时观察，成人经颈内或锁骨下静脉插入导管 12~13cm，约 10% 管端达右心房入口处，其余约 90% 均位于近右房的上腔静脉内。

101. E【解析】急性心脏压塞时，x 波变陡峭，而 y 波变平坦。

102. B【解析】影响中心静脉压测定值的因素如下。①导管位置：测定中心静脉压导管尖端必须位于右心房或近右心房的上、下腔静脉内。经外周静脉置管，常依据体表穿刺位置估计导管需插入的长度。遇有导管扭曲或进入了异位血管，管端就无法达到上述位置，而使测压不准。②标准零点：中心静脉压测值仅数厘米水柱，零点发生偏差将显著影响测定值。理想的标准零点应不受体位的影响，在临床实际中常难完全达到。现一般均以右心房中部水平线作为理想的标准零点。心脏外科的发展已能比较准确地在胸壁上找到右心房中部在体表的投射位置，仰卧位时，基本上相当于第 4 肋间前、后胸径中点（腋中线）的水平线，侧卧位时则相当于胸骨右缘第 4 肋间水平。一旦零点确定，就应该固定好。若患者体位发生改变应随时调整零点。一般标准零点的偏差不要超过 ±1cm，以免由此变异而影响中心静脉压真实的变化。③胸腔内压：影响中心静脉压的因素除了心功能、血容量和血管张力外，首先是胸腔内压。④测压系统的通畅度：测压系统通畅，才能提供正确的测压数值。所以插入的中心静脉导管要够粗，一般选用 14G 15cm 导管。在测压时水柱升降快速，液面波动明显常提示导管通畅。较长时间测压，由于血液反流、凝血块堵管或管端存在活瓣状的凝血块造成导管不畅，常影响测压值的准确性。

103. B【解析】心包积液引起的心脏压塞的主要征象有：①颈静脉怒张，静脉压异常升高。②血压下降，脉压减小，严重者可致休克。③奇脉。④心音低弱，遥远。⑤呼吸困难，端坐呼吸，身躯前倾，伴有发绀。

104. C【解析】患者出现心脏压塞应作心包穿刺减压。

105. D【解析】导管相关脓毒症的特殊表现：①突发寒战、高热。②拔管前畏寒与发热呈持续性间歇发作。③导管拔除后 8~12 小时发热渐退。④导管尖端与周围静脉血培养相一致。

106. E【解析】分析患者目前情况，导管相关性血流感染的可能性大，应尽早拔除导管，留取尖端标本进行血培养，进行早期抗感染治疗。

107. D【解析】从右颈内静脉置管，导管到达右心房时 20~25cm。气囊充气后，缓慢推进导管 1~2cm/次。当导管通过三尖瓣进入右心室时，可记录到收缩压突然升高、舒张压迅速降至零点的心室压力波形，导管再前进，就可进入肺动脉，此时收缩压高度保持与右心室相同，而舒张压高于右心室。

108. A【解析】经颈内静脉置入肺动脉导管过程中如果没有遇到预期的肺动脉压力，应退回到右心室，再次置管。

109. E【解析】在左心室功能不全、心室壁顺应性降低和心室舒张时心房的收缩作用，均可引起左心室舒张末期压显著升高，常超过肺动脉楔压（PAWP）和肺动脉舒张末期压，此时无法用 PAWP 或用肺动脉舒张末压表示左室压。

110. B【解析】可能出现的并发症：①心律失常。②气囊破裂。③肺梗死。④导管打结。⑤空气栓塞。⑥中心静脉置管的并发症，如感染、组织结构损伤、血小板减少等。⑦肺动脉破裂和出血等。

111. D【解析】插入中心静脉导管所引起的并发症，均可在插入肺动脉导管操作时发生。此外常见的并发症还有心律失常、气囊破裂、肺梗死、肺动脉破裂和出血、导管打结等。肺动脉破裂和出血主要是导管尖端位于肺动脉小分支、气囊充分膨胀直接损伤肺血管引起，多见于肺动脉高压。导管留置过程中，导管插入过深、过快、高压地向气囊内注气等均可引起肺动脉破裂和出血。

112. E【解析】术中输入常温血和液体不会引起低温。

113. A【解析】静止状态下人体的热量主要是肝脏提供的，无肝期产热减少，温度下降。

114. C【解析】气道通畅是关键，因此术前应检查有无呼吸道感染。

115. D【解析】除咽成形术应选用经口气管插管外，大多唇腭裂手术可选用经口气管插管，也可选用经鼻气管插管。

116. E【解析】主动脉狭窄患儿麻醉前，了解其家族史，对麻醉意义不大。

117. D【解析】药物可降低体温，减少产热、促进散热均可维持低温，体位变化不会影响体温。

118. D【解析】低温可使代谢率降低，因此首先应当减少药物用量，避免代谢慢引起药物蓄积。

119. B【解析】吩噻嗪类药物可抑制中枢神经系统多巴胺受体，减少邻苯二酚氨的生成，可抑制脑干血管运动和呕吐代谢，以及阻断 α 肾上腺素能受体，抗组胺等。

120. A【解析】体温下降的诱发原因：①室温低。当室温低于 21℃时，皮肤和呼吸道散热明显增多，患者体温易下降，体温下降幅度和手术时间长短、患者体表面积大小与体重有关。②室内通风。对流散热是在空气流动情况下实现的，手术室内使用层流通气设备，可使对流散热由正常的 12% 上升到 61%，而使蒸发散热由正常的 25% 下降到 19%。③术中输入大量冷的液体。特别是输入 4℃的冷藏库血，可使体温下降 0.5~1.0℃，输血量越大，体温下降越明显。④术中内脏暴露时间长及用冷溶液冲洗腹腔或胸腔，可使体温明显降低。⑤全身麻醉药有抑制体温调节中枢的作用，此种情况下如使用肌松药，使体热产生减少（肌肉活动是体热产生的来源），致使体温降低。

121. C【解析】呼吸管理中防止室颤的首选方法轻度呼吸性碱中毒。

122. D【解析】复温时水温最高不能超过 45℃，否则会引起烫伤。

四、B 型题

1. B【解析】脂肪瘤是良性肿瘤，手术比较简单，手术用时较短，常采用局部浸润麻醉。

2. E【解析】冠状动脉搭桥手术是比较大的心脏外科手术，需要全身麻醉，患者在做手术的时候处于深睡眠状态，不会感觉任何疼痛或者不适，正常人手术后会在 2~6 个小时之内醒过来。

3. A【解析】骶管阻滞是经骶裂孔穿刺，阻滞骶神经，适用于肛门、会阴部手术。

4. D【解析】脊椎阻滞适用于下腹及盆腔手术，如阑尾切除术、疝修补术、膀胱手术、子宫及附件手术等。

5. D【解析】分娩镇痛方法为椎管内神经阻滞法，包括硬膜外阻滞和脊椎麻醉两种方法。其中腰部硬膜外阻滞分娩镇痛技术是目前麻醉界公认的镇痛效果最可靠、使用最广泛的药物性镇痛方法。

6. C【解析】硬膜外阻滞复合全麻用于胸及上腹部手术。

五、X 型题

1. ABCE【解析】术前评估包括病史复习、用药检查、体格检查、相关实验室检查、特殊检查、心理与精神检查，不需停用日常用药或改变生活习惯。

2. ABDE【解析】麻醉医师在监护麻醉（MAC）过程中的主要工作内容：监测重要生命体征，维持呼吸道通畅和评估其功能。诊断和处理 MAC 中的临床问题。根据临床情况给予镇静药、镇痛药、麻醉药以及其他合适药物，以确保患者安全、舒适。其他所需医疗服务措施。

3. BCE【解析】处理困难气道时，首先应积极寻求帮助，可以选择插入 LMA、ETC（联合导管）、行经气管喷射通气（TTJV）或建立外科气道等方法。

4. BCD【解析】双腔气管导管插管适应证：①大咯血、肺脓肿、支气管扩张痰量过多或肺大疱有明显液面的休克肺患者、支气管胸膜瘘、气管食管瘘。②拟行肺叶或全肺切除术的患者。③外伤性支气管断裂或支气管成形术时可防止患侧漏气。④食管肿瘤切除或食管裂孔疝修补。⑤分测肺功能试验或单肺灌洗治疗。⑥胸主动脉瘤切除术。⑦主动脉缩窄修复术。⑧动脉导管未闭关闭术。

5. CE【解析】LMA 标准型号有七种，其中 1 号适用于新生儿或体重≤5kg 的婴儿（注气量为 2~4ml），2 号适用于体重 10~20kg 的小儿（注气量为 10ml）。喉罩有一个最大的缺点是不能绝对密闭气道，有反流误吸的危险，其发生率是 0.02%，误吸后的死亡率是 5%，还有可能引起急性呼吸窘迫综合征等严重的危险。喉罩与喉头周围的封闭压较低，正压通气的压力尽可能在 20mmHg 以下，否则容易发生漏气或气体大量进入胃内。

6. ADE【解析】鼻息肉由于鼻腔血液进入口腔易出现误吸，需行气管插管控制通气，双侧鼻腔充满息肉，吸入诱导不充分，快速诱导易出现气道梗阻、缺氧，充分给氧、慢诱导是此类患者首选诱导方案。

7. ADE【解析】管理不当属于人为因素，是麻醉师操作大意或观察不当所造成。术中突然大动脉瘤破裂出血属于手术意外，术中药物过敏属于个人体质问题。

8. ADE【解析】一旦发现上呼吸道梗阻应立即处理，舌后坠时可将头后仰托起下颌，置入口咽或鼻咽导气管，同时清除咽喉部的分泌物和异物，即可解除梗阻。喉头水肿多发生于婴幼儿及气管内插管困难者，轻者可静脉滴注糖皮质激素或雾化吸入肾上腺素，严重者应急行气管切开。轻度喉痉挛者经加压给氧即可解除，严重者可经环甲膜穿刺置管后加压给氧。

9. ABCDE【解析】围术期体温升高的防治：①连续监测体温。②术前根据患者的年龄、病情、麻醉方式和麻醉用药，正确选择抗胆碱能药物和使用量。③手术室合适的温度和湿度，保持手术室内温度在 23~25℃，勿超过 26℃，相对湿度 60%~70%，以预防因室温升高而导致的体温过高。④麻醉诱导及维持力求平稳，维持正常的循环和呼吸功能，及时更换钠石灰，避免缺氧和二氧化碳蓄积。⑤一旦发现高热可用物理方法，如将冰袋放置于大血管处、头部冰帽降温以及 75% 乙醇擦浴等能有效地控制体温的升高。

10. ABCE【解析】紧闭式麻醉可减少手术室空气污染，麻醉深浅易调节和控制，且吸入湿度接近正常，易保持呼吸道的湿润，临床多采用此种方式。

11. ABCDE【解析】为防止反流与误吸：①严格执行术前禁食规定。②对放置鼻胃管的患者，充分吸引减压。③对饱胃和高位肠梗阻的患者行清醒插管。④对术中可能发生反流误吸的患者，术前给予 H_2受体拮抗药，以降低胃酸度。而对于麻醉师来说应该准备好一切抢救措施，尤其是吸引器、气管插管喉镜等。

12. ABCD【解析】采取左侧卧头低足高位可使反流物从口鼻流出，避免反流至肺内而引起严重后果。误吸后易导致吸入性肺不张，通过 PEEP 通气保持一定的呼吸末正压防治肺不张。通过激素治疗可防治术后呕吐。支气管冲洗对于危重病患者严重误吸后发生的呼吸衰竭有明显的治疗效果。呼吸兴奋药可使呼吸加深加快，通气量增加，提高血中氧分压，对误吸无作用。

13. ABCD【解析】复合麻醉是指同时或先后应用两种以上麻醉药物，或其他辅助药物，以达到完善的手术中和术后镇痛及满意的外科手术条件。复合麻醉的应用原则：由于有可能是两种麻醉技术同时使用，需要在麻醉管理的过程中，准确地判断麻醉的深度是否合适；要坚持对患者进行个体化使用药物的原则。每种药物在患者上面的个体化差异都会很大，药物组合以后这种差异有可能会出现一些变化，所以需要进行调整，使麻醉计划适应个体需求。经静脉给予药物产生全身麻醉状态为静脉麻醉，静脉麻醉药既可用于麻醉诱导，也可用于手术时麻醉的维持。静脉全麻期间应保持呼吸道通畅，除短小手术外，应在气管内插管下进行。掌握麻醉深度，严密观察呼吸和循环情况。

14. ABCDE【解析】气管导管拔除后晚期并发症是指发生在拔管 72 小时以后的并发症，主要有喉部溃疡、喉部肉芽肿和息肉、声带粘连、喉-气管假膜和蹼状物形成、喉纤维化、气管狭窄、鼻孔坏死和外鼻孔狭窄、喉头水肿等。

15. ABCD【解析】眶下神经阻滞常见的并发症如下。①皮下出血和淤血：由于穿刺针头损伤到局部血管或组织而引起。②乙醇性神经炎：在注射过程中，局麻药进入神经周围组织，可能会损伤神经周围的组织结构，导致乙醇性神经炎的发生。这种情况通常是可逆的，并且随着时间的推移会自行消退。③面部肿胀：可能由于注射过程中局麻药扩散到其他组织引起的反应。④视力障碍：罕见，注射局麻药后可能会影响视觉功能，如模糊和双重视觉等。局麻药中毒不是眶下神经阻滞的常见并发症。

16. AC【解析】避免同对侧一样的入路或相近入路引起双侧同时神经阻滞，避免出现并发症。

17. ABCE【解析】肋间神经阻滞一般可选择腋后线处阻滞，采用 5cm 22G 针头，在肋骨下缘稍上方垂直进针，直达肋骨外侧面，然后将针尖轻轻移至肋骨下缘，再进入约 0. 3cm，抽吸无血、无气即可注入 1% 利多卡因或 0. 25% 布比卡因镇痛液 3~5ml。

18. BCD【解析】气胸是肩胛上神经阻滞时可能出现的并发症，是最严重的并发症。出血是穿刺时反复多次寻探肩胛骨切迹或异感，不慎损伤周围血管而引起的。肩胛上神经损伤是偶因直接刺伤肩胛上神经所致，故不主张穿刺时寻找异感。

19. ABCD【解析】喉痉挛根据其气道梗阻程度分为：轻度喉痉挛，仅在吸气时出现喉鸣，去除局部刺激后会自行缓解；中度喉痉挛，吸气和呼气时都出现喉鸣，需用面罩加压吸氧治疗；重度喉痉挛，声门紧闭，气道完全阻塞，可用粗静脉穿刺针行环甲膜穿刺吸氧，或静脉注射琥珀胆碱迅速解除痉挛，然后加压吸氧或立即行气管插管进行人工通气。因此，不分喉痉挛的轻重，就直接行环甲膜穿刺吸氧显然不妥。

20. ABCE【解析】氧含量升高，冠状血管收缩，减少血流，降低氧供。反之，当低氧时，氧供不足，冠状血管扩张，血流增加，保证氧供。乏氧及低通气不会增加冠状血管的阻力。

21. ACDE【解析】极度严重的支气管痉挛可无哮鸣音及呼吸音。使用 β_2受体拮抗药和吗啡均可使支气管痉挛症状加重，前者拮抗了 β_2受体激动药所产生的扩张支气管作用，而后者则因其组胺释放作用而加重支气管痉挛。胃液的 pH 越低，其所导致的支气管痉挛越严重。

22. ABCD【解析】漂浮导管价格昂贵，当患者有不稳定的血流动力学改变或肺功能严重障碍时放置漂浮导管，适应证包括心肌梗死、心力衰竭、严重的心肌缺血性疾病、肺动脉高压、肺栓塞、呼吸衰竭、严重创伤及各种类型休克。

23. ABCE【解析】压迫止血已达 2 小时，继续压迫或应用大剂量收缩血管药物会加重患侧下肢缺血。

24. ABE【解析】一般麻醉中监测可选桡动脉、颞动脉、足背动脉、颈动脉等。

25. ABCD【解析】体外循环中泵压体现的是体循环阻力变化，而灌流量为预设值。

26. ABCD【解析】临床上呼吸功能基本监测方法：呼吸运动的观察、呼吸音的监测、呼吸状态的观察（呼吸困难、发绀、咳嗽、咳痰）、其他临床检查（痰液检查、呼吸系统的X 线检查）。

27. ABDE【解析】舌后坠导致的完全性气道梗阻，患者鼾声消失，虽可见呼吸动作但无气体交换，SpO_2呈进行性下降。

28. ABCD【解析】传统 SpO_2常见误差的原因如下。①血红蛋白异常：SpO_2仪有两个波长，所以仅能识别两种 Hb，通常是氧合血红蛋白（HbO_2）和 Hb。如果出现一氧化碳血红蛋白（HbCO）和高铁血红蛋白（MetHb）时，SpO_2便会出现误差。②静脉内染料：存在于搏动性血液中的可吸收 660nm 和 940nm 光的任何物质，都会影响 SpO_2的正确性。③外周脉搏减弱：研究发现危重患者血流动力学波动较大，低灌注和末梢外周血管阻力会使 SpO_2信号消失或精确度降低。④运动伪差：患者活动对吸收信号会产生很大波动，而且是最难以消除的伪差。⑤静脉搏动：SpO_2仪是以动脉血流搏动的光吸收率为依据，但静脉血的吸收光也有搏动成分，它可能影响 SpO_2值，故静脉充血时读数偏低。⑥半影效应：如果传感器位置没有恰当放在手指或耳垂上，传感器的光束通过组织擦边而过，产生“半影效应”，就会减少信号噪声比例，使 SpO_2值低于正常。

29. ACD【解析】SpO_2是根据血红蛋白（Hb）具有光吸收的特性设计而成，发光二极管发射两种特定波长的光，选择性地被氧合血红蛋白和去氧血红蛋白吸收。在血氧测试中，有660nm 和 910nm 最常见的两个波长，氧合血红蛋白对 660nm 红光的吸收道比较弱，对910nm 红外光的吸收比较强。还原血红蛋白对 660nm 红光的吸收比较强，而对 910nm 红外光的吸收长度比较弱，通过检测两种对不同波长的光吸收的区别，所测出来的数据差就是测量血氧饱和度最基本的数据。通过 SpO_2监测，间接了解患者 PO_2高低，以便了解组织的氧供情况。它是通过已知氧饱和度与氧离曲线对应关系，求算出的患者的氧分压。

30. ABC【解析】选项 A，听觉诱发电位指数（AEPI）是一种通过在麻醉过程中对人体的听觉系统进行监测来反映麻醉深度的指标。在麻醉过程中，通过检测脑电信号的变化，可以判断大脑对声音的敏感程度，从而评估麻醉深度。选项 B，熵指数是一种通过分析脑电图（EEG）信号来反映麻醉深度的指标。通过计算脑电图信号的复杂度和不确定性，可以评估麻醉深度，从而指导麻醉管理。选项 C，脑电双频指数（BIS）是常用的反映麻醉深度的指标。通过分析脑电图信号的频率、幅度等特征，计算出一个 0～100 的指数，反映患者的麻醉深度。选项 D，TOF 是用于评估肌肉松弛程度的指标，不能直接反映麻醉深度。选项 E，CVP 是反映心血管状态的指标，与麻醉深度无关。

31. ABCD【解析】美国麻醉医师协会（ASA）制定的《基本的麻醉监测标准》规定全麻患者应监测：吸入氧浓度、脉搏氧饱和度、呼气末二氧化碳浓度、心电图、血压和脉搏、体温。

32. DE【解析】在深度非去极化阻滞下，监测神经肌肉的程度可以采用强直后计数（PTC）和强直后单爆发刺激（PTB）两种方法。强直后计数法是指在肌肉接受神经刺激后发生痉挛，待痉挛结束后，记录相邻两次强直间隔的时间。这个间隔时间越短，表明肌肉被阻滞的越深。强直后单爆发刺激是指在肌肉接受神经刺激后发生痉挛，待痉挛结束后，再施加一次单一强刺激，观察肌肉的反应情况。如果反应很小或者没有反应，说明肌肉被阻滞得比较深。在这两种方法中，强直后计数法更为常用，因为它能够客观地记录出肌肉痉挛与松弛之间的时间差，从而更为准确地判断肌肉被阻滞的程度。而强直后单爆发刺激则主要用于特殊情况下的监测。

33. ABC【解析】椎管内麻醉使患者更容易出现低体温，这与其使患者散热增加、产热减少、中枢体温调节功能减弱有关。椎管内麻醉可以使阻滞区域血管扩张，热量丢失增加，加重寒战，产热减少，同时阻滞区域的冷感觉信号传入受到阻滞，机体发生低体温调节的反应温度降低，选项 A 正确。在全身麻醉中，可以使体温升高的原因有：麻醉过浅，应激反应增强，肌张力增加；紧闭麻醉，呼吸道散热减少；CO_2蓄积。所以选项 B、C 正确，选项 E 错误。在全身麻醉中，由于意识消失和肌肉松弛，产热减少，另外血管扩张，散热减少，可使体温降低，选项 D 错误。

34. ACD【解析】新鲜气流量 <2L/min 为低流量吸入麻醉。低流量吸入麻醉可随时了解潮气量大小和呼吸道阻力变化，所以可及时发现回路障碍。其余均是低流量麻醉的优点。

35. BC【解析】在低温麻醉过程中，由于体温下降导致血管收缩和血流减少，末梢循环受到影响，则会使局部温度下降缓慢，从而影响手术操作和患者恢复。因此，末梢循环的通畅性是保障低温麻醉成功的关键之一。在低温麻醉过程中，心脏排血功能也是非常重要的。由于心脏排血功能不良会使血流速度变慢，从而影响热量的传递和分布，进而影响全身各部位温度的下降速度和均匀性。因此，心脏排血功能的良好状态对于低温麻醉的成功也是至关重要的。其他选项如神经系统反射是否正常、肾功能状态是否良好以及血细胞比容是否增加等，并不是影响低温麻醉全身各部位温度下降速度和均匀性的关键因素。

36. ABDE【解析】静脉麻醉的缺点：①注射部位疼痛。②注射给药过量时，尚缺乏方便的纠正手段，只能靠药物再分布或被分解。③可控性不及吸入麻醉。④静脉麻醉给药后起效时间大约为 1 个臂脑循环，臂脑循环个体差异很大，不易准确调控。

37. ACD【解析】硬膜外阻滞机制：多认为局麻药经多种途径发生作用，如椎旁阻滞、经根蛛网膜绒毛阻滞脊神经根和部分局麻药经硬膜弥散至蛛网膜下腔等方式。

38. ABCDE【解析】麻醉期间引起心肌缺血的原因：①患者精神紧张、恐惧和疼痛，引起体内儿茶酚胺释放增多，使心脏后负荷增大、心率加快，从而增加心肌耗氧。②因血压过低或过高均可影响心肌供血、供氧。③因麻醉药对心肌收缩力的抑制使心输出量减少，以及对血管的影响使回心血量减少。④麻醉期间供氧不足或缺氧。⑤各种原因引起的心率加快或心律失常。

39. ABCDE【解析】麻醉方案需根据麻醉医生能力、患者情况、手术方式、麻醉监护设备条件等进行选择。原则：①保证患者安全。②麻醉完善、满足手术要求。③技术上切实可行。选麻醉医生自己最熟悉最有把握的，又能满足手术需要的方法。④考虑患者意愿，尽量满足其要求。

40. ABCDE【解析】麻醉前评估中体格检查如下。①全身情况评估：观察患者全身情况，有无发育不全、畸形、营养不良、贫血、脱水、水肿、发绀、发热、消瘦或过度肥胖等，常能提供重要的评估信息。②生命体征：术前应当常规测定生命体征，包括血压、脉搏、呼吸、体温和体重。对周围血管疾病患者应当测定双侧上肢的血压，如果两侧的血压不一致并超过20%时，提示患者存在血管硬化。了解近期的体重、体温变化。③针对与麻醉实施有密切关系的器官及部位进行复查。

41. ABCDE【解析】麻醉诱导前应对患者最后再进行一次复核及观察患者现在情况，主要包括入室后基本生命征的测定值、术前用药的种类、剂量、用药时间及效果、最后一次进食。进饮的时间及内容和数量、已静脉输入的液体种类、数量、患者的具体要求等。

42. ACD【解析】快速诱导插管目的在于：①快速准确地控制气道，改善低氧状态。②避免血流动力学剧烈波动、颅内压增高等并发症。呼吸道神经分布密集，如果不加干预，任何刺激都会引起剧烈的生理反应，尤其是对危重患者。③通过药物提供良好的插管条件和减少插管并发症。

六、案例分析题

1. ABCD【解析】麻醉前的病情评估首要的是从病历中获得足够的病史，主要包括外科疾病和手术情况，以及并存的内科疾病和治疗情况。术前应当常规检查生命体征，包括血压、脉搏、呼吸、体温和体重。术前访视实验室检查包括：①血红蛋白和血细胞比容。②生化和凝血功能检查如血电解质测定、凝血功能检查、尿常规的检查、肝肾功能和血糖检查等，其中肝肾功能和血糖检查应当根据需要决定。③肺X线检查。对于高龄、吸烟、有心肺部疾病史或怀疑有异常的患者需行肺X线检查。④肺功能检查（PFT）。⑤心电图。⑥其他无创心脏检查。⑦冠状动脉造影。

2. E【解析】变异型心绞痛是一种由冠状动脉痉挛引起心肌氧供量减少所致，发作时以短暂ST段抬高为特征的特殊类型不稳定心绞痛，因此如患者并存变异型心绞痛，其主要发病原因是冠状动脉痉挛。

3. C【解析】血管直径减少50%，其截面积减少75%；直径减少75%，截面积减少达94%。

4. B【解析】钙通道阻滞药治疗冠心病的原理有扩张冠状动脉及周围血管、降低血压、抑制心肌收缩力、减慢心率、延缓房室传导、对抗室上性心律失常。

5. D【解析】冠脉血管大部分分支深埋于心肌内。心肌收缩压迫埋于其中的血管，使血流受阻，心肌舒张时血流才能通畅，故在整个心动周期中，心舒期冠脉血流大于心缩期，心的血液供应主要在心舒期，影响冠脉血流量的主要因素为主动脉舒张压的高低和心舒期的长短。

6. D【解析】最大限度减少围术期应激反应对心脏的损害，维持心肌的氧供需平衡，减少冠脉血栓形成是冠心病患者非心脏手术麻醉处理的主要原则。

7. A【解析】异氟烷可以引起冠状血管窃血。

8. B【解析】硝酸甘油治疗冠脉搭桥手术后低心排血量综合征。

9. ABCDE【解析】快速诱导插管（RSI）是最常使用且最成功的气管插管方法。纤维支气管镜，特别是镇静下保留自主呼吸的气管插管，为麻醉过程中困难气道的处理提供了一种较理想的方法。用于困难气道的工具和方法分为处理非紧急气道和紧急气道的工具和方法。处理非紧急气道的目标是无创，而处理紧急气道的目的是挽救生命。麻醉科医师应遵循先无创后有创的原则建立气道。非紧急无创工具与方法主要分为喉镜、气管导管和声门上通气工具（SAD）三类。其中，经气管导管类包括管芯类、光棒、可视管芯、可视插管软镜四类。光棒（Light wand）利用颈前软组织透光以及气管位置比食管更表浅的特性。优点是快速简便，可用于张口度小和头颈不能运动的患者。可视插管软镜包括纤维支气管镜和电子软镜，此方法适合多种困难气道的情况，尤其是清醒镇静表面麻醉下的气管插管，但一般不适合紧急气道，操作需经一定的训练。

10. CDG【解析】快速诱导插管要选择起效快、作用时间短、深度达标的药物。琥珀胆碱作为一种传统的去极化肌松药，具有起效迅速、作用时间短、肌松作用强、价格低廉等优点。七氟醚起效快、苏醒也快，便于操控。异丙酚起效快、作用时间短，苏醒迅速而平稳，持续输注后无蓄积，不良反应少。

11. BCDF【解析】2次插管不成功，应采取其他方式，不应盲目再次插管，再次试插可能会增加患者的创伤，选项A错误。纤维支气管镜可以用于插管，但需要技术要求高，时间长，且对出血情况处理不足，不太适合这种情况，选项E错误。选项G，面罩通气等待患者自主呼吸恢复也不是较为有效的措施。选项H，使用插管型喉罩对该患者不太适用。插管型喉罩是一种可以同时实现通气和插管的器械，适用于经典的难以通气、难以插管的情况。但在本题中，该患者仍然能够维持面罩通气，说明气道并没有完全关闭，因此插管型喉罩不是最优的选择。对于本题中喉镜插管困难的情况，应该呼叫有经验的上级医师，并结合探条、Glidescope可视喉镜或Bonfils可视管芯等辅助器械进行插管。同时，应注意及时止血，保证患者安全。

12. ABCD【解析】在发生面罩通气困难（DMV）的患者中，相当部分采用气管插管可以解除气道管理困难。因此，试行气管插管是解除DMV的明智选择，但试插的次数不宜太多，时间不宜太久。否则会出现严重并发症和延误抢救时间。喉罩是常用的通气工具，在紧急情况下可用于气道困难的患者。

13. ACDE【解析】使用纤维支气管镜进行插管适用于清醒非急诊患者，结合应用其他困难通气技术更有效，气道出血和分泌物较多时使用受限。患者氧合没有改善，SpO_2继续下降至78%，不适合使用纤维支气管镜进行插管。

14. BCD【解析】该患者置管困难，拔管时应慎重，手术后立即拔管、充分拮抗肌肉松弛剂后立即拔管均是错误的；该患者行甲状腺手术，容易出现气管塌陷问题，不适合选择喉罩通气，选项F是错误的。

15. C【解析】根据咳嗽、咳痰，每年发病持续3个月，并连续2年或以上，排除其他心、肺疾患如肺结核、肺尘埃沉着病、支气管扩张、肺脓肿、支气管哮喘、肺癌、心功能不全等之后，可以作出慢性支气管炎的诊断。

16. C【解析】慢性支气管炎需要做肺功能检查，以了解气道通气功能变化。

17. B【解析】床旁简易肺功能测试方法有：屏气试验、吹气试验、吹火柴试验等。

18. D【解析】全麻左侧双腔支气管插管不影响右中叶肺切除。

19. E【解析】吗啡对呼吸中枢有抑制作用。

20. B【解析】全肺切除需MVV% >50%，FEV_1 >2L；肺叶切除需MVV% >40%，FEV_1 >1L；楔形或肺段切除需MVV% >40%，FEV_1 >0.6L。该患者手术最大允许范围为肺叶切除。

21. BCDE【解析】酸中毒引起外周血管扩张（不包括肺血管，心脑血管），回心血量减少。

22. ABCE【解析】肺水肿要及时诊断，迅速抢救治疗。一般采取半坐位，仰卧位是不可取的。

23. A【解析】快速、安全、有效开放静脉通路，能快速给药或快速输血输液，进行液体复苏。患者腹腔穿刺见血性液体，因此应行剖腹探查术。

24. C【解析】为了防止呕吐误吸，目前对已明确的困难气道多采取清醒镇静表面麻醉后气管内插管。

25. A【解析】麻醉快速诱导插管时采用头部抬高和后仰体位，而不是取头高足低位，选项A叙述错误。

26. C【解析】全身麻醉气管插管能够维持患者氧供平衡，预防患者缺氧，同时可以很好保护患者气道。

27. A【解析】硫喷妥钠易致呼吸抑制，可引起咳嗽、喉与支气管痉挛，麻醉后胃贲门括约肌松弛，易致误吸和反流。剂量过大或注射速度过快，易导致严重低血压和呼吸抑制，较大剂量可出现长时间延迟性睡眠。

28. ABCDF【解析】阻塞性睡眠呼吸暂停低通气综合征（OSAHS）患者由于睡眠时呼吸暂停，致血氧浓度降低，二氧化碳浓度升高；长期缺氧和呼吸性酸中毒易导致肺动脉高压，周围血管痉挛，肺心病，高血压，冠心病，甚至呼吸衰竭，造成对麻醉药物耐受性降低。此类患者大多体形肥胖，颈粗短，上颌骨位置偏后，硬腭、软腭和舌体明显增长，造成气管插管困难和术后呼吸道管理困难，加大了麻醉的难度及危险性。OSAHS 与高血压关系密切，OSAHS 患者无论有无高血压，睡眠时血压均发生异常改变，失去正常的昼夜节律，所以对于 OSAHS 合并高血压患者，选用适当的降压药物控制血压至关重要。不同的药物治疗对睡眠结构的影响不同，在选择应用降压药物时，除了有效控制血压外，也要考虑到药物对睡眠及呼吸的影响。治疗阻塞性睡眠呼吸暂停低通气综合征应减少危险因素，减肥，戒烟酒，侧卧位睡眠。

29. ACDE【解析】腭咽成形术中应密切观察患者生命体征变化，一旦发生麻醉插管脱管引起大出血，应及时做好抢救工作。术后加强观察护理，随时做好再次插管准备及术后出血止血准备工作。

30. ABCD【解析】气管插管时遇到困难气道，需要沉着应对，首选判断声门是否关闭，再根据判断结果采取相应有效措施处理，而不应首选气管切开。

31. ACDEF【解析】一氧化碳与血红蛋白的亲和力比氧与血红蛋白的亲和力大 210 倍，当吸入气中有 0.1% 的一氧化碳时，血液中的血红蛋白可能有 50% 变为碳氧血红蛋白。一氧化碳还能抑制红细胞内糖酵解，使其 2,3-DPG 生成减少，氧解离曲线左移，使血红蛋白分子中已结合的氧释放减少，进一步加重组织缺氧。长期大量吸烟者，碳氧血红蛋白可高达 10%，由此引起缺氧。

32. AH【解析】判断气管导管在气管内的方法：①在眼睛直视下观察到气管导管进入声门。②未连接呼吸机螺纹管时，双手压胸部，导管口可感受到有气流流出。③连接呼吸机后，行人工通气时，可见双侧胸廓对称起伏，听诊时双肺肺尖、肺底呼吸音对称，有清晰的肺泡呼吸音。④如用透明导管行气管插管，吸气时可见气管导管管壁清亮，呼气时可见明显的“白雾”样变化，主要是由于呼出气体的液化作用。⑤患者如有自主呼吸，连接呼吸机后可见呼吸囊随呼吸而张缩，吸气时呼吸囊皱缩，呼气时呼吸囊扩张膨起。⑥$PetCO_2$显示有规则的呼气末二氧化碳曲线波形，则可确认无误，呼气末二氧化碳分压的正常值为 35~40mmHg。⑦使用影像学方法进行检查，如进行胸部 X 线片或 CT 检查等。⑧纤维支气管镜检查：首先使用纤支镜找到气管环及气管隆嵴，即可确定气管导管是否在气管内。

33. ACDE【解析】缺氧性肺血管收缩是影响肺分流最重要且易变的因素。当肺泡气氧分压降低时可激发缺氧性肺血管收缩，使缺氧区的肺毛细血管前小动脉收缩，血管阻力增加，血流量减少，更多的血流向通气好的肺泡区减少肺内的分流。

34. ACDE【解析】肺不张是开胸术后严重的急性并发症，需及时进行有效处理。肺不张的原因有：①气管内全麻患者由于插管对支气管黏膜的刺激，麻醉药物对呼吸道上皮细胞介质的影响，吸烟对呼吸道的刺激，均易导致术后大量痰液气管分泌物引流不畅，痰液黏稠栓塞引起肺不张。②通气不足，术后因切口疼痛和胸腔引流管的刺激，患者不敢深呼吸和咳嗽，胸带包扎过紧限制了胸廓的运动，患者过于衰弱，无力呼吸及术后发生支气管哮喘等均能造成肺通气不足，支气管气流速度下降。不敢用力咳嗽使分泌物不易排出，也易导致肺不张。③气管插入过深，导管插入单侧支气管，而使另一侧支气管不通，肺处于萎陷状态。④术中对肺组织的挤压导致肺组织挫伤。肺不张的预防：①对吸烟者，术前半个月劝其戒烟，以减少分泌物对呼吸道的刺激。②对呼吸道炎症或呼吸道感染者术前应充分利用抗生素治疗，在感染控制后方可手术。③术前的健康教育。指导患者进行肺功能锻炼，练习深呼吸与有效的咳嗽方法。④术中气管插管不宜过深，以免插入单侧气管引起对侧肺不张，尽量减少对肺组织的挤压，术毕吸尽痰液。⑤术后在病情许可下用镇痛药物，预防因疼痛引起的呼吸肌运动受限，造成肺通气不足。⑥术后经常辅助患者坐起拍背、协助咳嗽排痰。

35. ACDFG【解析】舌根后坠、喉痉挛、咽喉水肿引起的呼吸道梗阻以及呼吸道异物堵塞均可严重影响肺部气体交换。支气管痉挛会出现胸闷、胸痛，呼吸道受损引起气体交换障碍。

36. ACEFH【解析】对于舌根后坠引起上呼吸道梗阻，应取侧卧位，仰头时头侧向一方，及时吸出口腔内分泌物，立即放置口咽通气管或用其他方法将舌拉出，紧急情况下可先行气管内插管或气管切开。另外还需根据病情给予氧气吸入或人工呼吸。

37. B【解析】大量肾上腺素会使血管血压骤然升高，由于毛细血管的血压急剧升高，肺血容量急剧上升，继而使肺毛细血管压升高，肺毛细血管向组织的液体渗出量增加，导致肺水肿。

38. ACDEF【解析】肾上腺素能介质大量释放导致末梢血管收缩，升高血压，将血液转移到循环中，同时可发生左心室顺应性降低。两种因素均升高左房压，诱发肺水肿。

39. E【解析】根据题干，该患者不宜选择经颈路臂丛阻滞麻醉。经颈路臂丛阻滞麻醉是一种将局部麻醉药注射于臂丛神经周围的技术，可以用于上肢手术麻醉。但此麻醉方式适用于手术区域较小、对出血要求不高的手术，如手外科、乳腺等手术。对于本题中的甲状腺手术来说，由于手术范围比较广泛，需要较长时间的手术操作且对出血有一定要求，因此不适合使用经颈入路臂丛麻醉。

40. A【解析】作局部浸润麻醉，利多卡因中加入肾上腺素的浓度为 1∶200 000。

41. D【解析】利多卡因的过敏表现类似中毒反应，但发作更为急剧，并伴有过敏样体征，可以速发也可缓慢发作，主要表现为中枢神经系统、心血管方面的症状及呼吸停止。利多卡因中枢神经系统毒性反应严重，利多卡因心血管毒性浓度与中枢神经毒性浓度之间存在较宽的幅度，心脏的毒性多发生在中枢神经毒性之后。

42. D【解析】局麻药毒性反应的常见原因有患者耐受力降低、药物误入血管内、一次用量超过患者的耐量、作用部位血管丰富等。

43. C【解析】注射进针后回抽无血，可能是针头被骨质或骨髓阻塞。

44. C【解析】该患者出现的中枢神经毒性反应，可能是利多卡因直接作用于中枢神经导致的。

45. A【解析】因中枢神经系统毒性反应，患者出现呼吸停止或呼吸抑制时，应做辅助呼吸，如呼吸不恢复应做气管内插管，改善通气，纠正吸氧。

46. D【解析】该患者在行 C_3 深丛阻滞后出现意识不清，可能是由于局麻药误入血管或脑脊液空洞，局麻醉药直接进入循环系统，导致中毒性反应引起的。硫喷妥钠是一种抗癫痫和镇静药物，可以控制惊厥，适用于本例患者的情况，选项 A 正确。通过呼吸机等设备实现过度通气，可以使血浆中二氧化碳水平降低，从而减少局部麻醉药物的中毒作用，选项 B 正确。此外，应注意监测患者的心率、血压、脉搏氧饱和度等指标，维持血流动力学平衡，避免因循环功能不全而加重患者的病情，选项 C 正确。患者无气管压迫表现，可以采用喉罩通气，不需要气管插管，故选项 D 错误。可以通过给予高浓度氧气加强呼吸、增加氧供等方式来辅助治疗，选项 E 正确。

47. B【解析】硫喷妥钠具有极强的抗惊厥作用。发生惊厥时，要注意保护患者，避免发生意外的损伤。吸氧，并进行辅助或控制呼吸，开放静脉输液，维持血流动力学的稳定。静脉注射硫喷妥钠 50~100mg（2.5% 溶液）或其他快速巴比妥类药物。

48. C【解析】哌替啶是阿片类镇痛药，可用于麻醉诱导和预防麻醉药毒性反应，但使用哌替啶的患者易出现中枢神经毒性反应。

49. ACDE【解析】该患者术前无心脏病表现，因此无须行冠状动脉造影检查，其余各项均正确。

50. BCDE【解析】胸部 X 线未见明显异常，无需重复行胸部 CT 检查。患者无呼吸衰竭，不用吸氧，也无须用呼吸机通气。

51. ACDE【解析】因患者有哮喘病史，且住院期间有发作，应避免进行全麻插管手术。

52. F【解析】局部麻醉药中毒的中枢神经兴奋型症状有：①轻度中毒有头晕目眩、多语、寒战、面色红润、血压升高、脉搏加快。如此类药物误入血管，则会出现耳鸣、头痛、出汗等症状。②中度中毒患者烦躁不安，恶心呕吐，四肢、眼球及颜面部有不由自主的肌肉抽动或震颤，轻度发绀，血压升高，脉搏变慢。③重度中毒患者肌肉抽搐呈全身性强直阵挛性惊厥，频繁发作者有明显发绀及呼吸困难。

53. AB【解析】患者有肌肉颤动，无呼吸、循环抑制，因此对症改善肌肉颤动，密切监护循环功能和吸氧即可。

54. B【解析】脊麻后最常见的并发症是头痛。

55. B【解析】搏动性疼痛常于穿刺后 6~12 小时内发生，多持续 4 天，也有 1 周，个别 1~5 个月。

56. D【解析】选择腰硬联合麻醉而不是单次脊麻的主要原因是为了避免脊麻后头痛。虽然单次脊麻可以提供有效的麻醉效果，但也有一些并发症，如脊麻后头痛、颅内感染等。

其中，脊麻后头痛是最常见的并发症之一，患者可能会出现头痛、眩晕、耳鸣等症状，严重影响生活质量。而腰硬联合麻醉可以减少脊髓受损的风险，并且不易导致脊髓液漏出而引起头痛。

57. ABCD【解析】造成硬膜外麻醉致死的原因可能包括局麻药中毒、循环抑制、呼吸抑制以及局麻药过敏等。局麻药中毒是硬膜外麻醉中最常见的并发症之一，主要麻醉剂量过大或注射速度过快引起的。过量的局麻药可以抑制神经传导、心脏和呼吸功能，进而导致患者死亡。循环抑制是指硬膜外麻醉过程中患者心血管系统受到抑制，血压降低、心率减慢等症状，极端情况下可以导致心搏骤停。呼吸抑制是指硬膜外麻醉过程中因为注射局麻药过多而影响患者的呼吸功能，导致患者无法维持正常的呼吸，甚至发生呼吸骤停。局麻药过敏是指患者对局部麻醉药物产生过敏反应，引起呼吸道水肿、休克等症状，严重时可能危及生命。

58. D【解析】硬脊膜穿破后头痛（PDPH）是椎管内麻醉较常见的并发症。头痛于硬脊膜穿破发生后 5 天内出现，头痛部位在前额和枕部，直立位 15 分钟内头痛出现或加重，卧位 15 分钟内头痛减轻或消失，1 周内自发缓解或经硬膜外自体血填充治疗后 48 小时内缓解，可伴有颈部僵硬、耳鸣、听觉减退、畏光、恶心等症状。研究显示，当硬脊膜穿破后，PDPH 的发生率高达 76%~82% 。

59. B【解析】硬膜外间隙有丰富的血管，穿刺针或导管误入血管并不罕见，发生率据文献报告在 0. 2%~2. 8% ，连续硬膜外阻滞导管误入血管，不仅阻滞失败，还可发生局麻药毒性反应，严重者可致死。

60. A【解析】硬膜外需留置导管一般主张保留 3 天以内。

61. ABC【解析】全脊麻指硬膜外阻滞时，穿刺针或硬外导管误入蛛网膜下腔而未被及时发现，超过脊麻数倍量局麻药注入蛛网膜下腔，产生异常广泛的阻滞，表现为全部脊神经支配的区域均无痛觉、低血压、意识丧失及呼吸停止。

62. BCEF【解析】舌后坠可能是导致患者呼吸困难的原因之一，由于麻醉药的作用，喉部肌肉松弛，尤其是舌根肌肉松弛，舌头会滑向喉部，导致气道阻塞。如果没有及时采取措施，这可能导致严重的呼吸困难。喉痉挛通常是由于喉部黏膜或声带受到刺激而引起的反射性收缩，进而导致气道狭窄。这种情况下，患者可能会感觉到喉部疼痛或紧迫感，同时出现呼吸困难。自发性气胸和支气管痉挛也可能导致呼吸困难。自发性气胸是由于肺部出现漏气，并导致胸腔内积气而引起的，可导致肺泡萎陷和呼吸功能障碍。支气管痉挛是指支气管壁收缩，引起气流受阻和呼吸困难。

63. BCFG【解析】气道痉挛紧急处理：①面罩加压纯氧吸入。②轻提下颌可缓解轻度喉痉挛。③立即停止一切刺激和手术操作。④立即请求他人协助处理。⑤加深麻醉可缓解轻、中度喉痉挛，常用的方法为静脉注射诱导剂量的 20% 或增加吸入麻醉药浓度。⑥暴露并清除咽喉部分泌物，保持呼吸道通畅。⑦对重度喉痉挛，紧急情况下可采用16号以上粗针行环甲膜穿刺给氧或行高频通气。⑧对重度喉痉挛亦可应用琥珀胆碱1.0~1.5mg/kg，静脉注射或4.0mg/kg肌内注射后行气管插管。

64. BE【解析】预防措施：①应避免在浅麻醉下气管拔管，避免缺氧和二氧化碳蓄积，拔管时最好在患者处于完全清醒的状态下进行。②拔管前清除口咽部任何刺激物。③利多卡因可用于防止扁桃体切除术后拔管后的喉痉挛。拔管前1~2分钟，静脉注射1~2mg/kg利多卡因可明显减少咳嗽及小儿喉痉挛发生率。但是此时必须保证存在吞咽动作。

65. ACEF【解析】急诊饱胃患者不应等够禁食时间，应在胃肠减压，应用抗酸药，快速诱导避免反流误吸的基础上立即手术。本例患者有失血性休克，应建立中心静脉通路和有创血压监测以利于快速输血补液。

66. ACEF【解析】反流误吸的预防：①择期手术常规术前禁食。②术前服用降低胃液酸度和容量的药物。③饱食患者术前放置胃管，诱导前尽量将胃内容物吸尽。④快速诱导插管时采用头部抬高和后仰体位，并在插管前用拇指和食指压迫环状软骨-食管，完成气管插管后，立即将气管导管套囊充气，再松开手指。

67. ACEH【解析】麻醉中反流与误吸的紧急处理：①停止手术操作。②调整体位，头低侧卧位。③保持呼吸道通畅：清理吸引咽喉及气管内分泌物。④支气管吸引或冲洗，经气管导管插入细导管，注入无菌生理盐水10~20ml后，立即吸出和给氧，反复多次直至吸出的盐水为无色透明为止。⑤纯氧吸入。⑥加深麻醉，防止诱发喉痉挛和/或加重呕吐误吸。⑦面罩轻度CPAP或IPPV通气，并行环状软骨加压。⑧环状软骨加压下静脉注射琥珀胆碱1.0~1.5mg/kg和阿托品0.5mg/kg后行气管插管。⑨药物。氨茶碱0.25g+葡萄糖溶液20ml缓慢静脉注射；地塞米松5~10mg，每6小时1次，静脉注射。⑩纤维支气管镜下取固体呕吐物。⑪保留气管导管回麻醉恢复室或ICU。⑫喉痉挛和支气管痉挛的处理。

68. A【解析】肾上腺主要是分泌儿茶酚胺的器官，肾上腺肿瘤内含大量儿茶酚胺，在做手术时容易被挤压释放入血，引起患者血压剧升和心搏骤停，所以在术前需要酚苄明等药物阻滞了肾上腺能受体，减免了术中患者血压、心律的波动，从而提高手术安全性。

69. B【解析】肾上腺瘤患者常使用的药物有两类：①苯丙胺，是α受体阻断药，可以用来降低血压。②普萘洛尔，可以用来降低心率。这两大类可使患者的血压和心率达到耐受手术的条件。

70. C【解析】对于肾上腺肿瘤特别是肾上腺嗜铬细胞瘤的患者，由于血液中儿茶酚胺增高，所以它外周的血管长期处于一种收缩状况，人体的血容量就比较低。当手术中切除肿瘤以后儿茶酚胺的含量减少，血管就会舒张，导致血压会出现急剧下降。所以肾上腺肿瘤术前必须进行扩容，补充液体量，每天静脉输液1500~2000ml，或术前口服α受体阻断药，将末梢循环完全扩张开，就可能避免术后失血性休克的发生。

71. F【解析】嗜铬细胞瘤手术中循环波动大，应采用全身麻醉同时联合硬膜外阻滞，肌松、镇痛效果好。

72. C【解析】手术过程探查肿瘤时，患者血压急剧上升至 200/120mmHg，应给予酚妥拉明，因为酚妥拉明具有扩张血管和降低血压的作用。

73. CE【解析】肿瘤切除后，患者血压逐渐下降至 70/30mmHg，需要快速输血、补液，泵注去甲肾上腺素，因为去甲肾上腺素可引起血管极度收缩，使血压升高。

74. D【解析】大多数患者术中不输葡萄糖不会出现低血糖。但对于营养不良、手术时间长、术前禁食时间过长或糖尿病患者服用降糖药等情况时，仍有术中低血糖的可能。低血糖是导致苏醒延迟的原因之一，为鉴别原因需查血液生化（包括血糖）。手术结束后 2 小时，该患者尚未清醒，但自主呼吸恢复，瞳孔等大等圆，对光反射存在，应考虑为低血糖。

75. ABCDEF【解析】麻醉前必须诊视患者，了解患者的病史、既往史、用药史及药敏史。同时体检了解重要脏器的功能状态，对患者耐受手术和麻醉的状态进行恰当评估，包括：①获得有关病史、体格检查、实验室检查、特殊检查和患者精神状态的资料以及拟行手术的情况，进行分析和判断，以完善术前准备并制定合适的麻醉方案。必要时就麻醉和手术的风险与手术医师、患者取得共识。②指导患者配合麻醉，回答有关问题，解除患者的焦虑和恐惧。告知患者有关麻醉、围手术期治疗以及疼痛处理的事项，以减轻患者的焦虑和促进恢复。

76. BCDEFG【解析】胸部 X 线检查可以观察骨折情况，可以了解有无胸内脏器损伤的合并症存在，但对于判断该患者所能耐受手术切除范围较没有价值。

77. ABCDE【解析】患者体温下降与患者的性别无关。手术患者在围术期体温下降的原因如下。①患者自身因素：比如患者自身体质比较差、术前禁食以及恐惧心理、情绪紧张都可以引起对外界刺激的敏感加强。②环境因素：室温对患者的体温影响较大，当室温低于 21℃时，患者散热明显增加。③麻醉因素：麻醉对体温调节机制有影响。④手术及输血输液等因素：术前外科手术区皮肤用冷消毒液擦洗，如裸露皮肤的面积大，时间长，通过皮肤的蒸发、辐射丢失热量。

78. ABDEF【解析】低温影响肌肉和肝肾等血流量、影响肌松药代谢、消除酶活性以及影响对肌松药的敏感性，在低温时非去极化肌松药的作用增强、时效延长，其影响与低温程度有关。与正常体温（37℃）相比，34℃的轻低温下丙泊酚的清除下降了 25%。

79. ACDEF【解析】由于低体温使麻醉药物代谢减慢，麻醉药物在体内滞留导致患者苏醒延迟。控制环境温度，确保患者术前停留区域的温暖，麻醉前尽量减少皮肤暴露面积，保持皮肤温暖可减轻温度的外周散布和使中心温度降低。手术室温度最好在 21~24℃，湿度在 40%~50%。主动加温装置有强制气流加温系统、热电阻加温毯和循环水褥。其中，强制气流加温系统安全有效，热电阻加温毯运行时安静，消毒相对简单，降低病原菌的定植的风险。

80. C【解析】该患者颈短粗下颌及颈部脂肪赘积，气管触摸不清，椎体及椎间隙触摸不清，为确保安全选用气管插管全麻。

81. A【解析】麻醉诱导期间，需要注意循环的稳定，注意血压的稳定，预防血压波动过大，监测心电图的表现，注意充分的供氧，预防缺氧的情况发生。

82. D【解析】气管插管时遇到困难气道，首选判断声门是否关闭，再根据判断结果采取相应有效措施处理。当急救措施均无法通气时，血氧饱和度持续下降，必要时紧急气管切开气管插管通气。

83. B【解析】患者肥胖，且合并睡眠呼吸暂停综合征，肺顺应性差，易合并 CO_2潴留，因此术中宜给予较大潮气量人工通气。

84. ABCD【解析】肌松、血气分析、SpO_2、$PetCO_2$、ECG、血压、心率均是常规监测项目，不包括体温监测。

85. E【解析】气管内插管的拔管指征：①患者完全清醒，呼之有明确反应。②呼吸道通气量正常，肌张力完全恢复。③吞咽反射、咳嗽反射恢复。④循环功能良好，血氧饱和度正常。

86. D【解析】患者肥胖且合并睡眠呼吸暂停综合征，手术后回到病房，采取仰卧位容易出现气道梗阻，采取半坐位可以保证气道通畅。

87. C【解析】患者突发心跳呼吸骤停的首要因素是肺栓塞。

88. E【解析】琥珀胆碱与氟烷合用为恶性高热高危因素，结合全身肌肉强直，身体发热表现，高度怀疑发生恶性高热。

89. ACF【解析】恶性高热治疗主要包括：①降温。②纠正酸中毒及电解质紊乱。③重视对高血钾的处理。④抗心律失常。⑤监测中心静脉压、动脉血压、动脉血气等，正确补液，使用去甲肾上腺素、多巴胺等药物维持生命体征。⑥使用利尿药，如甘露醇、呋喃苯胺等。特效药丹曲林静脉滴注。而使用钙剂，琥珀胆碱可加重恶性高热。

90. BCF【解析】氟烷、钙剂可加重恶性高热。窦性心动过速、频发室性期前收缩不宜使用肾上腺素。

91. ABC【解析】肺动脉压约是体循环压的 1/6，疾病开始室间隔缺损血液从压力高的左室分流至压力低的右室，右室容量增加，压力上升，输入肺循环的血量随之增多，肺静脉压增高，肺静脉回到左心的血量增多，房室压上升，肺小血管痉挛，阻力增加，肺动脉压升高。肺动脉压进行性升高而出现双向分流甚至右向左分流。

92. ABCE【解析】先心病患者主要病理生理改变起源于心脏畸形引起的原发性血流动力异常，心腔异常压力和容量负荷所致的继发性影响，肺血管阻力大小，以及肺血管阻塞程度这 4 个方面。

93. ABCDEF【解析】该类患儿麻醉选择以降低肺血管阻力，减轻右室后负荷为原则。

94. B【解析】呼吸力学监测呼吸运动引起胸膜腔内压的变化，胸膜腔内压的变化引起肺内压的变化，肺内压变化引起肺泡的通气的变化。

95. F【解析】呼吸机呼吸环提示气道阻力增加，首选检查气道，过度通气减少气道梗阻时的 CO_2 潴留，并开胸按压、除颤。

小儿麻醉各论

内镜手术麻醉1

内镜手术麻醉2

内镜手术麻醉3

第六章　疾病与麻醉

一 A1 型题

1. 关于脊髓损伤手术患者的麻醉，下列叙述错误的是
   A. 脊髓休克期损伤平面以下脊髓反射消失
   B. 早期使用大剂量甲泼尼龙有一定的效果
   C. 高位脊髓完全性损伤患者发生膀胱结石手术时，不能使用椎管内麻醉
   D. 截瘫患者手术时不宜使用琥珀胆碱
   E. 高位脊髓损伤患者常伴有呼吸功能损害
2. 颅内压升高患者的麻醉中输液，一般不主张使用
   A. 葡萄糖溶液　　B. 平衡盐溶液
   C. 0.9% 氯化钠溶液　　D. 羟乙基淀粉氯化钠溶液
   E. 乳酸林格液
3. 颅内压增高患者麻醉中出现血压下降，脉搏增快时首先考虑
   A. 脑疝形成　　B. 麻醉过浅
   C. 二氧化碳蓄积早期　　D. 血容量不足
   E. 严重缺氧
4. 颅内压增高最容易麻痹的脑神经是
   A. 视神经　　B. 动眼神经
   C. 展神经　　D. 三叉神经
   E. 滑车神经
5. 确诊颅内压增高的主要临床表现为
   A. 意识模糊、表情淡漠　　B. 一侧或双侧展神经麻痹
   C. 瞳孔扩大　　D. 视乳头水肿
   E. 脉搏徐缓、血压升高
6. 颅内压增高患者麻醉中突然发生血压下降，脉搏减慢可能是因为
   A. 缺氧伴 CO_2 蓄积　　B. 麻醉过深
   C. 血容量不足　　D. CO_2 蓄积
   E. 手术疼痛

7. 关于麻醉对颅内压的影响，下列叙述正确的是
   A. 咪达唑仑对颅压影响不大
   B. 低温对颅内压影响不大
   C. CO_2 蓄积对颅内压影响不大
   D. 吸入麻醉药对颅内压影响不大
   E. 非去极化肌松药对颅内压影响不大
8. 关于仰卧位低血压综合征的叙述，下列错误的是
   A. 仰卧位低血压综合征是由于妊娠子宫压迫主动脉及腔静脉所致
   B. 当血压低于 80mmHg 时，仰卧位低血压综合征会导致胎盘灌注减少，危及胎儿
   C. 进行硬膜外阻滞前，应当常规开放静脉通道，预防性输液扩容
   D. 产妇采取右侧倾斜 30°或垫高左髋部即可缓解
   E. 硬膜外阻滞特别是交感神经阻滞更易发生仰卧位低血压综合征
9. 抗精神病药物最常见的不良反应为
   A. 锥体外系不良反应
   B. 皮肤过敏
   C. 肾损害
   D. 粒细胞减少
   E. 直立性低血压
10. 重症肌无力患者麻醉的关键在于
   A. 镇痛完全
   B. 诱导平稳
   C. 加强监测
   D. 预防呼吸危象
   E. 以上均错
11. 关于重症肌无力患者的麻醉，下列叙述错误的是
   A. 了解患者肌肉软弱的程度及其对新斯的明的反应
   B. 麻醉前禁用阿托品
   C. 应用琥珀胆碱后一般无异常反应
   D. 禁用对神经肌肉接头有阻滞作用的抗生素，如链霉素、新霉素、卡那霉素
   E. 避免使用对神经肌肉传导和呼吸功能有影响的药物
12. 对二尖瓣关闭不全的患者麻醉处理，下列错误的是
   A. 应用血管扩张作用的麻醉药
   B. 避免酸中毒
   C. 保持较慢心率
   D. 避免应用氧化亚氮
   E. 利用硝普钠降低后负荷
13. 对于脑炎及各种原因的头晕头痛及进行性下肢瘫痪的患者，禁用
   A. 浸润麻醉
   B. 脊麻
   C. 吸入麻醉
   D. 神经安定镇痛术
   E. 全身麻醉
14. 洋地黄中毒引起室性早搏二联律的首选药物是
   A. 利多卡因
   B. 苯妥英钠

C. 溴苄胺　　D. 奎尼丁

E. 普萘洛尔

15. 关于甘露醇与呋塞米降低颅内压，下列叙述错误的是

A. 甘露醇降低颅内压作用并非通过利尿实现，而是通过渗透梯度实现

B. 甘露醇与呋塞米均不宜用于充血性心衰

C. 呋塞米只有与甘露醇合用才明显降低颅内压

D. 甘露醇降低颅内压作用时间 2~4 小时

E. 用甘露醇后 15 分钟再给呋塞米，可使颅内压（ICP）下降显著

16. 患有糖尿病的全麻患者出现原因不明的心动过速、出汗、舒张压降低、脉压增宽、低血压、患者意识消失程度与麻醉深度不符，麻醉后患者神志恢复延迟，这时应考虑患者可能发生了

A. 高血糖　　B. 低血糖

C. 高钙血症　　D. 高渗综合征

E. 酮症酸中毒

17. 麻醉前禁用吗啡或哌替啶的患者是

A. 急性左心衰　　B. 甲状腺功能亢进

C. 急性脑疝形成　　D. 肾功能不全

E. 高血压

18. 急性外伤性颞顶部硬膜外血肿最为常见的出血来源是

A. 静脉窦破裂出血　　B. 颅骨板障静脉出血

C. 头皮血管破裂出血　　D. 脑膜中动脉破裂出血

E. 颅骨下静脉丛出血

19. 急性脑血管病脑疝形成时，最急需的措施是

A. 脑 CT　　B. 脑 MRI

C. 腰椎穿刺　　D. 静脉注射甘露醇

E. 脑血管造影

20. 抢救枕骨大孔疝最有效的急救措施应首选

A. 尽快行去骨瓣减压术

B. 20% 甘露醇 250ml 快速静脉滴注

C. 快速颅骨钻孔穿刺脑室额角行脑脊液外引流术

D. 气管切开保持呼吸道通畅

E. 快速静脉滴注地塞米松 20mg

21. 关于吸入高浓度氧对脑的影响，下列叙述正确的是

A. 脑压增高　　B. 脑出血

C. 脑血管扩张
D. 脑水肿
E. 脑血管收缩

22. 损伤布罗卡区会引起
A. 失写
B. 失读
C. 听觉失认症
D. 运动性失语
E. 感觉性失语

23. 关于脑干网状上行激活系统，下列叙述错误的是
A. 是特异投射系统的重要部位
B. 感觉上行传导束通过脑干时，有侧支进入这里
C. 具有多突触接替的特征
D. 其中的神经元的电活动可由身体不同部位的感觉刺激所诱发
E. 是不同感觉的共同传导途径

24. 减少脑氧代谢率的因素是
A. 活动
B. 氯胺酮
C. 癫痫样发作
D. 唤醒
E. 睡眠

25. 人的基底神经节调节功能障碍，主要表现形式不包括
A. 肌肉强直
B. 静止性震颤
C. 随意运动完全丧失
D. 肌张力障碍
E. 不自主的舞蹈样运动

26. 关于截瘫患者的麻醉，下列叙述错误的是
A. 俯卧位手术时膈肌运动受限，易影响呼吸
B. 全身麻醉加气管内插管
C. 颈髓损伤，产热和散热中枢的传出和传入径路被阻断，易出现意外性低体温
D. 高位截瘫对呼吸功能有影响
E. 慎用琥珀胆碱

27. 关于癫痫患者的麻醉，下列叙述错误的是
A. 避免缺氧、二氧化碳蓄积及体温升高
B. 麻醉前必须稳定患者的情绪
C. 麻醉前禁食禁饮
D. 氯胺酮和恩氟烷联合用药
E. 避免局麻药过量或者误入血管

28. 关于重症肌无力的叙述，错误的是
A. 8%~10% 肌无力是胸腺小细胞癌所致
B. 可用抗胆碱酯酶药物治疗
C. 具有活动后加重，休息后减轻的特点

D. 为急性、非免疫性疾病，症状晨重晚轻

E. 常合并有胸腺肥大

29. 关于脊髓损伤患者手术的麻醉，下列叙述错误的是

A. 术前评估呼吸和循环功能 B. 选用地西泮和琥珀胆碱诱导

C. 可能出现体温调节功能低下 D. 常并存血钾升高

E. 围术期移动患者小心，避免加重损伤

30. 关于颅内压升高的一般处理，错误的是

A. 应密切观察神志、瞳孔、血压、呼吸、脉搏等的变化

B. 有颅内压增高的患者应留院观察

C. 注意补充电解质并调整酸碱平衡

D. 便秘者用肥皂水高位灌肠

E. 昏迷、痰多者可行气管切开吸痰

31. 子痫患者采用硫酸镁治疗 1 周，判断患者是否出现高血镁的方法为检查患者是否出现

A. 心律失常 B. 共济失调

C. 腱反射降低 D. 精神症状

E. 眼球震颤

32. 脑血流自身调节机制的正常范围是

A. 平均动脉压在 20~39mmHg B. 平均动脉压在 40~49mmHg

C. 平均动脉压在 70~160mmHg D. 平均动脉压在 50~150mmHg

E. 平均动脉压在 50~59mmHg

33. 关于高颅压，下列叙述错误的是

A. 高颅压的典型症状是头痛、喷射性呕吐和视神经盘水肿

B. 白蛋白有时也可辅助降低高颅压

C. 临床上用肾上腺皮质激素治疗高颅压脑水肿首选地塞米松

D. 高颅压的主要危害是导致脑组织缺血、缺氧

E. 一旦发现患者存在高颅压，都应尽快降至正常水平

34. 升高颅内压作用最强的静脉药物是

A. 丙泊酚 B. 羟丁酸钠

C. 依托咪酯 D. 硫喷妥钠

E. 氯胺酮

35. 颅脑外伤经鼻气管内插管前应当排除

A. 牙齿松动 B. 下颌关节脱位

C. 舌外伤 D. 颅底骨折

E. 下颌骨骨折

36. 下列因素中，与脑内麻醉药分压无关的是
A. 吸入麻醉药的浓度和种类
B. 手术部位
C. 体内降解速率
D. 脑血流量
E. 肺摄取麻醉药速率

37. 关于垂体肿瘤手术麻醉准备要点，下列叙述错误的是
A. 肢端肥大症患者麻醉中可能有上呼吸道梗阻、气管内插管困难、心律失常等问题，应给予重视
B. 催乳素瘤对全身影响较小，手术麻醉处理通常无特殊，但如肿瘤压迫引起垂体分泌功能障碍，应当针对病情给予补充激素治疗和对症治疗
C. 库欣病患者麻醉诱导时易发生呼吸困难，麻醉期间循环波动不明显
D. 库欣病患者麻醉时应注意高血压、高血糖、水、电解质紊乱等病理改变
E. 无功能性肾上腺肿瘤患者出现垂体功能减低时，应当及时补充激素

38. 对于已有高钾血症、神经损伤、截瘫、脊髓肿瘤、术前血钾已达5.5mmol/L的患者，不宜给予的肌肉松弛药是
A. 维库溴铵
B. 泮库溴铵
C. 瑞库溴铵
D. 琥珀胆碱
E. 阿曲库铵

39. 在正常生理情况下，颅内容物中变化范围较大的是
A. 脑室
B. 脑组织
C. 脑血流
D. 颅骨
E. 脑脊液

40. $PaCO_2$ 降低到一定程度时，脑血管不再进一步收缩，此值是
A. 10mmHg
B. 20mmHg
C. 30mmHg
D. 40mmHg
E. 50mmHg

41. 对于急症饱餐后颅内血肿清除术患者，全身麻醉时易发生
A. 喉痉挛
B. 肺不张
C. 缺氧
D. 呕吐、误吸
E. 术后腹胀

42. 慢性阻塞性肺疾病（COPD）往往存在小气道阻塞，可以导致一系列病理生理改变，但不包括
A. 肺气肿
B. 有效呼吸面积减少
C. $PaCO_2$ 升高

D. PaO_2 降低、肺泡-动脉血氧分压差减小

E. 功能余气量增加

43. 关于抢救重度支气管哮喘，下列叙述错误的是

A. 静脉补液　　B. 氧气吸入

C. 注射强心药　　D. 静脉滴注氨茶碱

E. 静脉滴注糖皮质激素

44. 呼吸功能不全患者开胸术后，如需镇痛治疗宜选用

A. 肌内注射吗啡　　B. 静脉滴注吗啡

C. 硬膜外低浓度局麻药　　D. 肌内注射哌替啶

E. 硬膜外低浓度局麻药 + 吗啡

45. 哮喘患者麻醉期间危险性较大，主要是由于此类患者比一般人易发生

A. 心搏骤停　　B. 呼吸骤停

C. 血压剧降　　D. 误吸

E. 血压剧升

46. 对于哮喘患者，麻醉前必须先了解的项目是

A. 上次发作是否有诱因　　B. 上次发作距本次麻醉的时间

C. 上次发作的严重程度　　D. 上次发作是否容易控制

E. 以上都对

47. 支气管哮喘患者的禁忌药是

A. 丙泊酚　　B. 阿托品

C. 吗啡　　D. 维库溴铵

E. 氯胺酮

48. 关于有呼吸系统疾病患者的术前用药，下列叙述正确的是

A. 吗啡比哌替啶好　　B. 伴心动过速时考虑给普萘洛尔

C. 痰量较多应及早给阿托品　　D. 麻醉前用药剂量宜小

E. 麻醉前用药剂量宜大

49. 休克肺、气胸患者，开胸术麻醉不宜选用

A. 哌替啶　　B. 氯胺酮

C. 氧化亚氮　　D. 依托咪酯

E. 硫喷妥钠

50. 手术麻醉期间导致胸膜腔内压升高的重要原因为

A. 支气管痉挛　　B. 分泌物阻塞

C. 麻醉机活瓣故障　　D. 肌松药使用

E. 通气量过小

51. 关于呼吸系统疾病患者的麻醉处置，错误的是
   A. 全身麻醉不宜过深，尽可能减少全身麻醉用药量，椎管内麻醉范围不宜过广
   B. 维持循环稳定、避免血压过高或过低
   C. 及时纠正水、电解质和酸碱失衡
   D. 维持呼吸道通畅和足够的通气量
   E. 早期拔管
52. 肺气肿患者吸入麻醉时，出现
   A. 加深快，苏醒慢
   B. 加深快，苏醒快
   C. 加深慢，苏醒快
   D. 加深、苏醒均慢
   E. 加深、苏醒无变化
53. 对于易因情绪紧张引起症状发作的嗜铬细胞瘤患者，麻醉方式应当选择
   A. 区域阻滞麻醉
   B. 硬膜外阻滞
   C. 硬膜外阻滞或全身麻醉均可
   D. 全身麻醉和硬膜外阻滞联合使用
   E. 全身麻醉
54. 休克肺患者麻醉诱导插管时，必须避免
   A. 呕吐
   B. 呛咳
   C. 血压升高
   D. 心动过缓
   E. 哮喘
55. 全肺切除患者，清醒后应当采取
   A. 术侧向上侧卧位
   B. 术侧向下侧卧位
   C. 平卧位
   D. 坐位
   E. 术侧向上斜侧卧位
56. 开胸手术麻醉中行控制呼吸，可能引起
   A. 通气/血流比值减少
   B. 通气/血流比值先减少后增大
   C. 通气/血流比值不变
   D. 通气/血流比值先增大后减少
   E. 通气/血流比值增大
57. 休克肺患者行开胸手术，应在下列各期常规呼吸道吸引，但不包括
   A. 插管前
   B. 断闭支气管后
   C. 改变体位后
   D. 插管后
   E. 开胸挤压肺时
58. 全麻侧卧位开胸手术患者的呼吸功能的维持主要依赖于
   A. 全肺通气
   B. 适当的上肺膨胀

C. 下侧肺及其恰当的通气
D. 良好的上侧肺通气
E. 降低潮气量，增加呼吸频率

59. 肺癌晚期手术会引起如下症状，但不包括
A. 食管压迫
B. 上腔静脉综合征
C. 胸壁转移
D. 胸膜腔积液
E. 声音嘶哑

60. 肺大疱破裂患者，麻醉前应当先行
A. 心电图检查
B. 呼吸功能训练
C. 肺通气功能检查
D. 支气管纤维镜检查
E. 胸腔闭式引流

61. 支气管扩张症患者，每天咳痰 100~150ml，拟行全麻，需要选用
A. 气管内插管
B. 半清醒插管
C. 单腔支气管内插管
D. 清醒插管
E. 双腔支气管内插管

62. 气道激光手术一旦发生气管导管着火，错误的处理是
A. 冷生理盐水冲洗咽部
B. 应用激素和抗生素
C. 取头高位以减轻水肿
D. 用硬质气管镜检查气道受伤情况和残片异物
E. 即刻拔除气管插管，面罩加压给氧

63. 下列关于慢性支气管炎患者的麻醉前准备，正确的是
A. 麻醉前用药吗啡比哌替啶好
B. 适当控制急、慢性肺部感染
C. 支气管痉挛者，雾化吸入去甲肾上腺素
D. 戒烟
E. 阿托品应待体位引流、咳嗽排痰后再用

64. 关于宫外孕破裂、失血性休克患者的麻醉处理，下列叙述错误的是
A. 纠正代谢性酸中毒
B. 维持肾功能
C. 宜选用对循环抑制较轻的药物
D. 给予 β 受体阻断药
E. 维持有效循环血量

65. 房颤患者的麻醉诱导气管插管，不宜使用下列哪种肌松药
A. 泮库溴铵
B. 琥珀胆碱
C. 罗库溴铵
D. 阿曲库铵
E. 维库溴铵

66. 关于法洛四联症患者的麻醉，错误的是
A. 血压下降时，常伴有 SpO_2 下降
B. 患者术前有血细胞比容升高，血液黏度上升
C. 静脉输液时不能含有任何空气
D. PEEP 通气模式有助于扩大肺泡，减轻低氧血症
E. 小儿准备时如不合作，可以使用氯胺酮肌内注射

67. 关于二尖瓣狭窄患者的麻醉管理，错误的是
A. 适当增加左心室的前负荷
B. 心率宜慢，以延长舒张期时间
C. 术前应用阿托品，以降低心率、降低心室舒张期末压
D. 地高辛应用至术晨
E. 麻醉诱导可采用芬太尼

68. 肥厚型梗阻性心肌病患者麻醉诱导后血压由130/80mmHg 降至85/60mmHg，心率由80次/分降至75次/分，首选的升压措施为
A. 应用多巴胺
B. 采取头低足高位
C. 应用麻黄碱
D. 加快输液
E. 应用盐酸去氧肾上腺素

69. 关于高血压患者的麻醉，下列叙述正确的是
A. 全麻较安全，可用于腹部手术
B. 脊椎麻醉易引起血压剧烈升高，高血压患者不宜采用
C. 连续硬膜外麻醉降压缓和，是上腹部手术首选
D. 为避免镇痛不全而致血压急剧升高，肢体小范围手术亦不宜用神经阻滞
E. 全麻比连续硬膜外麻醉安全

70. 未经治疗的伴左心室肥大的高血压患者，在麻醉中及术后易发生
A. 眼底出血
B. 水、电解质紊乱
C. 左束支传导阻滞
D. 脑卒中和心肌梗死
E. 急性左心室流出道梗阻

71. 关于脊髓手术的叙述，下列错误的是
A. 颈段脊髓损伤患者麻醉诱导插管时，应当注意保持头颈部原有位置，严禁颈部前倾或后仰，以免加重损伤
B. 应当尽量选用气管内插管全麻，术中采用机械通气，以确保供氧和出二氧化碳的排出
C. 麻醉维持应当保持一定深度，避免呛咳或体动导致的意外
D. 胸段及以下部位损伤者，无特殊麻醉处理，可以使用琥珀胆碱

E. 及时补充血容量，防止血压过低而影响脊髓灌注

72. 关于麻醉前对高血压程度的判断，下列叙述正确的是

A. 舒张压≤110mmHg，属轻度高血压

B. 舒张压≥110mmHg，即为重度高血压，围术期极易发生并发症

C. 虽然舒张压 < 100mmHg，麻醉危险性高于正常人

D. 舒张压在 100 ~ 115mmHg，属中度高血压，有一定危险性

E. 舒张压在 110 ~ 120mmHg，属中度高血压

73. 高血压患者服用可乐定，其处理原则错误的是

A. 术前 3 天停用，麻醉前 1 小时服用 1 次

B. 术后能口服后，用口服制剂

C. 如术后不能口服，术前 3 天逐渐减量，改用注射制剂，至术前 1 天停用

D. 术后不能口服，先用注射制剂

E. 术前继续服用，麻醉前 1 小时服用 1 次，术后继续服用

74. 高血压患者麻醉前评估的重点是

A. 血压的绝对值　　B. 高血压程度

C. 器官受累情况　　D. 年龄

E. 并存疾病

75. 心肺联合移植术后主要的死亡原因为

A. 心律失常　　B. 低氧血症

C. 心脏衰竭　　D. 移植肺感染

E. 排斥反应

76. 心脏移植术受体的麻醉诱导中，静脉麻醉药首选

A. 丙泊酚　　B. 依托咪酯

C. 硫喷妥钠　　D. 羟丁酸钠

E. 氯胺酮

77. 伴心脏病的患者，脊麻时平面应控制在

A. T_4 以下　　B. T_4 以上

C. T_6 以下　　D. T_6 以上

E. T_{10}以下

78. 法洛四联症患者，气管插管时处理错误的是

A. 血压低选用去氧肾上腺素　　B. 保持过高气道压

C. 连续监测 SpO_2　　D. 可选用氯胺酮基础麻醉

E. 心动过速或心肌收缩力过强可用 β 受体阻断药

79. 关于二尖瓣关闭不全患者，下列叙述错误的是
A. 易发生充血性心力衰竭
B. 急性肺水肿危险性比二尖瓣狭窄大
C. 乳头肌功能障碍麻醉危险性大
D. 麻醉中可以保持稍快心率
E. 可以用血管扩张药降低后负荷

80. 关于心脏病患者非心脏手术时麻醉的基本要求，下列叙述正确的是
A. 将应激反应控制在适当水平，术中不出现知晓
B. 麻醉过程平稳，循环状态稳定，通气适度
C. 麻醉深浅适当，既达到良好的镇静，又不致抑制循环
D. 保持心肌氧供与氧耗之间的平衡
E. 以上全部

81. 二尖瓣脱垂综合征麻醉的主要危险是
A. 心衰
B. 肺水肿
C. 脑梗死
D. 房颤
E. 频发室性期前收缩和阵发性室上性心动过速

82. 关于二尖瓣狭窄（MS）患者的叙述，错误的是
A. 心功能Ⅰ~Ⅱ级的轻度 MS 患者对麻醉和手术的耐受力与一般人无异
B. 心功能Ⅲ~Ⅳ级的严重 MS 患者麻醉手术危险性较大
C. 有慢性房颤的患者围手术期有发生栓塞的危险
D. 麻醉处理要点为特别注意控制心率
E. 患者手术麻醉常规应用正性肌力药物

83. 关于心脏病患者麻醉的基本原则，正确的是
A. 加强围术期监测
B. 麻醉诱导力求平顺
C. 维护心血管功能相对稳定
D. 保证满意的通气和维持接近正常的血容量
E. 以上全部

84. 心脏病患者麻醉方式的选择应当达到
A. 镇痛完善
B. 对心肌收缩力无明显抑制
C. 保持循环稳定和各重要脏器血供
D. 不促使心律失常和心肌氧耗增加发生
E. 以上均正确

85. 麻醉手术时，提高心肌起搏阈值的因素不包括
A. 琥珀胆碱
B. 高钾血症
C. 代谢性酸中毒
D. 缺氧

E. 普鲁卡因

86. 下列选项中，麻醉维持方法更适合缩窄性心包炎的是

A. 丙泊酚＋异氟烷麻醉
B. 大剂量芬太尼麻醉
C. 异氟烷＋氧化亚氮吸入
D. 恩氟烷吸入
E. 睡眠剂量吸入麻醉＋小剂量芬太尼

87. 关于左向右分流先天性心脏病患者麻醉的叙述，错误的是

A. 分流量少者，麻醉耐受力与一般患者无差别
B. 左心室肥厚的患者，麻醉下易发生心律失常
C. 严重肺动脉高压，麻醉手术危险性增加
D. 左心室肥厚的患者，麻醉下易发生心搏骤停
E. 分流量大者，可致心衰

88. 关于心脏病患者的麻醉问题，下列叙述错误的是

A. 已有病变的心肌耐受缺氧的能力降低，易发生严重心律失常
B. 气管插管时，因迷走神经反射可致严重心律失常甚至心搏骤停
C. 低温麻醉时，较少发生心律失常
D. 椎管内麻醉、全身麻醉过深，可使血压下降甚至休克
E. 前后负荷增加明显加重心脏负担

89. 对二尖瓣狭窄患者的麻醉处理，下列叙述错误的是

A. 注意控制心率
B. 避免应用氧化亚氮
C. 避免酸中毒
D. 尽力避免低氧血症
E. 术中可用头低足高位

90. 慢性缩窄性心包炎麻醉的主要危险是

A. 心脏活动受限
B. 呼吸困难
C. 动脉压下降和心率减慢
D. 静脉压升高
E. 低钠血症

91. 二尖瓣关闭不全术后处理十分困难的情况是

A. 周围血管痉挛，左室后负荷加大
B. 外周血管反应性差，对升压药不敏感
C. 肺动脉高压致右心衰竭
D. 肺血流显著增加导致通气/血流比值失常
E. 左心衰竭肺水肿

92. 关于主动脉瓣关闭不全主动脉瓣置换术后，下列叙述正确的是

A. 急性关闭不全者，术后舒张顺应性较差

B. 急性关闭不全者，术后左室收缩力相对较差
C. 慢性重度患者，需较高的左室充盈压
D. 非窦性心律时肺动脉楔压（PCWP）应稍低
E. 主动脉瓣置换术后应选择较低的 PCWP

93. 在考虑心脏病患者对麻醉和手术的耐受力时，最重要的因素是
A. 心力储备
B. 心输出量
C. 血压
D. 心脏扩大程度
E. 洋地黄治疗

94. 在行急症手术时，险恶程度相对较小的情况是
A. 早期充血性心力衰竭
B. 阿–斯综合征
C. 心绞痛且近日症状加重者
D. 心肌梗死已治愈
E. 主动脉严重狭窄

95. 心脏病患者做创伤大的非心脏手术，麻醉应当首选
A. 局麻
B. 全麻
C. 椎管内麻醉
D. 静脉注射氯胺酮麻醉
E. 神经安定镇痛麻醉

96. 下列手术麻醉药中，抑制子宫收缩最强的麻醉药是
A. 七氟烷
B. 羟丁酸钠
C. 氧化亚氮
D. 氯胺酮
E. 异氟烷

97. 主动脉瓣狭窄患者的麻醉特点，下列叙述错误的是
A. 对术前药敏感
B. 心肌应激性高，易发生严重心律失常
C. 左室顺应性差，宜维持低的 PCWP
D. 易发生心绞痛，且对硝酸甘油反应差
E. 吗啡可增加心输出量

98. 下列选项中，最不宜用于二尖瓣关闭不全患者的麻醉方法是
A. 硫喷妥钠诱导，恩氟烷维持
B. 氯胺酮、氟哌利多诱导，吗啡、氟烷维持
C. 芬太尼、地西泮诱导，芬太尼、异氟烷维持
D. 氯胺酮、咪达唑仑诱导，芬太尼、七氟烷维持
E. 地西泮诱导，芬太尼、恩氟烷维持

99. 主动脉瓣关闭不全患者麻醉中，表明心率最不好的选项是
A. 交界心率 100 次/分
B. 窦性心律 55 次/分

C. 窦性心律 120 次/分
D. 室性早搏 8~10 次/分
E. 心房纤颤，心室率 120 次/分

100. 主动脉狭窄患者，诱导前发生心绞痛，血压 90/60mmHg，心率 116 次/分，听诊肺部正常。处理不当的是
A. 小剂量去氧肾上腺素
B. 应用吗啡
C. 应用硝酸甘油
D. 吸氧
E. 小剂量普萘洛尔

101. 主动脉瓣关闭不全患者麻醉中应当避免出现的心律失常是
A. 窦性心动过速
B. 窦性心动过缓
C. 心房颤动，心室率 120 次/分
D. 交界心率 100 次/分
E. 室性期前收缩 8~10 次/分

102. 主动脉瓣关闭不全诱导时，最不合适的药物是
A. 泮库溴铵
B. 芬太尼
C. 依托咪酯
D. 咪达唑仑
E. 艾司洛尔

103. 关于二尖瓣脱垂综合征的麻醉处理，下列叙述错误的是
A. 术前充分镇静
B. 慎用阿托品
C. 可应用小量普萘洛尔
D. 可选用氯胺酮作诱导麻醉
E. 麻醉中应防止低氧血症

104. 关于对心脏病患者麻醉的基本要求，下列叙述正确的是
A. 维持正常血容量和适当的通气
B. 维护循环状态稳定
C. 保证充分的镇静
D. 麻醉深度适当
E. 以上全部

105. 心脏病患者非心脏手术，术前用药较合适的是
A. 哌替啶 + 东莨菪碱
B. 地西泮 + 阿托品
C. 东莨菪碱 + 异丙嗪
D. 哌替啶 + 阿托品
E. 哌替啶 + 地西泮

106. 关于先天性心脏病的叙述，错误的是
A. 法洛四联症患者酸中毒不易诱发漏斗部痉挛致缺氧发作
B. 有严重肺动脉高压患者麻醉危险性增大
C. 临床上通常将先天性心脏病分为发绀型和非发绀型两大类
D. 非发绀型患者吸入麻醉药诱导容易加深麻醉
E. 发绀型患者静脉麻醉药诱导药效出现较快

107. 冠脉手术麻醉维持，下列选项中最佳的选择的是
A. 七氟烷 + 芬太尼 4~6μg/kg
B. 异氟烷、氧化亚氮
C. 恩氟烷、氧化亚氮 + 芬太尼 4~6μg/kg
D. 恩氟烷
E. 芬太尼 15~20μg/kg，辅以恩氟烷

108. 关于发绀型先心病麻醉诱导用药，错误的是
A. 氯胺酮
B. 硫喷妥钠
C. 依托咪酯
D. 咪达唑仑
E. 氧化亚氮

109. 最适合于冠脉搭桥患者的麻醉诱导是
A. 丙泊酚 1.5mg/kg、芬太尼 2μg/kg、维库溴铵 0.1mg/kg
B. 硫喷妥钠 6~8mg/kg、芬太尼 2μg/kg、琥珀胆碱 2mg/kg
C. 地西泮 0.5mg/kg、芬太尼 2μg/kg、琥珀胆碱 2mg/kg
D. 咪达唑仑 0.3mg/kg、氯胺酮 2mg/kg、琥珀胆碱 2mg/kg
E. 咪达唑仑 0.15~0.25mg/kg、芬太尼 5~10μg/kg、泮库溴铵 0.15mg/kg

110. 下列药物中，麻醉时最易透过胎盘的药物是
A. 筒箭毒碱
B. 琥珀胆碱
C. 硫喷妥钠
D. 维库溴铵
E. 泮库溴铵

111. 下列选项中，最适宜冠脉搭桥患者的术前用药的是
A. 地西泮、芬太尼、东莨菪碱
B. 吗啡、地西泮、东莨菪碱
C. 氟哌利多、地西泮、阿托品
D. 哌替啶、地西泮、阿托品
E. 哌替啶、异丙嗪、东莨菪碱

112. 甲状腺功能减退患者术中出现昏迷，除麻醉因素外，应当考虑补充
A. 葡萄糖
B. 肾上腺皮质激素
C. 三碘甲状腺原氨酸
D. 甲状旁腺素
E. 胰岛素

113. 冠心病患者术前治疗的主要目的是
A. 减少心肌氧耗，改善心肌氧供
B. 控制各类严重心律失常
C. 增加心肌收缩性，改善左室功能
D. 加强营养，改善全身状况
E. 控制心衰，改善肺功能

114. 高血压合并心力衰竭的患者不宜用
A. 氢氯噻嗪
B. 普萘洛尔
C. 可乐定
D. 哌唑嗪

E. 卡托普利

115. 冠脉搭桥术麻醉的禁忌为

A. 严重心律失常
B. 心肌缺血
C. 脑血管意外
D. 急性左心衰
E. 心肌梗死

116. 关于缩窄性心包炎患者的麻醉，下列叙述正确的是

A. 此类患者术中失血较多，应当注意输血
B. 氯胺酮增快心率，增加心肌氧耗，应慎用
C. 应尽快剪开心包扩大显露面积
D. 极危重患者在清醒表面麻醉下插管较安全
E. 术中患者应采取头低位

117. 缩窄性心包炎麻醉的难点在于

A. 低蛋白血症及全身情况差
B. 呼吸功能损害
C. 易发生心脏激惹
D. 易发生心衰、肺水肿
E. 循环功能脆弱，储备功能差

118. 关于高血压患者的术前准备，下列叙述正确的是

A. 凡舒张压持续超过 100mmHg，必须给抗高血压药治疗
B. 舒张压超过 110mmHg，抗高血压药治疗必须延续到手术日晨
C. 长期用抗高血压药治疗，如血压稳定，术前 3 天可以停药
D. 高血压并存心肌缺血者，择期手术应列为禁忌
E. 单纯慢性高血压患者，对麻醉的耐受力较差

119. 关于房室传导阻滞（AVB），下列叙述错误的是

A. 一度和二度Ⅰ型对血流动力学无明显影响
B. 二度Ⅱ型可引起充血性心衰和阿-斯综合征发作，并可发展为高度 AVB
C. 高度 AVB 对血流动力学的影响与完全性 AVB 相似，易引起阿-斯综合征
D. 各类传导阻滞都是由心脏病引起的
E. 高度或完全性 AVB 患者麻醉前最好预先安置起搏器

120. 关于体外循环停止后的血流动力学，下列叙述错误的是

A. 顽固性低血压的主要原因是心脏畸形矫正欠佳
B. 左右房压测定有助于鉴别心功能不良或低血容量性低血压
C. 鱼精蛋白是造成低血压的主要原因
D. 血压增高并需应用扩血管药物治疗提示畸形矫正满意
E. 创面渗血是低血容量性低血压的重要原因

121. 关于心脏病患者的麻醉原则，下列叙述正确的是
A. 平稳诱导
B. 多项监测
C. 心血管稳定
D. 通气满意
E. 以上均是

122. 关于先天性心脏病患者的麻醉诱导，下列叙述错误的是
A. 非发绀型患者可采用七氟烷等吸入诱导
B. 发绀型患者宜采用异丙酚静脉注射诱导
C. 发绀型患者可采用氯胺酮静脉注射诱导
D. 较大儿童可采用静脉配合吸入诱导
E. 不配合患儿可先肌内注射氯胺酮诱导

123. 关于高血压危象，下列叙述错误的是
A. 高血压危象是指收缩压高于 250mmHg，持续 1 分钟以上的高血压状况
B. 麻醉诱导期，患者精神紧张恐惧或静脉穿刺、硬膜外穿刺、气管内插管、体位变动等不良刺激均可诱发高血压发作，严重者可致高血压危象
C. 当患者合并严重缺氧或 CO_2 潴留时亦可诱发高血压危象
D. 术者操作，如分离、牵拉、挤压肿瘤或相关组织时，常引起儿茶酚胺分泌增加诱发高血压危象
E. 术中一旦血压升高超过原水平的 1/3 或达到 250mmHg，除分析与排除诱发原因外，应立即采取降压措施

124. 关于冠状动脉旁路移植术，下列叙述错误的是
A. 需过度通气
B. 地西泮 5mg 每次间断给药诱导
C. 维持收缩压不低于 90mmHg
D. 切皮及锯开胸骨时应加深麻醉
E. 异氟烷吸入时用低浓度

125. 行主动脉弓手术深部低温和循环停止（DHCA）前数分钟，下列叙述错误的是
A. 室温应控制在 25℃左右
B. 给予利多卡因 5mg/kg
C. 给予甲泼尼龙 15mg/kg
D. 停循环前 3 分钟可给硫喷妥钠 30mg/kg
E. 停体外循环（CPB）后给予甘露醇和呋塞米

126. 发绀型先天性心脏病麻醉诱导用药不合适的是
A. 氯胺酮
B. 硫喷妥钠
C. 依托咪酯
D. 氧化亚氮
E. 咪达唑仑

127. 心脏病患者行非心脏手术一般不主张随便停用术前一直在使用的治疗药物，但不包括
A. 硝苯地平
B. 地高辛

C. 卡托普利　　D. 维拉帕米
E. 美托洛尔

128. 体外循环麻醉时，监测患者全血激活凝固时间，患者生理值和体外循环前应分别为多少秒
A. <130，>480　　B. <200，>300
C. <45，>240　　D. <300，>800
E. <15，>100

129. 关于冠心病患者的麻醉要点的叙述，错误的是
A. 避免低血压　　B. 防止高血压
C. 纠正心律失常　　D. 禁用钙通道阻滞药
E. 防止心动过速

130. 关于围术期血压过高，下列叙述错误的是
A. 增加左室射血阻力　　B. 血压>160/95mmHg
C. 超过麻醉前 30mmHg　　D. 可引起心内膜下缺血
E. 与术前精神状态无关

131. 上腹部手术通常会使肺活量、功能余气量下降，恢复到麻醉前水平需要
A. 1 天以内　　B. 3~4 天
C. 7~8 天　　D. 10~14 天
E. 20~25 天

132. 黄疸患者手术麻醉后肾衰竭发生率增高的原因常见于
A. 肾血流降低　　B. 缺氧
C. 肠内细菌产生的内毒素　　D. 肾血流增加
E. 胆红素毒性

133. 关于心脏手术患者术前用药，错误的是
A. 若术前已经应用 β 受体阻断药，应当继续常规应用
B. 抗心律失常药在术前通常持续应用
C. 华法林可一直用至术晨
D. 苯二氮䓬类、吗啡和东莨菪碱联合应用，为诱导前进行各种置管提供了良好的遗忘和镇痛作用
E. 长效血管紧张素转化酶抑制药在围术期可能产生难治性低血压，故术前应当停用

134. 全喉切除术中，突然出现心动过缓、血压下降，其原因可能是
A. 颈动脉窦反射　　B. 颈动脉体反射
C. 眼心反射　　D. 麻醉过深

E. 喉头牵拉反射

135. 在肝移植手术的麻醉中，最好的麻醉方法是

A. 连续硬膜外麻醉

B. 静吸复合全身麻醉

C. 全凭静脉麻醉

D. 脊麻

E. 全凭吸入麻醉

136. 当肝移植手术阻断下腔静脉后血压急剧下降时，不应采取的措施是

A. 使患者处于浅麻醉状态

B. 50% 葡萄糖适量静脉注射

C. 立即静脉注射大量多巴胺

D. 分两路紧急输血

E. 心动过缓者则给予少量阿托品

137. 在肝移植手术的麻醉中，吸入麻醉药最好选用

A. 氧化亚氮

B. 恩氟烷

C. 甲氧氟烷

D. 异氟烷

E. 地氟烷

138. 在肝移植手术无肝期中，一般不会发生

A. 内脏和下腔静脉压力增加

B. 高血糖

C. 肾灌注压低下

D. 高血钾

E. 心输出量减少

139. 肝脏手术麻醉处理，下列选项中，不必要重视的是

A. 充分评估和保护肝功能

B. 应充分估计和准备术中失血和输血

C. 抗生素的合理应用

D. 选择合适的麻醉用药和方法

E. 肝棘球蚴病手术应预防过敏性休克

140. 关于肝移植麻醉，下列叙述错误的是

A. 选择全身麻醉

B. 以静吸复合麻醉为佳

C. 麻醉维持避免应用氧化亚氮，易产生肠胀气

D. 麻醉维持以吸入异氟烷较为常用

E. 肌松药首选阿曲库铵

141. 肝功能障碍的患者，全身麻醉药初量应适当减少，是由于

A. 肝药酶缺乏

B. 肝血流减少

C. 胆汁淤积

D. 低蛋白血症

E. 肝肾综合征

142. 禁用于有肝损害的门静脉高压症手术的麻醉药是

A. 氟芬合剂

B. 哌替啶

C. 氯胺酮　　D. 地西泮
E. 氟烷

143. 脾脏手术麻醉前准备不包括
A. 严重贫血应输新鲜血
B. 长期服用肾上腺皮质激素应于术前 3 天停用
C. 外伤性脾破裂者应注意复合伤
D. 血小板减小、出凝血时间延长者应输浓缩血小板
E. 术前反复感染者应积极治疗

144. 关于脾脏手术的麻醉，下列叙述错误的是
A. 无出血倾向者可选用硬膜外阻滞　　B. 有明显出血倾向者可选全麻
C. 处理脾蒂时做好大量输血准备　　D. 氟烷麻醉时应避免使用肾上腺素
E. 巨脾出血较多应该脾内注射肾上腺素

145. 关于门静脉高压症手术麻醉前用药，下列叙述正确的是
A. 大剂量阿托品　　B. 大剂量东莨菪碱
C. 一般剂量阿托品　　D. 一般剂量镇静镇痛药
E. 大剂量镇静镇痛药

146. 关于门静脉高压及肝部分切除手术患者能否耐受手术及麻醉，目前评判其肝功能的标准是
A. 高桥成辅所分的界限　　B. 血浆白蛋白指数
C. 蔡尔德-皮尤改良评分（CTP score）　　D. 凝血酶原时间
E. 肝脏酶学的改变

147. 黄疸患者手术麻醉后肾衰的发生率增高，主要是因为
A. 肾血流降低缺氧　　B. 内毒素
C. 凝血因素的破坏　　D. 胆红素毒素
E. 麻醉药物

148. 宫外孕破裂时，可以用硬膜外阻滞的时期是
A. 休克前期及轻度休克　　B. 扩容后血压无改善
C. 重度休克　　D. 中度休克
E. 以上均可

149. 巨大卵巢肿瘤难以平卧的患者，最适宜的麻醉选择是
A. 连续硬膜外麻醉　　B. 气管内插管全麻
C. 脊麻　　D. 针刺麻醉
E. 局麻与强化

150. 关于结肠手术的麻醉，下列叙述错误的是
A. 右半结肠手术选用 T_{12} 间隙穿刺
B. 左半结肠手术选用 L_2 间隙穿刺
C. 新霉素与肌松药无协同作用
D. 麻醉中宜监测心电图和血压
E. 进腹前适量给予辅助药，消除内脏牵拉反应

151. 不属于腹部连续硬膜外麻醉功效的是
A. 痛觉阻滞完善
B. 肌肉松弛满意
C. 交感神经部分阻滞、肠管收缩、手术野显露较好
D. 对呼吸循环和肝肾功能影响较小
E. 无内脏牵拉反应

152. 关于直肠癌根治术麻醉，下列叙述错误的是
A. 硬膜外阻滞宜用双管法
B. 先经低位管给药阻滞骶神经
C. 阻滞平面宜达 $T_6 \sim S_4$
D. 宜适量给予辅助用药
E. 体位改变对呼吸和循环无影响

153. 宫外孕患者麻醉诱导时慎用
A. 羟基丁酸钠
B. 氯胺酮
C. 氟烷
D. 泮库溴铵
E. 维库溴铵

154. 肝脏手术麻醉应禁用的吸入麻醉药是
A. 氟烷
B. 恩氟烷
C. 地氟烷
D. 七氟烷
E. 异氟烷

155. 妇科手术最常用的麻醉方法是
A. 针刺麻醉
B. 气管内插管全麻
C. 脊麻
D. 连续硬膜外麻醉
E. 局麻与强化

156. 腹部手术常见的麻醉方法是
A. 局部麻醉
B. 脊麻
C. 连续硬膜外麻醉
D. 全身麻醉
E. 肋间神经阻滞

157. 腹腔镜手术最为适宜的麻醉方法是
A. 气管内插管全麻
B. 针刺麻醉
C. 局麻与强化
D. 脊麻

E. 连续硬膜外麻醉

158. 氟烷麻醉引起

A. 肝动脉和门静脉血流减少
B. 肝动脉和门静脉血流增加
C. 肝动脉血流减少和门静脉血流增加
D. 肝动脉血流增加和门静脉血流减少
E. 肝血流保持基本稳定

159. 胆管梗阻者麻醉前禁用

A. 地西泮
B. 吗啡
C. 东莨菪碱
D. 阿托品
E. 苯巴比妥钠

160. 胃肠道手术麻醉的注意事项不包括

A. 水电解质平衡紊乱
B. 贫血
C. 低蛋白血症
D. 呕吐、误吸
E. 家族史

161. 下列急腹症患者可行硬膜外阻滞，除

A. 胃十二指肠穿孔
B. 急性阑尾炎
C. 急性坏死性胰腺炎
D. 腹主动脉瘤破裂
E. 上消化道大出血但无休克

162. 妇科常见重大手术的麻醉术前相对不需重视的是

A. 贫血的程度
B. 发病年龄的大小
C. 与其他脏器疾病的关系
D. 麻醉方法的选择
E. 水电解质的平衡是否紊乱

163. 关于梗阻性黄疸患者的麻醉，下列叙述错误的是

A. 麻醉前给予维生素 K 治疗
B. 术中易发生迷走神经反射
C. 迷走神经张力增加，心动过缓
D. 胆绞痛者可应用吗啡镇痛
E. 严重梗阻性黄疸患者，术前镇静药和麻醉性镇痛药应慎用

164. 关于急腹症休克患者的处理措施，不恰当的是

A. 选择全麻联合硬膜外阻滞
B. 治疗休克应重点纠正血容量不足
C. 施行综合治疗，待休克改善后再行麻醉
D. 如果病情发展迅速，应考虑在治疗休克的同时紧急进行麻醉和手术
E. 纠正电解质与酸碱失衡

165. 关于腹部手术全麻，下列叙述错误的是

A. 保持水、电解质酸碱平衡
B. 合理选用肌松药

C. 无须考虑药物间的相互作用
D. 加强呼吸循环管理
E. 选用诱导快、肌松好、清醒快的药物

166. 肾衰患者局麻药时效较正常人
A. 延长25%
B. 延长40%
C. 缩短20%
D. 缩短40%
E. 缩短60%

167. 肾衰竭患者吸入麻醉药首选
A. 恩氟烷
B. 七氟烷
C. 甲氧氟烷
D. 氟烷
E. 地氟烷

168. 肾移植患者血管开放前甲基泼尼龙常规用量为
A. 1~3mg/kg 静脉注射
B. 3~4mg/kg 静脉注射
C. 6~8mg/kg 静脉注射
D. 10~12mg/kg 静脉注射
E. 15~20mg/kg 静脉注射

169. 下列关于肾移植患者硬膜外阻滞的叙述，错误的是
A. 有硬膜外腔出血和血肿危险
B. 目前是国内肾移植的主要方法
C. 与全麻相比，对抗生理干扰差不多
D. 肺部感染发生率较全麻低
E. 局麻药中毒的危险性比正常人大

170. 下列关于肾移植麻醉管理的叙述，错误的是
A. 呋塞米、甘露醇和小剂量多巴胺有利于尿量增加
B. 移植肾血管开放前给予甲泼尼龙
C. 移植循环建立后，重新开始记录尿量
D. 全麻首选丙泊酚和芬太尼
E. 血管吻合后应维持相对低血压，防止出血

171. 肾移植受体拟行肾移植术，术前使用了肝素或低分子肝素进行血液透析，最后一次透析时间距离麻醉开始时间不应短于
A. 1.0~1.5 小时
B. 2~4 小时
C. 4~6 小时
D. 6~8 小时
E. 8~10 小时

172. 肾移植患者选择硬膜外阻滞，应当与最后一次血液透析间隔
A. 4 小时
B. 8 小时
C. 12 小时
D. 24 小时
E. 36 小时

173. 在肾移植手术麻醉中，吸入麻醉药最好选用

A. 氧化亚氮　　B. 恩氟烷

C. 氟烷　　D. 异氟烷

E. 甲氧氟烷

174. 膀胱镜检查不宜采用的麻醉方式为

A. 表面麻醉　　B. 骶管阻滞

C. 硬膜外阻滞　　D. 脊椎麻醉

E. 硫喷妥钠基础或诱导麻醉

175. 失血多的前列腺摘除术麻醉管理最关键点是

A. 防止术中牵拉反射　　B. 应快速输血、输液

C. 防止术中心肌梗死　　D. 防止术中脑栓塞

E. 防止术中过敏反应

176. 某高血压患者气管插管后出现持续低血压，其原因最可能是

A. 体位变动　　B. 心律失常

C. 动脉瘤破裂　　D. 急性心肌梗死

E. 全麻药用量过大

177. 使用水浴槽的体外冲击波碎石术（ESWL）采用连续硬膜外麻醉时，阻滞的最低平面需达到

A. T_2　　B. T_4

C. T_6　　D. T_8

E. T_{12}

178. 肥胖患者麻醉诱导及气管插管时，确定气管导管位置最精确的指标是

A. 听诊法　　B. 观察胸壁起伏

C. 手捏呼吸囊　　D. 呼气末二氧化碳分压监测

E. 脉搏血氧饱和度监测

179. 肥胖患者首选吸入麻醉药为

A. 异氟烷　　B. 恩氟烷

C. 七氟烷　　D. 乙醚

E. 氧化亚氮

180. 肥胖患者全麻术中出现无诱因黄疸，多见于吸入

A. 甲氧氟烷　　B. 氟烷

C. 七氟烷　　D. 恩氟烷

E. 异氟烷

181. 关于肥胖患者吸入麻醉药的代谢，下列叙述错误的是

A. 首选异氟烷

B. 禁用甲氧氟烷

C. 含氟麻醉药代谢的血清氟离子浓度增高

D. 吸入麻醉后苏醒时间延长

E. 使用高脂溶性恩氟烷或氟烷，清醒时间也不延长

182. 关于肥胖患者的麻醉，下列叙述正确的是

A. 硫喷妥钠的血液与组织中浓度达不到平衡

B. 因吸入麻醉药在脂肪蓄积而致苏醒延迟

C. 硫喷妥钠的作用与常人一样

D. 异氟烷因代谢率低是很好的麻醉选择

E. 椎管内麻醉用药应按体重增加的比例而增加

183. 关于过度肥胖患者的麻醉前准备，下列叙述错误的是

A. 继发性肥胖患者，应先施行病因治疗

B. 术前数日应严格限制饮食以减轻体重

C. 清醒插管

D. 全面估计心脏代偿功能

E. 应当检查在水平仰卧位时的呼吸状况

184. 肥胖患者全麻应禁用

A. 甲氧氟烷　　B. 恩氟烷

C. 异氟烷　　D. 丙泊酚

E. 芬太尼

185. 下列哪种麻醉，血糖浓度升高最为明显

A. 氟烷麻醉　　B. 高位硬膜外麻醉

C. 恩氟烷麻醉　　D. 乙醚麻醉

E. 大剂量芬太尼麻醉

186. 嗜铬细胞瘤患者在麻醉处理中，不恰当的是

A. 积极补充血容量

B. 麻醉力求平稳度过

C. 术中当血压升高超过原水平的1/3或收缩压升高达200mmHg时，应立即采取降压措施

D. 血压必须控制在正常水平以下

E. 术前用肾上腺素能阻滞药作准备

187. 甲亢危象最常发生在

A. 甲状腺手术麻醉诱导插管时
B. 甲状腺手术探查时
C. 甲状腺术后 48 小时以后
D. 甲状腺术后 12~36 小时
E. 甲状腺术后 12 小时内

188. 关于甲亢患者的术前准备，错误的是

A. 术前充分镇静
B. 麻醉前应用阿托品
C. 术前应用抗甲状腺药物
D. 服用碘剂，减少进入血中的激素量，腺组织退化变硬
E. 呼吸道梗阻者，麻醉前镇静和镇痛药酌减

189. 关于甲亢患者的麻醉用药，不妥的是

A. 局麻药中加肾上腺素，延长麻醉时间
B. 用异氟烷麻醉
C. 静脉注射丙泊酚行全麻诱导
D. 用冬眠合剂
E. 全麻中辅用度氟合剂

190. 甲状腺手术行硬膜外阻滞的主要危险在于

A. 心衰
B. 硬膜外血肿
C. 呼吸抑制
D. 局麻药中毒
E. 心动过缓

191. 关于甲状腺手术行硬膜外阻滞，叙述错误的是

A. 颈部硬膜外麻醉对呼吸功能有影响
B. 可以完全消除甲状腺牵拉痛
C. 应当慎重选用，并做好应急准备
D. 心交感神经被阻滞，有利于甲亢患者的脉搏平稳
E. 术前病情不稳定，预防性处理甲亢危象有一定效果

192. 关于甲亢患者术前服用碘剂，下列叙述错误的是

A. 服用碘剂降低基础代谢率
B. 使用硫脲类药物待甲状腺功能亢进症状基本控制后，即可行手术治疗
C. 使用硫脲类药物能引起甲状腺肿大和动脉性充血，因此必须加用碘剂 2 周，使甲状腺缩小变硬，有利于手术操作
D. 停用碘剂后甲状腺功能亢进症状可重新出现，甚至比原来更严重，因此，凡不准备实施手术者，不要服用碘剂
E. 碘剂可以抑制蛋白水解酶，减少甲状腺球蛋白的分解，从而抑制甲状腺素的释放，并且减少甲状腺的血流量

193. 甲状腺肿大压迫气管造成呼吸道梗阻，下列麻醉前准备中错误的是
A. 了解气管受压的部位和程度
B. 镇静药的剂量应较一般患者大
C. 了解心脏受累情况
D. 注意肝功能有无障碍
E. 可用东莨菪碱减少呼吸道分泌物

194. 关于下肢手术时应用硬膜外阻滞的注意事项，下列叙述错误的是
A. 如果在止血带下手术，自 T_{10} 至骶部都须麻醉效果满意
B. 如果骶神经丛阻滞不全，则大腿后侧和会阴部仍有感觉
C. 下肢神经分布主要包括腰、骶两大神经丛
D. 足部手术出现的 $L_5 \sim S_1$ 阻滞不全常见于老年人
E. 老年人或高血压患者的局麻药用量要减少

195. 腰椎间盘突出症患者伴外踝及足背外侧感觉减退、踝反射消失，最可能突出的部位位于
A. $L_{1\sim2}$
B. $S_{1\sim2}$
C. $L_{2\sim3}$
D. $L_{3\sim4}$
E. $L_5 \sim S_1$

196. 关于急性坏死性胰腺炎，下列叙述错误的是
A. 可以选用硬膜外阻滞
B. 常伴有水、电解质平衡紊乱
C. 常常伴有高钙血症
D. 可以发生循环衰竭
E. 容易诱发肺间质水肿

197. 关于颈椎骨折合并高位截瘫患者的麻醉，下列叙述错误的是
A. 麻醉诱导或术中均须维持头部稳定
B. 常存在气管反射异常，刺激气管后易出现心动过速，甚至心律失常
C. 保证呼吸道通畅和维持有效通气是首要问题
D. 心血管代偿能力减退，体位改变可造成严重低血压
E. 肺水肿或肺栓塞亦是高位截瘫可能的并发症

198. 在四肢显微血管手术麻醉处理中，为了防止吻合血管的痉挛和堵塞，下列措施不必要的是
A. 降低血液黏度，改善微循环
B. 及时补足失血和失液，防止低血压
C. 避免疼痛、寒冷和滥用血管收缩药
D. 全麻维持须平稳，阻滞麻醉镇痛要完善
E. 全身应用适量肝素

199. 关于脊柱侧弯畸形矫正术的麻醉特点，下列叙述错误的是
A. 为防止术中脊髓损伤，在放置好 Harrington 支架后，需做唤醒试验
B. 虽脊柱侧弯畸形可发生于任何年龄，但多见于小儿

C. 手术有损伤胸膜造成气胸的危险

D. 术中出血较少

E. 气管内全麻为首选的麻醉方法

200. 关于先天性髋脱位骨盆截骨术的麻醉，下列叙述错误的是

A. 术毕需行髋人字石膏固定，耗时较长，不宜过早停止麻醉

B. 手术的特点是创面大、范围广，渗血凶猛且不易止血

C. 椎管内麻醉，平面于 T_{12} 以下即可

D. 应严密监测脉搏、血压、中心静脉压（CVP）、尿量

E. 骨盆截骨术通常在 3~6 岁进行

201. 对于伴有剧烈疼痛的创伤性休克患者，麻醉前用药应特别要给予

A. 阿托品　　B. 地西泮

C. 苯巴比妥　　D. 哌替啶

E. 东莨菪碱

202. 关于防止仰卧位低血压综合征，下列措施中不恰当的是

A. 垫高产妇右髋部，使其左侧倾斜 20°~30°

B. 预防性输液 500ml

C. 产妇取左侧倾斜 30°体位

D. 常规开放上肢静脉

E. 产妇取头高足低位

203. 创伤、手术和麻醉时的应激是机体所产生的

A. 特异性全身反应　　B. 非特异性防御反应

C. 损害性全身反应　　D. 防御性全身反应

E. 代偿性全身反应

204. 关于肝硬化患者用药，下列叙述错误的是

A. 应用阿曲库铵无影响　　B. 禁忌大剂量使用箭毒类药

C. 使用琥珀胆碱作用增强　　D. 使用酰胺类局麻药分解作用延迟

E. 酯类局麻药分解无影响

205. 面部几度烧伤，麻醉诱导时不能用面罩给氧

A. Ⅰ度以上　　B. Ⅱ度以上

C. Ⅲ度以上　　D. 重度烧伤

E. 以上都不是

206. 产妇脊椎麻醉不宜使用 0.75% 布比卡因的最主要原因是

A. 作用时间长　　B. 易透过胎盘屏障

C. 与血浆蛋白结合率高
D. 对心肌有抑制作用
E. 可对胎儿产生毒性作用

207. 硫喷妥钠用于分娩很少出现新生儿睡眠是由于
A. 胎盘移行速度快
B. 胎儿脑内浓度低
C. 胎儿血内浓度低
D. 分解代谢快
E. 母体血内浓度低

208. 关于连续硬膜外麻醉用于分娩镇痛的叙述，错误的是
A. 禁用于颅内占位病变或颅内压增高的患者
B. 特别适用于初产妇和子宫强直收缩、疼痛剧烈的产妇
C. 为了解除第一产程疼痛，阻滞平面要达 T_8
D. 可以用 1 点穿刺法，也可以用 2 点穿刺置管法
E. 只要用药得当，麻醉平面不超过 T_{10}对宫缩影响不大

209. 关于静脉全麻药对孕妇及新生儿的影响，下列叙述错误的是
A. 硫喷妥钠静脉注射后不引起新生儿睡眠，可能是移行到脑内的硫喷妥钠浓度低
B. 丙泊酚可以引起产妇低血压
C. γ-羟基丁酸钠可透过胎盘预防胎儿缺氧性脑并发症，因而适用于妊高征、先兆子痫产妇
D. 氯胺酮对新生儿无抑制
E. 硫喷妥钠用于妊娠期的半衰期比非妊娠期长 2~3 倍

210. 关于麻醉性镇痛药对胎儿的作用，下列叙述错误的是
A. 哌替啶、芬太尼都极易透过胎盘
B. 哌替啶对新生儿的呼吸中枢有直接抑制作用
C. 哌替啶宜在娩出前 1 小时以内或 4 小时以上使用
D. 喷他佐辛对呼吸的抑制作用弱于哌替啶
E. 吗啡禁用于早产

211. 关于产科使用的理想肌松药，下列叙述错误的是
A. 脂溶性高
B. 起效快
C. 持续时间短
D. 新生儿排除该药迅速
E. 很少通过胎盘屏障

212. 关于产妇硬膜外阻滞时麻醉药量应减少的原因，下列叙述错误的是
A. 硬膜外腔和蛛网膜下隙变窄
B. 腰椎前屈
C. 子宫收缩，脑脊液向头侧逆流
D. 妊娠高血压
E. 腔静脉受压，椎管内静脉丛怒张

213. 关于产科麻醉，下列叙述错误的是
A. 氯丙嗪可用于先兆子痫和子痫的患者
B. 咪达唑仑的效力为地西泮的 1.5~2.0 倍，其透过胎盘量比地西泮多
C. 巴比妥类在胎盘的移行中受解离常数的影响比脂溶性因素更大
D. 剖宫产全麻诱导若不宜用硫喷妥钠时，可考虑用咪达唑仑
E. 地西泮可诱发新生儿胆红素脑病

214. 下列选项中，可以导致新生儿嗜睡、低血压、低体温及低反应能力的麻醉药最可能是
A. 地西泮
B. 硫喷妥钠
C. 丙泊酚
D. 氯胺酮
E. 依托咪酯

215. 关于氯胺酮用于产科麻醉，下列叙述错误的是
A. 抑制子宫收缩
B. 对新生儿无抑制
C. 消除子宫阵痛
D. 有催产作用
E. 有精神病史的孕妇禁用

216. 腹腔镜下，胆囊手术最适宜的麻醉方法是
A. 气管内插管全身麻醉
B. 连续硬膜外麻醉
C. 肋间神经阻滞
D. 局部麻醉辅以镇静清醒麻醉
E. 脊椎麻醉

217. 关于吸入 N_2O 用于分娩镇痛，下列叙述错误的是
A. 保证产妇在第一、第二产程中有正常的喉反射及进行合作
B. 吸 50 秒左右才能达到有效镇痛
C. 不影响宫缩和产程
D. 一般在宫缩开始时吸入 N_2O
E. 一般不影响血压

218. 产妇行全麻时用药量应减少的原因，主要是
A. 水钠潴留
B. 血容量增加
C. 血液黏度增加
D. 生理性血液稀释
E. 孕激素有一定的镇痛作用

219. 关于分娩时肌内注射哌替啶镇痛，下列叙述正确的是
A. 新生儿娩出前 1 小时内
B. 新生儿娩出前 2 小时
C. 新生儿娩出前 2~3 小时
D. 新生儿娩出前 3 小时
E. 新生儿娩出前 4 小时

220. 吸入氧化亚氮分娩镇痛，下列叙述中错误的是
A. 氧化亚氮不影响宫缩和产程
B. 宫缩开始前吸入，产痛消失即移开

C. 由产妇自持麻醉面罩置于口鼻部
D. 适用于第一和第二产程
E. 镇痛效果优于硬膜外阻滞

221. 剖宫产时，硬膜外麻醉优于全身麻醉的原因是
A. 可以完全避免产妇误吸
B. 对胎儿抑制最小
C. 有利于手术尽早开始
D. 不易发生缺氧
E. 保留交感神经兴奋性

222. 肝功能障碍患者应当如何合理应用肌松药
A. 诱导剂量和维持剂量均应适当减小
B. 与正常人用法相同，无差别
C. 诱导剂量要减小，维持剂量适当增加
D. 诱导剂量和维持剂量均应适当增加
E. 诱导剂量适当增加，维持剂量要减小

223. 合并支气管哮喘的成年患者全麻诱导时，首选的全麻药为
A. 咪达唑仑
B. 氯胺酮
C. 异氟烷
D. 硫喷妥钠
E. 依托咪酯

224. 小儿麻醉中呼吸系统最常见的并发症是
A. 肺气肿
B. 气胸
C. 肺不张
D. 肺栓塞
E. 呼吸道阻塞

225. 婴幼儿喉头最狭窄处位于
A. 喉咽部
B. 声门裂处
C. 环状软骨水平
D. 甲状软骨水平
E. 鼻咽部

226. 哮喘患儿在麻醉中禁用的药物是
A. 丙泊酚
B. 氯胺酮
C. 硫喷妥钠
D. 琥珀胆碱
E. 恩氟烷

227. 小儿择期手术，在麻醉前禁饮禁食所丧失的水分量约为
A. 1.5~2.0ml/(kg·h)
B. 2.5~3.0ml/(kg·h)
C. 3.5~4.0ml/(kg·h)
D. 4.5~5.0ml/(kg·h)
E. 5.5~6.0ml/(kg·h)

228. 小儿脊椎麻醉后发生的反应当与成人最大的不同是
A. 头痛、尿潴留与成人一样常见
B. 头痛、尿潴留少

C. 麻醉后多高热　　D. 恶心、呕吐发生率极高
E. 麻醉后肺部感染多见

229. 关于小儿麻醉前用药，下列叙述错误的是
A. 阻断迷走神经反射　　B. 镇静和解除焦虑
C. 减少呼吸道分泌物　　D. 提高患儿的基础代谢率
E. 减少全麻药的用量

230. 关于重症肌无力（MG）的叙述，下列错误的是
A. 为抗体介导的自身免疫反应
B. 施行胸腺切除是治疗 MG 的有效方法
C. 术前特殊用药包括激素、胆碱酯酶抑制药、免疫抑制药及血浆置换等
D. 对非去极化肌松药诱导期表现为拮抗效应
E. 对非去极化肌松药不敏感

231. 关于小儿术后疼痛和镇痛，下列叙述错误的是
A. 小儿对术后疼痛可产生明显应激反应
B. 小儿术后疼痛的镇痛不如成年人重要
C. 小儿术后疼痛必须同成年人同样治疗
D. 小儿应用非类固醇类镇痛药后的胃肠道副作用较成人少见
E. 小儿术后镇痛应避免肌内注射用药

232. 关于双侧唇裂婴幼儿的麻醉，下列叙述错误的是
A. 复杂手术或身体较差的患儿应做输血准备
B. 置入喉镜中要注意勿伤构前突或使其脱位
C. 插管前用软塑料填充齿槽裂，以免插管中喉镜滑入
D. 6 个月的患儿需术前禁食 4~6 小时
E. 术前要禁用吗啡或哌替啶

233. 给 4 岁儿童进行全身麻醉时，应当准备的 3 根无囊气管导管的内径（mm）分别为
A. 3.0，3.5，4.0　　B. 3.5，4.0，4.5
C. 4.0，4.5，5.0　　D. 4.5，5.0，5.5
E. 5.0，5.5，6.0

234. 老年患者吸入麻醉加深慢的主要原因是
A. 心输出量低　　B. 肺活量大
C. 气道阻力小　　D. 功能余气量大
E. 肺内分流率高

235. 关于硬膜外阻滞用于老年患者，下列叙述错误的是
A. 应用镇静、镇痛药应注意　　B. 局麻药需要量减少

C. 穿刺操作可能出现困难
D. 易发生血压下降
E. 胸段以上麻醉对患者影响不大

236. 老年患者吸入异氟烷后与年轻人比较
A. 心率加快明显、血压下降不明显
B. 心率加快不明显、血压下降明显
C. 心动过缓、脉压增加
D. 血压下降、心动过速
E. 血压升高、心率减慢

237. 关于老年患者麻醉，下列叙述正确的是
A. 时间肺活量增大
B. 中期最大呼吸流速增大
C. 胸内及上腹部手术均对呼吸功能影响较大
D. 仅上腹部手术对呼吸功能影响较大
E. 仅胸内手术对呼吸功能影响较大

238. 老年患者麻醉后循环抑制的主要原因是
A. 大量出血
B. 贫血
C. 麻醉后产生的交感神经阻滞
D. 血容量不足
E. 心血管功能降低

239. 脊椎麻醉用于老年患者时，下列叙述错误的是
A. 易发生低血压
B. 范围广
C. 作用时间延长
D. 起效慢
E. 效果确切完善

240. 关于老年患者全麻苏醒期，下列叙述正确的是
A. 苏醒延迟或呼吸恢复不满意多见
B. 使用多沙普仑
C. 需常规使用纳洛酮
D. 不一定清醒后再拔管
E. 低血压发生率较高

241. 老年患者吸入全麻药，不可能出现的情况是
A. 循环抑制
B. 敏感性增加
C. 血压下降
D. 心输出量降低时麻药的肺泡浓度上升更迅速，麻醉加深速度更快
E. 最低肺泡有效浓度（MAC）升高

242. 老年患者麻醉中循环管理难度增加，主要是因为
A. 生理性血容量减少
B. 心脏储备和代偿功能减退
C. 血管弹性阻力改变
D. 瓣膜功能减退
E. 窦房结功能受损

243. 老年患者麻醉期间给氧的最主要原因是
A. 老年人呼吸功能减退
B. 冠心病
C. 肺顺应性降低
D. 闭合气量增加
E. 多有心肌缺血

244. 关于老年人对麻醉药的反应，下列叙述错误的是
A. 对静脉麻醉药的呼吸抑制更加敏感
B. MAC 随年龄的增加而降低
C. 吸入异氟烷时心率的加速作用增强
D. 对吸入麻醉药的敏感性增强
E. 对静脉麻醉药的耐受性降低

245. 门诊手术麻醉，不宜采取的麻醉方法是
A. 局麻
B. 臂丛阻滞
C. 脊麻
D. 全身麻醉
E. 硬膜外麻醉

246. 关于门诊麻醉用咪达唑仑的优点，下列叙述错误的是
A. 消除半衰期和作用维持时间短
B. 对循环抑制轻
C. 可以安全的用于过敏体质的患者
D. 可以缓解患者术前焦虑情绪
E. 能消除氯胺酮的苏醒期谵妄

247. 诊断性检查的麻醉除保障安全外，必须讲究
A. 全面监测，以防意外
B. 充分通气，避免缺氧
C. 深麻醉，避免呛咳
D. 维持呼吸，循环稳定
E. 与检查步骤密切配合，避免影响检查结果

248. 关于手术室外实施麻醉，下列叙述错误的是
A. 尽量排除影响检查结果正确性的干扰因素
B. 麻醉前尽可能解除患者的紧张心理
C. 需要深麻醉
D. 麻醉前充分了解病情
E. 麻醉深浅要与检查步骤密切配合

249. 关于支气管造影术的麻醉，下列叙述错误的是
A. 注入造影剂后必然加重原有的通气障碍
B. 2 周内大量咯血的患者应紧急行造影术
C. 检查结束应能及时将造影剂大部分咳出体外
D. 注入造影剂时应无明显的咳嗽
E. 呼吸道梗阻是常见并发症之一

250. 门诊手术麻醉时，不宜使用的药物是
A. 芬太尼
B. 吗啡

C. 氯胺酮　　D. 氧化亚氮
E. 丙泊酚

251. 成人门诊麻醉时，不宜使用的药物是
A. 氯胺酮　　B. 阿芬太尼
C. 丙泊酚　　D. 七氟烷
E. 阿曲库铵

252. 门诊手术麻醉后，允许离院标准是
A. 患者的意识和定向力恢复正常，下肢感觉和肌张力恢复正常
B. 坐起与走动后无明显眩晕、恶心呕吐
C. 呼吸和循环体征稳定
D. 患者闭眼站立时无摇晃不稳现象
E. 上述全部

253. 关于门诊手术全麻，下列叙述错误的是
A. 要很好地掌握离院标准　　B. 选择短效静脉麻醉药
C. 全麻后副作用发生率较低　　D. 麻醉前应禁食
E. 静脉、吸入麻醉均可使用

254. 门诊手术麻醉后发生恶心和呕吐时，下列叙述错误的是
A. 是最常见的并发症　　B. 小儿多于成人
C. 小儿必须待呕吐停止后方可离院　　D. 术前用麻醉性镇痛药者更易发生
E. 与麻醉时间长短无关

255. 关于非住院手术麻醉的围术期处理，下列叙述错误的是
A. 成人七氟烷诱导时应从8%开始，吸入5L/min氧化亚氮和氧气混合的新鲜气流
B. 小儿七氟烷诱导时应从5%开始，每3次呼吸增加0.5%，至7%
C. 小儿七氟烷诱导时应从5%开始，吸入1∶1的氧化亚氮和氧气混合的新鲜气流
D. 依托咪酯常用于合并血流动力学不稳定患者，但有注射痛和肌颤
E. 对于较合作小儿可用咪达唑仑1mg/kg直肠注入诱导

256. 关于非住院手术麻醉患者术前评估，下列叙述正确的是
A. 原有慢性肾疾病，内生肌酐清除率（Ccr）>50 ml/(min·1.73m^2)，说明患者已有早期肾功能减退
B. 对于伴有不稳定冠脉综合征的患者，可以考虑取消或推迟手术
C. 患者年龄大于60岁并非术后肺部并发症的危险因素
D. 最大通气量（MVV）小于预测值的30%，术后患者呼吸系统并发症发生率大大增加
E. 伴有主动脉瓣狭窄，虽无症状，仍是围术期心血管病高危因素

257. 门诊全麻中用琥珀胆碱后发生的肌肉疼痛，下列叙述错误的是

A. 肌痛发生率较住院患者为高

B. 与术后患者过早活动无关

C. 使用小剂量非去极化肌松药可以防止术后肌痛

D. 儿童或肌肉发达的成人尤易出现

E. 肌痛持续时间有时长于切口痛

258. 支气管造影麻醉原则不包括

A. 小儿应采用气管内插管全麻　B. 成人可以用表麻

C. 常规备好麻醉机、氧气和吸引器　D. 均应给予抗胆碱药

E. 不应过分强调休克肺者应先控制炎症和体位引流

259. 全麻期间出现高血压，其原因不包括

A. 麻醉偏浅　B. 患者有高血压病

C. CO_2 蓄积早期　D. 迷走神经反射

E. 麻醉药物不良反应

260. 关于气管、支气管镜检查的麻醉，下列叙述错误的是

A. 成人以表面麻醉为主　B. 术前用抗胆碱药

C. 术前常规禁食　D. 小儿禁用表面麻醉

E. 为预防局麻药中毒，成人表麻 1% 丁卡因不超过 4~6ml

261. 扁桃体摘除术后再出血需手术止血时，关于麻醉处理的主要问题，下列叙述错误的是

A. 正确估计失血量，纠正低血容量　B. 进一步寻找再出血的原因

C. 免用术前药　D. 一律清醒诱导

E. 诱导时按饱胃患者处理

262. 子宫切除术最佳麻醉的平面为

A. $T_{4\sim10}$　B. $T_{6\sim12}$

C. $T_{2\sim6}$　D. $T_{10}\sim S_4$

E. $T_6\sim S_4$

263. 肺大疱未破裂患者，行人工通气时，

A. 压力不宜过低，潮气量不宜过大　B. 压力不宜过高，潮气量不宜过小

C. 潮气量不宜过低，频率不宜过快　D. 潮气量不宜过高，频率不宜过慢

E. 压力不宜过高，潮气量不宜过大

264. 关于脊柱侧凸畸形矫正术的麻醉特点，下列叙述错误的是

A. 气管内全麻为首选麻醉方法

B. 脊柱侧凸可发生于任何年龄，但多见于小儿

C. 为防止术中脊髓损伤，有时需做术中唤醒试验

D. 术中出血较少

E. 手术有损伤胸膜造成气胸的危险

265. 关于心脏病患者术前用药，下列叙述错误的是

A. 手术前晚口服适量安定类药

B. 可以肌内注射适量吗啡或哌替啶

C. 常规应用大剂量阿托品

D. 可以在体表皮肤涂 2% 硝酸甘油软膏

E. 术日晨可给予口服地西泮或肌内注射异丙嗪

266. 关于高血压患者术前用药原则，下列叙述错误的是

A. 目的在于稳定血流动力学

B. 抗高血压药需持续用到手术日晨

C. 可乐定可以作为术前抗高血压药

D. 可乐定具有减弱气管内插管应激反应的功效

E. 可乐定不能减少麻醉药的需要量

267. 关于高血压的叙述，正确的是

A. 病期越长，重要脏器越易受累

B. 病期短，则重要脏器损害轻，危险性小

C. 病期长短与麻醉危险性无关

D. 病期越短，越有可能是急进型高血压，危险性愈大

E. 急进性高血压，晚期可以发生心、脑、肾并发症

268. 正常血压患者血压较麻醉前升高（　　），即应视为高血压

A. 10mmHg

B. 25mmHg

C. 30mmHg

D. 40mmHg

E. 55mmHg

269. 关于主动脉瓣狭窄，下列叙述错误的是

A. 正常的左心房收缩对主动脉瓣狭窄患者十分必要

B. 主动脉瓣狭窄的三大症状是心绞痛、晕厥与呼吸困难

C. 主动脉瓣狭窄患者术中心肌保护较一般心脏病手术更重要

D. 冠状动脉正常的主动脉瓣狭窄患者不会有心绞痛

E. 主动脉狭窄时左心室向心性肥厚是主要代偿机制

二 A2 型题

1. 患者，女，26 岁。患子痫，采用硫酸镁治疗 2 周，判断该患者是否出现高血镁的方法为检查其是否出现

A. 精神症状

B. 共济失调

C. 深部腱反射降低

D. 心律失常

E. 眼球震颤

2. 患者，女，22 岁。原发性甲状腺功能亢进，术前用碘剂及硫氧嘧啶治疗无效，改用普萘洛尔使基础代谢率及心率等达到手术要求，术前半小时肌内注射苯巴比妥及阿托品，在颈丛阻滞麻醉下行甲状腺次全切除术，术中发现心率增加达 180 次/分，其原因

A. 甲状腺危象早期
B. 手术刺激
C. 术前应用阿托品
D. 休克代偿期
E. 精神紧张

3. 患者，男，22 岁。右侧颞部被石块击伤后昏迷 30 分钟，清醒 5 小时后又转入昏迷，伴右侧瞳孔逐渐散大、左侧肢体瘫痪。临床诊断首先考虑

A. 脑震荡
B. 脑内血肿
C. 急性硬膜下血肿
D. 脑挫裂伤
E. 急性硬膜外血肿

4. 患者，男，55 岁。长期吸烟，CT 示肺门附近直径 5cm 阴影，疑为右侧中央型肺癌，拟行右侧全肺切除术，判定患者能否耐受右侧全肺切除术较可靠的依据是

A. 术前肺部形态学（CT）改变
B. 术前肺功能检查
C. 术前能否耐受运动负荷
D. 术中血气分析
E. 术中肺动脉阻断试验

5. 患者，男，24 岁。因交通事故 1 小时后被送往手术室拟行手术治疗，该患者伴有 C_7 脊髓横断及脾破裂。考虑到该患者的神经损伤，麻醉的注意事项包括

A. 应用琥珀胆碱可引起高钾血症
B. 置入尿管有引起自主神经高反射的风险
C. 发生低温的风险增加
D. 阻塞性睡眠呼吸暂停
E. 以上所有选项

6. 患者，29 岁，手术 14 小时后体温 39.5℃，心率 150 次/分，大汗淋漓，心脏二联律，血压 90/75mmHg，最应该考虑的诊断是

A. 术后吸收热
B. 感染性休克
C. 甲亢危象
D. 气管受压
E. 急性炎症反应综合征

7. 患者，女，34 岁。在全麻下行腹腔镜卵巢囊肿切除术。患者曾有哮喘病史，不宜使用的麻醉药是

A. 维库溴铵
B. 氯胺酮
C. 硫喷妥钠
D. 芬太尼
E. 依托咪酯

8. 患者，女，30 岁。病态肥胖，接受胃旁路术后出院。4 天后该患者因摔倒脚踝扭伤再次入院。在急救室（ER）检查发现存在心房颤动和低血压，但患者仅主诉腿痛。收治入院

时体温38.7℃、心率105次/分。对其心律失常的下一步处理是

A. 直流电复律
B. 除颤
C. 超声心动图检查
D. 伊布利特
E. 普鲁卡因胺

9. 患儿，1月龄。有明确的镰状细胞贫血家族史，因腹股沟嵌顿疝送至急诊室，术前应进行

A. 血液科会诊
B. 血红蛋白电泳
C. 网织红细胞绝对值检查
D. 外周血涂片
E. 以上均不是

10. 患儿，5月龄。拟择期行右腹股沟疝修补术。实施脊椎麻醉，如果麻醉平面过高，首要症状是

A. 心搏骤停
B. 低血压
C. 低氧血症
D. 心律不齐
E. 心动过速

11. 患者，男，52岁。因肝内外胆管结石，在全麻下行肝内外胆管切开取石术，既往有冠心病史，长期服用β受体阻断药。术中心率49~51次/分，但血压尚能维持，这种情况应给予

A. 阿托品
B. 东莨菪碱
C. 麻黄碱
D. 多巴胺
E. 肾上腺素

12. 患者，男，40岁。半年前接受泼尼松治疗8周。现因胃部肿瘤拟行胃癌根治术。术前应禁用

A. 吗啡
B. 普萘洛尔
C. 阿托品
D. 东莨菪碱
E. 咪达唑仑

13. 患者，男，65岁。醉酒并患有哮喘，因机动车交通事故被送入急诊室。对该患者行困难气道插管后，呼气末二氧化碳监测仪上未观测到呼气末二氧化碳浓度。不可能产生这种情况的选项是

A. 错误地将气管导管插入食管
B. 心搏骤停
C. 忘记了对患者实行通气
D. 该患者同时有气胸、需要高气道压进行有效通气
E. 回路和监测仪之间的连接断开

14. 患者，女，66岁。因右侧髌骨骨折行开放复位术。入院后血压130/80mmHg，无呼吸、循环系统异常。麻醉选择脊椎麻醉，手术开始后血压降至80/50mmHg。下列选项中，处

理不恰当的是

A. 面罩给氧

B. 头高脚低位

C. 静脉注射升压药

D. 头低脚高位

E. 加快输液速度

15. 患者，26 岁。“孕 39 周，枕左前（LOA），重度子痫伴相对头盆不称”，患者在硬膜外阻滞下剖宫产一女婴，出生后 1 分钟该女婴阿普加（Apgar）评分为 3 分，Apgar 评分法中决定是否需要复苏的三项重要指标是

A. 心率、呼吸、皮肤色泽

B. 心率、呼吸和肌张力

C. 呼吸、肌张力和皮肤色泽

D. 呼吸、神经反射及皮肤色泽

E. 心率、肌张力、神经反射

16. 孕妇，30 岁。因子痫前期接受镁剂治疗，处于产程活跃期时实施硬膜外阻滞。在给予试验剂量 5 分钟后，硬膜外腔注射布比卡因和芬太尼的负荷剂量。患者非常恐惧，厮打医护人员，大口喘气，乱抓，最终发展为循环衰竭。在复苏期间，可见静脉输液部位渗血，气管导管内有粉红色泡沫。最可能的诊断是

A. 羊水栓塞

B. 慢性高血压

C. 血管内注入布比卡因

D. 子痫

E. 高位脊髓麻醉

17. 患者，26 岁。孕 40 周，剖宫产娩出男婴，新生儿脐绕颈 2 周，Apgar 评分为 3 分，在进行新生儿窒息抢救时，下列选项中程序正确的是

A. 预防感染，人工呼吸，改善血液循环，清理呼吸道

B. 人工呼吸，预防感染，改善血液循环，清理呼吸道

C. 预防感染，改善血液循环，清理呼吸道，人工呼吸

D. 清理呼吸道，人工呼吸，预防感染，改善血液循环

E. 清理呼吸道，人工呼吸，改善血液循环，预防感染

18. 孕妇，体重 110kg，孕 1 产 0。在妊娠第 18 周检查时血压为 180/95mmHg，1 周后为 170/95mmHg。踝关节出现水肿，但颜面部无水肿，尿中未检测到蛋白。根据这些症状可诊断为

A. 妊娠期高血压

B. 子痫前期

C. 慢性高血压

D. 羊水栓塞

E. 慢性高血压并发子痫前期

19. 患者，男，72 岁。在硬膜外阻滞下行胃次全切除术，麻醉效果满意。手术开始 1 小时后，血压渐降，经加快补液，血压下降更明显，并出现颈外静脉怒张，下列叙述错误的是

A. 给予毛花苷 C

B. 停止输液

C. 经硬膜外追加局麻药　　D. 静推呋塞米

E. 快速输入胶体液

20. 早产儿，妊娠31周，出生10周的患儿拟行腹股沟疝修补术。经面罩吸入七氟烷诱导全身麻醉，气管插管，七氟烷和氧气麻醉维持。该患儿最佳的术后镇痛方案为

A. 0.25%布比卡因1ml/kg实施骶管神经阻滞，儿科病房观察一晚

B. 0.25%布比卡因2ml/kg实施骶管神经阻滞，儿科病房观察一晚

C. 口服镇痛药（对乙酰氨基酚），出院回家

D. 芬太尼1ml静脉注射，儿科病房观察一晚

E. 芬太尼2ml静脉注射，儿科病房观察一晚

21. 患儿，4岁，伴有咳嗽和咽喉痛，无发热，拟行扁桃体切除术。体格检查显示轻微吸气喘鸣。胸部X线显示左肺下叶少量浸润。下列选项中最佳的处理是

A. 继续进行手术　　B. 推迟手术1周

C. 推迟手术至少1个月　　D. 推迟手术10~14天并口服抗生素治疗

E. 静脉给予类固醇药物并继续手术

22. 患儿，1月龄，体重3kg，拟行腹股沟疝修补术。七氟烷吸入诱导下气管插管。手术切皮前，收缩压为65mmHg，心率130次/分。对该患儿血压最适当的干预措施是

A. 给予去甲肾上腺素　　B. 给予去氧肾上腺素

C. 50ml液体单次注射　　D. 给予麻黄素

E. 以上都不是

23. 患儿，4岁，行脐疝修补术。经面罩吸入七氟烷、氧化亚氮和氧气实施全麻诱导并维持麻醉。手术结束后，患者入麻醉恢复室，随后返回门诊病房。出院前患儿妈妈发现患儿尿液呈黑褐色，此时最适当的处理是

A. 静脉给予类固醇药物

B. 如果没有其他症状或体征表现，患儿观察3小时后出院

C. 检测患儿血清肌酐和血尿素氮（BUN）水平，如果正常可出院

D. 评估患儿是否有恶性高热（MH）

E. 患儿带医嘱出院：如果尿色不能恢复正常，及时复诊

24. 早产儿，妊娠32周分娩，拟行左侧先天性膈疝（CDH）修补术。清醒插管后，七氟烷、氧气和芬太尼维持全身麻醉。此后不久，麻醉医师发现患儿存在明显的通气不足，随后血氧饱和度降至65%，心率降至50次/分。此时最恰当的处理是

A. 从右主支气管拔出气管导管

B. 呼气末正压通气（PEEP）并使用呋塞米

C. 确诊张力性气胸后在右侧胸腔内放置胸管

D. 拔除气管导管，面罩通气，并重新插管

E. 从左主支气管拔出气管导管

25. 患儿，男，4 岁。高热、上呼吸道梗阻，儿科医师呼叫麻醉医师至急诊室会诊处理。患儿妈妈诉说，当天下午早些时候患儿抱怨咽喉痛、声音嘶哑。患儿直立端坐，身体前倾，吸气喘鸣，呼吸急促，胸骨凹陷和流涎。针对该患儿的气道梗阻，最适宜的处理是

A. 在急诊室实施清醒插管或时间允许情况下在手术室实施

B. 肾上腺素雾化吸入

C. 转入手术室，吸入诱导后气管插管

D. 快速序贯静脉诱导气管插管

E. 转入手术室，静脉诱导，使用琥珀胆碱松弛肌肉后气管插管

26. 患者，女，25 岁。在全身麻醉下行甲状腺切除术，静脉注射昂丹司琼 4mg 以预防恶心，但患者在术后恢复室仍主诉恶心。下列药物中，治疗该患者发生的术后恶心呕吐（PONV）效果最差的是

A. 阿瑞匹坦　　B. 格拉司琼

C. 氟哌利多　　D. 异丙嗪

E. 氟马西尼

27. 患者，男，78 岁。行择期双侧腹股沟疝修补术，患者曾经于全身麻醉过程中出现过术中知晓并拒绝局部麻醉。麻醉诱导前预吸氧，给予 5mg 咪达唑仑和 250μg 芬太尼，1 分钟后患者意识丧失，胸壁僵硬且正压通气困难，此时处理患者胸壁僵硬最合适的药物是

A. 氟马西尼　　B. 异丙嗪

C. 琥珀胆碱　　D. 纳洛酮

E. 沙丁胺醇

28. 患者，男，65 岁，体重 70kg。拟于清醒镇静下行全口腔牙齿拔除术，浸润麻醉中使用加入肾上腺素的利多卡因最大剂量是

A. 100mg　　B. 200mg

C. 300mg　　D. 450mg

E. 500mg

29. 患者，33 岁，既往存在癫痫大发作史。为控制癫痫发作，患者服用了苯妥英钠。患者于全身麻醉下行甲状腺穿刺活检。给予咪达唑仑 4mg、静脉泵注丙泊酚 150μg/(kg · min) 及瑞芬太尼 1μg/(kg · min)。30 分钟后停用静脉麻醉药，带气管导管送入 PACU。患者有意识，但无呼吸。下列做法中，最合理的是

A. 注射纳洛酮　　B. 注射氟马西尼

C. 单纯高浓度吸氧　　D. 手动通气

E. 注射纳洛酮和氟马西尼

30. 患者，女，30 岁。中度肥胖，全麻下行颈椎融合手术。诱导和气管插管后机械通气，异

氟烷挥发罐输出浓度设定为2.4%。N_2O 流量为500ml/min，O_2 流量为250ml/min。红外分光仪显示异氟烷吸入浓度为1.7%，呼出浓度为0.6%。此时麻醉药的肺泡浓度约MAC值是

A. 0.85MAC　　B. 1.1MAC

C. 1.8MAC　　D. 2.2MAC

E. 2.5MAC

31. 患者，男，无意识、可自主呼吸，从ICU转运至手术室（OR）进行伤口清创。通过气管切开造口进行吸入麻醉诱导，下列方法中可减慢诱导速度的是

A. 使用异氟烷而不是七氟烷（采取与MAC值相等的吸入浓度）

B. 将新鲜气体流量从2L/min增加至6L/min

C. 静脉注射30mg艾司洛尔

D. 注射肾上腺素

E. 以上都不是

32. 患儿，5周龄，因喷射性呕吐送急诊室。入院时患儿昏睡，呼吸频率16次/分，入院前3小时无尿。诊断为幽门狭窄，紧急入手术室行幽门肌切开术。最合适的麻醉管理为

A. 小型号气管插管

B. 推迟手术

C. 经口放置胃管后清醒插管

D. 七氟烷吸入诱导，环状软骨压迫

E. 清醒下置入隐静脉导管或髓内针，给予氯胺酮、阿托品、罗库溴铵进行快速序贯诱导

33. 患儿，男，4岁，拟择期行扁桃体切除术。全麻诱导前，患儿呼吸为20次/分。吸入七氟烷、氧化亚氮和氧气进行麻醉诱导，90秒后患儿呼吸为40次/分。患儿呼吸频率过快最可能的原因是

A. 低氧血症　　B. 心动过速

C. 麻醉的兴奋阶段　　D. 胃内容物误吸

E. 高碳酸血症和恶性高热（MH）早期阶段

34. 患儿，女，14岁。患有神经纤维瘤病，麻醉下拟行听神经瘤切除术。以下选项可能会使患者的麻醉管理复杂化，但不包括

A. 存在嗜铬细胞瘤　　B. 颅内压增高

C. 去极化神经阻滞剂　　D. MH风险增加

E. 喉部神经纤维瘤引起上气道梗阻

35. 孕妇，22岁。子痫前期焦虑状态，目前处于分娩活跃期，放置硬膜外导管行分娩镇痛后

发生背痛。疼痛剧烈、腿部力量较预计差。这时最佳的处置措施是

A. 请神经外科会诊

B. 进行 CT 检查

C. 安慰患者在生产完成后症状会好转

D. 注射高浓度局麻药或静脉注射麻醉性镇痛药

E. 重新置入硬膜外导管，硬膜外腔使用麻醉性镇痛药以减少肌力减弱

36. 孕妇，30 岁。既往有脊柱融合手术史、严重哮喘及高血压病史（血压 180/110mmHg），现被紧急送入手术室。该患者因胎儿脐带脱垂需在全麻下行急诊剖宫产手术。麻醉诱导时，最适合使用的药物是

A. 七氟烷　　B. 咪达唑仑

C. 氯胺酮　　D. 丙泊酚

E. 依托咪酯

37. 孕妇，26 岁，孕 2 产 1，全麻下行急诊剖宫产手术。全麻苏醒拔出气管导管后，患者发绀。通过气囊和面罩进行正压通气，需要较高的气道压才能通气，双肺可闻及喘鸣音。患者血压从 120/80mmHg 降至 60/30mmHg，心率从 105 次/分增至 180 次/分。最可能的原因是

A. 羊水栓塞　　B. 气胸

C. 气管内黏液栓　　D. 误吸

E. 重度子痫前期

38. 孕妇，25 岁，孕 1 产 0。患有重症肌无力（MG），在腰段硬膜外腔阻滞下行剖宫产手术。以下对新生儿重症肌无力的叙述正确的是

A. 新生儿大多数会被感染肌无力　　B. 新生儿无须治疗

C. 新生儿需要抗胆碱酯酶药治疗 4 周　　D. 新生儿需要终生治疗

E. 新生儿会被母体的 IgM 抗体感染

39. 孕妇，34 岁，拟在全麻下行择期剖宫产术。两次气管插管失败后看不到声门的任何结构，但可以进行面罩通气。此时最恰当的处置为

A. 唤醒患者　　B. 使用喉罩

C. 尝试经鼻盲探气管内插管　　D. 全麻

E. 继续面罩通气，按压环状软骨

40. 初产妇，37 岁。诊断为前置胎盘，伴有活动性阴道出血，到达手术室时收缩压为 85mmHg，拟行剖宫产手术。患者头晕眼花，且非常恐惧。对该患者最佳的麻醉诱导方案为

A. 首先补足患者的失血量，之后采取患者期望的麻醉方式

B. 使用 10～12mg 布比卡因进行脊椎麻醉

C. 使用 0.75～1.00mg/kg 氯胺酮复合 1.0～1.5mg/kg 琥珀胆碱进行全麻诱导

D. 使用 12～15mg 布比卡因进行脊椎麻醉

E. 使用 2.0～2.8mg/kg 丙泊酚复合 1.0～1.5mg/kg 琥珀胆碱进行全麻诱导

41. 患儿，15 天新生儿，入手术室行肠梗阻手术，补液充分，计划采用快速序贯诱导。与成人相比，关于该患儿琥珀胆碱的剂量，下列叙述正确的是

A. 因为神经系统发育不成熟，应降低剂量

B. 与成人剂量相同

C. 因乙酰胆碱受体减少，应降低剂量

D. 因药物分布容积增大，应增加剂量

E. 与成人剂量相比，剂量减少

42. 患儿，足月新生儿，娩出 5 分钟后，肌张力良好，哭声有力，吸空气条件下血氧饱和度为 83%。此时最恰当的处理是

A. 通过面罩自主呼吸 100% 的氧气

B. 使用气囊辅助呼吸

C. 使用 100% 的氧气进行正压通气

D. 继续观察

E. 通过面罩使氧浓度达 50% 以上

43. 患者，60 岁。拟在全身麻醉下行前脑颅内肿瘤切除术，术前高度紧张但定向力正常，无神经功能缺损表现。手术中 $PaCO_2$ 应该保持范围是

A. 15～20mmHg

B. 15～25mmHg

C. 25～30mmHg

D. 40～45mmHg

E. 50～55mmHg

44. 患儿，女，13 岁。因严重脊柱侧弯拟行脊柱手术，以芬太尼、氧气复合 50% 氧化亚氮、维库溴铵、异氟烷维持麻醉。使用体感诱发电位（SSEPs）监测脊髓神经功能。脊髓缺血的 SSEPs 波形表现为

A. 振幅增加，潜伏期缩短

B. 振幅下降，潜伏期延长

C. 振幅下降，潜伏期缩短

D. 振幅增加，潜伏期延长

E. 不改变

45. 患者，70 岁。于坐位下行动脉瘤切除术，术中突然出现低血压。心前区多普勒超声检查时可听到空气。以下治疗静脉空气栓塞的措施不合理的是

A. 使用肾上腺素治疗低血压

B. 停止使用 N_2O

C. 进行呼气末正压通气（PEEP）

D. 颈静脉压迫

E. 防止血管内空气的扩张

46. 患者，74 岁。因出现脑动脉瘤破裂的症状与体征被送入急诊室。术前心电图显示 T 波倒

置、QT 间期延长、U 波。此时应采取的措施是

A. 使用艾司洛尔　　B. 检查血清钙和钾

C. 放置肺动脉导管　　D. 静脉注射纳洛酮

E. 开始输注硝酸甘油

47. 患者，男，47 岁，体重 110.5kg。既往有脑膜瘤病史，拟行开颅肿瘤切除术。患者妻子讲述患者一直处于昏昏欲睡状态。检查发现患者过度通气并嗜睡，但存在惊厥和高血压。有效的麻醉处理措施为

A. 使用琥珀胆碱快速序贯诱导　　B. PEEP 10cmH_2O 以减少肺不张

C. 过度通气将 $PaCO_2$ 降至 20mmHg　　D. 使用艾司洛尔减少插管反应

E. 过度通气将 $PaCO_2$ 降至 30mmHg

48. 患者，男，43 岁。坐位下行颈椎后路融合术，麻醉诱导和气管插管顺利。以 O_2 复合 50% N_2O、七氟烷吸入维持麻醉。突然在胸前区多普勒超声检查中发现空气。与静脉空气栓塞有关的是

A. 肺动脉压及动脉血压降低　　B. 高血压

C. 中心静脉压降低　　D. 呼气末 CO_2 下降

E. $PaCO_2$ 下降

49. 患者，男，68 岁。前列腺肥大。查体：一般情况好，心率 86 次/分、律齐、血压 140/80mmHg。在连续硬膜外麻醉下行经尿道前列腺切除术（TURP）。90 分钟后，患者出现烦躁，轻度呼吸困难，血压 160/100mmHg，心率 68 次/分，最可能原因为

A. 心肌梗死　　B. 高钠血症

C. 血容量过多　　D. 神经阻滞不全

E. 手术部位出血

三　A3/A4 型题

（1~3 题共用题干）

患者，男，29 岁。被打伤头部住院 4 天，意识清楚，伤后有短暂脑脊液鼻漏，已停，现头痛剧烈。

1. 该患者头痛最常见原因为

A. 紧张、焦虑　　B. 颅内低压综合征

C. 受伤导致的神经损伤　　D. 颅内存在未发现的肿瘤

E. 急性高颅压

2. 该患者行 3 次颅脑 CT 检查提示为“蛛网膜下腔出血”，考虑脑挫伤水肿，已经给予脱水等治疗，头痛症状却不缓解而加重。下一步应当

A. 颅脑 MRI 检查　　B. 颅脑 MRI 增强扫描

C. 脑电图检查
D. 脑脊液压力测定
E. 颅脑 CT 增强扫描

3. 成人颅内压正常值为
A. 70~200mmH_2O
B. 50~150mmH_2O
C. 80~180mmH_2O
D. 60~150mmH_2O
E. 60~100mmH_2O

（4~8 题共用题干）

患者，男，37 岁。尿毒症，血压 185/110mmHg，心率 60 次/分，ECG 显示 ST-T 波改变，维持血液透析 4 年，拟行同种异体的肾移植手术。

4. 术前了解哪项病情对麻醉有帮助
A. 心肺功能
B. 测血压
C. 家族史
D. 最后一次血液透析时间
E. 以上均是

5. 下列麻醉方法中，最易出现血压波动的是
A. 全麻
B. 全麻-椎管内阻滞联合麻醉
C. 硬膜外麻醉
D. 腰硬联合麻醉
E. 脊麻

6. 如果采用硬膜外麻醉哪项最重要
A. 出、凝血时间
B. 血常规
C. 肝功能
D. 心电图
E. 肾功能

7. 采用硬膜外麻醉最佳穿刺点是
A. $L_{5\sim6}$
B. $T_{10\sim11}$
C. $L_{1\sim2}$
D. T_{12}~L_2间隙
E. $T_{11\sim12}$和$L_{3\sim4}$

8. 采用硬膜外麻醉时，下列叙述错误的是
A. 血透患者在移植术前 24 小时内必须增加透析 1 次
B. 局麻药中不应加肾上腺素
C. 严格无菌操作，预防硬膜外腔感染
D. 肾衰患者的局麻药时效常比正常肾功能患者缩短，故应提高局麻药浓度
E. 伴有心功能不全的肾衰患者，为减少局麻药心脏毒性应降低局麻药浓度

(9~11 题共用题干)

患者，男，62 岁。因“反复心前区疼痛 2 年，加重 2 个月”来诊。诊断为冠状动脉粥样硬化性心脏病（CHD）、三支病变，拟行非体外循环下冠状动脉搭桥术（CABG）。

9. 该患者术前用药最好选择

A. 地西泮、芬太尼、东莨菪碱
B. 地西泮、吗啡、东莨菪碱
C. 地西泮、氟哌利多、阿托品
D. 地西泮、哌替啶、异丙嗪
E. 地西泮、哌替啶、阿托品

10. 患者冠状动脉血流取决于

A. 冠状动脉灌注压
B. 平均动脉压
C. 冠状动脉总阻力
D. 血液黏度
E. 主动脉舒张压与左室舒张末压之间的差

11. 该患者的麻醉根本原则是

A. 维持较高的冠状动脉灌注压
B. 维持较低的心率
C. 维持心脏的氧供与氧耗平衡
D. 保持心脏较高的氧供
E. 尽可能增加心输出量

(12~14 题共用题干)

患者，女，34 岁。诊断为妊娠高血压综合征，剖宫产术前憋喘，无法平卧，全麻手术后入 ICU。入室时处于药物镇静状态，气管插管机械通气 BP 190/110mmHg，HR 120 次/分，两肺底吸气末可闻及大量湿啰音。

12. 目前，该患者最可能诊断为

A. 支气管哮喘
B. 急性左心功能衰竭
C. 输血输液过多
D. 急性右心功能衰竭
E. 非心源性肺水肿

13. 对于该患者宜采取的处理措施为

A. β 受体阻断药 + 洋地黄
B. 利尿 + 加大镇静肌松药剂量
C. 洋地黄 + 血管扩张药
D. 大量利尿 + 血管扩张药 + PEEP
E. 大量利尿，尽快撤离呼吸机并拔除气管导管

14. 大剂量袢利尿药（呋塞米 200mg）应用后，该患者尿量仍 < 20ml/h，测血肌酐 156gmol/L，且临床症状无明显缓解。此时，应当采取哪种积极措施以尽快缓解病情

A. 血液净化
B. 加大利尿药用量
C. 限制液体入量
D. 更换其他利尿药
E. 维持原治疗方案

（15~18 题共用题干）

患者，男，44 岁。身高 180cm，体重 171kg，有 4 年高血压病史，有非胰岛素依赖型糖尿病病史，阻塞性睡眠呼吸暂停（OSA）。既往服用美托洛尔，吡格列酮和氢氯噻嗪，拟行腹腔镜下胃旁路手术。术前检查：血糖 200mg/d，心电图提示左室肥厚、右心劳损，超声心电图示中度三尖瓣关闭不全，右室肥厚和肺动脉收缩峰压为 45mmHg，左室功能正常。体格检查：双肺呼吸音清晰，心音正常，气道 Mallampati 分级为Ⅲ级，颈部粗且伸展受限，吸空气时血氧饱和度为 94% 。

15. 根据 BMI 分类，可以将该患者分为

A. 超重
B. 病态肥胖
C. 肥胖
D. 显著肥胖
E. 显著超重

16. 该患者减肥手术后，哪种疾病的发生率降低最少

A. 高血压
B. 糖尿病
C. 冠心病
D. 高脂血症
E. 阻塞性睡眠呼吸暂停（OSA）

17. 下列药物中，哪种药物应该按照总体重给药

A. 芬太尼
B. 罗库溴铵
C. 维库溴铵
D. 瑞芬太尼
E. 丙泊酚（负荷剂量）

18. 下列患者特征中，哪种会增加减肥手术后发病率和死亡率

A. OSA
B. 体重指数 >40kg/m^2
C. 年龄 >40 岁
D. 糖尿病
E. 女性

（19~23 题共用题干）

患者，女，48 岁。半年前，因肺癌行肺叶切除输血 400ml。现为原发性肝癌行右半肝切除，术中失血多，快速输库血 1200ml 时创面渗血加重，血压下降，尿液呈红色。

19. 该患者首先诊断为

A. 肾衰竭
B. 心泵功能衰竭
C. 肝功能衰竭
D. 血液污染
E. 急性溶血反应

20. 最可能的原因是

A. RH 血型不合
B. 血小板不合

C. 白细胞不合　　D. 败血症
E. ABO 血型不合

21. 最可能发生的严重的问题是
A. 低血压　　B. 肾衰竭
C. 腰背痛　　D. 缺氧
E. 贫血

22. 下列处理原则中，错误的是
A. 立即停止输血，核查血型　　B. 保护肾功能
C. 及早扩容，防止休克及 DIC　　D. 严密观察病情
E. 迅速强心

23. 下列具体处理措施中，错误的是
A. 静脉注射地塞米松 20mg　　B. 静脉注射呋塞米 60mg
C. 静脉滴注 $NaHCO_3$ 150ml　　D. 输入新鲜同型血
E. 静脉滴注酚磺乙胺

（24~28 题共用题干）

患者，女，46 岁。诊断为风湿性心脏病、二尖瓣关闭不全、心功能Ⅲ级，拟行二尖瓣置换术。

24. 诱导前头低足高位行颈内静脉穿刺时（穿刺不顺），患者心率突然增加至 120 次/分、血压下降、呼吸困难。最可能是
A. 过度紧张　　B. 穿刺部位疼痛
C. 心力衰竭　　D. 穿刺致气胸
E. 穿刺致心包压塞

25. 患者最可能伴发
A. 慢性支气管炎　　B. 心力衰竭
C. 肺气肿　　D. 冠心病
E. 其他瓣膜严重病变

26. 术中判断心功能最有意义的监测为
A. 血气分析　　B. CVP
C. 收缩压　　D. 气道阻力
E. 肺动脉漂浮导管（Swan-Ganz 导管）

27. 静脉注射鱼精蛋白中和肝素时，突然出现心率减慢、心脏膨胀、血压下降，最可能是
A. 鱼精蛋白反应　　B. 肝素反应

C. 右心衰竭
D. 压迫心脏
E. CPB 机还血过多

28. 关于上述现象的处理，错误的是
A. 加快 CPB 机还血
B. 停止注射鱼精蛋白
C. 静脉注射适量异丙肾上腺素
D. 静脉注射适量丙泊酚
E. 静脉注射适量硝酸甘油

（29～33 题共用题干）

患者，女，52 岁。因“突发头痛伴恶心、呕吐 6 小时”入院。呕吐物为胃内容物。否认高血压、心脏病病史。查体：T 37℃，P 80 次/分，R 20 次/分，BP 170/100mmHg；意识清楚，言语流利；双侧瞳孔等大正圆，对光反射灵敏，L∶R＝2.5mm∶2.5mm；无中枢性面舌瘫，颈项强直明显；心、肺（－）；四肢活动良好，病理反射（－）。颅脑 CT：纵裂内、鞍上池内高密度影。

29. 最可能的诊断是
A. 脑出血
B. 脑梗死
C. 蛛网膜下腔出血
D. 脑膜炎
E. 脑供血不全

30. 下列选项中，对其没有帮助的检查是
A. 颅脑 CT
B. ECT
C. 颅脑 MRI
D. 磁共振血管成像
E. 全脑血管造影

31. 最多的出血来源来自
A. 脑动脉硬化
B. 肿瘤卒中
C. 颅内动脉瘤
D. 烟雾病
E. 脑血管畸形

32. 下列选项中，处置错误的是
A. 绝对卧床休息
B. 给予镇静药物
C. 给予抗生素预防感染
D. 给予止血药物
E. 便秘者给予肥皂水灌肠

33. 下列选项中，最根本的治疗方案
A. 冬眠物理降温
B. 脱水治疗
C. 止血治疗
D. 绝对卧床休息
E. 动脉瘤夹闭术

（34~38 题共用题干）

患者，男，70 岁。因左侧中叶肺癌，每日咯血 20ml 左右，拟行肺癌根治术。

34. 患者烟龄 40 年，平均 20 支/日。近 10 年来每年冬季均有咳嗽咳痰，清晨尤重。该患者极可能患有

A. 肺源性心脏病　　B. 肺炎
C. 慢支并肺气肿　　D. 肺不张
E. Ⅱ型呼吸衰竭

35. 下列术前检查中，麻醉医生最应重视的是

A. 痰培养　　B. 心电图
C. 肺通气功能　　D. 胸部 CT
E. 胸部 X 线

36. 麻醉医生欲了解呼吸功能，最简易的测定方法为

A. 末梢循环颜色　　B. 火柴试验
C. 量胸廓周径　　D. 肺部听诊
E. 床边 X 线检查

37. 该患者最佳的麻醉方式是

A. 连续硬膜外麻醉　　B. 静脉麻醉
C. 左侧双腔支气管插管全麻　　D. 气管内插管全麻
E. 右侧双腔支气管插管全麻

38. 在术前用药中，应避免使用的是

A. 咪达唑仑　　B. 地西泮
C. 东莨菪碱　　D. 阿托品
E. 吗啡

（39~43 用题干）

患者，男，33 岁。诊断为重度主动脉瓣狭窄，拟行心内直视术，术前 1 天突感左心前区疼痛，伴冷汗、恶心。

39. 患者最可能的情况为

A. 冠脉病变严重导致心肌梗死　　B. 狭窄部痉挛，心输出量减少
C. 伴有渗出性心包炎摩擦所致　　D. 伴有冠心病而发生心绞痛
E. 心肌氧耗增加，使心内膜下血流灌注减少

40. 此时针对性处理错误的是

A. 硝酸甘油是解除此类心绞痛的首选措施

B. 如果同时有左室舒张末压（LVEDP）增高，则硝酸甘油可能有效
C. 可选用去氧肾上腺素
D. 应立即进行氧治疗
E. 硝酸甘油有可能加重心绞痛

41. 如果患者心绞痛时 HR 125 次/分，V_5 导联提示 ST 段下降，正确的治疗措施是
A. 静脉注射利多卡因 70mg
B. 静脉注射美托洛尔 1~3mg
C. 静脉注射尼卡地平 1~2mg
D. 静脉注射硝酸甘油 50mg
E. 静脉注射普萘洛尔 2~5mg

42. 该患者围术期最重要的措施是
A. 维持左室的收缩功能
B. 维持外周循环稳定
C. 适当降低血压，减少左室负担
D. 保持充分给氧
E. 维持窦性心律，避免心动过速

43. 术中如患者血压由 156/95mmHg 降至 78/46mmHg，此时应当立即
A. 静脉注射异丙肾上腺素
B. 静脉注射麻黄碱
C. 静脉注射多巴胺或间羟胺
D. 静脉注射去氧肾上腺素
E. 静脉注射肾上腺素

（44~48 题共用题干）

患者，男，68 岁。高血压病史 8 年，长期服用美托洛尔、利血平等药物，血压控制良好，现拟行胃癌根治术。

44. 最适合的麻醉方法为
A. 硬膜外阻滞
B. 脊麻
C. 静脉麻醉
D. 吸入麻醉
E. 静吸复合麻醉

45. 为预防麻醉期间心动过缓，该患者麻醉前可常规加用
A. 麻黄碱
B. 多巴胺
C. 肾上腺素
D. 阿托品
E. 异丙肾上腺素

46. 经加深麻醉后，血压仍高达 180/110mmHg，HR 25 次/分，$SpO_2$100%，此时应当立即
A. 停止手术操作，减少刺激
B. 静脉滴注硝酸甘油降压
C. 继续加深麻醉，直至血压控制
D. 停止输液，必要时放血
E. 检查呼吸活瓣并更换新的钠石灰

47. 处理术中高血压最正确的选项是
A. 先寻找原因，再作相应处理
B. 伴有心率慢者可用格尔（Labetalol）

C. 硝普钠降压效果最佳，应为首选
D. 降压同时注意控制输液量
E. 一旦出现高血压，应立即用降压药控制

48. 目前，主张抗高血压药物用至
A. 术前 1 周
B. 术前 3 天
C. 术前 2 天
D. 术前
E. 术前 1 天

（49~52 题共用题干）

患者，女，61 岁。右侧卵巢癌，拟行卵巢癌根治术。主诉轻度活动后即感心悸、气短。既往有风湿病史 20 多年，曾心力衰竭 3 次。胸片、ECG、心脏彩超等检查诊断为二尖瓣狭窄并关闭不全，中度肺动脉高压、房颤。

49. 该患者的心功能分级为
A. Ⅰ级
B. Ⅱ级
C. Ⅲ级
D. Ⅳ级
E. Ⅴ级

50. 该患者最佳的麻醉方法是
A. 气管内插管全麻
B. 局麻加强化
C. 腰硬联合麻醉
D. 硬膜外阻滞
E. 硬膜外麻醉复合气管内插管全麻

51. 该患者的 ASA 分级是
A. Ⅰ
B. Ⅱ
C. Ⅲ
D. Ⅳ
E. Ⅴ

52. 复苏成功及手术结束后，患者生命体征平稳，但尚未清醒，正确的处理是
A. 带气管导管送回 ICU 病房
B. 待清醒后送回普通病房
C. 拔管后送回 ICU 病房
D. 拔管后送回普通病房
E. 带气管导管送回普通病房

（53~58 题共用题干）

患者，男，46 岁。体重 60kg，血压 140/90mmHg，心电图示右束支传导阻滞。因慢性肾炎、肾衰竭、尿毒症，拟行同种异体肾移植术。

53. 下列术前准备中，最重要的是
A. 应用极化液以降低血钾
B. 在术前 24 小时左右行血液透析

C. 输血使血红蛋白升至80g/L以上
D. 降血压控制在正常值上限
E. 在术前即刻行血液透析

54. 最常用的麻醉方法为
A. 连续硬膜外麻醉
B. 脊麻
C. 静脉全麻
D. 静吸复合全麻
E. 氯胺酮麻醉

55. 移植肾血管开放时，血压宜保持在
A. 90/60mmHg左右
B. 120/80mmHg左右
C. 150/95mmHg左右
D. 160/105mmHg左右
E. 200/125mmHg左右

56. 如术中血压下降幅度较大，下列药物宜选用
A. 去氧肾上腺素（新福林）
B. 麻黄碱
C. 肾上腺素
D. 多巴胺
E. 多巴酚丁胺

57. 移植肾恢复血流时，应常规使用
A. 毛花苷C
B. 呋塞米
C. 麻黄碱
D. 环孢素A
E. 多巴胺

58. 手术中不能使用的药物是
A. 呋塞米
B. 环孢素A
C. 甲泼尼龙
D. 多巴胺
E. 头孢类抗生素

（59~63题共用题干）

患者，男，因左下肢干性坏疽，拟行截肢术。入院后体温39℃，呼吸32次/分，昏迷，面色苍白，呼出气有“烂苹果”味。

59. 患者昏迷的原因可能为
A. 高钠血症
B. 脑出血
C. 低血糖
D. 脑栓塞
E. 高血糖

60. 下列检查中有助于确诊的是
A. 血气分析、血电解质
B. 血糖、酮体、尿糖
C. 脑部CT、心电图
D. 血、尿常规

E. 脑电图、心电图

61. 下列选项中，比较合适的治疗措施是

A. 神经外科手术
B. 给予碳酸氢钠
C. 给予 10% 葡萄糖
D. 不做处理而行截肢术
E. 给予胰岛素、碳酸氢钠及氯化钾

62. 术前检查除常规外，还应检查

A. 腹部 B 超
B. 血糖、尿糖、尿酮体
C. 脑电图
D. 腹部听诊
E. 血糖、尿糖

63. 查血糖 25.2mmol/L，pH 7.10，临床检查完善之后，正确的治疗方案是

A. 即刻行截肢手术
B. 即刻行截肢手术，术中用胰岛素降低血糖水平
C. 胰岛素控制血糖正常后，再行即刻行截肢手术
D. 即刻行截肢手术，术中用胰岛素降低血糖水平，适量 $NaHCO_3$ 纠正酸中毒
E. 先用胰岛素控制血糖水平，适量 $NaHCO_3$ 纠正酸中毒后，再行截肢手术

（64~68 题共用题干）

患者，男，72 岁。拟行阑尾切除术。除偶有胸闷外，无其他特殊病史。术前检查：Hb 110g/L，WBC 8.9×10^9/L，ECG 示Ⅱ、Ⅲ、aVF 导联 ST 段下移超过 0.05mV。

64. 该患者通常选择的麻醉是

A. 局部麻醉
B. 气管插管全麻
C. 硬膜外阻滞
D. 静脉麻醉
E. 脊椎麻醉

65. 麻醉前用药最好选用

A. 哌替啶 + 东莨菪碱
B. 地西泮 + 东莨菪碱
C. 哌替啶 + 阿托品
D. 吗啡 + 东莨菪碱
E. 苯巴比妥 + 阿托品

66. 该患者在麻醉后 20 分钟出现心动过缓，心率 42 次/分。宜选择

A. 手术停止，改日进行
B. 麻黄碱 15~30mg 静脉注射
C. 阿托品 0.3~0.5mg 静脉注射
D. 肾上腺素 0.1mg 静脉注射
E. 异丙肾上腺素 0.5mg 静脉注射

67. 老年患者麻醉后循环抑制的主要原因是

A. 麻醉后产生的交感神经阻滞
B. 术前禁食

C. 血容量不足　　D. 贫血

E. 心血管功能降低

68. 老年患者心律失常发生率随年龄增加而增加，最多见

A. 室性早搏　　B. 室上性期前收缩

C. 短阵室速　　D. 房性期前收缩

E. 室上性心动过速

（69~72题共用题干）

患者，男，饱胃，后脑外伤清醒，拟行急诊手术。

69. 该患者麻醉前最重要的准备是

A. 血常规检查　　B. 补液

C. 插粗胃管排空胃内容物　　D. 血气分析

E. 心电图检查

70. 在下列情况下，该患者最易发生胃内容物反流误吸的是

A. 快速诱导非去极化肌松药下插管　　B. 局麻手术

C. 咽喉表面麻醉清醒插管　　D. 不插管保留自主呼吸静脉麻醉

E. 完全清醒后拔除插管

71. 术毕拔除插管时发生呕吐，最关键的处理是

A. 吸氧　　B. 使用催吐药

C. 加快输液　　D. 使用镇吐药

E. 使患者处于头低足高位，喉镜明视下吸除口咽喉呕吐物

72. 患者呕吐后出现呼吸困难，最可能的原因是

A. 误吸　　B. 肺栓塞

C. 肌松药的残余作用　　D. 支气管痉挛

E. 全麻药的中枢性呼吸抑制

（73~75题共用题干）

患者，女，31岁。因“月经不规则2年，溢乳4个月”来诊。按“子宫发育不全”治疗无效。神经科检查：意识清楚，肥胖体型，眼底检查（－），病理反射（－）。

73. 应做的进一步检查

A. 脑电图　　B. 颅脑超声

C. 腰椎穿刺查脑脊液　　D. 颅脑MRI

E. 检测黄体生成素水平

74. 颅脑 MBI 示：鞍内有 18.6mm×3.8mm 低密度区。患者可能的诊断是
A. 生长激素（GH）瘤
B. 催乳素（PRL）瘤
C. 促卵泡激素（FSH）瘤
D. 促肾上腺皮质激素（ACTH）瘤
E. 颅咽管瘤

75. 该患者拟行经鼻蝶窦肿瘤切除术，麻醉处理错误的是
A. 术中防止血压的剧烈波动
B. 注意其他并存疾病如心脏扩大，高血压等
C. 术者使用含肾上腺素的局部麻醉药，应注意防止心律失常
D. 考虑有糖代谢障碍，用 10% 葡萄糖液补充
E. 完善气道评估，防止困难气道

（76~78 题共用题干）

患者，女，40 岁。因“头晕、头痛 4 个月”入院。颅脑 CT：后颅窝肿瘤，小脑扁桃体下疝。拟择期行开颅肿瘤切除术。

76. 对于颅内压，叙述正确的是
A. 只受脑组织容积影响
B. 只受脑脊液容积影响
C. 与脑组织和脑脊液容积无关
D. 受脑组织和脑脊液两方面因素影响
E. 受脑组织、脑脊液和脑血流 3 方面因素影响

77. 麻醉方式选择静吸复合全身麻醉，下列药物中不宜应用
A. 异氟烷
B. 七氟烷
C. 氯胺酮
D. 芬太尼
E. 丙泊酚

78. 在手术时，心前区多普勒超声出现响亮回声及湍流，呼气末二氧化碳分压从 31mmHg 下降到 13mmHg，患者血压从 121/63mmHg 下降到 64/32mmHg，最可能出现的情况是
A. 心肌梗死
B. 心力衰竭
C. 低血容量性休克
D. 空气栓塞
E. 气胸

（79~81 题共用题干）

患者，男，55 岁。因“记忆力减退半年”来诊。逐渐出现痴呆症状，如注意力不易集中、表情淡漠、排尿和排粪失禁。1 年前有蛛网膜下腔出血病史。查体：意识清楚，反应迟钝。脑神经正常，眼底无视盘水肿。四肢肌力、肌张力正常，腱反射对称，未引出病理反射。颅脑 CT 示：脑室系统（包括第四脑室）明显扩大。腰穿脑脊液压力 200mmH_2O。

79. 最可能的诊断为

A. 脑脓肿
B. 脑梗死
C. 脑积水
D. 脑出血
E. 早老性痴呆

80. 该患者目前应该做的检查是

A. 脑脊液常规、生化检查
B. 单光子发射计算机体层摄影（SPECT）
C. 脑血管造影
D. 腰椎穿刺测压
E. 颅脑 CT、MRI

81. 该患者拟在全身麻醉下行脑室-腹腔分流，不宜使用的药物是

A. 异氟烷
B. 丙泊酚
C. 氯胺酮
D. 地氟烷
E. 硫喷妥钠

（82~84 题共用题干）

患者，男，67 岁。因“突发剧烈头痛、躁动，继而昏迷 1 小时”入院。查体：BP 198/85mmHg，HR 86 次/分，左侧瞳孔缩小，右侧肢体肌张力降低，腱反射消失。

82. 最可能的诊断为

A. 脑梗死
B. 癫痫发作
C. 高血压脑出血
D. 急性心肌梗死
E. 血管迷走性晕厥

83. 颅内压增高的主要表现不包括

A. 视力减退
B. 呕吐
C. 头痛
D. 意识障碍
E. 血压下降

84. 下列药物中不宜应用

A. 奥美拉唑
B. 白蛋白
C. 呋塞米
D. 小剂量多巴胺
E. 咪达唑仑

（85~87 题共用题干）

患者，女，47 岁。因“颅内动脉瘤、蛛网膜下腔出血”入院。1 个月前出现剧烈头痛，伴恶心、呕吐，到当地医院就诊，颅脑 CT：脑室内出血，给予脱水等治疗。1 周后复查颅脑 CT：大脑后动脉瘤。为求进一步诊治来我院。

85. 患者1个月前出现剧烈头痛的原因为高颅压，以下对高颅压的处理错误的是
A. 呋塞米与甘露醇合用可起协同作用
B. 利尿药首选甘露醇
C. 过度通气，维持 $PaCO_2$ 20~25mmHg
D. 早期使用肾上腺皮质激素
E. 应用硫喷妥钠、依托咪酯等脑血管收缩药

86. 患者欲施行手术治疗，下列诱导药物中不能选用
A. 硫喷妥钠
B. 氯胺酮
C. 丙泊酚
D. 咪达唑仑
E. 依托咪酯

87. 术中行控制性降压不宜应用的药物为
A. 艾司洛尔
B. 乌拉地尔
C. 硝普钠
D. 异氟烷
E. 硝酸甘油

(88~90 题共用题干)

患者，男，59岁。因“高血压脑出血”入院。查体：BP 195/115mmHg，P 53次/分；昏迷，右侧瞳孔散大。拟行血肿清除术。

88. 入院后最先采取的措施是
A. 快速静脉滴注甘露醇
B. 降压治疗
C. 行气管内插管
D. 脑室引流降颅压
E. 给予阿托品

89. 关于利尿治疗，措施错误的是
A. 应用0.5~1.0g/kg的甘露醇20分钟内快速静脉滴注
B. 甘露醇、呋塞米可联合使用
C. 7.5%高张氯化钠溶液用于严重脑水肿
D. 呋塞米适用于心功能较差的患者
E. 用甘露醇后25分钟可使颅内压降低25%

90. 麻醉诱导时不宜应用的药物是
A. 丙泊酚
B. 硫喷妥钠
C. 瑞芬太尼
D. 依托咪酯
E. 氯胺酮

(91~93 题共用题干)

患者，男，60岁。有8年高血压病史，2个月前因阵发性心前区疼痛拟诊断为不稳定型

心绞痛，给予药物治疗。1天前受凉感冒，1小时前突然出现憋喘、咳嗽、咳泡沫样痰。体检：血压175/100mmHg，两肺底湿性音，心率130次/分，心音强弱不等，心律绝对不齐，双下肢无水肿，神清，端坐呼吸，烦躁不安。

91. 目前该患者最可能诊断为
A. 急性心肌梗死
B. 心绞痛急性发作
C. 支气管哮喘
D. 肺栓塞
E. 急性左心衰竭

92. 在治疗的同时，该患者应首先做的检查是
A. 冠状动脉造影
B. 超声心动图检查
C. 电解质
D. 心肌酶检查
E. 心电图检查

93. 若控制该患者的上述症状，应当首选
A. 静脉注射吗啡
B. 静脉注射美托洛尔
C. 静脉注射毛花苷C
D. 静脉注射地塞米松
E. 静脉注射氨茶碱

（94~95题共用题干）

患者，男，51岁。因“饭后1小时突发剧烈头痛1小时”急诊入院。既往高血压病史20年，最高血压达220/110mmHg，未规律用药治疗。颅脑CT示：蛛网膜下腔出血。

94. 下列检查中，最有助于明确诊断的是
A. 脑电图
B. 全脑DSA造影
C. 颅脑CT增强扫描
D. 颅脑MRI
E. 颅内压检测

95. 麻醉过程中应监测的指标不包括
A. 有创血压
B. 中心静脉压
C. 呼气末二氧化碳分压
D. 心电图
E. 脑电图

（96~99题共用题干）

患者，女，60岁。因“剧烈头痛，伴恶心、呕吐4天”入院。既往高血压、冠心病病史5年。查体：BP 145/90mmHg，P 96次/天。颅脑CT：蛛网膜下腔出血。经脑血管造影：右侧大脑中动脉动脉瘤。拟行动脉瘤夹闭术。

96. 麻醉诱导时，不宜选用的肌肉松弛药是
A. 维库溴铵
B. 罗库溴铵

C. 琥珀胆碱
D. 泮库溴铵
E. 阿曲库铵

97. 可以用于控制性降压的药物不包括
A. 尼卡地平
B. 瑞芬太尼
C. 硝酸甘油
D. 艾司洛尔
E. 吸入恩氟烷

98. 关于控制性降压，下列叙述错误的是
A. 维持 MAP 50~60mmHg
B. 高血压患者安全低血压的限度应不超过术前 MAP 的 30%
C. 动脉瘤分离时血压不需过低，夹闭时加深麻醉即可
D. 控制性降压前应维持足够的血容量
E. 合并冠心病等脏器低灌注的患者慎用

99. 若该患者合并冠心病，术中行控制性降压宜选用
A. 硝酸甘油
B. 三磷酸腺苷
C. 硝普钠
D. 艾司洛尔
E. 尼卡地平

（100~101 题共用题干）

患者，男，39 岁。因“颅脑外伤 2 小时”入手术室。体格检查：BP 200/110mmHg，HR 100 次/分；深昏迷，呼吸不规律；瞳孔：L∶R＝5mm∶3mm，对光反射消失。

100. 该患者 ASA 分级为
A. Ⅰ
B. Ⅱ
C. Ⅲ
D. Ⅳ
E. Ⅴ

101. 选择快速诱导，下列药物中不宜使用的是
A. 硫喷妥钠
B. 咪达唑仑
C. 氯胺酮
D. 地西泮
E. 丙泊酚

（102~105 题共用题干）

患者，男，33 岁。因“头面部车祸外伤半小时”急诊入院。患者骑自行车穿越公路时被汽车撞倒，右颞部着地，曾有约 5 分钟的昏迷，清醒后头痛、恶心。当时查体：P 82 次/分，BP 140/80mmHg。一般状况尚可，神经系统检查未见阳性体征。颅脑 X 线：右额颞骨线形骨折，遂将患者留观于急诊室。在随后的 2 小时内，患者头痛逐渐加重，伴呕吐，烦躁不

安，进而出现意识障碍，收入病房。查体：T 38℃，P 60 次/分，R 18 次/分，BP 160/100mmHg；浅昏迷；瞳孔：L∶R＝3mm∶4mm，左侧对光反射存在，右侧对光反射迟钝；左鼻唇沟浅；左侧 Babinski 征（＋）。

102. 临床诊断首先考虑该患者

A. 脑挫伤　　B. 脑水肿
C. 脑室梗阻　　D. 脑震荡
E. 急性硬脑膜外血肿

103. 下列选项中，住院时应当优先处理或应用的是

A. 气管内插管术　　B. 使用呼吸兴奋药
C. 纳洛酮催醒　　D. 快滴甘露醇降颅压
E. 脑室引流降颅压

104. 该患者的麻醉方式宜选用

A. 针刺麻醉　　B. 快诱导肌松下插管
C. 非气管内插管静脉麻醉　　D. 局部麻醉＋强化
E. 表面麻醉后气管内插管＋局部麻醉

105. 在诱导中，下列肌松药不宜独用的是

A. 琥珀胆碱　　B. 阿曲库铵
C. 泮库溴铵　　D. 罗库溴铵
E. 维库溴铵

（106～108 题共用题干）

患者，女，49 岁。因“反复头痛、呕吐 3 天”入院。额部痛，用力、咳嗽、弯腰时加重；呕吐呈喷射性。眼底检查可见：视盘隆起、充血，边缘模糊不清，中央凹陷消失，静脉怒张。

106. 该患者最可能的诊断是

A. 脑疝　　B. 脑肿瘤
C. 偏头痛　　D. 颅脑外伤
E. 颅内压增高

107. 下列检查中，应首选

A. 颅脑 X 线　　B. 脑血管造影
C. 颅脑 CT　　D. 腰椎穿刺
E. 颅脑 MRI

108. 下列药物中，不宜应用

A. 呋塞米　　B. 吗啡

C. 甘露醇　　D. 地塞米松
E. 硫苯妥钠

（109~113 题共用题干）

患者，男，烟龄 40 年，伴有慢性支气管炎。

109. 可不必进行的术前准备是
A. 禁烟 2 周　　B. 给予镇痛药
C. 治疗肺部感染　　D. 训练呼吸
E. 改善机体营养状况

110. 术前禁烟需多久才有意义
A. 2 周内　　B. 2 周
C. 4 周　　D. 6 周
E. 8 周以上

111. 下列检查中，对麻醉最重要的是
A. 通气功能及血气　　B. 肝胆 B 超
C. 心电图　　D. 脑部 CT
E. 血常规

112. 为了进一步了解肺功能，下列选项中最重要的是
A. 心功能　　B. 胸部 X 线
C. 肝功能　　D. 血气分析
E. 生化检查

113. 该患者伴有高血压，对其进行麻醉诱导时不恰当的做法是
A. 诱导中保持呼吸道通畅　　B. 避免呛咳
C. 半清醒插管　　D. 充分给氧去氮
E. 采用对循环抑制较轻的药物

（114~116 题共用题干）

患者，男，65 岁。患有糖尿病史 5 年，既往血压正常。1 个月来感头晕，5 天前查血压 170/90mmHg。查体：血压 172/96mmHg，心率 77 次/分，心电图正常，血 Cr 96μmol/L，BUN 5.6mmol/L，尿酸 520μmol/L，头颅 CT 检查未见异常。该患者初步诊断为高血压 2 级高危组。

114. 对于该患者，不宜服用的降压药是
A. 钙通道阻滞药　　B. β 受体阻断药
C. 血管紧张素转化酶抑制药（ACEI）　　D. 氢氯噻嗪

E. α受体阻断药

115. 该患者降压治疗的目标值是

A. <150/100mmHg
B. <160/95mmH
C. <140/90mmHg
D. <130/80mmHg
E. <120/80mmHg

116. 如果该患者已经服用ACEI治疗，降压效果不理想，则不宜加用的降压药是

A. 血管紧张素Ⅱ受体阻断药
B. 钙通道阻滞药
C. α受体阻断药
D. β受体阻断药
E. 利尿药

（117~119题共用题干）

患者，男，56岁。有活动后气促3年，加重伴双下肢水肿2个月，遂入院。查体：心率110次/分，血压100/75mmHg，心界向左下扩大，房颤心律，心尖部Ⅱ级收缩期杂音，两肺少量湿啰音，颈静脉怒张，肝颈静脉回流征呈阳性，肝肋下2cm，双下肢水肿。否认高血压病、糖尿病病史。

117. 该患者最有可能诊断为

A. 限制型心肌病
B. 肥厚型心肌病
C. 扩张型心肌病
D. 冠心病
E. 肺心病

118. 下列哪项检查对该患者确定诊断最有意义

A. 心电图检查
B. 血生化
C. 超声心动图检查
D. 胸部X线检查
E. 漂浮导管检查

119. 检查心电图示心房纤颤、频发室早，对该例患者室性早搏的处理，首选

A. β受体阻断药
B. 美西律
C. 胺碘酮
D. 普罗帕酮
E. 维拉帕米

（120~123题共用题干）

患者，女，34岁。$G_3P_0^{+2}$，孕36周，因阴道出血量大急诊入院，既往有精神病史。查体：心率120次/分，血压88/62mmHg，血红蛋白72g/L，血小板123×10^9/L，PT、APTT均正常，纤维蛋白原357mg/dL，胎心101次/分，面色苍白。在妊娠过程中，该患者孕30周后曾有反复阴道出血，在院外保守治疗。入院诊断中央型前置胎盘大出血，胎儿宫内窘迫需要急诊剖宫产。

120. 关于前置胎盘对母体的影响，下列叙述错误的是
A. 失血
B. 难产
C. 感染
D. 羊水栓塞
E. 植入性胎盘
121. 该患者应选择哪种麻醉方式
A. 局部麻醉
B. 全身麻醉
C. 脊椎麻醉
D. 硬膜外阻滞
E. 静脉麻醉
122. 选择全身麻醉时，下列哪种药物不适宜
A. 硫喷妥钠
B. 肌松药
C. 氯胺酮
D. 氧化亚氮
E. 七氟烷
123. 关于剖宫产术中大出血处理的叙述，下列错误的是
A. 血浆游离钙降低
B. 大量输入库血，凝血因子降解，血小板丢失
C. 剖宫产术中大出血可引起凝血物质的大量丢失和消耗
D. 纤溶活性增加有诱发弥散性血管内凝血倾向
E. 妊娠后期产妇血纤维蛋白原及其他凝血因子增多，血液呈高凝状态

（124~126 题共用题干）

患者，男，60 岁，体重 71kg。诊断为左侧股疝，在硬膜外麻醉下行股疝修补术。有 3 年糖尿病史，饮食疗法控制血糖不佳，一直服用帕吉林。术前 1 天停药，手术当天血糖 8.7mmol/L，尿糖（-），术中复查血糖为 7.0mmol/L，术中未做处理。术中患者生命体征平稳，手术顺利，术毕送回病房。术后 4 小时，患者大汗淋漓、面色苍白、躁动，遂即昏迷不醒。

124. 该患者昏迷的原因可能是
A. 低钠血症
B. 糖尿病非酮症高渗性昏迷
C. 低血糖昏迷
D. 高血糖酮性昏迷
E. 糖尿病自主神经系统病变
125. 此时应当立即采取的治疗方案是
A. 立即静脉滴注 5% 葡萄糖盐水 500ml
B. 立即静脉滴注胰岛素 10U
C. 立即缓慢注射 3% 氯化钠液 150ml
D. 立即静脉滴注 5% 葡萄糖 1000ml
E. 立即静脉推注 50% 葡萄糖液 40ml

126. 经过处理后患者清醒，检测血糖为15.3mmol/L，此时应当采取的治疗方案为
A. 立即皮下注射胰岛素8U
B. 应静脉滴注普通胰岛素2~3U，30~40分钟后复查
C. 立即口服帕吉林
D. 应静脉滴注普通胰岛素5~10U，30~40分钟后复查
E. 不作处理，继续观察

（127~129题共用题干）

患者，男，28岁。突发右侧胸痛2小时入院，术前诊断：右侧肺大疱破裂、气胸，拟行胸腔镜探查、右侧肺大疱切除术。

127. 该患者的麻醉方法可选择
A. 普通气管导管全麻
B. 全麻左支气管插管下单肺通气
C. 喉罩全麻
D. Univent导管下单肺通气
E. B和D均可

128. 如果术中出现低氧血症，可以采取以下哪种方法
A. 非萎陷肺加用PEEP
B. 间断双肺通气
C. 调整导管的位置
D. 萎陷肺持续吹氧
E. 以上均正确

129. 术后如果患者不能发声，持久不愈，应当考虑的并发症是
A. 咽炎
B. 声带麻痹
C. 声门下水肿
D. 喉水肿
E. 杓状软骨脱臼

（130~132题共用题干）

患者，男，41岁，诊断为慢性肾衰竭，硬膜外阻滞下行异体肾移植术。入室BP 170/100mmHg，麻醉后血压稍下降，予白蛋白及乳酸林格液扩容，术中维持血压在150/80mmHg左右，移植肾血管吻合开放后，血压降至90/60mmHg，给予间羟胺、多巴胺及加快补液处理，CVP为16cmH_2O，但血压仍然无明显上升。

130. 此时，应当采取的措施为
A. 改用去甲肾上腺素升压
B. 继续快速补液
C. 加大升压药剂量
D. 进行血气分析检查，适当补碱，纠正酸中毒
E. 应用强心药物

131. 如果经过上述处理后，患者的血压上升，则说明低血压的原因是
A. 血容量不足
B. 间羟胺、多巴胺剂量不够
C. 去甲肾上腺素升压效果更好
D. 酸中毒致心肌抑制且心肌对儿茶酚胺类药物敏感性下降
E. 心功能较差

132. 为了扩张肾血管，多巴胺的剂量应为
A. 0.5~2.0μg/（kg·min）
B. 5~7μg/（kg·min）
C. 8~10μg/（kg·min）
D. 10~20μg/（kg·min）
E. >20μg/（kg·min）

（133~136 题共用题干）

患者，男，34 岁。拟在介入室导管治疗室行风湿性心脏病二尖瓣球囊扩张术。

133. 患者精神紧张，心功能Ⅲ级，麻醉前准备不适当的是
A. 术前 1 小时肌内注射哌替啶 50mg
B. 按全麻要求准备麻醉器械和药品
C. 麻醉前禁食 12 小时，禁饮 4 小时
D. 术前半小时肌内注射阿托品 0.5mg
E. 尽可能纠正心肺功能

134. 术中最不可能出现的并发症是
A. 严重高血压
B. 低血压
C. 窦性心动过速
D. 室性早搏
E. 窦性心动过缓

135. 如术中出现低血压，其原因和处理不恰当的是
A. 导管刺激导致窦性心动过速常引起低血压
B. 造影剂刺激血管壁，是低血压的原因之一
C. 注射麻黄碱或去氧肾上腺素
D. 窦性心动过缓时可注射阿托品
E. 持续室速、多源性室性期前收缩或Ⅲ度房室传导阻滞，用药物治疗，但可以继续进行操作

136. 如果有房颤史，局麻下突然出现意识不清约 2 分钟，右上肢短暂抽搐后无力，应首先考虑的原因为
A. 颅内小动脉瘤破裂
B. 脑血栓形成
C. 脑栓塞
D. 颅内出血
E. 低血压休克

（137~139 题共用题干）

患者，男，65 岁。诊断为胸降主动脉瘤，高血压及冠心病史 10 年。ECG 示冠状动脉供血不足。血压 150/105mmHg，心率 77 次/分。拟行主动脉瘤切除、人造血管移植术。

137. 麻醉中，最好不用
    A. 异氟烷
    B. 芬太尼
    C. 阿曲库铵
    D. 泮库溴铵
    E. 恩氟烷

138. 机械通气最合适的选择是
    A. 右支气管双腔管插管呼气末正压（PEEP）通气
    B. 左支气管双腔管插管间歇正压通气
    C. 单腔气管插管间歇正压通气
    D. 右支气管双腔管插管间歇正压通气
    E. 单腔气管插管呼气末正压（PEEP）通气

139. 主动脉钳开放后容易发生
    A. 肾衰竭
    B. 气栓
    C. 中心低血容量综合征
    D. 肝功能衰竭
    E. 低心排

（140~142 题共用题干）

患者，男，31 岁。因“腹胀，活动后心悸、气短半年”来诊。入院检查显示低蛋白血症、胸腔积液、腹腔积液、下肢水肿、心功能Ⅳ级。诊断为缩窄性心包炎，拟行全麻下心包切除术。

140. 关于患者术前准备，下列叙述错误的是
    A. 静脉补充白蛋白
    B. 改善心功能
    C. 尽量抽尽腹腔积液
    D. 给予利尿药
    E. 尽快抽尽胸腔积液

141. 关于麻醉诱导，下列叙述错误的是
    A. 避免心动过缓
    B. 避免血压下降
    C. 诱导用药采用对循环影响小、剂量最小、注药速度最慢的原则
    D. 氯胺酮有兴奋交感神经作用，增加心肌氧耗，不适于该患者全麻诱导
    E. 如患者不能平卧，可考虑清醒表面麻醉下气管内插管

142. 关于麻醉管理，下列叙述错误的是
    A. 因心功能较差，术中可应用洋地黄制剂

B. 心包切除过程中应严密观察，严重室性心律失常可静脉注射利多卡因

C. 为保证循环稳定，应快速、足量补液

D. 机械通气潮气量避免过大，以防阻碍回心血量，引发低血压

E. 术中低血压，可持续泵注多巴胺

（143～147 题共用题干）

患者，男，60 岁。因“心悸、气短伴晕厥 10 年，加重 3 个月”来诊。查体：BP 190/85mmHg，HR 105 次/分。ECG：心房颤动、左前束支传导阻滞、V_2～V_5 导联 ST-T 改变。诊断为风湿性心脏病、联合瓣膜病（重度左房室瓣狭窄伴轻度关闭不全 + 重度主动脉瓣狭窄）、心功能Ⅳ级。拟于体外循环下行左房室瓣、主动脉瓣置换术、迷宫射频消融术。

143. 关于患者的术前准备，下列叙述错误的是

A. 患者目前心功能较差，应先予以纠正后方可考虑手术

B. 目前患者症状较重，应立即手术治疗

C. 应用 ACEI 类药物控制血压

D. 应用 β 受体阻断药控制心室率 100 次/分以下

E. 如应用利尿药，应注意保持血钾于正常水平

144. 关于该患者的麻醉处理要点，下列叙述错误的是

A. 维持足够的血容量　　B. 避免心动过缓

C. 维持外周血管扩张状态　　D. 避免心动过速

E. 维持较慢的窦性心律

145. 手术过程中应用三导联电极进行心电监测，对心律失常和心肌缺血均敏感的电极放置方式是

A. 标Ⅰ导联　　B. 标Ⅱ导联

C. 标Ⅲ导联　　D. V_5 导联

E. 改良 V_5 导联

146. 体外循环转流过程中，患者 MAP 105mmHg，SpO_2 55%，灌注泵速 1.5L/min。下列处理正确的是

A. 应用扩血管药物并加深麻醉　　B. 不用处理

C. 提高氧流量　　D. 提高灌注泵速

E. 应用扩血管药、加深麻醉并提高灌注泵速

147. 患者停转流，拔出主动脉导管并应用鱼精蛋白后，腹腔内压力（IAP）50/35mmHg，HR 135 次/分，气道压 45cmH_2O，SpO_2 60%。下列处理措施中错误的是

A. 吸 100% O_2

B. 手动持续正压通气

C. 如果症状进一步加重，可考虑重新转流

D. 多巴酚丁胺+多巴胺泵注

E. 肾上腺素0.1mg单次静脉注射后持续泵注

（148~149题共用题干）

患儿，男，3岁，10kg。发绀，诊断为法洛四联症伴重度肺动脉高压，拟在体外循环下行根治术。

148. 法洛四联症不包括

A. 室间隔缺损　　B. 主动脉骑跨

C. 肺动脉狭窄　　D. 房间隔缺损

E. 右心室肥厚

149. 该患儿的术前处理，下列错误的是

A. 面罩吸氧有助于预防法洛四联症患儿缺氧危象

B. 明显发绀性患儿给术前药后应有专人护理

C. 严重发绀性患儿可免去术前用药

D. 情绪紧张和注射疼痛可诱发法洛四联症患儿缺氧危象

E. 术前无须控制液体摄入

（150~153题共用题干）

患者，男，64岁。拟行胆囊切除术，该患者患有冠心病和胃肠炎。查体：心率104次/分、心律不齐、血压170/110mmHg，心电图提示：ST段改变。空腹血糖12.8mmol/L、血清总胆固醇10.0mmol/L、血清钾3.5mmol/L。

150. 导致冠心病的危险因素不包括

A. 高血压　　B. 糖尿病

C. 高胆固醇血症　　D. 家族史

E. 胃肠炎

151. 心肌梗死患者择期手术一般要推迟多长时间最适宜

A. 2周　　B. 4周

C. 3个月　　D. 6个月

E. 1年

152. 下列选项中，不加重患者心律失常的是

A. 全麻诱导　　B. 利多卡因

C. 气管内插管的反应　　D. 血钾过低

E. 麻醉维持期间的高血压

153. 术中如心率 70 次/分伴偶发室性期前收缩，首选药是

A. 普罗帕酮　　B. 艾司洛尔

C. 利多卡因　　D. 阿托品

E. 普鲁卡因胺

（154~155 题共用题干）

患者，男，44 岁。诊断为右侧嗜铬细胞瘤，拟全麻下行右肾上腺切除术。术中游离肿瘤时，突然出现血压上升。

154. 该患者突然出现血压上升，最可能的原因是

A. 麻醉过深　　B. 输液速度慢

C. 通气过度　　D. 缺 O_2、CO_2蓄积

E. 血中儿茶酚胺含量增加

155. 该患者肿瘤切除后，出现低血糖的原因是

A. 糖异生增加　　B. 胰岛素分泌增加

C. 基础代谢率增加　　D. 补充葡萄糖量不足

E. 麻醉过深

（156~160 题共用题干）

患者，女，术前血压 170/100mmHg，心率 84 次/分，在异氟烷吸入麻醉下胃癌根治术。诱导后当异氟烷浓度达 1.6MAC 时，血压降至 95/50mmHg，心率为 118 次/分，心电图出现多个室性早搏。

156. 此时低血压最可能的原因是

A. 血容量过低，回心血量少　　B. 麻醉药物选择不当

C. 患者出现急性心力衰竭　　D. 吸入麻醉过深，心血管受抑制

E. 术中发生脑血管意外

157. 此时首先应作的处理是

A. 立即加快输液，扩充血容量　　B. 静脉注射麻黄碱 15mg，必要时连续追加

C. 静脉注射 2% 利多卡因 1~2mg/kg　　D. 静脉滴注多巴胺 5~10μg/（kg·min）

E. 先减浅麻醉，再视情况给予升压和抗心律失常治疗

158. 该患者麻醉中血压管理不妥的是

A. 血压偏低时提高氧供和 HCT　　B. 血压维持在麻醉前水平

C. 维持血压于平时可耐受水平　　D. 补充血容量

E. 将血压维持在 120/70mmHg 左右

159. 如患者经减浅麻醉、少量扩容及升压处理后，低血压持续半小时仍难矫正，仍有频发

期前收缩，此时应考虑为

A. 脑血管破裂，血管运动中枢麻痹
B. 出现心衰，立即给强心药处理
C. 血管反应性差，继续观察
D. 围术期输液过少；应加速输液
E. 可能出现心肌严重缺血，立即行紧急处理

160. 手术中吸入2%~3%异氟烷维持麻醉，术中分离胆囊时BP 182/105mmHg，HR 118次/分。造成血压升高的原因不包括

A. 急性高血压危象
B. 膀胱胀满
C. 麻醉深度不足，疼痛刺激反应
D. 高碳酸血症
E. 交感神经过度受抑制

（161~164题共用题干）

患者，男，56岁。肠梗阻，拟在全麻下剖腹探查术，既往有支气管哮喘病史9年。

161. 该患者最重要术前准备是

A. 支气管扩张药
B. 抗生素治疗
C. 心肺功能检查
D. 过敏原检查
E. 免疫治疗

162. 该患者不宜选择

A. 依托咪酯
B. 丙泊酚
C. 咪达唑仑
D. 硫喷妥钠
E. 氯胺酮

163. 该患者不宜选择的肌松药是

A. 琥珀胆碱
B. 泮库溴铵
C. 罗库溴铵
D. 筒箭毒碱
E. 维库溴铵

164. 如麻醉过程中发生支气管痉挛，错误的是

A. 使用糖皮质激素
B. 加深麻醉
C. 使用肾上腺素
D. 静脉注射氨茶碱
E. 静脉注射吗啡

（165~168题共用题干）

患者，女，66岁。无烟酒嗜好，拟行胆囊摘除+胆总管探查术。

165. 对麻醉作用大的术前了解是

A. 查看病历
B. 营养状况

C. 肝肾功能
D. 心肺功能
E. 以上均是

166. 患者高血压病 10 年，有时感胸闷，考虑是
A. 肺心病
B. 肝炎
C. 脓胸
D. 冠心病
E. 肋间神经痛

167. 下列检查对麻醉最重要的是
A. 血常规
B. 心电图
C. 脑电图
D. 肝脏 B 超
E. 肺通气功能

168. 为了进一步了解心脏功能，下列检查最必要的是
A. 生化全套
B. 肾功能
C. 肝功能
D. 心功能
E. 血气分析

（169~171 题共用题干）

患者，男，37 岁。实质性脏器破裂，急行剖腹探查。查体：一般情况较差，贫血面貌，心率 120 次/分，律齐，两肺呼吸音清，血压 80/60mmHg。患者曾患乙肝、肝硬化腹水。

169. 该患者应选择的麻醉是
A. 局麻 + 强化
B. 脊椎麻醉
C. 针刺麻醉
D. 气管插管静吸复合麻醉
E. 连续硬膜外麻醉

170. 术中输液暂不需
A. 胶体液
B. 10% 葡萄糖液
C. 5% 碳酸氢钠
D. 新鲜血
E. 平衡盐液

171. 术中低血压首选的是
A. 强心药
B. 缩血管药
C. 利尿
D. 补充血容量
E. 改用局麻 + 强化

（172~175 题共用题干）

患者，男，72 岁。诊断为粘连性肠梗阻，拟急诊剖腹探查。患者腹胀、呕吐 3 天，并

有肠绞窄可能。

172. 对于该患者，最重要的术前准备是

A. 胃肠减压
B. 纠正脱水
C. 导尿
D. 镇静、镇痛
E. 营养支持

173. 该患者最可能并存

A. 心功能不全
B. 高血压
C. 肌无力
D. 血容量不足
E. 肾功能不全

174. 对于该患者，最重要的实验室检查是

A. 电解质
B. 血气分析
C. 尿常规
D. 大便隐血试验
E. 血常规

175. 对于患者最佳的麻醉方式是

A. 连续硬膜外麻醉
B. 局麻强化
C. 气管内麻醉
D. 神经安定镇痛麻醉
E. 脊椎麻醉

（176~178 题共用题干）

患者，女，58 岁。因胆囊结石伴慢性胆囊炎、行经腹腔镜胆囊切除术。术中以 1.5% 的异氟烷维持麻醉，辅助小剂量芬太尼。手术进行到 1 小时后患者的血压升高、心率增快，将异氟烷的浓度升至 2%，效果不良。

176. 该患者血压升高、心率增快最可能的原因是

A. 镇痛药剂量不够
B. 缺氧
C. 麻醉过浅
D. 恶性高热
E. 二氧化碳蓄积

177. 确诊二氧化碳蓄积的最简便有效的方法是

A. 患者的临床表现
B. 测定分钟通气量
C. 测定呼气末二氧化碳分压
D. 行动脉血气分析
E. 观察钠石灰的颜色

178. 正确的处理方法是

A. 给予 β 受体阻断药以降低心率
B. 加深麻醉以降低血压和心率
C. 给予血管扩张药以降低血压
D. 增加分钟通气量

E. 不需要处理，等待手术后自然恢复

（179～183 题共用题干）

患者，男，63 岁。拟行胆囊切除术。术前检查发现有冠心病、陈旧性心肌梗死，自诉偶有心跳不规则。血压 170/110mmHg，脉搏 104 次/分。血液生化检查提示：空腹血糖 7.8mmol/L（140mg/dl），血清胆固醇 460mg，血清钾 3.8mmol/L。患者双亲均在 50 岁左右死于心脏病。

179. 导致冠心病发作的危险因素是

A. 高胆固醇血症　　B. 糖尿病

C. 高血压　　D. 家族史

E. 以上所有

180. 此次手术最好距上次心肌梗死

A. 2 个月　　B. 3 个月

C. 4 个月　　D. 5 个月

E. 6 个月

181. 加重该患者心律失常的是

A. 气管插管　　B. 全麻诱导

C. 手术刺激　　D. 缺 O_2 或 CO_2 蓄积

E. 以上均是

182. 该患者宜选用的麻醉是

A. 胸部硬膜外阻滞平面达 T_2　　B. 氯胺酮静脉复合麻醉

C. 氟烷、氧化亚氮、氧麻醉　　D. 脊麻阻滞平面达 T_6

E. 适中的全身平衡麻醉

183. 下列选项中，全麻诱导最好选用

A. 依托咪酯　　B. 丙泊酚

C. 硫喷妥钠　　D. 氯胺酮

E. 苯巴比妥

（184～187 题共用题干）

患者，女，65 岁。拟行胆囊切除术，术前 BP 155/98mmHg，HR 92 次/分，诱导后吸入 2%～3% 异氟烷维持麻醉，术中分离胆囊时 BP 182/105mmHg，HR 118 次/分。

184. 经加深麻醉后，患者血压仍高达 180/110mmHg，HR 125 次/分，SpO_2 100%。此时应立即

A. 检查呼吸机活瓣并更换钠石灰　　B. 继续加深麻醉，直至血压控制

C. 静脉滴注硝酸甘油降压
D. 停止输液，必要时放血
E. 停止手术操作，减少刺激

185. 关于处理术中高血压，下列叙述正确的是
A. 降压同时控制输液量
B. 伴有心率慢者可用 Labetalol
C. 硝普钠降压效果最佳，应为首选
D. 一旦出现高血压，应立即用降压药控制
E. 先寻找原因，再进行相应处理

186. 术毕拔除插管时发生呕吐，最重要的处理措施是
A. 采取头低足高位
B. 吸氧
C. 加快输液速度
D. 使用镇静镇吐药
E. 经皮穴位电刺激

187. 如为误吸，则首先应采取的措施是
A. 强心、利尿
B. 抗生素治疗
C. 气管内插管吸引
D. 激素治疗
E. 面罩加压过度换气

（188~189 题共用题干）

患者，男，55 岁。因完全性肠梗阻、感染性休克伴肾功能衰竭急诊行剖腹探查术，因是饱胃患者，拟行快速诱导后气管插管。

188. 诱导时，应选择的非去极化肌松药是
A. 阿曲库铵
B. 维库溴铵
C. 琥珀胆碱
D. 罗库溴铵
E. 泮库溴铵

189. 麻醉维持中最适合的肌松药是
A. 阿曲库铵
B. 维库溴铵
C. 泮库溴铵
D. 罗库溴铵
E. 琥珀胆碱

（190~192 题共用题干）

患者，男，22 岁。急性阑尾炎发作 3 天，血压 120/75mmHg，心率 70 次/分，拟行阑尾切除术。

190. 麻醉方式宜首选
A. 腰骶丛神经阻滞
B. 局麻
C. 全麻
D. 气管插管全麻
E. 椎管内麻醉

191. 如选硬膜外麻醉，其穿刺点最恰当的

A. $T_{8\sim9}$
B. $T_{9\sim10}$
C. $T_{10\sim11}$
D. $T_{11\sim12}$
E. $L_{2\sim3}$

192. 在行椎管内麻醉时，应当备好

A. 麻黄碱或多巴胺
B. 地西泮
C. 甲氧氯普胺
D. 硫喷妥钠
E. 哌替啶

（193～195 题共用题干）

患者，女，60 岁。较肥胖，拟行胆囊切除术。术前血压 130/80mmHg，脉搏 98 次/分。术前用药为吗啡 10mg，阿托品 0. 5mg。入手术室时患者主诉右上腹疼痛。用丁卡因 15mg 和葡萄糖 150mg 行脊麻，阻滞平面上升至 T_2，血压下降至 88/60mmHg，脉搏降至 50 次/分。

193. 引起腹痛的原因可能是

A. 输尿管结石
B. 胃溃疡
C. 食管裂孔疝
D. 胰腺炎
E. 吗啡引起的胆绞痛发作

194. 麻醉药后患者出现的低血压治疗应采用

A. 头高仰卧位
B. 头低仰卧位
C. 吸入 5% 二氧化碳和 95% 氧气
D. 吸入 10% 二氧化碳和 90% 的氧气
E. 静脉注射麻黄碱 10mg，可重复

195. 心动过缓的原因可能是

A. 心肌直接抑制
B. 低氧血症
C. 高碳酸血症
D. 心脏交感神经阻滞
E. 患者体位的影响

（196～198 题共用题干）

患者，女，62 岁。拟行胆囊切除术，术前 BP 150/98mmHg，HR 92 次/分，诱导后吸入 2%～3% 异氟烷维持麻醉，术中分离胆囊时 BP 182/105mmHg，HR 118 次/分。

196. 造成血压升高的可能原因不包括

A. 急性高血压危象
B. 膀胱胀满
C. 麻醉深度不足，疼痛刺激反应
D. 高碳酸血症
E. 交感神经过度受抑制，迷走神经兴奋

197. 经过加深麻醉后，血压仍高达 180/110mmHg，HR 125 次/分，SpO_2 100%，此时应当立即

A. 停止手术操作，减少刺激
B. 继续加深麻醉，直至血压控制
C. 静脉滴注硝酸甘油降压
D. 停止输液，必要时放血
E. 检查呼吸活瓣并更换钠石灰

198. 关于术中高血压处理，下列选项中最正确的是

A. 降压同时注意控制输液量
B. 伴有心率慢者可用阿托品
C. 硝普钠降压效果最佳，应为首选
D. 一旦出现高血压，应立即用降压药控制
E. 先寻找原因，再作相应处理

（199~202 题共用题干）

患者，女，58 岁。慢性胆囊炎、胆石症急性发作。高血压、冠心病（心绞痛）11 年，ECG 示冠状动脉供血不足，心率66 次/分，血压185/100mmHg。行胆囊切除加胆总管探查T形管引流术，术中处理胆囊时突然心率减慢、室性二联律。

199. 最好的麻醉方法是

A. 局麻+强化
B. 脊椎麻醉
C. 针刺麻醉
D. 气管内插管全麻
E. 连续硬膜外麻醉

200. 下列选项中，处理不当的是

A. 术前给予阿托品
B. 控制术中高血压
C. 用硝酸甘油治疗心肌缺血
D. 减少气管插管的心血管反应
E. 以浅全麻加肌松维持麻醉

201. 术中处理胆囊时突然心率减慢、室性二联律的原因首先应考虑

A. 迷走神经反射
B. 缺氧
C. 高碳酸血症
D. 低血压
E. 手术牵拉刺激了心脏

202. 预防该患者上述不良反应最好的办法是

A. 术前肌内注射阿托品
B. 不牵拉胆囊
C. 静脉注射异丙肾上腺素
D. 静脉注射氯胺酮
E. 胆囊三角区神经局麻药封闭

（203~206 题共用题干）

患者，女，46 岁，诊断为左股骨骨折，拟在硬膜外阻滞下行股骨内固定术。术中出血较多，血压下降至 80/60mmHg，脉搏为 126 次/分，除加快输液外，输同型血 400ml。在输

血过程中，该患者血压继续下降，脉搏增快至 160 次/分，并且颈面部出现大片潮红。

203. 该患者首先考虑的可能原因是
    A. 非溶血性输血反应
    B. 急性溶血反应
    C. 变态反应
    D. 污染血反应
    E. 输血导致的免疫抑制

204. 对于该患者，应当采取的措施是
    A. 改输洗涤红细胞
    B. 应用强心药
    C. 加快输血
    D. 应用升压药
    E. 滴注碳酸氢钠

205. 该患者术中出现心动过缓最可能的原因是
    A. 缺氧
    B. 局麻药中毒
    C. 迷走神经反射
    D. 麻醉平面过高
    E. 镇静过度

206. 该患者静脉注射阿托品 0.5mg 后，心率仍继续下降，此时的措施是
    A. 静脉注射麻黄碱 10mg
    B. 行气管插管全身麻醉
    C. 提高吸入氧浓度
    D. 静脉注射阿托品 0.25mg
    E. 静脉注射麻黄碱 30mg

（207~209 题共用题干）

患者，男，31 岁。因“颈椎病”拟全身麻醉下行颈后径路手术。平素活动量可。查体：身高 165cm，体重 115kg，BP 150/100mmHg，HR 96 次/分，双肺呼吸音清，双下肢不肿。

207. 按体重指数（BMI）诊断该患者为
    A. 正常
    B. 超重
    C. 病态肥胖
    D. 重度肥胖
    E. 肥胖

208. 该患者选用气管内插管全身麻醉，气道梗阻最危险的时期为
    A. 平卧位时
    B. 麻醉诱导
    C. 气管内插管后
    D. 拔管后
    E. 摆放手术体位后

209. 为了预防或减少该患者术后呼吸系统并发症的发生，可以采用的措施中不包括
    A. 术中保持呼吸道通畅
    B. 尽量缩短手术时间
    C. 术毕拮抗肌松药的残余作用
    D. 麻醉中充分给氧，避免麻醉药过量
    E. 术后不给予麻醉性镇痛药

（210~211 题共用题干）

患者，女，45 岁，胆石症，腹腔镜下行胆囊切除手术，有 2 型糖尿病史多年，平时口服降糖药控制血糖，但血糖仍然波动较大。无其他重大器官疾病病史。考虑到术中手术和麻醉的刺激会引起血糖升高，外科医师在术前给患者 15μ 的普通胰岛素皮下注射。术中采用常规剂量的丙泊酚，瑞芬太尼，阿曲库铵麻醉诱导；麻醉维持采用标准剂量的七氟烷吸入和瑞芬太尼微泵用药。麻醉深度在 BIS 监测下控制在 50 左右。术中：输入 1500ml 生理盐水。40 分钟后手术结束，术中手术和麻醉顺利，保温良好。停用麻醉药物后自主呼吸很快恢复，但 1 小时尚未苏醒。

210. 此时麻醉医师首先要做的检查是
    A. 脑部 CT，排除脑血管意外
    B. 体温测定，排除低、高体温
    C. 血糖测定，排除低血糖
    D. 血气电解质分析，排除酸中毒、电解质紊乱
    E. 肝功能检查

211. 针对上述的情况，下列处理措施正确的是
    A. 氟马西尼拮抗
    B. 心理治疗
    C. 适量葡萄糖输入
    D. 毒扁豆碱拮抗
    E. 以上都不是

（212~215 题共用题干）

患者，女，26 岁。甲状腺功能亢进。在颈丛神经阻滞麻醉下行甲状腺次全切除术。心率 95 次/分，律齐。血压 115/84mmHg。一般情况尚可。利用 0.25% 布比卡因 +0.3% 普鲁卡因总量 40ml 行双侧颈深（各 10ml）、颈浅（各 10ml）神经阻滞 10 分钟后，患者突然发生谵妄、神志不清、抽搐、全身发绀、呼吸停止。

212. 该患者首先应考虑
    A. 局麻药过敏反应
    B. 局麻药中毒
    C. 甲状腺危象
    D. 癔症
    E. 心肺功能衰竭

213. 下列选项中，处理方法无须
    A. 镇静、抗抽搐药物的应用
    B. 给氧
    C. 气管插管辅助呼吸
    D. 循环系统监测
    E. 插胃管

214. 抗抽搐药物首选
    A. 羟丁酸钠
    B. 氯胺酮

C. 硫喷妥钠　　D. 丙泊酚
E. 异丙嗪

215. 继续手术应采用哪种麻醉
A. 局麻　　B. 针麻
C. 全麻（静脉用药）　　D. 颈丛
E. 气管插管全麻

（216~223 题共用题干）

患者，女，45 岁。因阵发性高血压、尿香草扁桃酸（VMT）升高、CT 示右肾上腺占位，诊断为嗜铬细胞瘤，准备行肾上腺肿瘤切除术。

216. 术前准备降血压最常用的药物是
A. 酚妥拉明　　B. 苯苄明
C. 硝酸甘油　　D. 硝普钠
E. 氢氯噻嗪

217. 使用降压药后心率增快明显，首选
A. 普萘洛尔　　B. 利多卡因
C. 普罗帕酮　　D. 毛花苷 C
E. 艾司洛尔

218. 除上述术前准备之外，下列选项中最重要的是
A. 纠正酸中毒　　B. 营养
C. 扩充血容量　　D. 利尿
E. 降低血糖

219. 麻醉前用药，一般不考虑
A. 阿托品　　B. 咪达唑仑
C. 苯巴比妥　　D. 哌替啶
E. 东莨菪碱

220. 下述麻醉方法中，对患者最有利的是
A. 全麻　　B. 脊麻
C. 连续硬膜外阻滞　　D. 局部浸润麻醉
E. 腰硬联合麻醉

221. 气管插管和肿瘤探查时，血压急剧上升至 200/120mmHg，宜选
A. 芬太尼　　B. 酚妥拉明
C. 苯苄明　　D. 利血平
E. 静脉放血

222. 肿瘤切除时，血压骤降至 30/0mmHg 首选

A. 麻黄碱

B. 快速输血输液

C. 去甲肾上腺素

D. 毛花苷 C

E. 快速输血输液 + 去甲肾上腺素

223. 手术结束后 2 小时，患者仍不清醒，但自主呼吸恢复，瞳孔等大等圆，对光反射存在。应考虑

A. 脑血管意外

B. 心肌梗死

C. 全麻药残余作用

D. 低血糖

E. 肌松药残余作用

（224～227 题共用题干）

患者，女，60 岁。既往有慢性支气管病史。两年前诊断为甲亢，一直服用甲巯咪唑治疗。现欲行甲状腺大部切除手术。

224. 对于口服药物需要调整的是

A. 术前 2 周停药，改用卢戈液

B. 术前 2 周停药，改用 β 受体阻断药

C. 术前 1 周停药，改用卢戈液

D. 术前 1 周停药，改用 β 受体阻断药

E. 可不用作调整

225. CT 检查发现该患者部分气管受压，肺功能检查未发现明显异常，下列选项中麻醉方法最佳的是

A. 颈丛阻滞

B. 局麻

C. 硬膜外阻滞

D. 气管插管全麻

E. 应用喉罩

226. 该患者理想的术前用药是

A. 东莨菪碱和哌替啶

B. 阿托品

C. 芬太尼

D. 吗啡

E. 氟哌利多

227. 麻醉后患者神志清晰，但出现“三凹征”呼吸困难，基本可排除的是

A. 气管软化塌陷

B. 喉痉挛

C. 手术切口水肿

D. 喉水肿

E. 杓状软骨脱位

（228～230 题共用题干）

患者，男，37 岁。右侧锁骨及桡骨骨折。拟行桡骨切开复位术。

228. 下列选项中，较为适宜的麻醉方法是
A. 腋路法臂丛神经阻滞
B. 硬膜外阻滞
C. 锁骨上入路臂丛神经阻滞
D. 全麻
E. 肌间沟法臂丛神经阻滞

229. 麻醉后 5 分钟患者突然烦躁不安、多语、继而抽搐，最可能的诊断是
A. 气胸
B. 局麻药中毒反应
C. 肾上腺素反应
D. 局麻药过敏
E. 高平面硬膜外阻滞

230. 应立即采取相应措施，不包括
A. 维护血流动力学稳定
B. 静脉注射地西泮 10mg
C. 必要时静脉注射肌松药，行人工呼吸
D. 呼吸兴奋药
E. 必要时给予 2.5% 硫喷妥钠 5ml 静脉注射

(231~233 题共用题干)

患者，女，28 岁。车祸致骨盆骨折，右股骨干开放性骨折。体温 39.1℃，血压 55/25mmHg，脉搏 135 次/分，呼吸 23 次/分。术前未置胃肠减压管，拟行急症股骨干骨折切开复位内固定术。

231. 术前抗胆碱药宜选用
A. 阿托品
B. 东莨菪碱
C. 格隆溴胺
D. 戊乙奎醚
E. 山莨菪碱

232. 首选的麻醉方法为
A. 全麻快速诱导插管
B. 脊麻
C. 全麻清醒插管
D. 硬膜外阻滞
E. 腰硬膜联合阻滞

233. 术前准备错误的是
A. 静脉注射哌替啶 50mg 镇痛
B. 快速补液进行抗休克治疗，血压回升后进行麻醉诱导
C. 置入硬质粗胃管，吸引胃内容物
D. 静脉注射西咪替丁 200mg
E. 静脉注射甲氧氯普胺 10mg

(234~237 题共用题干)

患者，男，25 岁。从三楼坠下，脑外伤、下颌骨粉碎性骨折。急诊行下颌骨固定术后，

在 ICU 病房观察治疗。3 日后，感腹痛、穿刺腹腔有淤血。查体：一般情况差、神志恍惚、头部肿大、口不能张开、心率 120 次/分、律齐、两肺呼吸音正常、血压 130/80mmHg。B 超提示：肝脏右叶脏面破裂，再急行剖腹探查。

234. 应选择的麻醉是
A. 全麻经鼻盲探气管内插管
B. 局麻 + 强化
C. 全麻经口气管插管
D. 全麻（静脉麻醉）
E. 针麻

235. 术中需重视的是
A. 呼吸道的通畅
B. 心脏功能监测
C. 液体的输入
D. 血压的变化
E. 以上均是

236. 术后患者呼吸道不通畅，正确的处理措施是
A. 再次气管插管
B. 托起下颌
C. 应用呼吸兴奋药
D. 口腔吸引分泌物
E. 应用口咽通气道

237. 上述处理措施如患者不合作，可以考虑应用
A. 氯胺酮
B. 氟芬合剂
C. 依托咪酯
D. 硫喷妥钠
E. 肌肉松弛药

（238~240 题共用题干）

患者，男，57 岁。诊断为冠心病，在全麻和体外循环下行冠脉搭桥术，术毕送入 ICU。术后第 2 天拔除气管导管。因患者术后有低心输出量综合征，在 ICU 监护治疗 5 天，桡动脉、颈内静脉穿刺置管测压，保留胃管和导尿管。从术后第 3 天开始，患者逐渐出现焦虑、抑郁，且愈来愈明显，同时伴有幻觉（被迫害）。

238. 临床上，通常将患者的这些症状统称为
A. 分裂样行为改变
B. 精神创伤性应激障碍
C. 老年痴呆症
D. 术后谵妄
E. 脑病综合征

239. 下列选项中，不大可能导致这些症状的是
A. ICU 嘈杂的环境
B. 体外循环中空气栓塞
C. 大剂量芬太尼麻醉
D. 大量创伤性置管监测
E. ICU 无陪护制度

240. 下列处理措施中，不利于这些症状的缓解和消除的处理措施是
A. 将患者移至朝南窗户下的床位
B. 夜间应适当应用药物镇静催眠，保证睡眠
C. 应安排一定时间的家属陪伴
D. 播放一些轻松安详的背景音乐
E. 待调整心功能药物能够完全停掉后，再转入普通病房

（241~243 题共用题干）

患者，男，43 岁。反复腰痛 5 年，6 个月前跟同事打篮球时扭伤腰部，受伤当时腰部不能活动，腰骶部、臀部剧痛，并且伴有向左股部后侧和小腿后外侧的放射痛，咳嗽、打喷嚏时疼痛加重，自觉左小腿后外侧和足底麻木，行走时左脚抬不起来。腰椎 CT 提示：$L_{4\sim5}$间盘向左后方突出，左侧硬膜囊明显受压变形，神经根淹没。

241. 根据目前资料，该患者最有可能的诊断是
A. 急性腰扭伤
B. 腰椎间盘突出症
C. 强直性脊柱炎
D. 坐骨神经炎
E. 增生性脊柱炎

242. 患者还需接受的体格检查是
A. 腰椎活动范围、步态，腰椎生理弯曲检查
B. 局部压痛叩痛和放射痛检查
C. 直腿抬高、屈颈、仰卧挺腹试验等特殊试验
D. 下肢感觉、肌力和腱反射相关检查
E. 以上全部都需要

243. 如果患者已经接受系统正规的保守疗法治疗，症状无缓解，下一步应该当接受的治疗是
A. 椎间盘切除、椎板减压和脊柱融合术
B. 椎间盘镜下椎间盘切除术或经皮椎间盘切吸术
C. 硬膜外腔消炎镇痛液注射
D. 电脑三维牵引
E. 胶原酶溶盘术、射频热凝术、臭氧注射或激光减压术

（244~247 题共用题干）

患者，男，44 岁。和一辆运输车相撞，致上下颌骨粉碎开放骨折，下颌骨上部缺如，舌、口底、咽腔和右侧扁桃体严重撕裂伤，伤后 3 小时进手术室，患者清醒，不能仰卧，双

鼻腔通气不畅，心率 163 次/分，血压 100/85mmHg。准备行清创骨折复位固定和软组织缝合术。

244. 患者应当立即

A. 建立静脉通路，快速补液治疗休克

B. 快速清理口腔分泌物，行口腔插管

C. 立即清理口腔分泌物，牵引舌体后作气管切开插管，同时快速补液治疗休克

D. 快速补液待血压平稳后，作快速诱导鼻腔插管

E. 立即行鼻腔插管，同时快速补液治疗休克

245. 待气管插管成功，血压基本趋于正常后应优先选择的麻醉方法是

A. 安定镇痛麻醉加局部浸润麻醉

B. 神经阻滞麻醉加局部浸润麻醉

C. 基础麻醉加局部浸润麻醉

D. 全身麻醉并控制呼吸

E. 单纯静脉麻醉保留自主呼吸给予吸氧

246. 手术进行 3 小时，骨折已复位固定，在缝合创伤组织时，患者心率加快至 130 次/分，查呼吸机工作参数正常，呼吸末 CO_2 为 45mmHg，血压为 110/88mmHg，最可能的原因是

A. 刺激交感神经　　B. 通气量不足

C. 钠石灰效力低　　D. 麻醉偏浅

E. 血容量不足

247. 术中麻醉维持采用静吸复合麻醉，手术历时 4 小时，结束前 20 分钟停止普鲁卡因芬太尼复合液滴入，10 分钟停止恩氟烷吸入。术毕呼之能睁眼，但自主呼吸 8 次/分，潮气量 300ml，胸壁肌肉有僵硬感，最好选择

A. 纳洛酮　　B. 尼可刹米

C. 氨茶碱　　D. 新斯的明

E. 多沙普仑

（248~251 题共用题干）

患者，女，25 岁。左手腕刀砍伤离断 3 小时，血压 80/56mmHg，心率 112 次/分，拟行断腕再植术。

248. 麻醉方法首选

A. 全麻　　B. 局麻

C. 臂丛阻滞　　D. 腕管阻滞

E. 颈硬膜外阻滞

249. 单次臂丛阻滞局麻药可首选

A. 利多卡因
B. 布比卡因
C. 普鲁卡因
D. 丁卡因
E. 罗哌卡因

250. 如果臂丛阻滞效果欠佳，给度非合剂半量（哌替啶 50mg，异丙嗪 25mg）仍欠佳，即给氯胺酮，此时最应注意的是

A. 呼吸抑制
B. 休克
C. 循环抑制
D. 误吸
E. 谵妄

251. 不利于该患者断指恢复的因素不包括

A. 输液输血反应
B. 疼痛
C. 缩血管药
D. 发热
E. 局麻药中毒

（252~255 题共用题干）

患者，女，26 岁。初产妇自然分娩。当分娩进行第一产程时产妇要求镇痛。

252. 分娩第一产程结束的标志是

A. 宫颈口直径扩张至 8cm
B. 胎儿已娩出
C. 宫颈口扩大，子宫颈管完全消失
D. 宫颈口完全敞开
E. 产生规律性宫缩疼痛

253. 分娩镇痛最常用的方法是

A. 吸入七氟烷
B. 静脉持续泵注吗啡
C. 靶控输入丙泊酚
D. 肌内注射哌替啶
E. 硬膜外注入局部麻醉药和少量阿片药

254. 如果自然分娩采用鞍区麻醉（简称鞍麻），鞍麻的平面不应超过

A. S_1
B. $L_{2\sim3}$
C. T_8
D. T_6
E. T_{10}

255. 如果使用硬膜外阻滞进行分娩镇痛，常采用的联合用药是

A. 低浓度局部麻醉药（0. 0625%~0. 1200% 布比卡因或 0. 10%~0. 15% 罗哌卡因）加小剂量阿片类药（0. 2~0. 6μg/ml 舒芬太尼或 1~4μg/ml 芬太尼）

B. 低浓度局部麻醉药（0. 0625%~0. 1200% 布比卡因或 0. 1000%~0. 15% 罗哌卡因）加

可乐定（20～40mg）

C. 低浓度局部麻醉药（0.0625%～0.1200% 布比卡因或 0.10%～0.15% 罗哌卡因）加小剂量瑞芬太尼（1～2μg/ml）

D. 2% 利多卡因加小剂量阿片类药（0.2～0.6μg/ml 舒芬太尼或 1～4μg/ml 芬太尼）

E. 1% 利多卡因加小剂量曲马多

（256～259 题共用题干）

患者，女，30 岁。孕 33 周，因“出现分娩先兆，破水”急诊行剖宫产术。术前实验室检查：Hb 103g/L，PLT 6.5×10^9/L，凝血功能检查正常。ECG 正常。

256. 最合适的麻醉方法是

A. 硬膜外麻醉　　B. 脊椎麻醉

C. 局部麻醉　　D. 全身麻醉

E. 腰硬联合麻醉

257. 如行全身麻醉，在诱导时，最合适的肌肉松弛药是

A. 罗库溴铵　　B. 维库溴铵

C. 哌库溴铵　　D. 琥珀胆碱

E. 顺式阿曲库铵

258. 胎儿娩出后，无呼吸，四肢青紫，略屈曲，对刺激有轻微反应，心率为 90～100 次/分。该新生儿 Apgar 评分为

A. 0 分　　B. 1 分

C. 2 分　　D. 3 分

E. 4 分

259. 下列选项中，最合适的处理方案是

A. 应先尽快吸引口鼻咽部分泌物，后给予刺激，同时行面罩吸氧

B. 应先尽快吸引口鼻咽部分泌物，后给予刺激，同时行面罩间歇正压通气

C. 立即心肺复苏

D. 立即行气管内插管

E. 立即行面罩正压通气

（260～263 题共用题干）

患者，女，26 岁，硬膜外麻醉下行剖宫产。$L_{2\sim3}$间隙穿刺成功后向头端置管 3cm。试验剂量无全脊髓麻醉表现，予 2% 利多卡因 12ml。5 分钟后产妇诉恶心、胸闷，血压 75/40mmHg，心率 100 次/分。

260. 最先考虑的诊断是
A. 局麻药毒性反应
B. 全脊麻
C. 仰卧位低血压综合征
D. 药物过敏
E. 肾上腺素反应

261. 首先采取的措施
A. 气管插管
B. 给镇静药物
C. 面罩给氧
D. 将手术床向左侧倾斜、加快输液、适量升压药
E. 给予镇吐药物

孕妇，27 岁。因胎儿宫内窘迫行急诊剖宫产手术，胎儿顺利娩出后 Apgar 评分为 3 分

262. 如进行复苏，胸外按压的指征为
A. 心率 <100 次/分
B. 心率 <90 次/分
C. 心率 <80 次/分
D. 心率 <60 次/分
E. 心率 <50 次/分

263. 虽然进行了胸外按压、吸尽鼻腔及口腔的浑浊羊水以及拍打足底等刺激，但新生儿仍无自主呼吸，此时应当立即进行
A. 气管插管
B. 开放液体
C. 肾上腺素
D. 人工呼吸
E. 以上都是

（264~266 题共用题干）

患儿，5 岁，27kg。因睡眠打鼾 2~3 年，诊断为扁桃体增大左侧Ⅱ度、右侧Ⅲ度，拟择期在全麻下行扁桃体挤切术。

264. 关于术前准备，不妥的是
A. 与患儿建立一定感情
B. 出凝血时间检查
C. 术前访视患者，与家属沟通
D. 血常规检查
E. 禁食 4 小时

265. 气管内麻醉下术中在挤切取出右侧扁桃体后创口出血，呼吸道阻力增加，应立即作出判断的是
A. 导管是否脱出气管
B. 导管是否打折
C. 导管是否被血液阻塞
D. 麻醉机故障
E. 以上都不是

266. 如不及时发现，不可能出现的是
A. 窒息
B. $PaCO_2$ 下降
C. 缺氧
D. 心脏停搏
E. 二氧化碳蓄积

（267~271 题共用题干）
患儿，3 岁。患法洛四联症，拟行矫治术，术前心功能Ⅲ级。
267. 下列麻醉诱导方法中，不妥的是
A. 氯胺酮静脉麻醉
B. 吸入七氟烷诱导
C. 硫喷妥钠静脉麻醉
D. 吸入恩氟烷诱导
E. 咪达唑仑静脉诱导
268. 该患者如用氯胺酮诱导，依据正确的是
A. 临床经验证明有一定危险性
B. 有促交感神经作用，增加心率
C. 体循环阻力的增加可以减少右向左分流
D. 它可使这类患者血压下降而增加右向左分流
E. 使肺循环阻力增加，体循环阻力降低
269. 该患儿诱导过程中出现动脉压降低，则可能导致以下后果，但不包括
A. 右向左分流增多
B. 肺血流增多
C. 肺血流减少
D. 发绀加重
E. 静脉诱导缩短
270. 术前预防该患儿发绀，下列错误的是
A. 普萘洛尔治疗后，诱导时易引起心搏骤停
B. 普萘洛尔治疗后诱导更平稳
C. 普萘洛尔能防止漏斗部痉挛
D. 普萘洛尔应在术前 24 小时停药
E. 手术室后发生危象，可给美托洛尔 0.5~1.0mg
271. 如果该患儿改用七氟烷诱导，则可能
A. 诱导加快
B. 诱导缓慢
C. 诱导时可出现严重低氧血症
D. 无法行吸入诱导
E. 诱导速度与正常小儿无异

（272~277 题共用题干）
患儿，男，5 岁。因先天性尿道下裂在全麻下行尿道下裂成形术。

272. 术前访视内容对麻醉意义不大的是
A. 心肺听诊
B. 饮食情况
C. 测量体重
D. 家族史
E. 查看病历

273. 必须使用的麻醉前用药是
A. 镇吐药
B. 抗胆碱药
C. 镇痛药
D. 抗组胺药
E. 镇静药

274. 患儿原有支气管哮喘，基础麻醉最好选用
A. 氯胺酮
B. 氟哌利多
C. 咪达唑仑
D. 哌替啶
E. 硫喷妥钠

275. 不能用于防止气管拔管时哮喘发作的是
A. 拔管前给地塞米松
B. 拔管前少量镇静药
C. 给予琥珀胆碱
D. 滴注氨茶碱
E. 充分给氧，辅助呼吸

276. 当哮喘发作时，应采取的措施是
A. 静脉氨茶碱 30mg、地塞米松 5mg
B. 拔除气管内导管
C. 静脉注射琥珀胆碱
D. 肌内注射阿托品
E. 静脉注射芬太尼 0.05mg 和 2.5% 硫喷妥钠 3ml

277. 患儿术后声嘶最可能的原因是
A. 心情不佳
B. 声带息肉
C. 手术损伤
D. 喉头水肿
E. 插管时损伤喉返神经

（278~279 题共用题干）

患儿，3 岁。右颈胸肿物 1 个月余，诊断为右中纵隔、右颈淋巴管肿物，择期行肿物切除术。

278. 麻醉医生术前准备不适宜的是
A. 访视患儿，与家长交代麻醉情况
B. 术前肌内注射阿托品
C. 术前 2 小时禁食
D. 了解配血情况
E. 备皮

279. 选择哪种麻醉最为合理
A. 全麻 + 颈丛阻滞
B. 颈丛阻滞

C. 全麻气管插管　　D. 硬膜外

E. 局麻

（280~281 题共用题干）

患者，女，72 岁。1 个月前胸部 X 线检查发现左下肺肿块，现拟行手术治疗。6 个月前心室下壁心肌梗死，现病情稳定，心电图示Ⅱ、Ⅲ、aVF 导联病理性 Q 波。

280. 如果行全身麻醉，麻醉诱导药物宜选用

A. 硫喷妥钠、吗啡、琥珀胆碱　　B. 咪达唑仑、芬太尼、维库溴铵

C. 地西泮、芬太尼、筒箭毒碱　　D. 丙泊酚、芬太尼、琥珀胆碱

E. 氯胺酮、吗啡、筒箭毒碱

281. 关于麻醉期间管理措施，下列叙述错误的是

A. 麻醉诱导力求平稳

B. 术中保持气道通畅及循环稳定

C. 多导心电图监测，放置颈内静脉及桡动脉测压

D. 维持浅麻醉，减少心脏抑制

E. 维持足够麻醉深度

（282~283 题共用题干）

患者，女，46 岁。诊断为甲状腺功能亢进症，在全麻下行甲状腺次全切除术。手术当晚患者体温上升至 38.5℃，并有继续上升的趋势，心率增快至 125 次/分，大汗。

282. 对于该患者，应首先怀疑发生了

A. 过敏反应　　B. 菌血症

C. 甲状腺功能亢进危象　　D. 糖尿病非酮症高渗性昏迷

E. 急性肾上腺皮质功能减退危象

283. 对于该患者的处理措施不包括下列哪一项

A. 先测定 T_3、T_4，待确定诊断后再行相应处理

B. 口服复方碘溶液、应用抗甲状腺药物

C. 物理降温，人工冬眠

D. 应用受体拮抗药

E. 应用糖皮质激素

（284~285 题共用题干）

患者，男，71 岁。因乙状结肠癌并发肠梗阻 4 天，体温 39℃，拟行急诊肠切除吻合术。既往有高血压病史 10 年，现血压 110/90mmHg。

284. 下列检查最重要的是

A. 血常规
B. 尿常规
C. 血糖
D. 电解质分析
E. 心电图

285. 该患者最佳的麻醉方法是

A. 硬膜外阻滞
B. 单纯静脉麻醉
C. 局部麻醉
D. 全麻加气管内插管
E. 腰硬联合麻醉

(286~287 题共用题干)

患者，男，71 岁。因进行性吞咽困难 5 个月，加重 3 周入院，食管钡餐造影显示食管下段 4cm×4cm×2cm 肿块影。患者有 30 余年的支气管哮喘史。现决定行手术治疗，且要求术后镇痛。

286. 该患者麻醉方法首选

A. 硬膜外阻滞
B. 普通气管插管吸入全身麻醉
C. 普通气管插管静脉全身麻醉
D. 术中单肺通气全身麻醉
E. 连续硬膜外麻醉联合术中单肺通气全身麻醉

287. 为了能让患者术后早苏醒，在麻醉的过程中，选择

A. 乙醚
B. 氟烷
C. 异氟烷
D. 氟醚
E. 七氟烷

(288~289 题共用题干)

患者，男，36 岁。车床操作工，因铁屑引起眼贯穿伤，为取出铁屑，要求施行全身麻醉。

288. 该患者全麻诱导时，禁用哪项肌松药

A. 琥珀胆碱
B. 哌库溴铵
C. 阿曲库铵
D. 维库溴铵
E. 罗库溴铵

289. 从眼科医师的角度，该患者全麻诱导时应特别注意

A. 眼内压升高
B. 眼心反射
C. 颅内压升高
D. 血压升高
E. 呕吐误吸

四 B 型题

（1~3 题共用题干）

A. 硬膜外阻滞
B. 脊麻
C. 硫喷妥钠麻醉
D. 氯胺酮麻醉
E. 乙醚吸入麻醉

1. 休克患者选用
2. 糖尿病患者禁用
3. 急性呼吸道感染患者禁用

五 X 型题

1. 下列选项中，不应使用甘露醇降低 ICP 的患者是
   A. 脑室内出血
   B. 硬膜下血肿
   C. 肾功能障碍
   D. 大脑内出血
   E. 缺氧性脑水肿
2. 癫痫持续状态的处理应包括
   A. 从速给予足量的抗癫痫药物
   B. 防止并发症
   C. 保持呼吸道通畅
   D. 常规气管插管
   E. 首选药物为地西泮 10mg 肌内注射
3. 关于门诊手术麻醉前后的注意事项，正确的是
   A. 成年人应自术前午夜后开始禁食
   B. 麻醉方法根据实际情况选择合适的方法和药物联合应用
   C. 禁饮时间可以放宽为 3~4 小时
   D. 麻醉后苏醒恢复快、不良反应少
   E. 出院评估评分标准达 9 分可以离院
4. 关于结核性胸腔积液的治疗，下列叙述正确的是
   A. 正规抗结核治疗
   B. 必要时可应用糖皮质激素
   C. 大量胸腔积液并伴有脓毒症者，合理化疗的同时合并应用泼尼松
   D. 每次抽液量不应超过 1500ml，避免过快过多
   E. 大量胸腔积液者每周应抽液 2~3 次，直至完全吸收
5. 经蛛网膜下腔给麻醉药，可以使脊髓血流量减少的药物包括
   A. 丁卡因
   B. 利多卡因

C. 布比卡因　　D. 罗哌卡因

E. 吗啡

6. 在颅内病变的患者中，可以明显增加颅内压的肌肉松弛药是

A. 琥珀胆碱　　B. 泮库溴铵

C. 阿曲库铵　　D. 顺式阿曲库铵

E. 维库溴铵

7. 颅脑外伤手术麻醉特点包括

A. 术中注意脑水肿的防治　　B. 保持呼吸道通畅

C. 术中宜控制性降压　　D. 以全麻为主

E. 麻醉后或开颅后血压下降和心率加快

8. 可以用于控制急性脑膨出的麻醉措施包括

A. 纠正缺氧或二氧化碳潴留

B. 快速输血补充血容量

C. 适量使用呋塞米（速尿）和甘露醇

D. 停吸异氟烷（异氟醚），加用芬太尼或瑞芬太尼

E. 地塞米松

9. 严重脊髓损伤患者，麻醉时下列处理错误的是

A. 补充液体，应用 α 受体激动药升高血压、增快心率

B. 充分吸氧

C. 补液原则宜多不宜少

D. 选择椎管内麻醉

E. 全麻时选择琥珀胆碱

10. 关于术前已用药物治疗的哮喘患者，下列叙述正确的是

A. 围麻醉期用药不包括激素类药　　B. 围麻醉期用药包括镇静药

C. 围麻醉期用药包括激素类药　　D. 术前药应延续到围麻醉期全程

E. 围麻醉期用药不包括镇静药

11. 胸腔手术采用下胸段硬膜外阻滞复合全身麻醉的意义在于

A. 减少全麻药用量　　B. 心血管系统反应减少

C. 有利于呼吸管理　　D. 减少术后肺部并发症

E. 术后保留硬膜外导管作镇痛治疗

12. 胸部手术麻醉前准备正确的是

A. 吸烟者术前要停止吸烟 1 周　　B. 纠正营养不良

C. 治疗肺部感染　　D. 控制支气管痉挛

E. 引流排痰，训练呼吸

13. 胸部手术麻醉选择正确的是
A. 硬膜外阻滞
B. 静脉麻醉
C. 异丙酚–芬太尼诱导
D. 气管内麻醉
E. 胸段硬膜外阻滞复合全身麻醉

14. 开胸手术麻醉应做到
A. 良好的通气状态
B. 适当的麻醉深度
C. 良好的循环状态
D. 足够的肌肉松弛
E. 开胸侧保持肺膨胀

15. 关于呼吸系统严重疾病患者麻醉方法的选择，正确的是
A. 胸部或上腹部硬膜外阻滞不适于严重呼吸功能障碍患者
B. 上胸段硬膜外阻滞适用于哮喘患者
C. 气管内麻醉适用于已有低氧血症的患者
D. 一般不选择脊麻
E. 吸入性麻醉药选用氟烷、中浓度的安氟烷和异氟烷

16. 对高血压患者麻醉前的用药，正确的是
A. 术前肌内注射哌替啶 50mg 和异丙嗪 25mg
B. 术前口服地西泮 5~10mg
C. 对于用利血平、普萘洛尔的患者，常规用阿托品
D. 阿托品应在术前 1 小时肌内注射
E. 为防止阿托品的不良反应，可在诱导前静脉注射

17. 对稳定型心绞痛患者，下列选项中，增加围术期急性心功能衰竭可能性的因素是
A. 日常活动就可诱发心绞痛
B. 心脏扩大
C. 频发的室早
D. 左室射血分数 <0.4
E. 多次的心肌梗死

18. 开胸后引起心输出量下降的原因除麻醉因素外，还包括
A. 神经反射
B. 血管扩张
C. 胸腔负压消失
D. 纵隔摆动
E. 手术者挤压心脏

19. 关于主动脉瓣狭窄患者的麻醉，下列叙述正确的是
A. 利用血管扩张药降低后负荷是有益的
B. 血压下降时可用血管收缩药维持安全的血压水平
C. 由于左心室的高动力，应鼓励使用吸入麻醉方法
D. 对心房退化或丧失窦性心律者应安置起搏器
E. 舒张压过分降低可以使用 α 受体激动药和扩容治疗

20. 主动脉瓣关闭不全患者的麻醉要点是
A. 防止高血压，避免增加反流
B. 降低周围阻力，以降低反流量
C. 维持心率稍慢
D. 维持心率稍快
E. 保证足够的血容量
21. 对于拟行非住院手术麻醉的 1~18 岁患者，与上呼吸道感染相关的危险因素包括
A. 长期吸烟史
B. 使用喉罩和通气面罩
C. 慢性反复发作的气管炎
D. 实施气管内插管
E. 打喷嚏并伴有鼻充血
22. 高血压病的老年患者麻醉前评估必须包括
A. 高血压病史
B. 药物治疗情况
C. 有无其他严重并发症（如冠心病、糖尿病等）
D. 重要器官功能状况
E. 认知功能
23. 关于二尖瓣患者的麻醉处理，下列叙述正确的是
A. 麻醉前充分镇静，给予阿托品维持较快心率及心输出量
B. 应用吸入麻醉药麻醉诱导及达到平衡较快
C. 转流后须应用心血管药物支持循环
D. 气管插管及锯胸骨前给予麻醉性镇痛药有助于稳定循环
E. 麻醉过浅或输液过快易引起间质性肺水肿
24. 主动脉瓣关闭不全的患者的麻醉要点是
A. 维持前负荷正常或稍高
B. 维持前负荷偏低
C. 维持心率稍慢
D. 维持心率稍快
E. 维持后负荷偏低
25. 大失血时尿少的原因是
A. 血容量减少引起抗利尿激素释放
B. 血压显著降低引起肾血流量减少
C. 肾素-血管紧张素-醛固酮系统激活
D. 晶体渗透压升高引起抗利尿激素释放
E. 肾血流量发生重新分布，髓质少皮质多
26. 主动脉瓣狭窄患者手术麻醉原则包括
A. 应用正性肌力药物
B. 常规应用起搏器
C. 防止心动过速
D. 防止心动过缓
E. 将血压维持在安全水平

27. 二尖瓣狭窄患者的麻醉要点包括
A. 维持心率稍慢
B. 维持前负荷偏低
C. 维持前负荷正常或稍高
D. 维持心率稍快
E. 维持后负荷低
28. 心肺联合移植麻醉维持，不宜使用吸入麻醉药的原因是
A. 麻醉偏浅
B. 肌松不好
C. 直接抑制心肌
D. 增加右向左分流
E. 外周血管阻力降低
29. 关于大血管手术的麻醉，下列叙述正确的是
A. 动脉测压应选左上肢
B. 给药方法宜少量多次
C. 麻醉维持以吸入为主
D. 注意肾保护
E. 麻醉诱导以芬太尼等镇痛药为主
30. 慢性缩窄性心包炎手术麻醉应
A. 控制输液量，术中不输血
B. 吸入麻醉为主
C. 阿片类镇痛为辅
D. 术前改善全身情况
E. 麻醉的方法和深度应减少心肌抑制
31. 心脏病患者非心脏手术麻醉药可以选择
A. 芬太尼
B. 咪达唑仑
C. 依托咪酯
D. 氯胺酮
E. 硫喷妥钠
32. 腹腔镜手术可以选用的麻醉方式包括
A. 气管插管全身麻醉
B. 硬膜外麻醉
C. 局麻加强化
D. 腹腔内麻醉
E. 脊麻
33. 严重肝病时，对于麻醉产生影响的因素包括
A. 麻醉药物的代谢时间延长
B. 低血浆蛋白血症
C. 凝血功能障碍
D. 水电解质紊乱
E. 血浆胆碱酯酶水平升高
34. 急性坏死性胰腺炎麻醉管理包括
A. 循环功能监测
B. 恢复有效的血容量
C. 维护通气正常
D. 补钙
E. 纠正水电解质紊乱和酸碱失衡
35. 冠心病患者的麻醉原则包括
A. 防止低血容量和其他原因所致的低血压

B. 维持心肌供氧与需氧之间的平衡

C. 防止高血压和心动过速，必要时给予对症处理

D. 纠正水和电解质紊乱，尤其是脱水和低钾血症

E. 充分给氧，预防肺并发症

36. 颅内肿瘤麻醉时，应当考虑的问题是

A. 病灶部位顺应性降低

B. 术前有颅内高压

C. 长期卧床、瘫痪、厌食而致体弱、营养不良

D. 麻醉不当可致急性脑肿胀

E. 电解质失衡

37. 腹腔镜手术麻醉管理包括

A. 监测 $PetCO_2$

B. 应加强循环功能监测

C. 人工气腹可引起肺总顺应性上升、潮气量上升、无效腔增加

D. 监测 $PaCO_2$ 及 SpO_2

E. 应加强呼吸功能监测

38. 下列关于妇科腹腔镜手术的麻醉选择原则，叙述正确的是

A. 快速

B. 短效

C. 能避免 CO_2 气腹性生理变化

D. 能解除人工气腹的不适

E. 多数学者推荐硬膜外麻醉

39. 肾移植术的麻醉药选择原则包括

A. 静脉麻醉药首先丙泊酚（异丙酚）、芬太尼，也可选择硫喷妥钠

B. 药物的代谢和排泄不在肾或不依赖肾

C. 无肾毒性

D. 药物作用时间长

E. 局麻药可用利多卡因

40. 肾移植手术选用硬膜外麻醉时，下列叙述正确的是

A. 严格无菌操作，预防硬膜外感染

B. 一般应取两点穿刺，即 $T_{11\sim12}$ 和 $L_{3\sim4}$ 间隙头和尾向置管各 3cm

C. 最后 1 次透析距手术时间应不短于 24 小时

D. 开放动静脉前应使血压维持在术前水平或稍高于术前的水平

E. 不会抑制呼吸和心血管功能

41. 在肝移植手术中，麻醉需要监测的项目包括

A. 凝血功能

B. 血糖

C. 中心静脉压　　D. 血压

E. 体温

42. 关于妇科手术麻醉的特点，下列叙述正确的是

A. 手术牵拉盆腔器官和阴道易发生血流动力学改变和导致患者痛苦

B. 要求麻醉有充分的镇痛和肌肉松弛

C. 术中搬动巨大肿瘤时，麻醉医师要做好发生休克的防治

D. 避免发生缺氧

E. 椎管内神经阻滞范围应达 $T_6 \sim S_1$

43. 胆道手术麻醉前准备应

A. 麻醉前给予消炎、利胆及保肝治疗，并给予维生素 K

B. 对心、肺、肝、肾疾病给予全面的内科治疗

C. 全面纠正水、电解质紊乱

D. 黄疸指数大于 100U 者，术前应穿刺引流使其下降 30U 以下

E. 梗阻性黄疸患者，麻醉前常规给予阿托品

44. 急腹症手术麻醉正确的是

A. 如采用全麻应酌情选用对循环影响小的药物如芬太尼

B. 麻醉维持多采用复合麻醉

C. 呼吸循环功能稳定的患者可选用硬膜外阻滞

D. 尿量维持在 30ml/h 以上

E. 保持血压在 80mmHg 以上

45. 全麻下行肾移植术，可用的肌松药是

A. 泮库溴铵　　B. 琥珀胆碱

C. 阿曲库铵　　D. 氨酰胆碱

E. 维库溴铵

46. 硬膜外麻醉下行肾移植手术，下列措施中错误的是

A. 适当提高局麻药的浓度

B. 为减少局麻药的吸收，局麻药应常规加用肾上腺素

C. 开放肾动脉后血压下降，首先使用升压药维持血压

D. 开放前后应适当输血和平衡液维持正常血压

E. 必须气管插管，防止低氧的发生

47. 关于肾移植受体麻醉前的评估和准备，下列叙述正确的是

A. 术前 pH 应控制在 >7.25

B. 术前 pH 应控制在 >7.20

C. 血钾浓度大于 6.5mmol/L 时，应推迟手术以纠正血钾水平

D. 血压控制的目标为术前的或基础血压以下的 20% 范围
E. 对于刚诊断为肾衰竭的非糖尿病年轻患者，术前仅检查心电图即可

48. 肥胖患者全麻后拔管指征包括
A. 患者完全清醒
B. 肌松药及阿片类药残余作用已完全消失
C. 吸入 50% 氧时，血 pH 7.35~7.45，PaO_2 >80mmHg 或 SpO_2 >96%，$PaCO_2$ <50mmHg
D. 循环功能稳定
E. 呼吸器显示的最大吸力至少达 25~30cmH_2O，潮气量 >5ml/kg

49. 为了防止急性肾上腺皮质功能不全的发生，下列选项中应在麻醉前适当补充肾上腺皮质激素的患者是
A. 术前证实有肾上腺皮质功能减退
B. 近期连续应用激素超过 1 周
C. 术前 6 个月曾用过皮质激素治疗
D. 行肾上腺手术
E. 行垂体手术

50. 下列选项中说法正确的是
A. 库欣病垂体瘤患者，易发生上呼吸道梗阻
B. 尿崩症患者在麻醉前 1~2 小时，可让患者尽量饮水
C. 垂体功能减退的患者心输出量会减少
D. 垂体功能减退的患者代偿功能很差，对麻醉药物很敏感
E. 肾上腺皮质功能不全比髓质功能不全危险

51. 胰岛素细胞瘤麻醉管理要点包括
A. 连续监测血糖变化，以及时发现处理肿瘤时的低血糖和肿瘤切除后的高血糖
B. 全麻尽量选用对血糖影响小的药物，并在全麻期间注意鉴别低血糖昏迷
C. 一般认为肿瘤切除后血糖升高至术前 2 倍或切除后 1 小时内上升至 5.6mmol/L (100mg/dl)，即可认为完全切除
D. 肿瘤切除后 2 小时内血糖无明显升高者，应怀疑有残留肿瘤组织存在，应进一步探查并切除残留的肿瘤组织
E. 术中应防止低血糖的发生，维持血糖在 3.3mmol/L（60mg/dl）以上

52. 全关节置换术在麻醉期间应常规监测
A. CVP
B. BP
C. SpO_2
D. ECG
E. 尿量

53. 关于四肢显微外科手术的麻醉特点，下列叙述正确的是
A. 大多数可在阻滞麻醉下手术
B. 要求麻醉平稳，镇痛完善
C. 常规使用血管收缩药以利止血
D. 常用抗凝药

E. 注意对全身的检查和处理

54. 严重创伤患者手术麻醉的特点包括

A. 难以配合麻醉　　B. 易发生呕吐、误吸

C. 麻醉药物作用时间明显缩短　　D. 可以耐受深麻醉

E. 常需支持循环功能

55. 手术、创伤与麻醉的应激反应，伴有一系列神经和体液变化，其中包括

A. 胰高血糖素分泌增高　　B. 肾上腺髓质与肾上腺皮质激素减少

C. 胰岛素分泌减少　　D. 交感神经兴奋

E. 生长素分泌降低

56. 腹腔镜手术可选用的麻醉方式包括

A. 腹腔内麻醉　　B. 硬膜外阻滞

C. 局麻加强化　　D. 脊麻

E. 气管插管全身麻醉

57. 关于门静脉高压症手术的麻醉，下列叙述中正确的是

A. 有出血倾向者可给予维生素 K 等止血药

B. 术前改善贫血和低蛋白血症

C. 输液时可大量使用乳酸林格液或 0.9% 氯化钠溶液

D. 琥珀胆碱代谢与肝功能正常患者相同

E. 输血、输液时应注意补充细胞外液、纠正代谢性酸中毒及适量补钙

58. 门静脉高压症手术麻醉管理要点

A. 维持有效血容量

B. 保持血浆白蛋白大于 20g/dl、血细胞比容 30% 左右

C. 预防腹内压过高

D. 酌情补充凝血因子及血小板

E. 尽量不用或少用经肝代谢的药物

59. 急性呼吸道梗阻的直接后果是

A. 缺氧　　B. 血压过高

C. 心室纤颤　　D. 高碳酸血症

E. 血压下降

60. 坐位颅脑手术的并发症包括

A. 硬脑膜下血肿　　B. 低血压

C. 四肢麻痹　　D. 静脉空气栓塞

E. 气脑

61. 下列说法中，正确的是

A. 老年人或久病衰弱者常有肾上腺皮质功能不全

B. 病程长的嗜铬细胞瘤患者可有儿茶酚胺心肌病

C. 对糖尿病患者行择期手术时术前必须限制饮食

D. 肾上腺皮质醇增多症患者对麻醉和手术的耐受能力均较差

E. 嗜铬细胞瘤患者均有低血容量

62. 小儿麻醉手术中心动过缓的原因包括

A. 麻醉过深

B. 缺氧

C. 失血过多

D. 麻醉过浅

E. 体温升高

63. 关于老年患者脊麻，下列叙述错误的是

A. 起效快

B. 扩散范围窄

C. 起效慢

D. 扩散范围广

E. 阻滞作用时间延长

64. 老年患者麻醉和手术危险性高的原因主要在于

A. 器官功能普遍低下

B. 并发症的发生率高

C. 麻醉药物选择错误

D. 术前准备不足

E. 术前评估不足

65. 关于诊断性检查的麻醉，麻醉前应做到

A. 做好术前解释工作

B. 了解患者的全身状况

C. 备好急救设施和药物

D. 应了解诊断性检查的内容

E. 不用禁食和给术前药

66. 关于非住院手术麻醉患者的麻醉后恢复期处理，下列叙述正确的是

A. 非住院手术后患者均需在麻醉后监护治疗室（PACU）度过恢复期

B. 麻醉后恢复阶段应主要考虑术后镇痛而非处理恶心和呕吐

C. 中期恢复阶段是指患者从麻醉和手术中完全恢复过来，能进行日常活动

D. COX-2 抑制药如帕瑞考昔，肠道外给药可有效抑制术后疼痛

E. 双氯芬酸可明显减少麻醉性镇痛药的用量

67. 耳鼻喉科手术麻醉特点

A. 气管内异物取出术，诱导麻醉不宜过深

B. 喉激光手术的麻醉，吸入氧浓度控制在 40%

C. 单独乳突根治术可选局麻

D. 扁桃体切除术首选局麻

E. 鼻内镜手术可行控制性降压

六 案例分析题

（1~9题共用题干）

患者，女，68岁。因“慢性胆囊炎，胆石症”入院。既往有高血压、冠心病（心绞痛）病史10余年，近1年内没有发作心绞痛。

1. 患过心肌梗死的患者，择期手术一般推迟
   A. 2周
   B. 5周
   C. 6周
   D. 8周
   E. 3个月
   F. 6个月
   G. 1年
2. 下列术前检查中，最为重要的是（提示：拟行胆囊切除+胆总管探查术）
   A. 血常规
   B. 血糖
   C. 血脂
   D. ECG
   E. 血气分析
   F. 肾功能
   G. 肝功能
3. 下列处理措施中，较恰当的是（提示：ECG显示心房颤动，心律不齐，心室率平均为116次/分，ST段下移≤0.075mV，心肌供血不足）
   A. 输白蛋白
   B. 推迟手术
   C. 控制心室率低于100次/分
   D. 改善心功能
   E. 进一步进行心脏B超检查
4. 不宜选用的静脉麻醉药是（提示：拟选择气管内插管全身麻醉）
   A. 丙泊酚
   B. 咪达唑仑
   C. 硫喷妥钠
   D. 阿托品
   E. 依托咪酯
   F. 氯胺酮
5. 术中循环功能监测与管理最重要的指标是
   A. 收缩压+心率
   B. 心率
   C. 中心静脉压
   D. 血压
   E. 肺动脉楔压
   F. 心输出量
   G. 每搏量
   H. 外周血管阻力
6. 可使冠状动脉血流减少的因素包括
   A. pH下降
   B. pH升高
   C. CO_2蓄积
   D. 2,3-二磷酸甘油酸（2,3-DPG）减少
   E. 血乳酸增多
   F. 心动过缓舒张期延长
   G. 左室舒张末压（LVEDP）升高
   H. 主动脉舒张压下降

7. 可使心肌氧耗增加的因素包括
A. 心室壁张力增强
B. 心率增快
C. 前负荷增加
D. 后负荷增加
E. 心肌收缩性增强
F. 动脉血压降低
G. LVEDP 减低

8. 首先考虑的原因是（提示：术中处理胆囊时，突然出现心率减慢，室性二联律）
A. 缺氧
B. 高血压
C. 迷走神经反射
D. 手术刺激心脏
E. 低血压
F. 高碳酸血症
G. 压迫下腔静脉

9. 预防及处理上述反应的措施包括
A. 术前肌内注射阿托品
B. 不牵拉胆囊
C. 立即停止手术
D. 静脉注射异丙肾上腺素
E. 静脉注射利多卡因
F. 加深麻醉
G. 局部麻醉药封闭胆囊三角区神经
H. 减浅麻醉

（10~15 题共用题干）

患者，男，70 岁，74kg。有高血压病史 12 年，间断服用降压药，术前 BP 165/95mmHg，心电图示心肌缺血，左室高电压，其余检查未见异常。拟腰硬联合麻醉下行经尿道前列腺切除术（TURP）。

10. 术中需要阻滞相应神经支配的器官包括
A. 小肠
B. 直肠
C. 膀胱
D. 乙状结肠
E. 前列腺
F. 阴茎
G. 肛门括约肌
H. 尿道

11. 根据 TURP 相关器官的神经分布，麻醉平面（头端）应控制在
A. T_6
B. T_8
C. T_{10}
D. T_{12}
E. L_1
F. S_1

12. TURP 术中常用的冲洗液包括
A. 甘露醇
B. 葡萄糖液
C. 生理盐水
D. 山梨醇
E. 注射用蒸馏水
F. 氨基己酸

G. 去甲肾上腺素稀释液

13. 此时患者发生的病理生理改变可能是

A. 高渗性昏迷
B. 代谢性碱中毒
C. 视盘水肿
D. 低钠血症
E. 血管内容量增加
F. 氧合指数降低
G. 血浆低渗透压
H. 组织间质水肿

14. 下列措施中哪些是适宜的

A. 立即气管插管
B. 立即静脉注射呋塞米利尿
C. 立即静脉注射多沙普仑催醒
D. 立即静脉注射毛花苷C强心
E. 立即面罩高浓度吸氧
F. 立即地塞米松进行激素治疗
G. 立即置患者于头低位
H. 立即停止冲洗液冲洗

15. 针对该并发症，预防的措施包括

A. 术中患者取头低位
B. 将手术时间尽量控制在150分钟以内
C. 避免采用椎管内神经阻滞麻醉
D. 冲洗液水袋相对于手术野高度小于70cm
E. 术中常规使用高渗液盐水
F. 术中常规使用甘露醇及时脱水

（16~19题共用题干）

患者，男，40岁。高位截瘫（C_6骨折），对自主神经系统功能有重大影响。

16. 主要机制为

A. 交感和迷走神经系统功能皆抑制
B. 迷走神经系统正常
C. 交感和迷走神经系统功能皆亢进
D. 交感神经系统功能亢进
E. 迷走神经系统抑制
F. 交感神经系统功能抑制
G. 交感神经功能正常，迷走神经系统功能抑制

17. 此时主要的临床表现为

A. 窦性心动过速
B. 窦性心动过缓
C. 肾素-血管紧张素-醛固酮系统功能增强
D. 低血容量-心率反射消失
E. 吸痰时心率加快
F. 吸痰时心率减慢

18. 此时主要的体征是（提示：当脊髓损伤以下部位受到刺激时，例如膀胱或肠道充盈扩张

时，能够出现自主神经系统反射紊乱现象）

A. 体温降低　　B. 血压降低
C. 心动过缓　　D. 心动过速
E. 血压升高　　F. 体温升高

19. 要对患者截瘫水平以下部位实施手术，应当采取的措施是

A. 因无痛觉无须麻醉　　B. 需要较完善或较深的麻醉
C. 可行神经阻滞麻醉　　D. 麻醉中需要体温监测
E. 麻醉中无须体温监测　　F. 对儿茶酚胺类药物敏感，须谨慎使用
G. 对儿茶酚胺类药物不敏感，须使用较大剂量

（20~23 题共用题干）

患者，男，56 岁。重症肌无力（MG），病变累及眼外直肌，有眼睑下垂和复视症状。平时每日服用吡斯的明 660mg 和泼尼松 20mg，分次口服。术前检查肺活量实测值/预计值为 50%，FEV_1/FVC 80%，最大通气量（MVV）实测值/预计值为 45%。拟在全身麻醉下行经颈部胸腺切除术。

20. 关于重症肌无力麻醉用药，下列叙述正确的是

A. 禁用氯胺酮
B. 对去极化肌松药极为敏感，应考虑使用非去极化肌松药
C. 为了抑制呼吸道分泌及预防抗胆碱酯酶药不良反应，应常规用阿托品或东莨菪碱，但剂量宜小
D. 重症肌无力患者肌松药起效时间明显延长，故应在麻醉诱导前先用 1/10 诱导剂量的肌松药
E. 为保持患者充分镇静，术前常规使用吗啡
F. 部分患者在采用吸入麻醉情况下，可以不使用肌松药

21. 因长期服用以上两种药物，麻醉管理中需要考虑药物引起的相关问题是

A. 对非去极化肌松药不敏感　　B. 引起骨质疏松
C. 引起肾上腺皮质功能亢进　　D. 易出汗，上呼吸道分泌物增多
E. 引起消化道溃疡或出血　　F. 引起关节疼痛
G. 引起低钾血症

22. 患者出现呼吸困难最可能的原因是

A. 肌松拮抗不完全　　B. 拔管指征掌握不当
C. 泼尼松的协同作用　　D. 胆碱能危象
E. 琥珀胆碱残留作用　　F. 肌无力危象

23. 进一步正确的处理是

A. 新斯的明 0.5~1.0mg + 阿托品 0.5mg 静脉注射

B. 立即气管插管人工通气，辅助或控制呼吸

C. 保持呼吸道通畅及吸氧

D. 阿托品 0.5~1.0mg 静脉注射

E. 呋塞米 20mg 静脉注射

F. 静脉注射吗啡 2mg 镇静

（24~27 题共用题干）

患者，男，64 岁。主诉颈部遭木棒击伤后，一直颈部痛，头晕，服镇痛片镇痛，于伤后 42 天小便过程中，突然出现截瘫。医院检查：神志清、正确问答，伸舌居中，颈软，C_4、C_5 棘突压痛（+），四肢不能活动，呈软瘫，生理反射消失，病理反射（-）。诊断为颈椎骨折所致脊髓损伤高位截瘫。CT 示：C_5 椎体右侧上关节突及右横突骨折，椎体向左移位。拟行颈椎前入路骨折复位内固定 + 植骨术。

24. 该患者麻醉前的估计主要包括

A. 脊髓损伤情况

B. 截瘫平面

C. 颈椎骨折的位置

D. 手术方式

E. 气管插管困难程度

F. 术前检查颈部活动度

25. 颈椎前入路麻醉方法可以选择

A. 局部浸润麻醉

B. 气管插管全麻

C. 高位硬膜外麻醉

D. 颈丛阻滞

E. 喉罩全麻

F. 清醒镇静麻醉

26. 颈椎前入路气道管理的要点包括

A. 气管插管时最小程度移动寰椎关节

B. 必要时可用纤支镜

C. 对严重颈椎受损的患者使用直接喉镜插管时，保持颈椎的稳定

D. 应用喉罩也是一种选择

E. 必要时清醒插管

F. 如果需使用肌松药首选琥珀胆碱

27. 颈椎前入路手术麻醉管理包括

A. 采用多种方法来减少围手术期的出血和输血

B. 应用保护脊髓的治疗措施，如脱水、激素等

C. 神经监测可用于一些颈椎手术中，如躯体感觉诱发电位（SSEP）、运动诱发电位

（MEP）等

D. 麻醉维持可以用静脉或吸入麻醉药

E. 术后尽量早拔管

F. 积极进行术后镇痛并保持镇静睡眠

(28~29 题共用题干)

患者，女，43 岁，因神志不清 2 小时入院。2 小时前患者排便时突感头痛，很快呼之不应，恶心，呕吐，立即送到医院。头颅 CT 示：蛛网膜下出血。3 天后患者基本醒转，但有些烦躁，格拉斯哥昏迷量表（GCS）评分 13 分。

28. 为了进一步明确诊断，此时可以选择的最有效的检查是

A. 侧脑室造影　　B. MRI

C. 脑室造影　　D. 脑血管造影

E. CT

29. 该患者麻醉时禁用

A. 芬太尼　　B. 氯胺酮

C. γ-羟基丁酸钠　　D. 丙泊酚

E. 利多卡因

(30~33 题共用题干)

患者，男，64 岁。因“饮酒后突然摔倒，后出现意识障碍，无法唤醒 2 小时”急诊入院。于监护室观察。既往高血压病史 5 年，气管炎病史 40 年，肺源性心脏病病史 5 年。查体：身高 172cm，体重 65.5kg。实验室检查示：血 K^+ 2.77mmol/L，血糖 8.96mmol/L。补充氯化钾 2g。胸部 X 线示：双肺气肿，合并肺大疱。心脏彩超：主动脉瓣少量反流，左心室舒张功能减低，EF 62.1%。颅脑 CT 示：多发蛛网膜下腔出血，多发脑挫裂伤，多发腔隙性梗死。入手术室：昏迷，GCS 评分 7 分。P 109 次/分，R 20 次/分，BP 155/100mmHg，SpO_2 96%。咪达唑仑 3mg，舒芬太尼 15μg，维库溴铵 7mg，依托咪酯 20mg 诱导下气管内插管全身麻醉。机械通气 VT 320ml，RR 20 次/分。吸入七氟醚，MAC 0.7，泵注舒芬太尼 0.001μg/(kg·min)。$SpO_2$98%。气道压为 13cmH_2O。CO_2 曲线图显示呼气峰相长，呼气障碍。在手术开始 40 分钟时，突然心电图发现 QRS 波宽大，心率减慢，短阵性室性心动过速。立即静脉注射利多卡因 80mg，阿托品 0.3mg，碳酸氢钠 50ml，心率恢复至 120 次/分。

30. 出现此现象的可能原因是

A. 低氧血症　　B. 高碳酸血症

C. 变态反应　　D. 心力衰竭

E. 手术牵拉　　F. 高钾血症

G. 误吸

31. 该患者高钾血症的原因可能是（提示：采动脉血进行血气分析：pH 7.26，BE -3.2mmol/L，$PetCO_2$ 55mmHg，K^+ 6.3mmol/L，Ca^{2+} 0.84mol/L）

A. 肾功能不全
B. 血容量不足
C. 高血糖
D. 呼吸性酸中毒
E. 代谢性酸中毒
F. 变态反应
G. 原有高钾血症

32. 针对上述诱发因素和检查结果，迅速降低血钾水平可采取的措施包括

A. 5% 碳酸氢钠 100~150ml 静脉滴注
B. 5% 氯化钙或 10% 葡萄糖酸钙溶液 10ml 缓慢静脉注射
C. 葡萄糖-胰岛素溶液静脉滴注
D. 过度通气
E. 输注库血
F. 呋塞米 20mg 静脉注射

33. 高钾血症的主要心电图表现为

A. 出现 U 波
B. P 波丢失
C. T 波高尖
D. 房室传导阻滞
E. T 波低平
F. ST 段压低
G. QRS 波宽大

（34~37 题共用题干）

患者，男，44 岁，因“头痛 8 个月”来诊。头痛多见于清晨及晚间，常伴恶心，有时呕吐。经过检查为颅内占位病变、颅内压增高，拟行手术治疗。入院后第 3 天，因便秘用力时，突然出现剧烈头痛和呕吐，右侧肢体瘫痪，而后意识丧失。查体：R 16 次/分，P 56 次/分，BP 150/80mmHg；左侧瞳孔散大，对光反射消失。拟行急诊手术治疗。

34. 麻醉诱导应用

A. 羟丁酸钠
B. 丙泊酚
C. 硫喷妥钠
D. 氯胺酮
E. 咪达唑仑
F. 芬太尼
G. 罗库溴铵
H. 琥珀胆碱

35. 考虑引起心率下降的原因包括（提示：术中肿瘤切除过程中，患者心率突然由 80 次/分下降至 50 次/分）

A. 麻醉过深
B. 手术牵拉
C. 体温升高
D. 缺氧

E. 二氧化碳蓄积

36. 考虑引起血压升高的原因是（提示：术中血压突然由110/70mmHg升至170/100mmHg）

A. 麻醉过浅　　B. 过度通气
C. 体温升高　　D. 缺氧
E. 二氧化碳蓄积　　F. 手术牵拉

37. 缺氧的原因可能是（提示：术毕自主呼吸恢复，拔除气管导管，患者出现严重缺氧）

A. 喉痉挛　　B. 舌根后坠
C. 呼吸道分泌物多　　D. 误吸
E. 残余肌松　　F. 手术刺激中枢性呼吸抑制

（38~40题共用题干）

患者，男，48岁，因“腰痛4年余，加重1个月”来诊。4年前始腰痛，未行正规检查和治疗，1个月前症状加重，疼痛难忍，腰部无法活动，无法行走，夜晚疼痛更甚，难以入睡，并伴有排尿、排便障碍。

38. 入院后，下列检查有助于明确诊断的为

A. 风湿因子　　B. 脑脊液
C. 腰部X线片　　D. 结核菌素试验
E. 腰部MRI　　F. 腰部CT

39. 欲全身麻醉下手术切除肿瘤，麻醉过程中的注意事项有（提示：腰骶段MRI：腰1/2椎间盘平面椎管内有一肿瘤，大小约30mm×16mm×13mm）

A. 俯卧位时，应采用钢丝管
B. 在肿瘤切除前，适当扩容，血液稀释
C. 在肿瘤切除阶段，采用控制性降压
D. 肿瘤切除过程中，间断测定血气、电解质和血常规，维持内环境稳定
E. 需谨防喉返神经损伤以及喉头水肿
F. 术后均应带气管导管回病房

（40~42题共用题干）

患者，男，55岁。诊断为“重症肌无力（MG）”，主要影响眼外和延髓肌肉系统，拟行经颈部胸腺切除术。该患者每天分次口服吡斯的明共660mg和泼尼松共20mg，每天4次口服甲氧氯普胺10mg治疗反流性食管炎。肺功能测定：VC是预期值的50%，FEV_1%为80%，最大自主通气量（MVV）为预期值的45%。患者入室后连接好监护仪，吸入纯氧，压迫环状软骨，静脉给予硫喷妥钠4mg/kg和琥珀胆碱1mg/kg进行快速诱导。60秒后，当颤搐高度下降60%时进行气管内插管，插管有困难。采用吸入氧化亚氮、氧气与七氟烷维

持麻醉，控制通气。在颤搐高度恢复到 100% 时，给予维库溴铵 0.05mg/kg，神经刺激引发的颤搐反应消失。手术时间为 1.5 小时，停止给予麻醉药物，当 4 个成串刺激完全出现时，给予肌松药拮抗药新斯的明 0.06mg/kg、格隆溴铵 0.01mg/kg。当患者对指令有反应时拔除气管导管，患者立刻出现呼吸困难症状。

40. 诊断重症肌无力常用的试验包括
A. 肌电图描记法
B. 依酚氯铵试验
C. 阿托品试验
D. 局部箭毒试验
E. 乙酰胆碱受体抗体
F. CT 和 MRI

41. 可增强非去极化肌松药作用的因素包括
A. 电解质紊乱
B. 代谢性碱中毒
C. 吸入麻醉药的残余作用
D. 呼吸性酸中毒
E. 抗心律失常药物
F. 抗生素

42. 结合该病例，叙述正确的是
A. 全面掌握重症肌无力的病理生理变化
B. 应仔细询问病史
C. 术前常规应用抗胆碱药物
D. 术前常规应用小剂量地西泮
E. 足量应用非去极化肌松药
F. 预防胆碱能危象

（43~45 题共用题干）

患者，男，40 岁，因“头部受棒击，昏迷 8 小时”来诊。偶能睁眼。查体可见：T 37℃，P 88 次/分，R 20 次/分，BP 130/85mmHg；右侧瞳孔散大，对光反射消失；右眼眶周围肿胀，皮下存在淤血；左上肢不能活动，左侧巴宾斯基征（+）。颅脑 X 线：右眼眶骨折。颅脑 CT 示：蛛网膜下腔出血。

43. 关于颅脑外伤患者的麻醉处理，下列叙述正确的是
A. 术前应对患者进行详细检查，及时发现多发伤
B. 详细询问病史，是否饱胃，以确定最佳麻醉诱导方式
C. 患者多伴有颅内高压，应积极予降颅压处理，广泛颅脑损伤者宜采用全身麻醉
D. GCS 评分 7 分以下者可直接或借助肌肉松弛药进行气管内插管
E. 可能为饱胃患者，应注意反流、误吸
F. 麻醉诱导、维持平稳，避免呛咳

44. 颅内高压形成的原因包括（提示：患者逐渐出现颅内高压征象）
A. 脑脊液增多
B. 缺氧
C. 脑水肿
D. 脑内血肿增大

E. 脑血管扩张
F. 血压变化

45. 对于此患者高颅压的治疗正确的是
A. 腰椎穿刺放脑脊液
B. 过度通气
C. 静脉滴注甘露醇
D. 降低血压
E. 静脉滴注利多卡因
F. 血肿清除

（46~48 题共用题干）

患者，女，64 岁。有 10 年高血压病史。昨日突发气喘、心悸 5 小时。体检：心率 90 次/分，房颤心律，两肺闻及湿啰音，血压 210/110mmHg，血肌酐 436mol/L，尿素氮 26mmol/L，血钾 4.6mmol/L。心电图示：心房纤颤。诊断为高血压 3 级（极高危）、急性左心衰、肾功能不全。

46. 控制该患者的心力衰竭，可以选用
A. 依那普利
B. 呋塞米
C. 维拉帕米
D. 硝普钠
E. 毛花苷 C

47. 目前该患者应考虑为（提示：治疗第二天，复查心电图示 PR 间期固定，QRS 波群有间歇性脱漏，并出现基底窄而高尖的 T 波）
A. 一度房室传导阻滞
B. 急性心肌梗死
C. 二度Ⅱ型房室传导阻滞
D. 低血钾
E. 高血钾

48. 目前对该患者的初级心肺复苏包括（提示：1 小时后，患者突然出现意识不清，发绀，叹气样呼吸，大动脉搏动消失。立即给予心肺复苏 5 分钟后神志转清）
A. 人工呼吸
B. 胸外按压
C. 电除颤
D. 开放气道
E. 高压氧治疗

（49~52 题共用题干）

患者，女，45 岁，因“小脑肿瘤”拟行肿瘤切除术。ASAⅡ级。既往健康。查体可见：身高 155cm，体重 55kg，BP 115/65mmHg，HR 72 次/分，R 15 次/分，呼吸平稳。

49. 此时引起 SpO_2 下降最可能的原因为（提示：麻醉诱导平稳，气管内插管顺利，摆体位，头部固定后血氧饱和度逐渐由 100% 降至 90% 后停止下降，气道阻力 25mmHg）
A. 导管误入食管
B. 气管痉挛
C. 导管脱出
D. 分泌物堵塞导管
E. 导管伸入一侧支气管
F. 导管受压

50. 此时采取的措施为（提示：ID = 7.5mm 钢丝气管导管插入深度 22cm，听诊双肺呼吸音清且对称。头部用头颅固定器固定于俯卧位，颈部极度屈曲位）
A. 加深麻醉
B. 吸痰
C. 调整呼吸参数，降低气道压力
D. 给予双羟茶碱等解痉药
E. 肺部听诊确定导管位置
F. 调整导管深度，严加固定
51. 术后苏醒延迟，可能的原因包括
A. 发生严重并发症
B. 发生呼吸抑制
C. 麻醉药的残余作用
D. 低温
E. 代谢性酸中毒
F. 低血糖
52. 应采取的措施包括
A. 行血气分析
B. 反复刺激吸痰促醒
C. 应用足量神经肌肉阻滞药
D. 暂时保留气管导管
E. 严密监测呼吸情况
F. 应用纳洛酮

（53~55 题共用题干）

患者，男，55 岁。因“小脑肿瘤”，拟在全身麻醉下行小脑肿瘤切除术。术中在脑干附近分离肿瘤时，患者心率突然降至 30 次/分。

53. 宜采取的治疗措施是
A. 给予 β 受体阻断药
B. 给予阿托品
C. 头低位
D. 暂停手术操作
E. 头高位
F. 减浅麻醉
54. 当前状况为（提示：手术过程中，$PetCO_2$ 突然从 32mmHg 降至 14mmHg，血压从121/76mmHg 降至 64/34mmHg）
A. 急性左心衰竭
B. 监测仪故障
C. 急性右心衰竭
D. 迷走神经反射
E. 空气栓塞
F. 心律失常
55. 处置方法是
A. 吸纯氧
B. 过度通气
C. 按压颈静脉
D. 静脉注射吗啡
E. 检查监测仪
F. 快速静脉输液
G. 通知外科医师
H. 给予阿托品

（56~57 题共用题干）

患者，女，23 岁。因“视物模糊伴月经不规律 1 年，头痛 2 个月”来诊。颅脑 MRI 示：

鞍区占位。

56. 垂体前部腺体分泌的激素包括

A. 生长激素（GH）
B. 促甲状腺激素（TSH）
C. 抗利尿激素（ADH）
D. 催乳素（PRL）
E. 促肾上腺皮质激素（ACTH）
F. 多巴胺（DA）

57. 考虑出现（提示：术中出现呼吸末二氧化碳分压降低、动脉血氧饱和度减低、低血压）

A. 肺气肿
B. 肺水肿
C. 气胸
D. 空气栓塞
E. 支气管痉挛
F. 哮喘发作
G. 喉痉挛

（58~61 题共用题干）

患者，男，61 岁。因“嗅觉逐渐减退至丧失 3 个月”来诊。既往糖尿病病史 5 年，心脏病病史 6 年，高血压病史 6 年。查体可见：P 78 次/分，BP 185/110mmHg；双侧瞳孔等大正圆，对光反射灵敏；神经系统检查无阳性体征。双侧嗅觉丧失，视力、视野粗测正常。ECG：心房颤动。颅脑 MRI 平扫加增强：前颅窝占位，可被均匀强化，脑膜瘤可能性大。

58. 麻醉前评估及准备需要注意的问题包括

A. 降压药应服至术晨
B. 高血压的分期
C. 并存其他脏器病变
D. 术前将血压降至 180/110mmHg
E. 麻醉前镇静药剂量应加大
F. 了解冠心病病史，如心电图是否可以检查出异常 Q 波或缺血改变，是否有心绞痛病史等
G. 胰岛素正规治疗，空腹血糖 11mmol/L 以下
H. 心脏彩超检查是否有附壁血栓

59. 使脑松弛和颅内压降低的方法包括

A. 避免缺氧和二氧化碳蓄积
B. 适当过度通气使 $PaCO_2$ 25~30mmHg
C. 渗透性利尿药甘露醇 1g/kg 开颅前 30 分钟静脉滴注
D. 呋塞米 0.5~2.0mg/kg 静脉注射
E. 颈部不要过分屈曲或旋转
F. 肾上腺皮质激素 10mg 静脉注射
G. 静脉注射利多卡因 1.5~2.0mg/kg

60. 该患者需要监测的项目有

A. 血压
B. ECG
C. $PetCO_2$
D. 尿量
E. 有创血压
F. CVP
G. SpO_2
H. 血气分析

61. 关于麻醉的管理，下列叙述正确的有

A. 硬膜切开后可适当减少用药量
B. 切开硬脑膜前应做到适当的脑松弛
C. 术中间断给予非去极化肌松药，以防止患者躁动
D. 术中采用机械通气的参数为潮气量 8~12ml/kg，呼吸 10~12 次/分
E. 苏醒应迅速，不出现屏气或呛咳
F. 颅内手术第三间隙丢失的液体量很小，忽略不计
G. 术前禁食、水，丧失量按 8~10ml/kg 补给
H. 术中可输注 0.9% 氯化钠溶液和乳酸林格液，按 4~6ml/(kg·h) 维持，比例为 1∶1

（62~65 题共用题干）

患者，女，67 岁。因“头痛、眩晕、恶心、呕吐、乏力及右半肢体麻木 2 个月”来诊。查体可见：意识清楚，血压正常，眼底视盘水肿，右面部感觉减退，右侧肢体不全瘫，右侧巴宾斯基征（+）。胸部 X 线片可见：右肺第 2、3 肋间可见阴影。

62. 该患者初步诊断为

A. 脑萎缩
B. 颅内压增高
C. 脑梗死
D. 蛛网膜下腔出血
E. 脑脓肿
F. 脑干缺血性病灶
G. 脑膜炎

63. 成人颅内压增高，比较客观的指标是

A. 意识障碍
B. 头痛
C. 呕吐
D. 脑中线移位 2mm
E. 视盘水肿
F. 颈项强直
G. 头晕

64. 对于颅内压增高的患者，下列措施不恰当的是

A. 立即腰椎穿刺，测量脑脊液压力
B. 慎行腰椎穿刺
C. 腰椎穿刺，脑脊液外引流
D. 腰穿成功后，立即快速外引流脑脊液
E. 立即行脑室分流术
F. 立即行脑室穿刺，脑脊液外引流

65. 术中，降低颅内压的方法是
A. 过度通气
B. 改变体位，如头高位
C. 脑室穿刺置管引流脑脊液
D. 利尿药
E. 巴比妥类药
F. 低温

（66~69 题共用题干）

患者，女，65 岁。因“颅内肿瘤”拟在仰卧位下行双侧额部颅骨切开肿瘤切除术。患者近期出现头痛、恶心、视物模糊等症状。神经系统体检未发现阳性体征。颅脑 MRI 示：矢状窦附近有一巨大脑膜瘤。手术开始后，患者呼气末二氧化碳分压开始下降并出现低血压。

66. 脑血流的主要决定因素包括
A. 脑灌注压
B. 脑血流自身调节
C. 脑耗氧量
D. 左心室舒张末压
E. 动脉氧分压
F. 动脉二氧化碳分压
G. 脑代谢率

67. 下列可以用于监测颅内压的方法是
A. 脑部诱发电位
B. 脑部超声多普勒
C. 放置硬膜外腔导管
D. 硬膜下螺栓
E. 脑室穿刺置管
F. 腰部蛛网膜下腔置管

68. 患者 $PetCO_2$ 持续下降并且出现低血压，目前可能的诊断为
A. 静脉空气栓塞
B. 呼吸性碱中毒
C. 特发性肺动脉高压
D. 高碳酸血症
E. 严重低血容量
F. 全身麻醉术中低血压

69. 目前的治疗方法有
A. 头低于心脏水平
B. 应用利尿药
C. 呼气末正压通气
D. 压迫颈静脉
E. 快速补液
F. 手术关闭窦口
G. 静脉应用血管活性药物
H. 应用糖皮质激素

（70~72 题共用题干）

患者，男，57 岁。因“后颅窝占位”行肿瘤切除术。术毕，患者生命体征平稳，自主呼吸、吞咽反射恢复，于深麻醉下拔管送术后恢复室，观察 1 小时后，意识未恢复，呼吸频率减慢，而且幅度减弱，$PetCO_2$ 70mmHg。

70. 此时应当采取的最佳措施是
A. 过度通气解决高碳酸血症
B. 面罩辅助通气

C. 再次气管内插管
D. 急行颅脑 CT，明确病因
E. 必要时行开颅手术
F. 应用大量拮抗药催醒

71. 患者呼吸抑制最可能原因为（提示：已经排除麻醉药物的残留作用）
A. 颅内出血
B. 低血糖
C. 高碳酸血症
D. 低钾血症
E. 酸中毒
F. 低碳酸血症

72. 颅脑手术后，作为麻醉医师处理得当的有（提示：拔管时，压眶反射阳性）
A. 注意深麻醉下拔管
B. 尽早应用神经肌肉阻滞药
C. 拔管前使用利多卡因
D. 应用镇吐药
E. 使用阿片类药物，气管内插管前行表面麻醉
F. 待患者完全清醒后再拔管

（73～77 题共用题干）

患者，女，59 岁。因“间断头晕、头痛伴左侧肢体麻木 10 年，加重 3 个月”入院。查体：P 69 次/分，BP 150/90mmHg；一般状态良好，意识清楚，言语流利；颈部压痛（－），左侧肢体皮肤感觉减退，肌力 V 级，左侧肱二头肌、肱三头肌反射未引出，巴宾斯基征（－）。

73. 患者临床初步诊断可能为
A. 帕金森病
B. 小脑扁桃体下疝
C. 颈椎病
D. 脑梗死
E. 颅内出血
F. 吉兰–巴雷综合征

74. 患者拟于第 2 天行后颅凹减压术，颅脑 CT：小脑扁桃体下疝，麻醉方式可以采取
A. 气管内插管静脉全身麻醉
B. 气管内插管吸入全身麻醉
C. 喉罩插管吸入全身麻醉
D. 喉罩插管静脉全身麻醉
E. 气管内插管静吸复合全身麻醉
F. 局部麻醉

75. 麻醉插管中可能会出现
A. 血压增高
B. 血压降低
C. 心搏骤停
D. 心率减慢
E. 心率增快
F. 心律失常

76. 为了防止插管时 ICP 升高，可供使用的药物是
A. 尼卡地平
B. 乌拉地尔
C. 利多卡因
D. 硝普钠
E. 硫酸镁

77. 下列措施中，可以进行脑保护的是

A. 控制血糖
B. 低温
C. 氯胺酮
D. 巴比妥类药
E. 丙泊酚
F. 恩氟烷

（78~80 题共用题干）

患者，男，45 岁。因“头痛 4 年，进行性加重 6 个月”来诊。颅脑 MRI 示：左顶部矢状窦旁巨大脑膜瘤，肿瘤周围脑组织水肿明显，中线结构右移。术前患者肢体活动正常，无其他系统并发症，术前检查均在正常范围。

78. 患者应进行的术前评估是

A. 循环情况
B. 糖尿病
C. 呼吸道通畅情况
D. 颅内压情况
E. 自主神经功能情况
F. 肿瘤大小及位置

79. 麻醉药物可以选择

A. 硫喷妥钠
B. 咪达唑仑
C. 依托咪酯
D. 丙泊酚
E. 维库溴铵
F. 琥珀胆碱

80. 关于术中输液，下列叙述正确的是

A. 可以使用白蛋白
B. 以输注胶体液和血液制品比晶体液更适宜
C. 可以使用低渗溶液
D. 可以使用高分子量羟乙基淀粉
E. 可以大量输液
F. 可以输葡萄糖溶液，以补充能量

（81~84 题共用题干）

患者，男，66 岁。有 10 余年高血压病史，2 年前有脑出血史，因突发心前区压榨样疼痛伴有憋喘 4 小时入院就诊。体检：两肺闻及湿啰音，心率 126 次/分，心律绝对不齐，第一心音强弱不等，神志清。急查心电图示：P 波消失，以大小不等的 f 波代之，心室率 117 次/分，QRS 时限 0. 104s，V_1、V_2 呈 rsR 型，V_{46} 呈 QRS 型，ST 段弓背向上抬高 0. 3 ~ 0. 5mV，T 波倒置。

81. 根据上述情况，目前该患者的可能诊断为

A. 急性心包炎
B. 急性前壁心肌梗死
C. 高血压
D. 完全性右束支传导阻滞
E. 泵衰竭
F. 心房纤颤

82. 该患者的治疗包括

A. 阿司匹林　　B. β 受体阻断药

C. ACEI　　D. 呋塞米

E. 毛花苷 C　　F. 低分子肝素

G. 哌替啶

83. 此时的诊断应考虑（提示：第 5 天，患者突然意识丧失并抽搐，持续约 1 分钟神志转清，急查心电图：心率 70 次/分，QT 间期延长，U 波显著）

A. 癫痫　　B. 心衰加重

C. 室颤、室扑　　D. 尖端扭转性室性心动过速

E. 低血钾症

84. 治疗应包括

A. β 受体阻断药　　B. 利多卡因

C. 补钾　　D. 硫酸镁静脉注射

E. 阿托品　　F. 异丙肾上腺素

（85~90 题共用题干）

患者，男，29 岁。颅内动脉瘤，拟行动脉瘤切除术。

85. 麻醉处理目标错误的是

A. 预防动脉瘤破裂　　B. 避免术中呛咳

C. 控制性降压　　D. 避免血管痉挛引起脑缺血

E. 使用过度通气

86. 为了防治因控制性降压可能造成的脑血管痉挛或梗死，动脉瘤切除后应当采取的措施为

A. 过度通气　　B. 调整收缩压至 110mmHg 以上

C. 给予尼莫地平　　D. 给予拉贝洛尔、地高辛补充血容量

E. 血压过高（反射性脑血管痉挛）给予乌拉地尔

87. 颅内压升高的三大主要特征是

A. 头痛、呕吐、眩晕　　B. 头痛、呕吐、复视

C. 头痛、呕吐、视乳头水肿　　D. 头痛、呕吐、癫痫

E. 头痛、呕吐、高温

88. 对于颅高压的处理，最危险的是

A. 侧脑室穿刺脑脊液引流　　B. 不规则使用渗透性利尿药

C. 不服用镇静镇痛药　　D. 不限制出入液量

E. 腰穿放出脑脊液减压

89. 甘露醇和呋塞米合用降低 ICP 可以导致

A. 低钠、低钾、高氯血症　　B. 高钠、低钾、高氯血症

C. 高钠、高钾、高氯血症 D. 低钠、低钾、低氯血症
E. 低钠、高钾、高氯血症

90. 过度通气可以导致
A. 脑动脉压下降 B. 中心静脉压降低
C. 脑血流增多 D. 颅内压升高
E. 脑血管扩张

(91~93 题共用题干)

患者，男，75 岁，因颈、右肩臂、手指麻痛 3 年，加重伴下肢无力 2 个月，以混合型颈椎病收住院，影像学检查发现颈椎管狭窄、椎间盘突出、相应神经根与脊髓受压明显。拟行颈椎前路椎间盘切除与脊柱融合内固定术。

91. 该患者术前访视会诊，应当着重注意
A. 颈椎活动度与气管插管条件
B. 了解患者家族史和遗传病史
C. 循环系统，尤其是有无高血压病、心肌缺血、脑供血障碍、心律失常与心功能不全等
D. 了解患者呼吸功能储备状况，特别是有无近期急性呼吸道感染
E. 了解有无前列腺增生或膀胱结石
F. 了解患者有无肩周炎或腰腿痛病史

92. 对于该患者，下列叙述正确的是（提示：患者颈椎后伸极度受限；患高血压病 22 年，不规律服用降压药，血压控制不稳定，收缩压最高可达 210mmHg，入院时血压 195/115mmHg，房颤，心室率 122 次/分，心脏超声示左房内有血栓可疑，伴中度二尖瓣关闭不全，EF 值 53%；心功能Ⅲ级；有慢性支气管炎病史 20 年，近日患感冒，咳嗽、咳痰、气喘严重，呼吸功能测定示重度阻塞性通气功能障碍；半年前患脑梗，现已基本恢复；空腹血糖 13.4mmol/L）
A. 暂缓手术，待血压控制至 160/110mmHg、心室率 100 次/分以下时再考虑手术
B. 暂缓手术，积极治疗急性呼吸道感染，病情稳定后再考虑手术
C. 该患者的 ASA 分级为Ⅱ级
D. 做血栓风险测定和分析，了解患者再次发生脑梗的风险，并采取针对性预防措施
E. 次日在快速诱导下气管插管全身麻醉下完成手术
F. 待血糖稳定在 6.7mmol/L 以下时再考虑手术

93. 下列叙述错误的是（提示：经过一段时间调整，患者血压保持在 150/90mmHg 左右；心室率控制在 90 次/分左右；EF 值 65%；心功能Ⅱ级；无咳嗽咳痰现象 2 周，血气分析基本正常；屏气试验时间 30 秒；颈部动脉多普勒提示动脉壁硬化改变，但无明显粥样

斑块形成；空腹血糖7.84mmol/L左右）

A. 患者综合情况已经显著改善，可接受手术和麻醉

B. 手术当日停用降压药和降糖药

C. 使用阿曲库铵、瑞芬太尼、异丙酚或七氟醚等，以利患者术后迅速苏醒，尽早复查有无医源性神经损伤

D. 采用咪达唑仑、异丙酚、芬太尼与罗库溴铵快速诱导，常规经口明视下气管插管

E. 术中应尽量减小血压和心率的波动，如循环稳定，可以不使用抗心律失常药物

F. 术中注意手术操作，有时可牵拉或压迫气管下段造成气道梗阻，术后拔管时应警惕血肿压迫气管导致气道梗阻

（94~98题共用题干）

患者，男，57岁。因“慢性肝炎、肝硬化、门静脉高压症”拟行脾切除+分流术。实验室检查：Hb 82g/L，血小板 85×10^9/L，肝功能 ALT 65U/L，血清总胆红素（TB）120μmol/L，凝血酶原时间（PT）18秒，总蛋白52g/L，白蛋白25g/L。B超示：少量腹水。

94. 关于门静脉高压症手术麻醉的叙述，错误的是

A. 麻醉前放腹水1次放水量不可超过1000ml

B. 麻醉前给予维生素K

C. 应当选择麻醉药的最小有效剂量

D. 维持有效循环血量

E. 可以选用氟烷完善镇痛

F. 门静脉高压症者手术心功能正常时，宜使血细胞比容保持在30%

95. 该患者适宜的麻醉方法是

A. 脊麻

B. 局麻辅助麻醉性镇痛药

C. 静吸复合全身麻醉

D. 静脉复合全身麻醉

E. 硬膜外麻醉

96. 该患者术中出血较多，宜补充

A. 库存全血

B. 琥珀酰明胶

C. 悬浮红细胞

D. 平衡盐液

E. 新鲜全血

97. 导致该患者苏醒延迟的因素可能有（提示：该患者采用静脉复合全身麻醉，术前用药东莨菪碱及咪达唑仑，术中以丙泊酚、芬太尼、阿曲库铵维持麻醉，术毕60分钟仍不苏醒）

A. 阿曲库铵代谢障碍

B. 镇静药物丙泊酚发生蓄积作用

C. 术前镇静药物代谢障碍

D. 水中毒

E. 芬太尼代谢迟缓

98. 术中输入大量乳酸林格液可以引起

A. 全身水肿
B. 左心衰竭
C. 间质性肺水肿
D. 右心衰竭
E. 周围性水肿
F. 乳酸酸中毒

（99~106 题共用题干）

患者，男，63 岁。有上肺支气管扩张症，痰液每天超过 150ml，行右上肺切除。

99. 患者术前处理最重要的是

A. 增强肺功能
B. 维持体液平衡
C. 控制痰量至最低限度
D. 控制体温
E. 补充电解质

100. 术前了解病情对于麻醉意义最大的是

A. 心肺功能
B. 体温变化
C. 咯血史及 24 小时痰量
D. 营养状况
E. 肝肾功能

101. 下列检查，对于麻醉最重要的是

A. 麻醉变浅
B. 肺通气功能
C. 血液分析
D. 胸部 X 线
E. 痰培养

102. 气管插管最好选用

A. 术中气管切开插管
B. 紧急气管造口插管
C. 双腔支气管插管
D. 单侧支气管插管
E. 以上均可

103. 关于该患者的麻醉选择，不妥的是

A. 半清醒气管插管
B. 清醒气管插管
C. 慢诱导气管插管
D. 快诱导气管插管
E. 保留呼吸气管插管

104. 麻醉诱导时，首先要防止出现

A. 心律失常
B. 血压升高
C. 血压降低
D. 心动过速
E. 咳嗽

105. 诱导完毕，改侧卧位后首先要做的是

A. 调整呼吸机
B. 监测心电图

C. 听呼吸音
D. 测量血压
E. 吸痰

106. 术中气道压升高，首先考虑
A. 支气管痉挛
B. 手术挤压
C. 麻醉变浅
D. 分泌物阻塞支气管
E. 麻醉机障碍

（107 ~ 109 题共用题干）

患者，男，79 岁。因左下肺癌在支气管内全麻下行左下肺叶切除，有 10 年慢性支气管炎、肺气肿病史。咳嗽，痰量较多，术前测肺功能提示中重度通气功能障碍。高血压病史 13 年，不规则服用抗高血压药物，术前血压控制不够理想。冠心病心绞痛史 2 年。患者要求术后手术切口无痛或尽可能不痛，并能及早苏醒见到家人。

107. 该患者麻醉方法是
A. 单肺通气全身麻醉有利于术中操作
B. 大剂量咪达唑仑有利于术中知晓的预防和术后快速苏醒
C. 复合胸段硬膜外麻醉，可术中预防应激反应和提供术后镇痛
D. 有创动脉和中心静脉置管测压帮助及时发现血流动力学不稳定
E. 应用大剂量阿托品保持呼吸道干燥，也有利于术后苏醒
F. 术中瑞芬太尼持续静脉 TCI 复合七氟醚吸入有利于术后苏醒

108. 应优先予以考虑的是（提示：术中行右单肺通气，SpO_2 保持在 97% 以上，50 分钟后气道阻力逐渐增大，患者 SpO_2 下降，不能维持在 93% 以上；听诊健侧肺呼吸音清晰）
A. 纤维支气管镜检查双腔管的位置
B. 使用氨茶碱
C. 患侧肺持续吹氧
D. 健侧肺持续气道正压通气（CPAP）与患侧肺 PEEP 结合
E. 健侧肺行 PEEP
F. 间断双肺通气
G. 由于左右分隔，因此术中基本不用考虑分泌物吸引

109. 关于单肺通气时呼吸管理，下列叙述正确的是（提示：术者暂停手术，恢复双肺通气后，患者血氧饱和度升至 98%，其余生命体征稳定）
A. 改侧卧位后，应重新检查双腔管的位置
B. 呼吸机频率越快，越有利于单肺通气交换
C. 为预防术后肺不张，不用考虑外科医师的操作，手术侧肺保持一定程度的气体

D. 由于单肺通气，为了排出二氧化碳，因此要过度通气

E. 严密监测气道峰压

F. 加强血气监测

（110~112 题共用题干）

患者，女，64 岁，体重 56kg。既往有糖尿病和慢性支气管炎病史 20 余年，一直口服降糖药。术前继续服用长效降糖药后，在气管内全麻下行腹腔镜下胆囊切除术。术中共用芬太尼 0.2mg，术毕患者清醒，拔除气管导管，面罩吸氧，50 分钟后患者再次入睡，呼之不应，血压增高，心率增快，呼吸浅慢不规则，SpO_2 85%，瞳孔等大，对光反射正常。

110. 患者再次昏迷的可能原因是

A. 呼吸性碱中毒

B. 低血糖

C. 二氧化碳蓄积

D. 低氧血症

E. 麻醉药残余作用

F. 肌松药残余作用

111. 此时可以采取的治疗措施是（提示：血气分析显示 pH 7.26，PaO_2 65mmHg，$PaCO_2$ 83mmHg，BE -5mmol/L）

A. 碳酸氢钠静脉滴注

B. 普通面罩吸氧

C. 气管插管机械通气

D. 氨茶碱静脉滴注

E. 喉罩通气

F. 鼻导管吸氧

112. 合并 COPD 患者围术期应如何避免高碳酸血症（提示：患者经过上述处理后血气和血氧饱和度较治疗前明显改善，病情稳定）

A. 尽可能选择短效麻醉药

B. 术后禁忌使用阿片类药物镇痛

C. 围术期应当密切监测呼气末二氧化碳，包括拔管后

D. 拔管后，吸氧浓度不宜过高

E. 术毕一律送 ICU，呼吸机过渡 24 小时

F. 常规使用呼吸兴奋药

（113~115 题共用题干）

患者，男，29 岁。6 天前受凉后出现发热，体温 38.9℃；2 天前咳少量黄黏痰，发热达 40.7℃，伴呼吸困难，来院急诊。查体：急性热病容，神清，听诊双肺呼吸音清，未闻及明显干湿性啰音。心率 123 次/分，律齐，未闻及病理性杂音。腹部（-）。急查血常规：WBC 15×10^9/L，N 96.2%，L 2.1%，Hb 159g/L，PLT 56×10^9/L。胸片示双肺多发性大片状阴影。腹部 B 超未见明显异常。

113. 该初步诊断为

A. 肺炎　　B. 肺癌

C. 急性肺栓塞　　D. 肺结核

E. 白血病

114. 此时应当采取何措施［提示：入院动脉血气分析正常；肝肾功能电解质指标正常。给予头孢呋辛经验性治疗。监测血象，做痰培养及床旁胸片。入院第 2 天夜间出现呼吸困难加重，高流量面罩吸氧（8L/min）下血氧饱和度持续下降至 70% 左右，复查胸片示双肺多发性浸润影较前增大］

A. 继续面罩吸氧并加大氧气流量　　B. 动脉血气分析

C. 抗结核治疗　　D. 静脉注射咪达唑仑缓解呼吸困难

E. 毛花苷 C 静脉注射　　F. 呼吸兴奋药

G. 静脉注射吗啡抑制咳嗽　　H. 气管插管控制呼吸

115. 动脉血气示：pH 7.225，PaO_2 56mmHg，$PaCO_2$ 28mmHg，HCO_3^- 17mmol/L，BE −5.4mmol/L。立即予以气管插管，呼吸机辅助呼吸，血氧饱和度上升至 95%。痰培养：金黄色葡萄球菌及白念珠菌。该患者的治疗应当怎样调整

A. 加用氟康唑　　B. 加用万古霉素

C. 加用阿昔洛韦　　D. 加用头孢哌酮/舒巴坦

E. 加用阿奇霉素　　F. 加用亚胺培南

G. 停用头孢呋辛

（116~120 题共用题干）

患者，男，72 岁，75kg。16 年前行二尖瓣生物瓣置换术。入院前 3 个月出现过短暂头晕。1 周前自觉突然闻及响亮的心脏杂音同时伴有胸闷、气促、尿少、乏力等症状。查体心尖部闻及Ⅲ级海鸥鸣样收缩期杂音。心功能Ⅲ~Ⅳ级。心电图示：窦性心律，一度房室传导阻滞。胸部 X 片示：两肺淤血并间质性肺水肿，右上腔静脉影增宽，肺容积缩小，心脏呈二尖瓣-主动脉型。超声心动图示：二尖瓣生物瓣撕裂反流；肺动脉高压（中度）。拟在全身麻醉下行二尖瓣瓣膜置换术。

116. 该患者影像学检查心脏形态改变主要为

A. 右心室缩小

B. 左心房明显扩大

C. 右心房明显扩大

D. 左心室明显增大

E. 左心室缩小，而右心室增大

F. 左心房增大而左右心室大小无明显改变

G. 左心房和右心室增大

117. 该患者进一步检查可以发现

A. 水冲脉

B. 交替脉

C. 第一心音增强

D. 肺动脉瓣区第二心音增强

E. 二尖瓣听诊区收缩期杂音

F. 可闻及颈动脉杂音

G. 脉压增宽

118. 该患者主要的病理生理改变是

A. 左心房和左心室压力负荷过重

B. 左心房和左心室容量负荷过重

C. 左心房和肺静脉压增高

D. 右心室和左心房压力负荷过重

E. 一部分血液在左心房和左心室之间进行无效交流

F. 左心室前向性血流减少

G. 右心室前向性血流减少

119. 术中依据患者的病理生理特点，进行血流动力学调控，可以有利于患者血流动力学的稳定。下列措施中，有利于维持患者心输出量的是

A. 因患者舒张压偏低，应用升压药提高灌注压，保证心肌血流灌注

B. 应用扩血管药或者借助一定的麻醉深度适当降低体循环阻力

C. 心率稍偏慢

D. 心率稍偏快为宜

E. 应用 β_1 受体阻断药，主要是降低心肌耗氧，其次是减弱心肌收缩力，减少血流向左心房反流

F. 出现心率减慢时，禁用阿托品，以免引起室颤

120. 该患者瓣膜置换术后能迅速改善的是

A. 右房压显著下降

B. 左房压显著下降

C. 肺静脉压显著下降

D. 心脏指数显著增加

E. 右心室前负荷显著下降

F. 左心室舒张末容积显著减小

G. 左心室前负荷显著增加

（121～124 题共用题干）

患者，男，55 岁，体重 57.5kg。12 年前无明显原因感劳累后心悸、气短，因近一个半月症状明显加重，咳嗽、咯白色泡沫痰，不能平卧入院。体检：T 37.6℃，RR 20 次/分，P

118 次/分，BP 95/60mmHg。颈静脉怒张，听诊两中下肺野可闻及湿啰音，心律不齐，心前区舒张期杂音及剑突下收缩期杂音，肝右肋下 4cm，双下肢凹陷性水肿。经过检查，心电图示：异位心律，心室率 145 次/分，心房纤颤；胸部 X 平片：双肺淤血，肺动脉主干扩张，左房右室增大；超声心动图示：二尖瓣增厚、钙化，交界部粘连，开放明显受限，关闭时少量反流。瓣口面积 0.8cm^2，三尖瓣回声偏强，开放正常关闭欠佳。心导管检查示右房压 17mmHg，肺动脉压 63mmHg，肺毛细血管楔压 23mmHg，心输出量 2.2L/min；血气分析 pH 7.25，PCO_2 35mmHg，PO_2 78mmHg，BE -7.5mmol/L。

121. 该患者的病理生理改变是

A. 左心衰竭
B. 右心室压力负荷过重
C. 左心室压力负荷过重
D. 脉搏短绌
E. 左房与左室之间的压力差增大
F. 室间隔向左心室移位并影响左心室功能
G. 通气/血流比值增大
H. 低氧血症

122. 关于该患者的病情评估，下列正确的是

A. 心功能Ⅱ~Ⅲ级
B. ASA 评分Ⅳ级
C. ASA 评分Ⅲ级
D. 心功能Ⅲ~Ⅳ级
E. 中度肺动脉高压
F. 重度肺动脉高压
G. 中度二尖瓣狭窄
H. 重度二尖瓣狭窄

123. 在麻醉过程中，对于该患者，下列哪些麻醉诱导用药是适宜的

A. 阿托品
B. 硫喷妥钠
C. 依托咪酯
D. 吗啡
E. 泮库溴铵
F. 舒芬太尼
G. 氯胺酮
H. 维库溴铵

124. 针对该患者的麻醉处理，下列叙述正确的是

A. 由于患者每搏量较小，为了维持相对正常的心输出量，应将心率控制得略偏快些
B. 避免过度通气以防诱发肺动脉高压危象
C. 不宜使用导致组胺释放的药物
D. 不宜使用作用强的扩血管药物
E. 术中宜放置血流导向气囊导管，及时了解体循环阻力及肺血管阻力情况
F. 当出现低血压时，在兼顾容量、强心处理的同时，首选的升压药为去氧肾上腺素

（125~128 题共用题干）

患者，男，58 岁。高血压病史 12 年，用力后突发胸骨后及背部撕裂样疼痛 2 小时。

125. 该患者应考虑哪些疾病

A. 主动脉夹层
B. 反流性食管炎

C. 大动脉炎
D. 急性心肌梗死
E. 自发性气胸
F. 阑尾炎

126. 下列哪些检查有助于诊断
A. 心脏彩超
B. 心电向量图
C. 心电图
D. 磁共振
E. 胸部 X 线检查
F. 血清心肌酶
G. 血常规

127. 经过磁共振检查，确诊为主动脉夹层（A 型），内科处理包括
A. 使用强效镇痛药
B. 卧床休息，避免情绪激动
C. 积极控制血压
D. 使用 β 受体阻断药
E. 抗凝治疗
F. 抑制血小板聚集

128. 关于主动脉夹层，下列叙述正确的是
A. 最常见的临床表现是突发性剧烈的疼痛
B. 常见的致病因素是高血压
C. Standford 分型为病变在左锁骨下动脉远端开口（不累及升主动脉）为 A 型，凡升主动脉累及者为 B 型
D. 夹层可破入胸腔、心包，导致猝死或心脏压塞死亡
E. 主动脉夹层诊断金标准是超声检查
F. A 型主动脉夹层首选手术治疗
G. 马方综合征发生主动脉夹层，无论 A 型或 B 型，均不需手术治疗

（129~131 题共用题干）

患者，女，51 岁。血压 150/70mmHg，心底部有舒张期叹气样杂音，以胸骨左缘第 2、3 肋间最响。X 线示：“主动脉型心”，主动脉增宽。诊断为风湿性主动脉瓣关闭不全。

129. 患者还可能存在的体征
A. 毛细血管搏动征
B. 短绌脉
C. 水冲脉
D. 股动脉枪击音
E. 双期杂音（Duroziez 双重音）
F. 颈静脉怒张

130. 关于慢性主动脉瓣关闭不全，下列叙述正确的是
A. 向心性的肥厚作为代偿机制
B. 增加左室的舒张末期容积来增加心输出量作为主要的代偿机制
C. 突然的容量负荷施加于正常顺应性的心肌组织
D. 左室的做功明显增加
E. 左室舒张末期压力和容量都升高

F. 主动脉瓣关闭不全患者，除非合并冠心病，否则一般不会出现心肌缺血

131. 关于主动脉瓣关闭不全换瓣术后，下列叙述错误的是
A. 急性关闭不全患者术后舒张顺应性较差
B. 急性关闭不全者，术后左室收缩力相对较差
C. 慢性重度患者，需较高的左室充盈压
D. 换瓣术后应选择较低的 PCWP
E. 非窦性心律时 PCWP 应稍低
F. 术后早期由于左室功能低下，可能需要正性肌力药或主动脉内球囊反搏（IABP）支持

（132~134 题共用题干）

患者，女，49 岁。诊断为“冠心病，不稳定型心绞痛”，术前冠脉造影示：“左主干 95% 阻塞”。在全麻及体外循环下行“冠脉搭桥术”，术后常规放置心包纵隔引流管各一根。术毕入 ICU，入室时全麻未醒，常规心电及血流动力学监测，BP 95/52mmHg，HR 75 次/分，CVP 7cmH_2O，PAP 27mmHg。2 小时后出现：CVP 很快升高到 34cmH_2O，PAP 无明显变化，血压下降至 60/40mmHg，HR 升到 110~120 次/分。

132. 此时患者应当首先考虑
A. 心包压塞
B. 输血、输液过量
C. 低血容量性休克
D. 低心输出量综合征
E. 过敏反应
F. 急性心肌缺血或梗死

133. 尽快明确病因的措施是
A. 床边胸部 X 线
B. 紧急床边心脏超声检查
C. 12 导联心电图
D. 挤压心包纵隔引流管，观察引流情况
E. 心肌酶谱及肌钙蛋白检查
F. 开胸探查

134. 此时考虑采取下列哪些措施改善血流动力学状态
A. 主动脉内球囊反搏（IABP）
B. 连续性肾脏替代治疗（CRRT）
C. 体外膜氧合器（ECMO）
D. 心室辅助装置（VAD）
E. 抗休克裤
F. 维持现有治疗措施

（135~138 题共用题干）

患者，男，69 岁。因“间断性心前区疼痛 13 年，加重半年”来诊。卧床休息时心前区疼痛时常发作，下床活动后发作频繁。既往强直性脊柱炎 42 年，高血压 35 年，糖尿病 22 年。诊断为冠状动脉粥样硬化性心脏病，高血压，糖尿病，强直性脊柱炎，心功能Ⅳ级。目前口服氢氯噻嗪、格列本脲和阿司匹林。查体：体重 86kg；意识清醒，合作，HR 76 次/分，

律齐。BP 186/98mmHg；R 19 次/分，双肺呼吸音清。头颈部不能活动，颈前曲 20°左右，平卧需枕 2 个枕头。四肢活动正常，双下肢无水肿。肝颈静脉回流征（－）。ECG：窦性心律，偶发室性期前收缩，ST 段下移；胸部 X 线：肺纹理增多；彩色超声心动图：左房室瓣和主动脉瓣轻度关闭不全，主动脉瓣尖部钙化，EF 55%；心导管造影：左旋支狭窄 84%，对角支狭窄 91%。血糖 14mmol/L，其他常规和生化检查基本正常。拟行不停搏冠状动脉旁路移植术。

135. 该患者术前访视应当重点注意的问题是

A. 了解患者的精神状况
B. 了解详细病史
C. 了解有无气管内插管困难
D. 了解患者的心功能情况
E. 了解血压和血糖控制情况
F. 了解患者经济情况

136. 关于术前用药，下列叙述正确的是

A. 术前晚睡前应给镇静药
B. 对冠心病患者应尽量做到减轻其恐惧和不安心理
C. 术前 30 分钟可肌内注射吗啡和东莨菪碱
D. 患者年龄大，应用东莨菪碱后发生神经系统并发症的可能性不大
E. 术前应停用 β 受体阻断药等抗高血压药物
F. 选用硝酸甘油微量泵静脉输注，既能防止心绞痛，又能起到降压的作用

137. 不停搏冠状动脉旁路移植术的注意事项包括

A. 应用大剂量的阿片类药物
B. 应用 β 受体阻断药控制心率
C. 持续输注硝酸甘油
D. 在搬动或固定心脏时易出现心律失常或血压下降，应做好应对准备
E. 限制液体输注，降低前负荷
F. 血液回收或输血，防止贫血
G. 保温

138. 给患者用 β 受体阻断药，下列叙述正确的是

A. β 受体阻断药对冠心病患者不利
B. 超短效 β 受体阻断药如艾司洛尔在心功能减弱的患者中不安全
C. β 受体阻断药可改善冠状动脉血流分布，增加缺血区的氧量
D. β 受体阻断药可降低心肌氧耗
E. β 受体阻断药可抑制血小板凝集活性，减少血管收缩因素

（139～146 题共用题干）

患者，女，48 岁。63kg，心肺功能正常，门诊行整个面部激光换肤术，手术时间拟 2 小时。

139. 最佳的麻醉方式是

A. 局部浸润麻醉
B. 局部涂膏表面渗透麻醉
C. 针刺+强化镇痛麻醉
D. 非气管插管全麻
E. 气管插管全麻

140. 如选用全麻，哪种药并发症较多

A. 氯胺酮
B. 地氟烷
C. 异丙酚
D. 咪达唑仑
E. 七氟烷

141. 如为气管插管全麻，哪种药维持麻醉不妥

A. 七氟烷
B. 阿芬太尼
C. 地氟烷
D. 硫喷妥钠
E. 异丙酚

142. 如果只有氯胺酮，最好的麻醉方法是

A. 硬膜外阻滞
B. 局麻
C. 氯胺酮肌内注射麻醉
D. 咽喉气管内表麻气管插管+氯胺酮静脉麻醉
E. 放置口咽通气道+氯胺酮静脉麻醉

143. 门诊手术麻醉后离院的标准包括

A. 下肢的感觉和肌张力恢复正常
B. 意识和定向力恢复正常
C. 呼吸及循环等体征稳定
D. 坐起与走动后无明显眩晕、恶心、呕吐
E. 闭眼站立时无摇摆不稳现象
F. 血压不稳
G. 心律略有不规则

144. 门诊手术的优点包括

A. 方便患者及其家属
B. 降低治疗费用
C. 便于家属理解手术麻醉
D. 避免小儿住院与家长隔离的不安情绪
E. 减少交叉感染
F. 方便麻醉医生监护
G. 便于护士护理
H. 提高住院床位使用率

145. 门诊手术的麻醉应具备的检查项目有

A. 血常规
B. 血压、心率
C. 胸部X线
D. 心电图
E. 体重
F. 常规心血管造影

146. 门诊手术麻醉的原则是

A. 以部位麻醉为主

B. 以简单有效为主
C. 以肌内注射麻醉药物为主
D. 以苏醒迅速为主
E. 待麻醉完全消失、患者完全恢复方能离院
F. 以不良反应少为主
G. 以口服麻醉药物为主

（147~149 题共用题干）

患者，女，37 岁。主诉：头晕 3 年，加重 1 周。现病史：患者 3 年前无诱因头晕，无头痛和肢体瘫痪，测血压 160/90mmHg，间断服用硝苯地平降压，血压控制不详（不常测血压）。近月改为口服氢氯噻嗪 1 片，依那普利 10mg/d，吲达帕安 2.5mg/d，3 次/日。仍有头晕，同时自觉乏力，为进一步治疗来诊。无胸痛，无发热，无活动时气短，无呕吐及腹泻。既往史：阴性。家族史：阴性。查体：T 36℃，P 76 次/分，R 18 次/分，BP 190/140mmHg，神清，自主体位，双肺呼吸音清，心界不大，心率 76 次/分，律不齐，偶可闻及早搏，无杂音。腹部查体无异常。心电图：窦性节律，偶发室早。血常规、尿常规、肝功、血糖、血脂正常。

147. 根据目前患者的情况，可能的诊断为
A. 高血压心脏病
B. 原发性急进性高血压
C. 继发性高血压
D. 高血压脑病
E. 高血压危象
F. 肾性高血压

148. 术中作用时间短暂，通过微泵易于调控的降压药物是（提示：患者入院后出现偏瘫，CT、MRI 证实为脑出血，拟行急诊钻孔引流）
A. 硝普钠
B. 地尔硫䓬
C. 硝酸甘油
D. 尼群地平
E. 美托洛尔
F. 乌拉地尔

149. 低钾的可能原因首先应当考虑（提示：钾 2.9mmol/L，钠 146mmol/L，氯 104mmol/L，肌酐 88μmol/L。双肾及肾上腺彩超未见异常）
A. 皮质醇增多症
B. 原发性醛固酮增多症
C. 长期服用利尿药
D. 继发于慢性肾炎的高血压
E. 嗜铬细胞瘤
F. 慢性肾衰所致

（150~153 题共用题干）

患者，女，67 岁，身高 157cm，体重 71kg，10 年前有胆囊切除史。因腹痛、发热、巩膜黄染 3 天，嗜睡、低血压 7 小时，以急性梗阻性化脓性胆管炎急诊手术。患者自诉无胸

闷、气促等病史，无其他系统病史。查体：T 39℃，BP 106/60mmHg、HR 125 次/分、RR 24 次/分。巩膜黄染，神志模糊，心肺听诊体检无明显异常发现，腹胀。胸部 X 线示：两肺纹理增多。ECG 示：窦性心动过速，ST-T 改变、电轴左偏。

150. 患者出现休克的类型可能包括

A. 心源性休克
B. 低血容量性休克
C. 感染性休克
D. 失血性休克
E. 过敏性休克

151. 下列指标中，对判断休克的严重程度很重要的指标是

A. 动脉压
B. 心输出量
C. 总外周阻力
D. 中心静脉压
E. 休克指数
F. 尿量

152. 术毕，患者小便量不足 50ml，造成肾功能不全的因素主要是

A. 休克
B. 胆红素作用
C. 内毒素作用
D. 液体进入第三间隙
E. 不合理地使用 α 受体激动药
F. 肝肾综合征

153. 该患者出现急性肾功能不全的治疗措施包括

A. 尽快足量补充血容量
B. 保持适当的心输出量
C. 使用高浓度缩血管药
D. 使用高渗溶液
E. 使用 5%~10% 甘露醇
F. 围术期使用抗生素
G. 注意肝功能的保护
H. 监测尿量，必要时使用利尿药

（154~156 题共用题干）

患者，女，69 岁。3 年前出现劳累后胸前区疼痛现象，糖尿病史 3 年，血糖控制佳，平时无咳嗽咳痰史，欲行胃癌根治术。体检：BP 150/90mmHg，HR 95 次/分，RR 18 次/分，T 37.0℃，ECG 和 X 线胸片无殊，辅助检查示 Hb 10.2g/dl。

154. 对该患者还需进行的检查是

A. 心脏超声
B. 运动负荷试验
C. 肺功能
D. 动脉血气分析
E. 24 小时动态心电图
F. 冠状动脉造影

155. 该患者术前还应当做哪些进一步的准备，以增加麻醉和手术的安全性（提示：检查结果显示，运动负荷试验诱发胸前区疼痛，心电图 ST 段抬高；冠状动脉造影左前降支轻度狭窄。血气肺功能正常。准备在硬膜外复合全麻下手术）

A. 控制血压
B. 使用 β 受体阻断药控制心率
C. 术前冠状动脉支架
D. 术前镇静

E. 输血　　　　F. 服用阿司匹林

156. 麻醉过程中，需注意的是

A. 减少心肌氧耗因素　　　　B. 降低室壁张力

C. 降低血压　　　　D. 降低心率

E. 降低体温　　　　F. 降低心肌收缩力

（157～159 题共用题干）

患者，男，67 岁。高血压史 7 年，平时服用卡托普利、美托洛尔控制血压，欲行腹腔镜胆囊手术。体检：BP 125/76mmHg，HR 65 次/分，T 36.8℃，RR 16 次/分，无其他阳性体征。

157. 该患者的术前准备包括

A. 继续服用原有抗高血压药至术前晚

B. 继续服用原有抗高血压药至术晨

C. 术前加用镇静药物

D. 停用美托洛尔，服用卡托普利至术晨

E. 停用所有原有抗高血压药，改服硝苯地平控制血压至术晨

F. 停用卡托普利，服用美托洛尔至术晨

158. 此时需采取的措施是（提示：手术开始后，患者血压升至 180/110mmHg，心率升至 105 次/分）

A. 立刻检查麻醉深度是否足够

B. 立刻进一步加深麻醉

C. 立刻静脉注射艾司洛尔

D. 如果是手术操作引起的，则需提醒手术操作者暂停操作，等其血压下降后再操作

E. 如发现麻醉已足够深，适量加用降压药

F. 暂停手术，检查是否有其他疾病引起血压波动

G. 如发现麻醉太浅，加深麻醉

159. 该患者手术结束后，需注意的事项是

A. 控制血压在正常范围内

B. 做好术后镇痛工作

C. 鼓励患者多咳嗽咳痰，防止肺部感染

D. 如血压偏高，但患者无不适主诉，可不处理

E. 鼓励患者多运动

F. 积极防止术后恶心、呕吐

（160~164题共用题干）

患者，女，59岁。因“反复高热2个月”来诊。诊断为膈下脓肿。禁食近1个月，全身明显消耗。拟急诊剖腹探查。

160. 术前应特别注意检查

A. 肝功能
B. 血清电解质
C. 血白细胞计数
D. 血小板计数
E. 肾功能
F. 血红蛋白含量

161. 适宜的麻醉方法是

A. 气管内插管全身麻醉
B. 脊麻
C. 硬膜外阻滞
D. 局部麻醉
E. 静吸复合全身麻醉
F. 吸入麻醉

162. 为了查明原因，需要做的检查是（提示：患者采用气管内插管全身麻醉，诱导及维持过程中血压、心率稳定。皮肤消毒时突然出现心室颤动，经静脉注射肾上腺素1mg及心脏按压2分钟后复苏）

A. 动脉血气分析
B. 心肌酶谱
C. 血钾
D. ECG
E. 心脏B超
F. 冠状动脉造影

163. 目前必要的处置是（提示：20分钟后患者清醒，血钾为1.8mmol/L）

A. 取消手术
B. 积极补钾
C. 继续手术
D. 循环支持
E. 呼吸支持
F. 急救同时完成手术

164. 该患者的麻醉诱导或肌松药不宜选用

A. 咪达唑仑
B. 阿芬太尼
C. 琥珀胆碱
D. 依托咪酯
E. 羟丁酸钠
F. 芬太尼

（165~167题共用题干）

患者，男，44岁。因“高处坠落伤后3小时”入院急诊。患者腹部被一横板（约9米高）拦住后落下，神志不清，痛苦面容，腹痛，睑结膜极度苍白，BP 70/40mmHg，HR 135次/分，两瞳孔等大等圆，直径2.5mm，瞳孔对光反射存在，左顶部头皮撕裂伤。影像学检查示：L1压缩性骨折伴多枚椎体附件骨折，右侧尺骨骨折，左肾蒂裂伤，颅内未见异常。

165. 根据上述情况可知该患者目前处于

A. 失血性休克
B. 心源性休克
C. 感染性休克
D. 变应性休克
E. 内分泌性休克

166. 对此患者应采取的处理措施是（提示：急诊在全麻下行头皮裂伤清创缝合术+左全肾切除术，术毕送入ICU进行监测。入室时，BP 60/40mmHg，HR 126次/分，$SpO_2$91%（吸入氧浓度为40%），两瞳孔等大等圆，直径5mm，瞳孔对光反射存在，睑结膜极度苍白，头部敷料包扎渗血较多，四肢末梢凉；两肺呼吸音粗，左下背部管状呼吸音明显；腹腔引流管与腹膜后引流管各一根接引流袋）

A. 输血

B. 在输血、补液基础上，应用多巴胺辅助提升血压

C. 止血

D. 呼吸支持

E. 生命体征监测

F. 抗感染

167. 此时应采取的处理包括［提示：2小时后患者突然血压下降，收缩压降至45~50mmHg，心率151次/分。查体：两瞳孔与入室时无明显变化，腹部较入室时稍微膨隆，张力较前增高，腹部叩诊发现仅脐下约5cm×5cm可闻及鼓音，其余为浊音；反复挤压引流管，引流量不多；右侧腹穿（-）。血常规示：血红蛋白55g/L］

A. 急诊行头胸腹部CT检查

B. 应用多巴胺，甚至应用去甲肾上腺素

C. 止血药物应用、输血

D. 进行急诊剖腹探查

E. 急请普外科、泌尿外科会诊

（168~171题共用题干）

患者，女，63岁。慢性胆囊炎、胆石症急性发作。高血压、冠心病（心绞痛）10年，ECG示：冠状动脉供血不足，心率66次/分，血压185/100mmHg。行胆囊切除加胆总管探查T形管引流术。

168. 该患者采用的最佳麻醉方法是

A. 局麻与强化

B. 针刺麻醉

C. 连续硬膜外麻醉

D. 气管内插管全麻

E. 脊麻

169. 术中处理胆囊时突然心率减慢、室性早搏二联律，首先应当想到

A. 迷走神经反射

B. 低血压

C. 高碳酸血症

D. 手术刺激

E. 迷走-迷走反射

F. 缺氧

170. 下列哪些处理是正确的

A. 减少气管插管反应

B. 术前给予阿托品

C. 控制术中高血压

D. 麻醉前给予吗啡可有效缓解术前疼痛

E. 用硝酸甘油治疗心肌缺血　　F. 以浅全麻加肌松维持麻醉

171. 预防该患者上述反应，可以采用的治疗手段是

A. 静脉给予阿托品　　B. 不牵拉胆囊

C. 氟芬合剂（依诺伐）　　D. 静脉注射异丙肾上腺素

E. 静脉注射氯胺酮　　F. 胆囊三角区神经局麻药封闭

G. 静脉注射利多卡因

（172~175 题共用题干）

患者，女，39 岁，65.5kg，农民。因喷施农药 3 小时突发腹痛而收住院，腹痛性质为脐周痛，压痛明显，反跳痛明显，在当地医院诊断为农药中毒，给予阿托品 3mg 静推后紧急转诊，入院后测血压 100/55mmHg、心率 120 次/分，神志淡漠，肢端冷，请妇产科会诊，诊断为宫外孕，而行急诊探查手术。

172. 关于宫外孕手术的麻醉前准备，下列叙述正确的是

A. 先治疗失血性休克，再行手术治疗　　B. 抗休克治疗以血管活性药为主

C. 一边抗休克，一边尽快手术治疗　　D. 先手术治疗，再治疗失血性休克

E. 抗休克治疗补充血液为主　　F. 抗休克应以晶体为主

173. 患者入室血压 82/45mmHg，心率 130 次/分，常规监测血压、心率、脉氧，患者静脉给予氯胺酮 50mg 后在局麻下立即开始手术，下列叙述错误的是

A. 宫外孕休克手术患者麻醉可以选择连续硬膜外麻醉

B. 宫外孕休克手术患者可选择全麻

C. 紧急情况下局麻也是本类手术的一种麻醉方法

D. 休克患者全麻单纯应用氯胺酮已足够

E. 肌肉松弛药禁用于宫外孕休克患者

F. 氯胺酮用于休克患者可以提升血压，不会降低血压

174. 术中腹腔积血 2400ml，补液：平衡液 3000ml、红细胞悬液 5U、0.9% 盐水 250ml。术中血压平稳，维持在 110/65mmHg、心率 115 次/分，SpO_2 维持在 99%，术中间断给予氯胺酮维持麻醉，术毕前给予咪达唑仑 2mg 静脉注射，术毕送恢复室，20 分钟后患者清醒。对该患者情况的正确判断和处理是

A. 单纯氯胺酮配合局麻是宫外孕休克患者的麻醉最好方法

B. 术中给予面罩吸氧可以维持 SpO_2 维持在 99% 表明微循环状态良好

C. 术中腹腔积血不能回收

D. 失血 2400ml 属中度失血性休克

E. 血压维持在正常水平说明抗休克成功

F. 术前大剂量阿托品的应用不会对患者产生影响

175. 患者清醒，但烦躁不安，给予咪达唑仑 5mg，患者情绪安定。10 分钟后又开始烦躁不安，又给予咪达唑仑 5mg，无效，给予冬眠半量后患者入睡，5 小时后清醒。7 天后痊愈出院。下列叙述正确的是

A. 输血反应是引起患者烦躁不安的主要原因

B. 术前过量的阿托品及术后疼痛是引起患者术后烦躁的主要原因

C. 低血容量是引起患者术后烦躁的原因

D. 有机磷中毒起患者术后烦躁的主要原因

E. 阿片类的药物有助于治疗术后烦躁

F. 咪达唑仑不是治疗术后烦躁的最好药物

（176~178 题共用题干）

患者，男，80 岁。因“带状疱疹”在皮肤科病房入院治疗。患有 2 型糖尿病 10 余年，口服降糖药物控制血糖，无 COPD、肝脏疾病等其他慢性病史，2 年前做头颅 CT 检查示：腔隙性脑梗。晚间无明显诱因出现神志不清，主诉之前无明显不适。查体：BP 90/60mmHg，HR 85 次/分，自主呼吸稍促 20 次/分，体温不高，四肢末梢稍凉，无明显神经系统定位体征，双侧巴宾斯基征（±）。

176. 该患者应当考虑可能的临床情况有

A. 脑出血　　B. 低血糖

C. 糖尿病非酮症高渗性昏迷　　D. 大面积脑梗

E. 严重心律失常

177. 为了明确诊断，应做的辅助检查有

A. 头颅 CT 检查　　B. 心电图检查

C. 血气分析　　D. 血糖测定

E. 尿常规检查

178. 对于该患者应采取的处理措施包括（提示：血糖 1.3mmol/L，头颅 CT 及其他检查均未示明显异常）

A. 静脉推注高糖溶液　　B. 糖皮质激素应用

C. 加强血糖监测　　D. 调整口服降糖药物的剂量与服药间隔

E. 调整饮食

（179~181 题共用题干）

患者，男，69 岁，全麻下行胃空肠吻合术。既往无心脏病病史，偶有咳嗽、咳痰。体

重52kg。术中出现低血压，心率99~113次/分。曾小量分次用麻黄碱提升血压，效果不佳；加快补液，血压能维持。手术历时2小时，补液1000ml胶体，1000ml晶体，术后拔气管导管。入PACU后BP 110/62mmHg，HR 115次/分，呼吸急促，SpO_2持续低，面罩氧气吸入10L/分，SpO_2 89%。

179. 术后低氧血症可能的原因包括

A. 气胸
B. 急性肺水肿
C. 急性心肌梗死
D. 肌松药残余
E. 急性肺栓塞
F. 阿片类呼吸抑制

180. 为了明确诊断，应当立即进行的检查项目包括

A. ECG
B. 胸部X线片
C. D-二聚体
D. 肺功能
E. 血气分析
F. 心、肺听诊

181. 双肺可闻及湿性啰音；胸部X线片：双肺阴影，呈“蝶翼状”；动脉血气分析：pH 7.31，PaO_2 56mmHg，$PaCO_2$ 51mmHg。应尽快做的处理包括

A. 气管内插管机械通气，并加PEEP
B. 静脉注射吗啡10mg
C. 静脉注射毛花苷C 0.2mg
D. 静脉注射呋塞米20mg
E. 静脉注射呼吸兴奋药
F. 加快输液

（182~184题共用题干）

患者，女，57岁，50kg，155cm，ASAⅡ级。因子宫肌瘤9.2cm×8.9cm，拟行子宫全切。既往患有二尖瓣狭窄（风湿性），于5年前换瓣，一直以来口服华法林，1片/次，1次/天；呋塞米20mg/d。体检：BP 140/80mmHg，T 36.8℃，呼吸平稳，心功能Ⅱ级，双肺呼吸音清晰。ECG：房颤，心室率94次/分。胸片示：肺淤血、左心扩大。血生化无异常。

182. 该患者尚需完善哪些检查

A. 经食管心脏超声
B. 冠状动脉造影
C. 凝血功能
D. 24小时动态心电图
E. 肺功能
F. 血气分析

183. 根据患者的特点和手术要求，最适合的麻醉是

A. 硬膜外麻醉
B. 脊麻
C. 腰硬联合麻醉
D. 全麻
E. 全麻联合硬膜外麻醉
F. 连续脊麻

184. 针对患者的情况，麻醉医师放置胃管时正确的是（提示：术中由于胃肠胀气严重，需进行胃管放置排气，但患者曾有鼻出血病史多年，平时牙齿容易出血）

A. 鼻腔应用去氧肾上腺素收缩血管

B. 如果临时胃肠减压，可经口腔置入，气管拔管前拔除
C. 如遇放置过程中出血，立刻提升血压
D. 注意鼻腔的解剖结构，尽可能避开易出血区
E. 胃管放置前冷水浸泡使之变硬
F. 放置胃管速度越快越好
G. 使用足量润滑油

（185~186 题共用题干）

患者，男，48 岁。平素体健，因腹痛、频繁呕吐 22 小时入院，诊为上消化道穿孔，拟行急诊剖腹探查术。

185. 以下叙述正确的是哪些
A. 急诊查血常规、凝血分析、电解质、肝肾功能、心电图、胸腹 X 线检查等
B. Hb 必须纠正至 90g/L 以上才能手术
C. 根据检查结果，尽可能地纠正水、电解质紊乱
D. 必须待收缩压纠正至 80mmHg 以上才能进行手术
E. 因系急诊，无须准备，应立即手术
F. 置入粗大胃管行持续胃肠减压

186. 关于该患者的处理，下列叙述错误的是（提示：患者神情淡漠，眼窝深陷，皮肤皱缩、湿冷；血压呈进行性下降，目前血压 80/40mmHg，心率 135 次/分；呕吐和胃肠减压引流物为大量咖啡渣样液体；Hb 65g/L，血 Na^+ 130mmol/L，血 K^+ 3.3mmol/L）
A. 快速输注 5% 的葡萄糖液以治疗脱水
B. 快速输注高渗氯化钠液、红细胞悬液和血浆
C. 首选连续硬膜外麻醉
D. 进行有创监测和多中心静脉通路开放，保证血流动力学监测和输血输液
E. 静脉滴注艾司洛尔减慢心率
F. 必须待休克纠正后方能进行手术

（187~189 题共用题干）

患者，男，59 岁。因上腹部胀痛和进行性消瘦 3 月余入院，诊为原发性肝癌，拟行肝右叶切除术。B 超显示腹腔内少量腹腔积液，易控制。无神经症状。目前营养状态差。

187. 关于患者术前准备，下列叙述错误的是
A. 术前 1~2 天给予广谱抗生素治疗，以抑制肠道细菌，减少术后感染
B. 采取措施改善患者一般状况，进行保肝和护肝治疗
C. 腹腔积液对手术治疗效果影响不大，有腹腔积液患者不必处理腹腔积液，可立即手

术治疗

D. 贫血患者最好能将Hb纠正至120g/L以上，红细胞计数大于3×10^{12}/L

E. 术前低蛋白血症者，如白蛋白低于25g/L，总蛋白45g/L，不必特殊处理，待肝叶切除后自然恢复

F. 术前应给予大剂量B族维生素，以改善凝血功能

188. 根据目前提供的资料，该患者的肝脏损害程度的估计正确的是（提示：患者无肝性脑病表现，胆红素30μmol/L，白蛋白28g/L，凝血酶原延长时间达6秒）

A. 血清胆红素30μmol/L属中度损害

B. 白蛋白28g/L属重度损害

C. 无神经症状属轻度损害

D. 腹腔内少量腹腔积液，易控制属轻度损害

E. 营养状态差属中度损害

F. 白蛋白含量是比较敏感的数据

189. 这种情况最可能的诊断及处理原则是（提示：术中行右半肝切除，不慎发生肝静脉入下腔静脉处撕裂，5分钟内失血大约1500ml，患者血压迅速降至50/30mmHg，给予肾上腺素100μg，血压无回升，心电图显示窦性心动过速，心率150次/分，心前区可闻及沸水音）

A. 心脏大血管气体栓塞

B. 气胸，纵隔摆动

C. 失血性休克

D. 立即封闭和修补静脉破损处

E. 通过颈内静脉导管抽吸进入心脏的气体

F. 快速输血、输液，补充血容量

（190～193题共用题干）

患者，女，65岁。因反复发作右上腹疼痛入院，诊为胆囊炎合并胆囊结石，拟行腹腔镜下胆囊切除术。

190. 下列叙述错误的是

A. 由于腹腔镜手术相对简单，术前禁食时间可以缩短至4小时

B. 人工气腹可引起肺总顺应性下降、潮气量下降

C. 术后1～2小时可鼓励患者下床活动，以减轻腹胀

D. 由于人工气腹可以增加心脏负荷降低心输出排量，因此选用对循环影响轻的短效麻醉药

E. 术后宜早清醒、早拔管

F. 宜常规监测 PCO_2、$PaCO_2$ 及 SpO_2

191. 患者 CO_2 气腹导致 PCO_2 上升的主要原因是（提示：患者体重 65.5kg，麻醉诱导前血压 150/90mmHg，心率 92 次/分，$SpO_2$100%，气管内插管全身麻醉下行腹腔镜胆囊切除术。呼吸机设置参数分别是，潮气量 10ml/kg，呼吸 10 次/分，吸呼比 1∶2，氧流量 1.5L/分；气腹前 PCO_2 35mmHg，手术开始时以 14mmHg 的 CO_2 维持气腹压力，当手术进行到 40 分钟时，患者的 PCO_2 上升到 55mmHg）

A. 气腹后呼吸无效量减小
B. 气腹后呼吸无效量增大
C. 气腹后膈肌上抬而引起肺顺应性增加
D. 气腹后 CO_2 经腹膜吸收入血
E. 气腹后潮气量下降
F. 气腹后膈肌上抬而引起肺顺应性下降

192. 处理 PCO_2 上升的常用方法是

A. 适当减少呼吸机潮气量
B. 增加氧流量
C. 将吸呼比调至 1∶1
D. 适当增加呼吸机频率
E. 适当增加呼吸机潮气量
F. 暂停手术，解除气腹，待 PCO_2 恢复正常时再继续手术

193. 患者血压和 SpO_2 下降、CVP 上升的可能原因是（提示：经过上述处理，患者的 PCO_2 恢复正常，但在保持缓慢输液、和比较稳定的麻醉的情况下，患者的血压由原来的 150/95mmHg 下降到 110/70mmHg，CVP 由术前的 7cmH_2O 逐渐上升到 15cmH_2O，SpO_2 96%）

A. 气腹后下腔静脉回流增加
B. CO_2 吸收入血可致总外周阻力增加
C. 心输出量下降
D. 通气/血流比值失调，增加心肺负荷
E. 气腹后下腔静脉回流减少
F. CO_2 吸收入血可致总外周阻力减少
G. 缺氧

（194~196 题共用题干）

患者，女，82 岁，因跌倒致髋臼和股骨颈骨折急诊入院，患者疼痛剧烈，拒绝任何搬动和检查，急请麻醉科会诊。

194. 下列处理哪些是正确的

A. 立即肌内注射哌替啶 1.5mg/kg，并迅速让家属送往放射科进行关于检查
B. 立即开放静脉通路，在严密监测下静脉分次注射小剂量哌替啶，直至疼痛缓解，同时无显著呼吸抑制，然后在监测下进行相关检查
C. 静脉注射哌替啶的同时可合用非甾体抗炎药以增强镇痛效果，减少不良反应
D. 因诊断尚未明确，故不能使用镇痛药

E. 立即行连续硬膜外麻醉，迅速控制疼痛

F. 立即肌内注射咪达唑仑10mg，待患者入睡后再行检查

195. 对于该患者，下列哪些措施是错误的（提示：患者慢性支气管炎40余年，重度阻塞性通气功能障碍；心功能Ⅲ级，屏气试验15秒；1年前安装冠状动脉支架，半年前安装颈内动脉支架，目前正在服用华法林；神志清，反应略为迟钝，听力减退；白蛋白28g/L，血红蛋白65g/L；家属及本人强烈要求尽快行全髋关节置换术）

A. 积极进行抗感染、祛痰、平喘治疗，尽力改善呼吸功能

B. 咨询心血管病专科医师，评估暂停服用华法林的风险

C. 为了避免硬膜外血肿的发生，手术当日应停用华法林

D. 立即在连续硬膜外麻醉下进行全髋关节置换术

E. 如果患者及家属强烈要求手术，不管麻醉手术风险有多大都应立即进行手术和麻醉

F. 纠正白蛋白至32g/L，血红蛋白90g/L以上增加麻醉和手术的安全性

196. 关于麻醉选择和围术期处理，下列哪些正确（提示：心血管专家认为可以在严密监测下暂停服用华法林；呼吸系统经治疗处于近期最佳状态；白蛋白和血红蛋白均已纠正；华法林已停用5天，PT正常，INR 1.2）

A. 患者麻醉方法首选硬膜外复合全身麻醉

B. PT正常，INR 1.2，凝血功能正常范围，可以进行连续硬膜外麻醉

C. INR大于1.0，仍属连续硬膜外麻醉禁忌，如需在硬膜外麻醉下手术，仍需进一步准备

D. 术中使用“骨水泥”多数患者可出现急骤的血压升高，应注意采取降压措施

E. 如为清醒患者，术中突然发生剧烈干咳、呼吸困难、血压下降，提示可能发生肺栓塞

F. 因术后仍需长时间卧床，发生血栓的可能性较大，故围术期常规使用大剂量肝素抗凝

（197~202题共用题干）

患者，男，62岁。因“咳嗽、咯血、体重减轻2个月”入院就诊。患者有40年吸烟史，每天1包。1个月前，胸部X线示：右肺中叶肺不张，经抗生素治疗没有明显效果，经过诊断确诊为右肺癌，拟择期手术。

197. 该患者经过诊断确诊为右肺癌，确诊依据的取得可以通过

A. 支气管镜检查和刷拭活组织检查

B. 纵隔镜检查

C. 痰细胞学检查

D. 颈部或腋下可扪及的淋巴结活组织检查

E. 针吸活组织检查

198. 该患者术前行肺功能和血气检查，下面这些指标表明术后死亡率会增加的是

A. FVC < 预计值 50%

B. FEV_1 < FVC 的 50%，或 < 2L

C. MVV < 预计值 50%，或 < 40L/min

D. 余气量/总肺容积 > 50%

E. $PaCO_2$ > 45mmHg

199. 双腔气管插管相对的禁忌证包括（提示：患者如期进行手术，麻醉行双腔气管插管）

A. 气道狭窄、气管肿瘤

B. 口咽喉解剖严重畸形

C. 巨大肺囊肿

D. 肺泡蛋白沉积症

E. 无适合规格双腔管的小体重的患者

200. 患者术中行单肺通气会出现低氧性肺血管收缩（HPV），能够抑制 HPV 的麻醉药物有

A. 硫喷妥钠

B. 氯胺酮

C. 七氟烷

D. 异氟烷

E. 地氟烷

201. 单肺通气时，可以提高机体氧合的措施有

A. 采用 15cmH_2O PEEP

B. 吸入 100% 氧气

C. 检查双腔管的位置是否合适

D. 增大健侧肺潮气量，同时实施反比通气

E. 短暂夹闭非通气侧肺动脉

F. 间断双肺通气

202. 可应用肺隔离术的有

A. 锁骨骨折切开内固定手术

B. 支气管手术

C. 胸壁肿瘤切除术

D. 肺叶切除

E. 食管手术

（203～206 题共用题干）

患者，女，68 岁。因跌倒致右股骨颈骨折入院，既往有高血压、糖尿病病史，自述平时常服用利血平，血压稳定于（110～150）/（70～90）mmHg。择期在连续硬膜外麻醉下行切开复位内固定术。麻醉效果佳，术中患者突然出现大汗、颤抖、视物模糊、软弱无力、心悸等症状。

203. 患者出现上述症状的原因可能是

A. 高血压

B. 二氧化碳潴留

C. 低血压

D. 低血糖

E. 疼痛

F. 高渗性非酮症高血糖

G. 局麻药中毒

204. 为了进一步确诊，需要做哪些检查

A. 血压
B. 头颅 CT
C. 血糖
D. ECG
E. 尿糖
F. 电解质
G. 体温
H. 眼压

205. 围术期低血糖的病因是

A. 肝硬化
B. 应用中长效胰岛素不适当
C. 甲亢
D. 术前口服降糖药或胰岛素用量过大
E. 垂体功能低下
F. 使用 β 受体阻断药
G. 肝脏占位性病变

206. 为了防治围术期低血糖，下列做法正确的是

A. 怀疑患者有低血糖时，应及时测定血糖并根据测定结果迅速处理
B. 围术期应当尽量维持患者血糖在正常或稍高水平
C. 术中禁用胰岛素
D. 还可以使用胰高血糖素、糖皮质激素
E. 治疗的有效方法是给予葡萄糖，轻者可口服葡萄糖水，严重者可快速输注葡萄糖
F. 术前停用降糖药物

（207~210 题共用题干）

患者，男，55 岁。因“胆囊结石”拟行腹腔镜胆囊切除术。既往体健。查体：体重 120kg，身高 174cm。

207. 关于肥胖对生理功能的影响，下列叙述正确的是（提示：根据患者的 BMI，可以诊断为肥胖）

A. 使肺胸顺应性降低
B. 使肺活量、深吸气量减少
C. 使功能余气量增加
D. 使通气/血流比值减低
E. 使肺泡通气量降低
F. 使通气/血流比值升高

208. 肥胖患者全麻应当禁用

A. 异氟烷
B. 恩氟烷
C. 甲氧氟烷
D. 芬太尼
E. 丙泊酚
F. 地氟烷

209. 肥胖患者术前病情评估及准备要点是

A. 了解患者有无夜间打鼾、呼吸暂停
B. 常规进行插管困难的评估
C. 肺功能检查、动脉血气分析以及屏气试验等

D. 有无高血压、肺动脉高压、心肌缺血等的病史或症状

E. 询问患者入院前 6 个月内及住院期间的用药史

F. 术前用药：抗焦虑药、镇痛药、抗胆碱能药物

210. 结合该病例，下列叙述正确的是

A. 麻醉诱导前，建立并固定稳妥输血、输液或静脉给药途径极为重要

B. 臂周径过大，使无创测压不确切或无法选择合适的袖套时，可以考虑使用有创动脉压监测

C. 为了便于术中呼吸管理，肥胖患者全麻后最好均行气管内插管

D. 长时间全麻可造成大量脂溶性麻醉药贮积于脂肪组织内，往往使肥胖患者的苏醒时间大为延迟，术后并发症也相应增加

E. 麻醉维持期间应设法保持充足的气体交换，避免缺氧和二氧化碳蓄积等不利因素

F. 如选择椎管内麻醉，也应当加强对呼吸和循环功能的观察

（211~214 题共用题干）

患者，男，37 岁，身高 172cm，体重 95kg。因睡眠打鼾 10 年伴憋醒 1 年入院。多导睡眠监测（PSG）提示为重度阻塞性睡眠呼吸暂停低通气综合征（OSAHS）。专科检查显示口咽腔狭小、软腭低垂Ⅲ度、舌根肥大Ⅱ度并且双侧咽侧索肥厚。

211. 阻塞性睡眠呼吸暂停低通气综合征患者的病理生理特点是

A. 潜在猝死性

B. 肺和/或体循环高压

C. 冠心病、心律失常

D. 贫血

E. 长期反复呼吸暂停导致低氧和高碳酸血症

F. 凝血功能减弱

212. 该患者麻醉前访视应重点关注的问题是（提示：患者经过充分术前准备后拟行手术治疗）

A. 有无高血压及心肌缺血病史

B. 腰穿脑脊液检查

C. 估计困难气道程度

D. 既往麻醉史

E. 有无心律失常史及严重程度

F. 饮食及营养情况

213. 下述麻醉处理不当或错误的是［提示：患者发现血压高 5 年，不规则服用降压药治疗；近几月常有醒后胸闷感，心电图示窦性心律，Ⅱ、Ⅲ、aVF 导联 T 波改变；3 年前因急性阑尾炎行阑尾切除术，术中辅用哌替啶（度冷丁）50mg 及氟哌利多 2.5mg 后曾出现严重呼吸道梗阻；本次术前血常规示 Hb 164g/L］

A. 为了减少麻醉操作引起的疼痛，术前肌内注射哌替啶 100mg

B. 围手术期确保气道通畅最为关键

C. 常规经口咽部判断插管困难程度的方法可排除困难插管可能

D. 术中严密监测呼吸功能及维持血流动力学稳定，适当血液稀释处理

E. 患者在气管插管全麻下完成手术，神志尚未恢复但烦躁不能耐受气管插管，宜尽早拔除之

F. 术后宜采用侧卧位或坐位并密切观察患者呼吸和 SpO_2 变化，备好面罩和气管切开包

214. 关于麻醉方式选择，下列叙述正确的是（提示：本患者拟对腭垂、舌体部位行低温等离子射频消融的微创手术治疗）

A. 因 OSAHS 患者对镇静药和麻醉性镇痛药极敏感，禁忌行任何药物任何深度的镇静镇痛处理

B. 气管插管全麻可为手术提供良好条件，但麻醉诱导过程中的插管困难和术后清醒过程中过早拔管、呼吸道分泌物阻塞和咽腔水肿均可导致呼吸意外

C. 局麻安全有效，但患者若紧张、不适较重，术中有发生较强烈应激反应的可能

D. 只要已气管插管，术中就不必再担心气道梗阻的可能性

E. 气管插管全麻时肌松药的选用根据患者是否存在中枢神经系统疾病或神经肌肉功能损害等综合考虑来决定

F. 选择表麻下清醒镇静插管或使用纤维支气管镜辅助插管。必要时也可经环甲膜逆行插管技术甚至预防性气管切开

（215~217 题共用题干）

患者，女，57 岁，体重 52.5kg。体检时磁共振显示前交通动脉瘤，要求数字减影血管造影（DSA）下行可脱性弹簧圈栓塞治疗动脉瘤。患者既往有高血压和糖尿病病史，目前口服降压药和降血糖药物控制。

215. 麻醉会诊时，应当重点考虑的内容有

A. 可以适当予以术前用药

B. 停用降压药物

C. 尿糖

D. 血糖

E. 血脂

F. 血压

G. 血气分析

H. 胰岛素替代

216. 查体：患者血压 120/80mmHg，化验结果空腹血糖 6.4mmol/L（115mg/dl），尿糖（-）；血常规化验：Hb 132g/L；术前第 3 天起已改用胰岛素治疗，剂量（6U，6U，6U）。数字减影血管造影（DSA）下，栓塞治疗的麻醉注意要点是

A. 可以考虑应用喉罩

B. 只能行气管内插管

C. 麻醉诱导力求平稳

D. 控制性降压至平均动脉压 55~60mmHg

E. 不需要过度通气

F. 常规应用甘露醇

217. 患者入室后常规监测，开放左上肢静脉，滴注乳酸林格液。麻醉诱导药物：咪达唑仑 2mg，丙泊酚 100mg，芬太尼 0.1mg，维库溴铵 6mg。插入 4.0 喉罩，通气维持呼气末二氧化碳分压 26mmHg。股动脉穿刺点局麻药物阻滞。麻醉维持：芬太尼、维库溴铵和丙泊酚。维持血压在 100/60mmHg 左右。在放置到第 3 个弹簧圈时，DSA 显示动脉瘤破裂，患者两侧瞳孔不等大。患者无创血压 150/80mmHg。放射科介入医师拟继续进行手术。此时的麻醉处理要点是

A. 控制血压至平均动脉压 55~60mmHg　　B. 适当加深麻醉
C. 应用甘露醇　　D. 输红细胞
E. 应用地塞米松　　F. 过度通气

（218~222 题共用题干）

患者，男，36 岁。因“肢端肥大”入院，拟择期行垂体瘤切除术。既往高血压 3 年，目前服用硝苯地平控制，否认其他病史。

218. 该患者术前评估包括

A. 血糖控制情况　　B. 心、脑血管病变
C. 肺部感染　　D. 自主神经病变
E. 气道情况　　F. 肾功能
G. 眼底病变

219. 该患者应进行的检查项目包括

A. 胸部 X 线　　B. ECG
C. 血常规　　D. 尿常规
E. 血糖　　F. 超声心动图

220. 查体：BP 150/90mmHg，HR 95 次/分。实验室检查：血常规（－），尿常规（－）。ECG：窦性心律，偶发室性期前收缩，ST 段略改变；胸部 X 线片：心、肺、膈未见异常；超声心动描计术（UCG）：左心房、左心室大（轻度），LVEF 66%。应做的处理包括

A. 术前调整降压药　　B. 请心内科会诊
C. 复查 UCG　　D. 行 24 小时动态心电图
E. 加用 β 受体阻断药　　F. 行冠状动脉造影

221. 麻醉前准备应包括（提示：术前查体，张口可见悬雍垂的边缘，颈部活动度佳，其他未见明显异常。术前准备完善，患者已进入手术室）

A. 准备清醒插管的药物　　B. 准备大号喉镜片
C. 备好纤维喉镜　　D. 准备直接诱导插管
E. 备好桡动脉直接测压系统　　F. 准备中心静脉置管

222. 术中患者一般情况稳定，手术持续2小时，术中出血200ml，补液：晶体液500ml，胶体液500ml。术中血流动力学稳定，手术结束前查血气分析：pH 7.41，PO_2 300mmHg，PCO_2 39mmHg，BE -1mmol/L。术后2小时患者出现低血压（100/68mmHg），HR 66次/分，神志淡漠、嗜睡。最可能的解释和应采取的措施是

A. 苏醒延迟
B. 肌松药物残余
C. 纠正乳酸酸中毒
D. 纠正低血糖
E. 二氧化碳潴留
F. 应补充相应激素
G. 甲状腺功能减退
H. 肾上腺皮质功能减退

（223~227题共用题干）

患者，女，47岁。因“肾上腺占位”为进一步手术治疗收住院。既往高血压4年，呈波动性高血压，偶尔血压高达240/110mmHg，伴心悸、气短，头晕、头痛。否认其他病史。心功能Ⅰ级。

223. 该患者术前必须进行的检查包括

A. 超声心动图
B. ECG
C. 血及尿中儿茶酚胺及其代谢产物
D. 血常规
E. 胸部X线

224. 以下符合嗜铬细胞瘤诊断的是

A. 去甲肾上腺素分泌增加
B. 静脉注射酚妥拉明2分钟后血压下降<35/25mmHg
C. 尿香草扁桃酸（VMA）呈阳性
D. 阵发性或持续性血压升高
E. 肾上腺素分泌增加
F. 心悸、多汗、精神紧张
G. 多巴胺分泌增加

225. 患者确诊为嗜铬细胞瘤，术中发生心动过速时，首选

A. 奎尼丁
B. 洋地黄
C. 艾司洛尔
D. 苯妥英钠
E. 酚妥拉明
F. 普萘洛尔
G. 盐酸地尔硫䓬

226. 关于嗜铬细胞瘤患者在麻醉处理中的叙述，错误的是

A. 麻醉处理中应力求平稳
B. 术前可以选用α肾上腺素受体阻断药和β肾上腺素受体阻断药作术前准备
C. 应当积极补充血容量

D. 血压必须控制在正常水平以下

E. 术中当血压升高超过原水平的1/3或收缩压升高达200mmHg时，应立即采取降压措施

F. 对嗜铬细胞瘤手术的患者应当“循规蹈矩”地去遵守“量出而入”的原则，避免体液过量的负面效应，如肺水肿等

227. 对于该患者的麻醉方法，可选择

A. 连续硬膜外阻滞

B. 全麻

C. 恩氟烷吸入全麻

D. 腰硬联合麻醉

E. 全凭静脉麻醉

(228~230题共用题干)

患者，女，37岁。因反复发生泌尿系统结石，骨质疏松、四肢无力入院，诊为甲状旁腺腺癌，拟行甲状旁腺腺癌根治术。

228. 除常规内容外，该患者术前访视时还应注意哪些事项

A. 了解肿瘤大小，气管有无受压变窄、移位、呼吸困难、声音嘶哑和饮水呛咳等

B. 了解患者肿瘤的组织学分型

C. 了解有无病毒性肝炎

D. 了解有无肾功能障碍

E. 了解有无水、电解质失衡

F. 了解患者婚姻生育史

G. 了解有无血钙异常引起的心律失常

229. 患者麻醉方法的选择和麻醉管理要点是（提示：患者瘤体约7cm×5cm大小，质硬，与周围界限不清；气管明显向左侧偏移，管腔直径约7mm；患者近来有睡眠中憋醒的病史；声音嘶哑，饮水呛咳；肾功能检查提示肾功能不全）

A. 麻醉宜选择全身麻醉，气管导管宜选择抗折弯导管

B. 术后严密监测尿量

C. 因患者钙流失较多，术中要补充钙剂

D. 宜选用镇静+表麻下气管插管或纤维喉镜引导下气管插管，备紧急情况下气管切开

E. 严密监测心电图和电解质，如有心衰可给予洋地黄制剂

F. 患者由于肾功能不全和高钙血症，神经肌肉兴奋性增高，要酌情加大非去极化肌松药的用量

230. 患者在麻醉恢复室内可能发生的问题及其处理原则是（提示：由于粘连严重，术中失血较多。共输入红细胞悬液1600ml。术中瘤体切除后见相应受压气管壁明显变薄，数节软骨环局部缺如，术中予以悬吊处理，但因气管塌陷范围过大，效果不理想。手术

结束患者自主呼吸恢复，带气管导管送麻醉恢复室）

A. 高钙血症引起的手足抽搐或喉痉挛

B. 因为肾功能不全和电解质紊乱致麻醉苏醒延迟

C. 气管软化导致的拔管后气管梗阻

D. 该患者的肌力恢复延迟应首选静脉注射新斯的明予以拮抗

E. 不必待患者完全清醒和肌力恢复正常时再拔除气管导管，以免发生喉痉挛

F. 可以采用口咽通气道或喉罩通气来处理气管塌陷所致的通气障碍

（231~234题共用题干）

患者，女，55岁。因阵发性头痛、头晕、胸闷、心悸5年，加重2个月入院，诊为右肾上腺嗜铬细胞瘤，拟行腹腔镜下肾上腺肿瘤切除术。

231. 关于麻醉和手术前准备，下列叙述正确的是

A. 麻醉前用药应使用足量的镇静药

B. 嗜铬细胞瘤主要影响血压，对糖和水盐代谢几乎无影响

C. 一经确诊应立即行手术治疗，以免贻误手术时机

D. 术前应使用强效利尿药以协助降压

E. 术前应视血压情况应用α受体和/或β受体阻断药数日到数周

F. 术前应适量补充血浆或血浆代用品以增加容量储备

232. 下列叙述错误的是（提示：患者经术前准备，目前血压控制良好，电解质正常，血容量得到适量补充，拟于次日行腹腔镜下肾上腺嗜铬细胞瘤切除术）

A. 麻醉方法首选单纯连续硬膜外麻醉

B. 麻醉方法首选全身麻醉

C. 因腹腔镜手术创伤小，故无须动脉和中心静脉测压监测

D. 术中应采用长效α受体阻断药和β受体阻断药控制血压和心率

E. 嗜铬细胞瘤切除后，仍需维持降压

F. 术中严密观察，注意有无胸膜损伤或气胸的发生

233. 血压迅速下降的可能原因是（提示：患者在气管全麻和有创监测下开始腹腔镜下嗜铬细胞瘤切除手术，虽然术中持续进行人工降压麻醉，但是术者瘤体操作时的血压一直维持在170~130/100~80mmHg，当嗜铬细胞瘤瘤体切除后，患者血压迅速下降至70~80/40~50mmHg）

A. 腹腔镜气腹压压迫外周血管

B. 降压麻醉药物的继续作用

C. 急性心衰

D. 血容量相对不足

E. 外周血管失去嗜铬细胞瘤分泌的去甲肾上腺素和肾上腺素刺激而扩张

F. 高血糖反应

234. 针对上述低血压情况，迅速而有效的方法是

A. 纠正高血糖反应

B. 停用降压药物

C. 使用 α 受体激动药，维持外周血管张力

D. 停止手术，排腹中气体

E. 快速输入一定量的液体扩容

F. 强心利尿

（235～237 题共用题干）

患者，男，26 岁。建筑工人，因外伤致右尺桡骨和股骨中段骨折，右手 3 指离断，餐后 30 分钟受伤，拟行急诊清创、骨折内固定和断肢再植手术。

235. 下列叙述正确的是

A. 多发性骨折多伴随大量失血，应重视对患者循环容量的评估，术前尽量补充纠正

B. 因受伤患者处于饱胃状态，必须待禁食水 >8 小时，方可实施麻醉和手术

C. 诊断明确后，可给予镇痛药，以缓解疼痛

D. 麻醉前应了解患者有无其他创伤，例如肋骨骨折、血气胸、脊髓或脑损伤等

E. 尽管疼痛剧烈，该患者不宜使用镇痛药，以免掩盖症状

F. 静脉给予抑制胃酸分泌和抗恶心呕吐药，必要时置入粗大胃管减压引流

236. 该患者可选用的麻醉方法是（提示：患者受伤前身体健康，无手术、麻醉和用药史，除现有创伤外无其他创伤）

A. 右侧连续臂丛阻滞 + 腰段腰硬联合麻醉

B. 气管插管全身麻醉

C. 右侧单次臂丛阻滞 + 腰段腰硬联合麻醉

D. 局麻

E. 保留自主呼吸的氯胺酮分次静脉麻醉

F. 颈段连续硬膜外麻醉 + 腰段腰硬联合麻醉

237. 下列叙述错误的是（提示：患者入室后测生命体征基本正常，选择右侧连续臂丛阻滞 + 腰段腰硬联合麻醉，麻醉实施顺利，麻醉效果佳）

A. 手术时间长，应注意手术体位所致的损伤

B. 血管吻合后为保证有效灌注和防止血栓形成，应使血压适度升高

C. 术中不宜使用低分子右旋糖酐

D. 为了防止吻合血管破裂，应在血管吻合后保持较低血压

E. 为防止硬膜外血肿，血管吻合术中不宜局部使用肝素抗凝

F. 最好采用神经阻滞的方式行术后镇痛，以保持良好的镇痛和血管扩张状态

（238~243 题共用题干）

患者，男，31 岁。因晚饭后出门散步遭遇车祸入院。入院查体患者呼吸急促、烦躁不安、面色苍白，两侧瞳孔等大，两肺呼吸音对称、稍粗，BP 85/45mmHg，脉搏细速，P 115 次/分。腹肌紧张，全腹压痛反跳痛明显，右下腹穿刺抽出不凝血。

238. 该患者的初步诊断可能是

A. 胸外伤
B. 脑外伤
C. 血气胸
D. 失血性休克
E. 肝脾破裂
F. 脓毒症休克

239. 其处理措施首先考虑

A. 立即手术
B. 胸部 X 线
C. 胃肠减压
D. 抗休克治疗
E. 腹部 B 超
F. 立即将血压升高到正常水平

240. 该患者的出血量估计有（　　）ml

A. <400
B. <750
C. 750~1500
D. 1200~2000
E. 2000~2500
F. >2500

241. 该患者的麻醉首选

A. 针麻
B. 局麻
C. 硬膜外阻滞
D. 肋间神经阻滞
E. 气管插管全麻
F. 脊麻

242. 该患者麻醉诱导，为防止误吸，可以采取

A. 预先放置粗胃管吸引
B. 预先使用 H_2 受体阻断药
C. 压迫环状软骨法
D. 表面麻醉清醒气管插管
E. 预先诱发呕吐
F. 慢诱导气管插管
G. 气管切开

243. 如果麻醉后，该患者的血压为 0，麻醉医生的处理措施包括

A. 放弃麻醉
B. 静脉注射多巴胺或去氧肾上腺素
C. 快速输血输液
D. 持续机械通气，保证供氧
E. 头部冰帽，降低脑代谢
F. 必要时行 CPR

(244~248 题共用题干)

患者，女，65 岁。因车祸致右股骨颈骨折入院就诊。2 年前曾因肺心病住院治疗有高血压病史，目前自服降压药物能将血压控制在正常范围，既往因腰椎结核行手术治疗。心脏彩超示：主动脉瓣反流，拟行右全髋置换术。

244. 关于全髋置换术患者的病情特点，下列叙述正确的是

A. 多数患者为老年人，并且常合并周身疾病

B. 长期服用其他药物，麻醉中有可能发生药物相互作用

C. 对于合并类风湿关节炎或强直性脊柱炎者，可能增加麻醉穿刺或气管内插管的困难

D. 手术创伤大，失血量多

E. 大多需要急诊手术

245. 关于全髋置换术的患者麻醉特点，下列叙述正确包括

A. 对手术和麻醉的耐受力降低

B. 术中要严密观察 BP、ECG、SpO_2

C. 如果血流动力学状态许可全髋置换术也可以应用联合脊麻

D. 掌握适当的输液速度，以防发生肺水肿

E. 常规置入 Swan-Ganz 导管，监测肺动脉压以便及时发现肺栓塞

246. 可能的原因包括（提示：该患者如期在静吸复合全麻下行右侧全髋置换术，当全髋置换完毕，行肌肉缝合时患者突然出现血压下降至 50/20mmHg）

A. 骨黏合剂引起的直接血管扩张和心肌抑制

B. 空气栓塞或脂肪栓塞

C. 术前深静脉栓塞移动导致肺栓塞

D. 全麻过深

E. 血容量不足

247. 预防和处理上述突发事件的措施包括

A. 术前应当明确是否存在深静脉栓塞

B. 术中应当维持血压在 90mmHg 以上，必要时应用升压药

C. 一旦出现低血压，静脉注射肾上腺素（4~50μg），并酌情扩容

D. 心动过缓时用阿托品

E. 如低血压难以纠正，立即抗凝治疗

248. 减少全髋置换术并发深静脉血栓的方法包括

A. 术中常规使用胰蛋白酶抑制药

B. 缩短手术时间

C. 给予抗凝药物

D. 术前安置腔静脉过滤器

E. 间歇气体压迫下肢

F. 术后晚下床活动

（249~251题共用题干）

产妇，26岁，体重70kg，孕39周腹痛加剧入院。因头盆不称，行剖宫产术，自诉既往体健，血常规及凝血功能检查未见异常。入室BP 120/75mmHg，HR 95次/分，SpO_2 96%，行$L_{1\sim2}$硬膜外腔阻滞，穿刺、置管顺利，注射器回吸无血液及脑脊液，试验剂量2%利多卡因3ml，5分钟后测得麻醉平面，产妇双下肢可活动，未诉不适，BP 120/70mmHg，HR 100次/分，回吸后注入2%利多卡因10ml，测试平面时产妇突然抽搐，继而惊厥，牙关紧闭，硬膜外导管出现暗红色血液。

249. 产妇突然抽搐、惊厥，最可能的原因是

A. 全脊髓麻醉　　B. 局麻药中毒

C. 癫痫发作　　D. 缩血管药物反应

E. 脑血管意外　　F. 子痫

250. 目前应做的紧急处理是（提示：患者经吸氧等对症处理后抽搐、惊厥不止，血氧饱和度下降至90%，HR为150次/分，BP 145/98mmHg）

A. 密切监测SpO_2、ECG、BP等生命体征

B. 加压面罩并辅助通气

C. 静脉给予丙泊酚80mg控制抽搐和惊厥

D. 肾上腺素静脉注射

E. 立即胸外按压

F. 检测麻醉平面

251. 针对该产妇，下列叙述正确的是（提示：经上述紧急抢救处理后，产妇情况稳定，抽搐停止，血氧饱和度、血压、心率均恢复正常）

A. 监测胎心并判断胎儿情况

B. 硬膜外2%利多卡因10ml注射，观察是否确实是局麻药中毒

C. 暂停手术观察数天后继续手术

D. 做好新生儿的复苏准备工作

E. 静脉注射吗啡10~20mg，患者无疼痛后剖腹取胎

F. 更改麻醉方式为气管内插管全麻，但避免麻醉药对胎儿的影响

（252~256题共用题干）

患者，女，26岁，妊娠36周G_2P_0，胸闷、夜间不能平卧10天入院。两年前因二尖瓣狭窄行球囊扩张术，术后一直口服阿司匹林至本次怀孕时停服。入院体格检查：意识清楚、体重83kg，血压135/80mmHg、心率130次/分、呼吸29次/分；听诊双肺底可闻及少量湿啰音、双下肢水肿（++）。轻微活动症状明显加重。实验室检查：WBC 10.86×10^9/L、Hb

121g/L、PLT 99×10^9/L、PT 13.1 秒、APTT 32.8 秒；心脏彩超：二尖瓣口面积 1.42cm^2、重度二尖瓣反流。

252. 关于该产妇心脏并发症，下列叙述正确的是
    A. 妊娠合并风湿性心脏病　　B. 心功能Ⅱ级
    C. 重度二尖瓣狭窄　　D. 右心功能不全
    E. 存在心肌缺血　　F. 左心室压力负荷过重

253. 选择哪种麻醉方法比较合适
    A. 局部麻醉　　B. 神经安定镇痛
    C. 全身麻醉　　D. 硬膜外麻醉
    E. 腰硬联合麻醉

254. 麻醉手术期间应当注意的问题有
    A. 羊水栓塞　　B. 仰卧位低血压综合征
    C. 胎儿娩出后产妇发生急性心功能不全　　D. 胎儿宫内窘迫综合征
    E. 控制硬膜外麻醉平面、面罩下氧气吸入

255. 关于仰卧位低血压综合征，下列叙述正确的是
    A. 仰卧位低血压综合征主要表现有低血压、心动过速、虚脱和晕厥。
    B. 发生仰卧位低血压综合征主要因为腹主动脉受压，影响子宫胎盘的血流灌注。
    C. 为预防仰卧位低血压综合征，产妇最好采用左侧倾斜 30°体位
    D. 发生仰卧位低血压综合征时首先应加快静脉补液速度。
    E. 开放静脉通道最好选择上肢静脉穿刺
    F. 术前充分补液

256. 关于羊水栓塞的高危因素，下列叙述正确的是
    A. 死胎　　B. 过期妊娠
    C. 胎盘早剥、前置胎盘　　D. 胎膜破裂或人工破膜
    E. 宫缩过强或强直性收缩　　F. 胎儿取出及胎盘娩出后使用缩宫素

（257~260 题共用题干）

患者，女，39 岁，孕 40^+ 周，急诊行剖宫产术。入室 BP 118/72mmHg，HR 95 次/分，SpO_2 96%，血常规及凝血功能检查均正常。于 $L_{2\sim3}$ 间隙行脊髓硬膜外联合阻滞麻醉，给予 0.5% 布比卡因 1.5ml，平卧 5 分钟，患者心率增快至 135 次/分，血压 68/35mmHg，自述胸闷、气短。

257. 患者出现症状的原因可能是
    A. 神经紧张　　B. 麻醉平面过高

C. 心功能异常　　D. 局部麻醉药毒性反应

E. 仰卧位低血压综合征　　F. 全脊髓麻醉

258. 应尽快采取的处理措施是

A. 静脉注射麻黄碱 10~15mg　　B. 快速补液

C. 将患者右侧垫高　　D. 吸氧

E. 静脉注射毛花苷 C 0.2mg　　F. 测麻醉平面

259. 经过处理后症状缓解，剖宫取出胎儿后 5 分钟，患者再次自述呼吸困难，烦躁不安，此时 BP 70/45mmHg，HR 144 次/分，SpO_2 93%。患者可能出现

A. 心功能异常　　B. 药物过敏

C. 支气管痉挛　　D. 羊水栓塞

E. 麻醉平面过高　　F. 呼吸道梗阻

260. 应当立即给予

A. 吸氧　　B. 防止 DIC

C. 抗休克　　D. 抗过敏、激素治疗

E. 必要时气管内插管　　F. 解除肺动脉高压

（261~268 题共用题干）

产妇，38 岁，妊 36 周，血压 195/125mmHg，尿蛋白（++++）。

261. 下列哪些不是预防子痫发生的首选药物

A. 氯化钙　　B. 氯化钠

C. 碳酸氢钠　　D. 硫酸镁

E. 硝酸甘油

262. 麻醉前如患者出现先兆子痫，首选的麻醉方法

A. 局麻　　B. 硬膜外阻滞

C. 针刺麻醉　　D. 静脉麻醉

E. 气管内插管全麻

263. 产妇麻醉后 20 分钟，输液 600ml，患者突然出现血压下降，心率增快，最多见的原因是

A. 麻醉药的作用　　B. 下腔静脉压迫综合征

C. 心衰　　D. 出血

E. 血容量不足

264. 上述情况应当采取的预防措施常规多选择

A. 给予高渗氯化钠　　B. 开放上肢静脉

C. 抬高右侧臀部
D. 给予麻黄素
E. 给强心药

265. 如该产妇麻醉前患者突然出现剧烈腹痛，腹变硬，且宫缩间歇不放松最可能的诊断是
A. 宫缩加强
B. 子宫破裂
C. 胎盘早剥
D. 前置胎盘出血
E. 卵巢破裂

266. 如果上题的诊断确定，下列处理最正确的是
A. 立即剖宫产
B. 给予镇静药
C. 给予肌松药
D. 给予止血药
E. 静脉注射硫酸镁

267. 如 265 题的诊断确立，行手术，其麻醉方法最安全的是
A. 局麻
B. 硬膜外阻滞
C. 气管内插管全麻
D. 针刺麻醉
E. 静脉麻醉

268. 胎儿娩出后，如需抢救下列哪些抢救措施是必需的
A. 面罩正压吸氧
B. 清除呼吸道内的分泌物
C. 脐静脉穿刺，以输血补液，监测血气
D. 监测体温
E. 保温

（269~271 题共用题干）

患者，女，27 岁。妊娠 42 周，因羊水过少在腰硬联合麻醉下行剖宫产术。术前血压 115/70mmHg，麻醉效果满意。术后以 0. 15% 罗哌卡因加 0. 05μg/ml 舒芬太尼进行硬膜外镇痛，背景输注为 3ml/h，追加剂量每次 3ml，锁定时间为 12 分钟。手术后 5 小时患者感觉到手术切口处疼痛剧烈，数字评分 7 分。

269. 下列选项中，处理正确的是
A. 了解镇痛泵功能和工作状态
B. 了解导管位置
C. 如导管位置和镇痛泵正常，可以单次经导管注入较高浓度局部麻醉药
D. 可以使用非甾体抗炎药
E. 可以全身使用阿片类镇痛药
F. 在处理疼痛之前还要仔细评估镇静、瘙痒及感觉运动功能阻滞等情况

270. 下列处理措施中，正确的是（提示：患者术后 VAS 评分 1~2 分，血压 110/65mmHg，但出现瘙痒、恶心、呕吐、左下肢麻木、无力）
A. 静脉注射昂丹司琼
B. 立即拔出硬膜外导管，放弃 PCEA

C. 静脉注射麻黄碱
D. 静脉注射甲氧氯普胺（胃复安）
E. 小剂量纳洛酮
F. 静脉注射咪达唑仑
G. 降低镇痛泵内局麻药浓度

271. 针对患者头痛，治疗措施正确的是（提示：患者术前于 $L_{2\sim3}$ 间隙进行硬膜外腔穿刺，硬膜外成功后多次蛛网膜下腔穿刺未能成功。1天后下床时感觉头颈部紧缩样、搏动性疼痛，平卧时减轻，站立行走时加重）

A. 头颈部牵引
B. 卧床休息
C. 静脉注射20%甘露醇
D. 口服大量液体
E. 静脉注射广谱抗生素
F. 应用乙酰氨基酚
G. 应用咖啡因
H. 应用茶碱
I. 静脉输液

（272~275题共用题干）

患儿，女，6岁半，体重17kg。因腹痛、发热、频繁呕吐、少尿2天入院。查体：T 38.5℃、BP 102/65mmHg、HR 124次/分；表情淡漠、反应迟钝、呈嗜睡状；皮肤张力低、舌唇黏膜干燥。影像学检查与临床诊断：胆总管囊肿伴感染，拟行肝胆内引流术。

272. 该患儿发育营养差、脱水明显，根据临床表现估计其脱水程度

A. 失水量<5%体重
B. 失水量为体重的6%~10%
C. 失水量为体重的10%~15%
D. 失水量为体重15%~20%
E. 失水量为体重的20%~30%
F. 失水量>30%体重

273. 该患儿麻醉手术前还应该做的准备是

A. 血气分析
B. 了解有无低血糖
C. 测定血 K^+、Na^+、Cl^- 等，了解有无电解质紊乱
D. 测血红蛋白
E. 纠正脱水
F. 肝肾功能检查

274. 关于小儿气管插管，下列哪些回答是错误的

A. 婴儿喉头位置较高，位于第5~6颈椎平面
B. 6岁以后儿童，喉头最狭窄部位在声门
C. 婴儿喉头最狭窄部位是环状软骨处
D. 导管内径（mm）=患儿年龄（岁）/4+4
E. 该患儿亦可选择使用喉罩通气

275. 小儿麻醉手术期间基本监测包括
   A. 呼气末二氧化碳监测
   B. 连续心电监测
   C. 脉搏氧饱和度监测
   D. 血压、心率、呼吸监测
   E. 动脉血气监测
   F. 脑电双频指数（BIS）与听觉诱发电位（AEP）监测

（276~280 题共用题干）

患者，男，89 岁。因“突然晕倒后发现左股骨颈骨折”入院，拟接受左人工股骨头置换。患者有 50 年吸烟史，戒烟 10 余年。在内科已经明确诊断的合并症包括高血压、冠心病、COPD、糖尿病和老年痴呆（轻度阿尔茨海默病）。入院前可以从事一般日常活动，偶尔发作心悸、胸闷等症状；气候变化或感冒后易发呼吸系统感染，通常需要住院治疗；高血压和糖尿病通过药物治疗控制良好。实验室检查：凝血功能正常，血小板正常范围；肝、肾功能正常。ECG：窦性心动过缓，快频率依赖性缺血。

276. 为完整术前评估，可能需要的检查项目包括
   A. 动态心电图　　B. 动脉血气分析
   C. 胸部 X 线　　D. 肺功能检查
   E. 血生化　　F. 心脏超声

277. 根据上述已知的病史资料，麻醉方法可选择
   A. 硬膜外阻滞　　B. 全身麻醉
   C. 脊麻　　D. 神经阻滞
   E. 表面麻醉　　F. 局部麻醉

278. 可能诱发谵妄的药物是
   A. 苯二氮䓬类药物　　B. 氯胺酮
   C. 抗生素　　D. 钙通道阻滞药
   E. 抗胆碱类药物　　F. 降血糖药物

279. 进一步询问和检查，推荐术前安装临时或永久性人工心脏起搏器，这是因为患者为
   A. 三度房室传导阻滞
   B. 窦性心动过缓伴二度房室传导阻滞Ⅱ型
   C. 病态窦房结综合征
   D. 三束支阻滞
   E. 阿–斯综合征病史者

F. 迷走神经张力过高或颈动脉窦敏感性增高所致的窦性心动过缓

280. 围术期可以选择的药物包括

A. 抗高血压药
B. 七氟烷
C. 地西泮
D. 氯胺酮
E. 东莨菪碱
F. 依托咪酯

（281~285题共用题干）

患者，男，68岁，拟行胃癌根治术。除偶有胸闷外，无其他特殊病史。BP 135/65mmHg，HR 98次/分。术前检查：Hb 110g/L，WBC 8.9×10^9/L，ECG示：Ⅱ、Ⅲ、aVF导联ST段下移超过0.05mV。

281. 老年患者的术前评估包括

A. 血生化检查
B. 体检
C. 心电图及X线片
D. 肺功能检查
E. 血常规
F. 全身状况及重要脏器的功能

282. 老年患者麻醉前用药宜选用

A. 哌替啶+阿托品
B. 苯巴比妥钠+阿托品
C. 哌替啶+东莨菪碱
D. 吗啡+东莨菪碱
E. 地西泮+东莨菪碱

283. 如果该患者烟龄40年，并伴有慢性支气管炎，可不必进行的术前准备是

A. 治疗肺部感染
B. 给予镇痛药
C. 停止吸烟
D. 训练呼吸
E. 改善机体营养状况
F. 术前少量吸烟
G. 镇咳药

284. 术前禁烟需多长时间才有意义

A. 1周
B. 2.5周
C. 2周
D. 1.5周
E. 3周
F. 4周
G. 6周
H. 8周以上

285. 手术顺利结束，患者清醒后回到病房，不久出现低氧血症，不属于低氧血症原因的是

A. 吸入氧气的浓度太低
B. 肌松药残余
C. 伤口疼痛
D. 下颌松弛，分泌物流入气道
E. 患者本身的肺功能损害
F. 贫血

(286~289 题共用题干)

患者，女，25 岁。足月妊娠 G_1P_0，因“近 2 周持续性头痛头昏、双下肢水肿”入院待产，既往无心脏病、高血压病史。体检：BP 160/120mmHg，HR 82 次/分，双下肢水肿（++），意识清楚；实验室检查：Hb 98g/L，PT 13.4s，APTT 38.2s，TP 47.3g/L，PRO（++），PLT 159×10^9/L，血电解质及血糖均正常。

286. 根据上述情况，可判断该孕产妇属于
   A. 妊娠合并慢性高血压
   B. 子痫
   C. 子痫前期（重度）
   D. 慢性高血压并发子痫前期
   E. 妊娠期高血压

287. 关于麻醉前评估与心功能评估的叙述，下列错误的是（提示：该孕产妇决定立即剖宫产）
   A. ASA Ⅱ级
   B. ASA Ⅲ级
   C. ASA Ⅳ级
   D. 心功能Ⅱ级
   E. 心功能Ⅲ级
   F. 心功能Ⅳ级

288. 下列药物中，能够透过胎盘对胎儿产生中枢抑制作用的是
   A. 瑞芬太尼
   B. 吗啡
   C. 硫酸镁
   D. 安定
   E. 维库溴铵

289. 选择连续硬膜外麻醉的适应证有
   A. 无凝血异常
   B. 溶血肝功能异常血小板减少综合征（HELLP 综合征）
   C. 妊高征合并休克
   D. 意识清醒、配合好
   E. 子痫

(290~295 题共用题干)

患者，男，67 岁，农民，高血压病 10 年，长期不规则服用降压药，平时常觉胸闷、气短，无咳嗽咳痰。近 1 个月来胸痛反复发作，休息后好转，1 周来发作频繁，来院就诊。查体：T 36.6℃，HR 89 次/分，BP 168/88mmHg，口唇发绀，听诊双肺呼吸音清、对称，心律齐、无杂音。

290. 该患者可能的诊断是
   A. 高血压性心脏病
   B. 胸腺瘤
   C. 肺炎
   D. 胸膜炎

E. 胸主动脉瘤　　F. 冠心病
G. 急性肺动脉栓塞　　H. 心肌梗死

291. 哪些检查有助于进一步明确诊断（提示：患者入院后经过卧床休息、吸氧、对症治疗后，胸痛发作次数明显减少，发作时症状较入院时轻）
A. 冠脉造影　　B. 免疫球蛋白
C. 心肌酶谱　　D. 磁共振（MRI）
E. 超声心动图　　F. 血糖、血脂
G. 血常规 + 血白细胞分类计数　　H. 24 小时动态心电图

292. 动态心电图示：①窦性心律，ST-T 缺血性改变。②Ⅱ度房室传导阻滞（活动时出现）。③偶发房性期前收缩。④偶发室性期前收缩。血总胆固醇 6.78mmol/L，甘油三酯 2.7mmol/L（正常值 0.56~1.70mmol/L）。余无殊。根据上述检查结果，该患者应当做下列哪些术前治疗和处理
A. 钙通道阻滞药
B. β 受体阻断药
C. 抗生素
D. 硝酸酯类
E. 小剂量激素的应用提高术中应激
F. 安置临时起搏器
G. 术前足量镇静药，减轻患者的焦虑恐惧心理
H. 术前足量输液预防脱水

293. 此时应对该患者做哪些紧急处理（提示：患者住院期间某日清晨突发胸痛不能缓解，HR 104 次/分，BP 95/60mmHg，查 ECG 出现异常高大不对称的 T 波，急查血清心肌酶谱：CK 及 CK-MB 升高，考虑急性心肌梗死）
A. 立即做动态心电图　　B. 皮下注射吗啡解除疼痛
C. 拍胸部 X 线　　D. 吸氧，绝对卧床休息
E. 适量镇静减轻患者焦虑　　F. 在起病 3~6 小时内溶栓治疗
G. 防止脑水肿发生　　H. 一旦出现室性心律失常立即用利多卡因

294. 经治疗后该患者病情好转并稳定，进一步做冠状动脉造影显示：冠状动脉粥样硬化，前降支近端闭塞 85%，回旋支闭塞 90%，右冠状动脉闭塞 40%；超声心动图示：左室舒缩功能减弱，EF 46%。拟在全麻非体外循环下行冠状动脉搭桥术（乳内动脉到前降支、大隐静脉连接主动脉根部到回旋支）。患者入手术室后麻醉诱导应注意哪些问题
A. 硝酸甘油扩张冠状动脉
B. 吸氧

C. 降低室温
D. 控制心率收缩压乘积在 12 000 以内
E. 连续监测 ECG、动脉血压（ABP）、CVP、尿量
F. 血压无关紧要，可以不用控制
G. 如偶发房性期前收缩立即应用维拉帕米
H. 补足血容量

295. 作为麻醉医师应采取哪些措施控制循环配合手术顺利进行（提示：患者全麻诱导插管经过顺利，经胸骨正中切口进胸，切开心包显露心脏。术者准备行冠脉搭桥术）
A. 翻动心脏前尽量补足血容量
B. 应用促凝药物
C. 控制心律在 50~75 次/分，降低心肌氧耗且便于手术操作
D. 主动脉根部缝合血管时要提升血压以保证重要脏器血供
E. 术中注意保温，避免血管受冷收缩影响成活再通
F. 缝合前降支时因心脏受压，回心血量减少，应设法使 MAP 维持在 60mmHg 以上保证重要脏器血供
G. 缝合回旋支时心脏无压迫，不会影响循环，无须特殊处理
H. 主动脉根部缝合时控制收缩压低于 90mmHg，防止主动脉撕脱和夹闭钳滑脱

（296~299 题共用题干）

患者，女，57 岁。因“左耳听力减退 2 年，间断头晕、头痛 3 个月”来诊。2 年前发现左耳听力减退，逐渐加重，无耳鸣。3 个月来头晕，每天发作 1~2 次，每次持续约 5 分钟，无恶心、呕吐、视物旋转；左前额阵发胀痛。初步诊断为左侧听神经瘤。拟在全身麻醉下行左桥脑小脑角肿瘤切除术。

296. 术前访视患者需要特别注意的是
A. 有无颅内压升高症状
B. 有无脱水及电解质紊乱
C. 病变位置、大小
D. 脑干压迫程度
E. 循环功能
F. 呼吸功能

297. 可以用于麻醉诱导的药物是
A. 羟丁酸钠
B. 丙泊酚
C. 硫喷妥钠
D. 咪达唑仑
E. 琥珀胆碱
F. 氯胺酮

298. 术中发现脑组织张力较高时，为配合外科医师降低颅内压，麻醉医师应采取的措施是
A. 静脉注射呋塞米

B. 静脉注射甘露醇

C. 适当过度通气，降低呼气末二氧化碳分压

D. 静脉注射肾上腺皮质激素

E. 静脉注射芬太尼

F. 静脉注射尼莫地平

299. 术中肿瘤切除过程中，患者血压突然由 100/60mmHg 升至 160/100mmHg，考虑引起血压突然升高的原因是

A. 体温过高
B. 麻醉过浅
C. 缺氧
D. 二氧化碳蓄积
E. 输液速度过快
F. 手术刺激脑神经

（300~304 题共用题干）

患者，男，72 岁，45kg，拟行胃癌根治术。有22 年的结核病史，吸烟史30 余年，咳嗽咳痰史 18 年。血常规、血生化、ECG 正常。体检示：BP 150/80mmHg，HR 90 次/分，$SpO_2$93%，呈桶状胸，两肺呼吸音低，少量湿啰音。

300. 根据患者目前的症状，最有可能合并的疾病为（提示：患者胸部 X 线示双肺纹理增多，肺透亮度增加；血气分析 PaO_2 63mmHg，$PaCO_2$ 50mmHg，肺功能示阻塞性为主的限制性通气功能障碍）

A. 肺心病
B. 大叶性肺炎
C. 慢性支气管炎
D. 肺气肿
E. 支气管扩张
F. 支气管肺炎

301. 该患者改善肺功能的治疗计划包括（提示：根据肺功能及血气分析结果，术前宜对患者进行改善肺功能的治疗，以减少和术后肺部并发症相关的并发症及死亡率）

A. 排痰治疗
B. 屏气试验
C. 停止吸烟
D. 抗结核治疗
E. 呼吸功能锻炼
F. 控制感染

302. 关于本例麻醉，以下选项中处理正确的是（提示：经过上述治疗，患者肺功能得到改善，择期于硬膜外复合全麻下手术，硬膜外于 $T_{9\sim10}$穿刺，经过顺利，注入试验量、阻滞平面出现后开始全麻诱导插管，经过顺利，呼吸机潮气量调为 500ml，频率12 次/分，气道压力 20cmH_2O。术中各项生命体征平稳，$SpO_2$99%）

A. 因复合全麻，可大剂量使用高浓度局麻药

B. 加强术中肌松监测

C. 尽量使用短效阿片类药

D. 监测呼气末 CO_2 分压

E. 尽量使用东莨菪碱控制分泌物

F. 使用较大剂量苯二氮䓬类药

303. 此时应做的检查是（提示：术毕约为 60 分钟后自主呼吸恢复 8～10 次/分，潮气量小，呼之不应，瞳孔等大，对光反射存在，血流动力学稳定）

A. 肌松监测　　B. 血气分析

C. 头颅 CT　　D. 床边胸部 X 线

E. 12 导联心电图　　F. 检测血糖

304. 在苏醒的过程中，SpO_2 达不到正常的原因可能是（提示：经过 3.5 小时的缓慢苏醒，患者意识恢复，睁眼，抬臂，并定位准确，但 SpO_2 均无法达到正常，面罩吸氧状态下 90% 左右，听诊右肺呼吸音低，床旁胸部 X 线示右下叶肺不张）

A. 氧饱和度仪故障　　B. 肌松未恢复

C. 有痰栓堵塞　　D. 心力衰竭

E. 芬太尼用量过大导致呼吸抑制　　F. 右下叶肺不张

（305～309 题共用题干）

患者，女，31 岁。因“甲状腺功能亢进”拟在颈丛神经阻滞麻醉下行甲状腺次全切除术。查体：体重 55kg；一般情况好，无呼吸困难，HR 90 次/分，律齐，BP 120/84mmHg。

305. 颈丛神经阻滞麻醉应阻滞的神经是

A. $C_{1\sim3}$　　B. $C_{2\sim4}$

C. $C_{3\sim5}$　　D. $C_{4\sim6}$

E. $C_{5\sim7}$　　F. $C_6\sim T_1$

306. 最可能的原因是（提示：0.375% 布比卡因 20ml，10% 利多卡因 20ml，分别行双侧颈丛神经阻滞，10 分钟后患者发生声音嘶哑）

A. 局部麻醉药毒性反应　　B. 高位脊椎麻醉

C. 喉返神经阻滞　　D. 颈交感神经阻滞

E. 舌咽神经阻滞

307. 出现上述表现首先应考虑（提示：30 分钟后神经阻滞作用不完全，外科医师局部注射 1% 普鲁卡因行浸润麻醉，患者感头晕、耳鸣、烦躁，继而发生呼吸困难、意识障碍、抽搐）

A. 甲状腺危象　　B. 中毒反应

C. 变态反应　　D. 声带麻痹

E. 膈神经麻痹　　F. 癔症

308. 应当立即采取的措施是

A. 镇静、抗抽搐药物
B. 呼吸兴奋药
C. 吸氧、辅助呼吸
D. 气管内插管
E. 放置胃管
F. 镇痛药物
G. 强心、利尿

309. 一般应用的抗抽搐药物有

A. 异丙嗪
B. 咪达唑仑
C. 氯胺酮
D. 羟丁酸钠
E. 丙泊酚
F. 硫喷妥钠
G. 芬太尼

（310~314 题共用题干）

患者，男，64 岁。因“突发剧烈头痛 3 小时，意识障碍 1 小时”急诊入院。诊断为颅内动脉瘤破裂引起的蛛网膜下腔出血。

310. 下列药物当中，该患者术前可使用的是

A. 东莨菪碱
B. 咪达唑仑
C. 吗啡
D. 哌替啶
E. 西咪替丁

311. 该患者在麻醉前评估时需要特别注意的是

A. 心律失常及其他心电图异常
B. 神经功能状态的判断
C. 肝、肾功能状态的判断
D. 呼吸功能状态的判断
E. 纠正血容量不足和电解质紊乱
F. 脊柱生理情况的判断

312. 该患者在麻醉中的监测包括

A. ECG
B. 呼气末二氧化碳分压
C. 有创动脉血压
D. 中心静脉压
E. 脉搏氧饱和度
F. 体温
G. 尿量

313. 该患者在术后气管拔管时要特别预防血压升高，常用的药物包括

A. 尼莫地平 0.5mg
B. 利多卡因 1~2mg/kg
C. 艾司洛尔 1mg/kg
D. 尼卡地平 0.5mg
E. 芬太尼 0.05mg
F. 氯胺酮 10mg

314. 该患者在术后出现脑血管痉挛，常用的处理方法有

A. 尼卡地平
B. 尼莫地平

C. 高血压-高容量-血液稀释疗法　　D. 罂粟碱
E. 自由基清除药　　F. 利多卡因

(315~319 题共用题干)

患者，男，61 岁。因“车祸外伤半小时”入院。既往身体健康，无高血压、心脏病、糖尿病病史。查体：T 37.6℃，P 86 次/分，R 26 次/分，BP 165/70mmHg；双侧瞳孔不等大；呼之睁眼，视物模糊，能与之交流，但语言表达含糊不清；无自主动作，但对疼痛刺激有逃避反应；左股部肿胀，青紫。

315. 为了明确诊断最应立即进行的检查项目是
A. ECG　　B. 眼底检查
C. 血生化　　D. 血常规
E. 颅脑 CT　　F. 下肢 X 线片

316. 入院 1 小时患者 P 66 次/分，R 18 次/分，BP 190/88mmHg，SaO_2 94%。颅脑 CT：硬膜外血肿。应尽快做的处理包括
A. 吸氧　　B. 取头高位
C. 静脉应用糖皮质激素　　D. 静脉应用甘露醇
E. 静脉应用小剂量多巴胺　　F. 头部应用冰帽
G. 静脉快速补液　　H. 积极准备急诊手术

317. 该患者的格拉斯哥昏迷评分（GCS）为（提示：30 分钟后术前准备完毕，申请急诊手术，麻醉医师及时对患者进行术前访视及评估）
A. 0 分　　B. 5 分
C. 7 分　　D. 9 分
E. 11 分　　F. 15 分

318. 下列麻醉药物对脑血管扩张程度按照由强到弱的顺序排列，正确的是
A. 氟烷、地氟烷、异氟烷、七氟烷、氧化亚氮、恩氟烷
B. 氟烷、氧化亚氮、异氟烷、七氟烷、地氟烷、恩氟烷
C. 地氟烷、异氟烷、氟烷、恩氟烷、七氟烷、氧化亚氮
D. 氟烷、恩氟烷、异氟烷、地氟烷、七氟烷、氧化亚氮
E. 氟烷、地氟烷、异氟烷、恩氟烷、氧化亚氮、七氟烷
F. 氧化亚氮、恩氟烷、地氟烷、异氟烷、七氟烷、氟烷

319. 关于此患者的麻醉原则，下列叙述正确的是
A. 保持呼吸道通畅，保证充分氧合

B. 麻醉诱导平稳，术中维持良好的镇痛、镇静

C. 维持良好的液体出、入量

D. 严防胃内容物的反流、误吸

E. 控制血压及颅内压

（320~324 题共用题干）

患者，女，34 岁。因“头部外伤 3 小时”入院。GCS 8 分。否认高血压、冠心病、糖尿病病史。查体：T 38.7℃，P 86 次/分，R 18 次/分，BP 112/63mmHg。

320. 颅脑损伤的病理生理变化为

A. 颅内血肿
B. 脑自主调节功能丧失
C. 脑血流脑代谢平衡改变
D. 脑水肿
E. 脑血管对二氧化碳反应丧失
F. 血管源性液体堆积

321. 最可能的诊断是（提示：患者外伤后立即出现昏迷，约 10 分钟后意识清醒，2 小时后又再次出现昏迷）

A. 脑震荡
B. 脑梗死
C. 硬膜外血肿
D. 脑内血肿
E. 脑室内血肿
F. 硬膜下血肿

322. 麻醉应进行的监测是（提示：颅脑 CT 示双侧额部脑挫裂伤，右额部硬膜外血肿。拟行开颅血肿清除术，去骨瓣减压术）

A. 有创血压监测
B. 动脉血气分析
C. 肺动脉导管测压
D. 中心静脉压监测
E. 呼气末二氧化碳分压监测
F. 体温监测
G. 脉搏血氧饱和度监测

323. 麻醉应避免使用的药物是

A. 氯胺酮
B. 丙泊酚
C. 依托咪酯
D. 硫喷妥钠
E. 芬太尼
F. 舒芬太尼

324. 此时应当给予的进一步处理是（提示：颅内血肿清除后，患者颅内压为 30~35mmHg）

A. 过度通气
B. 巴比妥类药物
C. 脑脊液引流
D. 甘露醇
E. 静脉应用硝酸甘油
F. 10~12cmH_2O 的 PEEP

(325~329 题共用题干)

患者，男，33 岁。车祸致脑外伤昏迷 30 分钟，清醒 5 小时后又转入昏迷并伴右侧瞳孔散大，左侧肢体瘫痪。经术前检查，3 小时后入手术室。入室时仍然昏迷，R 11 次/分，BP 150/95mmHg，HR 57 次/分，室性期前收缩 4 次/分。

325. 符合该患者病理生理改变的是
A. 原发性呼吸性酸中毒
B. 原发性代谢性碱中毒
C. 代偿性呼吸性酸中毒
D. 代偿性呼吸性碱中毒
E. 原发性代谢性酸中毒
F. 原发性呼吸性碱中毒
G. 代偿性代谢性酸中毒
H. 代偿性代谢性碱中毒

326. 患者并发颅内压增高，颅内压增高的危害是
A. 出现颅内出血
B. 导致脑组织移位，发生脑疝
C. 出现脑脓肿
D. 脑灌注压下降，脑组织缺血、缺氧
E. 脑组织水肿
F. 库欣反应，可致左心衰竭，急性肺水肿
G. 并发脊髓损伤

327. 麻醉中降低颅内压的措施有
A. 甘露醇 0.5g/kg，21~26 分钟滴完
B. 使用呼吸兴奋药
C. 甘露醇 0.5g/kg，15~45 分钟滴完
D. 过度通气，控制 $PaCO_2$30mmHg
E. 过度通气，控制 $PaCO_2$20mmHg
F. 腰椎穿刺降低颅内压
G. 甘露醇利尿效果不佳时，可合用呋塞米利尿
H. 使用硝普钠

328. 该患者的麻醉方式可以选用
A. 无气管内插管静脉全身麻醉
B. 静脉快诱导肌松下插管静吸复合全身麻醉
C. 表面麻醉后气管内插管 + 局部麻醉
D. 表面麻醉后气管内插管全身静脉麻醉
E. 表面麻醉后气管内插管静吸复合全身麻醉
F. 针刺麻醉
G. 局部麻醉 + 强化
H. 不用麻醉

329. 为了防止该患者插管时 ICP 升高，可以选用的药物有
A. 硫酸镁
B. 硝普钠

C. 利多卡因　　D. 乌拉地尔
E. 氯胺酮　　F. 尼卡地平
G. 硝酸甘油　　H. 琥珀胆碱

（330~337题共用题干）

患者，男，36岁。餐后1小时，脑外伤，入院时神志清醒，患者拟急诊开颅，行血肿清除手术。

330. 麻醉前最重要的准备是
A. 补液　　B. 注射苯巴比妥
C. 插粗胃管排空胃容物　　D. 心电图检查
E. 血气分析　　F. 血常规检查

331. 该患者在哪种情况下，最易发生胃内容物反流、误吸
A. 咽喉表面麻醉清醒插管　　B. 局麻手术
C. 快速诱导非去极化肌松下插管　　D. 不插管保留自主呼吸静脉麻醉
E. 完全清醒后拔除插管

332. 术毕拔除插管时发生呕吐，立即进行重要的处理措施是
A. 吸氧
B. 使患者处于头低足高位，喉镜明视下吸除口咽喉呕吐物
C. 使用镇静镇吐药
D. 加快输液速度
E. 使用催吐药
F. 用生理盐水冲洗口腔
G. 气管切开

333. 患者呕吐后出现呼吸困难，最可能的原因是
A. 呕吐物误吸　　B. 全麻药的中枢性呼吸抑制
C. 支气管痉挛　　D. 肌松药的残余作用
E. 肺栓塞　　F. 哮喘发作

334. 如为误吸，则应首先采取
A. 抗生素治疗　　B. 强心、利尿
C. 激素治疗　　D. 气管插管吸引
E. 面罩加压过度换气　　F. 镇静

335. 如出现误吸后肺不张，则应当
A. 鼓励患者深呼吸　　B. 鼓励患者咳嗽排痰
C. 纤维支气管镜检查　　D. 开胸萎陷肺切除

E. 雾化吸入　　F. 严重者应呼吸机治疗

336. 对该患者的麻醉来说，麻醉期间严重的并发症是
A. 误吸　　B. 支气管痉挛
C. 张力性气胸　　D. 肺栓塞
E. 呼吸道分泌物增多　　F. 急性心肌梗死
G. 一过性血压低　　H. 心率快

337. 误吸胃内容物 pH <2.5 的肺病理改变是
A. 误吸 30 分钟后出现斑状肺不张　　B. 误吸 5 分钟后出现斑状肺不张
C. 肺血管收缩　　D. 有间质水肿和肺泡内积水
E. 有肺泡毛细血管破裂，肺泡壁充血　　F. 肺没有任何变化

（338~345 题共用题干）

患者，男，69 岁。进食 1 小时发生脑血管意外，浅昏迷状态入门诊介入科手术室，在 DSA 影像下行脑动脉瘤栓塞手术。该患者有哮喘史。

338. 选择哪种麻醉最适合
A. 强化麻醉　　B. 局麻
C. 不施加任何麻醉　　D. 气管插管全麻
E. 不插管单纯静脉麻醉

339. 术前准备最重要的是
A. 支气管扩张药　　B. 抗生素治疗
C. 过敏原检查　　D. 心肺功能检查
E. 免疫治疗

340. 该患者最好不选哪种药诱导
A. 咪达唑仑　　B. 氯胺酮
C. 依托咪酯　　D. 硫喷妥钠
E. 丙泊酚

341. 该患者最好不选哪种肌松药
A. 泮库溴铵　　B. 琥珀胆碱
C. 维库溴铵　　D. 筒箭毒碱
E. 泮库溴铵

342. 如麻醉过程中发生支气管痉挛，则应当
A. 加深麻醉　　B. 静脉注射氨茶碱
C. 使用肾上腺素　　D. 使用糖皮质激素
E. 静脉注射吗啡

343. 全身麻醉期间的严重并发症是
A. 误吸
B. 急性心肌梗死
C. 心率加快
D. 张力性气胸
E. 支气管痉挛
F. 肺栓塞

344. 误吸的临床表现是
A. 急性呼吸道梗阻
B. 吸入性肺炎
C. 面色潮红
D. 吸入性肺不张
E. Mendelson 综合征
F. 发绀

345. 预防误吸和吸入性肺炎的措施是
A. 术前禁食禁饮以减少胃内容物
B. 胃管吸引或机械催吐以减少胃内容物
C. 口服、肌内注射或静脉注射甲氧氯普胺以加快胃排空
D. 口服、肌内注射或静脉注射 H_2 受体阻断药
E. 静脉注射抗生素
F. 麻醉诱导时保持头位合理、保持气道通畅及用带套囊的导管插管

（346~356 题共用题干）

患者，男，66 岁。胸闷胸痛间断发作 4 年加重 3 个月，诊断为 CHD、三支病变，拟行 CPB 下 CABG 术。

346. 麻醉前访视应注重了解
A. 近期用药史、左心室射血分数
B. 冠状动脉造影结果
C. 心绞痛发作诱因
D. 血压、心率、心律、心电图
E. 以上均是

347. 如患者并存变异型心绞痛，其主要发病原因是
A. 舒张压过低
B. 活动过强
C. 冠状动脉粥样硬化
D. 心内膜下心肌缺血
E. 冠状动脉痉挛

348. 冠状动脉造影结果显示，其左回旋支直径减少 50%。提示其横截面积减少约
A. 50%
B. 65%
C. 75%
D. 80%
E. 94%

349. 如果术前用钙通道阻滞药治疗，其机制是
A. 减慢心率，使心肌氧耗下降
B. 减慢心率并扩张冠状动脉
C. 只扩张冠状动脉
D. 扩张肺动脉，增加氧饱和度

E. 防止缺血再灌注损伤

350. 该患者的冠状动脉血流量主要取决于

A. 冠状动脉总阻力
B. 脉压
C. 冠状动脉灌注压
D. 主动脉舒张压与左室舒张末压
E. 血液黏度

351. 该患者的麻醉原则是

A. 维持心率不大于 75mmHg
B. 增加心脏的前负荷
C. 维持平均动脉血压不低于 85mmHg
D. 维持心脏的氧供需平衡
E. 增加心脏的前向血流

352. 该患者不用 >2MAC 异氟烷麻醉，主要原因是

A. 异氟烷可引起冠状动脉窃血
B. 异氟烷可能具有肝脏毒性
C. 异氟烷吸入可引起心率减慢
D. 异氟烷可引起冠状动脉痉挛
E. 异氟烷对心肌抑制作用很强

353. 对该患者的机械通气，不合适的是

A. 维持尽量高的动脉血氧分压
B. 单腔管间歇正压通气
C. 过度通气，保持 $PaCO_2$ 25mmHg 左右
D. 正常通气，保持 $PaCO_2$ 40mmHg 左右
E. 心脏停搏后，保持气囊合适充氧

354. 搭桥开放后，宜选药物是

A. 多巴胺
B. 硝酸甘油
C. 普萘洛尔
D. 硝苯地平
E. 硝普钠

355. 如患者有高血压史 10 年（高血压Ⅱ期），停 CPB 后 15 分钟，血压 >140/85mmHg、心率 60~70 次/分，宜用

A. 地尔硫䓬
B. 硝普钠
C. 乌拉地尔
D. 硝酸甘油
E. 尼卡地平

356. 如患者有高血压史 10 年（高血压Ⅱ期），停 CPB 后 15 分钟，血压 >140/85mmHg、心率 >80 次/分，宜用

A. 硝普钠
B. 硝酸甘油
C. 乌拉地尔
D. 地尔硫䓬
E. 尼卡地平

（357~363 题共用题干）

患者，女，35 岁。拟在放射科导管治疗行风心二尖瓣球囊扩张术。

357. 患者精神紧张，心功能Ⅲ级，麻醉前准备应做哪些

A. 尽可能纠正心肺功能紊乱
B. 术前1小时肌内注射哌替啶50mg
C. 麻醉前禁食12小时，禁饮4小时
D. 术前半小时肌内注射阿托品0.5mg
E. 按全麻要求准备麻醉器械和药品

358. 术中可能出现的并发症是

A. 高血压
B. 低血压
C. 窦性心动过缓
D. 房性或室性早搏
E. 窦性心动过速

359. 术中可能出现低血压，其原因和处理

A. 导管刺激导致窦性心动过速常引起低血压
B. 造影剂刺激血管壁，是低血压的原因之一
C. 注射麻黄素或去氧肾上腺素
D. 窦性心动过缓时可注射阿托品
E. 持续室速、多源室早或Ⅲ度房室传导阻滞，用药物治疗，不必立即中止心内操作

360. 对该患者的麻醉应当充分了解其

A. 病史
B. 呼吸功能
C. 心率、血压
D. 心脏功能、心肌缺血程度
E. 过敏状态

361. 对该患者的麻醉处理中，应做到

A. 尽量避免影响检查结果正确性的干扰因素
B. 麻醉前充分了解病情
C. 一般需要深麻醉
D. 麻醉的深浅要与检查治疗步骤密切配
E. 麻醉前尽可能解除患者的紧张心理

362. 如果手术前评价该患者的肺通气功能，下列哪个指标较好

A. 功能余气量
B. 潮气量
C. 肺活量
D. 时间肺活量
E. 潮气量与肺活量之比

363. 就该患者而言，平时最常见的心律失常是

A. 房室传导阻滞
B. 室性期前收缩
C. 心房颤动
D. 室上性心动过速
E. 窦性心律
F. 交界性心律
G. 心室颤动

(364~371 题共用题干)

患者，女，62 岁。慢性胆囊炎、胆石症急性发作。高血压、冠心病（心绞痛）12 年，EKG 示冠状动脉供血不足，心率 66 次/分、血压 185/100mmHg。行胆囊切除加胆总管探查 T 形管引流术，术中处理胆囊时突然心率减慢、室性二联律。

364. 麻醉方法选择不妥的是
A. 局麻与强化
B. 连续硬膜外麻醉
C. 脊麻
D. 气管内插管全麻
E. 针刺麻醉

365. 下列哪些处理是恰当的
A. 减少气管插管反应
B. 术前给予阿托品
C. 控制术中高血压
D. 用硝酸甘油治疗心肌缺血
E. 以浅全麻加肌松维持麻醉
F. 手术前做好患者心理安慰

366. 术中处理胆囊时突然心率减慢、室性二联律的原因首先应想到
A. 胆心反射
B. 低血压
C. 高碳酸血症
D. 手术刺激了心脏
E. 缺氧

367. 预防该患者上述反应的最佳措施是
A. 静脉注射异丙肾上腺素
B. 不牵拉胆囊
C. 胆囊三角区神经局麻药封闭
D. 术前肌内注射阿托品
E. 静脉注射氯胺酮

368. 导致冠心病的危险因素是
A. 高血压
B. 高胆固醇血症
C. 家族史
D. 糖尿病
E. 胃肠炎

369. 患过心肌梗死患者择期手术一般要推迟多长时间最适宜
A. 2 周
B. 4 周
C. 3 个月
D. 6 个月
E. 1 年

370. 下列哪种因素会加重患者的心律失常
A. 全麻诱导
B. 适量利多卡因
C. 血钾过低
D. 气管内插管
E. 麻醉维持期间的高血压

371. 术中如心率 70 次/分伴偶发室性期前收缩，不是首选药的是
A. 普罗帕酮
B. 普鲁卡因胺

C. 利多卡因
D. 艾司洛尔
E. 阿托品

（372~378题共用题干）

患者，男，26岁，80kg。慢性阑尾炎急性发作4天，血压120/75mmHg，心率70次/分，拟行阑尾切除术。

372. 麻醉方式宜首选
A. 局麻
B. 气管插管全麻
C. 气管不插管全麻
D. 腰骶丛神经阻滞
E. 椎管内麻醉

373. 如选硬膜外麻醉，其穿刺点最恰当的是
A. $L_{1\sim2}$
B. $L_{2\sim4}$
C. $T_{10\sim11}$
D. $T_{11\sim12}$
E. $T_{12}\sim L_4$

374. 在行椎管内麻醉时，应当备好
A. 地西泮
B. 麻黄碱
C. 硫喷妥钠
D. 哌替啶
E. 甲氧氯普胺
F. 阿托品

375. 首先应想到的原因是（提示：如无自动血压、心电图、脉搏氧饱和度连续监测，给药后13分钟患者突然打哈欠、欲睡）
A. 脑缺氧
B. 呼吸抑制
C. 肾上腺素反应
D. 局麻药中毒
E. 阑尾炎的临床表现
F. 血压低

376. 应采取的措施是
A. 给患者吸氧
B. 加快输液
C. 测试阻滞平面
D. 测量血压
E. 把头垫高
F. 与患者讲话保持清醒

377. 可能的诊断为（提示：如果在硬膜外注射试验量后，患者立刻主诉头昏、头痛、心悸）
A. 硬膜外管置入血管内
B. 患者过度恐惧
C. 患者心理反应
D. 肾上腺素反应
E. 空气栓塞反应
F. 局麻药过敏反应

378. 其处理措施最应该是
A. 立即放弃硬膜外阻滞
B. 拔出导管改变间隙重新穿刺

C. 吸氧、给降压药
D. 后退导管少许至回抽无血
E. 不用处理

（379～385 题共用题干）

患者，男，39 岁。因“体检发现甲状腺肿物”入院。既往高血压病史 5 年，血压最高 210/110mmHg，现口服硝苯地平、卡托普利治疗，血压控制在 140/85mmHg 左右。睡眠呼吸暂停综合征病史 5 年，曾行软腭成形术，1 年后复发，现已使用无创呼吸机治疗 2 年。查体：BP 145/90mmHg，HR 80 次/分，R 20 次/分，身高 165cm，体重 130kg。

379. 该患者应进行的检查包括
A. ECG
B. 甲状腺功能
C. 超声心动图
D. 血常规
E. 胸部 X 线
F. 动脉血气分析
G. 声带情况

380. 动脉血气分析（未吸氧）：pH 7.25，PCO_2 50mmHg，PO_2 58mmHg，HCO_3^- 25mmol/L。该血气分析结果显示为
A. 低氧血症
B. 混合性碱中毒
C. 代谢性碱中毒
D. 呼吸性酸中毒
E. 呼吸性碱中毒
F. 代谢性酸中毒

381. 甲状腺功能亢进症患者术前应控制基础代谢率小于
A. +40%
B. +10%
C. +20%
D. +30%
E. +5%
F. +1%

382. 患者在麻醉期间应注意的问题有（提示：该患者术前查甲状腺 B 超示左侧甲状腺 5cm ×4cm 结节，胸部 X 线片示气管向右偏移）
A. 气管内插管困难可能
B. 应当行有创动脉压监测
C. 开放静脉应选择上肢静脉
D. 麻醉诱导前，应当行预充氧法
E. 麻醉维持应用足量肌松药防止气道压力过高
F. 存在气管软化及拔管后气道梗阻可能

383. 术后欲拔除气管内插管，其拔管指征为（提示：手术行左侧甲状腺次全切除术，术中探查气管无软化，肿物切除后气管居中）
A. 血流动力学稳定
B. 神志完全清醒

C. 4次成串刺激示肌力完全恢复

D. 呼吸10~30次/分

E. 负力吸气大于25~30 cmH_2O

F. 潮气量大于10ml/kg

G. 吸入氧流量0.4时 $SpO_2 > 95\%$

H. 吸入氧流量0.4时pH 7.35~7.45，$PaO_2 > 80mmHg$，$PaCO_2 < 50mmHg$

384. 如果患者最终拔除气管内插管，推荐术后辅助给氧方式为

A. 5L/min鼻导管持续给氧12小时
B. 5L/min鼻导管持续给氧24~72小时
C. 无创呼吸机持续正压给氧12小时
D. 5L/min面罩持续给氧12小时
E. 5L/min面罩持续给氧24~72小时
F. 无创呼吸机持续正压给氧24~72小时

385. 患者手术后体温达40.2℃，心率130次/分，大汗，极度烦躁，首先应考虑

A. 感染性休克
B. 急性肾上腺功能减退
C. 甲状腺危象
D. 心力衰竭
E. 嗜铬细胞瘤高血压危象
F. 甲状旁腺危象

（386~393题共用题干）

患者，女，33岁。5年前开始感怕热、多汗、多食、消瘦，甲状腺Ⅲ度肿大。诊断为甲状腺功能亢进症。拟行双侧甲状腺次全切除术。

386. 患者术前准备特殊用药是

A. 鲁氏碘液
B. 普萘洛尔
C. 甲巯咪唑
D. 麻黄素
E. 甲巯咪唑+普萘洛尔

387. 上述术前准备一般需要多长时间

A. 3天
B. 10天
C. 14天
D. 1个月
E. 3个月

388. 患者术前心率宜控制在

A. 大于120次/分
B. 100~120次/分
C. 80~90次/分
D. 60~80次/分
E. 小于60次/分

389. 该患者宜选择哪种麻醉方法最适当

A. 全身麻醉
B. 颈丛阻滞
C. 硬膜外麻醉
D. 局部浸润麻醉
E. 针刺麻醉

390. 下列麻醉前用药中，哪种药不宜使用

A. 地西泮　　B. 阿托品

C. 哌替啶　　D. 戊巴比妥

E. 东莨菪碱

391. 在手术结束拔除气管导管后 90 分钟，患者突然出现烦躁、心率急剧增快、大汗淋漓、SpO_2 99%。最可能是

A. 甲亢危象　　B. 上呼吸道梗阻

C. 低血容量性休克　　D. 急性肺水肿

E. 麻醉苏醒期烦躁

392. 出现上述情况后，应当采取的措施下列哪些处理是正确的

A. 复方碘溶液 2~4ml 静脉慢注　　B. 降温

C. 吸氧　　D. 毛花苷 C 0.4mg 静脉慢注

E. 快速大量输液

393. 从麻醉的观点来看，甲状腺功能亢进最危险的并发症是

A. 动脉硬化　　B. 肌肉无力

C. 对热不能耐受　　D. 心动过速

E. 心功能代偿不全

参考答案与解析

一、A1 型题

1. C【解析】椎管内麻醉操作是一项盲探操作，一旦患者的解剖结构与理论上的有差异，很有可能就此造成损伤，比如脊髓栓系综合征。因此高位脊髓完全性损伤患者发生膀胱结石手术时，不能使用椎管内麻醉。

2. A【解析】颅内压升高常见原因之一是过量的液体输入，尤其葡萄糖溶液，因能很快分布于全身，且血液中葡萄糖浓度比脑细胞中的葡萄糖降低得快，细胞外液水分可透过血脑屏障引起脑水肿，而且高血糖则会增加神经细胞内乳酸的生成而加重缺血性神经细胞损伤。

3. D【解析】颅内压增高会导致脑组织缺氧，引起全身性反应，例如血管扩张和心动过速等，由于手术期间输液量受到限制，易导致血容量不足而引起低血压。此外，如果手术时间过长，还可能出现失血过多、体液丧失等情况，更容易导致血容量不足。对于这种情况，应立即停止手术，进行补液和输血，以确保足够的血容量维持循环功能。

4. C【解析】颅内压增高常由颅内占位性疾病或其他原因引起。当颅内压力过高时，会影响到脑神经的正常功能，从而导致一系列的神经系统症状和体征。展神经是最容易受到颅

内压增高影响的脑神经之一。展神经主要负责舌头的运动、感觉和咽喉肌肉的控制，同时还参与呼吸和消化等生命活动。当颅内压增高时，由于其所在的延髓底部处于颅腔的最低点，容易受到压迫和挤压，进而引起神经元的功能异常和损伤。因此，颅内压增高患者容易出现展神经麻痹的情况，表现为舌头偏斜、吞咽困难、声音嘶哑等症状。

5. D【解析】颅内压增高的临床表现以头痛、呕吐和视乳头水肿最为常见，这三种表现合称为颅内压增高三主征。头痛多为持续性跳痛、阵发性加剧，咳嗽、喷嚏或用力时均可使症状加重，常有清晨加重的特征。呕吐常伴随头痛发生，常呈喷射性，呕吐后头痛可随之缓解。视乳头水肿为可靠的诊断颅内高压的客观指标，长期的水肿会引起视神经萎缩和视力下降，甚至失明。严重的颅内压增高患者还可出现意识障碍、血压升高、脉搏缓慢和呼吸不规则。

6. B【解析】在颅内压增高患者的麻醉过程中，由于颅内压已经升高，此时患者的脑灌注压已经降低，当麻醉药物使患者进入深度麻醉状态，出现神经系统功能抑制后，也会导致血管扩张及心输出量降低等一系列反应。因此，颅内压增高患者麻醉过深时，会使得脑组织的氧供需平衡失调，从而引起缺氧和二氧化碳潴留，以及心输出量的降低。这些因素可以导致血压下降和脉搏减慢，甚至导致心搏骤停等严重并发症的发生。

7. E【解析】非去极化肌松药对脑血管的唯一影响是其通过释放组胺。组胺可引起平均动脉压降低，导致脑灌注压降低，同时颅内压升高（脑血管扩张）。在血脑屏障完整的情况下，组胺是直接作用于脑血管，还是继发于平均动脉压降低所致尚不清楚。目前应用的非去极化肌松药释放组胺的能力很小，包括泮库溴铵、阿曲库铵、维库溴铵等。

8. D【解析】产妇采取右侧倾斜 10～15°或垫高左髋部即可缓解。其余均是仰卧位低血压综合征的正确描述。

9. A【解析】抗精神病药的神经系统副作用主要指锥体外系不良反应（EPS），在用药患者中相当常见和突出，不同药物的风险差异很大，而高效价药物（如氟哌啶醇）的风险最高。锥体外系不良反应的主要表现包括肌张力障碍、静坐不能及类帕金森症。

10. D【解析】肌无力危象是重症肌无力患者在多种诱因如感染、精神创伤、过度疲劳、妊娠、分娩等作用下，病情迅速加重，急发呼吸肌严重无力，以致不能维持正常的换气功能的危急状态。因此重症肌无力患者麻醉的关键在于预防呼吸危象。

11. B【解析】重症肌无力患者的麻醉前用药应以小剂量、能镇静而又不抑制呼吸为原则。病情较轻者可以用苯巴比妥或安定类药物；病情重者镇静药宜减量或者不用。吗啡和抗胆碱酯酶药物具有协同作用，不宜使用。为了抑制呼吸道分泌及预防抗胆碱酯酶药不良反应应当常规用阿托品或东莨菪碱，但剂量宜小，以免过量造成呼吸道分泌物黏稠或掩盖胆碱能危象的表现。

12. C【解析】二尖瓣关闭不全手术麻醉中应保持轻度的心率增快。心率太慢可因舒张期延长而致左室舒张末压增加，二尖瓣环扩大，二尖瓣反流增加和前向性心输出量减少。

13. B【解析】蛛网膜下腔神经阻滞（脊麻）禁忌证：①穿刺部位有感染者属绝对禁忌。②有中枢神经系统的疾病患者。③休克、低血容量患者。④脊柱严重畸形患者。因此，本题的正确答案为B。

14. B【解析】苯妥英钠是洋地黄中毒引起各种快速型心律失常最安全和最有效的首选药物，作用迅速，对室性期间收缩和快速心律失常有效，也可用于伴传导阻滞的室上性和室性心律失常。

15. B【解析】甘露醇可以通过增加血浆渗透压，形成血液和脑组织中的渗透梯度，促使多余的水分从脑组织移动到血液中，以达到减轻脑水肿和降低颅内压的目的。呋塞米是一种高效能利尿药物，主要用于治疗充血性心力衰竭、高血压、急性肺水肿、脑水肿、高钾血症、高钙血症、巴比妥类药物中毒；以及治疗肝硬化、肾疾病引起的水肿等；也可用于其他利尿药效果欠佳，而急需利尿的患者。呋塞米可通过抑制肾小管对 Na^+ 和 Cl^- 的重吸收，增加排出体液量，降低颅内压。当与甘露醇合用时，甘露醇应先予以静脉注射，随后再给予呋塞米，可协同发挥更为明显的效果，使颅内压下降更为明显。甘露醇降低颅内压的持续时间一般为2~4小时，具体时间因个体差异、剂量等因素而有所不同。

16. B【解析】低血糖指由多种原因引起的血糖浓度过低所致的综合征。临床表现：①急性低血糖及病程短者呈交感神经兴奋症群，如激动不安、饥饿、软弱、出汗、心动过速、收缩压升高、舒张压降低、震颤，一过性黑矇，意识障碍，甚至昏迷。②亚急性及缓慢血糖下降者呈脑病症状，多数患者表现为大脑皮质和/或小脑的症状，如头痛、头晕、焦虑、嗜睡、注意力涣散、定向障碍、震颤、癫痫大发作或小发作、人格改变（哭、吵、闹、骂）、奇异行为、共济失调等，最后木僵、昏迷。

17. C【解析】脑疝是颅脑损伤、颅内疾病引起颅内压增高以及颅内压增高加剧的必然结局，是一种严重的危象，急性脑疝形成患者应禁用吗啡或哌替啶等药物，以防止抑制呼吸中枢，导致患者死亡。

18. D【解析】急性外伤性颞顶部硬膜外血肿是一种比较常见的危及生命的外伤，其发生主要是头部受到了剧烈的打击或撞击，导致硬膜外血管破裂出血，引起血液在颅内聚积，形成颅内血肿。而脑膜中动脉是颅内血管系统中直径相对较大、分布广泛的血管之一，在头部受到外力作用时，容易受到牵引和损伤，从而导致动脉破裂出血，是急性外伤性颞顶部硬膜外血肿最为常见的出血源。因此选项D正确。选项A、B、C、E虽然也可能引起颞顶部硬膜外血肿，但其发生频率较低。

19. D【解析】脑疝是由于急剧的颅内压增高造成的，应按颅内压增高的处理原则快速静脉输注渗透性脱水药和利尿药以缓解病情。但脱水药和利尿药只宜作为治疗脑水肿、颅内压增高的临时性措施，或用于预防和治疗脑疝，不适宜用于长期治疗。

20. C【解析】脑疝的治疗处理原则是快速静脉输注高渗降颅压药物，以缓解病情，争取时间。如难以确诊或虽确诊而病因无法去除时，可选用下列姑息性手术，以降低颅内高压和抢救脑疝：①侧脑室外引流术。②脑脊液分流术。③减压术。在大面积脑梗死、重度颅脑损伤导致脑水肿而颅内压增高时，可采用去骨瓣减压术，故选项 A 并不是首选措施。

21. E【解析】长时间吸入高浓度或高压力的氧气，会产生氧中毒，同时会引起脑血管反射性的收缩，出现一过性的头晕。

22. D【解析】损伤布罗卡区，引起运动性失语。额中回后部受损，造成失写症。颞上回后部受损，为感觉性失语。角回受损，造成失读。Wemicke 区受损，导致流畅失语。

23. C【解析】网状激活系统（RAS）是分布在脑干中的一系列神经核团和神经纤维。它是大脑皮质与外部环境之间联系的重要通道，可以通过调节皮质神经元的兴奋性和同步性来影响认知、情感、意识等功能。网状激活系统包含了多个神经核团和神经纤维，其中包括了许多不同的特异投射系统，如视觉、听觉、运动控制等系统，因此是特异投射系统的重要部位。感觉上行传导束主要通过中枢跨过脊髓后进入脑干，在此处存在侧支进入网状结构上行激活系统，从而参与调节神经兴奋性。网状激活系统的神经元之间主要是通过单突触传递信息的，因此不具有多突触接替的特征。网状激活系统的神经元可以受到来自身体不同部位的感觉信息的影响，如镇静药物的作用、意识状态等，从而调节大脑皮质的神经兴奋性。网状结构上行激活系统包含了多个神经核团和神经纤维，它们在向大脑皮质传递信息时可能会涉及不同的感觉信息，因此不是一种特定感觉的共同传导途径，而是不同感觉的共同传导途径。

24. E【解析】减少脑氧代谢率的因素有很多，包括活动、氯胺酮、癫痫样发作等。而唤醒通常会增加脑氧代谢率，因为在清醒状态下大脑需要更多的能量来维持各种生理功能。睡眠可以降低脑氧代谢率，因为在睡眠状态下，人体各个器官和系统都处于相对休息状态，身体所需的能量也相应减少，从而导致脑氧代谢率降低。

25. C【解析】临床上基底神经节损害的主要表现可分为两类，一类是运动过多而肌紧张不全性疾病，如舞蹈病与手足徐动症等；另一类是运动过少而肌紧张过强性疾病，如帕金森病。帕金森病患者的症状是全身肌紧张增强、肌肉强直、随意运动减少、动作缓慢、面部表情呆板，患者常伴有静止性震颤，多见于上肢（尤其是手部），其次是下肢及头部。震颤静止时出现，情绪激动时增强，入睡后停止。舞蹈病患者的主要临床表现为不自主的上肢和头部的舞蹈样动作，并伴有肌张力降低等。

26. C【解析】截瘫患者麻醉应注意的问题：①截瘫患者常并存血钾升高，应避免用琥珀胆碱，否则易发生严重心律失常甚至心搏骤停的危险。②高位截瘫患者的产热和散热中枢传出和传入通路有可能被横断，体温调节功能低下，应注意人工调节。③脊髓损伤除了自主反射亢进外，可能伴发有尿路感染、深静脉血栓、肺栓塞、消化道出血、电解质紊乱、骨质疏松、褥疮溃疡等，麻醉前应有所了解。麻醉中要注意防治自主反射亢进，措施包括充分镇痛、控制血压、治疗心律失常等。

27. D【解析】癫痫患者在接受麻醉时需要注意避免缺氧、二氧化碳蓄积及体温升高等因素对大脑神经元的刺激。麻醉前需要进行充分的评估和准备工作，包括稳定患者的情绪、强调麻醉前禁食等措施。同时，在选择麻醉药物时也需要谨慎，应优先选择安全性较高的药物，并避免局麻药过量或误入血管等情况的发生。氯胺酮和恩氟烷联合用药作为一种常规麻醉方案，并不太适用于癫痫患者。由于这两种药物分别具有不同的作用机制和副作用，其联合使用容易引起幻觉和发作，导致治疗效果不佳，并且增加麻醉的风险性。

28. D【解析】重症肌无力是一种由乙酰胆碱受体抗体介导、细胞免疫依赖、补体系统参与，主要累及神经-肌肉接头突触后膜 AChR 的自身免疫性疾病。该病起病缓慢，症状呈波动性，早晨较轻，劳动后和傍晚加重，休息后好转。肌肉麻痹最初首先从眼外肌受累开始，其次是面肌、咬肌、咽喉肌、颈肌、肩胛带肌和髋部的屈肌，严重时累及呼吸肌。

29. B【解析】脊髓损伤患者常并存血钾升高，应避免用琥珀胆碱，因为骨骼肌瘫痪的患者，静脉注射琥珀胆碱后肌颤使细胞内钾离子大量释放到血液循环，可引起高钾血症，有导致心律失常甚至心搏骤停的危险。这类患者以选用非去极化肌松药为妥，或少用肌松药。

30. D【解析】一般处理颅内压增高的患者，应留院观察。密切观察神志、瞳孔、血压、呼吸、脉搏及体温的变化，以掌握病情发展的动态。对意识不清以及咳痰困难者要考虑气管切开，以保持呼吸道通畅。补液量应以维持出入液量的平衡为度。颅内压升高患者不可行高位灌肠，也不能让患者用力排便，以免颅内压骤然增高，可用轻泻剂来疏通大便。

31. C【解析】硫酸镁具有降低血管张力，抑制神经肌肉活动，防止抽搐等作用。当血中镁离子达 10mmol/L 时膝反射消失。

32. D【解析】脑血流自身调节是机体的一种适应功能，是脑循环的内在功能。广义地说是脑组织按其功能和代谢需要来调节脑血液供应的内在能力；狭义地说仅是脑灌注压在一定范围内变化时仍能保持恒定的脑血液供应。正常人的这种波动范围为平均动脉压 50～150mmHg。

33. E【解析】高颅压症的治疗取决于病因、高颅压的程度和持续时间，高颅压的程度与颅内病变的部位和范围密切相关。因此，应尽快明确病因，从根本上解决高颅压症状。对症处理气道阻塞、低氧血症和高碳酸血症，及时、适量地给予脱水治疗，注意监测水、电解质和酸碱平衡，同时密切监测生命体征变化。

34. E【解析】氯胺酮对交感神经和循环有兴奋作用（表现在血压升高、心率加快、眼内压和颅内压均升高、肺动脉压及心输出量均高），其他选项均为降低颅内压药物。

35. D【解析】经鼻气管内插管术操作的创伤程度高于经口明视插管，主要禁忌为凝血功能障碍、面部中段创伤、颅底骨折以及可能有颅内压升高等患者。

36. B【解析】吸入麻醉药浓度越高，脑内麻醉药分压越高；不同种类的麻醉药对脑内麻醉药分压的影响也不同。麻醉药在体内的分布和代谢速率也会影响脑内麻醉药分压，一些麻醉药在脂肪组织中的分布较多，可能降低其在脑内的分压。脑血流量越大，脑内麻醉药分压越低；反之，脑血流量越小，脑内麻醉药分压越高。肺摄取麻醉药速率也会影响脑内麻醉药的分压，取决于肺泡通气量、肺血流量、麻醉药的溶解度等因素。手术部位虽然可以影响患者的生理状态和代谢水平，但与脑内麻醉药分压之间没有直接关系。

37. C【解析】肢端肥大症生长激素分泌过剩患者麻醉中有可能会遇到上呼吸道梗阻、气管内插管困难、心律失常等问题，应当给予重视。库欣病糖皮质激素分泌过多患者麻醉诱导时容易发生呼吸困难，麻醉期间循环波动较明显。另外，还应当注意其高血压、高血糖、水电解质紊乱等病理改变。无功能性肾上腺肿瘤患者出现垂体功能减低时，应当及时补充激素。催乳素瘤对全身影响较小，手术麻醉处理无特殊。但如肿瘤压迫引起垂体分泌功能障碍，应当针对病情给予补充激素治疗和对症治疗。

38. D【解析】琥珀胆碱引起肌纤维去极化使细胞内 K^+ 释放，可导致高钾血症，引起严重心律失常。大面积烧伤、多发性创伤、严重腹腔感染、脊髓或神经损伤等患者应避免使用琥珀胆碱。

39. C【解析】人的颅腔是一个容积固定的腔隙，颅腔内充盈着脑组织、脑脊液和血液三大部分，它们各占一定比例并维持其相对的稳定。正常人脑脊液约占颅腔总体积的 10%；全脑血流量占 2%~11%；其余部分均由脑组织充盈。正常情况下，脑血容量的变化范围较大，变化的多少取决于脑血管的扩张和收缩程度。

40. B【解析】$PaCO_2$降低，脑血流量减少，$PaCO_2$低于 20mmHg，脑血管不再进一步收缩。原因可能是由于在这种低血流水平时，存在脑组织低 PO_2的倾向，而此种低氧可导致脑血管扩张。故在 $PaCO_2$低于 20mmHg 时，脑组织低 PO_2可能会对抗脑血流的进一步减少。低 $PaCO_2$缩血管效应也存在反应阈值，当 $PaCO_2$比对照值下降 2mmHg 时，脑血管开始收缩。

41. D【解析】在全身麻醉的并发症中，呕吐和误吸多见于饱餐后的急症患者、老年患者、昏迷患者。

42. D【解析】COPD 特征性的病理生理变化是持续气流受限导致的肺通气功能障碍。随着 COPD 发展，肺组织弹性日益减退，肺泡持续扩大，回流障碍，会形成肺气肿。肺气肿导致生理无效腔气量增大，通气/血流比值失调，肺泡及毛细血管大量丧失，弥散面积减少，使换气功能发生障碍，有效呼吸面积减少。通气、换气功能障碍，引发缺氧和二氧化碳潴留。COPD 患者肺换气功能异常，肺泡-动脉血氧分压差应该是中度增加而非减少。功能余气量是平静呼气后肺内残留的气体量，COPD 患者常伴有肺气肿，小气道阻塞等，因此功能余气量增加。

43. C【解析】重度哮喘抢救流程：①严密观察病情，评估患者的喘憋症状。②患者取坐位或半卧位，持续吸氧。③遵医嘱气道吸入气雾剂或高流量氧气雾化治疗，静脉应用茶碱及激素类药。④监测心率、血压、呼吸、血氧饱和度的变化，观察呼吸的频率、节律、深浅度，听诊肺部音是否对称、哮鸣音是否减轻。⑤观察神志、精神状态、皮肤黏膜颜色及末梢循环状态。⑥遵医嘱及时监测血气变化。⑦评估哮喘发作原因，喘憋症状。⑧有指征时，配合进行机械通气治疗。⑨补液，使痰液易于排出，维持水电解质和酸碱平衡。⑩查找并去除过敏原。⑪做好抢救记录。

44. C【解析】吗啡、哌替啶均有明显的呼吸抑制作用。

45. B【解析】哮喘患者应用部分麻醉药或巴比妥类、氯丙嗪类镇静药，可引起呼吸抑制甚至骤停，造成猝死。

46. E【解析】对于哮喘患者，麻醉前应全面了解患者的治疗史和对药物的反应，根据病情和手术方式选择合理的麻醉方法和麻醉用药。

47. C【解析】支气管哮喘以气道痉挛为典型表现，会导致氧气不足、血氧分压下降。呼吸加深加快是一种代偿性表现，以纠正低氧血症。而吗啡对呼吸中枢有选择性地抑制作用，治疗量的吗啡可使呼吸频率减慢，每分钟呼气量和潮气量减少。并且吗啡还可促进组胺类活性物质释放，使气道痉挛加重，所以吗啡禁用于支气管哮喘患者。

48. D【解析】呼吸系统疾病宜选择低浓度、小剂量局部麻醉药，以减轻对呼吸运动的影响。

49. C【解析】胸部创伤常须在气管内插管静脉复合或静吸复合麻醉下急症开胸手术，麻醉处理总原则为浅麻醉，辅助肌松药，控制呼吸，改善呼吸功能。不宜应用氧化亚氮，宜常规辅用局麻或肋间神经阻滞，以施行浅全麻。

50. A【解析】机械通气过程是气体被压入肺内实现通气，吸气时肺内压比大气压高，胸膜腔内压也由负值变为正值，呼气末肺内压逐步回降至零，胸膜腔内压 = 肺内压 - 肺弹性回缩力。

51. E【解析】在合并有呼吸系统疾病患者的全麻恢复期，由于全麻药的残余作用可进一步加重肺功能损害，术后不宜过早拔管。

52. D【解析】肺气肿的患者小气道受损，所以无论吸收还是代谢均慢。

53. E【解析】嗜铬细胞瘤是一种常见的肿瘤，具有分泌肾上腺素和去甲肾上腺素的功能，其分泌的激素可以引起血压升高、心动过速等症状。对于因情绪紧张易引起症状发作的嗜铬细胞瘤患者，在手术中应当采用全身麻醉。区域阻滞麻醉和硬膜外麻醉等局部麻醉方式很难控制嗜铬细胞瘤分泌的激素，容易导致病情恶化。因此，这些麻醉方式不适合嗜铬细胞瘤患者。而全身麻醉可以有效地控制嗜铬细胞瘤分泌的激素，避免症状加重。因此，对于因情绪紧张易引起症状发作的嗜铬细胞瘤患者，麻醉方式应当选择全身麻醉。

54. B【解析】对于颅内压增加、开放性眼外伤、主动脉瘤、气胸和反应性气道疾病的患者，麻醉诱导时应尽量避免呛咳，否则会导致血流动力学的剧烈波动，产生严重的心脑血管并发症，甚至危及患者生命。

55. B【解析】全肺切除术后或患者有明显反常呼吸则取术侧向下侧卧位，术后宜经常交换体位，以利排痰及肺复张，防止肺不张的发生。全肺切除术者，避免过度侧卧，可采取1/4 侧卧位，以预防纵隔移位和压迫健侧肺而导致呼吸循环功能障碍。

56. A【解析】通气/血流比值是指每分钟肺泡的通气量与每分钟肺血管血流量的比值，

是判断机体是否缺氧的一个标准，正常成年人在安静状态下肺的通气与血流比值大概为0.84。开胸手术麻醉中行控制呼吸，说明通气量少，通气/血流比值会减少。

57. A【解析】一般来说，在气管内或支气管内插管后、体位改变后，开胸肺萎陷后，挤开病灶时均进行吸痰。

58. C【解析】全麻侧卧位开胸手术呼吸功能的维持主要依赖于下侧肺通气的良好。

59. E【解析】肺癌晚期会侵犯压迫食管，引起上腔静脉综合征。晚期的肺癌患者可以出现肩膀周围骨骼的转移，这些骨转移可以造成不同程度的骨破坏，对周围的神经造成压迫和刺激，患者就会出现肩膀疼痛的症状。如果肺癌伴有锁骨上淋巴结的转移，当转移的淋巴结比较大，互相融合成团块的话，就会压迫到颈丛的神经，使患者出现肩膀疼痛的症状。肺癌晚期会出现很多部位的转移，胸膜转移会导致胸腔积液。

60. E【解析】已发生气胸者，术前应行胸腔闭式引流。可用单腔支气管导管或双腔导管，辅助或人工呼吸压力不宜过高。潮气量不宜过大。呼吸压力不超过15cmH_2O。尤其对有两侧肺大疱者更应注意。维持足够麻醉深度与肌松，防止支气管痉挛或咳嗽使胸膜腔内压增加导致肺大疱破裂。保持气道畅通及充足的呼气时间。

61. E【解析】双腔支气管内插管绝对适应证如下。①休克肺患者：肺脓肿、支气管扩张、痰量较多时（24小时量50ml以上）等，防止脓液、感染源、血液流向健侧。②支气管胸膜瘘与支气管皮肤瘘。③单侧肺囊肿与肺大疱。④主支气管破裂或创伤。⑤肺灌洗。⑥胸腔镜手术者。

62. E【解析】如果气管导管着火或正常组织被烧，应立即停止供氧，更换气管导管，用冷生理盐水冲洗，并在气管镜或纤支镜下确定组织破坏严重程度，以便进一步治疗。程度较轻的损伤可以使用激素，吸入气体湿化同时使用抗生素，局部用含激素、肾上腺素的混合液，并取头高位以减轻水肿。程度较重，一般治疗效果不佳时，可作气管造口，同时积极采用减轻炎症水肿的措施。

63. E【解析】慢性支气管炎患者麻醉前禁烟至少2周，应使用有效抗生素治疗控制急、慢性肺部感染；支气管痉挛者雾化吸入β_2肾上腺素受体激动药等支气管扩张药，芬太尼对呼吸中枢抑制明显，慢支患者麻醉前用药慎用芬太尼。阿托品是抗胆碱药，应在体位引流、咳嗽排痰后再用，否则易引起痰液黏稠不易排出，甚至下呼吸道梗阻。阿片类药物能显著抑制呼吸中枢，作为麻醉前用药要谨慎。吗啡虽有较强的镇痛作用，但有兴奋迷走神经释放组胺而诱发哮喘的不良反应，且作用持续时间过长，还能使咳嗽反射减弱，故对术后排痰不利。哌替啶可松弛支气管平滑肌，芬太尼有抗组胺和抗5-羟色胺作用，都可缓解支气管痉挛。

64. D【解析】β受体阻断药可加重循环抑制，禁用于低血容量患者。

65. A【解析】房颤患者在麻醉诱导气管插管时，不宜使用泮库溴铵作为肌松药。泮库溴铵是一种氟化可卡因类肌松药物，其长时间应用可能会引起心脏传导阻滞等不良反应，对心率和心律产生影响，因此患有房颤的患者不适合使用。其他的肌松药物如琥珀胆碱、罗库溴铵、阿曲库铵、维库溴铵等均可选用。

66. D【解析】PEEP 通气使小气道开放，使通气/血流比值得到改善，使肺泡的通气分布更加均匀，使肺泡的弥散功能得到改善，有利于 O_2的摄取和 CO_2的排出。

67. C【解析】围术期处理二尖瓣狭窄患者必须适当增加左心室的前负荷，但又不至于因过量输液引起肺水肿。降低心率，延长舒张期时间，增加左心室充盈。二尖瓣狭窄患者肺循环阻力常升高，低氧容易导致严重的肺血管收缩，应避免任何麻醉处理导致肺动脉压升高，避免术前用药过量导致前负荷降低、低氧血症和高碳酸血症，故应使用东莨菪碱而不是阿托品以避免心动过速。用于控制心率的地高辛必须用至术晨，并积极治疗心动过速，无论是窦性心动过速或房颤。二尖瓣狭窄常采用芬太尼为主的麻醉技术。

68. E【解析】对于肥厚型梗阻性心肌病患者，若在麻醉诱导后出现血压下降的情况，首选的升压措施为盐酸去氧肾上腺素。盐酸去氧肾上腺素是一种强效的升压药物，它具有α1、α2 和 β1 受体激动作用，能够迅速提高收缩压和平均动脉压，增加心输出量。对于肥厚型梗阻性心肌病患者，由于左室流出道狭窄导致左室充盈不足，心输出量受限，可以通过使用盐酸去氧肾上腺素增加心率、促进心肌收缩等作用，提高心输出量，从而改善患者的血流动力学状态。多巴胺主要具有 β1 受体激动作用，能够促进心脏收缩和提高心率，但其升压作用较弱，不适用于需要迅速纠正低血压的情况。头低足高位可提高回心血量，增加心输出量和血压，但对于急性低血压的患者来说不是首选处理措施。麻黄碱具有兴奋交感神经、扩张支气管等作用，不适用于升压。加快输液可以提高血容量，但在短时间内无法迅速提高血压，不适用于需要迅速纠正低血压的情况。

69. D【解析】高血压患者选择神经阻滞须谨慎，首先阻滞须完全，并配以适当的镇静，避免因情绪紧张或镇痛不完善而血压急剧升高。

70. D【解析】未经治疗的高血压患者在麻醉中常常血压不稳，且波动幅度较大，当血压突然增高时，可导致脑血管破裂而发生中风，伴左心室肥大的高血压患者本身已存在心肌缺血的病理基础，严重低血压时往往会发生心肌梗死。

71. D【解析】脊髓损伤手术应当尽量避免使用琥珀胆碱，防止血钾升高。

72. B【解析】1 级（轻度）高血压：收缩压 140～159 mmHg，舒张压 90～99 mmHg；2 级（中度）高血压：收缩压 160～179 mmHg，舒张压 100～109 mmHg；3 级（重度）高血压：收缩压≥180 mmHg，舒张压≥110 mmHg。一般手术并不增加 1、2 级高血压患者围手术期心血管并发症发生的风险。但 3 级高血压患者在围术期较容易发生心肌缺血、心力衰竭及脑血管意外。

73. A【解析】如果术前突然停用可乐定会增加血浆儿茶酚胺浓度，血压严重反跳，甚至可诱发高血压危象。可乐定还降低术中麻醉药药量，可持续服用到术晨。

74. C【解析】高血压患者麻醉风险主要取决于高血压病程和重要脏器受累情况。高血压合并重要脏器功能损害者，麻醉风险显著增加。术前应充分了解高血压患者有无心绞痛、心力衰竭、高血压脑病和糖尿病等并发症。

75. D【解析】心肺联合移植术后大量免疫抑制药的应用使机体对病原微生物的抵抗能力明显下降，使感染发生率明显增高。而感染是造成心肺联合移植受体术后死亡的重要原因之一。心肺联合移植术后发生的排斥反应可以通过药物治疗控制，并且在现代医学中，药物免疫抑制药的使用已经大大改善了移植器官的成活率和减少排斥反应的发生。因此，虽然排斥反应是心肺联合移植术后可能的并发症之一，但不是主要的死亡原因。

76. B【解析】麻醉诱导应在心电图、经皮血氧饱和度（SpO_2）、直接动脉压等监测下进行。常选用的镇静催眠药为安定、咪达唑仑、依托咪酯、异丙酚等，麻醉性镇痛药可选用芬太尼、阿芬太尼、舒芬太尼等。此类患者对麻醉的耐受力差，体循环缓慢，药物起效时间往往延长。因此，注药时应缓慢推注，密切注意血压及心率的变化，当患者意识刚消失时，可认为麻醉深度已达到适宜深度，再注入泮库溴铵或阿曲库铵等肌肉松弛药后，行气管内插管。

77. E【解析】心脏病患者脊椎麻醉，会阴、肛门和下肢手术，麻醉平面应控制在 T_{10} 以下。

78. B【解析】法洛四联症围术期麻醉管理：①维持有效血容量及外周血管阻力（SVR），降低肺血管阻力（PVR）及预防缺氧发作。②机械通气时气道压力不宜过高，以免外周阻力和血压下降，谨慎使用椎管内麻醉，避免全麻过深，在必要时使用血管收缩药物提高外周血管的阻力。③负性肌力药物如吸入麻醉药、β 受体阻断药有助于缓解法洛四联症患者漏斗部痉挛。④体重超过 20kg，血细胞比容（HCT）超过 50%，可以放血 10～20ml/kg。⑤心功能不全时需使用多巴胺及肾上腺素和/或米力农等正性肌力药。

79. B【解析】二尖瓣关闭不全主要累及左心房和左心室，故急性肺水肿较二尖瓣狭窄少见。

80. E【解析】心脏病患者非心脏手术基本要求有麻醉过程平稳，循环状态稳定，通气适度，保持心肌氧供与氧耗之间的平衡，麻醉深浅适当，既达到良好的镇痛又不抑制循环，能将应激反应控制在适当水平，术中不出现知晓，因此以上选项均正确。

81. E【解析】二尖瓣脱垂可合并阵发性室上速，机理不明，可能与二尖瓣叶，乳头肌腱索的牵拉，或交感神经活性升高有关。

82. E【解析】二尖瓣狭窄患者手术麻醉，除非血压显著下降，一般不用正性肌力药物。

83. E【解析】心脏病患者术中麻醉处理原则：①加强监测。②诱导力求平顺。③保证满意的通气。④维护心血管功能相对稳定。⑤维持接近正常的血容量。⑥选择适当的麻醉药物与麻醉方法。⑦调控围术期氧供氧需的相关因素。

84. E【解析】心脏病患者手术麻醉应依据手术部位、类型、手术大小以及对血流动力学影响等全面考虑。选用的麻醉方式虽不会影响患者结局，但均应达到：①镇痛完善。②不明显影响心血管系统的代偿能力。③对心肌收缩力无明显的抑制。④保持循环稳定，各重要脏器如心、肺、脑、肝、肾的血流量不低于正常生理限度。⑤不促使心律失常和增加心肌氧耗。

85. D【解析】升高起搏阈值的因素：①硫喷妥钠。②琥珀胆碱。③血钾升高至4.0~7.1mmol/L。④碱剩余≤－15或≥＋15。⑤睡眠。⑥葡萄糖胰岛素钾盐溶液。大剂量普鲁卡因可升高急慢性期的起搏阈值。高钾血症、代谢性酸中毒可提高心肌起搏阈值导致起搏信号丧失夺获；反之，缺氧和低钾血症则可降低心肌起搏阈值，从而诱发心室颤动。

86. E【解析】缩窄性心包炎患者麻醉维持亦较困难，单用吸入麻醉药很难达到所需的麻醉深度。可采用对循环影响轻的芬太尼为主的静吸复合或静脉复合麻醉。对心功能较好的患者可在手术强刺激环节（如切皮、劈开胸骨或撑开肋骨），加吸低浓度异氟烷、七氟烷或地氟烷吸入。肌松药选用泮库溴铵、维库溴铵或阿曲库铵等维持。

87. D【解析】左心室肥厚的患者存在心肌供氧/耗氧失衡的危险：①左心室肥厚的患者心室壁顺应性下降，室壁张力和LVEDP增高，使耗氧量增加以及舒张期心内膜下灌注不足。②肥大心肌的毛细血管密度下降使氧供降低，氧气从毛细血管弥散至细胞线粒体距离增加。故左心室肥厚的患者在麻醉中可能发生恶性心律失常。

88. C【解析】在降温的过程中可出现各种心律失常，其中最严重的为心室颤动，体温在30℃以上时，很少发生室颤，而体温在28℃以下时，室颤的发生率则明显增加。所以应当加强体温监测，维持循环稳定，防止缺氧和CO_2蓄积，避免酸碱失衡和电解质紊乱。

89. E【解析】头低足高位增加回心血量，加重二尖瓣狭窄患者的心脏负担。

90. C【解析】由于血压偏低和代偿性心动过速，循环代偿功能十分脆弱，处理不当可能猝死，应避免血压下降和心动过缓。

91. C【解析】心力衰竭是二尖瓣关闭不全常见并发症和致死主要原因。由于心力衰竭会引起肺静脉血液回流受阻，导致肺循环的压力增加，长期肺循环压力增加会造成肺动脉高压的发生。肺动脉高压会逐渐引起右室肥厚和右心衰竭，最后进展为全心衰竭。

92. C【解析】急性主动脉瓣关闭不全患者，其左心室心肌收缩力和舒张期顺应性相对正常。慢性主动脉瓣关闭不全患者，其心肌收缩力已减弱，因此在主动瓣膜置换术后需要较高的LVEDP才能维持每搏量，宜将左心房压或肺动脉楔压维持在适当的较高水平。

93. A【解析】心力储备是指心脏功能的上调能力，心脏的潜在动力，也就是人体处于不同应激状态下能够动用的心脏的备用能力。在考虑心脏病患者对麻醉和手术的耐受力时，最主要是考虑心力储备。

94. D【解析】心肌梗死患者规范治疗后，相较于选项A、B、C、E而言，险恶程度较小。

95. B【解析】心脏病患者进行非心脏手术，全麻是最常采用的麻醉方法。对病情严重、心功能储备差、手术复杂、术中会引起显著的血流动力学不稳定以及预计手术时间长的患者均主张采用气管内全麻。

96. E【解析】异氟烷对子宫收缩的抑制与剂量相关，在较深麻醉时，有较大的抑制，因而分娩时易引起子宫出血。

97. C【解析】主动脉瓣狭窄患者对术前药敏感，心肌应激性高易发生严重心律失常，易发生心绞痛且对硝酸甘油反应差。而左室顺应性差也是主动脉瓣狭窄患者麻醉特点之一，但不宜维持低的肺毛细血管楔压（PCWP），相反，应保持足够的PCWP以确保心脏的灌注和氧供。吗啡可增加心输出量，因此可作为缓解疼痛和降低应激反应的药物选用。

98. A【解析】硫喷妥钠有抑制心肌的作用，尤其对左心室的直接抑制，当剂量过大或注射速度过快，以及用于低血容量患者或已接受β受体阻断药的患者，体内代偿机制来不及发挥或已削弱时，心肌抑制作用就明显表现出来，血压可严重下降，甚至循环停止。二尖瓣关闭不全患者麻醉药以选用不抑制心肌的药物为宜，可选用较小剂量芬太尼加有血管扩张作用的吸入全麻药，如异氟醚。肌松药可选用泮库溴铵，以防止心动过缓。

99. B【解析】窦性心律55次/分提示窦性心动过缓，主动脉瓣关闭不全应避免心动过缓，否则可增加反流和心室容量及压力，同时降低舒张压而减少冠脉供血。

100. C【解析】硝酸甘油在治疗过程中的主要作用机制是通过舒缓心肌，减少心脏做功，降低心脏负荷来达到对某些心脏病的临时急救作用（如心绞痛）。但如果患者同时患有主动脉狭窄等疾病，心脏就需要更加强力的运动来保证供血，此时使用硝酸甘油会造成低血压。

101. B【解析】主动脉瓣关闭不全患者的麻醉管理原则：①防止高血压，血压升高可增加反流。②防止心动过缓，延长的舒张期可增加反流，增加心室容量和压力，而且低舒张压减少冠状动脉供血。③降低周围阻力以降低反流量。④保证足够血容量。

102. E【解析】主动脉瓣关闭不全是指主动脉瓣在舒张期未能完全关闭，导致血液从主动脉回流至左心室。诱导主动脉瓣关闭不全的药物应当具有减缓心室收缩和扩张速度的作用，以降低主动脉瓣反流的程度。泮库溴铵、芬太尼、依托咪酯和咪达唑仑等药物均可用于主动脉瓣关闭不全的诱导，但艾司洛尔则因其降低外周血管阻力的作用而不适合使用。

103. D【解析】二尖瓣脱垂综合征患者术前应饮足够的水和进行充分的静脉输液。全麻使用挥发性药物时应注意扩张容量，使用血管收缩药物用于维持血压，短效β受体阻断药用于控制心率已被推荐来维持舒张末期和收缩末期心室容积并减轻脱垂和反流的程度。氯胺酮是具有镇痛作用的非巴比妥类静脉麻醉药，可用于麻醉诱导和维持，对心血管具有明显兴奋作用，临床主要用于体表小手术，不适用于二尖瓣脱垂综合征患者。

104. E【解析】心脏病患者麻醉的基本要求：麻醉过程平稳，循环状态稳定，通气适度，保持心肌氧供需平衡，麻醉深浅适度，即达到良好和镇痛，又不抑制循环，能将应激反应控制在适当水平，术中不出现知晓。

105. A【解析】麻醉前用药的主要目的是解除患者对手术的焦虑、紧张情绪，一般术前用药以略重为宜。高血压、冠心病患者应酌量增加手术前用药量。阿托品可由常规改成选择性应用，冠心病、高血压以及存在房颤的患者原则上不使用。一般心功能良好、心率不快的患者可用阿托品 0.3mg 加苯巴比妥钠 0.1g 肌内注射，心率大于 80bpm 可用东莨菪碱 0.3mg 替代阿托品，也可用哌替啶 1mg/kg（50mg 为限）加阿托品或东莨菪碱。

106. A【解析】法洛四联症中肺动脉狭窄以右心室流出道漏斗部狭窄最多，酸中毒时易诱发缺氧发生。理论上，左向右分流者，由于肺血流量增多可以加快吸入麻醉的诱导，右向左分流者，静脉麻醉诱导时间缩短。

107. E【解析】冠脉手术麻醉维持如下。①CPB 冠脉搭桥手术：麻醉维持可用较大剂量芬太尼 20～40μg/kg，辅以异丙酚微量泵持续输注或间断静脉注射，或再吸入低浓度异氟烷或恩氟烷。随着体外转流时间延长，血压逐渐升高，可经心肺机或中心静脉管注射地西泮、异丙酚、氯胺酮、乌拉地尔、尼卡地平或其他短效降压药处理。②非 CPB 下冠脉搭桥手术：以静吸复合或静脉复合麻醉为主，由于无 CPB 刺激，芬太尼用量可减少，总量 5～30pg/kg，辅以吸入低浓度麻醉药或静脉短效麻醉镇痛药。

108. B【解析】发绀型先心病患者的心血管畸形属于右向左分流。硫喷妥钠对循环系统的抑制较强，使体循环阻力降低，加重右向左分流，因此，硫喷妥钠不宜使用。

109. E【解析】冠脉搭桥麻醉诱导药可选用咪达唑仑、地西泮、依托咪酯、芬太尼等。单纯吸入麻醉药或静脉麻醉药往往不能减轻围术期应激反应，加用芬太尼可弥补此缺陷，用量为 10～20μg/kg 不等。应用较大剂量芬太尼的同时或先后，应注射肌松药，以防胸腹肌僵直副作用。

110. C【解析】最易透过胎盘的药物为硫喷妥钠。

111. B【解析】对冠心病患者必须尽量做到减轻其恐惧不安心理，给予安慰和鼓励，以防血压升高、心率加快甚至诱发心绞痛。术前晚睡前应给镇静催眠药。术日晨可用地西泮 5～10mg 口服，或咪达唑仑 5～10mg 肌内注射，吗啡 0.05～0.20mg/kg 和东莨菪碱 0.2～0.3mg 肌内注射。对心脏储备能力低下的患者吗啡用量应适当减少。东莨菪碱需慎用于 70 岁以上老人，因可能引起精神异常。术前尚需根据病情给予抗高血压药、抗心绞痛药如阿替洛尔、异山梨酯、硝酸甘油等。

112. C【解析】甲状腺功能减退是甲状腺素分泌缺乏或不足而出现的综合征。甲减的治疗主要是甲状腺激素替代治疗，有的患者还需进行病因治疗。

113. A【解析】冠状动脉旁路移植术术前治疗的目的：减少心肌氧耗、改善心肌供氧、充分镇静。

114. B【解析】普萘洛尔是 β_1、β_2受体阻断药，对心脏有负性肌力、负性频率和负性传导作用，可用于快速型心律失常（包括甲亢所致心动过速）、心绞痛和高血压。心力衰竭时，心肌存在舒张和收缩功能障碍，使用普萘洛尔会加重心功能衰竭。

115. E【解析】冠心病有心梗的患者在短期内不宜进行择期和限期手术，择期手术的患者一般建议在心梗发生后 6 个月再进行手术，可以相应减少心血管事件在麻醉中出现的概率。

116. D【解析】缩窄性心包炎患者术中应适当控制输液量，术中一般不必输血，具体情况具体分析。氯胺酮可以用于麻醉诱导或辅助维持，但应较小剂量应用。术中注意心包逐步暴露、切除，避免心包大部分切除后静脉回流骤增，已萎缩、纤维化的心肌不能适应而致心脏急性扩大、衰竭。对于病情极其危重不能平卧患者，需要半坐或半卧位下进行气管插管时，则以清醒表面麻醉下插管较为安全。术中患者宜采用头高位，防止心脏急性扩大、衰竭。

117. D【解析】缩窄性心包炎麻醉管理：首先需严格管理液体入量，在心包完全剥离前执行等量输血原则。待剥离开始至完成期间应及时改为限量输血原则，否则可因心包剥脱、心肌受压解除、腔静脉回心血量骤增而引起心脏扩大，甚至诱发急性心脏扩大、肺水肿、心力衰竭。因此，除严格控制液体入量外，有时还需及时施行洋地黄制剂及利尿药治疗。

118. B【解析】凡舒张压持续超过90mmHg者，不论年龄大小，均应给抗高血压药治疗，待收缩压降低原血压水平20%后方允许手术。对舒张压超过110mmHg者，抗高血压药治疗必须延续到手术日晨，以防止术中因血压剧烈波动而诱发心力衰竭或脑血管意外等急性损伤。术中一旦并发低血压，可临时应用适量缩血管药进行拮抗。对长期应用抗高血压药治疗的患者，不能突然停药，否则患者对内源性儿茶酚胺的敏感性将相应增高，可能引发高血压、心动过速、心律失常和心肌缺血等严重意外。对高血压并存肾脏损害者，术前需对麻醉药的种类和剂量的选择进行全面考虑。对高血压并存心肌缺血者，术前应重点加强对心肌缺血的治疗，择期手术需推迟。单纯慢性高血压，只要不并存冠状动脉病变、心力衰竭或肾功能减退，即使已有左室肥大和异常心电图，在充分的术前准备和恰当的麻醉处理前提下，耐受力仍属良好，死亡率无明显增高。

119. D【解析】一度房室传导阻滞一般不增加麻醉方面的困难，二度Ⅰ型较多见，但较少引起症状。二度Ⅱ型几乎属于器质性病变，易引起血流动力学紊乱和阿-斯综合征。对于二度房室传导阻滞患者应防止其变为更严重心律失常。对于二度Ⅱ型和二度Ⅰ型，其心率<50次/分宜有心脏起搏准备。对三度房室传导阻滞患者施行手术时应考虑或作好心脏起搏的准备。部分健康的成年人、儿童或运动员可以出现一度或二度Ⅰ型房室传导阻滞，可能与迷走神经张力增高有关，其导致房室传导阻滞的原因是：急性心梗、冠脉痉挛、心肌炎、原发性高血压、电解质紊乱等。

120. C【解析】关于停止体外循环后血管扩张和低血压，有些患者虽然心输出量高，但全身血管阻力低，血压始终处于低水平。其原因可能包括：①药物因素，如钙通道阻滞药、血管扩张药或麻醉药物等。②酸血症或电解质异常。③低血容量，有时存在过敏因素。④心肌收缩力降低，小剂量正性肌力药可增强心肌收缩力，使血压升高，心脏形状缩小。⑤与CPB相关的特发状态。⑥高温。

121. E【解析】心脏病患者的麻醉原则包括加强监测、平稳诱导、保证满意通气、维持心血管功能相对稳定、维持适当血容量。

122. B【解析】在先天性心脏病患者的麻醉诱导中，一般不推荐使用吸入麻醉药，因为吸入麻醉药可能引起氧合不足，对发绀型患者尤其要谨慎。因此，对于非发绀型患者，可以采用吸入麻醉药，如七氟烷等。而对于发绀型患者，应该采用静脉麻醉药，如氯胺酮等，以避免氧合不足。较大儿童可考虑采用静脉配合吸入诱导，但仍需注意氧合情况。不配合患儿可先肌内注射氯胺酮诱导，但这是一种紧急情况下的备选方案，不作为常规方法使用。

123. E【解析】阵发性或持续性血压增高超过 250mmHg 以上，持续 1 分钟即可诊断高血压危象。常见于麻醉诱导，体位改变和术中探查、分离与压迫肿瘤时。一旦发生，立即提示手术医师暂停手术操作，紧急降压，待高血压危象缓解后再进行手术操作。

124. A【解析】冠状动脉旁路移植术麻醉过程中既要防止通气不足，造成 CO_2 蓄积，又要避免通气过度，$PaCO_2$ 过低，会减少冠状动脉的血流量，同时血液偏碱可使氧解离曲线左移，有导致冠状动脉痉挛的可能。

125. A【解析】从患者手术切皮开始，巡回护士首先应将手术室室温由 23~25℃逐步降至 18~20℃，并在停循环期间保持环境温度稳定。

126. B【解析】硫喷妥钠可增加吸入全麻时使用肾上腺素诱发心律失常的可能性，尤其是在应用硫喷妥钠进行麻醉诱导后，挥发性麻醉药更易使肾上腺素诱发心律失常，可将硫喷妥钠替换为依托咪酯、咪达唑仑等其他静脉麻醉药物，以减少心律失常的发生。

127. C【解析】①洋地黄类药物：由于地高辛的安全范围较窄，逾量易引起心律失常或房室传导阻滞，伴有低钾血症时尤甚。目前主张在术前 1 天或手术当天停止服用地高辛，术中或术后视情况改静脉用药。②β 受体阻断药和钙通道阻滞药，长期应用 β 受体阻断药，突然停药可加剧心绞痛或诱发心肌梗死。钙通道阻滞药也同样可出现撤药综合征。对已使用此类药的患者，一般不主张术前停药，必要时可适当调整剂量。③抗高血压药：术前应将高血压患者的血压控制在适当水平，理想的血压控制在 140/90mmHg，一般不主张术前停用抗高血压药物。④利尿药：常用来治疗心功能不全、充血性心力衰竭。但长时间使用利尿药可引起血容量不足或低钾，应在术前调整血容量和补充氯化钾。

128. A【解析】体外循环时判断患者的抗凝及凝血功能极为重要，目前普遍用全血激活凝固时间的测定进行监测。正常时间应短于 130 秒，体外循环前应长于 480 秒。

129. D【解析】冠心患者术前用药包括：硝酸酯类、控制血糖类、抗凝类、抗高血压类药物，特别是钙通道阻滞药和 β 受体阻断药。重症患者还使用抗心衰类、抗心律失常类和正性肌力药物等。

130. E【解析】围术期高血压发生的原因：①原发性高血压病。②焦虑与紧张。③麻醉。④手术方式。⑤其他因素。

131. D【解析】上腹部手术患者功能余气量（FRC）和肺活量（VC）一般在 10~14 天恢复接近正常。

132. C【解析】黄疸患者术后肾功能衰竭发生率增高，是胆道阻塞，胆汁酸排出减少使患者肠内细菌产生过量内毒素所致。

133. C【解析】心脏手术患者术前需要抗凝者，改用肝素一直到术前。

134. A【解析】颈动脉窦和主动脉弓的血管壁内有大量的压力感受器，感受血管容积的变化。当血压升高时，刺激感受器，使其向心血管中枢发放的冲动增加，通过复杂的反射性调节，使血压下降。

135. B【解析】肝移植手术的麻醉需要考虑手术过程中的出血量较大，还需要维持患者心率、循环等生命体征的稳定。因此，全身麻醉是常见的麻醉方式之一。而在全身麻醉中，静吸复合全身麻醉是比较理想的麻醉方式。静吸复合全身麻醉将吸入麻醉药物和静脉麻醉药物结合使用，以达到更好的麻醉效果。在肝移植手术中，静吸复合全身麻醉可以充分发挥吸入麻醉药物对手术刺激的镇痛作用，并通过静脉麻醉药物控制血压、心率等生命体征的变化，从而使患者处于一个比较稳定的麻醉状态。此外，静吸复合全身麻醉还具有恢复快、不良反应少等优点，适用于长时间手术和高风险患者。

136. C【解析】大剂量使用多巴胺使肾脏血管收缩，不利于肾脏功能保护。

137. D【解析】肝移植手术吸入麻醉药以异氟烷最为常用，七氟烷因在肝脏代谢增加肝脏负担，很少使用。应避免应用氧化亚氮，因其易于产生肠胀气，无肝期前可能导致肠腔淤血和循环不良。

138. B【解析】肝移植手术无肝期全肝被切除，肝动脉、门静脉、肝脏上下的下腔静脉也被切开，此时血流动力学发生剧烈变化，如静脉回流减少，心输出量降低，内脏和下腔静脉压力增加，肾灌注压降低，体循环动脉压降低。肝移植手术由于创面较大、出血较多、无肝期机体产热减少等情况很容易导致术中出现代谢性酸中毒、高血钾、低血糖、心律失常等低温并发症。

139. C【解析】肝脏是人体重要组织器官，本身具有多种生理功能，其血运极其丰富，组织脆弱，因此肝脏手术时控制失血和保护肝功能是提高手术与麻醉安全性的关键，排除选项A、B、D。肝棘球蚴病手术时，包囊破裂可污染腹腔，甚至即刻发生过敏性休克，排除选项E。

140. D【解析】肝移植麻醉维持以吸入挥发性麻醉药和空氧混合气较为常用，常联用阿片类药物行平衡麻醉，可以保持术中血流动力学稳定。

141. D【解析】当肝功能障碍时，蛋白质代谢障碍的突出表现为：①低蛋白血症。②甲胎蛋白（AFP）重现。③血浆氨基酸含量升高。④尿素合成减少。这类患者常发生低蛋白血症，血中与血浆蛋白结合的药物浓度相对减少，游离药物浓度增多，所以术中应适当减少药物的用量。

142. E【解析】氟烷可使肝血流量下降约30%，部分患者术后可有谷丙转氨酶（GPT）与磺溴酞钠（BSP）一过性升高，因此原有肝损害或疑有肝炎者宜禁用。

143. B【解析】脾脏手术麻醉前准备如下。①全面了解病史：原发性或继发性脾功能亢进需行手术者，多有脾肿大，红细胞、白细胞、血小板减少和骨髓造血细胞增生。麻醉医师应在麻醉前全面了解病史，体检及各种检查结果，估计可能出现的问题，做好相应准备。②纠正贫血：严重贫血，尤其是溶血性贫血者，应输新鲜血。有肝损害、低蛋白血症者，应给予保肝及多种氨基酸治疗。有血小板减少、出凝血时间及凝血酶原时间延长者，应小量多次输新鲜血或浓缩血小板，并辅以维生素 K 治疗。待贫血基本纠正、肝功能改善、出凝血时间及凝血酶原时间恢复正常后再行手术。③检查肾上腺皮质功能代偿情况：原发性脾功能亢进者除有严重出血倾向外，大都长期服用肾上腺皮质激素和 ACTH，麻醉前除应继续服用外，尚需检查肾上腺皮质功能代偿情况。④有粒细胞缺乏症者常有反复感染史，术前应积极防治。⑤注意合并损伤：外伤性脾破裂除应积极治疗出血性休克外，应注意有无肋骨骨折、胸部挫伤、左肾破裂及颅脑损伤等并存损伤，以防因漏诊而发生意外。

144. D【解析】脾脏手术的麻醉选择与处理：①无明显出血倾向及出凝血时间、凝血酶原时间已恢复正常者，可选用连续硬膜外阻滞。麻醉操作应轻柔，避免硬膜外间隙出血。凡有明显出血者，应弃用硬膜外阻滞。选择全麻时需根据有无肝损害而定，可用静脉复合或吸入麻醉，气管插管操作要轻巧，防止因咽喉及气管黏膜损伤而导致血肿或出血。②麻醉手术处理的难度主要取决于脾周围粘连的严重程度。游离脾脏、搬脾、结扎脾蒂等操作，手术刺激较大，有发生意外大出血的可能，麻醉医师应提前防治内脏牵拉反应并做好大量输血准备。巨大脾脏内储血较多，有时可达全身血容量的 20%，故麻醉中禁忌脾内注射肾上腺素，以免发生回心血量骤增而导致心力衰竭。③麻醉处理中要密切注意出血、渗血情况，维持有效循环血量。渗血较多时，应输新鲜血及使用止血药。④麻醉前曾服用激素的患者，围术期应继续给维持量，以防急性肾上腺皮质功能不全症。

145. C【解析】大量应用阿托品或东莨菪碱可使肝血流量减少，一般剂量时则无影响。选项 A、B 错误，选项 C 正确。镇静镇痛药均在肝内代谢，门静脉高压症时分解代谢延迟，可导致药效增强、作用时间延长，故应减量或避免使用，选项 D、E 错误。

146. C【解析】蔡尔德-皮尤改良评分是进行肝脏切除手术和门静脉高压手术前重要的评估标准，主要包括五项内容，分别是血清白蛋白、总胆红素、凝血酶原延长时间、腹水、肝性脑病等。当评分在 5~6 分时，肝功能良好，A 级；评分在 7~9 分时，肝功能中等，B 级；评分在 10 分以上者，肝功能很差，C 级。肝功能 B 级经过保肝治疗，短时间内能转为 A 级。肝功能 A 级的患者，进行手术较为安全。而肝功能 C 级的患者，如果进行手术，风险非常高，有很高的死亡率，应当尽量避免。

147. B【解析】梗阻性黄疸影响肾功能的机理尚不完全清楚，一般认为与内毒素和结合胆红素的肾损害作用，以及循环血容量有关。

148. A【解析】宫外孕破裂术前应当迅速对患者的失血量和全身状态进行判断。麻醉选择主要取决于失血程度和手术方式。休克前期或轻度休克经过输血、输液治疗，血压、心率基本正常的患者，可以选用硬膜外阻滞。

149. B【解析】巨大肿瘤难以平卧者，患者全身状况较差的，选用气管内插管全麻，氟芬合剂、安定、氧化亚氮、肌松药复合浅麻醉，全程施行辅助呼吸，避免发生呼吸、循环骤变或其他并发症。

150. C【解析】右半结肠切除术选用全麻使用肌松药时，应注意与链霉素、新霉素等的协同不良反应。结肠手术前常需多次清洁洗肠，故应注意血容量和血钾的变化，严重低钾血症可导致心律失常，麻醉中需有心电图监测。

151. E【解析】腰硬联合麻醉为现行腹部手术常用的麻醉方法之一。该法痛觉阻滞完善，腹肌松弛满意，对呼吸、循环、肝、肾功能影响小。因交感神经被部分阻滞，肠管收缩，手术野显露较好。麻醉作用不受手术时间限制，并可用于术后镇痛。综上，腰硬联合麻醉是较理想的麻醉方法。但由于阻滞平面的限制，如某些恶性肿瘤的根治手术，在腹腔内牵扯的脏器较多，所以内脏牵拉反应较重。

152. E【解析】腹腔镜直肠癌根治术须选用头低足高位，若体位管理不当，易对患者的循环、呼吸功能产生不良影响。

153. C【解析】氟烷不宜用于产科，宫外孕患者在麻醉时应避免或慎用有明显循环抑制作用的麻醉药、交感神经阻滞药和血管扩张药。根据病情，诱导可选用异丙酚、地西泮、咪达唑仑、γ-羟基丁酸钠、依托咪酯、芬太尼等，且在麻醉手术的同时要抗休克。

154. A【解析】氟烷对肝有急性损害，肝功能不全及胆道疾病患者禁用。肝脏手术静脉麻醉药应用丙泊酚、芬太尼等，不用使肝动脉血流下降的药；恩氟烷、异氟烷和七氟烷可使心输出量或血压下降，但对肝动脉无影响。肌松药顺式阿曲库铵不依赖肝脏代谢，也无明显组胺释放为首选，也可用维库溴铵。

155. D【解析】连续硬膜外麻醉是最常用的妇科手术麻醉方法，除了可以满足手术的需要，还可留置硬膜外导管作术后镇痛之用。阻滞平面应将腹腔和盆腔都阻滞完善。全身麻醉适用于腹腔镜手术、巨大肿瘤切除术，以及不适合椎管内麻醉的患者。产科手术大多采用连续硬膜外麻醉，或者是腰硬联合麻醉，特殊情况下局部浸润麻醉也可完成手术。

156. C【解析】局部麻醉适用于短小手术及严重休克患者，脊麻适用于下腹部及肛门会阴部手术。连续硬膜外麻醉为腹部手术常用的麻醉方法之一，该法痛觉阻滞完善，腹肌松弛满意，对呼吸、循环、肝、肾功能影响小。因交感神经被部分阻滞，肠管收缩，手术野显露较好。该法麻醉作用不受手术时间限制，并可用于术后镇痛，是较理想的麻醉方法。

157. A【解析】腹腔镜手术麻醉中选择全身麻醉较为合适，气管内插管人工通气可以充分供氧，在不增加潮气量的前提下增加呼吸频率造成过度通气可增加 CO_2 排出，气管内插管还可以防止反流造成的误吸。

158. A【解析】氟烷可使肝动脉血流和门静脉血流均显著减少，这是继发于氟烷心输出量（CO）和平均动脉压（MAP）的抑制所致。

159. B【解析】吗啡可以使胆道平滑肌张力增加，增加胆管压力。

160. E【解析】胃肠道疾病，特别是恶性肿瘤患者，因呕吐、腹泻、便血等，术前多有营养不良、贫血、低蛋白血症、浮肿、电解质异常和肾功能损害。而消化道溃疡和肿瘤出血患者多并存贫血。

161. D【解析】对穿孔时间短、进入腹腔的胃十二指肠内容物量少、呼吸、循环功能稳定的患者可采用硬膜外阻滞。急性阑尾炎一般采用硬膜外阻滞，急性坏死性胰腺炎麻醉方法为硬膜外阻滞或气管内插管全麻。上消化道出血量不大的患者适用于硬膜外阻滞，腹主动脉瘤破裂麻醉方法通常采用全身麻醉。

162. B【解析】妇科患者常因慢性失血而发生贫血症状，术前应评估贫血程度，排除选项 A。子宫与附件均位于盆腔深处，肿瘤可能压迫周围组织器官，造成生理病理的改变，排除选项 C。麻醉方法的选择、纠正电解质代谢紊乱，在任何手术前应重视处理，排除选项 D、E。

163. D【解析】有胆绞痛者避免应用吗啡，以免使奥迪括约肌痉挛，增加胆道压力反而更加疼痛。

164. A【解析】对于急腹症休克患者的处理，应当以治疗休克为重点，包括纠正血容量不足、维持血流动力学稳定等措施。在处理过程中，应进行综合治疗，包括使用抗生素、镇痛药等支持性治疗，纠正电解质与酸碱失衡，但不应优先考虑麻醉和手术，因为这样可能会加重患者的休克状态。对于需要手术治疗的患者，如果病情发展迅速，可以考虑在治疗休克的同时紧急进行麻醉和手术，但也要根据患者具体情况进行综合评估。对于循环血量已经基本补足，休克、酸中毒已经得到明显改善者，连续性硬膜外阻滞是较好的麻醉选择，对于病情危重的血流动力学紊乱严重的患者最好选用气管插管静吸复合全麻。而全麻联合硬膜外麻醉并非首选的麻醉方式，因为这种麻醉方式需要操作技能水平高且对医生的专业素质有较高的要求，同时还有一定的风险，如果不恰当地使用可能会造成严重后果。

165. C【解析】腹部手术全麻应合理掌握用药，保证足够的肌松，注意药物间的相互作用，加强呼吸、循环、尿量、体液等变化监测，维护水、电解质酸碱平衡。

166. D【解析】慢性肾衰竭患者局麻药时效较正常人可缩短 40%，注意追加。

167. E【解析】吸入麻醉药多数对肾功能有抑制作用，其中氧化亚氮最轻微，恩氟烷和异氟烷可轻度抑制肾功能。氟烷麻醉时，因心肌受抑制，血压降低而影响肾功能。甲氧氟烷对肾脏有毒性作用，可造成肾近曲小管肿胀与坏死，发生急性肾衰竭。常用的七氟烷对肾功能无明显影响，但肾功能不全患者不宜长时间吸入七氟烷。地氟烷代谢程度最低，对肾功能无影响。

168. C【解析】移植肾血管吻合开放前，依次给予甲泼尼龙 6~8mg/kg 静脉注射，呋塞米 100mg 缓慢静脉滴注以及环磷酰胺 200mg 静脉滴注。

169. C【解析】国外，特别是欧美国家一般都选择全身麻醉。全身麻醉能确保呼吸道通畅，供氧充分，能满足各种手术条件，麻醉效果确切，比较安全。但麻醉方式较复杂，对麻醉机、监测设施要求较高，生理干扰相对较大。椎管内麻醉目前是国内肾移植的主要麻醉方法，连续硬膜外麻醉肌肉松弛，麻醉用药品种较少，对机体生理干扰相对较小，特别适合慢性肾功能衰竭并心衰肾移植的患者。

170. E【解析】肾移植麻醉期间低血压的主要原因是全麻药的抑制作用，硬膜外阻滞平面过高，低血容量及心律失常等。全麻静脉诱导时应缓慢注药，在观察患者反应的同时连续监测血压。吸入麻醉药逐步加深，避免突然吸入高浓度麻药。硬膜外阻滞时，应预先建立静脉通道，适当补充容量，局麻药从小剂量开始，根据患者反应及血压情况再追加剂量。麻醉期间一旦发生出血，应针对其原因及时处理。必要时，可给予少量多巴胺等缩血管药。特别于血管吻合完毕开放血流前，血压宜维持在较高水平，使移植肾有足够的滤过压。

171. B【解析】血液透析采用肝素或低分子肝素，并与开始麻醉时间间隔小于 2～4 小时。

172. D【解析】透析是控制血压的有效方法，肾移植前 24 小时一般需透析一次。

173. D【解析】异氟烷对循环系统抑制作用较轻，且血压可控性好，麻醉苏醒快，对肾无毒性作用，是肾移植麻醉的理想吸入麻醉药。

174. E【解析】膀胱镜检查麻醉方式应当根据患者的年龄、性别与手术种类来选择。小儿常常使用全身麻醉。女性由于尿道短，在一些短时间诊断性操作时可以使用利多卡因凝胶表面麻醉，或者表麻复合镇静药，在活检、烧灼及输尿管置管等较长时间手术操作时，多使用椎管内麻醉或全身麻醉。男性患者通过膀胱镜行诊断性操作时，虽然有一些医院使用表面麻醉，但原则上仍以椎管内麻醉或全身麻醉为宜。

175. B【解析】摘除前列腺后短时间内可能大量快速失血，少数患者可能出现纤维蛋白溶解致创面异常渗血，一旦诊断明确可给予氨基己酸和纤维蛋白原治疗。若失血严重可补充新鲜冰冻血浆和红细胞。

176. C【解析】高血压患者气管插管后引起动脉瘤破裂，持续失血，血容量严重不足，导致持续性、难以维持的低血压。

177. C【解析】使用水浴槽的 ESWL 采用连续硬膜外麻醉为多。由于肾的神经支配来自 T_{10}～L_2，因此感觉阻滞的平面需达到 T_6。

178. D【解析】为了便于术中呼吸管理，肥胖患者全身麻醉后最好行气管插管，并按照困难气道患者的流程进行准备，综合分析患者的情况采用适合的气管插管方案，必要时可采用保留自主呼吸的清醒插管。气管内插管后最重要的任务是确定气管导管在气管内而不是食管内，比较可靠的气管内插管的标志为呼气末二氧化碳波形的出现和橡胶气管指示球的迅速扩张。

179. A【解析】肥胖患者吸入麻醉药主要危险在于吸入麻醉药物时产生高水平的血清氟离子和其他无机离子。最好不用氟烷，七氟烷麻醉时，肥胖患者的血清氟离子浓度也会快速增加，异氟烷为首选吸入全麻药。

180. B【解析】氟烷对肝脏有明确的损害，常伴有胃肠道症状、嗜酸性粒细胞增多、凝血酶原时间延长、黄疸等。

181. D【解析】肥胖可增加甲氧氟烷、氟烷的生物转化率，导致血浆氟化物离子水平增加。长时间的暴露使氟化物离子浓度增加引起相应的肾毒性，因此禁用。异氟醚很少导致气道关闭，为首选吸入全麻药。当小气道开始关闭时，闭合气量就是肺容积。因为肥胖时，闭合气量是无法改变的，降低功能余气量在正常潮式通气期间可导致肺容积低于关闭气量。肥胖患者吸入麻醉药后苏醒时间缩短，选项 D 错误。

182. D【解析】肥胖患者肝脏功能常发生异常，卤素类吸入麻醉药在肥胖患者中代谢异于正常人，从而使血浆氟离子浓度升高，而异氟烷代谢率为 0. 17%~0. 20% ，因此适合肥胖患者。

183. B【解析】减肥对维持术中呼吸和循环的相对稳定，预防术后肺部并发症均非常有效。但是，减肥治疗一般需经过一至数个月的过程，仅于术前数日内严格限制饮食，不仅无效，相反会因此削弱肥胖患者对麻醉和手术的耐受力。

184. A【解析】肥胖患者吸入甲氧氟烷后，其生物转化显著增加，因此肥胖患者全麻应禁用甲氧氟烷。

185. D【解析】乙醚对代谢有一定影响，使血糖升高和导致不同程度的酸中毒。

186. D【解析】探查分离肿瘤时，血压常突然上升，如果超过原血压水平的 20% 时，应立即开始降压。降压的理想程度为降至原最高血压升高水平的 20%~30% 。

187. D【解析】甲状腺危象是甲状腺术后危及生命的并发症，病因不明，可能和甲状腺素分泌过多有关，多发生于术后 12~36 小时，表现为发热和心率增快，体温可升至 39℃，脉率增至 120~160 次/分，可出现烦躁不安、谵妄、甚至昏迷。

188. B【解析】甲亢患者术前，必须禁用阿托品，因为甲亢患者心率较快，而阿托品类药物虽然可减少腺体分泌，避免呼吸道黏液堵塞气管，造成窒息等并发症，但可引起患者的心率增快。

189. A【解析】肾上腺素的不良反应是心悸、心律失常、头痛和高血压，故禁用于高血压、器质性心脏病、甲亢等。

190. C【解析】甲状腺手术行硬膜外阻滞能提供最完善的镇痛效果，同时因阻滞心脏交感神经更利于甲状腺功能亢进患者，可用于防治甲状腺危象，更适应于手术前准备不充分的患者。术中可适量辅以镇痛药及镇静药，如芬太尼及氟哌利多等，以减轻术中牵拉甲状腺所致的不适反应。手术中可能因硬膜外阻滞平面过广、静脉辅助药作用等出现呼吸抑制。故麻醉期间需严密观察患者呼吸功能变化，避免呼吸道梗阻及窒息发生，同时准备气管插管用具。

191. B【解析】连续硬膜外麻醉可以获得良好的麻醉效果，同时由于心脏交感神经阻滞，脉搏比较稳定，对甲亢患者有利。但是硬膜外神经阻滞仍不能完全消除牵拉反应，仍需要辅助镇静、镇痛药物。麻醉期间可能存在呼吸抑制等不安全因素，因此，目前认为不十分适宜应用颈部硬膜外神经阻滞。

192. B【解析】药物准备是术前用于降低基础代谢率的重要环节，可先用硫脲类药物，待甲亢症状得到基本控制后改服1~2周的碘剂，再行手术。

193. B【解析】对甲状腺肿大患者，术前镇静药应避免过量，导致呼吸抑制。

194. D【解析】足部手术，如三关节面固定、踝关节手术，有时出现麻醉不全或作用较慢现象，可能系L_5~S_1神经较粗大，麻醉药渗入较慢所致，多见于年轻患者，适当加大局部麻醉药用量和浓度，往往可好转。

195. E【解析】腰椎间盘突出症是因椎间盘变形和纤维环破裂，髓核突出压迫神经根及马尾所导致的一种综合征，好发于L_{4-5}，L_5~S_1间隙。

196. C【解析】急性胰腺炎特别是重症急性胰腺炎经常存在低钙血症，此时血钙的自稳态调节机制不能维持正常的血清钙水平，这与甲状旁腺对低血钙刺激反应不全有关。

197. B【解析】C_5以上颈椎骨折脱位常合并高位截瘫，应当注意下列处理：①因肋间肌、膈肌麻痹可出现呼吸困难，为了保证通气量和维持呼吸道的通畅，必要时应当进行气管切开，连接呼吸机作辅助通气治疗。②合并颜面软组织损伤者，应当防止血块、异物堵塞呼吸道。③高位截瘫患者的咳嗽、排痰能力已丧失，可由于分泌物堆积造成呼吸道梗阻，也可因胃内容物反流导致误吸，应当随时吸引。④脊柱损伤急性期，由于椎管腔出血或水肿，可使病变上、下蔓延而致循环衰竭。⑤高位截瘫致呼吸功能障碍时，容易出现肺水肿。⑥高位截瘫引起的心血管功能减退而不能耐受失血或体位改变，易出现低血压。⑦高位脊髓损伤患者可出现气管反射异常，表现刺激气管易出现心动过缓。若并存缺氧，可以导致心搏骤停。因此对高位截瘫患者吸引气管时须特别慎重。

198. E【解析】创伤刺激和防御反应可诱发血管痉挛，寒冷、疼痛和手术刺激也可引起血管收缩，故应加强预防。断肢（指）再植患者多为创伤患者，有合并多处伤或者失血者，术前要补充血容量，给予适量镇痛、镇静药物，此类手术时间长，操作精细，要求麻醉平稳，镇痛完善。为提供良好的血液灌注，改善微循环，可以在手术开始前行适应血液稀释，以降低血液黏度，有利于恢复组织血运。仅在吻合小血管时需全身肝素化，术中预防性应用低分子肝素或肝素，选项E正确。

199. D【解析】脊柱侧弯畸形手术时间长、切口长、范围广，手术过程应监测患者体温变化。随着手术时间延长，另外失血量大需补充大量的液体或血液成分，患者体温通常呈下降趋势。体温过低不仅影响凝血功能增加出血，还可能会影响心血管功能。

200. C【解析】先天性髋脱位骨盆截骨手术适用于3岁以上、6岁以下儿童，所以手术患者多为较大儿童。为确保椎管内麻醉的穿刺顺利进行及患儿的安全，应采用基础麻醉＋椎管内麻醉，椎管内麻醉平面应在T_{8-10}以下。

201. A【解析】镇痛药物一般不应常规使用，但剧烈疼痛的成年患者在无休克及诊断明确情况下，可给予适量镇痛药。阿托品既能抗休克，又能阻断M受体，解除平滑肌痉挛。

202. E【解析】垫高产妇右髋部，使其左侧倾斜20～30°，可以减轻由于子宫压迫腔静脉和下腔静脉引起的血流回流受阻，从而促进血液回流，预防或减轻低血压。输液可以通过扩容作用增加总血容量，有助于稳定血压。产妇取左侧倾斜30°体位可以通过改变子宫对大血管的压迫，促进血液回流，从而预防或减轻低血压。开放上肢静脉有助于降低上肢静脉回流阻力，增加心脏前负荷，提高心输出量和血压。产妇取头高足低位会增加颈静脉回流阻力，降低前负荷，不利于血流回流和预防低血压。

203. B【解析】创伤后机体反应指机体受到创伤性刺激时，出现以神经内分泌系统反应为主，多个系统参与的一系列全身性非特异性适应反应。

204. E【解析】酯类局麻药主要由假性胆碱酯酶水解失活，如有先天性假性胆碱酯酶质量的异常，或因肝硬化、严重贫血、恶病质和晚期妊娠等引起的假性胆碱酯酶减少者，酯类局麻药的用量都应减少。

205. B【解析】严重烧伤患者气管插管可以用带钢丝气管导管，套囊充气压力不可过高，面部有Ⅱ度以上烧伤时，不能用面罩给氧，可以采用黏膜表面麻醉后经鼻或口腔明视插管，也可以在面部垫以纱布，加压吸氧后插管。

206. D【解析】高浓度的布比卡因（例如0.75%的布比卡因）实施硬膜外麻醉时更容易产生循环系统毒性作用。

207. B【解析】硫喷妥钠静脉注射用于剖宫产麻醉诱导时，很少出现新生儿睡眠，因为硫喷妥钠静脉注射后，移行到新生儿脑内的浓度低，故不引起新生儿睡眠。而对早产儿、宫内窘迫窒息缺氧者，应慎用。

208. C【解析】分娩痛主要是由第一产程发生的变化引起，首先是宫颈和子宫下段的扩张，表现为下腹部、背部和肠部的疼痛，由T_{10}～L_1内脏神经支配。因此，阻滞平面应不低于T_{10}。

209. C【解析】羟丁酸钠有增强宫缩频率、强化催产药和促进宫缩的作用，通过胎盘可预防胎儿缺氧性脑并发症。静脉注射60mg/kg，可减少脑血流量，改善脑代谢，降低脑氧耗，减少糖消耗量，使乳酸盐和丙酮酸盐生成量下降。羟丁酸钠禁用于严重妊娠高血压综合征、先兆子痫和低钾症产妇。

210. B【解析】哌替啶抑制新生儿的呼吸中枢和吮吸反射是通过其代谢产物去甲哌替啶、哌替啶酸及去甲哌替啶醇产生的，此类产物在胎儿肝内生成，故选项B正确。

211. A【解析】产科使用的理想肌松药应具有起效快，持续时间短，很少通过胎盘屏障，新生儿排除该药迅速等特点。罗库溴铵是一种起效最快、中时效、水溶性高、胎盘转用率极低的甾体类非去极化肌松药，是目前产科麻醉较为理想的肌松药。

212. E【解析】产妇硬膜外麻醉时应该注意减少麻醉药用量，以避免过度镇痛导致副作用，如低血压、呼吸抑制等。孕妇子宫增大会影响到盆腔和骶尾部解剖结构，使得硬膜外腔和蛛网膜下隙变窄，药物弥散受限，需要减少用药量。在硬膜外穿刺和注射麻药时，要求产妇做腰椎前屈的姿势，这会使椎管内压力升高，药物更容易向上弥散。因此，为了防止过度镇痛，需要减少用药量。在剖宫产手术中，子宫收缩会引起腹压增高，使得硬膜外腔内压力增高，脑脊液向头侧逆流，也会极大影响药物的弥散。因此，为了防止过度镇痛，需要减少用药量。妊娠高血压也是导致孕妇硬膜外麻醉的麻醉药用量减少的原因之一。孕妇子宫增大、压迫腔静脉，导致下肢深静脉血液回流减慢，使得椎管内静脉丛怒张，血液容积增加，容易引起麻醉后不良反应（如低血压），不是产妇硬膜外麻醉用药量减少的原因。

213. B【解析】咪达唑仑可迅速透过胎盘，但透过量少于地西泮。其抗焦虑、催眠及抗惊厥的效力为安定的1.5~2.0倍，肌内注射后30分钟血药浓度达峰值，母体内消除半衰期为2~3小时，仅为安定的1/10，故对新生儿影响也小于安定。

214. A【解析】产科多用地西泮治疗先兆子痫，子痫或用作全身麻醉诱导药，常用量0.2mg/kg，总量不宜超过30mg，静脉注射后4分钟内母儿体内血药浓度即可平衡，其消除半衰期较长，出生后8日仍能在新生儿体内检出该药的代谢产物。对新生儿Apgar评分中肌张力评分的影响以及对神经行为的影响与用药量呈正相关，可表现为新生儿嗜睡、吸吮力减弱，对周围反应能力低下及低体温、低血压等。

215. A【解析】氯胺酮对早期妊娠子宫有增强其张力的作用。对于妊娠3个月以内的子宫催产作用最明显。对于足月妊娠子宫则无影响。孕产妇有精神病史和高血压病史者因血压上升，脉率增快应慎用。静脉注射后60~90秒即可通过胎盘，对胎儿影响与用药量有关。母体使用1mg/kg时很少发生胎儿窘迫，大于2mg/kg时胎儿抑制的发生率增高，同时可抑制子宫收缩力。为缓解分娩疼痛，可每次使用10~15mg，历30秒即产生镇痛效果并维持4分钟，重复使用时（30分钟内）总量勿超过100mg。

216. A【解析】腹腔镜下胆囊手术通常采用的麻醉方法是气管内插管全身麻醉，因为在充分的肌肉松弛情况下，能创造良好的手术环境，便于手术操作，减少意外损伤。而且在控制呼吸的情况下，可以及时排出过多的二氧化碳，降低手术和麻醉的风险。

217. D【解析】N_2O吸入镇痛多采用间断吸入法，并在宫缩出现之前30秒开始吸入，因为N_2O有30~45秒的潜伏期，而宫缩又先于疼痛出现。若在疼痛出现时吸入，不但起不到镇痛效果，还易在宫缩间隙进入浅睡状态并伴有不同程度的头晕、恶心和烦躁不安。若长时间吸入，时间超过30分钟可抑制咽喉反射，有误吸的危险。

218. E【解析】孕激素作为神经递质可以增加内啡肽的分泌，提高孕妇的痛阈，孕激素还能降低吸入麻醉药物的MAC，可以降低神经纤维传导，使孕妇对全麻药和局麻药用量减少。

219. A【解析】哌替啶用于产妇应在胎儿娩出1小时之内或者4小时以上，才不会影响胎儿呼吸。新生儿对哌替啶的呼吸抑制作用极为敏感，故胎儿娩出前2~4小时内不宜使用。

220. E【解析】硬膜外阻滞镇痛效果确切，且无中枢抑制，很少出现母婴并发症或对产程有不良影响，其分娩镇痛效果优于吸入氧化亚氮。

221. B【解析】剖宫产中椎管内麻醉相对全麻的优点有：①降低窒息的风险。②降低胃内容物反流误吸的风险。③避免全麻药对胎儿的影响。

222. E【解析】在肝功能损害患者应用非去极化肌松药如泮库溴铵、维库溴铵时，因细胞外液量增多使药物的表现分布容积增大，往往出现药效不足，需增加剂量才显肌松效果。因肝病患者的肝功能损害，麻醉维持时剂量应减小。

223. B【解析】氯胺酮可以舒张支气管，可用于合并支气管哮喘的患者。

224. E【解析】呼吸道阻塞在小儿麻醉时很常见，舌后坠及分泌物过多是上呼吸道阻塞的常见病因。小儿即使施行气管内插管麻醉，仍有呼吸道阻塞的潜在危险，因导管可能扭曲，导管腔也可被稠厚分泌物结痂所阻塞，故吸入麻醉气体应加以湿化，使分泌物易于吸出，从而避免痂皮形成。

225. C【解析】婴幼儿环状软骨水平气管相对狭窄，建议 6 岁以下儿童使用无套囊气管导管，即便使用带套囊气管导管，也应确保套囊周围适当的漏气。

226. C【解析】硫喷妥钠易诱发喉头和支气管痉挛，支气管哮喘是硫喷妥钠的禁忌证。

227. A【解析】手术麻醉前有较长时间（8~12 小时）的禁饮禁食，成人有 8~10ml/kg 的水分丧失，小儿达 1.5~2.0ml/（kg·h）。

228. B【解析】小儿脊椎麻醉是应在基础麻醉或辅助药下进行，穿刺方法基本同成人。但新生儿的脊髓位置低，终止于第 3 腰椎，至 1 岁开始终止于第 1 腰椎水平，故其穿刺点应选腰间隙较为安全。其严重意外为阻滞平面过高致血压下降、呼吸困难、呕吐、窒息。脊麻后头痛及尿潴留等并发症较成人显著为少。

229. D【解析】小儿麻醉前用药的目的为镇静，抑制呼吸道分泌，阻断迷走神经反射、减少全麻药用量。

230. E【解析】重症肌无力是抗体介导的自身免疫反应，胸腺切除可能有效。术前进行仔细评估，术前特殊用药包括激素、胆碱酯酶抑制药、免疫抑制药、血浆置换等。对非去极化肌松药诱导期表现为拮抗效应，常需要较大剂量的琥珀胆碱才能满足插管需求。重复使用去极化肌松药维持又会出现“二相阻滞”，致使阻滞程度和时间明显延长。重症肌无力患者对非去极化肌松药敏感，很小剂量就可以导致肌肉松弛，诱导剂量为正常剂量的 1/4~1/3。

231. B【解析】新生儿对疼痛性刺激有生理及生化反应。现已确认新生儿能够感知疼痛，对伤害性刺激有应激反应，因此新生儿应和成人一样，手术时要采取完善的麻醉镇痛措施。

232. D【解析】唇裂麻醉手术前禁食时间：6 个月以下 4 小时、6 个月~2 岁 6 小时、大于 2 岁 8 小时、成人 8~12 小时。

233. D【解析】小儿全身麻醉时，无囊气管导管的管径为：年龄/4 +4（±0.5），因此选项 D 正确。

234. D【解析】老年人由于功能余气量增加，吸入麻醉加深较慢，苏醒也延长，最低肺泡有效浓度（MAC）随着年龄的增加逐步减低，40 岁以后每 10 年减低 4%，中枢神经系统的麻醉抑制效应增强。

235. E【解析】老年人硬膜间隙变窄，药液易向头侧扩散；老年患者蛛网膜绒毛显著增大，使硬脊膜通透性增加，硬膜外间隙局麻药有可能扩散到蛛网膜下隙，因此需严密观察、谨慎给药。椎管内平面过高，会对呼吸和循环系统造成严重影响。老年人本身呼吸和循环系统已有损害，因此应将麻醉平面控制在 T_6 以下，绝不能超过 T_4。

236. B【解析】老年人血管功能减退合并有高血压及动脉硬化，血流动力学容易产生波动，同时老年人对中枢性抑制药更加敏感，但老年人对于心率增快反应较差，甚至在血压下降时还可能出现心动过缓。

237. C【解析】老年人呼吸系统的改变包括肺实质和胸廓结构的改变。导致老年人最大通气量、肺活量、时间肺活量和肺总容量减少，余气量、废气排出时间和气道阻力增加，选项 A 错误。老年人的声门对刺激的反应性降低，易引起误吸性肺炎。大、小气道的顺应性均随着老龄增加，变得较为松软，在用力呼气时气道容易受压，致最大呼气流速下降并使余气量增加，选项 B 错误。老年人胸内及上腹部手术对呼吸功能影响较大，常致术后呼吸衰竭发生，术前应重视肺部情况，注意保护肺功能，选项 C 正确，选项 D、E 错误。

238. E【解析】老年人心血管功能储备降低，各种调节代偿机制迟钝，易发生循环抑制，心输出量降低时，麻药肺泡浓度上升更迅速，麻醉加深速度更快。

239. D【解析】老年人蛛网膜的绒毛体积增加，硬脊膜的通透性增加，因此老年人硬膜外麻醉起效较快。所以超过 60 岁的患者应当适当减少局麻药物的用量。

240. A【解析】老年人由于对麻醉药物的敏感性增高、代谢降低，术毕苏醒延迟或呼吸恢复不满意者较多，选项 A 正确。

241. E【解析】高龄麻醉采用吸入麻醉药时最低肺泡有效浓度（MAC）显著降低，肺泡气浓度可迅速升高，使作用于中枢神经的麻醉抑制效应增强。

242. B【解析】老年人重要脏器储备及代偿功能明显降低，若阻滞不全需辅助静脉用药，对其循环、呼吸干扰大，增加了麻醉风险和管理难度。

243. D【解析】老年人在正常呼吸时，小气道会过早关闭，闭合气量增加。

244. C【解析】老年人对心率增快反应较差。

245. C【解析】门诊手术麻醉时，为避免术后尿潴留的发生，不宜选用脊麻。

246. A【解析】苯二氮䓬类药物多数消除半衰期较长，其代谢产物又有药理活性，作用时间较长，选项 A 错误。术前应用咪达唑仑不仅可以缓解患者术前焦虑情绪，还有利于维持患者术前、麻醉诱导期甚至术中血流动力学的平稳，有效避免患者情绪和血流动力学的严重波动。

247. E【解析】诊断性检查的麻醉主要是解除患者痛苦和不适并保障患者安全的前提下，避免影响检查结果准确性的各种因素。

248. C【解析】手术室外麻醉大多数可在局麻、轻/中度镇静下完成。

249. B【解析】造影剂注入气管系有可能加重通气障碍。为此，咳嗽多痰者，均需于术前数天开始控制炎症和体位引流排痰；对两周内仍有咯血的患者，应暂缓做支气管造影。

250. B【解析】吗啡容易引发术后恶心、呕吐。

251. A【解析】氯胺酮在恢复期时可有噩梦、意识模糊、幻觉或不理智行为等，以青壮年多见。

252. E【解析】门诊手术离院标准：①生命体征稳定在 1 小时以上。②意识和定向力恢复正常，下肢感觉和肌张力恢复正常。③坐起与走动无眩晕、无恶心和呕吐，闭眼站立无摇摆不稳现象。④无剧痛，无出血。

253. C【解析】由于全身麻醉后多伴有恶心呕吐，术后疼痛，需经历麻醉苏醒过程而使恢复期相对延长，可能延迟出院时间，甚至因较严重并发症而不得不重新入院治疗等弊端。因此，非住院手术多采用局部区域阻滞麻醉辅助镇静技术完成，较少选用全身麻醉。

254. E【解析】术后恶心呕吐（PONV）也是门诊手术的常见并发症，是导致术后留观时间延长最重要的原因之一。恶心呕吐不仅会对术后功能恢复有很大影响，还可导致门诊手术和麻醉满意率的下降。PONV 的发生率在各个报道中不同，它与麻醉方式、麻醉持续时间、麻醉药物种类、手术方式、患者个体差异等有关。

255. A【解析】七氟烷由于其在血中溶解度低的药理学特点而表现为效能强大，起效迅速，同时对血流动力学及呼吸影响小，已使其在近几年成为备受推崇的吸入麻醉诱导药物。成人诱导时可以应用 8% 浓度的七氟烷混合吸入 8L/min 的氧化亚氮及氧气的新鲜气流。

256. B【解析】由于心血管系统疾病致患者体质虚弱，无论病情纠正与否均应视为非住院手术禁忌。不稳定型心绞痛或脑血管疾病的患者，也应视为禁忌。

257. B【解析】琥珀胆碱是去极化肌松药，可引起肌束颤动，患者过早活动加重肌束颤动。

258. E【解析】休克肺痰多者，需手术前控制炎症和行体位引流排痰，待炎症基本控制后进行造影，故选项 E 正确。

259. D【解析】迷走神经反射是指胆道手术时由于牵扯胆囊，或探查胆道时所引起的心率减慢、血压下降，严重者可因反射性冠状动脉痉挛导致心肌缺血、心律失常，甚至心搏骤停等现象，已处于休克或低血压状态下的患者更易发生，应采取积极措施加以防范。

260. D【解析】支气管镜检查不论采用局麻或者全麻，术前应强调禁食。成人均可在表面麻醉下完成检查，小儿患者则需全身麻醉加表面麻醉。

261. D【解析】在麻醉时应根据患者当时的出血情况不同，而选择不同的麻醉方式，当患者经耳鼻咽喉科医生处理后，或由于休克时患者咽部暂不出血，可选择诱导麻醉，用芬太尼、异丙酚、琥珀胆碱静脉注射镇静后面罩给氧，再插管。诱导麻醉的优点是患者不痛苦，操作较方便，整个麻醉过程比较安全。当患者咽部出血较多、出血不能止住时，则选择清醒插管麻醉，即用芬太尼和咪达唑仑静脉注射镇静后给予插管。

262. E【解析】子宫全切除术特点为盆腔深部和阴道操作，要求有充分的镇痛和肌肉松弛，对麻醉平面要求在 T_6~ S_4之间，这需阻滞 15 对以上脊神经，才能使腹肌松弛、肠管塌陷，患者对牵拉子宫和阴道无疼痛，无恶心、呕吐和鼓肠等不良反应。

263. E【解析】压力过高、潮气量过大均易引起肺大疱破裂。

264. D【解析】脊柱侧凸畸形可发生于任何年龄，但常见于青春期前的小儿。根据手术需要，患者经常采用俯卧位或侧卧位，甚至在手术过程中两种体位先后都应用，手术时间长、切口长、范围广，因此气管内全麻常用。为了尽早发现手术对脊髓的损害，应对脊髓功能进行监测，主要有两种方法即躯体感觉诱发电位和唤醒试验。脊柱畸形矫正手术切口长，创伤大而出血多。手术中有可能损伤胸膜而造成气胸，多个肋骨切除后，可出现反常呼吸，尤以胸廓变形者多见。

265. C【解析】心脏病患者麻醉的首要原则是避免加重心肌缺氧，保持心脏氧供与氧耗平衡，大剂量应用阿托品会诱发心动过速，这不仅加重心肌氧耗，同时减少心肌氧供，对心脏病患者不利。

266. E【解析】高血压患者若术前突然停用可乐定可增加血浆儿茶酚胺浓度，血压严重反跳，甚至可诱发高血压危象。可乐定还降低术中麻醉药药量，可持续服用到术晨。

267. A【解析】高血压病期愈长，重要脏器愈易受累，麻醉危险性愈大。高血压病期虽短，但进展迅速者，即所谓急进性高血压，早期就可发现心、脑、肾并发症，麻醉危险性很大。

268. C【解析】高血压患者血压较麻醉前升高 30mmHg，即视为高血压。原因包括患者紧张、焦虑、镇静镇痛不足、麻醉深度不够、早期缺氧或二氧化碳潴留、隐匿性嗜铬细胞瘤等。

269. D【解析】在主动脉瓣狭窄患者中，左心室负荷增加，需要左心房协助完成左心室充盈，因此左心房功能对左心室充盈至关重要。主动脉瓣狭窄引起心脏排血受阻，可导致心肌缺血，进而引起心绞痛；晕厥则可能由于左心室流出道狭窄致使脑血流量减少所致；呼吸困难则可能由于左心室排血受阻，导致肺部淤血所致。由于主动脉瓣狭窄患者中左心室负荷明显增加，在手术过程中需要注意心肌保护，避免心肌缺血导致并发症。虽然主动脉瓣狭窄的主要表现与左心室有关，但是左心室收缩时冠状动脉供应心肌，主动脉瓣狭窄可导致心肌缺血，从而引起心绞痛。由于主动脉狭窄导致左心室排血受阻，为了维持对体循环的有效排血，左心室需要通过向心性肥厚来增加心肌收缩力，以适应高负荷状态。

二、A2 型题

1. C【解析】硫酸镁具有降低血管张力，抑制神经肌肉活动，防止抽搐等作用，当血中镁离子达 10mmol/L 时膝反射消失。

2. C【解析】阿托品会诱发心动过速，因此术中发现心率增加达 180 次/分，其原因术前应用阿托品。

3. E【解析】青年男性患者，头部外伤，昏迷 30 分钟后清醒，5 小时后又转入昏迷（硬膜外血肿的典型表现），右颞头皮血肿，右侧瞳孔逐渐散大（提示右侧动眼神经受压），左侧肢体瘫痪（提示右侧脑功能区受压迫），结合患者病史、症状和查体所见，临床诊断首先考虑是右侧急性硬膜外血肿伴小脑扁桃体疝，选项 E 正确。

4. E【解析】术中肺动脉阻断试验可有效判断左肺耐受功能。

5. C【解析】急性脊髓损伤时，麻醉需重点考虑的是气道管理问题，以及因脊髓横断损伤平面以下交感神经系统受损所引起的血流动力学紊乱问题。琥珀胆碱引起的高钾血症在脊髓受伤至少 24 小时后才会发生。自主性反射亢进不是脊髓损伤患者的急性处理期需考虑的问题。没有证据证明，在牵引条件下清醒插管（利用纤维支气管镜）比使用直接喉镜更有优势，只要在插管时将头位与牵引力方向保持一致即可。因缺少了脊髓损伤水平以下节段的体温调节，此类患者比没有脊髓损伤的患者更容易发生低体温。

6. C【解析】甲状腺危象与血中甲状腺激素短期内急剧升高有关，表现为体温升高或过高，伴大汗淋漓，心动过速，心率大于 140 次/分，血压下降，严重者出现休克、心衰，甚至昏迷、死亡。

7. C【解析】硫酸妥钠可以抑制交感神经，导致副交感神经作用占优势，导致喉头、支气管、平滑肌处于敏感状态，易诱发喉、支气管痉挛，因此哮喘者禁用。

8. C【解析】该患者存在心房颤动和低血压，有发热并可能存在脱水情况，首先考虑建立静脉通路以便扩容。该患者血流动力学稳定，因此需要考虑房颤管理中的三个主要目标，即控制心室率、评估抗凝药的必要性及复律。同时，需要发现和治疗导致房颤的潜在病因。由于不清楚患者房颤形成的时间（48 小时后转窦律可能会出现栓塞事件），因此最好在充分抗凝前避免使用伊布利特或普鲁卡因胺复律，而且抗凝需要至少维持 3 周的治疗，因此选项 D、E 均错误。对于不典型的房颤，房颤的持续时间不确定，复律前需要经过心脏科会诊及经食管心脏超声检查以便排除心房栓子的存在；该患者需要心脏超声检查排除心房内栓子，并确定心室射血分数，超声心动图可以直观地观察心房颤动的类型、程度以及心功能状况，因此选项 C 正确。选项 A、B 均不适用于当前情况。

9. E【解析】该患儿有明确的镰状细胞贫血家族史，因此在手术前应该进行血红蛋白电泳检查，以明确患儿是否携带镰状细胞基因。镰状细胞贫血是一种常见的遗传性疾病，由于基因突变导致血红蛋白分子结构异常，易于聚集导致红细胞变形，从而引起溶血和组织缺氧等严重后果。对于具有镰状细胞贫血家族史的患儿，在手术前进行血红蛋白电泳检查可以明确其是否为该病携带者，从而指导临床治疗和预后评估。其他选项如血液科会诊、网织红细胞绝对值检查和外周血涂片等，虽然在某些情况下也可能有必要进行，但不是镰状细胞贫血患儿术前检查的首要选择。

10. C【解析】脊麻麻醉平面过高，可能会产生一些并发症，如低氧血症、意识丧失等。其中，低氧血症是最常见的并发症之一，因为高水平的脊麻会影响到呼吸肌肉，导致呼吸不畅，造成低氧血症。如果出现这种情况，需要及时采取措施，如调整体位、给予辅助通气等，以确保患者安全。其他选项如心搏骤停、低血压、心律不齐和心动过速都是极其罕见的并发症。

11. A【解析】胆囊、胆道部位迷走神经丰富，在游离胆囊床，探查胆总管时，可发生迷走神经反射。目前该患者血压稳定，心率较低，故可使用阿托品提高心率。

12. A【解析】患者曾于半年前长期应用糖皮质激素治疗，应考虑是否伴有肾上腺皮质功能不全，故应禁用吗啡。

13. D【解析】呼气末二氧化碳监测仪对心肺系统及麻醉设备检测而言属于具有较好价值的监护仪器。忘记对患者进行通气、将气管导管插入食管以及回路和监护仪断开均会导致呼气末二氧化碳浓度无法被监测到，选项 A、C、E 正确。心搏骤停时，无血流进入肺，也就无二氧化碳进入肺，将监测不到呼气末二氧化碳浓度，选项 B 正确。患者有气胸和高气道压时，仍可监测到呼气末二氧化碳浓度，选项 D 错误。

14. B【解析】头高脚低位，会减少回心血量，每搏输出量下降，血压降低。因此，该患者采取头高脚低位不恰当。

15. B【解析】Apgar 评分法是新生儿常规评估方法之一，用于判断新生儿出生后 1 分钟和 5 分钟时的身体状况，帮助医务人员及时采取复苏措施，预防并发症。Apgar 评分包括 5 个方面的评价指标：心率、呼吸、肌肉张力、刺激反应和皮肤色泽。其中，决定是否需要进行复苏的三项重要指标是心率、呼吸和肌肉张力，因为这三项指标可以评估新生儿的动静脉血氧合情况和神经系统功能，反映新生儿需不需要采取进一步的救治措施。在该题中，新生儿 Apgar 评分为 3 分，说明其心率、呼吸和肌肉张力都很差，需要立即进行复苏处理。

16. A【解析】羊水栓塞的发病率很低（存活新生儿中占 5/100 000），其表现形式多样，但通常剧烈，包括急性低氧血症、循环衰竭、弥散性血管内凝血（DIC），且约 50% 的病例发生抽搐。较高平面的脊椎麻醉（蛛网膜下腔阻滞）或硬膜外阻滞时，患者可能主诉呼吸困难，但也会有明显的无力感，无法与医务人员进行有效交流。局麻药血管内注射的患者可表现为 CNS 毒性（头晕目眩、视觉或听觉障碍、肌肉颤动、抽搐、昏迷），血管内浓度过高时，可发生心血管系统衰竭。镁离子过量也会导致肌无力。抽搐发作的典型表现是强直阵挛发作。尽管与子痫相关的误吸可能会导致类似的症状，但子痫患者不伴有呼吸困难。

17. E【解析】新生儿出现窒息后应第一时间清洁呼吸道保持呼吸道畅通，无自主呼吸或者心率者立即给予面罩复苏器加压给氧，心率小于 80 次/分者加胸外心脏按压，凡曾气管插管，怀疑有感染可能者，用抗生素预防。

18. C【解析】妊娠 20 周前收缩压≥140mmHg，舒张压≥90mmHg，妊娠期无明显加重，诊断为妊娠合并慢性高血压。

19. E【解析】72 岁老年患者，术中出现血压下降，快速补液，血压下降更明显，并出现颈外静脉怒张，应考虑急性心衰。快速输入胶体液，会增加血容量，加重心衰。

20. A【解析】呼吸暂停定义为呼吸停止至少 15s，并常伴有心动过缓和/或发绀。孕后年龄小于 60 周的患儿（尤其是出生时为早产儿的患儿）全身麻醉后存在呼吸暂停的风险，但大多数情况下发生于孕后年龄小于 45 周的婴儿。这些患儿应入院接受治疗，并保证至少 12 小时内监测无呼吸暂停发生方可出院。本题中该患儿估计胎龄 31 周，现出生 10 周，即孕后年龄 41 周，需要入院治疗，按计划给予术后镇痛并观察一晚。选项 B 和 D 的镇痛药物剂量过大。

21. C【解析】该患儿极有可能患下呼吸道感染。手术计划应推迟 4~6 周。其可能存在肺炎（左肺下叶渗出）的早期表现，应该由儿科医生进行评估。

22. E【解析】该患儿手术前的收缩压为 65mmHg，心率 130 次/分，对于 1 月龄新生儿而言，属于正常范围。此时，如果采用药物干预，则可能会增加患儿的风险。

23. D【解析】深褐色或可乐色尿（即肌红蛋白血症）可能是横纹肌溶解所致，这可能是 MH 发生的信号，该患儿需要进行评估。MH 更典型的症状和体征包括心动过速、呼吸急促、高碳酸血症、高钾血症伴 T 波高尖、酸中毒、交感神经活性增加、心搏不规则、皮肤斑驳青紫、大汗及迟发的温度升高（5min 体温升高 > 1.5℃或体温 > 38.8℃）。支持 MH 诊断的实验室检查包括血清肌酸激酶（CPK）升高，血清和尿中出现肌红蛋白，血清钾、钙和乳酸水平升高，动脉血气呈代谢性/呼吸性酸中毒。

24. C【解析】先天性膈疝（CDH）是腹腔脏器通过膈肌薄弱部位疝入胸腔形成，新生儿发病率约为 1/3000。多数先天性膈疝为左侧膈肌薄弱所致，产生典型的三联症，即呼吸困难、发绀和明显的右位心。其症状取决于疝内容物突入胸腔和呼吸受影响的程度。部分新生儿在产房即有明显的呼吸困难，而部分患儿则在几小时后恶化。如果需要通气，气管插管优于面罩通气（面罩通气可能会使气体进入胃内，进而加重呼吸困难）。一般情况下，需要立即气管插管进行温和的呼吸支持，但有时也会稍后在手术室内进行气管插管。早期经口或鼻放置吸引管可预防胃扩张并避免呼吸损害加重。因为 CDH 与肺发育不良有关，目前通气支持目标是维持动脉导管前血氧饱和度为 90%~95%，使用低气道压力及允许适度高碳酸血症（$PaCO_2$ 60~65mmHg）。正压通气时如果患儿突发血氧饱和度下降，应怀疑张力性气胸（通常为 CDH 的对侧），一旦确诊，应放置胸管引流。

25. C【解析】该患儿病史与急性起病、危及生命的上呼吸道梗阻——急性会厌炎一致。常由 B 型流感嗜血杆菌引起，随着广泛接种流感嗜血杆菌疫苗，这种情况已不常见。目前致病菌包括副流感嗜血杆菌、A 组链球菌、肺炎球菌和葡萄球菌。该疾病属于医疗急症，开始通常为严重的咽喉疼痛并迅速发展到“4D”，即吞咽困难、发音困难、呼吸困难、流涎。该疾病进展迅速，起病后 6~12 小时可致死亡。该患儿呈典型的端坐位，出现张口呼吸且呼吸困难、流涎、高热和心动过速。吸气性喘鸣属于晚期症状并预示即将出现上呼吸道完全梗阻。一旦怀疑该疾病，应通知麻醉医师和耳鼻喉科医师，在患儿未出现完全性上呼吸道梗阻前立即转入手术室（病情允许情况下可父母陪伴）。在手术室，患儿坐位吸入七氟烷和氧气进行麻醉诱导。相比异氟烷和地氟烷，七氟烷很少引起喉痉挛。一旦患儿深麻醉后应尽快建立静脉通道。当麻醉深度足以抑制喉反射时，在直接喉镜下气管插管。

26. B【解析】术后恶心呕吐在围术期是第二大常见不良反应（第一位是疼痛）。许多药物被用于预防和治疗 PONV。镇吐药经常单独应用，但现在经常将两种或多种药物合用，例如多巴胺受体拮抗药（如氟哌利多或甲氧氯普胺）、抗组胺药（如苯海拉明、异丙嗪）、抗胆碱药（如东莨菪碱）、类固醇（如地塞米松）、神经激肽-1（NK-1）受体拮抗药（阿瑞匹坦）、5-羟色胺拮抗药（如昂丹司琼、多拉司琼、格拉司琼和帕洛诺司琼）。一旦使用5-羟色胺拮抗药来预防，在 PACU 中加用更大剂量的5-羟色胺拮抗药无用，最好改用另一类型的镇吐药物。

27. C【解析】快速给予大剂量阿片类药物时可能出现骨骼肌痉挛，尤其是胸腹肌肉，将显著抑制通气。虽然应用肌松药物或阿片受体拮抗药纳洛酮等会解除肌肉僵直，但如需进行手术，逆转麻醉性镇痛药的效应并不可取。

28. E【解析】利多卡因浸润麻醉的最大推荐剂量是300mg（不使用肾上腺素）或500mg（使用肾上腺素）。因为这个区域的血管特性，口腔内注射时建议慎用。

29. D【解析】本病例主要用咪达唑仑、瑞芬太尼和丙泊酚，静脉输注结束后患者有时会需要一段时间恢复自主呼吸。虽然有时候需要通过药物逆转患者的麻醉状态来促使患者清醒，从而避免使用手控通气，但对于癫痫患者，用氟马西尼逆转苯二氮䓬类药物（咪达唑仑）易诱发癫痫发作。而瑞芬太尼半衰期短（小于6分钟），因此不需要纳洛酮拮抗。丙泊酚的代谢需要一段时间，在此期间手动或机械辅助通气非常必要（直到患者恢复自主呼吸）。动脉血碳酸值应该确保在正常范围之内，过度通气可能使 $PaCO_2$低于呼吸抑制的阈值。

30. B【解析】在此情况下，必须考虑到 MAC 的两个基本原则。第一 MAC 可以叠加，因此每一个单独气体的 MAC 值必须合并计算为总的 MAC 值；第二，呼气末浓度更能精确反映可溶性药物的肺泡浓度。N_2O 很难溶解，因此一般情况下会合理假设其在早期即可达到平衡。N_2O 吸入浓度（大约0.6MAC）应近似于其肺泡浓度。而对于易溶解的挥发性麻醉药，应该采用呼出浓度评估其肺泡浓度。0.6 的异氟烷呼气末浓度大约相当于0.5个 MAC，加上 N_2O 的0.6个 MAC，最后的浓度最接近选项 B。

31. A【解析】4个主要因素会影响麻醉药肺泡气浓度（F_A）的上升速度，并因此影响吸入麻醉的诱导速度。这些因素包括麻醉药吸入气浓度（F_I）、麻醉药的溶解度、VA 和心输出量。受血/气分配系数影响，低溶解度麻醉药 F_A/F_I 上升速度更快。37℃时测得的血/气分配系数：地氟烷最低（0.45），N_2O 次之（0.47），然后是七氟烷（0.65）、异氟烷（1.4）、恩氟烷（1.8）、氟烷（2.5），乙醚最高（12）。因此，使用异氟烷代替七氟烷将减慢诱导速度。增加通气量和增加新鲜气体流量可使更多的麻醉药进入肺，抵消血液对麻醉药的摄取，从而加快吸入麻醉的诱导速度。减少心输出量也会加速 F_A/F_I 的上升，结果加快吸入诱导速度（降低肺内血量并减少麻醉摄取）。

32. B【解析】该患儿存在严重脱水的表现，手术前需要液体复苏并纠正电解质紊乱。手术应推迟至患儿液体和电解质紊乱得到治疗并全面评估后进行。幽门狭窄是新生儿出生后6个月内最常见的消化道畸形，发病率约为1/300，早产儿和足月儿发生比例相当，以男婴多见。出生第2周到第6周时通常表现为持续性呕吐，可导致脱水、低钾血症、低氯血症和代谢性碱中毒。液体复苏首先使用等张盐水。如果无法建立静脉通道，应考虑放置髓内针。患儿排尿后，可以在静脉液体中加入钾，相对安全。一旦容量补充充分且电解质和酸碱异常得到纠正，患儿接受麻醉和手术的安全性明显增加。虽然部分患儿达到体液正常和电解质平衡可能需要几天时间，但大部分患儿在12~48小时即可恢复正常。

33. C【解析】吸入麻醉药属于呼吸抑制药，一般情况下可导致呼吸频率增快、潮气量（V_T）减少并伴有 $PaCO_2$ 增加。当患儿采用吸入麻醉诱导时，尤其在低于最低肺泡有效浓度（MAC）的情况下，呼吸方式可能发生变化，包括屏气、过度换气和喉痉挛等。

34. D【解析】神经纤维瘤病是一种遗传性疾病，常伴有多发性肿瘤的形成。听神经瘤是神经纤维瘤病最常见的恶性肿瘤之一，手术治疗时需要全麻下进行。选项A、B、C、E均可能会使患者的麻醉管理复杂化。具体来说，嗜铬细胞瘤可因手术刺激或应激等促使体内儿茶酚胺分泌增加而引起危象；颅内压增高则需谨慎使用镇静药和肌松药物，以避免影响呼吸和循环；去极化神经阻滞药在麻醉中应用时可能导致严重的心血管和呼吸系统并发症；喉部神经纤维瘤引起上气道梗阻则需密切监测呼吸情况，提供必要的呼吸支持。恶性高热（MH）风险增加虽然也可能与患者的神经纤维瘤病有关，但并不是影响麻醉管理复杂化的直接因素。

35. A【解析】剧烈的背痛和/或腿部无力比预期强烈（或者椎管内麻醉已经逐渐恢复后再次出现肌力下降的情况），均为脊髓受压的主要症状。硬膜外腔血肿可能在椎管内麻醉的12小时内出现，而硬膜外腔脓肿通常需要几天才能形成，同时伴有发热和白细胞升高。若发生这些情况，需要影像学检查（如磁共振）并请神经外科会诊。研究显示，如果在麻痹开始的8小时内进行脊髓减压术，神经功能恢复的效果明显优于8小进之后进行处置。尽管硬膜外腔血肿非常罕见，凝血功能障碍和置管困难仍可能会导致硬膜外腔出血，形成血肿。因子痫前期患者可能会发展为凝血功能障碍，因此在进行区域阻滞之前，麻醉医师需认真评价孕妇的凝血功能。

36. D【解析】所有孕妇中哮喘的发病率为4%~8%。尽管七氟烷可作为哮喘患者良好的麻醉诱导用药，但为保证气道安全，优先选择静脉快速顺序诱导之后进行气管内插管。因咪达唑仑起效较慢，不推荐作为快速顺序诱导用药。对于哮喘患者，全麻诱导时必须在气管内插管前达到足够的麻醉深度。如果麻醉过“浅”，可能发生严重的支气管痉挛。对于哮喘患者，可使用氯胺酮或丙泊酚进行静脉诱导。因为氯胺酮具有轻度支气管舒张作用，许多麻醉医师认为氯胺酮可作为哮喘患者的诱导用药，但因为丙泊酚（也是哮喘患者适合的诱导用药）相对氯胺酮而言不会产生心血管刺激反应。因此，对于本例妊娠合并高血压的患者，更推荐使用丙泊酚。对于轻度哮喘且不需要呼吸辅助的患者，如果时间允许强烈推荐局部麻醉，因其可避免气管内插管。此外，对于哮喘患者，吸入 β_2 肾上腺素受体激动药（如沙丁胺醇）和静脉使用类固醇激素也有益处。

37. D【解析】本例患者最可能发生胃酸误吸。支气管痉挛（通常与高气道压有关）和喘鸣均提示吸入胃酸，而不是羊水栓塞。误吸后的其他症状和体征包括突发咳嗽或喉痉挛、呼吸困难、呼吸急促、口腔或咽后腔存在异物、胸壁内陷、吸氧不能缓解的发绀、心动过速、低血压和粉红色泡沫分泌物。这些症状和体征通常迅速出现。所有妊娠大于20周的孕妇，全麻插管后均要插入胃管以保证患者空腹，待患者完全清醒有反应时再行拔管。胃酸误吸的发病率和死亡率取决于误吸物的量和 pH 值。早期治疗包括供氧、正压通气、PEEP 或持续气道正压通气和气道吸引，可降低胃酸误吸的死亡率。保护性肺通气策略也可能降低死亡率。与开放性液体输入相比，限制性液体输入可能改善肺功能。预防性应用抗生素和/或类固醇激素并无益处。

38. C【解析】重症肌无力是一种自身免疫性神经肌肉疾病，在骨骼肌中可检测到拮抗 ACh 受体的 IgG 抗体，引起患者全身肌肉无力和易疲劳。心肌和平滑肌并未受累。因为 IgG 抗体可透过胎盘，患有 MG 的母亲所分娩的新生儿中 10%～20% 可被暂时感染，新生儿 MG 主要症状是肌无力（如肌张力减退、呼吸困难），可在出生后4天内出现症状（80% 出现在24小时内）。出生后可能需要抗胆碱酯酶药治疗数周，直至来源于母体的 IgG 抗体被代谢完全。

39. A【解析】任何时候实施全麻，麻醉诱导前均需对患者进行气道评估。对于没有预见性的困难气道患者（在合理时间内无法完成气管插管），如果是择期手术且胎儿仅有轻度或没有窘迫（如本例择期手术），应唤醒患者，然后实施更安全的局部麻醉或清醒条件下气管插管。如果胎儿或孕妇发生窘迫，可能需要实施其他能够保证气道安全的方法。

40. C【解析】前置胎盘在孕妇中的发生率为0.5%，母体死亡率低于1%，但胎儿死亡率接近20%（主要是因为早产和新生儿宫内窒息）。典型症状为无痛性阴道流血，并且自然停止（首次出血）。通常在“第一次”出血几周后，新生儿肺更加成熟时行剖宫产手术。不然之后的出血可能难以控制，并伴显著的低血容量和低血压。对于严重低血容量患者，区域麻醉为禁忌证。因出血速度可能快于补充速度，补足失血量后再实施麻醉并不现实。推荐使用快速顺序诱导全身麻醉（假设气道条件允许）氯胺酮（0.75～1.00mg/kg）、依托咪酯（0.3mg/kg）与丙泊酚相比更有利于心血管系统稳定。对罕见而严重的低血容量性休克患者，静脉麻醉药均可导致血压进一步降低，此时可能仅需单独使用琥珀胆碱。此类严重病例，保证母体安全优于术中知晓。对于插管困难的低血容量患者，局部浸润麻醉可能是最佳选择。

41. D【解析】相比年龄较大的儿童和成人，新生儿和婴幼儿（<2 岁）需要每千克体重更大剂量的琥珀胆碱以产生神经肌肉阻滞，因为新生儿和婴幼儿的细胞外液量较大。由于琥珀胆碱的分布容积更大，其用于新生儿和婴幼儿气管插管达到最佳效果的推荐剂量为 2mg/kg，而成人只需要 1mg/kg 琥珀胆碱即可达到相应效果。

42. D【解析】哭声响亮及肌张力良好的足月儿不需要吸氧，吸氧与否只取决于出生 5 分钟内血氧饱和度。胎儿娩出后胎儿肺会经历从充满液体的器官向一个充满气体的器官快速转变的过程。随着肺不张区域的复张，血氧饱和度升高。随出生时间变化可接受的动脉导管前血氧饱和度见表 6－1。

表 6－1　出生时间相关的动脉导管前血氧饱和度

分钟	动脉导管前血氧饱和度
1	60%~65%
2	65%~70%
3	70%~75%
4	75%~80%
5	80%~85%
10	85%~95%

43. C【解析】人体和动物研究发现，$PaCO_2$低于 20mmHg 时发生脑缺血。氧合血红蛋白解离曲线左移，血红蛋白对氧的亲和力增加，在毛细血管床氧与血红蛋白的解离降低。这种效应合并 CBF 下降，可导致脑缺血。建议急性过度通气时应将 $PaCO_2$维持在 25 ~ 30mmHg。在这个范围内，ICP 降低幅度最大，而脑缺血的风险最小。

44. B【解析】脊髓缺血是指由于脊髓供血不足或中断而导致的脊髓功能受损的一种情况。在脊柱手术中，术中使用体感诱发电位监测脊髓神经功能，以及时发现和处理脊髓缺血引起的神经功能异常。体感诱发电位是指通过皮肤刺激所产生的体感诱发电位，其波形表现了脊髓中途传导的反应状态。在脊髓缺血的情况下，体感诱发电位波形通常会出现振幅下降、潜伏期延长等异常表现，这是因为脊髓缺血导致神经元活动受阻，使得体感诱发电位信号传导受到干扰或减弱。

45. C【解析】静脉空气栓塞患者治疗的常用方法如下。①避免空气进一步入血。②抽出已进入的空气。③防止血管内空气的扩张。④循环支持治疗。使用冲洗液覆盖手术野可避免空气进一步入血。此外，使用电凝止血、血管结扎术或骨蜡封闭无法收缩的静脉血管，压迫颈部静脉也可作为增加颈静脉压力的手段之一，减轻或预防空气进一步进入并有助于使空气局限在局部位置。提前放置多孔型右心房导管是最有效抽吸静脉空气栓塞的手段。为防止静脉空气栓塞的扩张，应立即停止吸入 N_2O。还可使用强心药、缩血管药、静脉输液等支持心血管功能。选项中，PEEP 是错误的治疗方法。20%~30% 的人类存在卵圆孔未闭，PEEP 会增加反常栓塞的发生，或减少颅内静脉回流，导致 CBV 和 ICP 增加。

46. B【解析】该患者因脑动脉瘤破裂的症状被送入急诊室，术前心电图显示 T 波倒置、QT 间期延长、U 波。T 波倒置提示心肌复极化异常，QT 间期和 U 波异常则提示心脏电生理学不稳定性增加。这些心电图表现可能与电解质紊乱有关，而血钙和血钾正常范围内的浓度对于维持心肌电生理稳定性具有重要作用。因此，在出现类似情况时，首先应该检查血清钙和钾水平，以了解是否存在电解质紊乱。其他选项中，艾司洛尔是一种 β 受体阻断药，主要用于心律失常、高血压等疾病治疗，与本题情况无直接关联。放置肺动脉导管和输注硝酸甘油是重症监护和抗心力衰竭治疗中的常规措施，需要更多临床信息才能确定是否需要使用。静脉注射纳洛酮主要用于阿片类药物过量时的解毒，与本题情况无关。

47. D【解析】该患者存在颅内压升高的部分表现：高血压、过度换气、嗜睡。麻醉前使用吗啡并不明智，因为会使患者镇静加重，影响过度通气，进而升高 ICP。而且在此情况下，麻醉性镇痛药可引起血压下降而改变脑灌注压。PEEP 的使用影响静脉回流，导致颅内高压患者 ICP 进一步升高。过度通气在短期内可有效降低 ICP。$PaCO_2$ 在 25~30mmHg 范围内波动可达到降低 ICP 的效果，而尚无证据证明更进一步的过度换气会增加治疗效果。气管插管前使用艾司洛尔，可降低喉镜刺激的高动力学反应并预防 ICP 升高。

48. D【解析】空气不断进入肺微循环可导致肺灌注少而肺血管阻力及肺泡无效腔通气增加。肺血管阻力的增加主要表现为肺动脉和中心静脉压力增加。大量空气栓塞可导致右心室流出道梗塞，显著降低心输出量，导致全身性低血压。肺泡无效腔增加可导致呼气末 CO_2 降低。严重静脉空气栓塞时 CO_2 不能排出而 $PaCO_2$ 增加。因为空气扩散进入肺泡使呼吸末 N_2 增加。呼气末 CO_2 持续监测的敏感性与持续呼吸末 N_2 的监测相当。

49. C【解析】TURP 要求术中以灌注液充满膀胱，为使视野清晰需不断冲洗，大量灌注液经手术创面及切断的前列腺静脉或静脉窦进入血液循环，可导致血容量急剧增加的水中毒、高容量性低钠血症、循环过负荷、急性肺水肿、中枢神经系统紊乱的表现，临床上可出现低体温、烦躁、谵妄、昏迷、高血压、心动过缓或伴有其他心律失常、呼吸困难等症状及体征。

三、A3/A4 型题

1. E【解析】头痛是高颅压最常见的症状，颅内压越高，头痛越明显，该患者头痛剧烈的原因为急性高颅压。

2. D【解析】根据患者的病情描述和颅脑 CT 检查结果，该患者可能存在脑挫伤、水肿和蛛网膜下腔出血，并已经接受了相应的治疗。但是头痛症状却不缓解反而加重，这可能提示颅内压增高或者脑脊液循环障碍等并发症的发生。脑脊液压力测定技术可以通过向侧脑室或第三脑室插入导管，在严格无菌操作和麻醉下进行颅内压监测，直接反映脑室内压力和脑脊液循环情况，具有准确性高、实时性强等优点。因此，下一步选择脑脊液压力测定是比较合适的。颅脑 MRI 检查、颅脑 MRI 增强扫描、颅脑 CT 增强扫描，都需要较长的扫描时间，不太适合急诊情况下的颅内压监测。脑电图主要用于评估脑电活动，不适合评估颅内压变化。

3. C【解析】颅内压指的是脑脊液的压力，正常成人卧位时的脑脊液压力是 80～180mmH_2O，儿童的压力在 40～100mmH_2O。

4. E【解析】尿毒症患者手术前应了解病史、家族史，评估患者的心肺功能完善相关检查如肺功能检查、心脏彩超检查等。充分的血液透析是尿毒症患者术前最重要的一项准备，该患者伴有高血压，术前应将血压控制在正常水平。

5. E【解析】脊椎麻醉又称蛛网膜下腔麻醉或腰麻，是通过腰穿把局麻药注入到蛛网膜下腔的脑脊液中，使脊神经根，背根神经节及脊髓表面部分产生不同程度的阻滞，脊麻在临床上应用广泛，而低血压是脊麻最常见的并发症之一。

6. A【解析】肾移植手术前患者常进行血液透析，因此应该明确患者凝血状态后再选择麻醉方式。

7. E【解析】硬膜外麻醉多采用两点穿刺，上管选择穿刺点为 $T_{11\sim12}$、T_{12}～L_1 间隙，下管选择穿刺点为 $L_{2\sim3}$ 或 $L_{3\sim4}$。

8. E【解析】上管麻醉平面需满足肌松，局麻药需用较高浓度，但不应加肾上腺素，因局麻药内加肾上腺素可使肾血流量减少 25%，还可使血压增高。下管麻醉平面不需满足肌松，只需满足镇痛，宜用较低浓度。两管结合应用可降低局麻药用量，减少局麻药中毒发生率。

9. B【解析】非体外循环下冠状动脉搭桥术术前应根据患者心功能状况，给予营养心肌、扩张冠状动脉、降低血压及利尿等治疗。术前晚口服地西泮 5mg、雷尼替丁 150mg。术前 30min 肌内注射吗啡 5mg、东莨菪碱 0.3mg，年老体弱和心功能差的患者酌情减量。

10. E【解析】冠状动脉血流量与主动脉舒张压成正相关，冠状动脉灌注压等于主动脉舒张压减去左室舒张末压，因此左室舒张末压增高时，冠脉血流下降。

11. C【解析】冠状动脉搭桥术麻醉的关键是保持血流动力学的稳定和心肌氧供需平衡。

12. B【解析】根据患者基础病因、血压、心率以及肺部啰音，急性左心衰（心源性肺水肿）的诊断是明确的。此时，造成左心衰的原因除血管痉挛外，体内潴留的大量水分回到血液循环中导致的容量负荷过重也是一个重要的因素。

13. D【解析】对于该患者，治疗上应当以大剂量利尿为主，同时可以应用适当剂量的血管扩张药，为减轻肺水肿和低氧血症，在机械通气时可以加一定水平的 PEEP。

14. A【解析】通过床边持续血液滤过将体内潴留的大量水分在短时间内超滤出来，迅速改善病情。如胶体渗透压较低，也可以在滤过过程中适当补充人体白蛋白以提高胶体渗透压，促使组织间隙的水分向血管内转移，提高滤过效率。

15. B【解析】BMI 20~25kg/m^2为正常体重；BMI 25~30kg/m^2为超重；BMI 30~40kg/m^2为肥胖；BMI >40kg/m^2为病态肥胖。该患者 BMI 为 52.8kg/m^2。

16. C【解析】高血压、糖尿病、高脂血症及阻塞性睡眠呼吸暂停，通过减肥可降低发病率及严重程度。冠心病是多病因疾病，多种因素作用于不同的环节所致，如年龄、性别、血脂异常、血压、吸烟、糖尿病及糖耐量异常。

17. E【解析】根据《2017 版中国麻醉学指南与专家共识》相关药物剂量计算推荐依据，需要按照全体重给药的药物有丙泊酚（负荷剂量）、咪达唑仑、琥珀胆碱、泮库溴铵、阿曲库铵和顺式阿曲库铵（负荷剂量）；需按照瘦体重给药的是：丙泊酚（维持剂量）、芬太尼、舒芬太尼、瑞芬太尼、罗库溴铵、维库溴铵、阿曲库铵和顺式阿曲库铵（维持剂量）、对乙酰氨基酚、吗啡、利多卡因、布比卡因。

18. A【解析】OSA 是增加术后发病率和死亡率的主要因素。

19. E【解析】该患者术中不明原因的血压下降、手术野渗血和血红蛋白尿，首先诊断为急性溶血反应。

20. E【解析】溶血反应最常见的原因为误输 ABO 血型不合的红细胞所致，少数可能由于血液在输入前处理不当，如血液保存时间过长，温度过高或过低，血液受剧烈震动或误加入低渗液体致大量红细胞被破坏所致。

21. B【解析】溶血反应是输血最严重的并发症，可引起休克、急性肾功能衰竭甚至死亡。

22. E【解析】若怀疑有溶血反应，应立即停止输血，核对受血者与供血者姓名和血型，并抽静脉血以观察血浆色泽。若为粉红色即证明有溶血，此时应进行以下治疗：①抗休克。②保护肾功能。③维持水电解质与酸碱平衡。④防治 DIC。⑤如果输入的异型血量过大或症状严重可考虑换血治疗。⑥发生少尿、无尿时按急性肾功能衰竭处理。⑦密切观察生命体征和尿量。

23. E【解析】出现溶血反应，可给予呋塞米或甘露醇保护肾功能，可给予碳酸氢钠碱化尿液，静脉输入同型新鲜全血以纠正休克，应用糖皮质激素及其他免疫抑制药。

24. D【解析】气胸及出血是胸腔穿刺术中最常见的并发症。穿刺后出现心率加快、血压下降、气促要考虑血胸气胸可能，首选床旁超声快速明确诊断，一旦诊断明确立即请胸外科会诊。

25. B【解析】心力衰竭多见于患有严重心脏病的老年气胸患者。气胸所致的低氧血症、感染、呼吸运动耗氧增加、心律失常等原因均可诱发心力衰竭。

26. E【解析】热稀释漂浮导管的功能是测量心输出量及肺动脉压，对于需要评估心功能的患者应使用四腔热稀释漂浮导管。

27. A【解析】鱼精蛋白反应可以分为三种类型：①血管扩张型，最为常见的类型，表现为血压下降，伴有 CVP 及 PCWP 下降，心率下降。②肺血管收缩型，以肺血管收缩和支气管收缩为主要表现，轻者短暂的呼吸道阻力和肺血管阻力增加，血压升高或降低，重者肺血管严重收缩，右心室功能受损，心率减慢，CVP 升高，由于血压进入肺循环急剧减少，左心室前负荷严重下降，血压严重降低。③过敏反应，较少见，特发性过敏反应，偶见非心源性肺水肿，表现为体循环低血压，大量肺毛细血管渗出使肺顺应性下降，动脉血氧饱和度降低。

28. A【解析】发生鱼精蛋白反应时，应立即停止输注鱼精蛋白，并给予正性肌力药物，直到右心功能恢复正常。

29. C【解析】依据颅脑 CT 检查即可诊断为蛛网膜下腔出血。

30. B【解析】诊断蛛网膜下腔出血的常用方法有：头部 CT 平扫，头部磁共振，头部磁共振造影、头部 CT 血管造影、全脑血管数字造影、腰椎穿刺、头部 CT 灌注成像等。

31. C【解析】颅内动脉瘤指脑动脉壁的异常膨出部分，是引起自发性蛛网膜下腔出血的最常见原因。

32. E【解析】蛛网膜下腔出血的治疗：卧床休息，监测血压、瞳孔、昏迷程度。如果恶化，复查头部 CT。反复做神经系统检查，预防性给予软化大便的药物，但无必要肥皂水灌肠。

33. E【解析】外科手术夹闭动脉瘤能够防治再出血，是无症状或少症状患者的好方法（≤2 级）。副作用是有开颅后癫痫。

34. C【解析】该患者长期吸烟，咳嗽、咳痰，连续 10 年，清晨尤重，可以诊断为慢性支气管炎。

35. C【解析】肺通气功能检查是呼吸系统疾病的必要检查项目。主要的意义在于早期检查出肺、呼吸道病变如慢性支气管炎、支气管哮喘、间质性肺炎、肺气肿等疾病，判断呼吸道阻塞的部位和疾病的严重程度，评估药物治疗效果或者手术治疗效果。

36. B【解析】在术前检查时，常采用简单的火柴试验来评估肺功能，如果患者不能吹灭火柴，大致可以估计该患者的 $FEV_1/FVC < 60\%$ 。

37. E【解析】患者诊断为左肺中叶癌，可行右侧双腔支气管插管全麻，避免左侧双腔支气管插入左侧气道后影响外科手术操作。

38. E【解析】吗啡易引起支气管痉挛，该患者有慢支并肺气肿，应避免使用。

39. E【解析】主动脉瓣狭窄者可发生心绞痛，左心室心肌肥厚导致左心室壁顺应性下降，室壁张力和左室舒张末压（LVEDP）增高使氧耗增加以及舒张期心内膜下血液灌注减少。

40. A【解析】主动脉瓣狭窄患者不宜使用降低前负荷（如硝酸甘油）及降低后负荷（钙通道阻滞药）的药物防止心搏骤停。

41. B【解析】美托洛尔是一种选择性 β_1 受体阻滞药，是治疗高血压、冠心病、慢性心力衰竭和心律失常的常用药物之一。

42. E【解析】心动过速不仅增加心肌氧耗，且加重主动脉瓣狭窄患者的心脏负荷，没有足够的时间将左心室内血液射入到大动脉中，重度患者可有心绞痛、晕厥、左心衰竭的症状，因此应避免心动过速。

43. D【解析】去氧肾上腺素为 α 受体激动药，可收缩血管升高血压、降低心率，避免出现心率过快，增加心脏负担。

44. E【解析】该患者最适合的麻醉方法为静吸复合麻醉。因为药物协同效应，减少单一麻醉药物用品，减轻不良反应。

45. D【解析】高血压患者易于激动，术前应充分镇静。对于服用利血平或普萘洛尔的患者，麻醉诱导前可给予阿托品，避免心动过缓。

46. E【解析】患者已经加深麻醉后，出现高血压、低心率的症状，考虑是高碳酸血症引起的，应立即检查麻醉机活瓣并更换钠石灰。

47. E【解析】术中一旦出现高血压，应立即用降压药控制（乌拉地尔、硝酸甘油、艾司洛尔、酚妥拉明、硝普钠等）。

48. D【解析】高血压患者术前所用降压药和其他治疗药如属必需可继续使用，不强求术前停药，但麻醉中应注意其副作用和药物的相互作用。

49. C【解析】心功能分级Ⅰ级患者有心脏病，但体力活动不受限制。一般体力活动不引起过度疲劳、心悸、气喘或心绞痛。心功能分级Ⅱ级患者有心脏病，以致体力活动轻度受限制。休息时无症状，一般体力活动引起过度疲劳、心悸、气喘或心绞痛。心功能分级Ⅲ级患者有心脏病，以致体力活动明显受限制。休息时无症状，但小于一般体力活动即可引起过度疲劳、心悸、气喘或心绞痛。心功能分级Ⅳ级患者有心脏病，休息时也有心功能不全或心绞痛症状，进行任何体力活动均使不适增加。

50. E【解析】复合麻醉，即避免了单纯椎管内麻醉对交感神经的抑制和对心脏的负性作用，对心功能影响较小，又可以减少全麻药物的用量，加快苏醒，同时又能提供良好的术后镇痛。

51. C【解析】ASA 分级标准如下。Ⅰ级：体格健康，发育营养良好，各器官功能正常，围手术期死亡率 0. 06%~0. 08%；Ⅱ级：除外科疾病外，有轻度并存病，功能代偿健全，围手术期死亡率 0. 27%~0. 40%；Ⅲ级：并存病情严重，体力活动受限，但尚能应付日常活动，围手术期死亡率 1. 82%~4. 30%；Ⅳ级：并存病严重，丧失日常活动能力，经常面临生命威胁，围手术期死亡率 7. 80%~23. 0%；Ⅴ级：无论手术与否，生命难以维持 24 小时的濒死患者，围手术期死亡率 9. 40%~50. 70%；Ⅵ级：确证为脑死亡，其器官拟用于器官移植手术。

52. A【解析】患者发生室颤，虽复苏成功，但仍需送入 ICU 病房进行观察，待病情平稳后再拔除气管导管等，送回病房。

53. B【解析】尿毒症患者都有氮质血症、低蛋白血症、酸中毒、水钠潴留和高血钾等，需要采用透析治疗予以纠正，以维持患者内环境的稳定，为肾移植创造理想条件。常规的血液透析患者，在移植术前 24 小时左右行血液透析。

54. A【解析】肾移植多选用连续硬膜外麻醉，如有出血倾向或患者过度紧张而不合作时宜用全麻，但应避免深麻醉。

55. C【解析】血管吻合开放血流前，血压宜维持在较高水平，使移植肾有足够的滤过压，患者血压控制为收缩压 130~150mmHg 范围内。

56. D【解析】麻醉期间一旦发生低血压，应针对其原因及时处理。必要时，可给予少量多巴胺等缩血管药。特别于血管吻合完毕开放血流前，血压宜维持在较高水平，使移植肾有足够的滤过压。

57. B【解析】肾血管吻合完毕，为预防免疫排斥反应，可给甲泼尼龙，氢化可的松。快速输入低分子右旋糖酐、甘露醇或呋塞米。根据需要用血管扩张药如酚妥拉明、酚苄明等，以利于移植肾的供血和泌尿。

58. B【解析】环孢素 A 因具有肾毒性，手术中不能使用，宜待肾功能恢复正常或基本恢复正常后给予，剂量为 6~8mg/（kg·d）。

59. E【解析】该患者下肢坏疽，体温 39℃，呼吸 32 次/分，昏迷，面色苍白，呼出气有“烂苹果”味，符合糖尿病酮症酸中毒，选项 E 正确。

60. B【解析】糖尿病酮症酸中毒实验室检查：①尿糖强阳性，尿酮阳性，可有蛋白尿和管型尿。②血糖增高，一般为 16. 7~33. 3mmol/L，有时可达 55. 5mmol/L。临床上对于原因不明的恶心、呕吐、酸中毒、失水、休克、昏迷的患者，尤其是呼吸有酮味、血压低而尿量多者，不论有无糖尿病史，均应考虑糖尿病酮症酸中毒的可能性，应立即查末指血糖、血酮、尿糖、尿酮，同时抽查血糖、血酮、β 羟丁酸、尿素氮、肌酐、电解质、血气分析等以确认或排除此病。

61. E【解析】该患者的治疗原则是：尽快补液，以恢复血容量，纠正水、电解质失衡，降低血糖，同时积极寻找和消除诱因，防治并发症，降低病死率。

62. B【解析】术前应复查血糖、尿糖、尿酮体，判断糖尿病酮症酸中毒是否得以控制。

63. E【解析】当 pH 低于 7. 1 或出现循环功能不稳定时，应给予碳酸氢钠等纠酸药物。

64. C【解析】成年人，一般情况都好的情况下通常选择硬膜外阻滞，在 T_{12}~L_1 或 $T_{11\sim12}$间隙穿刺，也可以做脊椎麻醉。小儿多选全身麻醉。做硬膜外麻醉需要患者的配合。

65. B【解析】该患者为老年男性，偶有胸闷，Ⅱ、Ⅲ、aVF 导联 ST 段下移超过 0. 05mV，提示可能伴有冠心病，故麻醉前用药应给予适度镇静，抗胆碱药选用东莨菪碱而非阿托品。

66. C【解析】阿托品属于 M 胆碱受体阻断药，阿托品治疗心动过缓的效果很明显，尤其对于窦性心动过缓、窦性停搏、房室传导阻滞等患者，应用阿托品后患者的心率能够明显的提高。

67. E【解析】老年人心血管功能储备降低，各种调节代偿机制迟钝，易发生循环抑制。

68. B【解析】心律失常主要是由于血管和调节循环神经体液造成堵塞，期前收缩是临床上最常见的心律失常。随着年龄的增长，患者心律失常的检出率增高，且心律失常级别有逐渐增高的趋势，最多见于室上性期前收缩。

69. C【解析】麻醉前处理饱胃的方法如下。①上胃管：术前放置粗胃管。②催吐。③堵塞食管法：用带套囊的胃管（三腔二囊管）、导尿管。④体位选择：头高位40°。⑤抗酸药：降低胃液酸度，减少胃液分泌。

70. D【解析】麻醉前用药以及静脉麻醉药均会削弱胃肠蠕动，影响食管括约肌功能，因此不插管保留自主呼吸静脉麻醉易发生胃内容物反流误吸。

71. E【解析】术毕拔除插管时发生呕吐，使患者处于头低足高位，在喉镜明视下吸除口咽喉呕吐物。

72. A【解析】严重误吸会导致气管堵塞，患者会出现呼吸困难以及口唇青紫等症状，如不及时抢救会导致死亡。

73. D【解析】根据患者临床表现应考虑催乳素（PRL）瘤的可能性，需进一步完善颅脑MRI明确诊断。

74. B【解析】患者的主要症状包括月经不规则和溢乳，颅脑MBI示鞍内有低密度区，提示可能存在催乳素（PRL）瘤。其他选项所对应的肿瘤通常不会引起类似的临床表现。因此，该患者最可能的诊断是催乳素瘤。

75. D【解析】糖代谢紊乱常发生于生长素型垂体腺瘤患者，而且是垂体依赖性血糖升高的表现形式。

76. E【解析】颅腔周壁是坚硬的颅骨，颅骨没有伸缩性，颅腔内包括脑组织、血液和脑脊液3种内容物，由于颅腔伸缩性差，颅内容量少量增加即可引起颅内压明显增高。

77. C【解析】氯胺酮是静脉麻醉药物中唯一可以增加CMR和CBF的药物，具有独特脑功能激活作用。氯胺酮可显著增加颅内压，不被推荐用于神经外科患者的麻醉，特别是颅内压升高或颅内顺应性降低的患者。

78. D【解析】术中发生空气栓塞的表现形式：①呼气末二氧化碳分压突然降低。②听诊心前区发现特殊“磨轮音”。③压迫颈静脉时手术野开放血管有泡沫溢出。

79. C【解析】正常压力脑积水是一种脑室虽扩大，而脑脊液压力正常的交通性脑积水综合征。主要症状是步态不稳、记忆力障碍和尿失禁。多数患者症状呈进行性逐渐发展，有些在病情出现后，其病程为数月或几年。患者没有明显头痛，但有行为改变、癫痫或帕金森病。近期记忆丧失是最明显的特点，患者常表现呆滞，自发性或主动性活动下降，谈话、阅读、写作、爱好和创造性减弱，对家庭不关心、淡漠或冷淡、孤僻、工作效率差。患者中年男性，有蛛网下腔出血病史，表现为记忆力减退和大小便失禁。因此最有可能的诊断为正常压力性脑积水。

80. A【解析】该患者应做脑脊液常规、生化检查，以明确疾病原因、性质。

81. C【解析】氯胺酮可明显升高颅内压，故不宜使用。

82. C【解析】高血压脑出血一般发病为突然出现剧烈头痛，恶心、呕吐，并且多伴有躁动、嗜睡或昏迷。血肿对侧出现偏瘫、瞳孔的变化，早期两侧瞳孔缩小，当血肿扩大，脑水肿加重，遂出现颅内压增高，引起血肿侧瞳孔散大等脑疝危象，出现呼吸障碍，脉搏减慢，血压升高。

83. E【解析】头痛是颅内压增高最常见的症状之一，头痛剧烈时可伴有恶心和呕吐。视神经乳头水肿是颅内压增高的重要客观体征之一，表现为视神经乳头充血，边缘模糊不清，中央凹陷消失，视盘隆起，静脉怒张。疾病初期意识障碍可出现嗜睡，反应迟钝。严重病例可出现昏睡、昏迷、终因呼吸循环衰竭而死亡。

84. D【解析】小剂量多巴胺具有选择性扩张肾血管、降低肾血管阻力、增加尿量等作用，常用于心功能不全和低血压的患者，不适用于高血压性脑出血患者。

85. C【解析】过度通气时应将 $PaCO_2$ 控制在 30mmHg 左右，长期过度通气可引起心输出量降低，应予注意。

86. B【解析】氯胺酮可使颅内压升高，故该患者手术麻醉不宜使用。

87. E【解析】硝酸甘油有扩张脑血管增加颅内压作用，因此高颅压患者应慎用。

88. A【解析】高血压脑出血患者早期不宜应用甘露醇，会增加早期血肿扩大的发生率，还可能会使患者的脑水肿加重以及颅内压增高。

89. A【解析】应在病发 24 小时后酌情应用甘露醇进行静脉滴注，而不是在 20 分钟内快速静脉滴注。

90. E【解析】高血压有脑出血病史者、严重高血压、青光眼以及严重心功能代偿不全者禁用氯胺酮。

91. E【解析】该患者具有典型急性左心衰竭的临床特点。而且本次无胸痛发作，心绞痛及急性心肌梗死可能性不大。没有肺栓塞的特征性表现，也不符支气管合哮喘表现。

92. E【解析】患者心力衰竭诊断明确，有高血压病和冠心病史，且体检提示有快速房颤，应首先检查心电图，以明确是否有心肌缺血。发病时间短心肌酶检查意义不大。

93. A【解析】患者急性左心衰竭诊断明确，且烦躁不安、血压升高，给予吗啡可镇静、扩血管，降低耗氧和血压。

94. B【解析】颅内囊状动脉瘤破裂是蛛网膜下腔出血最常见的原因。全脑数字减影血管造影（DSA）是诊断颅内动脉瘤最有价值的方法，阳性率达 95%，可以清楚显示动脉瘤的位置、大小、与载瘤动脉的关系、有无血管痉挛等，血管畸形和烟雾病也能清楚显示。

95. E【解析】动脉瘤夹闭术麻醉期间监测：常规监测通常包括心电图、有创血压、脉搏氧饱和度、呼末二氧化碳分压、尿量、体温及肌松。对于临床分级差及 ICP 增高的患者，最好在麻醉诱导前进行有创血压监测，也可以测中心静脉压，以在诱导时连续计算脑灌注压（CPP）及跨壁压并进行动脉血气分析。

96. C【解析】根据患者的病史，有高血压和冠心病，因此使用琥珀胆碱存在一定的风险。这是因为琥珀胆碱会刺激儿茶酚胺释放，导致血压升高、心率加快，增加了术中心脏事件的风险。因此，在这种情况下，不宜选用琥珀胆碱作为肌松药物。其他选项中的维库溴铵、罗库溴铵、泮库溴铵和阿曲库铵是常用的肌松药物，可以根据具体情况进行选用。

97. E【解析】控制性降压是指在手术或其他治疗过程中，通过药物等手段将患者的血压维持在一定范围内，以避免术中或治疗过程中发生意外并发症。选项 A，尼卡地平属于钙通道阻滞药，可以扩张冠状动脉和周围血管，从而降低血压，常用于高血压患者的治疗和控制性降压。选项 B，瑞芬太尼属于麻醉药中的强效镇痛药，它具有快速起效、强效、短时作用等特点，可用于手术镇痛及控制性降压。选项 C，硝酸甘油属于硝酸酯类药物，可以扩张静脉和动脉，从而降低心脏的前后负荷，减轻心肌缺血，同时也可用于控制性降压。选项 D，艾司洛尔是一种选择性 β_1 受体阻断药，可以降低心率和收缩压，降低心脏的氧耗，常用于心绞痛、心肌梗死等心血管疾病的治疗和控制性降压。选项 E，吸入恩氟烷是一种全身麻醉药物，不适合作为控制性降压的药物使用。

98. A【解析】选项 A，维持平均动脉压（MAP）在 50～60mmHg 是一般控制性降压的目标，但并不适用于所有情况。在某些特定的疾病和手术中，需要更低或更高的目标血压。因此。选项 B，高血压患者在手术中需要控制血压，以避免因过高或过低的血压导致并发症。一般情况下，高血压患者的安全低血压限度应不超过术前平均动脉压（MAP）的 30%。选项 C，动脉瘤分离时血压不需要过低，主要是为了维持足够的脑灌注压力和氧合作用。在夹闭时可以加深麻醉来控制血压。选项 D，在控制性降压前应确保患者有足够的有效循环血量，以防止低血容量引起的脑灌注不足等并发症。选项 E，对于合并冠心病等脏器低灌注的患者，在控制性降压时需要谨慎，并且应该根据患者情况，个体化调整控制性降压目标和药物治疗方案。

99. A【解析】对于合并冠心病的脑动脉动脉瘤患者，术中宜选用硝酸甘油作为控制性降压药物。硝酸甘油是一种血管扩张药，能够显著降低血压，同时增加脑血流量，保证术中神经组织充足的血供。与其他血管扩张药相比，硝酸甘油的作用时间较短，降压幅度可调节，可以更好地满足手术需要，因此选项 A 正确。选项 B、C、D，三磷酸腺苷、硝普钠和艾司洛尔等药物可引起心律不齐、心肌缺血等不良反应，不适合用于冠心病患者。选项 E，尼卡地平是一种钙通道阻滞药，虽然也能够扩张血管，但它的降压作用不如硝酸甘油强烈，在手术需要紧急控制血压时不够及时和有效。因此，合并冠心病的脑动脉瘤患者，术中行控制性降压宜选用硝酸甘油。

100. E【解析】该患者为濒死状态，ASA 分级为Ⅴ级，即无论手术与否，生命难以维持

24 小时的濒死患者。麻醉和手术都异常危险，不宜行择期手术。

101. C【解析】选择快速诱导，不宜使用氯胺酮，原因是氯胺酮能够升高颅内压。

102. E【解析】依据患者病史：头部外伤，伤后出现有中间清醒期的意识障碍过程，应考虑急性硬脑膜外血肿的可能性。

103. D【解析】该患者出现头痛、呕吐、意识障碍等临床表现，应考虑高颅压的发生，故应快滴甘露醇降颅压。

104. B【解析】麻醉诱导的原则是快速建立气道，维持循环系统稳定，避免呛咳，临床上常用快速序贯诱导插管法。

105. A【解析】琥珀胆碱可引起颅内压升高，同时可引起胃内压升高，增加反流误吸的危险。

106. C【解析】临床上具备以下 5 条中的 2 条以上，即可诊断为偏头痛：①一侧性头痛。②恶心、呕吐。③有视觉或其他神经功能障碍。④有偏头痛家族史。⑤有情绪异常或过敏史。

107. C【解析】除症状体征外，还应行脑电图及颅脑 CT 排除其他器质性疾病。

108. B【解析】吗啡能够引起食欲缺乏、饮食量减少、恶心、呕吐、腹胀、腹痛、腹泻或便秘等，使白细胞和血小板下降，甚者红细胞、血色素下降等。

109. B【解析】麻醉前准备的目的在于改善呼吸功能，提高心肺代偿能力。增加患者对手术和麻醉的耐受。准备的重点是控制呼吸道感染，解除支气管痉挛，并施行呼吸锻炼，但一般应在肺部疾病缓解期进行。有长期吸烟史者，术前应禁烟至少两周。

110. E【解析】长期吸烟者术后排痰能力减低，术后肺部并发症增加，术前应停吸烟 8 周以上才有意义。

111. A【解析】患者烟龄 40 年，有吸烟史，有慢性支气管炎，因此了解肺功能及肺通气、换气功能是最重要的。

112. D【解析】血气分析可以进一步反映肺通气、换气功能。

113. C【解析】在麻醉诱导气管插管时，原发性高血压患者仍可能出现明显的高血压，因此在气管插管前加深麻醉、注射阿片类药物、利多卡因、β 受体阻断药或扩血管药物可抑制气管反射和钝化自主神经反射。

114. D【解析】氢氯噻嗪可引起电解质紊乱、糖耐量异常及血尿酸增高，该患者有糖尿病及血尿酸增高，故不宜使用。

115. D【解析】一般高血压患者，治疗目标是血压 < 140/90mmHg；合并糖尿病或肾脏病患者血压应 < 130/80mmHg。

116. D【解析】常用的降压药联合方案：①利尿药 + 受体阻断药或钙通道阻断药。②利尿药 + ACEI 或血管紧张素Ⅱ受体阻断药。③钙通道阻断药 + β 受体阻断药。④钙通道阻断药 + ACEI 或血管紧张素Ⅱ受体阻断药。⑤α 受体阻断药 + β 受体阻断药。

117. C【解析】该患者为中年男性，具有心力衰竭、心律失常和心脏扩大，无高血压和糖尿病病史，最可能诊断是扩张型心肌病。

118. C【解析】扩张型心肌病超声心动图主要表现为：①主要是房室腔内径的增大，以左心室、左心房球样增大为主。②四个瓣膜开放幅度均减低，开放时间缩短，以二尖瓣为主，瓣口减小，形成一个大心脏、小瓣口特征性改变。③室间隔与左室后壁厚度正常，晚期可以稍增厚，但是与明显扩大的左心室相比还是变薄，室壁运动减弱。少数病例在心腔内可见附壁血栓，在M型超声心动图上表现为心室内径增大，主动脉波幅减低，瓣口开放幅度减小，二尖瓣开放幅度也减小，形成类似钻石样的改变，室间隔及室壁活动幅度均减低。没有形成明显的阶段性，室壁运动异常。

119. C【解析】根据抗心律失常治疗指南，该患者有心力衰竭、心房纤颤和频发室早，抗心律失常治疗首选胺碘酮。

120. B【解析】妊娠晚期由于子宫下段逐渐伸展，附着于子宫下段或子宫颈内口的胎盘组织不能相应地伸展，两者发生错误而剥离，导致反复的阴道出血而出现不同程度的贫血。胎盘剥离处出血容易引起细菌上行性入侵，产生感染。前置胎盘并发胎盘植入的发生率高达15%，这是因为子宫下段的蜕膜较薄，孕卵滋养层可穿透底蜕膜深入子宫下段肌层，甚至达到子宫浆膜层。前置胎盘也是羊水栓塞的诱因之一。

121. B【解析】该患者已出现失血性休克，同时伴有胎儿宫内窘迫，情况紧急宜选用全身麻醉较恰当。但应注意如果不是情况紧急，椎管内麻醉对前置胎盘行剖宫产不是禁忌。局部麻醉镇痛不完善，静脉麻醉宜出现反流误吸。

122. C【解析】硫喷妥钠对子宫张力无影响，可以迅速透过胎盘屏障，临床常用剂量对胎儿无影响；氯胺酮具有催产，消除阵痛，增强子宫肌张力和收缩力作用，能迅速透过胎盘屏障，1mg/kg静脉注射全身麻醉诱导，对新生儿无呼吸抑制。对有精神病史、妊娠中毒症、先兆子痫、子宫破裂的孕妇禁用。肌松药属水溶性、高度解离、相对分子量较大，不易透过胎盘，临床使用剂量可安全用于剖宫产麻醉。吸入麻醉药均以原形排出体外，对胎儿影响小，但应注意卤素族吸入麻醉药在高浓度吸入时可影响子宫收缩，引起产后出血。因此，胎儿取出后应减低吸入麻醉药浓度，换成其他静脉麻醉药如瑞芬太尼。

123. D【解析】剖宫产术中大出血患者应重视凝血功能的监测。剖宫产术中大出血的患者凝血功能改变除因凝血物质的大量丢失和消耗，大量输入库血，凝血因子降解，血小板丢失，血浆游离钙降低外，妊娠后期产妇血纤维蛋白原及其他凝血因子增多，血液呈高凝状态，纤溶活性降低有诱发弥散性血管内凝血倾向有关。

124. C【解析】低血糖使中枢神经系统缺少能量来源，出现许多功能障碍。患者早期出现头晕、头痛、饥饿感、软弱无力、肢体湿冷，继之意识朦胧、定向力障碍、抽搐以至昏迷，也可以表现为精神错乱及偏瘫。

125. E【解析】该患者已经昏迷，应即刻静脉注射葡萄糖，以每分钟10ml速度静脉注射 50% 葡萄糖 50ml。对大多数患者用 20～60ml 50% 葡萄糖足以矫正低血糖。

126. D【解析】应给予正规胰岛素控制血糖，首次剂量为静脉注射 5～10U，然后复查血糖。

127. E【解析】全麻左支气管插管下单肺通气方法可以使左侧肺萎缩，术野清晰，便于手术。Univent 导管运用于某些开胸手术行单肺通气，有适应证广、插管简便、不易发生低氧血症等优点。

128. E【解析】术中呼吸道梗阻、通气不足、氧供降低、通气/血流比值失调、机体耗氧量增加、呼吸回路管道脱落、气管导管误入食管、气管导管打折或阻塞及氧气供应故障等均可引起低氧血症。Venturi 管低压吹氧装置用于萎陷肺吹氧，能提高患者单肺通气时 PaO_2，且不影响手术操作，可以用来预防或治疗术中单肺通气时的低氧血症。

129. E【解析】杓状软骨脱位是全麻气管插管的延迟并发症之一。杓状软骨后外侧脱位常在拔管或外伤后数小时，即诉喉痛、吞咽痛及声嘶，逐渐加重，长期不愈。

130. E【解析】患者 CVP 为 $16cmH_2O$，大于 $12cmH_2O$，血压低则表明心力衰竭，应当强心治疗。

131. E【解析】考虑到该患者心功能差则选择强心药物治疗，治疗有效说明推断正确，该患者低血压的原因是心功能较差。

132. A【解析】小剂量多巴胺可舒张肾血管，因此应选择 0.5～2.0μg/（kg・min）。

133. D【解析】麻醉手术前常用药物有阿托品 0.5mg 和东莨菪碱 0.3mg，麻醉前半小时肌内注射，由于该类药能抑制汗腺分泌和影响心血管活动，故对甲亢、高热、心动过速患者不宜使用。

134. A【解析】手术操作刺激可引起窦性心动过速或窦性心动过缓等，常引起低血压及心律失常。

135. E【解析】如出现恶性心律失常，应立即停止手术刺激，并及时应用药物治疗。

136. C【解析】房颤和脑栓塞有直接的关系。房颤多于心房增大后出现，发生房颤时心房内容易形成血栓，随着心脏的搏动，血栓很容易脱落，一旦血栓脱落，就有可能会导致脑栓塞。

137. A【解析】合并冠心病则不宜使用硫喷妥钠、异丙酚、异氟烷等药物。异氟烷可以引起冠状血管的窃血现象。

138. B【解析】胸主动脉瘤手术使用双腔支气管插管。

139. C【解析】中心开放主动脉钳时血流动力学的变化恰与钳夹时相反，血管阻力与血压均会下降，所以预防性地补充血容量可以防止休克的发生，在开放主动脉钳前补充血容量使 PCWP 高于麻醉诱导前 4～6mmHg，在开放主动脉钳后可以继续调节使心输出量达到满意水平。

140. C【解析】大量放腹水可以引起胸膜腔急速变化，导致人体血液循环再分布、出现血压下降、脉速快等血液循环障碍的表现。

141. D【解析】氯胺酮是唯一具有镇痛作用的静脉麻醉药，既可用于麻醉诱导，又可进行麻醉维持，在临床上有一定的应用领域。氯胺酮具有优良镇痛作用，具有兴奋交感神经系统呈现出对心血管系统的刺激作用，表现为血压升高、心率增快，在围手术期增加心肌做功和心肌氧耗。

142. C【解析】在心包大部分切除后，静脉回流骤停，可能引发右心衰，因此应该严格管理输血、输液速度和液体入量。

143. B【解析】该患者目前处于加重期，应改善全身状态及心脏功能后再进行手术。

144. C【解析】主动脉瓣狭窄围术期处理要点：增加左心室前负荷，降低心率，维持窦性心律，保持心肌收缩力不变，增加后负荷，维持肺循环阻力不变。

145. E【解析】同时监测Ⅱ导联和 V_5 导联可以选用肢体导联的Ⅰ导联做改良 V_5 导联。

146. E【解析】当血压升高用加深麻醉的方法处理不能达到目的时，才开始应用血管扩张药，因此血管扩张药是麻醉药的必要补充。

147. E【解析】鱼精蛋白反应表现：肺动脉收缩、肺循环阻力增加、右心负荷增高、气道压升高，严重者可导致低血压、心搏骤停。发现异常，应立即停止输注鱼精蛋白，并给予正性肌力药物，直到右心功能恢复。

148. D【解析】室间隔缺损、主动脉骑跨、肺动脉狭窄、右心室肥厚是法洛四联症的四大病理解剖特征。

149. E【解析】重点是预防法洛四联症患儿缺氧危象的发生，消除其诱发因素，以及适当的术前用药和适当的禁食、禁饮准备。

150. E【解析】冠心病常见的危险因素如下。①疾病因素：包括传统危险因素高血压、高胆固醇血症和糖尿病等。②不良生活方式：如吸烟、饮酒等。③社会、心理因素。④遗传因素。⑤其他：如炎症、感染、促凝因素等。高血压、高胆固醇血症、吸烟和糖尿病是最重要的。

151. D【解析】急性心肌梗死发病后 6 个月内，不宜施行择期手术；6 个月以上且无心绞痛发作，可在良好的监护条件下施行手术。

152. B【解析】利多卡因是临床常用的局部麻药，用于治疗心律失常，是目前防治急性心肌梗死及各种心脏病并发快速室性心律失常的药物，是急性心肌梗死的室性早搏，室性心动过速及心室震颤的首选药。

153. C【解析】室性期前收缩首选药是利多卡因。

154. E【解析】刺激肿瘤使儿茶酚胺大量入血，导致血中儿茶酚胺含量增加，出现血压上升。

155. B【解析】肿瘤切除后，原来受抑制的胰岛素大量释放，可引起低血糖。

156. D【解析】麻醉过深是引起低血压的最常见原因，麻醉过深会抑制循环导致血压下降。

157. E【解析】麻醉过深会抑制循环系统导致血压下降，因此减浅麻醉，再视情况使用血管活性药物以及抗心律失常药物。

158. B【解析】高血压患者术中血压应尽可能维持在患者平时可耐受水平，而非麻醉前水平。

159. E【解析】心肌严重缺血引起低血压，出现室性早搏，应立即行紧急处理。

160. E【解析】选项 A，手术中出现急性高血压危象，是造成血压升高的可能原因之一，特别是在患者基础血压较高的情况下。选项 B，膀胱胀满也会对血压产生影响，尤其是在麻醉时神经反射功能受抑制的情况下更容易发生。选项 C，麻醉深度不足引起的疼痛刺激反应也是导致血压升高的原因之一。选项 D，高碳酸血症也会导致血压升高，通常可以通过调整呼吸机参数来进行纠正。选项 E，交感神经过度受抑制是不会导致血压升高的，相反，它会导致血压降低。

161. A【解析】哮喘患者术前应解除支气管痉挛，入室前使用支气管扩张药。

162. D【解析】硫喷妥钠为超短时作用的巴比妥类药物，其麻醉维持时间短，镇痛效应差，肌肉松弛不完全，临床上主要用于诱导麻醉、基础麻醉。哮喘患者应用硫喷妥钠，会发生支气管痉挛。

163. D【解析】因筒箭毒碱具有神经节阻断和促进组胺释放等作用，故可使血压短时下降、心跳减慢、支气管痉挛和唾液分泌过多。禁用于重症肌无力、支气管哮喘和严重休克患者。

164. E【解析】吗啡有增强括约肌紧张性作用，且有显著的呼吸抑制作用，可通过迷走神经诱发轻度哮喘患者的支气管痉挛。

165. E【解析】麻醉前应了解病史，了解重要器官的功能状态，判断患者对麻醉和手术的耐受性，制定麻醉实施方案等。

166. D【解析】高血压为冠心病的危险因素，胸痛、胸闷为冠心病的典型症状，该患者考虑为冠心病。

167. B【解析】心脏病患者术前常规心电图检查可以正常，如冠心病患者休息时常规心电图至少有 15% 在正常范围。但多数患者存在不同程度的异常，如节律改变（房早、室早或房颤）、传导异常和心肌缺血表现（T 波平坦或倒置及 ST 段压低）等，不仅可作为术前准备与治疗的依据，且有助于术中、术后处理。

168. D【解析】为了进一步了解心脏功能，应做心功能检测，通过检查方法测得心脏的收缩功能、舒张功能、泵血功能和自主神经调节功能等。

169. D【解析】静吸复合麻醉将吸入麻醉药通过机械回路进行通气送入患者的肺泡，形成麻醉药气体分压，弥散入血后，对中枢神经系统直接发生抑制作用，配合静脉用药，从而产生全身麻醉效应，易于调控。因而安全、有效，能满足各种手术需要。静吸复合麻醉常采用先静脉快速诱导，气管插管后复合吸入麻醉及静脉连续点滴或间断加用镇痛、肌松药等措施。

170. B【解析】患者目前处于创伤应激状态，血糖相应升高，因此暂不需要输注葡萄糖液。

171. D【解析】术中因出血造成的血压下降，导致血容量不足，应首选快速输血输液补充血容量。

172. A【解析】胃肠减压可防止呕吐、误吸。

173. D【解析】胃长时间禁食或呕吐可造成血容量不足。

174. A【解析】对于该患者最重要是防止电解质紊乱，电解质检查是用来评估有没有水电解质平衡紊乱的情况，指导临床治疗。

175. C【解析】气管内麻醉是在气管内插管术下施行全身麻醉的方法，其主要目的在于维持有效的肺泡通气；及时清除气道分泌物，维持气道畅通，便于进行人工或机械通气。对于该患者，最重要是控制气道，防止反流，因此应选择气管内麻醉。

176. E【解析】二氧化碳蓄积时对心血管系统有刺激作用，同时刺激呼吸加深加快，常表现为血压升高，脉搏增速，呼吸加深加快。

177. C【解析】呼气末二氧化碳分压（$PetCO_2$）是指呼吸末呼出气中二氧化碳浓度，是评估患者通气状态的重要指标。当怀疑患者有二氧化碳蓄积时，检测呼气末二氧化碳分压最为快捷有效。

178. D【解析】轻度的二氧化碳蓄积的话，可以通过增加分钟通气量和氧流量或过度通气来处理。

179. E【解析】高血压是冠心病的重要危险因素。高血压患者患冠心病者是血压正常者的4倍，冠心病患者中60%~70%患有高血压。糖尿病患者发生冠心病的危险性比正常人高2倍。女性糖尿病患者发生冠心病的危险比男性患者高3倍，且易发生心力衰竭、卒中和死亡。高胆固醇血症（总胆固醇>6.76mmol/L、低密度脂蛋白胆固醇>4.42mmol/L）也是冠心病的独立危险因素。有冠心病、糖尿病、高血压、高脂血症家族史者，冠心病的发病率增加。

180. E【解析】若对急性心肌梗死患者行其他疾病的择期手术，最早应在心肌梗死后6个月进行。

181. E【解析】手术应激、创伤、出血、缺氧、疼痛刺激等，导致体内交感神经兴奋和内分泌、代谢等系列变化，是术中心律失常的常见原因。全麻诱导插管也会导致心率增快、心律失常和血压急剧升高等心血管反应。

182. E【解析】在严重冠心病患者接受手术时，若选用下肢段和腰段的硬膜外阻滞或脊麻将导致上胸段和颈段的心交感神经兴奋性增加，增加心肌氧耗而破坏心肌氧供与氧需的平衡，诱发心脏病，应慎重对待，因此选用适当的全身麻醉较为常见。氯胺酮禁用于心功能不全、冠心病、心肌病或有心绞痛病史者。

183. A【解析】依托咪酯是一种催眠性的静脉全麻药在临床的应用范围比较广，安全性也比较大，经常用于适合全麻手术的患者。在临床上，依托咪酯对心血管的影响非常轻微，不会引起因为全麻后出现明显的心脏异常，如出现心律失常。

184. C【解析】静脉滴注硝酸甘油主要通过扩张静脉血管，降低心脏前负荷，较大剂量时可同时降低心脏后负荷，在不减少每搏输出量和不增加心肌氧耗的情况下减轻肺淤血，是治疗急性心力衰竭广泛使用的血管扩张药物之一。

185. E【解析】一旦发现患者高血压，即应根据原因进行针对性处理。注意避免发生高血压危象。

186. A【解析】术毕拔除插管时发生呕吐应取头低足高位，避免剧烈呕吐时引起窒息。

187. C【解析】气管插管术是急救工作中常用的重要抢救技术，是医务人员必须熟练掌握的基本技能，对抢救患者生命、降低病死率起到至关重要的作用。且能够及时吸出气管内分泌物或异物，防止异物进入呼吸道，保持呼吸道通畅，进行有效的人工或机械通气，防止患者缺氧和二氧化碳潴留。

188. A【解析】麻醉诱导是为了减轻患者气管插管应激反应，并方便插管，肌松药阿曲库铵、维库溴铵等，可使肌肉松弛，便于暴露声门。

189. A【解析】麻醉维持中，肌松维持应选用阿曲库铵。

190. E【解析】一般阑尾炎选择椎管内麻醉可以有效控制麻醉的时间，根据手术需要，手术需要多长时间麻醉就进行多长时间。相比局麻，效果更好并可减轻疼痛。

191. D【解析】硬膜外穿刺上管穿刺点宜选择 $T_{11\sim12}$或 $T_{12}\sim L_1$间隙。

192. A【解析】麻黄碱以作用温和而短暂的特点，成为麻醉中用于轻度低血压和椎管内麻醉血压降低时最常用的血管收缩药。多巴胺的血管收缩效应呈剂量依赖关系，是目前临床用于各种原因引起的低血压和休克最常用的药物，在存在低排高阻时与硝普钠合用能表现出良好的效果。

193. E【解析】胆绞痛在肝外胆管结石时最常见，呈持续性加重，可以放射至右肩和后背部。除腹痛外，还有恶心、呕吐的症状。吗啡不能用于胆绞痛，是因为它可以引起奥迪括约肌的痉挛，甚至加重胆绞痛的程度。

194. E【解析】麻黄碱为拟肾上腺素药，能兴奋交感神经，能松弛支气管平滑肌、收缩血管，有显著的中枢兴奋作用，可以升高血压。

195. D【解析】应用特殊药物、副交感神经过度亢进、心肌炎所致传导阻滞等均可导致心动过缓。

196. E【解析】迷走神经兴奋的表现：心率减慢、血压下降，严重者可导致冠状动脉痉挛，诱发心肌缺血、心律失常及心搏骤停等。

197. E【解析】术中血压升高的原因：麻醉深度不足，缺氧，高碳酸血症，长时间应用止血带，手术刺激，血管收缩药的全身吸收等，患者行胆囊切除术，现已加深麻醉，应考虑缺氧、高碳酸血症的可能。

198. E【解析】术中血压骤升应积极寻找各种可能的原因如疼痛、血容量过多、低氧血症、高碳酸血症和体温过低等，再作相应处理。

199. D【解析】连续硬膜外麻醉是胆道手术常用的麻醉方法之一。胆道手术也常选择全身麻醉，尤其适合于高龄、高危以及伴有心肺功能不全或复杂胆道手术的患者。

200. E【解析】对于高血压、冠心病患者，应在其心血管功能可耐受的情况下维持适宜的麻醉深度，尽量减轻应激反应，维持循环稳定。

201. A【解析】胆囊、胆道部位迷走神经分布密集，且有膈神经分支参与，在游离胆囊床、胆囊颈和探查胆总管时，可发生迷走神经反射。

202. E【解析】预防术中出现迷走神经反射的最好的办法是局部神经封闭。

203. C【解析】该患者在术中出现的低血压、颈面潮红均为输血变态反应的症状。

204. A【解析】对此类患者，抗组胺药物有利于控制症状，只能输注洗涤红细胞或同样缺乏 IgA 的全血。

205. C【解析】对于硬膜外麻醉下的胆囊手术，术中出现心动过缓首先考虑迷走神经反射。

206. A【解析】考虑为交感阻滞引起的，可以静脉注射小剂量麻黄碱兴奋 β 受体。

207. D【解析】BMI 指数 = 体重（kg）除身高（m）的平方。偏瘦：BMI 指数 < 18；正常体重：BMI 指数 = 18 ~ 25；超重：BMI 指数 = 25 ~ 30；轻度肥胖：BMI 指数 > 30；中度肥胖：BMI 指数 > 35；重度肥胖：BMI 指数 > 40。该患者体重指数大于 40，为重度肥胖。

208. B【解析】该患者重度肥胖，拟行颈椎手术，可能存在困难气道，因此在诱导后是最易出现气道梗阻的时期。

209. E【解析】术后可以给予麻醉性镇痛药，但给药后应密切观察患者的呼吸情况，避免呼吸抑制。

210. C【解析】对于该患者，首先应进行血糖测定，排除低血糖的可能。

211. C【解析】患者出现的情况可能与手术和麻醉对糖代谢的影响有关。由于该患者有糖尿病史，血糖波动较大，因此需要特别关注术中和术后的血糖水平。在手术结束后，应该根据患者的具体情况适量输入葡萄糖，并密切监测血糖变化。适量葡萄糖输入可以避免低血糖的发生，提高患者的苏醒质量。其他选项不适用于该患者的情况。氟马西尼拮抗可能会引起剧烈的疼痛，不利于患者的恢复。心理治疗对于患者苏醒没有直接帮助。毒扁豆碱拮抗主要用于对抗神经肌肉阻滞剂，不适用于患者的情况。

212. B【解析】患者突发谵妄、神志不清、抽搐、全身发绀、呼吸停止，为局麻药中毒症状。

213. E【解析】局麻药中毒处理原则：①立即停止给药。②面罩给氧，保持通畅，必要时行气管插管和机械通气。③使用咪哒唑仑、硫喷妥钠或丙泊酚给予抗惊厥处理。④给予输液、血管活性药物，维持血流动力学稳定。⑤采用电复律、胺碘酮或 20% 脂肪乳剂治疗室性心律失常。⑥大剂量肾上腺素可以提高心肺复苏成功率。

214. C【解析】硫喷妥钠为超短时作用的巴比妥类药物，用于全麻诱导，复合使用肌松药后作快速气管插管，还可用于惊厥、抽搐等的对症治疗。

215. E【解析】该患者严重局麻药物中毒，需呼吸机机械辅助通气，若继续手术应采用全麻插管。

216. B【解析】α 受体阻断药短效的有酚妥拉明，用于嗜铬细胞瘤的诊断及控制突发高血压或危象；长效的有酚苄明（苯苄明），主要用于术前准备以解除末梢血管床的张力、控制高血压。

217. E【解析】β 受体阻断药主要用于控制心动过速、心律失常等。往往从小剂量用起，如普萘洛尔 1~2mg 即可有效，短效制剂艾司洛尔可用于突发心动过速的应急治疗。α、β 受体阻断药通常是相互配合使用，使用剂量及期限以循环功能稳定为标准。

218. C【解析】嗜铬细胞瘤患者多以分泌去甲肾上腺素为主，长期血压升高导致外周血管收缩，血管床缩小，循环血容量一般比正常减少 20%~50%，临床表现为血液浓缩、血细胞比容及血红蛋白增加。为降低术中肿瘤切除后的低血压，术前对患者的体液容量准备也非常重要，体重逐步增加是准备有效的一个指征。

219. A【解析】术前用药目的是缓解患者的紧张、焦虑情绪，可用苯二氮䓬类如地西泮、咪达唑仑等。抗胆碱药阿托品因有使交感神经兴奋导致心动过速的副作用，以东莨菪碱为宜。

220. A【解析】在行肾上腺肿瘤切除手术时，一般采用全麻。全麻能够提供稳定的心血管功能，维持患者血压和循环的稳定，降低术中出现高血压、心律失常等情况的风险。在全麻下，患者能够保持良好的呼吸道通畅，避免在手术过程中出现窒息等危险情况。全麻可以让患者处于深度麻醉状态，减轻患者的疼痛感受，提高手术的安全性。对于肾上腺肿瘤切除手术，术中需要进行肾上腺素水平监测，全麻下更容易实现。脊麻不适合用于肾上腺肿瘤切除手术，因为它无法提供足够的肌肉松弛度，对手术操作不利。连续硬膜外阻滞的作用范围较小，不够全身麻醉可以提供的广泛麻醉效果，而且手术时间较长，需要多次注射，容易出现药物过量或不足的情况。对于肾上腺肿瘤切除手术来说，局部浸润麻醉难以覆盖到所有需要切除的区域，无法提供足够的麻醉深度和患者的舒适度。

221. B【解析】术中一旦血压升高超过原水平的 1/3 或达到 200mmHg，除分析与排除诱发原因外，应立即采取降压措施，根据情况采用酚妥拉明静脉注射或硝普钠微量泵输注。其他药物如硝酸甘油也可应用。

222. E【解析】肿瘤切除后低血压的预防及处理包括：①良好的术前准备，如使用 α、

β受体阻断药可改善患者血管床的条件，增加儿茶酚胺分泌降低后的耐受性。②术中预防性扩容也可以降低血管扩张后低血压的发生率与程度。③根据肿瘤分泌儿茶酚胺的成分比例给予相关的血管活性药物。尤其是合并有儿茶酚胺性心肌病者会表现出顽固性低血压，可考虑使用去甲肾上腺素静脉持续输注，根据血压水平调整并延续到术后的一段时期，直至心功能完全恢复正常。

223. D【解析】肿瘤切除后儿茶酚胺分泌量急剧减少，糖原和脂肪的分解随之下降，同时胰岛素分泌升高，可导致严重的低血糖，多发生在术后数小时内。该患者尚未清醒，自主呼吸恢复，瞳孔等大等圆，对光反射存在，应考虑为低血糖，应立即行快速血糖测定。

224. C【解析】甲亢患者术前药物准备是术前降低基础代谢率的重要措施。有两种方法：①先用硫脲类药物，待甲亢症状被基本控制后，改用碘剂（卢戈液）1~2周，再行手术。②开始即服用碘剂，2~3周后甲状腺功能亢进症状得到基本控制，便可进行手术。该患者术前一直服用硫脲类药物，因此至少术前一周停药改用卢戈液治疗。

225. D【解析】气管插管全身麻醉是目前采用最广的方法，适合于甲状腺较大或胸骨后甲状腺肿，伴有气管受压、移位、术前甲状腺功能亢进症状尚未完全控制或精神高度紧张不合作的患者。

226. A【解析】甲状腺功能亢进症患者的术前药：一般来说，镇静药用量较其他病种要大，可选用巴比妥类或苯二氮䓬类药物；为了减少呼吸道分泌物，可以选用M受体阻滞药，一般选用东莨菪碱。

227. E【解析】杓状软骨脱位是环杓关节位置关系发生改变，导致声带运动障碍的一种病理现象，患者可出现一系列症状，如声音嘶哑，发音疲劳，吞咽疼痛，吞咽困难等，不是出现“三凹征”呼吸困难。

228. A【解析】该患者合并右侧锁骨骨折，拟行桡骨切开复位术，腋路法臂丛神经阻滞相对适宜。

229. B【解析】局麻药中毒患者常有嗜睡、眩晕、多语、唇舌麻木、寒战、耳鸣、惊恐不定、定向障碍、躁动等症状。也有的患者无上述症状而神志突然消失，相继出现面部和四肢的肌肉震颤，继而发生抽搐或惊厥，根据该患者上述症状，最可能为局麻药毒性反应。

230. D【解析】该患者出现局麻药中毒反应，应给予输液，维持血流动力学稳定，保持呼吸通畅，必要时可行气管插管和机械通气，并给予抗惊厥处理等。

231. B【解析】术前应用抗胆碱药可以抑制腺体分泌、解除平滑肌痉挛和迷走神经兴奋。术前常用的抗胆碱药代表药物是阿托品和东莨菪碱等。

232. C【解析】患者车祸后急症股骨干骨折切开复位内固定术，应视为饱胃患者，术前未给予胃肠减压，为了防止反流误吸，应采取清醒插管麻醉。

233. A【解析】全身麻醉是指从呼吸道吸入或静脉注射麻醉药物，出现可逆性意识丧失，痛觉消失的状态，实施全麻术前无须注射哌替啶镇痛。

234. A【解析】该患者病情危重，需要行气管插管全麻，且患者行下颌骨固定术后，口不能张开，不能经口气管插管。

235. E【解析】该患者有头部外伤，下颌骨粉碎性骨折，术后需要密切注意呼吸道通畅；患者神志恍惚，腹腔有淤血，肝脾破裂，应考虑有失血性休克因素的存在，需注意心功能、血压、CVP、尿量等变化，注意输液量，必要时补充血液制品。

236. E【解析】口咽通气道是一种非气管导管性通气管道，能防止舌后坠，迅速开放气道，建立临时人工气道。在临床急救时及全麻术后复苏当中应用广泛。

237. B【解析】氟芬合剂可用于全身麻醉诱导、术中和术后镇痛等。

238. E【解析】通常将感觉障碍，记忆、判断和智力障碍，幻觉以及情感波动等症状统称为脑病综合征，麻醉手术后出现的脑病综合征常常是可逆的。

239. C【解析】大剂量芬太尼麻醉是指以芬太尼为主要麻醉药、剂量达 50μg/kg 以上的。芬太尼的脂溶性高，单次作用时间短与再分布有关，但其消除半衰期较长，大剂量应用则可产生蓄积，作用持续时间延长，出现延迟性呼吸抑制，但不会出现脑综合征。

240. E【解析】焦虑、抑郁、幻觉是 ICU 患者常见的精神障碍，可以采取多种措施进行缓解和治疗，包括环境改善、药物治疗、心理干预等。选项 A、B、C、D 都是常见且有益的处理措施，可以帮助患者减轻焦虑和抑郁情绪，促进睡眠，提高心理状态。选项 E 则不利于这些症状的缓解和消除，因为病房环境与 ICU 监护治疗期间存在巨大差异，从 ICU 直接转入病房可能会使患者感到不适应和焦虑。

241. B【解析】根据该患者上述症状，最可能的诊断为腰椎间盘突出症。腰椎间盘突出症临床表现和症状如下。①腰部疼痛：多数患者有数周或数月的腰痛史，或有反复腰痛发作史。腰痛程度轻重不一，严重者可影响翻身和坐立。一般休息后症状减轻，咳嗽、喷嚏或大便时用力，均可使疼痛加剧。②下肢放射痛：一侧下肢坐骨神经区域放射痛是本病的主要症状，常在腰痛消失或减轻时出现。疼痛由臀部开始，逐渐放射至大腿后侧、小腿外侧，有的可发展到足背外侧、足跟或足掌，影响站立和行走。如果突出部在中央，则在马尾神经症状，双侧突出则放射可能为双侧性或交替性。③腰部活动障碍：腰部活动在各方面均受影响，尤以后伸障碍为明显。少数患者在前屈时明显受限。④脊柱侧弯：多数患者有不同程度的腰脊柱侧弯。侧凸的方向可以表明突出物的位置和神经根的关系。⑤主观麻木感：病程较长者，常有主观麻木感。多局限于小腿后外侧、足背、足跟或足掌。⑥患肢温度下降 不少患者患肢感觉发凉，客观检查，患肢温度较健侧降低。有的足背动脉搏动亦较弱，这是由于交感神经受刺激所致。须与栓塞性动脉炎相鉴别。

242. E【解析】选项 A、B 为骨科神经受压后视、触、动、量的查体。选项 C 是判断神经压迫的症状变化，屈颈、弯腰可能会使下肢放射症状加重。选项 D 也是判断神经受压的程度指标。

243. C【解析】硬膜外腔滴注消炎镇痛液可以有效改善腰椎间盘突出的粘连及还纳情

况，从而较明显改善患者的症状。

244. C【解析】患者有呼吸道梗阻症状，经口鼻气管插管均影响手术操作且患者不能耐受，故应立即清理口腔分泌物，牵引舌体后做气管切开插管，同时快速补液治疗休克。

245. D【解析】气管插管全身麻醉是该患者最佳的麻醉方法。

246. E【解析】呼气末 CO_2 正常，可排除选项 B、C。如麻醉偏浅，交感兴奋，则心率快、血压高，可排除选项 A、D。手术时间较长，且患者创伤较重，多发骨折，考虑血容量不足引起心率代偿增快。

247. A【解析】纳洛酮有解除呼吸抑制和催醒作用，能够解救麻醉性镇痛药急性中毒，拮抗此类药物导致的呼吸抑制，可以通过胆碱能的作用激活生理性觉醒系统使患者清醒，可用于全麻催醒以及抗休克和某些昏迷的患者。

248. D【解析】腕管阻滞可完成手术，是对患者影响最小的麻醉方式。

249. E【解析】罗哌卡因用于臂丛神经阻滞时，对运动神经阻滞程度较弱，而感觉神经阻滞的时间长，弥散广、浸润能力强、阻滞完全，效果优于布比卡因，能达到满意的麻醉效果。

250. A【解析】虽然氯胺酮呼吸抑制作用轻微，但如静脉给药剂量过大或注药速度过快，或复合应用麻醉性镇痛药时，则可引起呼吸明显抑制，甚至呼吸停止。

251. D【解析】发热是手术后最常见的症状，术后2~3日内低热常为大型手术的术后吸收热，体温一般在37~38℃，持续时间很短，1~2日即恢复正常，并且无任何伴随症状。如果体温较高、波动较大、持续时间较长时，应警惕肺部感染、伤口感染、泌尿系感染等。

252. D【解析】分娩第1产程是指从规律宫缩开始至宫口开全，第一产程结束的标志是宫口开全。

253. E【解析】硬膜外阻滞被认为是最有效的分娩镇痛方法，是经硬膜外隙注入低剂量的局麻药和阿片类药物的混合液，使镇痛的产妇在产程中能够保持清醒合作，并且自由行走活动的椎管内镇痛技术。有很好的镇痛效果，万一自然分娩失败，还可继续用于剖宫产。

254. A【解析】鞍麻是脊椎麻醉（腰麻）的一种特殊方式，属于低位腰麻，麻醉平面在 $L_{1\sim2}$ 以下。自然分娩采用鞍麻，麻醉平面仅到 S_1。

255. A【解析】连续硬膜外麻醉分娩镇痛常采用低浓度局麻药与小剂量阿片类药物合用。

256. D【解析】近几十年来，剖宫产使用全麻已经明显减少，但少数情况下仍需施行全麻，包括产妇大出血、凝血功能障碍，威胁胎儿生存或产妇拒绝区域麻醉。

257. B【解析】维库溴铵是一种全麻辅助药，主要在全麻气管插管和肌肉松弛时使用。维库溴铵通过和乙酰胆碱竞争位于横纹肌运动终板的烟碱样受体，从而阻断神经末梢和横纹肌之间的传导。维库溴铵对于肌肉放松的效率很高，是氯化筒箭毒碱的三倍。该药没有阻断迷走神经的作用，由于会引起心率增快等现象，因此比较适用于心肌缺血的患者。

258. E【解析】Apgar 评分具体标准如下。①皮肤颜色：全身粉红为 2 分，身体粉红、四肢青紫为 1 分，青紫或苍白为 0 分。②心率：大于 100 次/分钟为 2 分，小于 100 次/分钟为 1 分，听不到心音为 0 分。③呼吸：有力、哭闹 2 分，慢、不规律为 1 分，没有呼吸为 0 分。④肌肉张力：四肢多动呈屈曲 2 分，四肢略屈曲 1 分，肌张力松弛为 0 分。⑤反射：咳嗽、哭闹 2 分，有反应、皱眉、微动 1 分，无反应为 0 分。

259. B【解析】3~4 分属中度抑制，经给予刺激仍未建立有效的呼吸或心率减至 100/分钟以下，应行面罩或气管插管间歇正压通气。如仍无改善，心率继续减慢至 60~80/分钟，则立即开始心脏按压。

260. C【解析】在平卧位时约有 90% 临产妇的下腹静脉被子宫所压，甚至完全阻塞，下肢静脉血将通过椎管内或椎旁静脉以及奇静脉等回流至上腔静脉，约有 50% 产妇于临产期平卧位时出现仰卧位低血压综合征，表现为低血压、心动过速、虚脱、晕厥等。

261. D【解析】已检查出仰卧位低血压综合征患者，应将子宫手推向左，或左倾 18°~28°手术床，加快静脉注射速度，在情况危险时可以注射麻黄素。

262. C【解析】新生儿复苏时，进行胸外按压的指征为心率 <80 次/分。

263. E【解析】新生儿复苏基本步骤：①胸外按压。②人工通气。③肠外按压。④使用肾上腺素和扩宫药。

264. E【解析】扁桃体挤切术术前首先应进行血常规检查，出凝血时间检查，心电图检查，术前 6 小时禁食水。

265. A【解析】在患儿扁桃体挤切术中，取出右侧扁桃体后出现创口出血，呼吸道阻力增加，应立即判断导管是否脱出气管。这是因为导管脱出气管可能会导致气道堵塞，影响呼吸功能，是需要紧急处理的情况。

266. B【解析】本题主要考查呼吸道阻力增加后可能的病理生理结果，除了选项 B 以外，其他各项均会发生。

267. C【解析】硫喷妥钠诱导对心血管系统的主要作用是外周血管扩张，会加重该患儿右向左分流。

268. C【解析】对于法洛四联症，氯胺酮是较好的诱导药物，可使心输出量增加，体循环阻力增加，可减少右向左的分流。

269. B【解析】左向右分流使肺血流增多，法洛四联症患儿为右向左分流。

270. B【解析】β 受体阻断药应用于心脏手术可诱发心动过速和心律失常，与吸入麻醉药合用可能加剧低血压，可降低对正性肌力药物的反应。

271. B【解析】如果该患儿改用七氟烷诱导，则肺血流减少，吸入诱导缓慢。

272. D【解析】对于该患儿来说，术前询问家族史对行尿道下裂成形术的意义不大。

273. B【解析】抗胆碱药能阻滞 M 胆碱受体的药物，可呈现抑制腺体分泌、散大瞳孔、加速心率、松弛支气管平滑肌和胃肠道平滑肌等作用。

274. A【解析】氯胺酮增加儿茶酚胺，通过兴奋 β_2 受体使支气管扩张，特别适用于哮喘患者。

275. C【解析】麻醉诱导和手术过程中未用非去极化肌松药，在手术结束时再使用琥珀胆碱，可能导致恢复状况难以预料，应避免这种用药方式。

276. A【解析】当哮喘发作时，应采取的处理措施如下。①明确诱因、消除刺激因素。②如因麻醉过浅所致，应加深麻醉。③面罩吸氧，必要时施行辅助式控制呼吸。④静脉输注皮质类固醇类药、氨茶碱等，两种同时应用可能效果更好。⑤若无心血管方面禁忌，可用 β 受体激动药。

277. D【解析】该患儿疑似发生喉头水肿。喉头水肿指喉部松弛处的黏膜下有组织液浸润，是气管插管术后常见的并发症，起病急、发展快，患者常数分钟或数秒钟内发生喉鸣、声嘶、呼吸困难，甚至窒息。

278. E【解析】在患儿择期行肿物切除术前，麻醉医生的准备工作非常关键。但选项 E “备皮” 不是必要的准备步骤，因为手术时需要剃除局部毛发并进行消毒处理，所以一般不需要事先备皮。其他选项都是必要的准备步骤。访视患儿，与家长交代麻醉情况，可以帮助缓解患者的焦虑和恐惧情绪，建立信任关系。术前肌内注射阿托品有助于预防手术引起的心率加快、血压升高等情况。术前 2 小时禁食可以减少呕吐、误吸等并发症的发生。了解配血情况是为了术中出现意外情况时能及时应对，保证患者的安全。

279. C【解析】较大儿童和青少年愿意保持清醒状态在区域麻醉下实施手术，特别是短小手术。该患儿年龄较小且手术为大手术，应在全麻气管插管下实施手术。

280. B【解析】选项 B 的麻醉诱导药物对心血管系统影响小，并且可以有效地减少插管反应。

281. D【解析】在患者行胸部肿块切除手术时，麻醉期间的管理措施应当充分考虑到患者的病史和身体情况。选项 A、B、C、E 都是合理的措施，有助于确保患者的安全和舒适度。但维持浅麻醉，减少心脏抑制是错误的，因为对于已经有过心肌梗死的患者来说，维持浅麻醉可能会使心脏受到更大的负担，导致心肌缺血、心律失常等并发症的发生，因此需要维持足够的麻醉深度。

282. C【解析】甲亢危象的典型临床表现为高热、心动过速、大汗淋漓、呕吐腹泻、谵妄、昏迷等。当甲亢患者围术期发生体温迅速升高、心率明显增快、大汗等表现时，应高度怀疑甲亢危象的可能。

283. A【解析】一旦临床上疑有甲亢危象，切不可等待 T_3、T_4 检测结果出来后再进行治疗。

284. D【解析】肠梗阻时由于大量呕吐及大量体液向肠腔渗出，造成细胞内外严重水电解质丧失，血容量减少，血液收缩，所以需行电解质分析。

285. D【解析】患者因乙状结肠癌并发肠梗阻需要进行急诊肠切除吻合术，同时患者有高血压病史。考虑到手术的创伤性和麻醉的需要，全麻加气管内插管是最佳的麻醉方法。通过气管插管可以确保患者的呼吸道通畅，并方便机械通气和维持麻醉深度。而全身麻醉也能够更好地控制患者的生理状态和心血管反应，预防术中并发症和提高手术成功率。硬膜外阻滞在该情况下不适用，因为它主要用于下肢、腰部等局部区域的手术麻醉，且患者体温较高，可能会影响药物吸收和效果。单纯静脉麻醉与局部麻醉，对于这种大手术来说都不能提供足够的麻醉深度和稳定性，不能满足手术需求。腰硬联合麻醉需要患者配合体位和神经阻滞等操作，不适用于急诊手术。

286. E【解析】连续硬膜外阻滞加气管插管全身麻醉具有镇痛完全，肌肉松弛满意、通气功能好、术毕苏醒迅速、全麻用药量少等优点，已成为一种常用的复合麻醉方法。该患者要求术后镇痛，应首选此方法进行麻醉。

287. E【解析】七氟烷对气道没有刺激反应，麻醉诱导快，循环干扰小，溶解度低，麻醉后苏醒快，对肝脏的毒性小。

288. A【解析】给予琥珀胆碱可致眼压突然升高，因而青光眼或前房穿通伤患者应慎用。

289. A【解析】该患者全麻时应控制眼内压，麻醉期间避免呕吐、呛咳和激动及药物等引起眼压急剧的升高。

四、B 型题

1. D【解析】休克患者麻醉诱导可采用芬太尼联合地西泮、咪达唑仑、依托咪酯或氯胺酮，亦可加用吸入麻醉，肌松药诱导。

2. E【解析】乙醚对血糖影响最大，可能与交感神经兴奋、儿茶酚胺释放增多有关，故糖尿病和酸中毒患者禁用乙醚。

3. E【解析】乙醚麻醉适用于各种手术，在使用其他辅助药的基础上，进行乙醚浅麻醉，则是临床常用的一种复合麻醉，但不适用于麻醉诱导。呼吸道急性感染，糖尿病，颅内压增高，肝肾功能严重损害者均属禁忌。

五、X 型题

1. ABCD【解析】颅内活动性出血者（开颅手术除外）禁用甘露醇，甘露醇还可进入血脑屏障破坏区，加重局部脑水肿。甘露醇对肾脏是有一定影响的，如果使用小剂量的甘露醇可能会使肾脏血管扩张，而大剂量会使肾脏血管收缩，如果长期使用大剂量的甘露醇可能会引起肾小管损害及血尿。

2. ABC【解析】癫痫持续状态的处理原则：保持呼吸道通畅给氧和防护的同时，尽快制止发作。首先使用足量的抗癫痫药，通常选用地西泮，为控制各种癫痫持续状态的首选药，一般静脉注射及静脉滴注维持。还有维持生命体征，预防和控制并发症，尤其注意处理脑缺血缺氧，脑水肿，防止脑疝形成，纠正电解质失衡。尽快查明病因，针对性的检查和治疗，发病控制后还需要抗癫痫药维持。

3. BCDE【解析】门诊手术是指在门诊或者日间手术室进行的小型手术，因此术前和术后的注意事项与大型手术略有不同。选项A，成年人应从手术前6小时开始禁食，而非自术前午夜后开始禁食。选项B，麻醉方法应根据患者的实际情况选择合适的方法和药物联合应用，既要保证麻醉效果，又要尽可能减少并发症的发生。选项C，门诊手术患者禁饮时间可以放宽为3~4小时，但仍需遵循禁食规定以及饮水时间的限制。选项D，门诊手术一般麻醉恢复时间较快，并且不良反应相对较少，但也需要密切观察术后患者的情况，及时处理可能出现的并发症。选项E，出院评估评分标准达到9分以上可以考虑出院，但仍需要医生的评估和指导，以确保患者的安全和康复。

4. ABCE【解析】结核性胸膜炎、胸腔积液的治疗包括：正规抗结核治疗、糖皮质激素应用、抽液。大量胸腔积液者每周应抽液2~3次，直至完全吸收，每次抽液量不应超过1000ml，过快、过多抽液可使胸腔压力骤降，发生肺水肿或循环障碍。糖皮质激素可减少机体的变态反应及炎症反应，改善毒性症状，加速积液吸收，减少胸膜粘连或胸膜增厚等后遗症，但亦有一定不良反应或导致结核播散，故应慎重掌握适应证，急性结核性渗出性胸膜炎全身毒性症状严重、积液较多者，在抗结核药物治疗的同时抽胸液，可加用糖皮质激素，通常用泼尼松或泼尼松龙。

5. CD【解析】丁卡因可使脊髓及硬膜外血管扩张、血流增加；布比卡因、罗哌卡因使脊髓及硬膜外血管收缩；利多卡因的神经毒性相对较大，一般不建议用脊椎麻醉。吗啡不会使脊髓血流量增加。

6. AB【解析】在颅内病变的患者中，肌肉松弛药可能会明显增加颅内压。其中，琥珀胆碱是一种常用的肌肉松弛药，它的作用机制是通过刺激神经肌接头上的N受体，使肌纤维收缩，导致肌肉松弛。琥珀胆碱也具有明显的不良反应，包括引起气道反应、增加分泌物、心律失常等。泮库溴铵也是一种肌肉松弛药，它可以阻断窦房结、交感神经节和交感神经末梢中的M受体，促进交感活动，诱发暂时性血压升高。因此，在一些颅内病变的患者中，使用这些肌肉松弛药可能会对脑部产生不利影响，需要密切监测并谨慎使用。阿曲库铵不会明显增加颅内压，但其心脏和呼吸方面的不良反应比较明显，需要密切监测。顺式阿曲库铵不会直接引起颅内压升高，但可能会对呼吸和循环造成影响，需要谨慎使用。维库溴铵是一种非去极化化中枢性肌肉松弛药，它的作用机制是通过阻断神经元前膜上的去极化过程，抑制神经冲动的传递，从而实现肌肉松弛。维库溴铵不会明显增加颅内压，但也有可能对呼吸和循环产生影响，需要注意观察。

7. ABDE【解析】颅脑外伤患者对全身麻醉药物常敏感，用药量要偏小；应用脱水药（甘露醇）减轻脑水肿，充分给氧，保持呼吸道畅通，控制呼吸，避免过度换气。注意血流动力学变化，均匀输血、补充血容量，纠正休克，要限制输液量。同时，要预防开颅后的血压骤降。麻醉前要下胃管，预防呕吐和误吸。发生心律失常时，及时处理。

8. ACDE【解析】控制急性脑膨出的措施：①调整体位，以利静脉回流。②监测 $PaCO_2$、PaO_2，纠正缺 O_2或 CO_2潴留。③改变麻醉药物，可将 N_2O、异氟烷等吸入麻醉药改为阿片类药物静脉麻醉。④使用硫喷妥钠。⑤使用非去极化肌松药。⑥适量纠正利尿药。⑦使用类固醇药物。⑧采取有效措施恢复脑顺应性，维持好血脑屏障。⑨必要时行脑脊液引流。

9. CDE【解析】严重脊髓损伤应选择全麻。脊髓损伤或压迫致截瘫或神经干损伤引起肌肉麻痹者，全身麻醉诱导应禁用琥珀胆碱，以免引起高钾血症而造成心律失常，甚至心搏骤停而死亡。严重创伤的应激阶段，常常累及心血管系统，心功能愈差，心脏的排血能力愈低，补液过多过快，势必引起肺水肿和肺淤血，影响氧的弥散和输送。

10. BCD【解析】哮喘患者围麻醉期用药包括镇静药和激素类药等，治疗哮喘的药物应一直使用到手术日。

11. ADE【解析】胸腔手术麻醉主要采用气管内插管全身麻醉，近年来重视术后镇痛疗法，故越来越多地应用下胸段硬膜外阻滞复合全身麻醉。其优点为术中减少全麻药用量，术后保留硬膜外导管作镇痛治疗，有效地减少术后肺部并发症的发生率。

12. BCDE【解析】胸部手术麻醉前准备：①停止吸烟 2～3 周。②治疗肺部感染。③控制气管与支气管痉挛。④胸部物理治疗与体位引流。⑤呼吸训练。⑥纠正营养不良及电解质失衡。

13. CDE【解析】胸科手术麻醉药物中，心脏功能极差的患者或心血管手术应用大剂量芬太尼或芬太尼类静脉麻醉不抑制心肌，最为有利，但延长了术后机械通气的使用，若术前情况尚可，也采用小剂量芬太尼（5～8μg/kg）辅助异丙酚（3～4μg/kg）或咪达唑仑（0.08～0.10mg/kg）并用吸入麻醉及非去极化肌松药行机械通气，维持正常通气功能，选项 E 正确。胸部手术麻醉一般选用气管内或支气管内插管全麻，也可以全麻与硬膜外阻滞联合应用，选项 A、B 错误，选项 D、E 正确。

14. ABCD【解析】开胸手术应保持呼吸道通畅：分泌物、导管扭曲等，防止支气管痉挛，维持适当的麻醉深度与足够的肌肉松弛，维持良好的通气，维持氧、二氧化碳、血压、心率正常，输血补液。

15. ACD【解析】气管内麻醉适用于病情重、呼吸功能差或已有低氧血症的患者，也适合用于长时间的复杂手术，选项 C 正确。椎管内麻醉一般不选择脊麻，因其对循环干扰大，选项 D 正确。胸部或上腹部硬膜外阻滞可因呼吸肌同时被阻滞而引起通气储备功能明显降低，故不适用于严重呼吸功能障碍者，选项 A 正确。上胸段硬膜外阻滞可使 VC 减少 50%，且同时阻断 T_1～T_5交感神经，副交感神经相对占优势，可诱发支气管痉挛，不适用于哮喘患者，选项 B 错误。吸入麻醉药选用氟烷、低浓度的异氟烷和七氟烷，选项 E 错误。

16. ABCE【解析】高血压患者手术前口服地西泮 5～10mg，肌内注射哌替啶 50mg 和异丙嗪 25mg，可产生较好的镇静效果，选项 A、B 正确。对于服用利血平或普萘洛尔的患者，可用阿托品，防止麻醉过程中发生心动过缓，选项 C 正确。为防止阿托品的不良反应，可在诱导前静脉注射，选项D错误，选项E正确。

17. BDE【解析】稳定型心绞痛可耐受，可日常活动，排除选项A。频发的室早不影响血流动力学稳定的情况下引起围术期急性心功能衰竭可能性较小，排除选项C。

18. ACDE【解析】开胸后心输出量下降的原因：①胸膜腔负压消失导致腔静脉回流和右心室负荷减少。②心脏随纵隔摆动，腔静脉入口处扭曲，阻碍腔静脉回流。③萎陷肺血管床阻力增加，左心回心血量减少，左室前负荷降低。④通气/血流比值失调。⑤缺氧和CO_2蓄积影响肺血流。⑥手术操作直接压迫心脏及大血管。

19. BDE【解析】主动脉瓣狭窄麻醉原则：①血压下降时，可用血管收缩药维持安全的血压水平。②除非血压严重下降，避免应用正性肌力药。③避免心动过缓，需维持适当的心率以保证冠脉血流灌注。④避免心动过速，否则增加心肌氧耗而形成氧债。⑤保持足够血容量，但忌过量。⑥对心房退化或丧失窦性心律者应安置起搏器。

20. ABDE【解析】主动脉关闭不全患者的麻醉要点：①防止高血压，否则反流增加，可用扩血管药降低外周阻力。②防止心动过缓，否则心舒期延长，反流增多。③需保证足够血容量。④可能需要用正性肌力药支持左心室功能。

21. ACDE【解析】成人上呼吸道感染（URTI）并不增加喉痉挛和支气管痉挛的发生率。但是对于1~18岁的小儿和青少年，4周内或近期内患URTI，呼吸相关的不良事件明显增加。其中独立危险因素包括：实施气管内插管（相对于使用喉罩和通气面罩）；早产儿；慢性反复发作的气道炎；长期吸烟史；手术本身涉及气管；有大量气道分泌物及鼻腔充血等。

22. ABCD【解析】高血压患者麻醉前应详细了解病史，掌握病情，了解高血压的病程长短、使用药物以及血压控制的水平。了解高血压的进展情况，即重要脏器的受累程度。了解重要器官的功能状况，判断患者对麻醉和手术的耐受性。而并存疾病如高血脂、糖尿病、肺部疾患、冠心病等增加麻醉和手术的风险性，也需了解。

23. CDE【解析】二尖瓣狭窄患者，很难耐受心动过速。因为舒张充盈期的时间缩短，由于肺循环血流较多，不能迅速进入体循环，吸入麻醉诱导及维持达到平衡较慢。

24. ADE【解析】主动脉瓣关闭不全麻醉要点如下。①前负荷：维持正常或偏高。②后负荷：维持较低的后负荷。③心肌收缩力一般受损较重，常需要强心药物辅助。④供氧/耗氧：左室舒张末压太高时可能诱发室颤。⑤心率：避免心动过缓。⑥心律：一般没有问题。

25. ABC【解析】大量失血，交感肾上腺系统兴奋、肾素-血管紧张素-醛固酮系统兴奋、肾血流皮质血流量减少而髓质血流量不变或变化很小。而晶体渗透压升高不是引起抗利尿激素释放的主要因素。

26. CDE【解析】主动脉瓣狭窄麻醉原则：①血压下降时，可用血管收缩药维持安全的血压水平。②除非血压严重下降，避免应用正性肌力药。③避免心动过缓，需维持适当的心率以保证冠状动脉血流灌注。④避免心动过速，否则增加心肌氧耗而形成氧债。⑤保持足够血容量，但忌过量。⑥对心房退化或丧失窦性心律者应安置起搏器。

27. AC【解析】二尖瓣狭窄麻醉原则：①防止心动过速，否则舒张期缩短，左室充盈更减少，心输出量将进一步下降。②防止心动过缓，因心输出量需依靠一定的心率来代偿每搏量的不足，若心动过缓，血压将严重下降。③避免右侧压力增高和左侧低心排，否则心脏应变能力更小，因此对用药剂量或液体输量的掌握必须格外谨慎。④除非血压显著下降，一般不用正性肌力药，否则反而有害。有时为保证主动脉舒张压以维持冠脉血流，可适量应用血管加压药。⑤房颤伴室率过快时，应选用洋地黄控制心率。⑥保持足够的血容量，但又要严控输入量及速度，以防肺水肿。⑦患者对体位的改变十分敏感，应缓慢进行。⑧术后常需继续一段时间的呼吸机辅助通气。

28. CDE【解析】心肺联合移植麻醉维持，吸入麻醉药可降低肺循环阻力，但高浓度吸入时可抑制心肌收缩力、降低外周血管阻力，使右向左分流增加。

29. BDE【解析】一般心血管手术常规经左桡动脉穿刺测动脉血压，但在大血管手术时，需根据手术部位决定，如胸主动脉手术时，术中可能要阻断左锁骨下动脉，此时不能从左桡动脉测压而必须经右桡动脉穿刺测压。当手术需从右锁骨下动脉灌注时则不能用右桡动脉穿刺测压。手术复杂，需采用上、下身分别低温麻醉灌注时，上、下肢都需有动脉压监测，一般上肢采用桡动脉，下肢采用股动脉或足背动脉，测压管路和抗凝装置分别管理，选项 A 错误。大血管手术的麻醉给药方法宜少量多次，选项 B 正确。麻醉维持以静脉吸入复合维持，选项 C 错误。重要器官保护措施包括脑保护措施、脊髓保护措施和肾脏保护措施，选项 D 正确。大剂量芬太尼麻醉主要用于心脏、大血管手术，对循环影响小，选项 E 正确。

30. ADE【解析】缩窄性心包炎术中应控制液体入量，尽量不输血。术前准备包括系统治疗，改善全身状况，控制心衰。无论采用何种麻醉，均应使循环功能受到最小的抑制，尽量避免引起心动过缓。

31. ABCE【解析】心脏病患者非心脏手术常用的静脉诱导药有咪达唑仑、硫喷妥钠、依托咪酯等。芬太尼可使心率缓慢，减少心肌氧耗，与肌松药泮库溴铵合用既可调整心率同时避免胸壁僵直，一度被认为是心脏病患者手术麻醉较理想的麻醉药物。

32. ABC【解析】腹腔镜手术麻醉选择以快速、短效、能解除人工气腹不适、能避免 CO_2气腹性生理变化为原则。全身麻醉、区域神经阻滞、局部麻醉都适用于腹腔镜手术。

33. ABCD【解析】严重肺病时，常会出现蛋白结合力的改变，血清白蛋白及其他药物结合蛋白水平的降低，腹水及全身水分量增加所致分布容积的改变，以及肝细胞功能异常所至代谢减弱，均可显著影响药物代谢及药代动力学，严重肝病时凝血功能减退，血浆假性胆碱酶会减少，大量腹水生成会影响水电解质平衡。

34. ABCDE【解析】急性坏死性胰腺炎患者术中注意补充血容量，纠正水、电解质紊乱，注意补钙，注意气道压力的变化，预防间质性肺水肿，甚至急性呼吸窘迫综合征的发生，注意心肌抑制或循环衰竭的发生。

35. ABCDE【解析】冠心病患者的麻醉原则是维持心肌供氧与需氧之间的平衡，在充分供氧的前提下尽可能避免增加心肌氧耗。为此要注意防止低血容量和其他原因所致的低血压，一旦发生，应针对原因及时予以纠正。防止高血压和心动过速，必要时给予对症处理。纠正水与电解质紊乱，尤其是脱水和低钾血症。充分给氧，预防肺并发症。避免高热和寒战造成耗氧量增加。消除疼痛、焦虑、恐惧等因素。

36. ABCDE【解析】神经外科麻醉应考虑：控制颅内压，PaO_2的管理，动脉血压的管理，类固醇药物的使用，利尿药的使用，抗血管痉挛药物的使用，患者体位，颅内积气、静脉空气栓塞监测，静脉液体管理，低温、血糖的管理，麻醉的苏醒。

37. ABDE【解析】腹腔镜手术麻醉期间应加强术中监测，常用的监测项目有无创血压、心电图、脉搏血氧饱和度、气道压力、呼气末 CO_2分压、末梢神经刺激器和体温等。必要时还可放置导尿管，以减少手术损伤膀胱的机会和改善术野显露，还可监测尿量。如有心肺功能障碍者，可监测直接动脉压，以便动态观察血压和做血气分析。术中必须监测 $PetCO_2$以便及时调整呼吸，维持正常血气状态，必须监测气道压，及早发现及处理气道压过高。

38. ABCD【解析】妇科腹腔镜手术麻醉选择以快速、短效，能解除人工气腹不适、避免 CO_2气腹性生理变化为原则，同时要求一定的麻醉深度，选项 A、B、C、D 正确。目前，对于腹腔镜手术的麻醉，多数学者推荐气管插管全身麻醉，其主要目的在于控制呼吸，减轻手术操作对呼吸的影响，保证良好的通气和氧合，避免出现高碳酸血症，选项 E 错误。

39. ABCE【解析】肾移植术静脉麻醉药首选异丙酚和芬太尼，也可用硫喷妥钠、氯胺酮、依托咪酯、芬太尼、氟哌利多等。但要注意血清蛋白结合率高的静脉麻醉药（如硫喷妥钠）静脉注射时应适当减量并缓慢注射。局麻药可选择利多卡因、布比卡因和罗哌卡因。肾移植术麻醉药的选择有三个原则：①药物的代谢和排泄不在肾或不依赖肾。②无肾毒性。③药物作用时间短。

40. ABCD【解析】肾移植手术麻醉期间应严格遵循无菌技术，防止硬膜外腔感染，选项 A 正确。硬膜外麻醉穿刺点多采用两点穿刺，上管穿刺点选择 $T_{11\sim12}$或 T_{12}和 L_1间隙，向头侧置管；下管穿刺点选择 $L_{2\sim3}$或 $L_{3\sim4}$间隙，向尾侧置管，选项 B 正确。注意最后一次透析应距手术时间至少 24 小时，严格控制麻醉平面不超过 T_8，选项 C 正确。血管吻合完毕开放血流前，血压宜维持在较高水平，使移植肾有足够的滤过压，选项 D 正确。硬膜外麻醉对全身影响较少，肌松良好，避免了肌松药的副作用和气管插管可能引起的肺部感染。若阻滞平面较低，则对呼吸和心血管抑制也较轻，选项 E 错误。

41. ABCE【解析】肝移植麻醉期间可以采用的监测项目有心电图、有创血压、脉搏血氧饱和度、中心静脉压、血糖、体温、尿量。还可以做吸入麻醉药浓度和肌松监测、动脉血气分析、呼气末二氧化碳监测、血流动力学监测、导管监测、经食管超声心动图检查、术中多普勒肝血流监测、术中多普勒肾血流监测，术中多普勒胃黏膜血供监测、凝血功能监测术中神经系统监测。

42. ABCD【解析】盆腔器官受阴道交感与迷走神经支配，手术牵拉易发生腹肌紧张，肠胀气、恶心、呕吐，不仅影响手术操作，且易导致血流动力学改变和患者痛苦，选项A正确。为便于盆腔深部和阴道操作，要求麻醉有充分的镇痛和肌肉松弛，选项B正确。术中大量腹水排出，搬动或摘除巨大肿瘤，腹内压骤然下降，可发生血流动力学和呼吸功能明显变化，麻醉医师要做好休克的防治，选项C正确。妇科手术麻醉应避免发生术中缺氧，选项D正确。椎管内阻滞时，阻滞范围达 T_8~S_4，方能阻滞交感和迷走神经反射，选项E错误。

43. ABCE【解析】胆囊、胆道疾病多伴有感染；胆道梗阻多有梗阻性黄疸及肝功能损害，麻醉前都要给予消炎、利胆和保肝治疗。梗阻性黄疸可导致胆盐、胆固醇代谢异常，维生素K吸收障碍，致使维生素K参与合成的凝血因子减少，发生出凝血异常，凝血酶原时间延长。麻醉前应给维生素K治疗，使凝血酶原时间恢复正常。麻醉前重点应检查心、肺、肝、肾功能，对并存疾病特别是高血压病、冠心病、肺部感染、肝功能损害、糖尿病等应给予全面的内科治疗。胆囊、胆道疾病患者常有水、电解质，酸碱平衡紊乱，营养不良，贫血，低蛋白血症等继发性病理生理改变，麻醉前均应作全面纠正。梗阻性黄疸和胆道压力增高时，迷走神经张力增高，心动过缓，而且术中更易发生，术前应常规给予阿托品。

44. ABD【解析】急腹症手术采用全麻的患者应酌情选用对循环和生理影响小的麻醉药物如芬太尼，选项A正确。麻醉维持目前多采用复合的方法，如吸入氧化亚氮，并辅以肌松药和镇痛药，选项B正确。急腹症手术麻醉应维持有效循环血量，保持收缩压≥90mmHg、尿量≥30ml/h，选项D正确，选项E错误。对于全身情况良好、循环和呼吸功能稳定的患者，可慎用硬膜外阻滞。由于硬膜外阻滞可引起血管扩张，使回心血量和心输出量减少，导致血压下降，对已有大量细胞外液丢失的患者，可引起严重低血压。如阻滞平面过高，可阻滞心交感神经，降低心脏代偿能力，甚至抑制呼吸。因此，急腹症施行连续硬膜外麻醉，必须分次小剂量给药，严格控制阻滞平面和范围，选项C错误。

45. ACE【解析】肾移植术肌松药首选阿曲库铵，维库溴铵、泮库溴铵剂量需酌减，禁用经肾排泄的加拉碘铵和氨酰胆碱，高血钾者不宜用琥珀胆碱。

46. BCE【解析】在肾移植麻醉中可以选用椎管内麻醉，常选用双管麻醉。上管麻醉平面需满足肌松、局麻药需要的较高浓度，但不应加入肾上腺素，因加入肾上腺素的局麻药可使肾血流量减少25%，还可使血压增高。术中最好将血压维持在术前水平，特别是血管吻合完毕开放前，不宜低于术前的85%。左髂血管阻断钳开放后，可以通过调节麻醉深度，快速输液或输注血管活性药达到目标血压。如发生低血压，一般通过扩容来治疗，而较少应用收缩性血管活性药，以防止肾血管的过度收缩而降低肾灌注和肾小球滤过率。

47. ADE【解析】肾移植受体术前pH应控制在>7.25，否则应进行血液透析，选项A正确，选项B错误。麻醉前应急查血钾，特别是在患者因手术时机错过了一次常规透析时。

血钾浓度大于 6mmol/L 时，应推迟手术以纠正血钾水平，选项 C 错误。血压控制的目标为术前的基础血压以下的 20% 范围，选项 D 正确。对于刚诊断为肾衰竭的非糖尿病年轻患者，术前仅检查心电图就够了，而对于长期糖尿病患者，则建议行超声心动图负荷试验，如果患者存在心肌缺血症状，则应行冠状动脉造影检查，选项 E 正确。

48. ABDE【解析】肥胖患者全麻后的拔管指征包括：①患者完全清醒。②肌松药及阿片类药残余作用已完全消失。③吸入 40% 氧时，血液 pH 7.35～7.45，PaO_2 > 80mmHg 或 SpO_2 > 96%，$PaCO_2$ < 50mmHg。④呼吸器显示的最大吸气力至少达到 25～30cmH_2O，潮气量 > 5ml/kg。⑤循环功能稳定。

49. ABDE【解析】激素治疗突然停药或者长期激素治疗后，类固醇合成受到抑制是引起皮质类固醇分泌减少的主要原因。其他原因有促肾上腺皮质激素（ACTH）分泌减少，自身免疫性疾病引起的肾上腺腺体破坏、结核、出血、癌症，一些先天性的肾上腺增生和细胞毒性药物的使用，垂体或肾上腺破坏。

50. CDE【解析】生长素型垂体腺瘤患者由于垂体肥厚，会厌宽垂还有下颚骨过度增长、颅骨变形、易发生困难气道，麻醉前 2 小时应禁水，防止反流误吸。垂体功能减退表现为食欲缺乏、恶心呕吐、休克甚至昏迷等症状，患者对麻醉药十分敏感，术前用药应慎用或不用。

51. ABCE【解析】胰岛素瘤切除术中应监测血糖变化，其目的是及时发现处理肿瘤时的低血糖症和肿瘤切除后的高血糖，以及判断肿瘤是否完全切除，选项 A 正确。全麻应尽量选用对血糖影响小的药物，并且在全麻期间应注意鉴别低血糖昏迷，选项 B 正确。一般认为肿瘤切除后血糖升高至术前 2 倍或切除后 1 小时内上升至 5.6mmol/L（100mg/dl），即可认为完全切除，选项 C 正确。肿瘤切除后 1 小时内血糖无明显升高者，应怀疑有残留肿瘤组织存在，应进一步探查切除残留的肿瘤组织，选项 D 错误。为防止低血糖的发生，术中应间断测定血糖的水平，根据血糖测定值输注少量葡萄糖，应维持血糖在 3.3mmol/L（60mg/dl）以上；肿瘤切除后如出现高血糖，可使用小量胰岛素控制，选项 E 正确。

52. BCDE【解析】全关节置换术在麻醉期间应常规监测 ECG、SpO_2、血压和尿量；必要时应监测直接动脉压、CVP 和动脉血气分析。

53. ABDE【解析】四肢显微外科手术的麻醉大多数可在阻滞麻醉下手术，尤其是连续硬膜外阻滞，还可用于术后镇痛和防止吻合血管痉挛，选项 A 正确。手术时间长，操作精细，要求麻醉平稳、镇痛完善，选项 B 正确。为防止移植血管痉挛，尽量避免使用血管收缩药和防止发生低温，选项 C 错误。四肢显微外科术中常用抗凝药，选项 D 正确。断肢再植者多为创伤患者，有的合并多处创伤，因而应注意对全身的检查和处理，选项 E 正确。

54. ABE【解析】此类患者的麻醉特点概括为：①不能耐受深麻醉。②难以配合麻醉。③难以避免呕吐误吸。④麻醉药作用时间明显延长。⑤常伴有不同程度脱水、酸中毒。⑥常需支持循环功能。

55. ACD【解析】机体受到手术、创伤等外周刺激时，应激反应启动，下丘脑-垂体-肾上腺皮质系统、交感神经-肾上腺髓质系统产生强烈的神经内分泌反应。此时交感神经系统兴奋，胰岛素分泌减少，肾上腺素、去甲肾上腺素、胰高糖素、促肾上腺皮质激素、肾上腺皮质激素及抗利尿激素分泌均增加。

56. BCE【解析】腹腔镜手术麻醉选择以快速、短效、能解除人工气腹不适、能避免 CO_2 气腹性生理变化为原则。全身麻醉，区域神经阻滞，局部麻醉都适用于经腹腔镜手术。

57. ABE【解析】门静脉高压症手术有出血倾向者可给予维生素 K 等止血药，以纠正出凝血时间和凝血酶原时间，选项 A 正确。术前改善营养，纠正贫血和低蛋白血症，选项 B 正确。输液时不可大量使用乳酸林格液或生理盐水，否则钠负荷增加可导致间质性肺水肿，选项 C 错误。肝硬化患者的胆碱酯酶活性减弱，使用琥珀胆碱时，其作用可增强，选项 D 错误。输血、输液时应注意补充细胞外液、纠正代谢性酸中毒、充分供氧及适量补钙，选项 E 正确。

58. ACDE【解析】门静脉高压症手术麻醉管理应注意：①维持有效血容量。②预防腹内压过高。③保持血浆白蛋白大于 25g/dl，血细胞比容大于 30%。④补充凝血因子及血小板。⑤少用代谢的药物。

59. AD【解析】急性呼吸道梗阻直接后果是无法通气，导致氧气不能进入肺参与交换，无法排出 CO_2，导致高碳酸血症。选项 B、C、E 是间接后果。

60. ABCDE【解析】颅脑手术坐位常用于颅后窝、延髓和颈髓手术，容易发生空气栓塞、低血压、气脑、硬脑膜下血肿、周围神经压迫性损害、四肢麻痹、口腔分泌物反流误吸等并发症，目前已较少采用。

61. ABCDE【解析】老年人和久病衰弱者伴有各器官功能减退，常有肾上腺皮质功能不全。内源性儿茶酚胺分泌过多是嗜铬细胞瘤的基本病理生理变化，病程长的嗜铬细胞瘤患者可有儿茶酚胺心肌病，糖尿病患者术前准备的基本原则是积极治疗糖尿病，控制糖尿病并发症，改善全身情况，提高患者对麻醉手术的耐受力。因此必须限制饮食，控制血糖，有些患者还需用药物来控制血糖。肾上腺皮质醇增多症患者由于代谢及电解质紊乱，对手术和麻醉耐受性差。嗜铬细胞瘤患者由于长期血压升高导致外周血管收缩，血管床缩小，循环血容量一般比正常减少 20%~30%。

62. ABC【解析】出血、休克、缺氧、低体温、麻醉过深、内脏牵拉反射、药物作用等均可造成心跳过缓，甚至心搏骤停。

63. BC【解析】老年患者脊椎麻醉的特点：由于脊髓及周围神经退行性变，对局麻药的敏感性增加；脑脊液分泌减少、压力降低及容量减少以及局麻药在蛛网膜下腔吸收减慢；从给药到出现阻滞作用的时间缩短；扩散广，阻滞平面增宽；阻滞作用时间延长。

64. AB【解析】老年人由于全身性生理功能降低，对麻醉和手术的耐受能力较差，并存其他疾病的发生率高，因而麻醉和手术的风险普遍高于青壮年患者。

65. ABCD【解析】诊断性检查麻醉处理原则：①麻醉前与患者沟通，解除患者的紧张、恐惧心理。②术前对患者的主要病理改变等全身情况充分了解。③麻醉医师应熟悉各种检查的主要操作步骤。④整个过程必须有麻醉医师在场，并持续监测患者生命体征，必须具备急救药品与设备。⑤关于患者的准备事宜同全身麻醉。

66. ADE【解析】非住院手术后患者均需在麻醉后监护治疗室（PACU）度过恢复期，区域或局部麻醉后恢复过程一般较短，选项 A 正确。麻醉恢复阶段需治疗术后疼痛和恶心呕吐反应两个主要问题，选项 B 错误。中期恢复阶段，患者可以被转入到下一级恢复室，在这个阶段，应鼓励患者活动行走，使其逐步达到出院回家的标准，选项 C 错误。环氧合酶-2（COX-2）抑制药如帕瑞考昔、塞米考昔、罗非考昔是新一代的 NSAIDs，肠道外给药可有效抑制术后疼痛，选项 D 正确。非甾体抗炎药如布洛芬、双氯芬酸、酮咯酸等，可以明显减少麻醉性镇痛药的用量，恶心、呕吐发生率明显减少，选项 E 正确。

67. CDE【解析】单纯乳突根治术、成人扁桃体摘除术、表浅的鼻内手术及咽喉部手术、上颌窦手术，可采用局部麻醉。

六、案例分析题

1. F【解析】急性心肌梗死发病后 6 个月内，不宜施行择期手术；6 个月以上且无心绞痛发作，可在良好的监护条件下施行手术。

2. D【解析】心电图主要检查人体的心脏跳动的频率、节律、心脏大致供血情况等等，心电图还是心肌梗死的重要检查手段。

3. BCDE【解析】成人心率超过 100 次/分（<160 次/分）则为窦性心动过速，因此应控制心室率低于 100 次/分。白蛋白是使血浆中含量最高的蛋白质，主要作用是维持血浆中的胶体渗透压。临床上使用白蛋白的适应证有失血创伤和烧伤等引起的休克、脑水肿及损伤引起的颅压升高、肝硬化及肾病引起的水肿或腹水、低蛋白血症的防治。该患者不需要输白蛋白。

4. ACDF【解析】咪达唑仑是一种强力镇静药，它具有明显的镇静，肌松，抗惊厥和抗焦虑的药理作用，可用于全麻醉诱导和维持，是椎管内麻醉及局部麻醉时的辅助用药。依托咪酯是一种催眠性的静脉全麻药，该药在临床的应用范围比较广，安全性也比较大，经常用于适合全麻手术的患者。在临床上，依托咪酯对心血管的影响非常轻微，不会引起因为全麻后出现明显的心脏异常，如出现心律失常。依托咪酯具有中枢镇静、催眠作用，而且还有遗忘作用，整个麻醉过程中没有任何记忆。

5. ABCDE【解析】心率、血压、中心静脉压、收缩压、肺动脉楔压等都是循环功能监测的重要指标。

6. BGH【解析】可使冠状动脉血流减少的因素是 PH 值升高，主动脉舒张压降低，LVEDP 升高。

7. ABCDE【解析】心肌氧耗增加的因素包括：心率增快；心肌收缩力增加；心室壁张

力增加；临床上常以“心率×收缩压”估计心肌氧耗，因此前后负荷的增加，同样会增加心肌氧耗。

8. CE【解析】迷走神经反射由于手术中牵拉胆囊或探查胆道时所引起的心率减慢、血压下降，低血压也可引起心率减慢，冠状动脉痉挛导致心肌缺血、心律失常。

9. ABCFG【解析】上述反应是由于迷走神经反射造成的，处理措施：①及早静脉注射阿托品，伴血压下降时加用麻黄碱。②必要时暂停手术刺激。③利多卡因局部表面麻醉。④腹腔神经丛阻滞。⑤加深麻醉。

10. CEFH【解析】经尿道前列腺电切术首先需放置尿道电镜，并在膀胱内注入灌洗液方能进行手术，所途径的解剖结构为贯穿阴茎和前列腺的全程尿道及膀胱，术中需要阻滞相应神经支配的器官应该是尿道、阴茎、前列腺及膀胱。

11. C【解析】经尿道前列腺切除术麻醉平面不超过 T_{10} 水平，因为术中可能因操作失误或刺激闭孔神经引起患者下肢肢体弹动，导致电凝电极穿破膀胱，灌洗液随即流入盆腹腔，若此时，患者即刻有不适感，可及时发现及时处理，此外，T_{10} 水平的麻醉平面足以阻滞支配膀胱的痛觉传入神经。

12. ABCDF【解析】随着等离子双极电凝内窥镜技术的应用，对膀胱冲洗液的导电性的要求大为降低，因而使得 TURP 对膀胱冲洗液品种选择的余地大大拓宽，除了蒸馏水及去甲肾上腺素稀释液在 TURP 中使用会对人体造成较大影响外，其他选项中列举的冲洗液包括生理盐水在内型均可安全应用。

13. CDEFGH【解析】选项 A，高渗性昏迷通常是血液中的渗透压过高导致的，而这种情况在手术和麻醉药物作用下很少发生。此外，本题并未提到患者存在高渗状态或其他导致高渗性昏迷的因素。选项 B，代谢性碱中毒通常是呼吸性酸中毒纠正过度或胃肠道丢失酸性体液过多等因素引起的，与本题中的手术和麻醉药物作用关系不大。此外，本题也没有提示患者存在代谢性碱中毒的临床表现。选项 C，视乳头水肿是手术刺激和脊麻药物效应引起的交感神经兴奋所致。交感神经兴奋会导致局部组织血管扩张、通透性增加，使眼球内压力升高，从而出现视乳头水肿。选项 D，由于 TURP 手术时可能会大量出血，特别是在肾功能不良的患者中，可能会导致低钠血症。选项 E，TURP 手术时使用液体输注并降低血压，可能会导致血管内容量增加。选项 F，由于 TURP 手术时可能会出现过度灌注、过多的输液以及肺水肿等情况，从而导致氧合指数降低。选项 G，在 TURP 手术中，大量输注的晶体液可能会导致血浆低渗透压。选项 H，TURP 手术时可能会影响水电解质平衡，导致细胞外间质水肿。

14. BEFH【解析】TURP 早中期患者因血容量显著增加往往伴有血压增高，患者有高血压病史，心肌继发改变，此时立即气管插管，插管刺激引发的心血管反应，血压会急剧增高，极有可能诱发急性左心衰；TURP 综合征患者往往存在低钾血症，应用毛花苷 C 强心有导致洋地黄中毒危险；立即用多沙普仑催醒并无指征，因此时患者无紧急催醒必要；患者头低位将会进一步加重脑水肿；正确的处理应该是对因对症处理。

15. BD【解析】针对TURP综合征，预防措施中最关键的是通过减小冲洗液水袋相对于手术野高度来缩小灌洗液与手术创面血管的静水压差，从而减少灌洗液中的水分进入到血管内；其次是尽可能控制手术时间，尽可能缩短灌洗液中水分向手术创面血管的移行时间。

16. BF【解析】脊髓完全横断时不仅影响感觉和运动功能，而且能够显著地改变自主神经系统的功能状态。根据脊髓损伤或横断的位置、程度和时间，可以引起自主神经系统不同程度的功能紊乱。高位截瘫时，交感神经系统受到严重损害，但是迷走神经并未受累。

17. BCDF【解析】高位截瘫时，表现为心动过缓，低血容量时亦不能够使心率增快。气管内吸痰或缺氧时，引起迷走神经反应，出现更为严重的心动过缓。同时，肾素-血管紧张素-醛固酮系统功能代偿性增加以维持血压，这类患者对血管紧张素转换酶抑制药较为敏感。

18. ACE【解析】脊髓损伤以下部位受到刺激时，能够出现自主神经系统反射紊乱现象，例如膀胱或肠道充盈扩张时，可以引起血压显著升高，外周血流明显减少，心率减慢，脊髓损伤以上的身体部位出现潮红、出汗。

19. BCDF【解析】高位截瘫患者血中儿茶酚胺仅轻度增加主要是肾上腺素能受体超敏化结果，这类患者对外源性儿茶酚胺较为敏感。另外，由于皮肤血管扩张及体温调节机制受到损害，术中容易出现低体温。

20. CF【解析】氯胺酮不是重症肌无力的禁忌用药。重症肌无力对非去极化肌松药的敏感性高于去极化肌松药。因吸入麻醉药本身及具有一定的肌松作用，对于部分重症肌无力行胸腺切除术的患者可以不使用肌松药，术中肌松程度完全满足手术需要。吗啡与抗胆碱酯酶药有协同作用，不宜使用。术中常规应用抗胆碱药，单剂量宜小，是为了防止掩盖胆碱能危象症状。重症肌无力患者对肌松药敏感，诱导前无须预给。

21. BDEG【解析】易出汗，上呼吸道分泌物增多是吡斯的明的不良反应。骨质疏松、消化道溃疡或出血、低钾血症是泼尼松的副作用。

22. D【解析】胆碱能危象为使用胆碱酯酶抑制药过量，突触后膜持续去极化，复极相过程受阻，神经-肌肉接头处发生胆碱能阻断而致呼吸肌麻痹。除肌无力外，还表现为毒蕈碱样中毒症状，如恶心、呕吐、腹泻、大汗、瞳孔缩小、分泌物增加等。肌无力危象由胆碱递质不足引起，且不伴有出汗和瞳孔变化。根据给予新斯的明到出现症状的时间，以及出汗及瞳孔变化情况，该患者当属胆碱能危象。

23. BCD【解析】胆碱能危象为使用胆碱酯酶抑制药过量引起，体内胆碱能递质相对过多，若给予新斯的明是雪上加霜，吗啡与新斯的明有协同作用因而不宜使用，呋塞米对胆碱能危象无治疗作用，因此正确的处理主要是进行呼吸循环支持等对症处理，同时针对毒蕈碱症状应用阿托品处理，等待胆碱能递质的降解，必要时也可用解磷定恢复胆碱酯酶活性，并对抗胆碱酯酶抑制药的烟碱样作用，直至肌肉松弛，肌力恢复。

24. ABCDE【解析】主要围绕脊髓损伤患者麻醉的特点进行考虑，包括截瘫患者麻醉的用药选择、气道管理及手术径路等。检查颈部活动度有加重脊髓损伤的危险。

25. ABDE【解析】颈椎手术麻醉选择主要以全身麻醉为主，低位颈前路手术可在局麻或颈神经浅丛麻醉，高位颈前路手术选用气管内全身麻醉为妥。喉罩全麻与气管插管全麻相比具有无喉头和气管的机械性刺激，插入和拔出时心血管不良反应小，较少引起呛咳，术后较少发生咽喉痛，不阻碍排痰，较少引起术后肺部感染等优点。

26. ABCDE【解析】脊髓损伤发生截瘫的患者往往存在高钾血症，尤其在发病 6 天至 6 周内应避免导致血钾进一步增高的诱发因素存在，而静脉注射琥珀胆碱可促进钾离子从骨骼肌细胞释放而导致血钾增高，容易引发心搏骤停。

27. ABCD【解析】该患者脊髓损伤已达 C_4 水平，常伴有呼吸功能障碍，术后需机械呼吸支持，高位截瘫患者的术后一般无须专门镇痛，睡眠状态不利于术后脊髓神经功能的观察。

28. D【解析】自发性的蛛网膜下腔出血，要高度怀疑颅内动脉瘤，血管畸形引起的出血，最有效的检查方法为脑血管造影，以明确出血的原因、出血的部位，从而制定治疗方案。

29. B【解析】氯胺酮可升高颅内压和脑代谢，禁用于颅脑外伤和颅内压增高的患者。

30. F【解析】出现此现象的可能原因是高钾血症，高钾血症常有心动过缓，心电图早期改变为 T 波高尖，P 波波幅下降，随后出现 QRS 波增宽，严重时可产生传导阻滞、阵发性室性心动过速、心室颤动或心脏停搏。

31. D【解析】根据血气分析，$PetCO_2$ 55mmHg，可以得出呼吸性酸中毒，导致高钾血症。

32. ABCDF【解析】迅速降低血钾水平可采取的措施：①碱化血液，促使钾进入细胞内，Na^+增加尿钾排出量，选项 A 正确。②钙剂能够对抗钾的心肌毒性，但不影响 K^+细胞内外浓度，Ca^{2+}降低细胞膜对钾通透性，减少流出，选项 B 正确。③过度通气可以纠正呼吸性酸中毒，选项 D 正确。④应用排钾利尿药可以使钾经尿液排出体外，选项 F 正确。⑤葡萄糖-胰岛素溶液可以促使钾向细胞内转移，选项 C 正确。⑥大量库血增加 K^+浓度，选项 E 错误。

33. BCDG【解析】高钾血症主要表现为心肌收缩功能降低、心音低钝，可使心脏停搏于舒张期，出现心率减慢、室性期前收缩、房室传导阻滞、心室颤动及心跳停搏。高钾血症的心电图的最主要明显的表现是 T 波高尖，一般早期出现 T 波高尖，QT 时间缩短。随着高钾血症的进一步加重，出现 QRS 波增宽，幅度下降，P 波形态逐渐消失。

34. ABCEFG【解析】氯胺酮可增加脑血流、脑代谢和颅内压，神经外科手术麻醉少用；琥珀胆碱可引起一过性的脑血流和脑代谢增加，颅内压升高。

35. ABDE【解析】发热会引起心率的增加，原因主要是发热时体温升高，引起的机体代谢增加，心率增快。体温每升高 1 度，心率每分钟就会增加 15 次~20 次。

36. ACDEF【解析】当麻醉过浅或镇痛不完全时，都会因手术刺激而引起患者的血压增高，心率增快，局麻药中肾上腺素过多也会导致血压升高，不包括过度通气，在麻醉过程中过度通气可降低颅内压。术中的缺氧及二氧化碳蓄积也是发生高血压的常见原因。

37. ABCDEF【解析】喉痉挛多为咽喉部或其他部位迷走神经强烈刺激导致喉部肌肉强烈痉挛，双侧声带持续内收，导致通气不畅，缺氧和 CO_2潴留。舌根后坠是指舌头因肌张力减弱而向咽腔后坠，阻挡气道后使呼吸不畅，有可能导致缺氧窒息。呼吸道分泌物过多、痰液黏稠、中枢性呼吸抑制都能导致缺氧。误吸和肿瘤也是常见缺氧的原因。残余肌松可抑制呼吸中枢对缺氧性通气的反应。

38. DEF【解析】患者入院后，应完善影像学结果，排除结核的可能，因此应进行结核菌素试验、腰部 CT 检查及腰部 MRI 检查。

39. ABCDE【解析】麻醉过程中的注意事项：①钢丝管具有较强的弹性，导管弯曲受压不易使管腔变窄，选项 A 正确。②脊柱肿瘤手术创伤大，失血多，可以采用急性血液稀释技术、控制性降压技术等减少术中出血，选项 B、C 正确。③大量出血后输血会引起机体酸碱失衡，水、电解质紊乱，选项 D 正确。④长时间俯卧位时应当注意喉返神经损伤与上呼吸道消肿的发生，选项 E 正确。

40. ABDEF【解析】阿托品试验是心内科常用的一种检查方法，用于鉴别窦性心动过缓的原因，不能诊断重症肌无力。

41. ABCDEF【解析】影响非去极化肌松药作用的因素：①吸入性麻醉药。②抗生素。③温度。④电解质紊乱。⑤局部麻醉药。⑥抗心律失常药。⑦抗癫痫药物。⑧酸碱平衡失调。

42. ABDF【解析】该病例麻醉要点：①了解肌无力的程度及其对药物的治疗反应。②完善术前检查。③麻醉前用药：以小剂量、能镇静而又不抑制呼吸为原则，为抑制呼吸道分泌及预防抗胆碱酯酶药不良反应应常规应用阿托品或东莨菪碱，但剂量宜小，以免造成呼吸道分泌物黏稠或掩盖胆碱能危象。④肌松药应在 NMT 功能监测下使用。⑤防止肌无力或胆碱能危象。

43. ABCEF【解析】GCS 评分分值越高，提示意识状态越好，7 分以下者为浅昏迷，对于颅脑外伤患者，不能进行气管内插管。

44. ABCDE【解析】患者查体 BP 130/85mmHg，不会加重颅内高压，血压变化对颅高压形成影响不大。

45. BCEF【解析】颅内压增高治疗：①病因治疗。②保持呼吸道通畅。③渗透性脱水药、利尿药。④肾上腺皮质激素。⑤低温。⑥过度通气。⑦脑室引流。⑧头高位。⑨巴比妥类药。⑩维持循环稳定及对症治疗。利多卡因可以降低脑代谢从而降低颅内压。

46. ABDE【解析】心衰的治疗包括降低心脏前后负荷，强心等治疗，血管紧张素转化酶抑制药（ACEI）及β受体阻断药也用于心衰的治疗，但此患者心功能Ⅳ级，不宜使用β受体阻断药。患者有肾功能不全，使用ACEI应监测血钾。维拉帕米可加重心衰。

47. CE【解析】患者有肾功能不全，ACEI有保钾作用，患者心电图出现房室传导阻滞，基底窄而高尖的T波，符合高血钾表现。PR间期固定，QRS波群有间歇性脱漏符合二度Ⅱ型房室传导阻滞心电图表现。低血钾心电图为QT间期延长，T波倒置，U波增高。患者无胸痛，虽有T波高尖，不支持急性心肌梗死诊断。

48. ABCD【解析】心肺复苏包括初级心肺复苏、高级心肺复苏。初级心肺复苏包括开放气道、人工呼吸及胸外按压和体外电击除颤。高级心肺复苏包括气管插管建立通气、建立静脉通路并应用必要的药物，而高压氧治疗则属于复苏后的处理。

49. D【解析】气道相关并发症主要包括气管导管的堵塞、导管移位、意外拔管、低氧血症等。气管导管的堵塞可导致SpO_2下降。

50. EF【解析】肺部听诊和观察插管后胸壁运动、导管内有无热气流来判断气管内导管位置。通过看、量、听三个要素决定和调整导管插管深度，最后予以固定并再次听诊。

51. ABCDEF【解析】苏醒延迟的原因：①麻醉药影响。②呼吸抑制。③术中发生严重并发症。④术中长时间低血压、低体温。⑤术前有脑血管疾病。⑥肝肾功能障碍。⑦糖尿病患者发生低血糖。

52. ADE【解析】应采取的措施：①应常规监测ECG、SpO_2、$PetCO_2$、血气、血电解质及肌松情况。②首先考虑麻醉药的作用。③根据监测结果对症治疗。④对因脑水肿、颅高压致呼吸功能不全患者，应给予甘露醇等利尿药降低颅内压。⑤低温度患者应适当升温。⑥对术中长时间低血压患者，除维持良好血压、$SpO_2>96\%$，血糖4.5～6.6mmol/L外，应给予大量皮质激素，给头部轻度降温及给轻度脱水治疗，以促进脑功能尽快恢复。

53. BDE【解析】考虑术中手术操作造成脑干刺激，应立即和外科医生沟通暂停手术操作，取头高位，并静脉给予阿托品。

54. E【解析】$PetCO_2$骤降是空气栓塞的早期表现，可以在循环系统出现症状之前诊断空气栓塞。

55. ACFGH【解析】发生空气栓塞，首先给100%氧吸入（用面罩或气管插管），静脉输入晶体维持循环，通知医生，让患者左侧卧位，头低足高位，静脉推注阿托品。

56. ABDE【解析】腺垂体分泌的激素有七种包括生长激素（GH）、促甲状腺激素（TSH）、促肾上腺皮质激素（ACTH）、促黑素（MSH）、卵泡刺激素（PSH）与黄体生成素（LH）、催乳素（PRL）。

57. DE【解析】术中出现呼吸末二氧化碳分压降低，可能出现了空气栓塞。动脉血氧饱和度减低，可能出现了支气管痉挛。

58. ABCEFGH【解析】麻醉前评估及准备需要注意的问题：①患者既往有高血压、糖尿病病史，在术前应合理控制血压在130/80mmHg以下，明确患者高血压分级，术前不宜停用抗高血压药物。②明确冠心病病史，评估心功能情况，完善心脏超声检查。③择期手术患者术前空腹血糖应控制在 8.3mmol/L 以下，最高不应超过 11.1mmol/L，或餐后血糖不超过 13.9mmol/L。④术前应充分镇静。

59. ABCDEFG【解析】所有选项均可以使脑松弛和颅内压降低。

60. ABCDEFGH【解析】对于该患者，本题给出的所有选项均应进行监测。

61. ABCDEFGH【解析】麻醉期管理：①切开硬脑膜前应做到适当的脑松弛。②硬膜切开后可适当减少用药量，长效麻醉性镇痛药应在手术结束前 1~2 小时停止使用，以利于术毕尽快清醒和防止通气不足。③术中间断给予非去极化肌松药，以防止患者躁动，特别在全凭静脉全麻时。④术中采用机械通气的参数为，潮气量 8~12ml/kg，分钟通气量 100ml/kg，呼吸次数成人为 10~12 次/分，保持 $PetCO_2$ 在 35 mmHg 左右。⑤苏醒应迅速；不出现屏气或呛咳；控制恢复期的高血压，以减少颅内出血的可能。⑥待患者自主呼吸完全恢复，吸空气后 SpO_2 不低于 98%，呼之睁眼，能点头示意后，方可送回病房或 PACU 或 ICU。

62. B【解析】颅内压增高会出现头痛、呕吐、视神经乳头水肿等典型的表现，也称为颅内压增高的三主症。

63. E【解析】颅内压力增高时，传导至硬脑膜与神经管相邻之处，使视神经受压，眼底静脉回流受阻，从而引起视盘水肿。这是颅内压增高的客观征象，严重时发生眼底出血。

64. ACDEF【解析】颅内压增高的患者腰椎穿刺可能诱发脑疝，应谨慎。颅内压增高的患者发生脑疝时应及时行侧脑室分流、脑脊液分流术、减压术等姑息性手术。

65. ABCDEF【解析】过度通气使 $PaCO_2$ 下降，脑血管收缩，从而减少脑血流量和脑血容量，使颅内压下降。头高位减少脑血容量，并使颅内脑脊液向脊髓蛛网膜下腔转移，从而降低颅内压。脑组织水通过脑脊液、淋巴液、脑血管途径清除，通过脑室引流放出脑脊液可迅速降低颅内压，比任何药物的作用都明显。甘露醇静脉输注后在脑血管和脑组织间产生渗透压梯度，使脑组织间隙水向血管内移动，使脑体积缩小，颅内压降低。巴比妥类药使脑血管收缩，脑血容量减少，使颅内压降低。低温可降低脑血流，使脑容积减少，进而降低颅内压。

66. ABEFG【解析】脑血流的主要决定因素：①脑灌注压。②颅内压。③脑血管自动调节机制。④化学调节：氧、二氧化碳及其他因素。⑤脑代谢率。

67. CDEF【解析】液体压力测定：①腰部脑脊液压。②脑室脑脊液压。③硬脑膜下或蛛网膜下液压。④脑组织压。⑤用液体充填导管测压。

68. A【解析】临床上诊断静脉空气栓塞（VAE）的依据主要有 3 条：食管或胸前听诊闻及“磨轮样杂音”；呼气末 CO_2 分压下降；超声发现心内气栓。

69. ACDEFG【解析】治疗静脉空气栓塞：立即采取左侧位，高流量纯氧通气；手术野要立即用盐水覆盖；手术野位置低于心脏水平；如果已经植入中心静脉导管，尽可能地吸出心脏的空气；静脉应用血管活性药物。

70. ACDE【解析】此时应对症处理，查颅脑 CT 以明确病因，吸氧，面罩通气，必要时行开颅手术。

71. A【解析】颅内出血可造成患者出现脑水肿、意识障碍、剧烈头痛、恶心呕吐、视神经乳头水肿、呼吸抑制等症状。

72. ACDE【解析】术后在围拔管期常发生血压升高、心率增快、呛咳等不良应激反应，气管导管内预注利多卡因，通过表麻作用预防拔管反应。颅脑手术后于深麻醉下拔管送术后恢复室。

73. B【解析】小脑扁桃体下疝临床上主要表现为疼痛，主要位于枕部、颈部、臂部放射性疼痛，同时可能出现眩晕，耳鸣，走路不稳及无力的症状。

74. ABE【解析】麻醉方式宜采取气管插管全身麻醉。

75. ABCDEF【解析】麻醉插管中可能会出现血压变化及心率变化，可以引起血压升高、心动过速、心律失常等，甚至出现心搏骤停。

76. ABCE【解析】硝普钠可扩张脑血管，增高颅内压。

77. ABDE【解析】恩氟烷会加重颅内压升高，高浓度恩氟烷会引起癫痫，增加脑代谢。氯胺酮会增加脑血流、脑代谢、颅内压。

78. ACDF【解析】神经外科手术麻醉前评估：①专科检查。②水、电解质变化。③重要生命器官功能评估。④评估气道条件。

79. ABCDE【解析】琥珀胆碱的副作用有眼内压升高、肌束颤动、血钾升高，常用剂量不引起组胺释放，但大剂量仍可能使组胺明显释放，而出现支气管痉挛、血压下降或过敏性休克。也可致心率减慢及心律失常。特异质反应尚可表现为恶性高热。

80. ABD【解析】神经外科手术术中液体管理总原则：①维持正常血容量。②避免血浆渗透压下降。③避免高血糖。

81. BCDEF【解析】患者有 10 余年高血压病史，并且曾经有过脑出血史，说明患者已经存在高危因素。根据患者的高血压病史，可以初步诊断为高血压，选项 C 正确。患者此次入院的主要症状是突发心前区压榨样疼痛伴有憋喘 4 小时，而且体检时发现两肺闻及湿啰音、心率较快、心律绝对不齐、第一心音强弱不等，都提示急性心肌梗死的可能。急查心电图显示 P 波消失，以大小不等的 f 波代之，V1、V2 呈 rsR 型、V4～6 呈 QRS 型，ST 段弓背向上抬高 0.3～0.5mV，T 波倒置，这些心电图表现也支持急性心肌梗死的诊断，选项 B 正确。同时，在高血压的基础上，本例患者因为发生了急性心肌梗死，导致心脏泵功能受损，出现泵衰竭的可能性较大，选项 E 正确。根据患者的心电图表现，V1、V2 呈 rsR 型，V4～6 呈 QRS 型，而且心律绝对不齐，可能存在心电图表现为完全性右束支传导阻滞的情况，选项 D 正确；P 波消失，以大小不等的 f 波代之，可能存在心房颤动的情况，选项 F 正确。患者的症状及心电图表现不符合急性心包炎，选项 A 错误。

82. ACDEFG【解析】急性心肌梗死一般治疗包括卧床休息、解除焦虑、监测、吸氧和及时缓解疼痛。ST 段抬高的急性心肌梗死的治疗包括阿司匹林抑制血小板聚集、抗凝、溶栓、ACEI、β 受体阻断药。但患者有脑出血史，为溶栓禁忌证。有泵衰竭，β 受体阻断药暂不能使用，可用利尿药改善心功能。急性心肌梗死是洋地黄使用禁忌证，特别是发病 24 小时内，但患者有快速房颤，是洋地黄的适应证。

83. DE【解析】患者有利尿药使用时，心电图 QT 间期延长，U 波显著，符合低钾血症表现，一过性意识丧失并抽搐，应考虑尖端扭转性室性心动过速。

84. CD【解析】尖端扭转性室性心动过速多由于 QT 间期延长引起。QT 间期延长包括先天性和继发性两种。先天性 QT 间期延长治疗应当首选 β 受体阻断药，药物治疗无效可以考虑左颈胸交感神经节切断术或置入埋藏式心脏复律除颤器。对于继发性，应当首先寻找和去除导致 QT 间期延长的病变和停用相关药物。首先静脉注射镁盐，Ⅰa 类或Ⅲ类抗心律失常药物可使 QT 间期延长，应禁用。若有心动过缓，可使用阿托品或异丙肾上腺素，也可以临时心脏起搏，利多卡因常无效。

85. E【解析】该患者目前不需要使用过度通气。过度通气超过正常生理通气需要，会出现明显的气促，喘息以及呼吸困难、四肢麻木感。有时还可能引起头晕，头痛症状，严重者可引起抽搐以及心悸。

86. BCDE【解析】由于该患者拟行动脉瘤切除术，手术后需要采取措施防治因控制性降压可能造成的脑血管痉挛或梗死。选项 A，过度通气可能会引起低碳酸血症，导致脑血管扩张和局部组织缺氧，不适合作为防治控制性降压造成脑血管痉挛或梗死的措施。选项 B，手术后适当控制血压可以减少脑血管痉挛和梗死的发生率，但是过度的降压可能会对脑组织产生不利影响，因此需要确保收缩压在一定范围内。选项 C，尼莫地平是一种钙通道阻滞药，可以扩张血管，减轻动脉痉挛，降低血压，也可用于急性期降低颅内动脉瘤破裂时的血管紧张。选项 D，拉贝洛尔和地高辛都可以用于降低血压，但其作用机制不同。同时，由于手术可能会损伤血管，导致出血和低血压等情况，因此需要给予补充血容量的治疗。选项 E，乌拉地尔是一种 α_1 肾上腺素能受体阻断药，可以用于治疗术后的高血压和颅内动脉痉挛等情况。

87. C【解析】头痛、恶心、呕吐是颅内压增高的主要症状。头痛的特点，多位于前额及颞部，为持续性头痛并有阵发性加剧，常常在早上加重，间歇期可以正常。头痛是由于颅内压增高使脑膜血管和神经受刺激与牵扯所致。头痛的部位与特性和颅内原发病变的部位与性质有关。中线部位脑瘤，早期发生梗阻性积水。因此，头痛出现也早，而且伴有强迫头位。恶心与呕吐常伴随头痛而发生，呕吐多为喷射性，呕吐是因为迷走神经中枢及神经受激惹引起。颅内压力增高时，传导至硬脑膜与神经管相邻之处，使视神经受压，眼底静脉回流受阻，从而引起视乳头水肿。

88. E【解析】应用腰椎穿刺引流脑脊液以降低颅内压，有引起脑疝危险，目前很少采用。

89. D【解析】颅内压急剧增高与脑疝危象，需采取紧急脱水治疗，如快速静脉滴注20% 甘露醇 1g/kg，呋塞米 20~40mg，以缓解高颅压和脑水肿。不良反应有水、电解质紊乱如低血容量、低钾、低钠、低镁、低氯等。

90. B【解析】过度通气使 $PaCO_2$ 下降，脑血管收缩，从而减少脑血流量和脑血容量，使颅内压下降。过度通气还能使中心静脉压降低，使脑静脉血易于回流到心脏。由于脑静脉血容量占脑血容量的 2/3，因而可使脑血容量减少。

91. ACD【解析】术前访视会诊，应主要评估患者心肺功能及插管条件。

92. ABD【解析】患者为择期手术，应积极改善心肺功能，做好术前评估后再行手术治疗。

93. BD【解析】手术当日可继续降压药物治疗，停用降糖药，患者颈椎病变，为避免插管造成颈椎损伤加重，可选择清醒气管插管。

94. AEF【解析】氟烷能使肝血流减少约 30% 和术后一过性转氨酶升高，术前有肝脏损害或疑有肝炎患者禁用；腹水患者采用利尿、补钾、控制输液量等措施，必要时可适量放腹水减轻腹内压，一次排腹水量应 <300ml；门静脉高压症者手术心功能正常时，为维持有效循环血量，保证最佳组织灌注，宜使血细胞比容保持在 30% 。

95. CD【解析】门静脉高压症致上消化道大出血且伴有凝血功能异常的患者最好不要选择硬膜外阻滞麻醉或脊椎麻醉。目前临床上多采用的是全身麻醉，尤其是对那些失血性休克患者，既能确保术中患者绝对安静，防止发生体动和牵拉反应，为术者提供良好的手术条件，又便于术中呼吸、循环管理。局麻辅助麻醉性镇痛药难以满足手术要求。

96. E【解析】门静脉高压患者，若是术中出血较多，导致凝血功能低下所致出血，应输新鲜全血。

97. CE【解析】阿曲库铵的代谢不依赖肝肾功能，且对中枢神经系统亦无明显影响；丙泊酚半衰期稳定，即便连续长时间用药也很少发生蓄积作用；东莨菪碱、咪达唑仑和芬太尼均经肝代谢，该患者存在肝脏疾患，且肝功能异常，将会影响药物代谢，同时存在低蛋白血症，影响药物的蛋白结合和药物的游离浓度，药物的作用时间也会发生变化，故应选择 C、E 两项。

98. CEF【解析】晶体液输注过多会导致周围性水肿而致伤口愈合及营养物质运输不良，出现间质性肺水肿及肝功能障碍。

99. C【解析】正常人无痰或仅有少量泡沫样痰或黏液痰，患者每天痰液超过 150ml，术前首先应控制痰量至最低限度。

100. C【解析】术前应了解有无咯血史，检测在 24 小时里痰液它的量和状态，利于医生对病情的诊断。

101. B【解析】对于行右上肺切除的患者，麻醉前的检查应当充分评估患者的身体状况和手术风险，并制定相应的麻醉策略。因为该患者原本就有上肺支气管扩张症，且痰液每天超过 150ml，可能存在肺功能损害的风险，因此需要仔细评估患者的肺通气功能是否正常。如果肺通气功能受损，需要针对性地采取措施，如选择适当的麻醉药物和监测手段，以避免出现术后呼吸道并发症。因此，肺通气功能是最重要的检查，能够为麻醉提供重要的指导意义。

102. C【解析】对于肺内物质扩散可能性较大的患者，一般经支气管内插管行双侧肺隔离和健侧单肺通气，防止健侧肺被污染，并保持健侧肺呼吸道通畅。

103. ABCE【解析】该患者应采用快诱导气管插管。

104. E【解析】麻醉诱导时，诱导必须平稳，避免呛咳致大量肺内物质涌出阻塞呼吸道。

105. E【解析】一般来说，在气管插管，体位由仰俯位变侧卧位后，开胸后，挤压病灶后均需行吸痰。

106. D【解析】支气管扩张症患者，痰液量较，术中易阻塞气管导管，导致气道压升高。

107. ACD【解析】该患者术前存在多种高风险因素，包括慢性支气管炎、肺气肿、高血压、冠心病等，需要采用一种综合性的麻醉方法，以保证手术安全和术后恢复。选项 A，由于该患者存在慢性支气管炎和肺气肿等肺部疾病，肺功能较差，需要采取措施尽量减少手术对肺功能的影响。单肺通气技术可以有效降低手术侧肺的通气量，减少手术创伤对肺功能的损害，同时也有利于手术操作。全身麻醉则可确保患者在手术过程中处于深度昏迷状态，避免出现意外疼痛和情绪波动。选项 C，复合胸段硬膜外麻醉是一种针对胸部手术的特殊麻醉方法，可以减轻手术创伤对身体的应激反应，同时也能够提供较长时间的术后镇痛。在该患者的情况下，复合胸段硬膜外麻醉可以有效预防手术期间的应激反应，如高血压、心律失常等，并且还有助于术后镇痛。选项 D，该患者存在高血压和冠心病史，需要密切监测血流动力学指标，以及及时发现并处理血流动力学不稳定的情况。有创动脉和中心静脉置管测压可以实时监测患者的血压、心率等指标，对于发现和应对血流动力学异常具有重要意义。大剂量咪达唑仑和大剂量阿托品对于该患者的麻醉并没有必要，而术中瑞芬太尼持续静脉 TCI 复合七氟醚吸入的麻醉方法没有提及是否采用了单肺通气和复合胸段硬膜外麻醉，无法确定该方法是否适合该患者。

108. ACEF【解析】患者术中出现 SpO_2 下降，首先明确双腔管位置，患侧肺持续吹氧，及健侧肺行 PEEP 均可提高患者氧合。如患者不能耐受长时间单肺通气可间断双肺通气。健侧肺应用 PEEP，萎陷肺应用 CPAP。

109. AEF【解析】单肺通气时改变体位应重新确定双腔管位置，注意监测血气，呼气末 CO_2，气道峰压等指标。

110. BCDEF【解析】根据患者表现及术前病史，低氧血症，二氧化碳蓄积，低血糖，麻醉药残余作用，肌松药残余作用均有可能导致再次昏迷。

111. CE【解析】患者出现高碳酸血症及低氧血症，应给予气管插管或喉罩等呼吸支持，直到二氧化碳顺利排出。

112. ACD【解析】合并COPD患者尽量选择短效麻醉药，避免药物残留，围术期监测呼末二氧化碳避免出现高碳酸血症。COPD患者不能高浓度吸氧，因为COPD患者氧分压过高会解除低氧对呼吸中枢的刺激。

113. A【解析】患者咳黄黏痰提示有细菌感染，考虑为细菌性肺炎。肺结核多有全身中毒现象如午后盗汗、低热、全身乏力等；肺癌多无急性感染中毒症状，有时痰中带血，白细胞不高；肺栓塞多有静脉栓塞的危险因素；白血病常以贫血为首发表现，进行性加重，还表现为发热，出血。

114. BH【解析】一般而言，肺浸润影往往是病理性的，提示肺组织出现了异常。通过动脉血气分析可监测有无酸碱平衡失调、缺氧和二氧化碳潴留，判断急、慢性呼吸衰竭的程度，为诊断和治疗呼吸衰竭提供可靠依据。气管插管控制呼吸，可以帮助患者恢复自主呼吸。

115. ABG【解析】金黄色葡萄球菌对青霉素G的耐药率已经高达90%左右，因此可选用耐青霉素酶的半合成青霉素或头孢菌素，例如苯唑西林钠、氯唑西林、头孢呋辛钠等，联合氨基糖苷类如阿米卡星等亦有较好的疗效。阿莫西林、氨苄西林与酶抑制药组成的复方制剂对产酶金黄色葡萄球菌有效。对于耐甲氧西林金黄色葡萄球菌，则应选用万古霉素、替考拉宁和利奈唑胺等。对于肺念珠菌病，选用氟康唑、伊曲康唑、伏立康唑和泊沙康唑均有效果。

116. BD【解析】二尖瓣关闭不全，表现为左心房和左心室容量负荷加重，心室腔代偿性扩大，影像学检查可发现左心房和左心室增大。

117. DE【解析】二尖瓣关闭不全患者可在其心尖部二尖瓣听诊区闻及收缩期杂音，当伴有肺动脉高压时，肺动脉瓣区第二心音增强。第一心音增强见于二尖瓣狭窄。水冲脉和脉压增宽见于主动脉瓣关闭不全。交替脉可见于某些心衰患者，颈动脉杂音主要见于颈部血管病变患者。

118. BCEF【解析】二尖瓣关闭不全主要病理生理改变为左心房和左心室容量负荷过重，在左心室收缩时一部分血液返回左心房，造成一部分血液在左心房和左心室之间进行无效交流，左心室前向性血流减少，同时还可使左心房和肺静脉压增高，继而导致肺动脉高压形成。

119. BD【解析】在麻醉中依据患者的病理生理特点进行血流动力学调控的重点是通过对心率和体循环阻力的控制，增加左心室的前向性血流，增加心输出量。保持心率稍偏快，可以减少二尖瓣水平的反流率，适当降低体循环阻力，可在左心室收缩时使更多的血流进入主动脉，同时也可减少二尖瓣水平的反流率。

120. BCDF【解析】对于二尖瓣关闭不全患者，瓣膜置换后，二尖瓣反流立即消失，左心房、肺动脉压力可迅速下降，同时左心室前向性血流增加，心输出量迅速增加，因而心脏指数显著增加，由于左心室随着二尖瓣反流的消失，左心室容量负荷过重的情况得以解除，左室舒张期末容积可显著减小。

121. BDEF【解析】该患者为重度二尖瓣狭窄，同时伴有肺动脉高压，右心功能衰竭，主要病理生理改变为左心房和右心室压力负荷过重，肺淤血，通气/血流比值降低，由于右心室增大室间隔向左移位，因而影响左心室功能。患者心室率大于脉率，故存在脉搏短绌。

122. BDFH【解析】根据纽约心功能分级（NYHA），患者轻微活动即有明显症状，且不能平卧，呼吸困难，心功能应为Ⅲ~Ⅳ级；根据ASA分级标准，该患者有严重系统性疾病，且已丧失劳动能力，ASA评分应为Ⅳ级；经心导管检查示肺动脉压63mmHg，高于重度肺动脉高压（MPAP 50mmHg）标准。经超声心动图检查示二尖瓣瓣口面积为0.8cm^2，小于重度二尖瓣狭窄（小于1.0cm^2）的标准。血气分析检查结果显示pH 7.25，BE-7.5，提示存在代谢性酸中毒。

123. CFH【解析】阿托品可导致心率增快，对重度二尖瓣狭窄患者极为不利。吗啡、泮库溴铵均有组胺释放作用，对伴有重度肺动脉高压患者可导致肺动脉压力进一步增高而诱发肺动脉高压危象甚至急性右心衰。硫喷妥钠的心肌抑制作用较强，故不适宜，其他的药物如依托咪酯、舒芬太尼、芬太尼及维库溴铵等都是心脏瓣膜病手术麻醉常用药物。

124. CDEF【解析】二尖瓣狭窄患者不耐受快速心率，应将心率控制在稍偏慢水平有利于左心室的充分充盈而提高心输出量；过度通气一般不会诱发肺动脉高压危象，相反，肺动脉高压危象患者在二氧化碳潴留情况下会诱发肺动脉高压危象。重度二尖瓣狭窄患者最大心输出量往往是固定的，因而不宜使用作用强的扩血管药物，因为一旦发生低血压，心输出量无法代偿。组胺释放作用的药物可导致肺动脉压进一步增高；去氧肾上腺素几无β受体激动作用，在其发挥升压作用时不影响心率，故在发生低血压时，在兼顾容量、强心处理的同时为首选血管张力调节药物。

125. ADE【解析】与劳力有关的突发性胸骨后疼痛及背部剧烈疼痛，应首先考虑心肌梗死、主动脉夹层甚至动脉瘤破裂以及张力性气胸。反流性食管炎、大动脉炎及阑尾炎等与症状不符。

126. ACDEF【解析】主要针对上述三种疾病采用相应手段进行鉴别诊断，影像形态学检查有助于主动脉夹层与自发性气胸的诊断，而心电图、心肌酶谱及心脏彩超等影像形态学检查有助于心肌梗死的诊断。

127. ABCD【解析】主动脉夹层适宜的病例通常采用手术治疗，手术治疗也是目前唯一肯定有效的治疗手段。但是对于未破裂的A型主动脉夹层也可以进行内科的治疗，一般处理原则是进行支持性治疗，阻止已明确的病变进展，包括卧床休息，避免情绪激动，使用强效镇痛药，积极控制血压使用β受体阻断药等措施。

128. ABDF【解析】Standford分型将主动脉夹层分为两型：凡升主动脉受累者为A型

（包括 De Bakey Ⅰ型和Ⅱ型），病变在左锁骨下动脉远端开口为 B 型（即 De BakeyⅢ型），A 型约占全部病例的 2/3，B 型约占 1/3。主动脉数字减影血管造影术（DSA）是主动脉夹层诊断的金标准。近来也有提出磁共振影像学检查（MRI）对诊断主动脉夹层具有极高的价值。马方综合征发生在主动脉夹层，如属 A 型应进行手术治疗。

129. ACDE【解析】舒张期主动脉瓣反流可使舒张压降低及脉压增宽，左室容量负荷增加，因此不可能出现短绌脉和颈静脉怒张。

130. BDE【解析】主动脉瓣关闭不全患者，心肌耗氧增加大大超过心肌氧供，因而尽管冠状动脉正常，也可能出现心肌缺血。

131. ABDE【解析】急性主动脉瓣关闭不全（AI），在左室顺应性正常的情况下，突然增加容量负荷，为维持足够的前向血流而产生的即刻代偿机制是增加交感张力，产生心动过速和增强的收缩状态；慢性 AI，偏心性肥厚使左室舒张末容量和收缩末容量大大增加，左室顺应性增加可使左室舒张末压仅轻度增高。换瓣术后左室舒张末压和容积随即下降，但左室肥厚和扩大依然存在，因此应保证较高的前负荷以维持扩大左室的充盈。

132. A【解析】根据血流动力学监测中高 CVP，PAP 基本不变，血压低，心率快等指标变化综合判断，除大血管因素外，应首先考虑心脏压塞。

133. BDF【解析】挤压心包纵隔引流管，观察引流情况是需要首先采取的措施，既快速又简便，但也有凝血块填塞引流管的情况发生。紧急床边心脏超声检查是较好的无创伤性的快速检查方法，开胸探查也是在紧急情况下可以考虑的措施，而且如在探查中发现确有心包压塞，即可及时清理，使心功能迅速改善。

134. ACD【解析】鉴于患者既往有冠心病史，此时高度怀疑患者已发生急性心肌梗死，并已出现了心源性休克，ECMO、IABP 和心室辅助装置（VAD）能有效地改善该类患者的血流动力学状态，而 CRRT、抗休克裤等措施于事无补。

135. ABCDE【解析】患者经济情况并非术前访视重点注意问题。

136. ABCF【解析】东莨菪碱老年患者应用后，有可能出现躁动和谵妄。术前不应停用抗高血压药。

137. ABCDEFG【解析】注意事项：①应用药物降低心率，以降低心肌氧耗。②硝酸甘油扩张外周血管，减轻心脏前、后负荷，扩张冠状动脉增加氧供。③限制液体，降低前负荷。④防止贫血。⑤保温。⑥应用大剂量阿片类药物，减少应激，防止氧耗增加。

138. CDE【解析】β 受体阻滞药是重要的一线治疗药物，不仅能降低动脉粥样硬化及急性冠脉综合征的发生发展，还能有效预防、缓解心绞痛发生，改善梗死后左室重构和心功能；降低心肌再梗死率，降低心性猝死和病死率。艾司洛尔降低心率、提高心室舒张时间与容量，可改善心功能。β 受体阻滞药有明显的血小板聚集作用，主要与药物的膜稳定作用及抑制血小板膜 Ca^{2+} 转运有关。

139. E【解析】手术时间较长，创面较大，选择气管插管全麻最为安全方便。

140. A【解析】氯胺酮对一般患者会引起血压升高、心率增快，但对失代偿的休克患者或心功能不全患者可引起血压剧降，甚至心搏骤停，呼吸抑制、呼吸暂停、恶心、呕吐、误吸等并发症也并不少见。

141. D【解析】硫喷妥钠常用于基础麻醉、全麻诱导，不用于麻醉维持。

142. D【解析】氯胺酮可造成唾液和支气管分泌增多，应用时应加强呼吸道管理，气管插管最为安全。

143. ABCDE【解析】门诊手术麻醉后离院的标准包括：①呼吸及循环等生命体征稳定在 1 小时以上。②意识和定向力恢复正常，下肢感觉和肌张力恢复正常。③坐起与走动无眩晕、无恶心和呕吐，闭眼站立无摇摆不稳现象。④无剧痛，无出血。

144. ABDEH【解析】门诊一般进行创伤小、对生理影响少、术后不会发生严重并发症的手术，一般医生、护士及设备配备相对简单。

145. ABCDE【解析】门诊手术应进行简单心肺功能评估，包括血常规、血压、心率、体重、心电图、胸部 X 线等。

146. ABDEF【解析】口服、肌内注射麻醉药时效不好控制。

147. E【解析】高血压危象包括高血压急症及亚急症。高血压急症是指原发性或继发性高血压患者疾病发展过程中，在一些诱因的作用下血压突然和显著升高，病情急剧恶化，同时伴有进行性心、脑、肾、视网膜等重要的靶器官功能不全的表现。收缩压或舒张压急剧升高，无靶器官急性损伤者定义为高血压亚急症。靶器官急性损害的表现：①视力模糊，视力丧失，眼底检查可见视网膜出血，渗出，视乳头水肿。②胸闷，心绞痛，心悸，气急，咳嗽，甚至咯泡沫痰。③尿频，尿少，血浆肌酐和尿素氮增高。④一过性感觉障碍，偏瘫，失语，严重者烦躁不安或嗜睡。

148. AC【解析】硝普钠是一种直接血管扩张药，它起效快，作用时间短，通过微量泵输注方法易于控制血压至需要水平，并维持稳定的血压。硝酸甘油使用微量泵时应该注意，需要避光进行静脉滴注使用。在给予患者进行微量泵泵入硝酸甘油时，还应注意患者的血压，在泵入时应监测患者血压，防止泵入后血压降得过低，导致出现心、脑、肾的并发症。

149. C【解析】长期服用利尿药，可引起电解质紊乱，导致患者出现低钾血症、低钠血症、低氯血症、低镁血症等情况的发生，特别是大剂量长疗程服用，尤其容易发生。

150. BC【解析】患者术前无明显出血，无明显心功能不全表现，无神经源性休克。

151. ABCDEF【解析】手术患者术中易发生心律失常和低血压，应密切注意 BP、SpO_2、CVP、总外周阻力、休克指数、$PetCO_2$、尿量监测。

152. ABCDEF【解析】选项 A，由于急性化脓性胆管炎的严重感染和手术创伤等原因，可能导致患者出现休克，血液循环不畅，导致肾脏灌注不足，从而引起肾功能损害。选项 B，患者存在黄疸，说明胆红素在体内积聚过多。高水平的胆红素可直接影响肾小管上皮细胞的功能，造成肾小管坏死、上皮细胞脱落等，并引起间质水肿等肾损伤。选项 C，急性化脓性胆管炎是由细菌感染引起的疾病，病原菌产生的内毒素作用引发肾小球毛细血管内皮细胞损伤、缺氧、出血等，并刺激肾小管上皮细胞释放炎性介质，导致急性肾损伤。选项D，如果手术期间输液过多或不当，可能会导致液体进入第三间隙，导致有效循环血量不足，从而降低肾脏灌注。选项E，在休克的治疗中，常使用α受体激动药来提高血压。但如果不适当地使用，可能引起肾血管收缩，导致肾脏缺血、缺氧等不良影响。选项F，急性化脓性胆管炎是一种严重感染性疾病，如果严重程度加重，患者可能发生肝肾综合征，表现为肝功能衰竭和肾功能损害。

153. ABEFGH【解析】该患者出现急性肾功能不全，应尽快足量补充血容量，适当给予利尿药，术后一般用5%~10%甘露醇而不主张用高渗溶液，给予抗生素以减少肠道内细菌以及由此而产生的内毒素，避免使用高浓度缩血管药。

154. ABEF【解析】1型、2型糖尿病均是冠心病的独立危险因素，患者出现劳累后胸前区疼痛现象，应高度警惕合并有冠心病，因此应做运动负荷试验、心脏超声、24小时动态心电图及冠状动脉造影。

155. ABD【解析】检查结果提示合并冠心病，麻醉的相关风险主要来自冠脉血管的氧供需失衡，术前应当使用β受体阻断药控制心率、控制血压、术前镇静以降低心肌氧耗改善氧供。

156. ABDF【解析】冠心病患者围术期管理原则为改善氧供需失衡，主要措施有减少心肌氧耗因素、降低心率、维持合适的血压、降低室壁张力、降低心肌收缩力。

157. CF【解析】卡托普利属于血管紧张素转换酶抑制药，可以引起术中难治性低血压的发生，因此术前应停用。倍他乐克属于β受体阻滞药，不可突然停药，尤其是缺血性心脏病患者骤然停药可使病情恶化，可用至术晨。

158. AEG【解析】患者为高血压患者，手术期间血压易剧烈变化，常因麻醉偏浅时各种刺激所致的交感神经反应或对血管活性药物的高敏感而出现血压过高。

159. ABCF【解析】对于术后高血压，应该需要迅速评估和治疗，以减少心肌缺血、心律失常、充血性心力衰竭、卒中和大出血的风险。

160. B【解析】血清电解质主要是检查血清中的钠离子，钙离子，氯离子和钾离子，这些离子主要用于维持血浆晶体渗透压，可以保持细胞内外的渗透压平衡。做血清电解质检查，主要用于判断是否有低钾血症、高钾血症、低钙血症、高钙血症等疾病，还可以分析脱水属于高渗性脱水、低渗性脱水还是等渗性脱水，用于补液治疗时药物的选择。

161. AE【解析】该患者基础状态差，可能合并有脓毒血症，应优先选择全身麻醉。

162. AC【解析】通过动脉血气分析可监测有无酸碱平衡失调、缺氧和二氧化碳潴留，判断急、慢性呼吸衰竭的程度，为诊断和治疗呼吸衰竭提供可靠依据。血钾是维持心血管系统和神经肌肉兴奋性的重要离子，只有血钾在正常的范围内，才能维持机体的正常运行。

163. ABDE【解析】应待患者情况稳定后再行手术治疗。

164. E【解析】羟丁酸钠能抑制呼吸，出现呼吸频率减慢、呼吸道分泌物增多，麻醉诱导期间可出现肌肉异常运动和恶心呕吐。

165. A【解析】根据此患者原发病因、血压、心率、黏膜苍白及腹部体征，失血性休克的诊断是明确的。

166. ABCDEF【解析】对此患者，术中应当立即止血，并快速输血、补液，应用多巴胺来辅助提升血压，进行呼吸支持防止出现呼吸衰竭，同时进行生命体征监测。

167. BCDE【解析】此时应当高度怀疑腹腔内活动性出血，应当紧急请普外科及泌尿外科医师会诊，并尽快进行剖腹探查术。在此过程中，应当积极地输血、补液，予血管活性药物、止血药物，尽量为剖腹探查手术创造良好的条件。

168. D【解析】连续硬膜外麻醉是胆道手术常用的麻醉方法之一。胆道手术也常选择全身麻醉，尤其适合于高龄、高危以及伴有心肺功能不全或复杂胆道手术的患者。

169. AE【解析】胆囊、胆道部位迷走神经分布密集，且有膈神经分支参与，在游离胆囊床、胆囊颈和探查胆总管时，可发生迷走神经反射和迷走-迷走反射。

170. ABCE【解析】胆道手术的患者，大多自主神经功能失调，表现为迷走神经张力增高，心动过缓。麻醉手术时更易发生心律失常和低血压，麻醉前应常规给予阿托品。对并存疾病特别是高血压病、冠心病等应给予全面的内科治疗，术中加强监护、对症处理。吗啡、芬太尼可引起胆总管括约肌和十二指肠乳头部痉挛，而促使胆道内压上升达 300mmH_2O 或更高，持续 15~30 分钟，且不能被阿托品解除，故麻醉前应禁用。

171. ACF【解析】应采取预防措施，如局部神经封闭，应用哌替啶及阿托品或依诺伐等。

172. C【解析】应该边抗休克，边手术；补液、补血根据出血量来确定。

173. ADEF【解析】根据患者病情选择麻醉方法，全麻药以依托咪酯、羟丁酸钠和氯胺酮为妥；休克患者是椎管内麻醉的禁忌证；氯胺酮对休克患者可引起血压下降，肌松药对这类患者无禁忌。

174. BE【解析】单纯氯胺酮配合局麻适合在紧急情况下应用；失血大于 2000ml 属重度失血性休克；术中腹腔积血可以回收；术中氯胺酮的应用可能掩盖了阿托品的副作用。

175. BEF【解析】患者术后烦躁主要原因为术前过量的阿托品及术后疼痛，阿托品的不良反应需待其在体内的代谢降解；阿片类药物通过镇痛有助于治疗术后烦躁。

176. ABCD【解析】高龄患者由于脑萎缩，神经系统症状往往不明显，当其出现昏迷时，即使无明显中枢神经系统症状，也应排除颅内病变（包括脑出血或脑梗死）；另外，该患者有糖尿病，且定期服用降糖药物，出现意识障碍，应注意排除高或低血糖症的发生。

177. ACDE【解析】在晚间检查需时较短，患者搬动较少，特异性较强的检查项目以明确病因。针对该患者可能的病因，可以进行头颅 CT 检查以排除脑出血或脑梗死；结合尿常规中的尿酮体、血气分析中 BE 以及血糖测定，即可以判明意识障碍是由于低血糖造成的或者是由于糖尿病酮症酸中毒昏迷、糖尿病非酮症高渗性昏迷。

178. ACDE【解析】根据题目中提供的信息，可以明确病因就是低血糖所造成的。这可能是由于患者常规按时服用降糖药物而晚餐摄入糖分较平时减少所致，这在临床中屡见不鲜。所以治疗方面比较简单，应包括静脉推注高糖溶液或静脉滴注含糖液体、调整口服降糖药物与饮食，同时应加强血糖监测。

179. ABCDE【解析】阿片类药物对呼吸系统的影响主要是呼吸频率减慢，潮气量减少。本题其余选项均可引起术后低氧血症。

180. ABCEF【解析】肺功能不是急查项目。

181. ABCD【解析】根据题干分析，术后肺水肿处理：①病因处理。②吸纯氧，头高位，机械通气时可加以 PEEP 改善肺功能。③药物治疗：应用阿片类药物、利尿药，必要时应用血管扩张药。④建立完善监测指导进一步治疗。

182. AC【解析】心血管疾病患者非心脏手术指南中指出，动态心电图对大血管手术后心肌梗死和心源性死亡的预测价值较低，阳性预测价值为 4%~15%，阴性预测价值为 1%~16%，不适合用于术前心脏风险的分层评估。

183. D【解析】患者长期服用华法林，凝血功能异常，不适用于椎管内麻醉。

184. ABDG【解析】麻醉医师放置胃管过程中出血，提升血压会增加出血量，选项 C 错误，选项 E、F 会增加出血风险。

185. ACF【解析】上消化道穿孔术前必需的检查项目：①血常规、尿常规。②肝功能、肾功能、电解质、凝血功能、血型、血淀粉酶、感染性疾病筛查（乙肝、丙肝、艾滋病、梅毒等）。③腹部立位片。④心电图、胸部正位片。其他根据病情可考虑选择：如消化系统肿瘤标记物检查、腹部超声检查、腹部 CT、肺功能测定、动脉血气分析、超声心动图等。此外，应根据检查结果，尽可能地纠正水、电解质紊乱才能进行手术。胃肠减压是普外科常见的护理操作，也是上消化道穿孔治疗的重要方法。

186. ACEF【解析】患者处于应激状态，应避免输入葡萄糖液，导致血糖进一步升高。患者严重低血容量不适于椎管内麻醉，患者因低血容量，心率代偿性增快，不应盲目降低心率。手术解除病因对于纠正休克十分重要，应同时进行。

187. CEF【解析】肝硬化、肾病、门静脉高压等疾病，以及低蛋白血症都可能会引起腹腔积液。腹腔积液若不及时清除，可能会导致腹腔感染，严重影响身体健康。术前低蛋白血症者，应在术前纠正低蛋白血症。术前 3 天给维生素 K 肌内注射，以改善凝血功能，预防术中、术后出血。

188. BCF【解析】白蛋白正常范围是 35~40g/L，是肝细胞产生的一种物质。白蛋白的作用有营养作用和运输作用，以及运输体内的各种激素、物质把它们运到肝脏上进行代谢，或者是与这些物质结合，缓慢进行代谢，维持体内的胶体渗透压、维持内环境的稳定。白蛋白低分为三度，一度是轻度，白蛋白低于 35g/L，但大于 28g/L，中度的是白蛋白在 28~

35g/L，重度的是白蛋白小于28g/L。无神经症状属轻度损害。

189. ACDEF【解析】患者大静脉撕裂，心前区可闻及沸水音，说明有气体栓塞，应立即封闭和修补静脉破损处，颈内静脉导管抽吸进入心脏的气体。患者大量失血，易发生失血性休克，应快速补液。

190. AC【解析】腹腔镜手术术前禁食6~8小时。一般术后4~6小时可鼓励患者下床活动，以减轻腹胀。

191. BDEF【解析】气腹后呼吸无效量增大，选项A错误。膈肌上抬导致肺顺应性减少，选项C错误。

192. BDEF【解析】患者在手术过程中，PCO_2升高可能表明呼吸性酸中毒。选项A，适当减少呼吸机潮气量可能会导致通气不足，无法满足患者的二氧化碳排出需求，使PCO_2进一步升高。选项B，提高患者吸入氧气的浓度，能够增加肺泡氧分压，促进二氧化碳的排出。选项C，将吸呼比调至1∶1可能会使二氧化碳清除降低，增加肺泡内残留二氧化碳，从而进一步提高PCO_2水平。因此，选项A、C都不能有效地改善患者PCO_2的水平，可能会加重酸中毒的程度，不是处理PCO_2升高的常用方法。选项D，增加每分通气量，有助于加速二氧化碳的排出，降低PCO_2。选项E，根据患者体重和身体情况，适当增加潮气量可以提高通气效率，有利于二氧化碳的排除。选项F，如果上述方法仍不能有效控制PCO_2上升，且患者病情允许，可以暂停手术，解除气腹，等待一段时间使PCO_2恢复正常后再继续手术。

193. BCDEG【解析】气腹后下腔静脉回流减少，选项A错误。高CO_2刺激中枢神经系统，增加交感活性，增加儿茶酚胺的释放，间接兴奋心血管系统，进而使血管阻力增加。

194. BC【解析】哌替啶对呼吸有明显的抑制作用，其抑制程度与剂量相关。骨折疼痛剧烈，患者常不可忍受，无法配合进一步检查，因此可适量使用镇痛药物。因患者现尚不明确是否有脊柱外伤，因此不可行连续硬膜外麻醉。老年患者应慎用苯二氮䓬类药物，防止出现谵妄等症状。

195. CDE【解析】由于华法林代谢时间较长，因此停药时间至少1周，并且需要监测凝血功能。华法林对凝血功能影响较大，出、凝血时间延长，不可选择连续硬膜外麻醉，易出现硬膜外血肿。

196. ABE【解析】患者INR值达到正常，可行连续硬膜外麻醉。“骨水泥”反应为血压下降，应采取升压措施，围术期预防血栓形成，常规应用肝素即可，不应大剂量使用。

197. ABCDE【解析】备选选项所列的检查都有助于对肺癌的诊断，必要时剖胸探查。

198. ABCDE【解析】$PaO_2 < 50mmHg$示术后死亡率增加。

199. ABE【解析】巨大肺囊肿和肺泡蛋白沉积症是双腔气管插管的绝对适应证。

200. CDE【解析】静脉麻醉药对HPV没有直接的影响，吸入麻醉药抑制HPV。

201. BCEF【解析】在单肺通气时，由于一侧肺无法参与氧气交换，容易导致机体缺氧，对患者的生命安全构成威胁。因此，需要采取一些措施来提高机体氧合。选项B，吸入

100% 氧气是一种常见的方法，有助于提高血氧饱和度，改善组织缺氧。选项 C，如果双腔管位于不当的位置，可能会导致单肺通气效果不佳，影响机体氧合，因此应确保双腔管置入正确并且通畅。选项 E，通过夹闭非通气侧肺动脉减少右心室负荷，改善左侧肺的通气血流比例，提高血氧含量。选项 F，通过间歇性的双肺通气可以使通气量平均分布在两个肺部，减少机体缺氧的发生。选项 A，采用 15cmH_2O PEEP，可能会影响患者循环稳定性，不是首选措施。选项 D，增大健侧肺潮气量、反比通气也不是常规方法，需要根据具体情况进行判断使用。选项 A、D 采用不当可能会加重单肺通气的不良影响，不是提高机体氧合的措施。

202. BDE【解析】锁骨骨折切开内固定手术、胸壁肿瘤切除术在不实施肺隔离术的情况下可安全顺利完成。

203. D【解析】患者有糖尿病病史，老年患者术前禁食，术中易出现低血糖反应，临床症状符合低血糖的临床表现。

204. CEF【解析】对于糖尿病患者的麻醉，术中应根据病情反复测定血糖、尿糖、尿酮体，同时可监测电解质，排除电解质紊乱。

205. ABDEFG【解析】术前口服降糖药或胰岛素用量过大、应用中长效胰岛素不适当是围术期低血糖的主要原因。低血糖是胰岛素瘤的主要症状，也见于其他疾病如肝硬化、垂体功能低下肾上腺功能不全、肝脏占位性病变以及肉瘤等。糖尿病患者接受胰岛素或口服降糖药治疗的同时应用 β 受体阻断药可发生低血糖，并延缓血糖水平的恢复，同时还会掩盖低血糖症状（如心悸、心动过速、震颤、饥饿感均不明显，然而多汗常可成为唯一警觉的低血糖征象。

206. ABDE【解析】术前需口服降糖药的患者在接受短小手术时，术前可不停用降糖药。手术中及手术后应反复测定血糖水平；如行较大手术，应在术前几天停用口服降糖药而改用正规胰岛素治疗。此类患者术中胰岛素用量应参考术前用量，或先按胰岛素与葡萄糖 1∶4（即 1 单位胰岛素加入 4g 葡萄糖液中），然后根据血糖测定结果调整。围术期应尽量维持患者血糖在正常或稍高水平，避免出现低血糖症状。怀疑患者有低血糖症时，应及时测定血糖并根据测定结果迅速处理。其治疗的有效方法是给予葡萄糖，轻者可口服葡萄糖水，严重者可快速输注葡萄糖。其他治疗还包括胰高血糖素、糖皮质激素等。

207. ABE【解析】肥胖患者胸腹部堆积大量脂肪，胸顺应性降低，膈肌升高，功能余气量、肺活量及肺总量减少。功能余气量减少主要是由于补呼气量减少的结果，而余气量并未改变，这对功能余气量和闭合容量之间的关系产生不利的影响。闭合容量是小气道开始关闭时的肺容量，肥胖患者的闭合容量并未发生改变。当远端无通气肺泡仍有灌注时，便产生 V/Q 失调。

208. C【解析】甲氧氟烷在肥胖者中有肾中毒的危险，应避免使用。

209. ABCDEF【解析】肥胖患者术前病情评估及准备要点：①术前应常规进行插管困难的评估，如头后仰度、枕寰关节活动度、颞颌关节活动度、舌体大小、张口度等。②了解患者有无夜间打鼾、呼吸暂停、睡眠中觉醒以及日间嗜睡等病史，以明确患者是否伴有OSAS及其严重程度。③肺功能检查、动脉血气检查以及屏气试验等，以判断患者的肺功能及其储备能力。术前动脉血气基础值的测定有助于判断患者的CO_2清除能力，有利于指导术中和术后的通气治疗。④了解患者有无高血压、肺动脉高压、心肌缺血等的病史或症状。⑤常规询问患者入院前6个月内及住院期间的用药史，尤其应关注是否服用减肥药物以及采用其他减肥治疗措施等。肥胖患者的术前用药包括抗焦虑药、镇痛药、抗胆碱能药物以及预防吸入性肺炎和深静脉血栓形成（DVT）的药物。

210. ABCDEF【解析】对于肥胖者，麻醉诱导前建立并固定稳妥输血、输液或静脉给药途径极为重要。对病态肥胖患者以及上臂周径过大使无创测压不确切或无法选择合适的袖套时，可考虑使用有创动脉压监测。肥胖患者行椎管内麻醉间隙的定位较为困难。腹内压增高使下腔静脉压力增高，硬膜外腔血管充血，间隙变窄，麻醉药极易于扩散，因此局麻药剂量应酌减。为便于术中呼吸管理，肥胖患者全身麻醉后最好均行气管插管，考虑全身麻醉诱导中可能发生呼吸道梗阻时，可在表面麻醉下清醒气管插管。长时间全身麻醉可造成大量脂溶性麻醉药储积于脂肪组织内，往往使肥胖患者苏醒时间大大延迟，术后并发症也相应增加。饱胃的患者应进行快速诱导插管，而拔管应该在患者清醒、保护性放射完全恢复后方可进行。

211. ABCE【解析】OSAHS是一种病因不明的睡眠呼吸疾病，临床表现有夜间睡眠打鼾伴呼吸暂停和白天嗜睡。由于呼吸暂停引起反复发作的夜间低氧和高碳酸血症，能导致肺动脉和体循环高压，可导致高血压，冠心病，糖尿病和脑血管疾病等并发症及交通事故，甚至出现夜间猝死。

212. ACDE【解析】麻醉前访视应重点关注的问题有：了解既往麻醉史，了解患者睡眠情况、体格检查等；在麻醉前需对OSAHS患者气道进行全面细致地评估，了解有无困难气道；对心、脑血管系统（合并高血压、心律失常、冠心病及脑动脉疾病等）、呼吸系统（呼吸储备功能下降，右心室肥厚、肺动脉高压等）和肾脏功能等严重程度进行评估。

213. ACE【解析】OSAHS患者对各类中枢抑制药均较敏感，使用镇静药或麻醉性镇痛药后有发生呼吸暂停、上呼吸道阻塞、过度镇静等危险，故术前应慎用，通常静脉注射东莨菪碱0.3mg或盐酸戊乙奎醚（长托宁）0.5mg即可。应用镇静药时应在已做好气管插管准备后，给予小剂量（如咪达唑仑每次静脉注射1mg）且需密切监测SpO_2和通气状态。OSAHS患者应清醒气管内插管，术中密切监测SpO_2和血压变化，及时对症处理。术中严密监测呼气末二氧化碳分压、脉搏血氧饱和度、血压和心率。术后给予合理镇静镇痛，麻醉恢复室过渡是安全和快速恢复的理想方式。

214. BCEF【解析】OSAHS患者对各类中枢抑制药均较敏感，使用镇静药或麻醉性镇痛药后有发生呼吸暂停、上呼吸道阻塞、过度镇静等危险，故术前应慎用，而不是禁忌行任何药物任何深度的镇静镇痛处理。与全身麻醉相比，区域阻滞（包括局部浸润、外周神经阻滞或椎管内阻滞）如镇痛效果佳，则可避免术中和术后使用镇静药和镇痛药，易于保持呼吸道通畅，增加患者的安全性。OSAHS 患者行 OSAHS 矫正术时可选择钢丝加强气管导管，但需注意开口器可能挤压气管导管，头部的移位也可能导致气管导管扭曲、移位。特别是气管导管出鼻孔处极易打折梗阻，表现为气道压明显升高，须及时与术者沟通，调整导管位置 OSAHS 患者应清醒气管内插管，术中严密监测呼气末二氧化碳分压、脉搏血氧饱和度、血压和心率。

215. ACDFH【解析】常规降压药应服用至手术当日。

216. ACD【解析】注意要点：麻醉诱导及维持平稳，避免血压剧烈波动，应用喉罩刺激较小，避免出现高血压，血压不易控制过低，避免出现血管痉挛。

217. BCEF【解析】动脉瘤破裂可将血压控制在较低范围，减少出血，方便术者止血，根据失血量及 Hb 值决定是否输血，该患者现无创，血压尚可，失血量不大，可暂不输血。

218. ABEFG【解析】肢端肥大症患者术前评估如下。①心血管系统：常伴有高血压、缺血性心脏病、心律失常，对已有症状应进行评估。②气道管理：存在插管困难甚至通气困难可能，应进行详细的呼吸道评估。③内分泌系统：合并糖尿病，术前应行血糖监测，必要时使用胰岛素。

219. ABCDEF【解析】根据对该患者应进行的评估项目，对该患者应进行血常规、尿常规、血糖、超声心动图、胸部 X 线、ECG 等检查。

220. ABD【解析】术前血压控制目标，中青年应≤130/80mmHg，行动态心电图能明确是否伴有心律失常，请相应科室会诊，评估患者状态。

221. ABCE【解析】肢端肥大症患者存在插管困难，甚至通气困难，应做好相应准备。手术中应密切观察循环波动情况，可行桡动脉直接测压。

222. FGH【解析】垂体切除后，因 TSH、ACTH 的降低，可能出现甲状腺功能减退和肾上腺皮质功能减退，应补充相应激素。

223. ABCDE【解析】“肾上腺占位”除常规术前检查外，应进一步明确占位是否有功能，备选答案均为术前应进行的检查项目。

224. ACDEF【解析】嗜铬细胞瘤患者的肿瘤组织能够分泌大量肾上腺素和去甲肾上腺素，而香草扁桃酸（VMA）是肾上腺素、去甲肾上腺素的主要终末代谢产物，其中大约 60% 将最终转化为 VMA，并随尿液排出体外。24 小时尿液中 VMA 含量是临床上辅助诊断嗜铬细胞瘤的良好指标之一。临床表现包括阵发性或持续性高血压，伴头痛、心悸、多汗、面色苍白、腹痛、紧张及高代谢症群；原因不明的休克，高、低血压反复交替发作，体位改变或大小便时诱发血压明显增高等。

225. C【解析】患者术中发生心动过速时，首选艾司洛尔，因为短效制剂艾司洛尔可用于突发心动过速的应急治疗。

226. DF【解析】手术麻醉过程中应密切观察血压、脉搏、心电图的变化，一旦血压升高超过原水平的1/3或达到200mmHg时，除分析与排除诱发原因外，应采取降压措施。对嗜铬细胞瘤手术的患者不应“循规蹈矩”地去遵守“量出而入”的原则，在监测心功能的情况下尽量在肿瘤切除前均匀“逾量”补充，一般多于丢失量的500～1000ml，有些患者需要量更大。对术中血压偏高者还可在血管扩张药的帮助下进行“逾量”补充，整个过程需对心功能进行严密观察，是为了避免体液过量的负面效应，如肺水肿等。

227. ABCDE【解析】全身麻醉为首选的麻醉方法，吸入麻醉药异氟烷、恩氟烷、七氟烷不增加心肌对儿茶酚胺敏感性，均可使用。硬膜外麻醉适于肿瘤位置明确及合作的患者，其优点为能抑制术中儿茶酚胺分泌，对机体干扰轻微、术后恢复快。

228. ADEG【解析】术前应了解肿瘤大小，了解有无肾功能障碍，了解气管有无受压变窄、移位、呼吸困难、声音嘶哑和饮水呛咳等；了解有无水电解质和酸碱失衡；了解有无血钙异常引起的心律失常。

229. ABD【解析】麻醉宜选择全身麻醉，气管导管宜选择抗折弯导管，宜选用镇静+表麻下气管插管或纤维喉镜引导下气管插管，在紧急情况下气管切开。由于甲状旁腺素不足，术后应注意尿量，如尿量过少或无尿，应充分静脉输液纠正。

230. BC【解析】选项A，虽然该患者诊断为甲状旁腺腺癌，但题干中没有提到患者是否存在高钙血症。因此，无法确认该并发症是否可能发生。选项B，手术过程中输注大量红细胞悬液，可能导致液体过负荷以及电解质紊乱，从而影响麻醉的代谢和排泄，导致麻醉苏醒延迟。此时，应积极监测患者生命体征和各种血液指标，必要时进行相应的治疗。选项C，根据题干描述，术中瘤体切除后受压气管壁明显变薄，数节软骨环局部缺如，术中予以悬吊处理，但因气管塌陷范围过大，效果不理想。这种情况可能导致气管软化甚至气管梗阻，因此在麻醉恢复期间需要对患者进行密切观察，一旦出现呼吸困难或其他异常情况，应立即采取相应的处理措施。针对气管塌陷所致的通气障碍，可以采用口咽通气道或喉罩通气等方法来辅助呼吸。选项D，根据题干描述，该患者四肢无力，这可能与骨质疏松和手术过程中输注大量红细胞悬液等多种因素有关。该患者的肌力恢复延迟，应予以评估和处理，但新斯的明不是首选药物。选项E，患者的气管存在塌陷导致通气障碍的风险，因此需要在密切观察下及时拔管。一般来说，拔管前需要评估患者的神经系统功能、呼吸功能和循环功能等指标，确保患者已经达到拔管的条件。如果患者仍存在呼吸障碍或其他并发症，需要在拔管前采取必要的处理措施。选项F，如果患者存在气管塌陷导致的通气障碍，应该在密切观察下进行相应的处理措施，如选择合适的通气方式、调整姿势等。具体采用哪种通气方法，需要根据患者的情况而定。因此，不能简单地选择一种通气方式作为处理原则。

231. AEF【解析】高水平肾上腺素可引起基础代谢率增高致发热、消瘦，抑制胰岛素分泌导致血糖升高，加速脂肪分解，所有嗜铬细胞瘤患者行手术治疗前均应接受适当的术前药物治疗，阻断儿茶酚胺的不良作用。多数观点认为在术前7～14天开始使用肾上腺素受体阻断药，以便有充裕时间使患者的血压、心率恢复正常并补充血容量。

232. ACDE【解析】首选全身麻醉，应建立有创动脉血压监测，放置中心静脉导管。术中高血压发生采用短效α受体阻断药，合并心率加速时考虑使用β受体阻断药。嗜铬细胞瘤切除后，因儿茶酚胺分泌迅速降低；外周血管扩张，再加上血容量不足，导致低血压甚至休克。

233. BDE【解析】降压药、麻醉药的持续应用，儿茶酚胺分泌迅速降低，外周血管扩张，血容量不足，都可能造成低血压。

234. BCE【解析】停用降压药物，使用α受体激动药，维持外周血管张力，快速液体扩容，均可以处理低血压。

235. ACDF【解析】对于病情紧急的患者需抓紧手术时机，不应拖延，选项B错误。严重创伤患者，解除其疼痛，对机体是一种保护性措施，有利于患者恢复，选项E错误。

236. ABF【解析】选项C、D、E均不足以维持该手术的完成。

237. CDE【解析】低分子右旋糖酐可以有效补充循环血量，同时可以预防血栓形成，选项C错误。为保证有效灌注和防止血栓形成，应使血压适度升高，选项D错误。术中、术后抗凝是重要处理环节，防止吻合口血栓形成，选项E错误。

238. DE【解析】两侧瞳孔等大，两肺呼吸音对称，可暂不考虑脑外伤、胸外伤和血气胸。血压下降，脉搏细速，有失血性休克的症状。腹肌紧张，全腹压痛反跳痛明显，右下腹穿刺抽出不凝血，有肝脾破裂的可能。

239. AD【解析】对于有腹腔脏器创伤、活动性大出血的患者，应立即手术止血。伴有失血性休克时应在准备手术的同时抗休克治疗，但不需要将血压升高到正常水平，可以保持允许性低血压。

240. C【解析】根据患者的症状，包括呼吸急促、烦躁不安、面色苍白，血压下降，脉搏细速，115次/分，估计患者的出血量在750~1500ml。

241. E【解析】拟选用气管插管全身麻醉。患者创伤较严重，可能存在肝脾破裂，手术需要探查和处理的范围较广，局麻、针麻和肋间神经阻滞难以胜任。休克患者是脊麻的绝对禁忌证和硬膜外麻醉的相对禁忌证。故以气管插管全麻最为适宜。

242. BCD【解析】饱胃在麻醉手术期间可引起反流、误吸。预防处理措施有：①术前放置粗胃管吸引，也可刺激咽喉部诱发呕吐，但该患者处于休克代偿期，不宜施行。②使用H_2受体阻断药，以降低胃液酸度，减少胃液分泌，减轻酸性液误吸综合征严重程度。③静脉诱导插管应结合压迫环状软骨法进行，并由技术熟练者操作。使用琥珀胆碱诱导插管时，可先用小剂量非去极化肌松药，以防琥珀胆碱引起胃内压升高。插管后将导管套囊充气。患者在麻醉苏醒期也可发生呕吐误吸，因此手术结束时，必须待患者咳嗽、吞咽反射恢复后在谨慎拔管。④表面麻醉清醒气管插管是保证呼吸道通畅、避免误吸最安全的方法。患者处于休克状态，预先诱发呕吐仍有误吸可能。慢诱导气管插管，其过程较长，预防误吸难度明显加大。气管切开创伤大，非不得已，可暂不考虑。

243. BCDEF【解析】患者血压测不到时，应快速扩容，使用血管活性药物，保证氧供，必要时行 CPR，同时给予脑保护措施。

244. ABCD【解析】该类患者具有全髋置换术指征的，除非血管、神经损伤需紧急处理，一般无须急诊手术。

245. ABD【解析】既往腰椎部位手术导致椎管内麻醉无法实施。置入 Swan-Ganz 导管监测肺动脉压并非监测肺栓塞特异指标。

246. ABC【解析】麻醉过深及无突然性大出血所导致血容量不足均不会引起血压突然下降。

247. ABCD【解析】难以纠正的低血压不是抗凝治疗绝对指征。

248. BCDE【解析】抑肽酶是抗纤溶药，可以减少术中出血，但无证据表明能减少全髋置换术并发深静脉血栓。术后晚下床活动会增加全髋置换术并发深静脉血栓机会。

249. B【解析】局麻药中毒时，会发生抽搐、惊厥。由于局麻药选择性作用于边缘系统、海马和杏仁核以及大脑皮质的下行抑制性通路，使下行抑制系统的抑制作用减弱，使大脑皮质和皮质下的易化神经元的释放不遇阻抗，故肌牵张反射亢进而发生惊厥。

250. ABC【解析】开放气道、监测生命体征、静脉注射丙泊酚可终止癫痫发作。

251. ADF【解析】该患者硬膜外导管出现暗红色血液，说明置管入血管内或周围静脉丛非常丰富，不应再硬膜外给药，选项 B 错误。患者已经临产，不可延后手术，选项 C 错误。吗啡可透过胎盘，对胎儿产生影响，选项 E 错误。

252. AD【解析】二尖瓣口面积 1.42cm^2 系中度狭窄，排除选项 C；该患者左心室主要表现为容量负荷过重，故可排除选项 F；心肌缺血缺乏直接证据以及该患者心功能已达Ⅲ级，故选项 B、E 可排除；根据心率、呼吸、肺部听诊、双下肢水肿，符合右心功能不全。

253. DE【解析】此例为伴有心脏瓣膜病的产科手术麻醉，患者存在心功能不全，手术部位在下腹部的腹腔和盆腔，同时根据患者目前全身病理生理改变情况，维持一个理想的前负荷和后负荷对患者非常有利，而且所采用的麻醉方法对患者干扰越小越好，因此，椎管内麻醉应列为首选。

254. ABCDE【解析】产科麻醉的管理要点主要集中在仰卧位低血压综合征的预防与处理、胎儿娩出前后产妇血容量的调控、羊水栓塞的预防与处理、胎盘血流的维护、麻醉对产妇呼吸循环的影响等方面。

255. ACE【解析】仰卧位低血压综合征临床表现为低血压、心动过速、虚脱、晕厥。一般认为主要与孕妇体位有关，妊娠晚期子宫增大，如取仰卧位，增大的妊娠子宫可压迫下腔静脉，使下腔及盆腔内静脉回流受影响，回心血量减少，右心房压下降、心输出量随之减少，从而引起血压下降出现休克的一系列表现。发生仰卧位低血压时应首先将产妇体位改为左侧倾斜 30°，或者将子宫向左侧推移以减轻对下腔静脉的压迫；开放上肢静脉，给予预防性输液。

256. ABCDE【解析】临床上发生羊水栓塞的一些高危因素有胎膜早破、人工破膜、宫缩过强或强直性收缩、高龄产妇、过期妊娠、前置胎盘、胎盘早剥、死胎等。

257. BE【解析】患者麻醉，平卧位出现血压下降，心率增快，应考虑麻醉平面过高、仰卧位低血压综合征。

258. ABCDF【解析】对该患者的处理：①快速输液。②应用5~10mg麻黄碱或去氧肾上腺素等血管活性药。③严重者可将子宫推向左侧，解除对下腔静脉的压迫。

259. D【解析】羊水栓塞是一种有致命危险的产科急症，分娩过程中，羊水及其内容物进入产妇的血液循环，导致出现肺栓塞、休克、凝血障碍以及多脏器功能衰竭的严重综合征。有很多羊水栓塞的首要表现就是呼吸困难，还可能表现为血压下降、寒战，有的会有心悸、胸闷、气促等症状出现，也可能会有不同程度的出血症状。

260. ABCDEF【解析】呼吸困难和低氧血症可能会进一步加重患者的病情，给予吸氧可提高患者的氧合状态。术后出现呼吸困难、胸闷、烦躁不安等症状，有可能是因为患者发生了弥散性血管内凝血（DIC）等并发症，应及时予以诊断和治疗。术后出现低血压、心率增快等症状，建议给予抗休克治疗，如输液扩容、升压药物等。考虑到术中使用了局部麻醉药布比卡因，若怀疑存在过敏反应，可以给予抗过敏治疗；若为感染性休克，则需要使用激素等治疗。如果患者的呼吸困难加重，可考虑进行气管插管和机械通气治疗。考虑到术后可能存在肺动脉高压，可使用降压药物等措施降低肺动脉压力。

261. ABCE【解析】硫酸镁是子痫治疗的一线药物，也是重度子痫前期预防子痫发作的一线药物。硫酸镁控制子痫再次发作的效果优于地西泮、苯巴比妥和冬眠合剂等镇静药物。

262. B【解析】对于先兆子痫和子痫，在无禁忌证的情况下，区域阻滞麻醉可列为首选麻醉方法。

263. B【解析】下腔静脉综合征系妊娠晚期孕妇仰卧时，胀大的妊娠子宫压迫下腔静脉甚至腹主动脉，引起回心血量骤减，致使心输出量下降所造成。出现时可表现头晕、恶心、呕吐、胸闷、面色苍白、出冷汗、心跳加快及不同程度血压下降，当转为侧卧位后，上述症状即减轻或消失。

264. BCD【解析】产妇出现下腔静脉压迫综合征，应快速输液，应用5~10mg麻黄碱。如果抬高右侧臀部，使子宫偏向左侧，可纠正低血压。

265. C【解析】胎盘早剥典型表现为阴道流血、腹痛、子宫强直性收缩、子宫压痛和胎儿心率的改变。

266. A【解析】突发胎盘早剥，需立即行剖宫产。

267. A【解析】胎盘早剥病情进展快，应立即在局麻下行剖宫产。

268. ABCE【解析】胎儿娩出后，如需抢救，抢救措施为：①清理呼吸道。②人工通气。③血管内置管。④复苏用药。⑤复苏环境中区域温度应保持在37~38℃，采取室温为27~28℃。

269. ABCDEF【解析】首选了解硬膜外导管位置，镇痛泵功能及工作状态以确保药物有效到位；如导管位置和镇痛泵正常，可以单次经导管注入较高浓度局部麻醉药，镇痛泵效果不佳可以考虑加用非甾体抗炎药和阿片类镇痛药，在处理疼痛之前还要仔细评估镇静、瘙痒及感觉运动功能阻滞等情况，避免镇痛药物的并发症。

270. ADEG【解析】由于 VAS 评分较低，患者血压正常，出现瘙痒、恶心、呕吐、左下肢麻木、无力，考虑为舒芬太尼用量较大，可以给予静脉注射甲氧氯普胺和昂丹司琼防治恶心呕吐；小剂量纳洛酮拮抗，降低镇痛泵内局麻药浓度。

271. BDFGI【解析】治疗措施包括：①镇静、卧床休息及补液。80%~85% 脊麻后头痛患者，5 天内可自愈。补液的目的是增加脑脊液的量，使其生成量多于漏出量，脑脊液的压力可逐渐恢复正常。②静脉或口服咖啡因。脊麻后头痛是机体为了恢复颅内容量，代偿性扩张颅内血管的结果，咖啡因为脑血管收缩药，可用于治疗脊麻后头痛。③硬膜外生理盐水输注。单次注射生理盐水并不能维持较高的硬膜外压力，以防止脑脊液漏，需大剂量（至少 24 小时滴注，15~25ml/h）才有效。④硬膜外充填血。经上述保守治疗 24 小时后仍无效，可使用硬膜外充填血疗法。另外应用解热镇痛药物也有助于缓解。

272. B【解析】皮肤张力低、舌唇黏膜干燥，脱水程度约占体重 5%；同时有心动过速、少尿，脱水程度约占体重 10%；综合评估答案 B 比较客观准确。

273. ABCDEF【解析】术前应对患儿进行全身状态评估，进行常规检查及肝肾功能检查、血气分析等。

274. AE【解析】婴儿喉头位置较高，位于第 3~4 颈椎平面，成人喉头位于第 5~6 颈椎平面；该患儿系胆道、肠道手术，为防止反流、误吸，应选择带套囊的气管导管插管。

275. ABCD【解析】监测动脉血气在某些手术如体外循环手术，或某些急诊危重症手术时需要，一般手术不需要进行动脉血气监测；具备条件的医院也可以行 BIS/AEP 监测，但不作为基本监测。

276. ABCDEF【解析】内科明确诊断高血压、冠心病、COPD、糖尿病、老年痴呆，因此对心肺功能评估的检查项目术前都应完善。

277. ABCD【解析】选项 E、F 不能稳定完善维持该术式的麻醉。

278. ABE【解析】抗胆碱药治疗量对中枢系统作用不明显，但随着剂量增大，会产生中枢抑制，是引起谵妄的常见药物。苯二氮䓬类药物能够使谵妄加重，单独用于治疗普通谵妄无效。氯胺酮麻醉苏醒期有精神激动和梦幻现象，其原因主要为氯胺酮使脑特定部位兴奋。

279. ABCDE【解析】凡导致严重的、缓慢的致命性或快速心律失常而产生晕厥、黑矇、神志丧失的症状，均应在术前安装临床或永久性人工起搏器。

280. ABF【解析】地西泮、氯胺酮、东莨菪碱均易发生术后谵妄，尤其在老年患者中。

281. ABCDEF【解析】应详细了解老年患者的过去病史，通过体格检查、实验室检查、影像学检查了解患者的全身状况及心、肺、肝、肾等器官的功能，必要时增加一些特殊检查。

282. E【解析】老年人迷走神经张力明显增强，麻醉前给予阿托品有利于麻醉的实施和调整心率。如患者心率增快、有明显心肌缺血时应避免使用，可以东莨菪碱代之。然而东莨菪碱常出现的兴奋、谵妄，对老年人一般属于禁忌，应酌情慎用。

283. BFG【解析】老年人对药物的反应性敏感性增加导致对麻醉性镇痛药（如哌替啶、吗啡）的耐受性降低，因此，麻醉前用药剂量比青年人减少1/3~1/2。麻醉性镇痛药容易产生呼吸、循环抑制，导致呼吸频率减少、潮气量不足和低血压，除麻醉前患者如没有剧烈疼痛，一般情况下应尽量避免使用镇痛药。术前应禁烟，不宜使用止咳药，应尽量排出气道分泌物。

284. H【解析】胸部手术麻醉，术前至少禁烟8周以上才有意义。术前禁烟可减少呼吸道分泌物，改善支气管上皮纤毛排痰功能，减少尼古丁的心动过速发生率。

285. AF【解析】反流误吸、肺功能损害可使肺的氧合障碍，而伤口疼痛和肌松药残余可使肺的通气不足，都可引起低氧血症。

286. C【解析】该孕产妇既往无心脏病、高血压病史，因此可以排除选项A、D；该孕产妇持续性头痛、头昏的病史短，可以排除选项E。子痫的临床表现为抽搐、昏迷等，排除选项B。

287. ACDF【解析】患者有较严重系统性疾病，能耐受轻微的活动，符合B、E两个答案的标准。

288. ABD【解析】吗啡、瑞芬太尼、硫酸镁、安定、利多卡因均能透过胎盘屏障，但其中只有吗啡、瑞芬太尼、安定对胎儿可产生中枢性呼吸抑制作用；治疗剂量的硫酸镁和利多卡因对胎儿呼吸无影响；维库溴铵水溶性高，不宜透过胎盘。

289. AD【解析】妊高征合并休克、HELLP综合征、子痫剖宫产宜选择全身麻醉较为安全。

290. AEF【解析】患者听诊双肺呼吸音清，对称，考虑胸痛为心血管疾病，心律齐，无杂音，考虑心肌器质性病变。

291. ACDEFH【解析】免疫球蛋白、血常规不能明确心脏病因。

292. ABDG【解析】患者活动后，症状加重，应以改善心肌血供，减少氧耗为原则。

293. BDEFH【解析】急性心梗死应立即对症治疗，应尽早解除病因。

294. ABDEH【解析】麻醉诱导降低室温可能诱发寒战，增加心肌氧耗，应积极控制血压，保证心肌氧供，偶发房性期前收缩可观察治疗。

295. ACEH【解析】心脏手术应保证低凝状态。主动脉根部缝合时，应控制低血压。手术在吻合血管操作期间往往都出现血压下降，以吻合回旋支时最为明显。

296. ABCDEF【解析】头痛、恶心、呕吐为颅内压增高的主要症状，头痛是颅内压增高使脑膜血管和神经受刺激与牵扯所致，头痛的部位、特性和颅内原发病变的部位与性质有关。颅脑内病灶直接侵犯、压迫、破坏脑组织、脑神经及脑血管，引起各种脑神经压迫综合征。因此，术前访视应特别注意颅内压变化、病变位置、大小、脑干压迫程度，对呼吸、循环功能的影响，以及有无中枢神经系统消肿及电解质紊乱等。

297. ABCD【解析】琥珀胆碱、氯胺酮均可引起颅内压升高。

298. ABCDF【解析】一般认为，麻醉性镇痛药对脑血流、脑代谢和颅内压的影响不大。

299. ABCDF【解析】术中血压升高的原因有：麻醉深度不足、缺氧、高碳酸血症、长时间使用止血带、手术刺激、体温过高、血管收缩药物的全身吸收等。

300. CD【解析】肺心病诊断标准是：患者有慢支、肺气肿、其他肺胸疾病或肺血管病变，引起肺动脉高压、右心室增大或右心功能不全表现，例如颈静脉怒张、肝肿大压痛、肝颈反流征阳、下肢浮肿等，并有前述的心电图、X 线表现，参考超声心动图、肺功能或其他检查，可以作出诊断。

301. ACEF【解析】屏气试验为简易床旁测试评估患者肺功能的方法。抗结核治疗并不是改善肺功能的方法。

302. BCD【解析】硬膜外复合全麻可以减少麻醉药用量，根据患者的不同、病情和手术需要，正确选择不同的配伍，尽可能以最少的麻醉药达到最完善的效果，将各种麻醉药毒副作用减少到最低。尽量不用抗胆碱药物，方便痰液咳出。苯二氮䓬类药物大剂量应用时偶可引起躁动、谵妄、兴奋等反应。

303. ABF【解析】患者呼吸频率及潮气量均未达到正常，考虑与肌松残留有关，可查血气分析判断是否有低氧及高碳酸血症是否有呼吸性酸中毒。低血糖患者全麻苏醒后，对刺激无反应、双瞳孔等大，应立即监测血糖，避免出现围麻醉期低血糖昏迷。

304. BCEF【解析】床旁胸部 X 线示右下叶肺不张，可明确 SpO_2无法达到正常的原因与仪器故障无关。心力衰竭诊断依据不足。

305. AB【解析】颈丛神经脊神经前支从 $C_{1\sim4}$相应颈椎间孔穿出，走行于相应椎体侧方横突前、后结节之间。然后，它们走行于外侧的颈长肌、头长肌和内侧肩胛提肌、中斜角肌之间。

306. C【解析】颈丛阻滞患者出现声音嘶哑或失音，最可能的原因是来自迷走神经的喉返神经阻滞。

307. B【解析】注射局麻药后出现头晕、耳鸣等症状，继而发生呼吸困难为局麻药过量或误入血液引起的局麻药中毒反应。

308. ACD【解析】出现局麻药中毒者，先停止用药，保持呼吸道通畅，维持呼吸和循环功能稳定，其次给予镇静类药物，有惊厥者可给予抗惊厥药物，给氧，必要时酌情使用升压药等。

309. BEF【解析】咪达唑仑具有典型的苯二氮䓬类药理活性，可产生抗焦虑、镇静、催眠、抗惊厥及肌肉松弛作用。丙泊酚为一种抗惊厥药，癫痫发作时，抗惊厥治疗期丙泊酚短于甲己炔巴比妥钠。丙泊酚有效终止癫痫持续状态。硫喷妥钠主要用于麻醉诱导，还可用于惊厥、抽搐等的对症治疗。

310. ABE【解析】颅脑外科术前常用药：①苯二氮䓬类药。②阿片类镇痛药。③神经安全的镇痛药。④催眠药。⑤抗胆碱能药。

311. ABE【解析】在麻醉前评估时需要特别注意：①颅脑发生病灶或损害常可能累及中枢神经，尤其幕下的手术，多数接近生命中枢，影响呼吸、循环功能。②各种颅内肿瘤、颅脑损伤和脑血管意外等，都可能引发意识障碍，甚至昏迷。术前对此类患者进行详细术前评估和麻醉前准备，以便对意识障碍和昏迷有大体了解。③血容量与电解质可影响颅内压改变，危害患者生命。

312. ABCDEFG【解析】备选答案均为神经外科手术中必要的监测项目。

313. ABCD【解析】尼莫地平为钙通道阻滞药，艾司洛尔为β受体阻断药，利多卡因可减轻插管时气管刺激，稳定心血管系统，尼卡地平属于钙通道阻滞药，能抑制磷酸二酯酶，使脑、冠状动脉及肾血流量增加，起到降压作用。芬太尼为麻醉性镇痛药，氯胺酮可能造成血压升高。

314. ABCDEF【解析】备选答案均可以处理脑血管痉挛，均有文献支持。尼卡地平是一种强力血管扩张药，尤其是对脑血管，临床试用可减少脑血管痉挛的残死率。尼莫地平是一种钙通道阻断药，能有效地治疗脑血管痉挛造成的脑组织缺血性损害。利多卡因对血管痉挛有预防和治疗作用。联合运用高血压、高血容量及血液稀释是解决血管痉挛引起脑缺血的主要无创治疗方法之一。罂粟碱可以防治动静脉内瘘术中血管痉挛。自由基在脑血管痉挛病理变化过程中发挥着重要作用。

315. E【解析】颅脑 CT 检查在头部外伤时是最重要的影像学诊断方法，对新鲜出血敏感性高，并能显示水肿及颅内压增高继发脑疝等重要病变；CT 也适宜诊断头颅骨折，尤其是凹陷骨折和颅底骨折。可明确显示颅内肿瘤的数目部位、大小、轮廓、密度、瘤内出血、钙化以及扩散程度。对颅脑损伤可分辨血肿的大小、形态、范围、数目及其邻近脑组织压迫情况。

316. ABCDFH【解析】处理包括：①维持氧合（维持呼吸、循环功能）。②避免颅内压进一步增高（利用体位、利尿药改善脑消肿，应用糖皮质激素稳定血管通透性，利用冰帽降低脑代谢）。③积极治疗原发疾病。

317. E【解析】格拉斯哥昏迷评分。睁眼动作：自动睁眼 4 分，言语刺激睁眼 3 分，疼痛刺激睁眼 2 分，任何刺激不睁眼 1 分。言语反应：正常 5 分，答错话 4 分，能理解，不连贯 3 分，难以理解 2 分，不能言语 1 分。运动反应（非瘫痪侧）：按指令运动 6 分，刺激能定位 5 分，刺激时有逃避反应 4 分，刺激时有屈曲反应 3 分，刺激时有过伸反应 2 分，肢体无活动 1 分。

318. D【解析】吸入麻醉药为直接脑血管舒张药，故被认为以剂量依赖方式减弱脑血流自主调节功能，其扩张血管程度的顺序是氟烷 > 恩氟烷 > 异氟烷 > 地氟烷 > 七氟烷 > 氧化亚氮。氧化亚氮可扩张脑血管，增加脑血流量，升高颅内压。

319. ABCDE【解析】患者为闭合性颅脑损伤，麻醉过程中应调节好颅内容积和ICP，控制血压及颅内压，麻醉诱导应平稳，术中维持良好镇痛，保持呼吸道通畅，保证充分氧合，避免脑缺氧发生，维持良好液体出入量，饱胃者严防反流、误吸。

320. ABCDEF【解析】颅脑损伤可引起颅内血肿，血脑屏障遭到破坏引起中枢神经系统水肿，脑血管自动调节机制紊乱，脑血流、脑代谢平衡改变，随着脑损伤加重可能出现脑血管对二氧化碳反应丧失。

321. C【解析】患者外伤后昏迷可能因为出现脑震荡，应激恢复后清醒，但随着硬膜外血肿扩大产生颅脑压迫症状，再次陷入昏迷，即硬膜外血肿典型症状。

322. ABDEFG【解析】患者行颅内血肿清除术，除常规监测外应行有创监测实时观察患者病情变化，进行血气监测、补液等，患者心肺功能未提示异常，无须进行肺动脉导管测压。

323. A【解析】氯胺酮能增高颅内压，麻醉应避免使用。

324. ABCD【解析】正常颅内压7~20cmH_2O（5~15mmHg），患者颅内压30~35mmHg，为高颅内压，需降压治疗，应用硝酸甘油及PEEP后会使脑血管扩张，颅内压升高。

325. AH【解析】重度脑外伤的患者，延髓受压后首先出现呼吸抑制。所以首先应该是原发性的呼吸性酸中毒，此时肾脏进行代偿，由于$PaCO_2$增加，导致肾脏HCO_3^-排出减少，目的是维持$HCO_3^-/PaCO_2$维持在20/1，继而出现代偿性代谢性碱中毒。

326. BDEF【解析】颅内压增高能够导致脑灌注压降低与脑血流减少，造成脑组织缺血缺氧，甚至可能造成脑组织移位并产生脑疝。颅内压增高可直接影响脑的代谢和血流量从而产生脑水肿，使脑的体积增大，进而加重颅内压增高。当颅内压增高接近动脉舒张压时，血压升高、脉搏减慢、脉压增大，继之出现潮式呼吸，血压下降，脉搏细弱，最终呼吸停止，心脏停搏而导致死亡，这种变化即称为库欣反应。神经源性肺水肿在急性颅内压增高的病例中，发生率高达5%~10%，原因是下丘脑、延髓受压，导致α-肾上腺素能神经兴奋，血压反应性增高，发生急性左心衰竭，出现急性肺水肿的表现。

327. CDG【解析】生理性降颅内压措施：临床常用20%的甘露醇溶液，主张用小剂量如0.25~0.50g/kg于15~45分钟内静脉输注完毕，必要时可6~8小时重复1次。$PaCO_2$降至25~30mmHg是降颅内压效果最好，且脑缺氧危险性最小；甘露醇利尿效果不佳时，可用呋塞米辅助利尿。

328. BDE【解析】患者病情重，可能出现脑疝症状，应选用气管插管全身麻醉，插管时应避免血压剧烈波动，可采用表面麻醉的方式。

329. ACDF【解析】硝普钠、硝酸甘油可扩张脑血管，升高颅内压；氯胺酮可兴奋交感神经中枢，间接兴奋心血管系统；琥珀胆碱可升高颅内压。

330. C【解析】患者饱胃，全麻手术时应避免反流、误吸，因此麻醉前应插粗胃管排空胃容物。

331. D【解析】患者静脉麻醉下无意识，咽部反射被抑制，不插管情况下容易发生反流误吸。

332. B【解析】头低足高位有利于呕吐物流出，清除口腔内呕吐物避免误吸。

333. A【解析】患者呕吐后可能发生误吸，胃内容物多，影响肺功能，因此患者呕吐后出现呼吸困难，最可能是呕吐物误吸。

334. D【解析】发生误吸引起呼吸困难时，应气管插管辅助呼吸，快速清除肺内误吸物，并进行观察治疗。

335. ABCEF【解析】误吸后早期肺不张为阻塞性，可鼓励患者深呼吸，应用胸腔负压使肺泡保持张力，鼓励咳嗽排痰，行纤支镜检查、雾化吸入等清除阻塞物，严重发生呼吸衰竭患者应用呼吸机治疗。

336. ABCDF【解析】患者饱胃可能发生误吸、支气管痉挛，外伤后可能发生张力性气胸，血栓形成脱落肺栓塞，应激反应或长时间血流动力学不稳定引起急性心肌梗死等。

337. BCDE【解析】高酸性胃液（$pH<2.5$）误吸后即时（3~5 分钟）可出现斑状乃至广泛性肺不张，肺泡毛细血管破裂，肺泡壁显著充血，也可见到间质水肿和肺泡内积水，但肺组织结构仍比较完整，未见坏死。

338. D【解析】患者饱胃，气管插管全麻较为安全，可以避免反流、误吸。

339. A【解析】术前进入手术室前应使用支气管扩张药。

340. D【解析】支气管哮喘患者不宜用硫喷妥钠。

341. D【解析】因筒箭毒碱具有神经节阻断和促进组胺释放等作用，故可使血压短时下降、心跳减慢、支气管痉挛和唾液分泌过多。禁用于重症肌无力、支气管哮喘和严重休克患者。

342. ABCD【解析】麻醉期间发生支气管痉挛，通过加深麻醉（如提高吸入麻醉药浓度，增加氯胺酮、咪达唑仑、丙泊酚剂量等）可以缓解大部分患者的支气管痉挛，如果仍不能缓解，可静脉注射或吸入拟交感类药和抗胆碱药。

343. ABDEF【解析】全身麻醉会出现以下严重并发症：①反流与误吸。②呼吸道梗阻、气道痉挛。③心肌缺血，心肌梗死。④脑血管意外。⑤恶性高热。⑥低血压。⑦术中知晓、苏醒延迟。

344. ABDEF【解析】误吸后，突然出现支气管痉挛，呼吸急促、困难，肺内布满弥漫性湿性啰音，呈严重缺氧状态，发绀。误吸入肺后可造成吸入性肺炎、吸入性肺不张。少量的酸性物质吸入肺内引起严重肺损伤而发生 Mendelson 综合征。

345. ABCDF【解析】预防误吸和吸入性肺炎的措施：减少胃内容物、提高胃液 pH、降低胃内压使其低于食管下端括约肌阻力，保护气道，高危患者避免使用全身麻醉，或全麻患者行快速顺序诱导气管插管或清醒插管。

346. E【解析】术前访视应充分了解患者心脏功能情况、各项检验、检查结果、生命体征等。

347. E【解析】变异型心绞痛为自发性心绞痛的一种，1959 年，Prinzmetal 等将冠状动脉痉挛引起的缺血性心绞痛命名为“变异型心绞痛”，指出此心绞痛的发作与活动无关，疼痛发生在安静时，发作时心电图 ST 段抬高，发作过后 ST 段下降，不出现病理 Q 波。

348. C【解析】直径减少 1/2 称为 50% 狭窄，减少 9/10 称为 90% 狭窄，完全闭塞即 100% 狭窄。狭窄直径减少 50%，相当于横街面积减少 75%。

349. B【解析】钙通道阻滞药抑制钙离子进入细胞内，也抑制心肌细胞兴奋–收缩耦联中钙离子的利用。因而抑制心肌收缩，减少心肌氧耗；扩张冠状动脉，解除冠状动脉痉挛，改善心内膜下心肌的血供；扩张周围血管，降低动脉血压，减轻心脏负荷；还降低血液黏度，抗血小板聚集，改善心肌的微循环。

350. D【解析】冠状动脉血流量与主动脉舒张压成正相关，冠状动脉灌注压等于主动脉舒张压减去左室舒张末压，因此左室舒张压增高时，冠脉血流下降。

351. D【解析】冠状动脉旁路移植术麻醉及围手术期血流动力学管理的原则为：维持心肌氧的供需平衡，避免加重心肌缺血。

352. A【解析】大量的动物及人体试验显示异氟烷可引起有害的冠脉分流再分配现象，即潜在的缺血区域血液提供给正常心肌，使正常心肌的冠状动脉血流增加，此称之为“冠状动脉循环窃血现象”。

353. C【解析】该患者麻醉管理中机械通气指标 $PaCO_2$ 应维持在 30~40mmHg。

354. B【解析】硝酸甘油对血管特别是冠状动脉有较强的扩张作用可以用来缓解心绞痛，尤其是合并高血压的心绞痛。

355. E【解析】尼卡地平可以选择性的作用于冠状动脉和脑血管，可以改善心肌以及脑的血流，还可以降低心脏的后负荷，并且没有负性肌力作用。同时，具有抑制血小板聚集和血栓形成的作用。在临床当中，除了可以治疗高血压之外，还可以用于治疗冠心病、脑血管疾病，也可以用于治疗充血性心力衰竭。

356. D【解析】地尔硫䓬可扩张冠状动脉及外周血管，使冠脉血流量增加和血压下降。可减轻心脏工作负荷及减少心肌氧耗，解除冠脉痉挛。

357. ABCE【解析】患者二尖瓣狭窄，精神紧张，心功能 Ⅲ级，应避免心动过速，阿托品能诱发室上性心动过速。

358. BCDE【解析】患者心功能 Ⅲ级，二尖瓣狭窄，不易出现高血压，故排除选项 A，其余各项均可能出现。

359. ABCD【解析】术中发生持续室速、多源室早或Ⅲ度房室传导阻滞的情况，极易发生室颤、心搏骤停，应停止手术，积极处理。

360. D【解析】该患者术前应了解心脏功能、心肌缺血的严重程度。

361. ABDE【解析】麻醉的深浅要与检查治疗步骤密切配合，选项 C 错误，麻醉前充分了解病情，尽可能解除患者的紧张心理，避免影响检查结果正确性的干扰因素，其余各项均正确。

362. D【解析】时间肺活量是指尽力吸气后，尽力尽快呼气所能呼出的最大气量，它不仅反映肺活量容量的大小，而且反映了呼吸所遇到的阻力变化，是评价肺通气功能的较好指标。

363. C【解析】心房颤动（简称房颤）是最常见的心律失常之一，临床危害极大。

364. ABCE【解析】患者基础病较多，手术操作刺激较大，气管插管全麻操作安全、方便管理。

365. ABCDF【解析】浅全麻可能发生术中知晓，神经反射加重。

366. A【解析】胆道手术时由于牵扯胆囊，或探查胆道时所引起的心率减慢、血压下降，严重者可因反射性冠状动脉痉挛导致心肌缺血、心律失常，甚至心搏骤停等现象，即为迷走神经反射。

367. C【解析】术中做胆囊颈及胆囊三角区局麻药封闭，阻断迷走神经的反射弧以减少迷走神经反射的发生。

368. ABCD【解析】冠心病的高危因素有很多，如年龄、性别、家族史（即遗传因素）、高血压、吸烟、高脂血症等。在这些因素中高血压、吸烟、高脂血症及糖尿病与冠心病的关系已比较明确。

369. D【解析】急性心肌梗死发病后 6 个月内，不宜施行择期手术。6 个月以上且无心绞痛发作，可在良好的监护条件下施行手术。

370. ACDE【解析】选项 A、C、D、E 均会造成血流动力学改变，诱发心律失常，选项 B 有利于控制室性心律失常。

371. ABDE【解析】室性期前收缩应用利多卡因控制。

372. B【解析】患者慢性阑尾炎急性发作，可能粘连较多，气管插管全麻后麻醉管理方便、安全。

373. D【解析】硬膜外麻醉上管选择穿刺点为 $T_{11\sim12}$、$T_{12}\sim L_1$ 间隙，下管选择穿刺点为 $L_{2\sim3}$ 或 $L_{3\sim4}$。

374. BF【解析】椎管内麻醉术中血压下降、心率减慢，首选麻黄碱，升高血压同时提升心率。如果血压、恢复正常而心率没有上来，可以适当应用阿托品。如果应用麻黄碱后心率、血压都没有提升，可以应用多巴胺。如果血压、心率快速降低到很危险的水平，直接用肾上腺素静脉注射，反应不佳按心搏骤停处置。

375. AF【解析】患者打哈欠、欲睡，可能因为脑供血供氧不足，选项 A、F 正确。

376. ABCD【解析】应加强监测，测量血压、阻滞平面，进行对症治疗，吸氧、加快输液等。

377. AD【解析】在硬膜外注射试验量后，患者立刻主诉头昏、头痛、心悸，可能为硬膜外管置入血管内，导致肾上腺素入血，产生一系列神经兴奋症状。

378. D【解析】患者在注射硬膜外麻醉试验量后，出现头昏、头痛、心悸等不适症状，可能是硬膜外管置入血管内，导致肾上腺素入血，产生一系列神经系统反应。由于可能是导管插入过深或误入静脉所致，后退导管并检查回抽情况有利于确定导管位置以及预防局部麻醉药物扩散到脊髓内引起神经系统反应，选项D正确。选项A，由于患者已经开始进行硬膜外麻醉，如果放弃可能需要重新选择其他麻醉方式，不太适宜，因此错误。选项B，仅凭试验量出现的不适症状不能肯定硬膜外麻醉失败，且重新穿刺可能会增加一定的风险，不太适宜，因此错误。选项C，虽然可以提高患者氧合状况和降低血压，但并不能处理导管插入过深或误入静脉等问题。选项E，显然不能忽略患者出现的不适症状，需要检查导管位置并采取相应的处理措施，因此错误。

379. ABCDEFG【解析】应对患者原发疾病、心肺功能进行检查，患者既往行软腭成形术，应评估气道情况。

380. AD【解析】PO_2为58mmHg，<60 mmHg；PCO_2为50mmHg，>45 mmHg。为低氧血症、呼吸性酸中毒。

381. C【解析】甲亢手术前必须通过服用碘剂和/或硫氧嘧啶类药物使甲亢症状得到基本控制（患者情绪稳定，睡眠良好，体重增加，脉率<90次/分，基础代谢率< +20%），才能进行手术。

382. ABCDF【解析】在麻醉期间，麻醉维持肌松应根据手术操作情况而定。

383. ABCDEGH【解析】正常男性潮气量为350~550ml，除选项F外，其余各项均正确。

384. F【解析】患者存在睡眠呼吸暂停综合征，术前使用无创呼吸机治疗，应维持一段时间，确保无术后并发症发生。

385. C【解析】甲状腺危象主要临床表现有：原有的甲亢症状进一步加重、发热（体温可达40℃或更高）、心率加快、患者感到心悸、烦躁不安、恶心、呕吐、食欲缺乏、乏力、大汗淋漓、黄疸、腹泻等，大量失水可导致虚脱，休克，继而嗜睡或谵妄，以至于昏迷而死亡，死亡原因多为代谢紊乱。

386. AB【解析】药物准备是术前降低基础代谢率的重要措施。有两种方法：①先用硫脲类药物，待甲亢症状被基本控制后，改用碘剂（鲁氏碘液）1~2周，再行手术。②开始即服用碘剂，2~3周后甲状腺功能亢进症状得到基本控制，便可进行手术。β受体阻断药可用于对上述2种药物准备无效或不能耐受者，如普萘洛尔，能阻断β受体对儿茶酚胺的敏感性，从而改善甲状腺功能亢进症的症状，待心率降至正常水平，即可施行手术。

387. C【解析】甲状腺功能亢进症手术的药物准备通常需要2周时间。

388. D【解析】术前准备充分的指标：基础代谢率 < +20%；脉率 <90 次/分，脉压减小；患者情绪稳定，睡眠良好，体重增加等。

389. A【解析】气管插管全身麻醉是目前采用最广的方法，适合于甲状腺较大或胸骨后甲状腺肿，伴有气管受压、移位、术前甲状腺功能亢进症尚未完全控制或精神高度紧张不合作的患者。

390. B【解析】甲状腺功能亢进症患者本身会出现心动过速，而阿托品会引起心动过速，应避免使用。

391. A【解析】根据该患者的上述症状，最可能为甲亢危象。甲亢危险多由于术前准备不充分而发生，患者表现为不安，精神激动，体温升高（≥40°），心率增快（≥140 次/分），常伴有呕吐和腹泻，电解质紊乱，晚期可出现昏迷、虚脱，可死于心力衰竭、肺水肿。

392. ABCD【解析】采取的处理措施包括针对病因治疗及针对症状治疗，选项 E 是错误的。

393. E【解析】从麻醉的观点来看，甲状腺功能亢进最危险的并发症是心功能代偿不全。